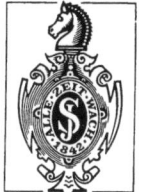

J. G. Chusid

Funktionelle Neurologie

Anatomische, diagnostische
und klinische Grundlagen

Mit Berücksichtigung des Gegenstandskatalogs

Übersetzt, bearbeitet und ergänzt von
K. H. Mauritz und A. Mauritz

Mit 405 Abbildungen und 46 Tabellen

Springer-Verlag Berlin Heidelberg GmbH 1978

JOSEPH G. CHUSID, MD
Professor of Neurology, New York Medical College (New York City);
Director of Department of Neurology,
St. Vincent's Hospital and Medical Center of New York (New York City)

Dr. med. KARL HEINZ MAURITZ
Klinikum der Albert-Ludwig-Universität
Abteilung Klinische Neurologie und Neurophysiologie
Hansastr. 9a
7800 Freiburg

ANGELIKA MAURITZ, Dipl.-Übersetzerin
Gässle 4
7800 Freiburg-St. Georgen

Titel der amerikanischen Originalausgabe:
Joseph G. Chusid, MD, Correlative Neuroanatomy & Functional Neurology.
16th Edition Copyright © 1976
Lange Medical Publications, Los Altos, California, USA

ISBN 978-3-540-08610-9   ISBN 978-3-662-06422-1 (eBook)
DOI 10.1007/978-3-662-06422-1

Das Werk ist urheberrechtlich geschützt. Die dadurch begründeten Rechte, insbesondere die der Übersetzung, des Nachdruckes, der Entnahme von Abbildungen, der Funksendung, der Wiedergabe auf photomechanischem oder ähnlichem Wege und der Speicherung in Datenverarbeitungsanlagen bleiben, auch bei nur auszugsweiser Verwertung, vorbehalten.

Bei der Vervielfältigung für gewerbliche Zwecke ist gemäß § 54 UrhG eine Vergütung an den Verlag zu zahlen, deren Höhe mit dem Verlag zu vereinbaren ist.

© by Springer Verlag Berlin Heidelberg 1978

Die Wiedergabe von Gebrauchsnamen, Handelsnamen, Warenbezeichnungen usw. in diesem Werk berechtigt auch ohne besondere Kennzeichnung nicht zu der Annahme, daß solche Namen im Sinne der Warenzeichen- und Markenschutz-Gesetzgebung als frei zu betrachten wären und daher von jedermann benutzt werden dürften.

Satz, Druck und Bindearbeiten: Brühlsche Universitätsdruckerei, Lahn-Gießen.
2123/3130-543210

Vorwort

Die vorliegende deutsche Bearbeitung von CHUSIDS "Correlative Neuroanatomy and Functional Neurology" soll durch die Verbindung von Neuroanatomie, Neurodiagnostik und Klinik eine Einführung in die Neurologie sein.
Das Buch beginnt mit einer reich illustrierten Darstellung der neuroanatomischen Grundlagen, stellt im zweiten Teil die derzeitigen diagnostischen Möglichkeiten in der Neurologie dar und behandelt im dritten Teil die wichtigsten neurologischen Krankheitsbilder unter Berücksichtigung häufiger kinderneurologischer Krankheiten. Durch diese Dreiteilung vermittelt das Buch dem Vorkliniker, dem Studenten der klinischen Semester und dem Arzt die wichtigsten Grundlagen auf diesem Gebiet.
Um das bisher in der 16. Auflage erschienene Original auf deutsche Verhältnisse anzupassen, wurden zahlreiche Kürzungen und Ergänzungen durchgeführt. Insbesondere im klinischen und diagnostischen Teil fanden dabei neuere Entwicklungen Berücksichtigung.
Unser Dank gilt Herrn Prof. Dr. R. JUNG für seine Unterstützung und kritischen Anmerkungen sowie für die Überlassung mehrerer Abbildungen. Für die Durchsicht einiger Kapitel möchten wir Herrn Prof. Dr. J. DICHGANS, Herrn Prof. Dr. W. SEEGER, Herrn Prof. Dr. C. FAUST, Herrn Prof. Dr. K. VOIGT, Herrn Doz. Dr. G.-M. VON REUTERN, Herrn Doz. Dr. H.-J. BÜDINGEN und Herrn Dr. C. L. SCHMIDT danken.
Nicht zuletzt gilt unser Dank Herrn Prof. Dr. GEINITZ und den Mitarbeitern vom Springer-Verlag, die das Erscheinen der "Funktionellen Neurologie" in dieser Form ermöglichten.

Freiburg, Februar 1978   K. H. MAURITZ
                                                    A. MAURITZ

Inhaltsverzeichnis

Teil I Zentralnervensystem

Kapitel 1 Gehirn 2
Großhirnhemisphären 2
   Anatomie 2
      Hauptabschnitte des Großhirns . . . 2
      Weiße Substanz 6
      Mikroskopische Struktur des Cortex . 7
   Physiologie 8
      Primär-motorischer Cortex (Area 4) . 8
      Primär-sensible Rindenfelder (Areae 3, 1, 2) 9
      Primär-visueller Cortex (Area 17) . . 10
      Primäre Hörrinde (Area 41) 10
      Primäres Riechzentrum 10
      Assoziationsfelder 10
      Rhinenzephalon (Limbisches System) 12
      Corpus callosum 12
Basalganglien 12
   Anatomie 12
   Physiologie 14
Extrapyramidales System 17
Dienzephalon 18
   Thalamus 18
      Anatomie 18
      Physiologie 20
   Subthalamus 21
   Epithalamus 22
   Hypothalamus 24
      Anatomie 24
      Physiologie 27
Mittelhirn (Mesenzephalon) 27
   Anatomie 27
   Klinische Symptome bei Mittelhirnläsionen 29
Pons 30
   Anatomie 30
   Klinische Symptome bei Ponsläsionen 34
Medulla oblongata 34
   Anatomie 34

Klinische Symptome bei Läsionen der Medulla oblongata 36
Das aktivierende retikuläre aszendierende System (ARAS) 39
Kleinhirn 40
   Anatomie 40
   Physiologie 43
Ventrikel 47
   Die Seitenventrikel 47
   Der dritte Ventrikel 48
   Der vierte Ventrikel 48
Hirnkreislauf 49
   Anatomie des Hirnkreislaufs 49
      Arterieller Kreislauf 49
      Hirnvenen 50
   Physiologie der Hirnzirkulation 51
Blut-Hirn-Schranke 59
Zelluläre Neurochemie 60
Hirnstoffwechsel 61
   Embryonales Gehirn 61
   Reifes Gehirn 62
Embryologie des Gehirns 63
   Frühe Differenzierung 63
   Hirnentwicklung 64
   Entwicklung des Rückenmarks 65
   Entwicklungsvorgänge auf zellulärer Ebene 65

Kapitel 2 Rückenmark 66
   Anatomie 66
      Schutzhüllen 66
      Querschnitt durch das Rückenmark . 66
      Segmentale Gliederung des Rückenmarks 66
      Graue Substanz 67
      Weiße Substanz 70
      Spinalwurzeln und Spinalnerven . . 72
      Blutversorgung des Rückenmarks . . 72
   Physiologie 73
      Synaptische Übertragung 73
      Spinale Reflexe 75

Teil II Periphere Nerven und autonomes Nervensystem

Kapitel 3 Aufbau und Funktion eines Neurons und eines peripheren Nerven 80
   Anatomie eines einfachen Neurons .. 80
   Physiologie der Nervenleitung 82
   Bestandteile eines gemischten peripheren Nerven 83
   Periphere Nervenläsionen 83

Kapitel 4 Hirnnerven 84
   Anatomische Beziehungen 84
   Hirnnervenkerne 87
  I. Hirnnerv: Nervus und Tractus olfactorius 87
   Periphere und zentrale Verbindungen . 87
   Läsion des N. olfactorius....... 89
   Geruchsstörungen.......... 89
  II. Hirnnerv: Nervus und Tractus opticus . 91
   Periphere und zentrale Verbindungen . .91
   Läsionen der Sehbahn........ 91
   Untersuchungsmethoden....... 94
  III., IV. und VI. Hirnnerv: Nervus oculomotorius, Nervus trochlearis, Nervus abducens 96
   Periphere und zentrale Verbindungen . 96
   1. N. oculomotorius 96
   2. N. trochlearis 96
   3. N. abducens.......... 96
   Läsionen des III., IV. und VI. Hirnnerven 97
   Untersuchungsmethoden....... 99
  V. Hirnnerv: Nervus trigeminus 100
   Periphere Verbindungen 100
   Zentrale Verbindungen 101
   Trigeminusläsionen 101
   Untersuchungsmethoden....... 103
  VII. Hirnnerv: Nervus facialis....... 103
   Periphere Verbindungen 103
   Zentrale Verbindungen 103
   Facialisläsionen 104
   Untersuchungsmethoden....... 106
  VIII. Hirnnerv: Nervus vestibulocochlearis . 106
   Periphere Verbindungen 106
   Zentrale Verbindungen 106
   Vestibulocochlearisläsionen 107
   Untersuchungsmethoden....... 109
  IX. Hirnnerv: Nervus glossopharyngeus .. 109
   Periphere Verbindungen 111
   Zentrale Verbindungen 111
   Glossopharyngeusläsionen 111
   Untersuchungsmethoden 112
  X. Hirnnerv: Nervus vagus 112
   Periphere Verbindungen 112
   Zentrale Verbindungen 112
   Vagusläsionen 112
   Untersuchungsmethoden....... 115
  XI. Hirnnerv: Nervus accessorius 115
   Periphere Verbindungen 115
   Zentrale Verbindungen 116
   Accessoriusläsionen......... 116
   Untersuchungsmethoden....... 116
  XII. Hirnnerv: Nervus hypoglossus 116
   Periphere Verbindungen 116
   Zentrale Verbindungen 117
   Hypoglossusläsionen 117
   Untersuchungsmethoden....... 118
  Syndrome bei Läsionen der kaudalen vier Hirnnerven 119
   Bulbäre und radikuläre Syndrome ... 119
   Syndrome aufgrund peripherer Läsionen 120

Kapitel 5 Rückenmarksnerven 121
   Allgemeine Anatomie der Rückenmarksnerven 121
   Läsionen der Rückenmarksnerven ... 122
  Zervikalnerven 123
  Plexus cervicalis 125
   Anatomie 125
   Läsionen der Zervikalnerven und des Plexus cervicalis 125
  Plexus brachialis 127
   Anatomie 127
   Läsionen des Plexus brachialis 128
   Einteilung der Verletzungen des Plexus brachialis 128
   A. Obere Plexusläsion (Erb-Duchenne) 129
   B. Untere Plexusläsion (Déjérine-Klumpke) 130
   C. Mittlere Plexusläsion 131
   Läsionen einzelner Nerven 132
   Supraklavikuläre 132
   N. musculocutaneus 132
   N. axillaris 133
   N. radialis 133
   N. medianus 135
   N. ulnaris 139
  Thorakalnerven 140
   Anatomie 140
   Läsionen 141

Lumbalnerven 141
Plexus lumbalis 142
   Anatomie 142
   Läsionen des Plexus lumbalis und seiner
   Nerven 143
   N. femoralis 143
   N. obturatorius 145
Sakralnerven 145
Plexus sacralis 145
   Anatomie 145
   Läsionen des Plexus sacralis und seiner
   Nerven 147
   Klinische Symptome bei Verletzung einzelner Nerven 147
   N. ischiadicus 147
   N. peroneus communis 149
   N. tibialis 151
Plexus pudendalis und coccygeus 153
   Anatomie 153
   Läsionen des Plexus pudendalis und coccygeus 154

Kapitel 6 Autonomes Nervensystem . . . 155

   Allgemeines Bauprinzip des autonomen Nervensystems 155
   Autonome Nerven des Kopfes 159
   Autonome Nerven der Urogenitalorgane und des Rektums 161
   Harnblase 161
   Defäkation 162
   Sexualfunktionen 163
   Physiologie des autonomen Nervensystems 163
   Pharmakologie des autonomen Nervensystems 165
   Störungen im autonomen Nervensystem 169

Kapitel 7 Muskel 173

   Bestandteile des Muskels 173
      Muskelproteine 173
      Anorganische Bestandteile des Muskels 173
   Aufbau des Muskels 173
   Physiologie der Muskelkontraktion . . 176
   Stoffwechsel des Muskels 178
   Muskelrezeptoren 179
      1. Muskelspindeln 179
      2. Golgi-Sehnen-Organe 179
      3. Freie Nervenendigungen 180

Teil III Grundzüge der neurologischen Diagnostik

Kapitel 8 Motorik 182

   Störungen der motorischen Kraft 182
      Periphere Lähmungen 182
      Zentrale Lähmungen 182
   Extrapyramidalmotorische Störungen . . 185
      Hyperkinesen und Tonuserhöhung . . 185
      Physiologie des Muskeltonus 185
      Hyperkinetische Symptome 188
         1. Tremor 188
         2. Spasmen 189
         3. Choreatische Bewegungen . . . 189
         4. Athetotische Bewegungen . . . 189
         5. Dystonie 190
         6. Tics 190
         7. Myoklonien 190
         8. Hemiballismus 190
   Störungen der Koordination 190
      Erkrankungen des Kleinhirns 191
      Zerebelläre Symptome 191
   Gangstörungen 192
      Tabischer Gang 192
      Hemiparetische Gangstörung 192
      Paraspastische Gangstörung 192
      Torkelnder Gang 192
      Watschelgang 192
      Steppergang 192
      Zerebelläre Gangataxie 192
      Propulsions- und Festinationsgang . 192
      Hysterische Gangstörungen 193
      Astasie-Abasie 193
      Hinkender Gang 193

Kapitel 9 Funktionsprüfungen der wichtigsten Muskeln 194

Kapitel 10 Sensibilität 209

   Rezeptoren 209
   Anatomische Grundlagen der Sensibilität 210
   Zentrale Verbindungen 210
      Schmerz- und Temperaturfasern . . 210
      Propriozeptive Afferenzen 212
      Berührungsempfindung 212
   Diagnostik von Sensibilitätsstörungen . 212
   Schmerzsyndrome 214
   Symptome bei Sensibilitätsstörungen . . 215
   Erkrankungen mit sensiblen Störungen 216

Kapitel 11 Hautinnervation 220

Kapitel 12 Reflexe 227
Reflexbogen 227
Einteilung der Reflexe 227
Eigenreflexe 227
   Bedeutung von pathologischen Reflexantworten 228
   Fremdreflexe 229
      Hautreflexe 229
      Pupillenreflexe 230
      Viszerale Fremdreflexe 230
   Klinische Bedeutung abgeschwächter Fremdreflexe 230
   Pathologische Reflexe 231

Kapitel 13 Aphasie, Apraxie und Agnosie . 234
Aphasie 234
   Motorische Aphasie 234
   Sensorische Aphasie 234
   Leitungsaphasie 234
   Amnestische Aphasie 235
   Differentialdiagnose der Aphasie ... 235
   Untersuchungsmethoden bei aphasischen Störungen 235
Apraxie 236
   Ideatorische Apraxie 236
   Gliedkinetische Apraxie 238
   Ideomotorische Apraxie 238
   Konstruktive Apraxie 238
Agnosie 238
   Optische Agnosien 238
   Stereoagnosie 238
   Autotopagnosie 238
   Rechts-Links-Agnosie 238
   Anosognosie 238
      Charcot-Wilbrand-Syndrom 238
      Anton-Syndrom 239
      Gerstmann-Syndrom 239

Kapitel 14 Trophische Störungen 240
Ursachen der trophischen Veränderungen 240
   A. Inaktivität 240
   B. Neurogene trophische Funktion . 240
   C. Blutversorgung 240
   D. Andere trophische Einflüsse ... 241
Neurologische Erkrankungen mit trophischen Veränderungen 241
   A. Syringomyelie 241
   B. Tabes dorsalis 242
   C. Herpes zoster 242
   D. Erkrankungen des spinalen Motoneurons 242
   E. Kausalgie 242
   F. Neurogene Arthropathie (Charcot-Gelenk) 242
Vaskuläre Erkrankungen mit trophischen Störungen 242
Trophoneurosen 242
Andere trophische Störungen 242
Schweißsekretion 242
Untersuchungsmethoden bei Läsionen des sympathischen Nervensystems 244

Kapitel 15 Liquor 245
Liquorbildung 245
Liquorzirkulation 245
Resorption 245
Funktion 246
Hydrodynamik 246
Lumbalpunktion 247
Subokzipitalpunktion 249
Liquoruntersuchungen 249
Liquorsyndrome 250
   Guillain-Barré-Syndrom 250
   Froin-Syndrom 250

Kapitel 16 Elektroenzephalographie (EEG) 251
Technik 252
EEG-Typen beim Erwachsenen 252
Schlaf-EEG 253
Das EEG im Kindesalter 254
Das pathologische EEG 254
   Allgemeinveränderung 254
   Herdbefunde 254
Das EEG bei neurologischen Erkrankungen 255
   Epilepsien 255
   Hirntumoren 255
   Hirnabszesse 255
   Meningitiden und Enzephalitiden . . 255
   Schädelhirntraumen 256
   Zerebrovaskulärer Insult 257
Medikamentenwirkungen und Intoxikationen 257

Kapitel 17 Elektromyographie (EMG) ... 258
Methode 259
Pathologische Veränderungen 259
Klinische Anwendung 260
   Myopathien 261
   Neuropathien 261
   Vorderhornprozesse 261

Motorische Nervenleitungsgeschwindigkeit (NLG) 261
Sensible Nervenleitungsgeschwindigkeit 262
Neuromuskuläre Überleitung 262

Kapitel 18 Elektrodiagnostische Untersuchung 263
   Pflügersche Zuckungsregel 263
   Entartungsreaktion (EAR) 263
      Chronaxie 266
      Reizstärke-Reizdauer-Kurven . . . 266
   Pathologische Veränderungen der elektrischen Reaktion 267
      Myasthenische Reaktion nach Jolly . 268
      Myasthenisches Syndrom nach Eaton-Lambert 268
      Myotonische Reaktion 268
      Tetanische Reaktion 268
      Unerregbarkeit des Muskels 268
      Verschiedene andere Reaktionsformen 268
      Myospastische Reaktion 268

Kapitel 19 Radiologische Untersuchungen . 269
   Röntgendiagnostik des Schädels 269
   Pneumenzephalographie 271
      Technik 271
      Das normale Pneumenzephalogramm . 272
      Klinische Anwendung 273
   Angiographie 276
      Technik 278
      Komplikationen 278
      Karotisangiographie 281
      Vertebralisangiographie 281
      Venensystem 282
      Pathologische Befunde 282
      Spezielle angiographische Untersuchungsmethoden 283
   Röntgenuntersuchung der Wirbelsäule . . 283
   Myelographie 283
      Technik 284
      Klinische Anwendung 284
   Radioisotopen-Enzephalographie (Hirnszintigraphie) 284
   Radioisotopen-Zisternographie 285
   Computer-Tomographie 285
Ultraschalldiagnostik 287
   Echoenzephalographie 287
   Doppler-Sonographie 288

Kapitel 20 Zystometrie 291

Kapitel 21 Ophthalmologische Untersuchungsmethoden 295
   Sehschärfe 295
   Pupillenreaktion 295
   Ophthalmoskopie 295
   Augenbewegungen 296
   Perimetrie 298
   Ophthalmodynamometrie 299
   Elektroretinographie 300
   Visuell evozierte Potentiale (VEPs) . . 300

Kapitel 22 Untersuchung des Hörvermögens und der Vestibularisfunktionen 301
   Hörprüfungen 301
      Klinische Methoden 301
      Audiometrie 302
      Charakteristische Hörstörungen 304
   Vestibularisprüfungen 304
      Klinische Nystagmusprüfung 306
      Elektronystagmographie (ENG) . . . 307
      Untersuchung der Haltungsregulation . 310

Kapitel 23 Psychometrische Untersuchung 311

Teil IV Erkrankungen des ZNS

Kapitel 24 Kongenitale Defekte 316
   Chromosomenaberrationen 316
   Dysraphische Störungen 317
      Spina bifida occulta 317
      Meningozele 320
      Meningomyelozele 320
      Zephalozelen (Cranium bifidum) . . . 320
   Konnataler Hydrozephalus 321
   Zerebrale Kinderlähmung 324
   Oligophrenie 325
   Laurence-Moon-Biedl-Syndrom 327
   Sturge-Weber-Syndrom 327
   von-Hippel-Lindau-Krankheit 328
   Down-Syndrom 328
   Tuberöse Hirnsklerose 328
   Kraniostenose 329
   Klippel-Feil-Syndrom 329
   Neurofibromatose 329
   Arnold-Chiari-Hemmungsmißbildung . . 330
   Syringomyelie 331
   Platybasie und basiläre Impression . . . 332
   Halsrippensyndrom und Skalenussyndrom 332

Kapitel 25 Gefäßerkrankungen und Gefäßsyndrome des ZNS 334

Zerebrale Arteriosklerose 334
Hypertensive Enzephalopathie 336
Zerebrovaskulärer Insult 336
   Ischämischer Insult 336
   Massenblutung 337
   Hirnembolie 338
   Ischämische Attacken 338
   Progredienter Hirninsult 338
   Pseudobulbärparalyse 339
Differentialdiagnose 339
Therapie und Prognose 339
Gefäßsyndrome 342
   Aortenbogensyndrom 342
   A. carotis communis und A. carotis interna 342
   A. cerebri anterior 342
   A. cerebri media 343
   A. cerebri posterior 344
   A. cerebelli inferior posterior 345
   A. cerebelli superior 345
   A. basilaris 345
   A. spinalis anterior 345
Intrakranielle Aneurysmen 347

Kapitel 26 Infektiös-entzündliche Erkrankungen des Zentralnervensystems 353

Eitrige Meningitis 353
   Hirnabszess 354
   Weniger häufige eitrige Infektionen ... 356
Lymphozytäre Meningitis 357
   Toxoplasmose 358
Neurosyphilis 358
   Akute luische Meningitis 359
   Vaskuläre Neurosyphilis 359
   Progressive Paralyse 359
   Tabes dorsalis 360
   Tuberkulöse Meningitis 361
   Pilzmeningitis 362
   Epidemische Enzephalitis 363
Virus-Enzephalitiden 363
   Arbovirus-Enzephalitis 364
   Parainfektiöse Enzephalitiden 364
   Zytomegalie 365
   Lymphozytäre Choriomeningitis ... 365
   Einschlußkörperenzephalitis 365
   Coxsackievirus-Infektionen 365
   Herpes-simplex-Meningoenzephalitis . 365
   Rabies 366
Poliomyelitis anterior acuta 366
Chorea minor 368
Bakterielle Neurotoxine 368
   Botulismus 368
   Diphtherie 369
   Tetanus 369
Epidemische Neuromyasthenie 369
Slow-virus-Infektionen des ZNS 369
Progressive multifokale Leukoenzephalopathie 371

Kapitel 27 Traumatische Schädigungen des Zentralnervensystems 372

Schädel-Hirn-Trauma 372
   Gedecktes Schädel-Hirn-Trauma ... 373
   Commotio 373
   Contusio 373
   Offene Hirnverletzungen 374
   Geburtstraumen 379
Rückenmarksverletzungen 379
   Commotio des Rückenmarks 379
   Contusio des Rückenmarks 380
   Compressio des Rückenmarks 380
Bandscheibenprotrusion und Bandscheibenprolaps 380
   Lumbalgie 382
   Whiplash-Verletzung 383

Kapitel 28 Tumoren des Zentralnervensystems 384

Intrakranielle Tumoren 384
   Mißbildungstumoren 384
   Dermoide 384
   Teratome 384
   Epidermoide 384
Mesodermale Tumoren 384
   Meningeome 384
   Chordome 385
Neuroepitheliale Tumoren 385
   Gliome 385
   Medulloblastome 385
   Paragliome 386
   Neurinome 386
Ektodermale Tumoren 386
   Hypophysenadenome 386
   Kraniopharyngeome 387
   Metastasen 387
Vaskuläre Tumoren 387
   Angiome 387
   Hämangioblastome 387

Sonstige Tumoren 387
Klinische Befunde 387
Diagnostik 389
Therapie und Prognose 394
Pseudotumor cerebri 395
Spinale Tumoren 395
   Extradurale Tumoren 395
   Intradurale Tumoren 395
      Extramedulläre Tumoren 395
      Intramedulläre Tumoren 395
   Klinische Befunde 397
   Diagnostik 397
   Therapie und Prognose 399

Kapitel 29 Degenerative Erkrankungen des Zentralnervensystems 400
Senile und präsenile Abbauprozesse 400
   Senile Demenz 400
   Präsenile Demenz 400
      Alzheimer-Krankheit 400
      Pick-Krankheit 400
Degenerative Krankheiten des extrapyramidalen Systems 401
   Parkinson-Syndrom 401
   Chorea Huntington 402
   Morbus Wilson 403
Krankheiten mit Degenerationen der Pyramidenbahn 404
   Spastische Spinalparalyse 404
   Amyotrophische Lateralsklerose (ALS) . . 404
Spino-ponto-zerebelläre Atrophien 404
   Friedreich-Ataxie 404
   Olivozerebelläre und olivopontozerebelläre Atrophie 404
   Spätatropie der Kleinhirnrinde 405
   Myatrophische Heredoataxie 405
   Ataxie-Teleangiektasie 405
   Andere degenerative Krankheiten 405
      Progressive subkortikale Enzephalopathie 405
      Hereditäre Optikusatrophie 405
      Status marmoratus 405
      Status dysmyelinatus 406
      Hallervorden-Spatz-Krankheit . . . 406
      Normal pressure hydrocephalus . . . 406
      Dystonia musculorum deformans . . 406
      Torticollis spasmodicus 407
Demyelinisierende Erkrankungen 407
   Multiple Sklerose 407
      Neuromyelitis optica 408
      Akute Enzephalomyelitis 409
   Schilder-Krankheit 409
   Diffuse Sklerose 409
   Metachromatische Leukodystrophie . . 409
   Leukodystrophie Typ Krabbe 409
   Pelizaeus-Merzbacher-Krankheit . . . 410
   Spongiöse Leukodystrophie 410

Kapitel 30 Metabolische und toxische Störungen des Zentralnervensystems 411
Neurologische Störungen hämatologischer Krankheiten 411
   Funikuläre Myelopathie 411
   Neurologische Komplikationen anderer Blutkrankheiten 412
Störungen des Lipidstoffwechsels 413
   Amaurotische Idiotie nach Tay-Sachs . 413
   Niemann-Pick-Krankheit 413
   Hand-Schüler-Christian-Krankheit . . 413
   Gaucher-Krankheit 413
   Störung der Plasmalipide nach Bigler . 415
   Bassen-Kornzweig-Syndrom 415
   Tangier-Krankheit 415
   Fabry-Krankheit 415
Störungen des Aminosäurenstoffwechsels 415
   Phenylketonurie 415
   Ahornsirupkrankheit 415
   Hartnup-Krankheit 420
   Leucinüberempfindlichkeit 420
   Cystathioninurie 421
   Citrullinämie 421
   Hyperprolinämie 421
   Hydroxyprolinämie 421
   Hyperglycinämie 421
   Homocystinurie 421
   Okulo-zerebro-renales-Syndrom . . . 421
   Protein-Kalorien-Malnutrition . . . 421
Störungen im Kohlenhydratstoffwechsel . . 422
   Galaktosämie 422
   Glykogenspeicherkrankheiten 422
   Gargoylismus 422
   Morquio-Syndrom 422
Neuroendokrinologische Krankheiten . . . 422
   Hypophysensyndrome 422
      Hypophysenvorderlappeninsuffizienz 422
      Diabetes insipidus 423
      Dystrophia adiposogenitalis 423
      Akromegalie 423
   Nebennierensyndrome 423
      Addison-Krankheit 423
      Primärer Aldosteronismus 423
      Cushing-Syndrom 423

Waterhouse-Friderichsen-Syndrom . 424
Phäochromozytom 424
Schilddrüsensyndrome. 424
   Kretinismus 424
   Myxödem 424
   Hyperthyreose 424
Kollagenosen 425
Allergisch-hyperergische Störungen . 425

Verschiedene metabolische Störungen . . 426
   Amyloidose 426
   Porphyrie 426
   Reye-Syndrom 426
   Portocavale Enzephalopathie 426
   Urämie 427
   Ostitis deformans (Paget) 427
   Morgagni-Morel-Stewart-Syndrom . . 427
   Vitamin-B-Mangelzustände 427
   Subakut-nekrotisierende Enzephalomyelopathie 427

Neurologische Komplikationen von Medikamenten und chemischen Intoxikationen. 428
   Schwermetalle 428
      A. Arsen 428
      B. Blei 428
      C. Mangan 428
      D. Thallium 428
      E. Quecksilber 428
   Alkohol und Morphin 428
      A. Äthylalkohol 428
      B. Methylalkohol 429
      C. Morphin und andere Alkaloide . 429
   Kohlenmonoxyd 429
   Antikonvulsiva 429
      A. Hydantoin 429
      B. Barbiturate 429
      C. Bromide 429
   Chemotherapeutika 430
      A. Streptomycin 430
      B. Chinine 430
      C. Isoniazid (INH) 430
   Andere toxische Substanzen 430
      Antihistaminika 430
      Chlorierte Insektizide 430
      Stimulierende Drogen 430
      Lathyrismus 430
      Schlangengifte 430
      Halluzinogene 430
      Elektrolyte 430
      Neuroleptika 432
   Physikalische Schädigungen 432

Neuropathien 432
   Polyneuropathie 432
   Landry-Guillain-Barré-Syndrom 433
   Refsum-Syndrom 434
   Déjérine-Sottas-Syndrom 434
   Neurale Muskelatrophie (Charcot-Marie-Tooth) 434
   Mononeuritis 434

Kapitel 31 Epilepsie 435
   Ätiologie 435
   Pathologie 435
   Pathophysiologie 435
   Einteilung 435
      A. Grand Mal 435
      B. Petit Mal 437
      C. Psychomotorische Anfälle 437
      D. Jackson-Anfälle 439
      E. Status epilepticus 439
      F. Epilepsia partialis continua (Kojevnikoff) 439
      G. Reflexepilepsie 439
      H. Fieberkrämpfe 439
   Diagnose 439
   Komplikationen 440
   Therapie 440
   Narkolepsie 442
   Respiratorische Affektkrämpfe 442

Kapitel 32 Synkope und Koma 443
   Synkope 443
      Vasodepressor-Synkope 443
      Carotissinus-Synkope 443
      Orthostatische Hypotonie 443
      Kardiale Synkopen 444
      Miktionssynkopen 444
      Hustensynkopen 444
      Synkopen bei Hysterie 444
      Menière-Syndrom 445
      Koma 446
      Apallisches Syndrom 448

Kapitel 33 Kopfschmerzen 449
   Einteilung der Kopfschmerzen . . . 449
   Kopfschmerzanamnese 452
   Migräne 452
   Cluster-Kopfschmerzen 453
   Spannungskopfschmerzen 454
   Kopfschmerzen bei meningealer Reizung 454
   Kopfschmerzen bei Hirnnervneuralgien 454

Kapitel 34 Neuromuskuläre Erkrankungen . 455

Spinale Muskelatrophien 455
   Infantile progressive spinale Muskelatrophie (Werdnig-Hoffmann) 456
   Pseudomyopathische spinale Muskelatrophie (Wohlfahrt-Kugelberg-Welander) 456
   Progressive Muskelatrophie Typ Aran-Duchenne 456
   Progressive Muskelatrophie Typ Vulpian-Bernhard 456
   Progressive Bulbärparalyse 456
   Amyotrophe Lateralsklerose, Spastische Spinalparalysen 457
   Neurale Muskelatrophie (Charcot-Marie-Tooth) 457
Myopathien 457
   Progressive Muskeldystrophien 457
   Pseudohypertrophische Muskeldystrophien 457
      Duchenne-Typ 457
      Becker-Typ 457
   Fazioskapulohumeraler Typ (Landouzy-Déjérine) 458
   Extremitätengürtel-Typ (Erb) 458
   Distale Myopathie (Welander) 459
   Okuläre Myopathie 459
   McArdle-Syndrom 459
   Periodische Lähmungen 459
   Kongenitale Myopathien 460
   Polymyositis 461
   Myoglobinurie 461
Myasthenia gravis 461
Myotonien 463
   Myotonia congenita 464
   Dystrophische Myotonie (Curschmann-Steinert) 464
   Paramyotonia congenita 464
   "Stiff man"-Syndrom 464
   Generalisierte Myositis ossificans 465
   Kongenitale neuromuskuläre Erkrankungen 465

Appendix Die neurologische Untersuchung .467

Literatur 474

Schlüssel zum Gegenstandskatalog 479

Sachverzeichnis . . . .

Teil I
Zentralnervensystem

Kapitel 1
Gehirn

Das Gehirn ist der am stärksten entwickelte und differenzierte vordere Abschnitt des Zentralnervensystems. Es liegt, umgeben von drei Schutzhüllen (Meningen), innerhalb der Schädelkapsel. Gewöhnlich unterscheidet man Hirnrinde, Basalganglien, Thalamus und Hypothalamus, Mittelhirn, Hirnstamm und Kleinhirn.

Großhirnhemisphären

Anatomie

Die beiden Hemisphären, die den größten Teil des Gehirns ausmachen, sind durch die tiefe *Fissura longitudinalis cerebri* voneinander getrennt. Die Hirnsichel, *Falx cerebri*, eine Lamelle der Dura mater, reicht in die Fissura longitudinalis cerebri herein. Der Balken, *Corpus callosum*, verbindet als große, zentrale Kommissur die beiden Hemisphären. Er ist hakenförmig gekrümmt; das kranial nach unten gebogene Genu setzt sich nach anteroventral in das Rostrum fort und verbreitert sich über dem Mittelhirn zum Splenium.

An jeder Hemisphäre kann man eine dorsolaterale, eine mediale und eine basale Fläche unterscheiden, die von vielen Spalten und Furchen durchzogen sind. Zwischen diesen sog. Fissuren und Sulci liegen die als Gyri bezeichneten Hirnwindungen.

Einige Gyri sind relativ konstant in ihrer Lage und Form, andere hingegen variieren beträchtlich. Der *Sulcus lateralis cerebri* (Sylvii) trennt den Stirnlappen vom Schläfenlappen. Er beginnt als tiefer Einschnitt an der Hirnbasis, lateral von der Substantia perforata anterior und spaltet sich in drei Äste: den horizontal verlaufenden *Ramus anterior*, der in den Gyrus frontalis inferior eindringt, den dahinter aufsteigenden *Ramus ascendens*, der ebenfalls in den Gyrus frontalis inferior einschneidet, und in den *Ramus posterior*, der nach hinten zieht und aufsteigend im Lobus parietalis endet.

Der *Sulcus centralis* (Rolandi) bildet die Grenze zwischen Stirn- und Scheitellappen. Er beginnt an der medialen Hemisphärenfläche, zieht nach abwärts und endet etwa 2,5 cm oberhalb des Sulcus lateralis cerebri. Der *Sulcus parietooccipitalis* trennt Hinterhaupts- und Scheitellappen. Er verläuft als tiefer Einschnitt im hinteren Teil der medialen Hemisphärenfläche nach vorne unten und vereinigt sich mit dem Sulcus calcarinus. Der *Sulcus calcarinus* beginnt auf der medialen Hemisphärenfläche in der Nähe des Okzipitalpols und erstreckt sich nach vorne in ein Gebiet knapp unterhalb des Splenium corporis callosi. Der rostrale Abschnitt ist tiefer und konstanter in seiner Lage und Struktur. Der *Sulcus cinguli* beginnt unterhalb des vorderen Endes des Corpus callosum auf der medialen Hemisphärenfläche, verläuft parallel zum Balken und steigt schließlich nach oben zur medialen Mantelkante auf, knapp hinter dem oberen Ende des Sulcus centralis.

Der *Sulcus circularis* umgibt die Insel (Insula Reilii) und trennt sie vom angrenzenden Stirn-, Scheitel- und Schläfenlappen ab.

Hauptabschnitte des Großhirns

Jede Hemisphäre läßt sich in Stirn-, Scheitel-, Hinterhaupts- und Schläfenlappen, Insel und Riechhirn unterteilen.

A. *Lobus frontalis*. Der Stirnlappen erstreckt sich zwischen Frontalpol, Sulcus centralis und Sulcus lateralis cerebri. Parallel zum Sulcus centralis verläuft vor ihm der *Sulcus praecentralis*. Vom Sulcus praecentralis gehen nach vorne und unten der *Sulcus frontalis superior und inferior* ab und teilen die laterale Fläche des Lobus frontalis in drei parallele Windungen: den *Gyrus frontalis superior, medius und inferior*. Der Gyrus frontalis inferior ist durch den horizontalen Ramus anterior und den Ramus ascendens des Sulcus lateralis cerebri in drei Teile, die Pars orbitalis, triangularis und opercularis unterteilt. Die Pars orbitalis liegt rostral vom horizontalen Ramus anterior;

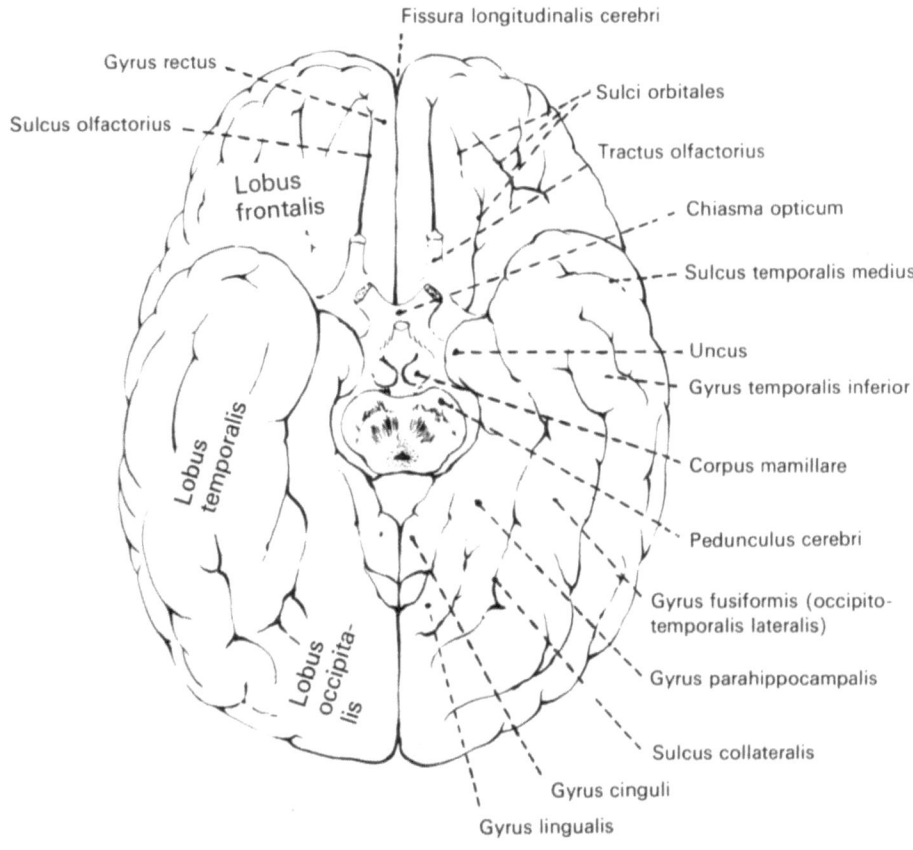

Abb. 1-1. *Ansicht der basalen Hirnoberfläche*

die keilförmige Pars triangularis liegt zwischen dem Ramus anterior und Ramus ascendens; die Pars opercularis befindet sich zwischen dem Ramus ascendens und dem Sulcus praecentralis.

Die *Sulci und Gyri orbitales* sind unregelmäßig geformt und angeordnet. Auf der orbitalen Fläche des Stirnlappens liegt der *Sulcus olfactorius* unter dem Tractus olfactorius; medial davon liegt der *Gyrus rectus*. Der bogenförmige *Gyrus cinguli* liegt auf der medialen Hemisphärenfläche zwischen Sulcus cinguli und Corpus callosum. Der viereckige *Lobulus paracentralis*, eine hakenförmige Verbindung zwischen Gyrus prae- und postcentralis, umschließt das Ende des Sulcus centralis an der Facies medialis.

B. *Lobus parietalis.* Der Scheitellappen wird vorne durch den Sulcus centralis, hinten durch den Sulcus parietooccipitalis und unten durch den Sulcus lateralis cerebri begrenzt. Der *Sulcus post-centralis*, die hintere Zentralfurche, läuft parallel zum Sulcus centralis (Rolandi) und besteht aus einem oberen und unteren Abschnitt. Der *Sulcus intraparietalis* zieht nahezu horizontal vom Sulcus postcentralis nach hinten und teilt den Scheitellappen in einen *Lobulus parietalis superior und inferior*.

Der Lobulus parietalis inferior besteht aus zwei Windungen, dem *Gyrus supramarginalis*, der das aufsteigende Ende des Ramus posterior des Sulcus lateralis cerebri umrandet, und dem *Gyrus angularis*, der um das Ende der oberen Schläfenfurche herumläuft und sich in die mittlere Schläfenwindung fortsetzt. Der *Gyrus postcentralis* liegt zwischen Sulcus centralis und Sulcus postcentralis. Zwischen dem Sulcus parietooccipitalis und dem aufsteigenden Ende des Sulcus cinguli liegt der *Praecuneus* auf der medialen Hemisphärenfläche.

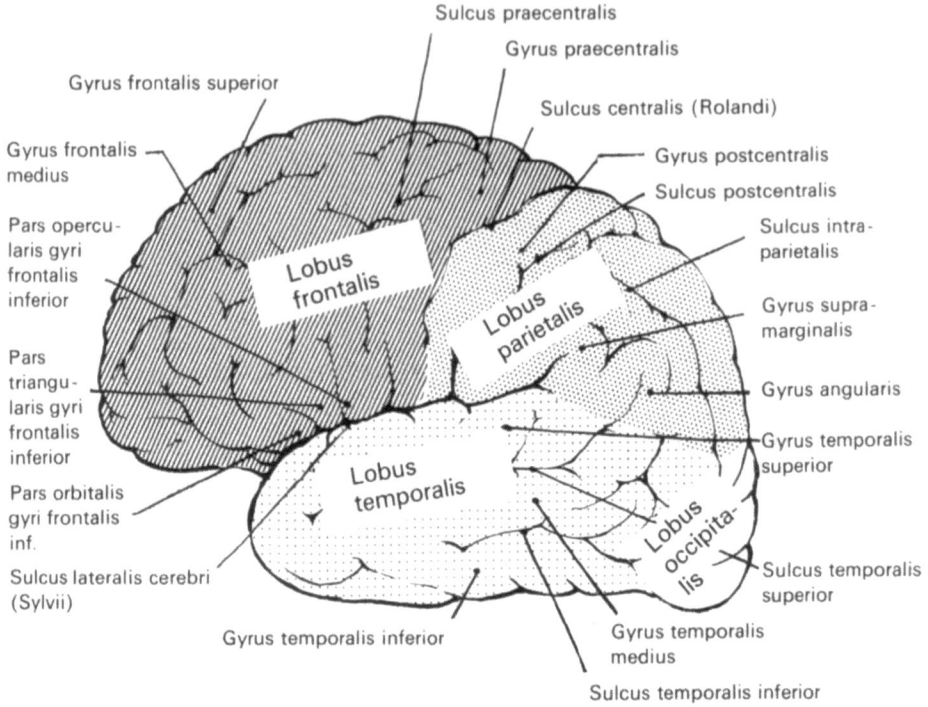

Abb. 1-2. *Seitenansicht der linken Hemisphärenoberfläche*

C. *Lobus occipitalis.* Der pyramidenförmige Lobus occipitalis ist der hinterste Teil der Endhirnhemisphäre. Er liegt hinter dem Sulcus parietooccipitalis und zeigt auf der Außenfläche ziemlich unregelmäßige Sulci und Gyri occipitales. Der *Sulcus occipitalis transversus*, eine Fortsetzung des Sulcus intraparietalis, trennt die stark variablen Windungen. Der *Sulcus calcarinus* unterteilt die mediale Fläche des Hinterhauptslappens in den Cuneus und den Gyrus lingualis. Der keilförmige *Cuneus* liegt zwischen dem Sulcus calcarinus und dem Sulcus parietooccipitalis, der *Gyrus lingualis* zwischen dem Sulcus calcarinus und dem hinteren Teil des Sulcus collateralis. Der hintere Abschnitt des *Gyrus occipitotemporalis lateralis* befindet sich auf der basalen Fläche des Hinterhauptslappens.

D. *Lobus temporalis.* Der Schläfenlappen liegt unterhalb des Sulcus lateralis cerebri (Sylvii) und erstreckt sich nach hinten bis zum Sulcus parietooccipitalis. Zwei parallel verlaufende Furchen, der *Sulcus temporalis superior und inferior*, teilen den Schläfenlappen in drei Gyri, den *Gyrus temporalis superior, medius und inferior*. Der Gyrus temporalis inferior steht nach hinten in Verbindung mit den unteren Gyri des Hinterhauptslappens. Die obere Schläfenwindung hat an ihrer dem Sulcus lateralis zugekehrten Fläche im hinteren Abschnitt 2-4 Querwindungen, *Gyri temporales transversi*. Die vorderste von ihnen bezeichnet man als *Heschlsche Querwindung*. Der Sulcus temporalis inferior erstreckt sich im unteren Abschnitt des Schläfenlappens zwischen dem Polus temporalis und occipitalis. An der medialen Unterfläche des Schläfenlappens zieht der *Sulcus hippocampi* vom Splenium corporis callosi zum Uncus. Der *Gyrus parahippocampalis* liegt zwischen dem Sulcus hippocampi und dem vorderen Teil des Sulcus collateralis. Sein vorderes hakenförmiges Ende wird als Uncus bezeichnet.

E. *Insula.* Die Insel (Insula Reilii) ist ein in die Tiefe der Fossa lateralis cerebri verlagertes Rindengebiet. Sie kann sichtbar gemacht werden, wenn man die Wände des Sulcus lateralis auseinanderzieht. Eine tiefe Furche, der *Sulcus circularis*, begrenzt die Insel. Mehrere kurze Windun-

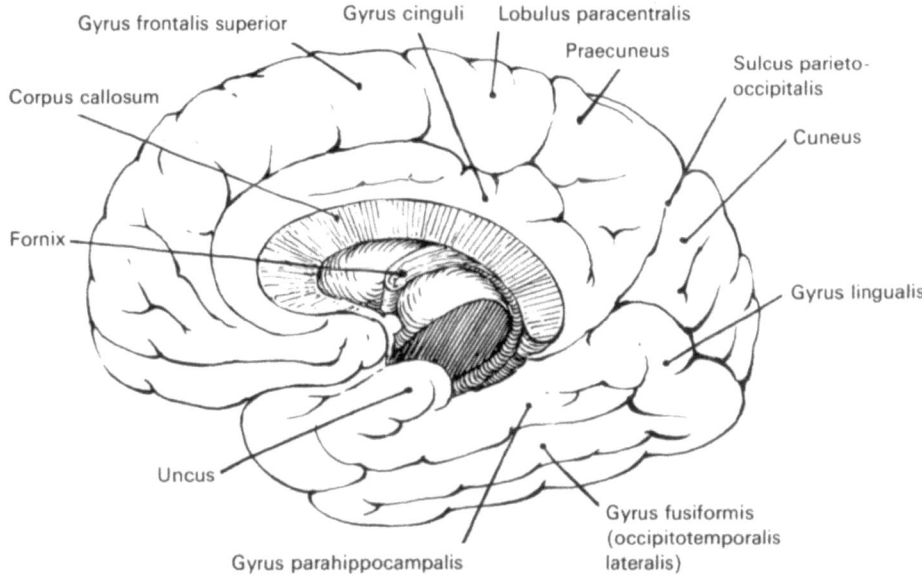

Abb. 1-3. *Ansicht der medialen Fläche der rechten Hemisphäre*

gen, *Gyri breves*, bilden den vorderen Inselbereich, eine lange Windung, *Gyrus longus*, liegt im hinteren Inselgebiet.

Teile des an den Sulcus lateralis grenzenden Stirn-, Scheitel- und Schläfenlappens überlagern die Insel und werden Deckel, *Opercula*, genannt. Das *Operculum frontale* liegt hinter dem Ramus ascendens sulci lateralis; das *Operculum parietale* befindet sich hinter dem Ramus ascendens und über dem Ramus posterior sulci lateralis; das *Operculum temporale* liegt unter dem Ramus posterior sulci lateralis.

F. Rhinenzephalon. Das Riechhirn ist der phylogenetisch älteste Teil des Endhirns, der sich beim Menschen (insbesondere postembryonal) — im Gegensatz zu den meisten Tieren — weitgehend rückgebildet hat. Neben anderen wichtigen Strukturen enthält es die Anteile, welche im Dienst des Geruchssinnes stehen: Der kolbenförmige *Bulbus olfactorius* liegt auf der Lamina cribrosa des Siebbeins und nimmt an seiner ventralen Fläche die Riechnerven auf, die von der Riechschleimhaut der Nasenhöhle kommen. Er setzt sich in den *Tractus olfactorius* fort, der im Sulcus olfactorius auf der basalen Fläche des Stirnlappens liegt. An seinem hinteren Ende verbreitert er sich zu einem kleinen, dreieckigen Feld, *Trigonum olfactorium*, und teilt sich in eine *Stria olfactoria lateralis und medialis*.

Die *Stria olfactoria lateralis* läuft erst lateral, dann medial und endet im Uncus gyri hippocampalis. Die *Stria olfactoria medialis* zieht zur medialen Hemisphärenfläche und läuft zwischen Gyrus paraterminalis (subcallosus) und Area subcallosa, einem Feld unmittelbar unter Genu und Rostrum corporis callosi, aus. Die *Substantia perforata anterior*, eine flache, graue Masse der Hirnbasis, erstreckt sich zwischen den Striae olfactoriae und dem Tractus opticus. Die *Area piriformis* umfaßt den vorderen Teil des Gyrus parahippocampalis, den Uncus und den Gyrus olfactorius lateralis.

Der *Gyrus paraterminalis* (subcallosus) ist eine schmale, graue Hirnwindung unter dem Rostrum corporis callosi, die über dem Genu corporis callosi in das *Indusium griseum* (Gyrus supracallosus) übergeht. Das *Indusium griseum* bedeckt die konvexe Fläche des Balkens in Form einer dünnen, grauen Schicht und verdickt sich zu zwei medialen und zwei lateralen Längsstreifen, *Striae longitudinales mediales et laterales*, die als rudimentäre Hirnwindungen aufzufassen sind. Hinter dem Splenium corporis callosi setzt sich das Indusium griseum in den Gyrus fasciolaris fort und schließlich in den dünnen, gekerbten *Gyrus dentatus*, der zwischen Hippocampus und Gyrus parahippocampalis liegt. Der *Hippocampus* ist eine längliche, im Innern aus grauer Substanz bestehende Vorwölbung im Unterhorn des Seitenventrikels, die am Splenium corporis callosi mit dem Indusium griseum in Verbindung steht. Das Gewölbe, *Fornix*, ist ein bogenförmiges Faserbündel zwischen Hippocampus und Corpus mamillare. Eine dünne Schicht weißer Substanz, das Muldenblatt, *Alveus*, bildet die ventrikuläre Fläche des Hippocampus. Aus dem Alveus geht ein flacher, weißer Faserstrang, *Fimbria hippocampi*, hervor, der bogenförmig über den Thalamus zieht und sich als *Crus fornicis* der Unterfläche des Splenium corporis callosi anlegt. Die *Commissura fornicis* (hippocampi), eine dreieckige Platte markhaltiger Nervenfasern, verbindet die beiden Fornixschenkel, *Crura fornicis*. Diese liegen an der Unterseite des Balkens und verschmelzen zum *Corpus fornicis*. Es teilt sich in die stark einwärts gebogenen Fornixsäulen, *Columnae fornicis*, die den vorderen Fornixabschnitt bilden. Sie ziehen in die Seitenwand des dritten Ventrikels und enden in den Corpora mamillaria des Hypothalamus.

Vor den Columnae fornicis liegt die *Commissura anterior*, die gleiche Teile der linken und rechten Hemisphäre verbindet. Die *Pars anterior* verbindet die Bulbi olfactorii, die *Pars posterior* die Rinde der Gyri parahippocampales beider Seiten. Zwischen Fornix und Corpus callosum befindet sich das *Septum pellucidum*, eine dünne Scheidewand, welche die Vorderhörner der Seitenventrikel voneinander trennt. Sie besteht aus zwei dünnen Blättern, *Laminae septi pellucidi*, die einen wechselnd großen Hohlraum, *Cavum septi pellucidi*, zwischen sich einschließen.

Weiße Substanz:

Die weiße Substanz der Hemisphären enthält markhaltige Nervenfasern verschiedener Größenordnung und Neuroglia. Es werden drei verschiedene Faserarten unterschieden: Kommissurenfasern, Projektionsfasern und Assoziationsfasern.

Die *Kommissurenfasern* sind quere Faserverbindungen zwischen den beiden Hemisphären. Die größte Kommissur ist der Balken, *Corpus callosum*, der homologe Rindenfelder der rechten und linken Großhirnhälfte verbindet. Er ist eine breite, quergestellte Faserplatte und bildet das Dach des Seiten- und des dritten Ventrikels. Die *Commissura anterior* verbindet die Riechlappen mit ihrer Pars anterior und Teile der Rinde des Schläfen- und Hinterhauptslappens mit ihrer Pars posterior. Die *Commissura fornicis* spannt sich zwischen den Fornixschenkeln aus.

Die *Projektionsfasern* verbinden die Großhirnrinde mit kaudalen Teilen des Gehirns und dem Rückenmark. Ein großer Teil der Projektionsfasern zieht durch die Capsula interna und strebt als Corona radiata fächerförmig der Großhirnrinde zu. Die *afferenten* oder *kortikopetalen Fasern* umfassen die *Radiatio optica*, vom Corpus geniculatum laterale zur Rinde in der Umgebung des Sulcus calcarinus, die *Radiatio acustica*, vom Corpus geniculatum mediale zur *Heschlschen Querwindung*, und die *Fasciculi thalamocorticales*, von den Kernen des Thalamus zu spezifischen Rindengebieten.

Efferente oder *kortikofugale Fasern* ziehen von der Großhirnrinde zum Thalamus, Hirnstamm und Rückenmark. Der *Tractus corticospinalis* und *corticobulbaris*, die das pyramidale motorische System bilden, haben ihren Ursprung im motorischen Cortex und ziehen nach unten durch die Capsula interna. Die kortikopontinen Bahnen enthalten einen *Tractus frontopontinus*, der von der oberen und mittleren Stirnwindung zu den Brückenkernen zieht, und einen *Tractus temporopontinus*, der in der Rinde des Schläfenlappens entspringt und ebenfalls zu den Brückenkernen zieht. *Fasciculi corticothalamici* verbinden den Cortex mit den Thalamuskernen. Der *Tractus corticorubralis* erstreckt sich vom Lobus frontalis zum Nucleus ruber des Mittelhirns. Ein Teil der Fornixfasern zieht vom Hippocampus zum Mittelhirn.

Die *Assoziationsfasern* verbinden verschiedene Teile der gleichen Hemisphäre miteinander. Kurze Assoziationsfasern, Fibrae arcuatae breves, verbinden benachbarte Windungen; diejenigen, die in tieferen Schichten des Cortex liegen, werden intrakortikale Fasern genannt, die höher gelegenen bezeichnet man als subkortikale Fasern. Lange Assoziationsfasern verbinden weiter auseinanderliegende Gebiete: Der *Fasciculus uncinatus* zieht von der Stirnlappenunterfläche um den Sulcus lateralis cerebri zum vorderen Teil des Schläfenlappens. Das *Cingulum*, ein weißes, im Gyrus cinguli verlaufendes Faserbündel, verbindet die Substantia perforata anterior mit dem Gyrus parahippocampalis.

Der *Fasciculus frontotemporalis (arcuatus)* zieht um die Insel und verbindet die obere und mittlere Stirnwindung mit dem Schläfenlappen. Der *Fasciculus longitudinalis superior* verbindet den Stirnlappen mit Teilen des Hinterhaupts- und Schläfenlappens. Der *Fasciculus longitudinalis inferior* verläuft parallel zum lateralen Rand des Cornu inferius und posterius des Seitenventri-

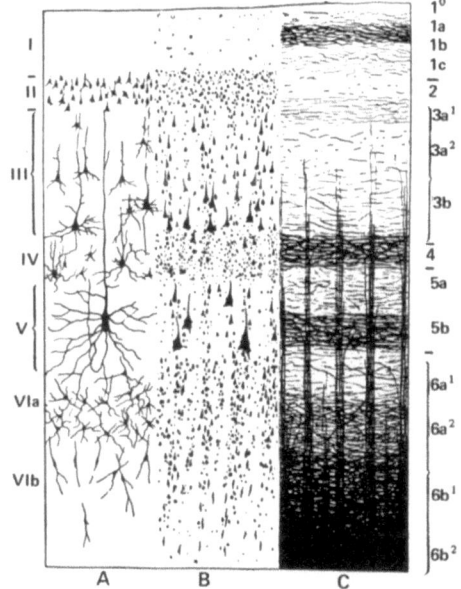

Abb. 1-4. *Schematische Darstellung des Feinbaus der Großhirnrinde.* A Golgi-Methode. B Nissl-Methode. C Weigertsche Markscheidenfärbung. *I* Molekularschicht; *II* Äußere Körnerschicht; *III* Äußere Pyramidenschicht; *IV* Innere Körnerschicht; *V* Innere Pyramidenschicht; *VI* Multiforme Schicht; $3a^1$ Bechterewscher Streifen; 4 Äußerer Baillargerscher Streifen; 5b Innerer Baillargerscher Streifen. (Nach Ranson SW, Clark SL: The Anatomy of the Nervous System, 10th ed. Saunders, 1959)

kels und verbindet Schläfen- und Hinterhauptslappen.

Mikroskopische Struktur des Cortex

An der Großhirnrinde lassen sich zwei Grundtypen, *Allocortex* und *Isocortex*, unterscheiden. Zum *Allocortex* gehören vorwiegend paläoenzephale Teile des limbischen Systems und des Riechapparates, die histologisch einfach gebaut sind. Diesem phylogenetisch alten Teil der Großhirnrinde wird der hochdifferenzierte neenzephale *Isocortex* gegenübergestellt, der den Hauptteil der Hirnrinde ausmacht. Er besteht aus 6 Zellschichten, die sich aus der grauen Substanz in der Umgebung der Ventrikel entwickelt haben. Von außen nach innen gehend lassen sich folgende 6 Schichten unterscheiden:

I. Die *Molekularschicht, Lamina zonalis*, ist arm an Zellen und enthält vor allem Dendritenverästelungen und Neuriten von Zellen aus tieferen Schichten.

II. Die äußere *Körnerschicht, Lamina granularis externa*, besteht aus dichtgedrängten, kleinen Nervenzellen.

III. Die äußere *Pyramidenschicht, Lamina pyramidalis externa*, enthält Pyramidenzellen, deren Größe von außen nach innen zunimmt.

IV. Die innere *Körnerschicht, Lamina granularis interna*, ist eine dünne Schicht, die in ihrem Aufbau der II. äußeren Körnerschicht ähnelt.

V. Die innere *Pyramidenschicht, Lamina pyramidalis interna* (Lamina ganglionaris), ist zellärmer als die anderen Schichten, besitzt aber besonders große und typisch gebaute Pyramidenzellen.

VI. Die *multiforme Schicht, Lamina multiformis*, besteht aus Zellen verschiedener Form und Größe, deren Axone zur Marksubstanz ziehen.

Bündel markhaltiger Nervenfasern sind als feine weiße Streifen zwischen den Rindenschichten erkennbar. Besonders auffallend und mit bloßem Auge sichtbar ist der *Gennarische Streifen* (Vicq d'Azyr) in der Area *striata* des Hinterhauptslappens, der in der IV. Schicht, Lamina granularis interna, liegt. Derselbe Streifen ist in anderen Rindenbezirken dünner und heißt *äußere Baillargerscher Streifen*. Der *innere Baillargersche Streifen* liegt im unteren Teil der V. Schicht, Lamina pyramidalis interna.

Verschiedene Forscher bemühten sich, den Cortex nach cytoarchitektonischen Gesichtspunkten zu unterteilen und zu klassifizieren. Durch Tierbeobachtungen und -experimente — insbesondere an Menschenaffen — wurden Rückschlüsse auf Struktur und Funktion der Hirnrinde gezogen. Am meisten durchgesetzt haben sich die Einteilungen nach Brodmann und v. Economo.

V. Economo unterschied — basierend auf der Anordnung der Zellen in den Schichten — fünf Bautypen innerhalb des Cortex.

Brodmann erarbeitete eine Hirnkarte und unterteilte den Cortex in verschiedene Rindenfelder, Areae corticales, die er mit Ziffern versah (Abb. 1-8 u. 1-9). Diesen Feldern wurde eine bestimmte physiologische oder pathologische Bedeutung zugeschrieben.

Durch Experimente, wie z.B. Abtragung und Durchtrennung umschriebener Rindenbezirke und elektrische und chemische Reizung, konnten den Rindenfeldern bestimmte Funktionen zugeordnet werden. Einige der wichtigsten Felder seien im folgenden genannt:

1. Frontallappen. Area 4 ist das wichtigste motorische Rindenfeld. Area 6 ist Teil des extrapyramidalen Bahnsystems. Area 8 ist ein Feld für Augenbewegungen und Änderungen der Pupil-

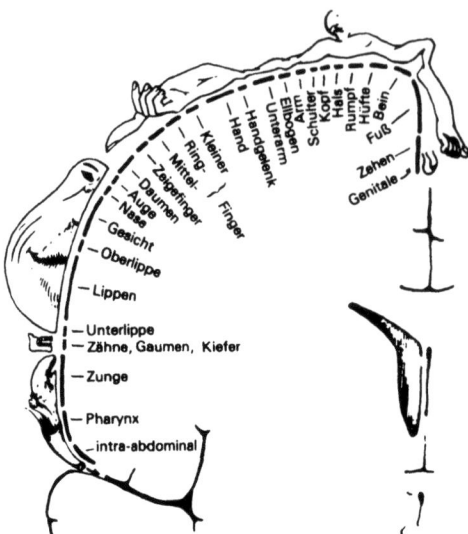

Abb. 1-5. *Sensibler Homunculus* (Schnitt durch Gyrus postcentralis). (Aus Penfield and Rasmussen: The Cerebral Cortex of Man. Macmillan, 1950)

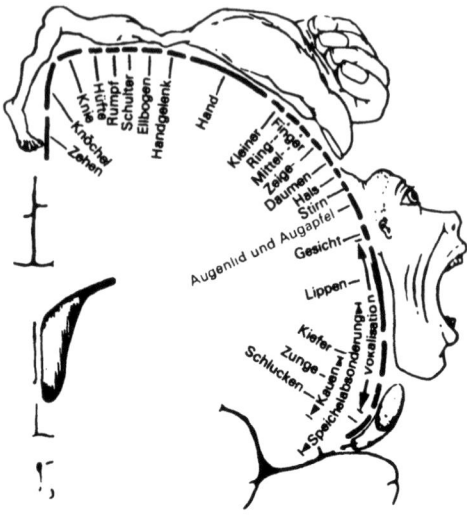

Abb. 1-6. *Motorischer Homunculus.* Schnitt durch den Gyrus praecentralis. (Aus Penfield and Rasmussen: The Cerebral Cortex of Man: A Clinical Study of Localization of Function. Macmillan, 1950)

lenweite. Die Areae 9–11 und 12 sind frontale Assoziationsfelder.

2. *Parietallappen.* Die Areae 3, 1 und 2 bilden das postzentral gelegene sensible Rindenfeld oder die Körperfühlsphäre (primäres sensibles Feld). Die Areae 5 und 7 sind sensible Assoziationsfelder (sekundäre sensible Rindenfelder).

3. *Temporallappen.* Area 41 ist die primäre Hörrinde. Area 42 ist das sekundäre oder Assoziations-Hörzentrum. Die Areae 38, 40, 20, 21 und 22 sind Assoziationsfelder.

4. *Okzipitallappen.* Area 17 entspricht der Area striata und stellt die primäre Sehrinde dar. Die Areae 18 und 19 sind visuelle Assoziationsfelder.

Physiologie[1]

Primär-motorischer Cortex (Area 4)

Der primäre motorische Cortex liegt in der vorderen Wand des Sulcus centralis und im angrenzenden Teil des Gyrus praecentralis. Von den Betzschen Riesenpyramidenzellen aus diesem Gebiet stammen Fasern der kortikobulbären und kortikospinalen Bahnen, die zu den motorischen Kernen der Hirnnerven und Spinalnerven ziehen und bei Willkürbewegungen der kontralateralen Körperseite eine wichtige Rolle spielen. Es besteht im Gyrus praecentralis eine somatotopische Gliederung, bei der die einzelnen Körperregionen auf dem Kopf stehend repräsentiert sind, mit den Beinen an der Mantelkante und dem Gesicht im Bereich des Sulcus lateralis cerebri (Abb. 1-6). Reizung des hinteren Abschnitts des Gyrus frontalis medius (Area 6 und 8) erzeugt konjugierte Augenbewegungen und gleichzeitige Kopfdrehungen nach der kontralateralen Seite (Adversivanfälle). Äußere Einwirkungen, welche die motorischen Zentren nicht zerstören, sondern nur zu einer fokalen Reizung führen (Tumoren, Gefäßmißbildungen u. a.) können Krampfanfälle auslösen, die in einem umschriebenen Körperabschnitt beginnen und sich dann auf immer größere Muskelgruppen ausbreiten (motorische Jackson-Anfälle). Dabei kann es in den betroffenen Gebieten zu post-paroxysmalen Paresen kommen.

Die isolierte Zerstörung von Area 4 führt zu einer schlaffen Parese der betroffenen kontralateralen Muskelgruppen. Nach Abtragung von Area 6 and 4 ergibt sich eine spastische Lähmung, die in den distalen Extremitätenabschnitten stärker ausgeprägt ist. Eine Durchtrennung der Pyramidenbahn in Höhe der Medulla

---

[1] Die Zahlen im Text beziehen sich auf Brodman-Areale

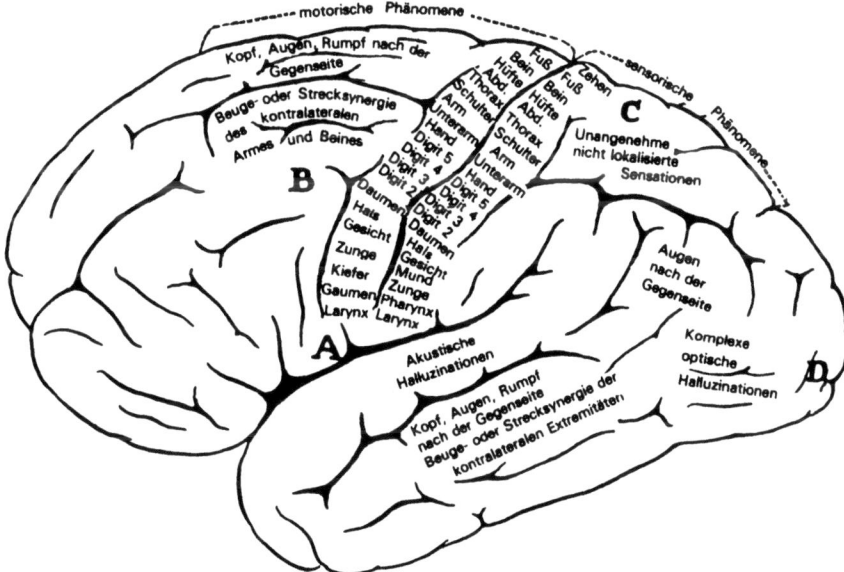

Abb. 1–7. *Elektrische Reizeffekte am zerebralen Cortex.* A Kau-, Leck- und Schluckbewegungen. B Augenbewegung nach der Gegenseite ohne visuelle Aura. C Sensorische Aura im kontralateralen Bein, gefolgt von Beuge- oder Strecksynergie. D Undifferenzierte optische Phänomene wie Flammen und Lichtblitze. (Nach Foerster. Aus Bailey: Intracranial Tumors. Thomas, 1933)

oblongata erzeugt eine schlaffe Lähmung, ähnlich der nach Abtragung von Area 4. Die spastische Komponente zentraler Paresen ist daher am ehesten durch Unterbrechung von extrapyramidalen Bahnen verursacht.

Die Schwelle für motorische Antworten ist am niedrigsten bei Reizung von Area 4, wo sich isolierte Kontraktionen von Muskeln oder Muskelgruppen auslösen lassen.

Reizung des prämotorischen Cortex (Area 6) führt zu ähnlichen Bewegungen wie bei Reizung von Area 4. Nach Abtragung von Area 4, bzw. nach Unterbrechung der Verbindungsfasern zwischen diesen beiden Arealen, werden nur noch Adversivbewegungen des Kopfes und Torsion des Rumpfes, begleitet von stereotypen Massenbewegungen, ausgelöst. Damit läßt sich zeigen, daß Pyramidenbahneffekte bei Reizung von Area 6 nur indirekt über Area 4 zustande kommen. Nach Abtragung von Area 6 bei Affen läßt sich Zwangsgreifen auslösen, das sich am besten bei Seitenlage zeigt.

Primär-sensible Rindenfelder (Areae 3, 1, 2)

Der primäre sensible Cortex liegt im Gyrus postcentralis. Er erhält sensible Impulse und wird der Körperfühlsphäre zugerechnet. Über den Thalamus erreichen ihn Erregungen von Haut, Muskeln, Gelenken und Sehnen der Oberflächen- und Tiefensensibilität. Reizungen dieses Gebietes führen zu Parästhesien, wie Taubheit, Kribbeln, „Elektrisieren" und „Nadelstiche" auf der kontralateralen Körperseite. Zerstörungen in diesem Bereich rufen nachweisbare Sensibilitätsausfälle hervor, z. B. die Unfähigkeit, schmerzhafte Reize zu lokalisieren oder ihre Intensität abzuschätzen. Ein vollständiger Sensibilitätsausfall durch kortikale Läsionen ist selten. Untersuchungen weisen darauf hin, daß ein relativ großer Abschnitt des angrenzenden Stirnlappens (Area 4 und 6) ebenfalls sensible Impulse erhält; umgekehrt können durch Reizung der primären sensiblen Felder (3, 1, 2) auch motorische Antworten erzielt werden. Der primäre sensomotorische Cortex hat sowohl motorische als auch sensible Funktionen, wobei die Regionen vor dem Sulcus centralis (Rolandi) hauptsächlich dem motorischen und die Rindenbezirke hinter dem Sulcus vor allem dem sensiblen System zuzuordnen sind.

Die sensiblen Rindenfelder zeigen wie die motorischen eine somatotope Gliederung (Abb. 1–5 und 1–6). Dabei sind die Körperhälften jeweils kontralateral repräsentiert. Die Felder für Mastdarm und Blase finden sich dabei im Lobulus paracentralis.

Das kortikale Geschmacksfeld liegt im Projektionsgebiet des Gesichtes und erstreckt sich auf die operculare Fläche des Sulcus lateralis (Sylvii).

Primär-visueller Cortex (Area 17)

Der primäre visuelle Cortex liegt im Okzipitallappen in der Umgebung des Sulcus calcarinus und umfaßt das Gebiet der Area striata.

Das maculäre Sehen ist bei Primaten im Okzipitalpol auf beiden Seiten repräsentiert, während das periphere Gesichtsfeld auf der kontralateralen Seiten in den weiter frontal gelegenen Abschnitten des Sulcus calcarinus vertreten ist. Die obere Netzhauthälfte — d.h. die untere Gesichtsfeldhälfte — ist oberhalb des Sulcus calcarinus repräsentiert, die untere Netzhauthälfte unterhalb davon.

Reizungen der Area striata rufen Lichtblitze, Sternchen und and Photome hervor (z.B. Flimmerskotome bei Migräne). Zerstörungen dieses Gebietes führen zu homonymen kontralateralen Gesichtsfeldausfällen mit Aussparung des maculären Sehens. Der Rindenbezirk, in dem die Macula repräsentiert ist, erhält überlappende Blutversorgung aus der Arteria cerebri media und cerebri posterior.

Die Areae 18 und 19 sind visuelle Assoziationszentren, denen die Aufgabe zukommt, die in Area 17 eintreffenden Erregungen weiterzuverarbeiten. Bei Reizung von Area 18 und 19 treten komplexe visuelle Halluzinationen auf.

Gesichtsfeldausfälle können auch durch Läsionen des Parietal- oder Temporallappens verursacht werden, und zwar durch Schädigung der Sehbahnen. Temporallappenreizungen können komplexere Halluzinationen (Gegenstände, Handlungen usw.) hervorrufen.

Gesichtsfeldausfälle an verschiedenen Stellen der Sehbahn werden in Kapitel 4 näher beschrieben.

Bei ausgedehnten Läsionen der Area striata kommt es zu einer röhrenförmigen Gesichtsfeldeinengung. Eine vollständige Läsion der primären Sehrinde führt zur Rindenblindheit, wobei die Patienten ihre Blindheit nicht bemerken (Anosognosie, Anton-Syndrom) (s. auch Kap. 13).

Primäre Hörrinde (Area 41)

Das primäre Hörzentrum liegt im Gyrus temporalis transversus (Heschlsche Querwindung), auf der der Insel zugewandten Fläche der oberen Schläfenwindung. In der Heschlschen Querwindung endigt die zentrale Hörbahn als Radiatio acustica vom Corpus geniculatum mediale; dieses wiederum empfängt Impulse von der rechten und linken Cochlea. Verletzungen des primären Hörzentrums — sofern sie nicht bilateral sind — verursachen nur leichte Hörstörungen. Es besteht eine tonotope Projektion zwischen Cochlea und Hörrinde. Die tiefen Töne sind im frontolateralen Teil und die hohen Töne im okzipitomedialen Abschnitt von Area 41 repräsentiert. In der Cochlea werden die tiefen Töne mehr in der Nähe des Helicotremas wahrgenommen, die hohen Töne mehr an der Basis in der Stapesregion.

Reizung des primären Hörzentrums (z.B. bei epileptischen Anfällen mit akustischer Aura) löst beim Menschen Empfindungen wie Summen und Brausen aus.

Primäres Riechzentrum

Das primäre Riechzentrum umfaßt das Trigonum olfactorium, die Septumkerne und Teile des Corpus amygdaloideum. Es bestehen Verbindungen zu sekundären olfaktorischen Rindengebieten im Bereich des Gyrus parahippocampalis. Zerstörung der Riechbahn oder der Rindengebiete verursacht Anosmie. Reizungen können Geruchsstörungen bewirken, sog. Uncinatus-Anfälle, die durch seltsame Geruchs- oder Geschmacksempfindungen charakterisiert sind, und oftmals — als olfaktorische Aura — in Verbindung mit Temporallappenanfällen auftreten.

Assoziationsfelder

Die Assoziationsfelder sind mit den verschiedenen sensorischen und motorischen Zentren durch Assoziationsfasern verbunden. Sie sind für die höheren geistigen Leistungen des Menschen von Bedeutung. Das Auftreten von Aphasie aufgrund von kortikalen Läsionen zeigt die Bedeutung der Assoziationsfelder. Bei Rechtshändern wird sie durch Läsionen in der linken dominanten Hemisphäre verursacht. Zerstörung der Pars triangularis und opercularis der unteren Stirnwindung (Brocasches Sprachzentrum, Area 44) führt zu *motorischer Aphasie*. Dabei sind vor allem expressive sprachliche Leistungen betroffen bei weitgehend erhaltenem Sprachverständnis. Die Spontansprache ist aufgehoben oder auf Telegrammstil verkürzt, wobei die für die Lautbildung notwendigen Muskeln jedoch nicht betroffen sind. Agraphie, die Unfähigkeit, Wörter zu schreiben, kommt oftmals in Verbindung mit motorischer Aphasie vor. Schädigungen im hinteren Teil des Gyrus temporalis superior der dominanten Hemisphäre (Area 39) führen zu sensorischer Aphasie (Wernicke-Aphasie). Dabei ist das Sprachverständnis erheblich beeinträchtigt. Die Sprachproduktion ist ungehemmt, unkontrolliert und die Sprache von Paraphasien bis zur Unverständlichkeit hin durchsetzt (Jargon-Aphasie). Nachsprechen und Lesen sind meist nicht möglich, besonders wenn sich die Läsion auf den Gyrus angularis (Area 39) erstreckt. Die Patienten sind sich ihrer Störung meist nicht bewußt (s. Kap. 13).

Assoziationsfelder des Frontallappens. Seit langem werden höhere geistige und psychische Fähigkeiten des Menschen dem Anteil des Frontallappens zugeschrieben, der vor dem praezentralen motorischen Feld liegt. Bei einer Schädigung der basalen Anteile des Frontallappens kommt es zu Antriebsstörungen, Enthemmung, Sorglosigkeit, Änderung der ethischen Maßstäbe und des sozialen Verhaltens, herabgesetzter emotionaler Erlebnisfähigkeit, mangelnder Selbstkritik, Witzelsucht und verminderter intellektueller Leistungsfähigkeit. Dieses *Orbitalsyndrom* tritt z. B. bei der Pickschen Atrophie (s. S. 400) und Tumoren des Frontallappens auf. Ähnliche Symptome wurden bei Patienten beobachtet, bei denen die Verbindungen der orbitofrontalen Region mit den dorsomedialen Kernen des Thalamus durch die sog. Leukotomie durchtrennt worden waren, um Zwangsverhalten, schizophrene Psychosen und therapieresistente schwerste Schmerzen zu beseitigen. Diese Eingriffe (Leukotomie, Lobotomie, Zingulotomie, Thalamotomie) werden wegen der dabei auftretenden oben aufgeführten Orbitalhirnsymptomatik und der heute zur Verfügung stehenden Psychopharmaka fast nicht mehr durchgeführt.

Bei elektrischer Reizung der posterioren orbitalen Gebiete (Area 47) und der angrenzenden vorderen Hälfte der Insel kommt es im Tierversuch zu vegetativen Reaktionen mit Atemstillstand, Blutdruckänderungen und außerdem zu einem Einfrieren von Bewegungen („arrest reaction").

Durch Reizung des vorderen Gyrus cinguli (Area 24) auf der medialen Hemisphärenfläche werden deutliche autonome Effekte und Hemmung des Skeletmuskeltonus ausgelöst. Nach Ablation dieser Region werden aggressive Affenmännchen relativ zahm, fügsam und zutraulich.

Bei Schädigung im Bereich der *Konvexität des Frontallappens* sind — neben der allgemeinen Antriebsminderung — Zwangsgreifen, orale Automatismen, Haltungsverharren, Magnetreaktion und Gegenhalten, frontale Ataxie und Perseverationstendenzen zu beobachten.

Assoziationsfelder des Parietallappens. Bei Läsionen der postzentralen Assoziationsfelder 5 und 7 kommt es zu Stereoagnosie, einer Unfähigkeit, vertraute Gegenstände durch Abtasten zu erkennen, obwohl keine Sensibilitätsminderung besteht. Im unteren Parietallappen liegen Assoziationsfelder, die Assoziationsfasern des visuellen Systems aus dem Okzipitallappen, des akustischen Systems aus dem Temporallappen und Fasern aus dem sensomotorischen Cortex erhalten. Bei Läsionen in diesem Bereich des Gyrus angularis und Gyrus circumflexus kommt es zu Apraxien, räumlichen Orientierungsstörungen mit Körperschemastörungen, Akalkulie und Fingeragnosie (s. dazu auch Kap. 13).

Assoziationsfelder des Temporallappens. Neben der schon erwähnten sensorischen Aphasie treten bei Temporallappenschädigungen im hinteren basalen Bereich kontralaterale Gesichtsfeldausfälle durch Unterbrechung der Radiatio optica auf. Bei Schädigung im Ammonshorn kommt es zu psychomotorischen Anfällen oder Dämmerattacken (manchmal mit den schon erwähnten Uncinatus-Krisen). Auf sie wird in Kapitel 31 näher eingegangen. Bilaterale Temporallappenresektion führt im Tierversuch zum Klüver-Bucy-Syndrom.

Sekundäres sensomotorisches Feld. Dieses Feld liegt im Operculum parietale und bildet den oberen Rand des Sulcus lateralis cerebri. Es hat umfangreiche Faserverbindungen mit den primären motorischen und sensorischen Rindenfeldern.

Supplementäres sensomotorisches Feld. Elektrische Reizung einer umschriebenen Zone auf der Medianfläche der Hemisphäre unmittelbar vor dem motorischen Hauptfeld für den Fuß führt zu charakteristischen motorischen und gelegentlich auch sensorischen Antworten.

Rhinenzephalon (Limbisches System)

Klinische Beobachtungen und Tierversuche weisen darauf hin, daß das Riechhirn nicht nur im Dienste des Geruchssinnes steht, sondern auch andere wichtige Funktionen erfüllt. Bei Primaten lassen sich eine Reihe von vegetativen, somatomotorischen und somatosensorischen Antworten aufgrund elektrischer Reizung folgender limbischer Regionen erzielen: der Area subcallosa, der vorderen limbischen Gebiete und der hinteren Orbitalregionen des Frontallappens, der vorderen Insel, des vorderen Gyrus parahippocampalis, des vorderen temporalen Cortex und des Corpus amygdaloideum. Durch elektrische Reizung können Atembewegungen, Kältezittern, Schluckbewegungen und motorische Entladungen vom praezentralen motorischen Cortex gehemmt werden, oder sie erzeugt Kau-, Schluck- und andere orale Bewegungen mit Lautäußerungen, tonische Bewegungen des Stammes und der Extremitäten, Pupillenänderungen, Piloerektion, Speichelfluß und unwillkürliche Miktion und Defäkation. Die elektrische Aktivität in großen Gebieten der Hirnrinde kann durch Reizung dieser Strukturen vielfältig verändert werden.

Rhinenzephale Strukturen (wie das vordere limbische Feld und die hintere Orbitalregion) können einen hemmenden Effekt auf Hirnstammmechanismen ausüben, die bei der Auslösung emotionaler Bewegungen, wie z. B. bei Wut beteiligt sind. Läsionen dieser Strukturen führen zu Ruhelosigkeit und Hyperaktivität. Der Ausdruck „viszerales Gehirn" wurde zur Kennzeichnung des limbischen Systems verwendet. Es umfaßt den „grand lobe limbique" (Broca), die Hippocampusformation und subkortikale Kerngebiete wie Mandel- und Septumkerne, Hypothalamus, vordere Thalamuskerne, Teile der Basalganglien und wahrscheinlich auch den Epithalamus. Die Begriffe „lobe limbique", limbisches System und Rhinenzephalon werden abwechselnd gebraucht. Das Rhinenzephalon hat vielfältige Faserverbindungen mit dem Hypothalamus und spielt eine wichtige Rolle bei biologischen Rhythmen, Sexualverhalten, emotionalen Äußerungen wie Wut und Angst und bei der Motivation. Nach MacLean ist die wichtigste afferente und efferente Verbindung zwischen Lobus limbicus und Hirnstamm der Fasciculus basalis olfactorius (Medial forebrain bundle), mit Faserzügen zur Amygdala, den Septumkernen und zum vorderen Hypothalamus.

Nach ausgedehnten bilateralen Läsionen im Hippocampus kann es beim Menschen zum Verlust des Neugedächtnisses kommen.

Durch elektrische Reizung der Hirnrinde auf der anterolateralen oder lateralen Fläche des Schläfenlappens kommt es beim Menschen zu Reaktionen, aufgrund derer Penfield dieses Gebiet „interpretativen Cortex" nannte. Er berichtet, daß Reizung des interpretativen Cortex beim Menschen „(1) dazu führen kann, daß frühere Bewußtseinsinhalte wieder auftauchen oder (2) ihn zu einer unerwarteten oder unbeabsichtigten Interpretation der Gegenwart veranlassen".

Corpus callosum

Die vollständige Durchtrennung des Corpus callosum, die bei einigen Patienten zur Eindämmung therapieresistenter Epilepsie durchgeführt wurde, erzeugt folgende klinische Symptomatik: (1) Unfähigkeit, aus Gegenständen, die der einen Hand angeboten werden, den identischen Gegenstand herauszufinden, der in der anderen Hand gehalten wird. (2) Unfähigkeit, aus Gegenständen in der einen Gesichtsfeldhälfte den entsprechenden Gegenstand, der der anderen Gesichtsfeldhälfte präsentiert wird, auszuwählen. (3) Unfähigkeit, verbale Befehle mit der linken Hand auszuführen, unleserliches Schreiben mit der linken Hand und die falsche Benennung von Gegenständen, die in die linke Hand gegeben werden (da die Identifizierung durch Sprache und Schrift nur dann möglich ist, wenn die Informationen in die dominante Hemisphäre gelangen). (4) Konstruktive Apraxie.

Basalganglien

Anatomie

Die Basalganglien sind Kerne von grauer Substanz, die tief im Innern der Hemisphären liegen. Das *Corpus striatum* erhält sein gestreiftes Aussehen durch die weißen Faserbündel der Capsula interna, die sich zwischen dem grauen Putamen und dem Nucleus caudatus befinden. Der *Nucleus caudatus*, eine längliche, graue Masse,

Anatomie 13

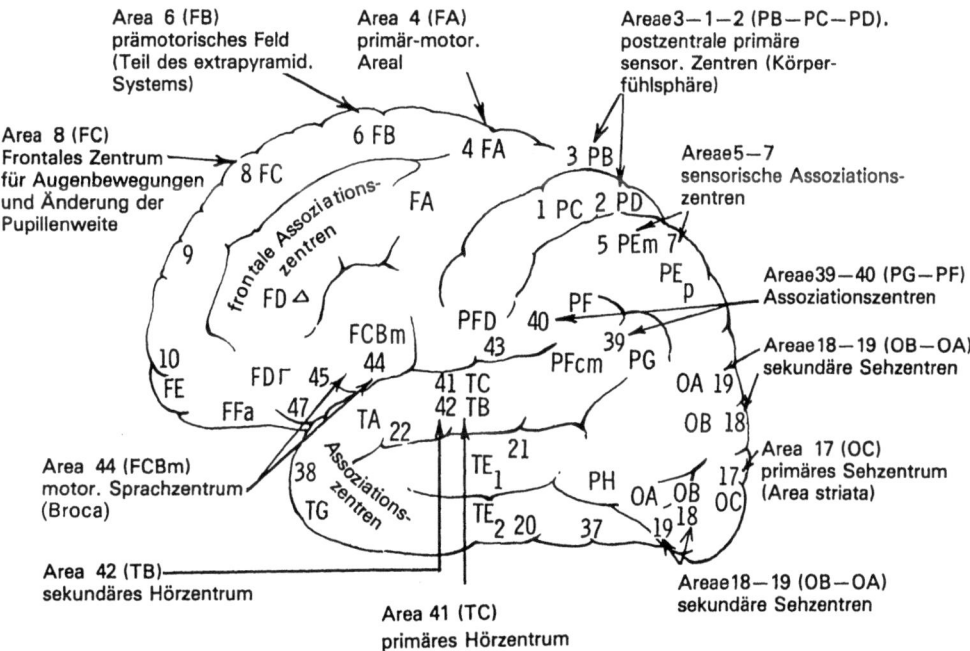

Abb. 1–8. *Seitenansicht des Gehirns*. Rindenfelder nach Brodmann (Zahlen) u. von Economo (Buchstaben) mit funktioneller Lokalisation

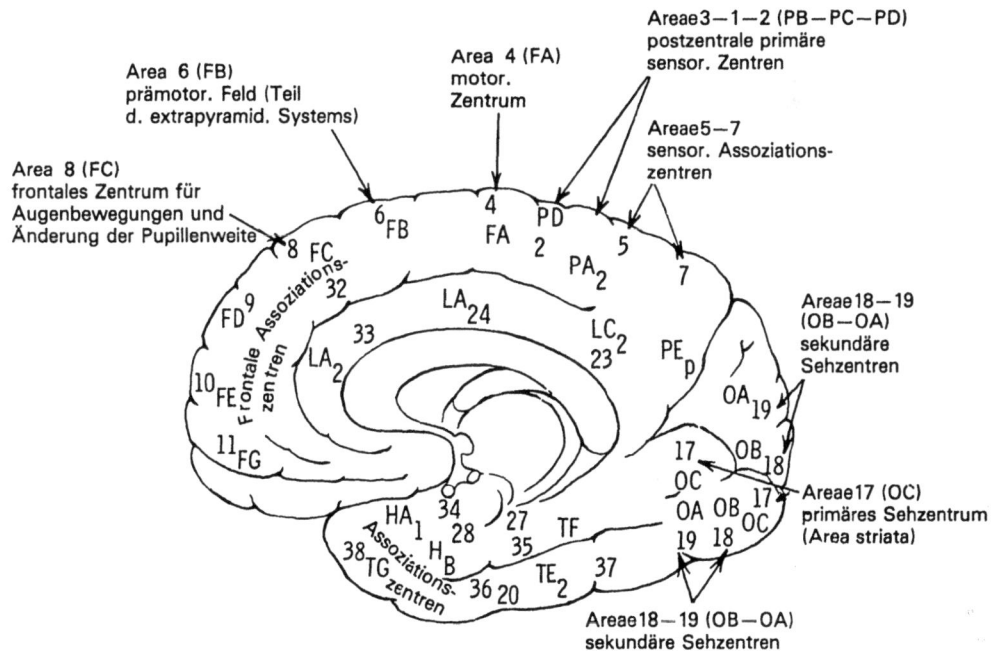

Abb. 1–9. *Ansicht der medialen Fläche*. Rindenfelder nach Brodmann (Zahlen) u. von Economo (Buchstaben) mit funktioneller Lokalisation

dessen kolbenförmiger Kopf mit der Substantia perforata anterior in Verbindung steht, grenzt an das Vorderhorn des Seitenventrikels. Nach hinten verjüngt er sich zum Schwanz, Cauda, und zieht im Dach des Cornu inferius ventriculi lateralis bis zum Corpus amygdaloideum. Der *Nucleus lentiformis* liegt zwischen Insel, Nucleus caudatus und Thalamus und wird durch weiße Marklamellen in zwei Abschnitte unterteilt. Unter der Inselrinde befindet sich die graue konvexe Kernmasse des *Putamens*, die den größeren, lateral gelegenen Anteil des Nucleus lentiformis bildet. Der kleinere dreieckige, medial gelegene Anteil wird als *Globus pallidus* bezeichnet, dessen blasse Farbe auf seinem Reichtum an markhaltigen Nervenfasern beruht. Der Nucleus caudatus sendet zahlreiche Fasern zum Putamen, das durch kurze Fasern mit dem Globus pallidus in Verbindung steht. Der Nucleus caudatus wiederum erhält Fasern aus dem Thalamus. Putamen und Globus pallidus erhalten Fasern aus der Substantia nigra.

Efferente Fasern vom Corpus striatum ziehen zum Globus pallidus. Einige Fasern verlaufen durch die Capsula interna und bilden auf der medialen Seite ein Bündel, *Fasciculus lenticularis*. Die Faserzüge der Laminae medullares vereinigen sich basal vom Nucleus lentiformis zu einer Schlinge, der *Ansa lenticularis*. Diese beiden Faserzüge sind Verbindungen zum Nucleus subthalamicus. Andere Fasern ziehen im Fasciculus thalamicus zum Thalamus (Abb. 1-18).

Der Mandelkern, *Corpus amygdaloideum*, bildet eine kleine Kerngruppe vor dem Ende des Unterhorns des Seitenventrikels. Die Mandelkerne beider Hemisphären sind durch Kommissurenfasern der Commissura anterior miteinander verbunden. Das *Claustrum* ist eine dünne Schicht grauer Substanz zwischen Inselrinde und Linsenkern. Es wird von dem mehr medial gelegenen Putamen durch eine dünne Markschicht, Capsula externa, getrennt.

Die *Capsula interna*, ein breites Band markhaltiger Fasern, trennt den Nucleus lentiformis vom medial gelegenen Nucleus caudatus und vom Thalamus. Im Horizontalschnitt erscheint sie V-förmig mit medialwärts gerichteter Spitze, dem Kapselknie, Genu capsulae internae. Der *vordere Schenkel, Crus anterius capsulae internae*, trennt den Nucleus lentiformis vom Nucleus caudatus und enthält thalamokortikale und kortikothalame Fasern, die den Nucleus lateralis thalami mit der Hirnrinde des Frontallappens verbinden, einen Tractus frontopontinus vom Frontallappen zu den Brückenkernen und Fasern vom Nucleus caudatus zum Putamen.

Der *hintere Schenkel, Crus posterius capsulae internae*, der zwischen Thalamus und Nucleus lentiformis liegt, läßt sich in drei Abschnitte unterteilen: Pars thalamolentiformis, Pars retrolentiformis und Pars sublentiformis. Die vorderen zwei Drittel der Pars thalamolentiformis enthalten den Tractus corticobulbaris und den Tractus corticospinalis (Pyramidenbahn), wobei die Fasern zum Arm weiter vorn, die Fasern für das Bein weiter hinten liegen. Kortikorubrale Bahnen vom frontalen Cortex zum Nucleus ruber begleiten die Pyramidenbahn. Die hinter dem Linsenkern gelegene Pars retrolentiformis enthält Faserzüge vom Nucleus lateralis thalami zum Gyrus postcentralis. Die unter dem Nucleus lentiformis verlaufende Pars sublentiformis enthält parietotemporopontine Faserzüge vom Schläfen- und Scheitellappen zu den Brückenkernen, die Radiatio acustica vom Corpus geniculatum mediale zur Heschlschen Querwindung, Gyrus temporalis transversus, und die Radiatio optica vom Corpus geniculatum laterale zur Hirnrinde in der Umgebung des Sulcus calcarinus.

Bei Läsionen im Bereich der Capsula interna kommt es zur Hemiparese der kontralateralen Seite, häufig mit Beteiligung der unteren Gesichtshälfte und der kontralateralen Zungenhälfte. Da die Fasern hier dicht gepackt liegen, sind Monoparesen selten. Gleichzeitig sind oft die sensiblen Fasern und die Radiatio optica mitbeteiligt. Die Läsion führt zu einer homonymen Hemianopsie und zu einer kontralateralen Hemihypästhesie mit spastischer Tonuserhöhung, die fein abgestufte Bewegungen unmöglich macht *(Syndrom der Capsula interna)*.

Physiologie

Der Nucleus caudatus und das Putamen des Nucleus lentiformis bilden das Corpus striatum, eine wichtige Einheit des extrapyramidalen Systems, und werden durch die Capsula interna getrennt. Das Corpus striatum schickt efferente Projektionsfasern zum Globus pallidus und erhält Fasern vom Frontallappen, Thalamus und Hypothalamus. Eine wichtige efferente Bahn führt vom Globus pallidus über die Ansa lenticularis zum Thalamus, Hypothalamus und zu den Kernen im Hirnstamm (Nucleus ruber, Substantia nigra). Elektrische Reizung der Basal-

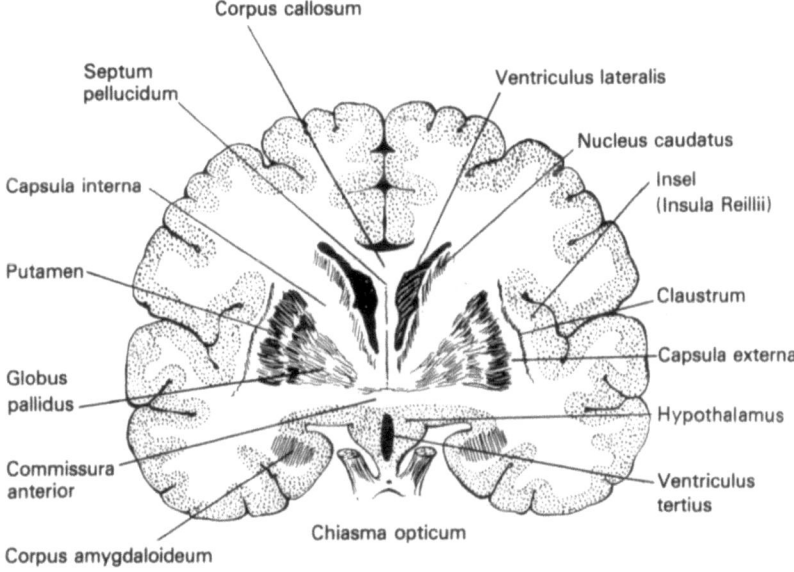

Abb. 1-10. *Frontalschnitt durch das Gehirn in Höhe der Commissura anterior*

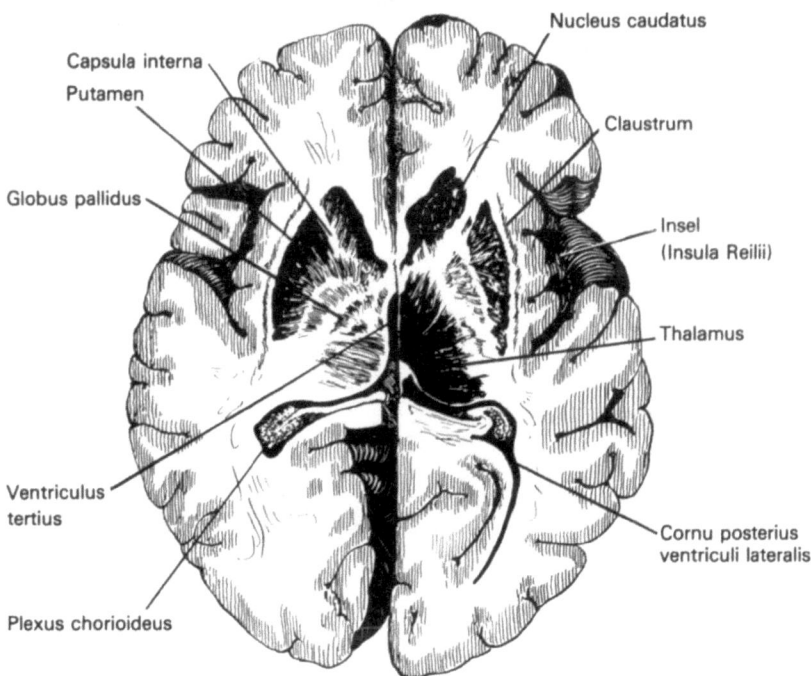

Abb. 1-11. *Horizontalschnitte durch das Gehirn in zwei verschiedenen Ebenen zur Darstellung der Basalganglien*

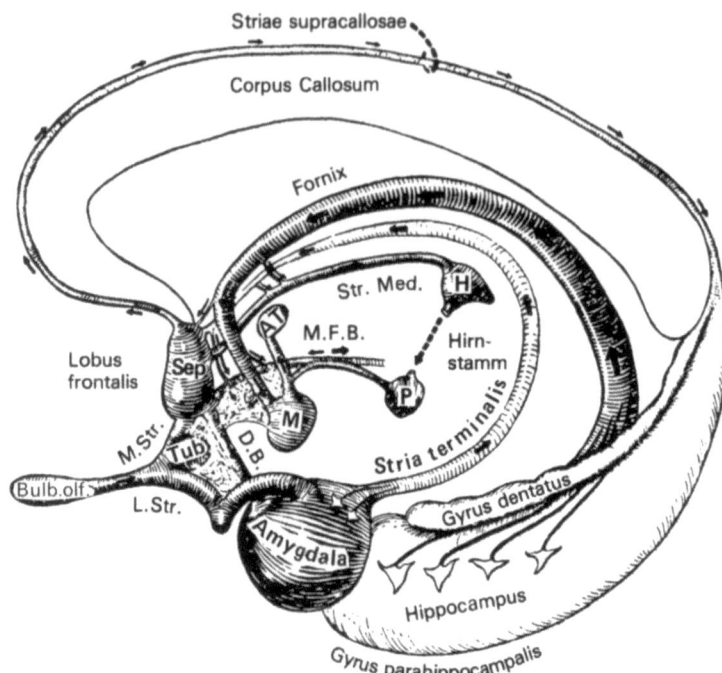

Abb. 1-12. *Schematische Darstellung der wichtigsten Verbindungen des limbischen Systems.* *M Str* Stria olfactoria medialis; *L Str* Stria olfactoria lateralis; *Str Med* Stria medullaris; *Tub* Tuberculum olfactorium; *DB* Diagonales Band (Broca); *Sep Septum*; *AT* Nucleus anterior thalami; *M* Corpus mamillare; *H* Habenula; *P* Nucleus interpeduncularis; *MFB* Medial Forebrain Bundle (Fasciculus basalis olfactorius). (Nach Krieg. Aus MacLean: Psychosomatic disease and the visceral brain. Psychosom. Med 11:338, 1949)

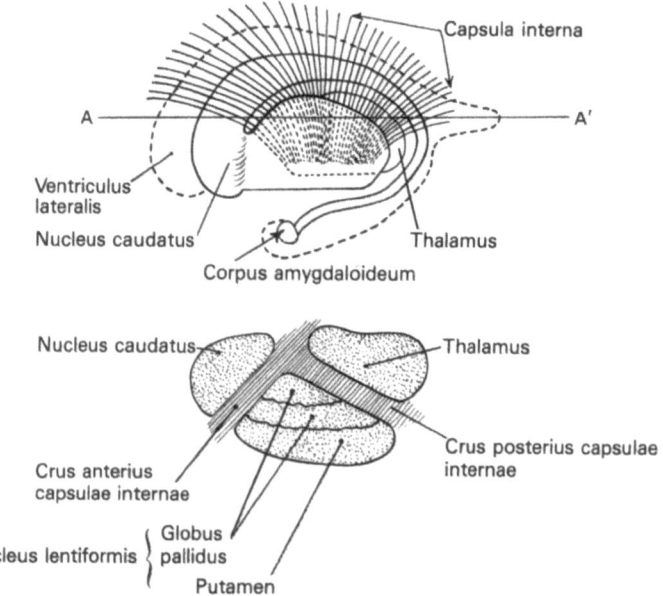

Abb. 1-13. *Seitliche Ansicht der Basalganglien und benachbarter Strukturen mit Horizontalschnitt in Höhe von AA'.* (Nach Buchanan: Functional Neuroanatomy, 2nd ed. Lea & Febiger, 1951)

ganglien kann zu einer Hemmung des Skeletmuskeltonus und kortikal induzierter motorischer Antworten führen. Der Globus pallidus und die laterale Kerngruppe des Thalamus scheinen zentrale Stationen zu sein, wo zahlreiche motorische Bahnen konvergieren. Zusätzlich zur Umschaltung von afferenten Fasersystemen auf dem Weg zur Hirnrinde haben diese Kerne eine wichtige Kontrollfunktion bei der Koordination der Muskeltätigkeit. Das extrapyramidale System ist eine Einheit, deren Funktion auch von einem intakten Pyramidenbahnsystem abhängt.

Elektrische Reizung der Basalganglien ergibt bei den meisten Versuchstieren keine primär motorische Reaktion, sondern führt häufig zu einer Hemmung von somatischen, kortikal ausgelösten Reaktionen. Isolierte Läsionen der Basalganglien bei intakter Hirnrinde erzeugen bei Primaten — außer einer vorübergehenden Spastizität — keine besonderen Symptome. Gleichzeitige Zerstörung der präzentralen motorischen Rindenfelder und der Basalganglien kann bei höheren Primaten Tremor und Choreoathetose oder eine deutliche Zunahme des Rigors verursachen. Eine Zerstörung im Globus pallidus zu therapeutischen Zwecken kann zu einer Abnahme des Tremors und Rigors bei Patienten mit Parkinsonismus oder Torsionsdystonie führen. Tremor und Tonuserhöhung eines experimentell erzeugten Parkinson-Syndroms bei Affen durch Läsionen der Substantia reticularis nahe dem Nucleus ruber und der Substantia nigra können durch zusätzliche Zerstörung des Globus pallidus und der Capsula interna aufgehoben werden.

Extrapyramidales System

Als extrapyramidales System bezeichnete man früher motorische Kerngebiete, die nicht dem pyramidalen System angehören. Es wird jedoch immer schwieriger, das extrapyramidale vom pyramidalen System nach anatomischen und physiologischen Gesichtspunkten zu trennen. Heute betrachtet man das extrapyramidale System mehr als funktionelle denn als anatomische Einheit, und als solche umfaßt es extrapyramidale Anteile des Cortex, Kerne des Thalamus, die mit dem Corpus striatum, dem Nucleus subthalamicus, dem Nucleus ruber und den Nuclei reticulares in Verbindung stehen. Im Gegensatz zur direkt verlaufenden Pyramidenbahn werden die Fasern des extrapyramidalen Systems in ihrem Verlauf mehrfach unterbrochen. In den Basalganglien, den subkortikalen Ganglien und in den Nuclei reticulares wird über Neuronenketten auf Bahnen umgeschaltet, die zu den verschiedenen Rückenmarkssegmenten ziehen.

Das extrapyramidale System kann man als Funktionskreis mit drei verschiedenen Verarbeitungsebenen betrachten, und zwar Cortex, Striatum (Basalganglien) und Tegmentum (Mittelhirn). Die retikuläre inhibitorische und exzitatorische Zone erhält Fasern von Cortexarealen, dem Striatum und dem vorderen Cerebellum. Das extrapyramidale System dient hauptsächlich der Steuerung von Mitbewegungen, Haltefunktionen, der Stützmotorik und der Integration von Affekt- und Ausdrucksbewegungen des vegetativen Nervensystems. Läsionen auf irgendeiner Ebene des extrapyramidalen Systems können zu Störungen der Willkürmotorik mit Hypo- und Hyperkinesen, Koordinationsstörungen, Änderung des Muskeltonus oder auftretendem Tremor führen.

Folgende klinische Syndrome werden bei Ausfällen im extrapyramidalen System unterschieden:

1. Parkinson-Syndrom mit Ruhetremor, Rigor und Akinese. Der primäre Schaden liegt häufig in der Substantia nigra und wird verursacht durch Degeneration der pigmentierten Neurone und Schädigung der inhibitorischen dopaminergen Bahnen zum Pallidum, welches dadurch enthemmt wird (s. auch S. 401).

2. Hyperkinetische Syndrome. Athetose, Chorea, Torsionsdystonie und Ballismus treten bei Läsionen des Nucleus caudatus und Putamen des Neostriatums häufig auf.

Die Pathophysiologie der extrapyramidalen Erkrankungen ist in vielen Punkten noch ungeklärt. Im allgemeinen nimmt man an, daß es zu einer Enthemmung von inhibitorischen Bahnen kommt. Bei stereotaktischen Eingriffen wird versucht, die gesteigerten Erregungen an einer Stelle des Regelkreises durch Ausschaltung zu vermindern, bei therapieresistentem Parkinson-Syndrom z. B. im Nucleus ventrolateralis des Thalamus oder der Ansa lenticularis, bei hyperkinetischen Syndromen auch im Pallidum und der Capsula interna. Beim Parkinson-Syndrom bessern sich die Überschußsymptome Tremor

und Rigor, nicht jedoch das Minussymptom Akinese.
Eine Verbindung zwischen der γ-Schleife und dem extrapyramidalen System ist wahrscheinlich, da extrapyramidale Erkrankungen sowohl zu hypokinetisch-hypertonen Syndromen, als auch zu hyperkinetisch-dystonischen Syndromen wie Chorea, Athetose, Ballismus und Torsionsdystonie führen. Muskelinnervation erfolgt entweder direkt über α-Mononeurone oder über die γ-Schleife, und extrapyramidal-motorische Erkrankungen führen nach neueren Ergebnissen zu einer Verschiebung des $\alpha-\gamma$-Gleichgewichts.

Dienzephalon

Das Zwischenhirn, Dienzephalon, umschließt den dritten Ventrikel. Seine wichtigsten Bestandteile sind der Thalamus mit den Corpora geniculata, der Epithalamus, der Subthalamus und der Hypothalamus.

Thalamus

Anatomie

Zu beiden Seiten des dritten Ventrikels liegt schräg über dem rostralen Ende des Pedunculus cerebri in jeder Hirnhälfte eine eiförmige Kernmasse, der Thalamus. Der vordere zugespitzte Pol des Thalamus, Tuberculum anterius, befindet sich nahe der Mittellinie und bildet die hintere Grenze des Foramen interventriculare (Monroi). Am hinteren verdickten Ende wölbt sich medial das *Pulvinar* vor, lateral als ovale Erhebung das *Corpus geniculatum laterale*. Auf der dorsalen Fläche trennen die *Stria terminalis* und die *Vena terminalis* den Thalamus vom weiter lateral gelegenen Nucleus caudatus. Die medialen Flächen beider Thalami bilden die laterale Wand des dritten Ventrikels und stehen durch die *Massa intermedia* oder *Adhaesio interthalamica*, eine kleine Querverbindung aus grauer Substanz, miteinander in Verbindung. Als *Radiatio thalami*, Stabkranz des Thalamus, werden die doppelläufigen Verbindungen zur Großhirnrinde bezeichnet, die vom lateralen Rand des Thalamus ausgehen und medial der Capsula interna anliegen. Die *Lamina medullaris externa* ist eine Schicht markhaltiger Fasern an der lateralen Fläche des Thalamus in direkter Nachbarschaft zur Capsula interna. Die *Lamina medullaris interna* stellt eine vertikale Marklamelle dar, die sich im vorderen Bereich teilt und dadurch eine Einteilung der grauen Substanz des Thalamus in eine laterale, mediale und anteriore Portion zuläßt.

Nach A. E. Walker unterscheidet man fünf Gruppen von Thalamuskernen:

1. Nuclei anteriores thalami. Diese Kerngruppe liegt im Tuberculum thalami und wird vom übrigen Thalamus durch die beiden Schenkel der Lamina medullaris interna abgegrenzt. Diese Kerngruppe erhält Afferenzen von den Corpora mamillaria über den Tractus mamillothalamicus (Vicq d'Azyr) und projiziert zum Gyrus cinguli des Großhirns.

2. Mittellinienkerne. Es handelt sich dabei um Zellgruppen, die unter der Auskleidung des dritten Ventrikels und in der Massa intermedia liegen. Diese Zellgruppen haben Verbindungen zum Hypothalamus und zum zentralen Höhlengrau.

3. Mediale Kerne. Darunter faßt man die graue Substanz zusammen, die medial von der Lamina medullaris interna gelegen ist (intralaminäre Kerne) und den Nucleus dorsomedialis, der zum frontalen Cortex projiziert. Außerdem wird der Nucleus centromedianus (centre median) dazugerechnet, der wahrscheinlich Verbindungen mit dem Corpus striatum besitzt.

4. Laterale Kerngruppe. Es handelt sich dabei um eine größere Kerngruppe des Thalamus vor dem Pulvinar zwischen der äußeren und der inneren Marklamelle. Diese Kerngruppe umfaßt (a) den Nucleus reticularis, der zwischen der äußeren Marklamelle und der Capsula interna gelegen ist, (b) den Nucleus ventralis anterior, der Verbindungen mit dem Corpus striatum besitzt, (c) den Nucleus ventrolateralis (ventralis lateralis), der zum motorischen Cortex projiziert, (d) den Nucleus ventralis posterolateralis, der zum Gyrus postcentralis projiziert und Fasern vom Lemniscus medialis und vom Tractus spinothalamicus sowie vom Trigeminus erhält, (e) den Nucleus lateralis dorsalis und den Nucleus posterolateralis, die zum parietalen Cortex projizieren.

5. Nuclei posteriores. Das Pulvinar und das Corpus geniculatum mediale und laterale umfassen (a) den Nucleus pulvinaris, einen großen Kern, der Verbindungen mit dem parietalen und temporalen Cortex besitzt, (b) das *Corpus geniculatum mediale*, welches lateral vom Mittelhirn un-

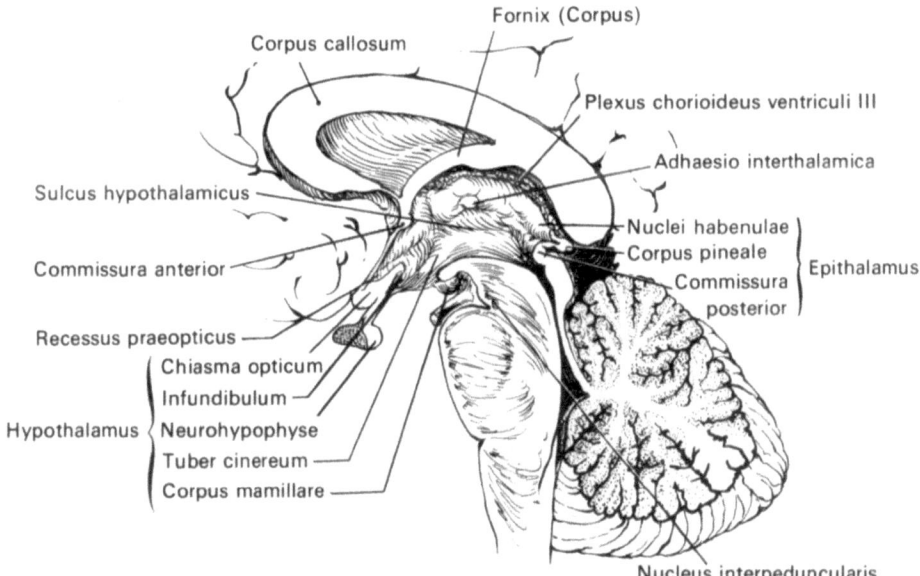

Abb. 1-14. *Sagittalschnitt durch das Gehirn zur Darstellung des Dienzephalons*

Tabelle 1-1. Einteilung der Thalamuskerne nach funktionellen Gesichtspunkten

1. Assoziationskerne

Pulvinar
Nucleus dorsomedialis
Nucleus dorsolateralis
Nucleus posterolateralis
Afferenzen: von anderen Thalamuskernen; keine subkortikalen Verbindungen.
Efferenzen: diese Kerne projizieren zu Bereichen des Cortex, insbesondere zu den großen Assoziationskernen

2. Spezifische Projektionskerne (kortikale Schaltkerne)

Nucleus ventralis posteromedialis (sensible Afferenzen aus dem Bereich des Gesichts)
Nucleus ventralis posterolateralis (sensible Afferenzen vom Stamm und den Extremitäten)
Corpus geniculatum mediale (Hören)
Corpus geniculatum laterale (Sehen)
Afferenzen: vom Lemniscus medialis und lateralis, der Radiatio optica usw.
Efferenzen: die spezifischen Projektionsareale dieser Kerne liegen im Gyrus postcentralis, im Temporallappen und in der Area calcarina des Okzipitallappens (spezifisches thalamisches Projektionssystem)

3. Unspezifische Projektionskerne

Mittellinienkerne
Nucleus medialis centralis (Nucleus centromedianus)
Nucleus anteroventralis
Afferenzen: Fasern vom aufsteigenden retikulären System
Efferenzen: diese Kerne entsenden — über mehrere Umschaltungen — Projektionsfasern diffus zum gesamten Neocortex (unspezifisches thalamisches Projektionssystem)

In Abänderung nach Ruch u. Fulton: Medical Physiology and Biophysics. Saunders, 1960. Aus: Ganong WF: Review of Medical Physiology, 4th ed. Lange, 1969

ter dem Pulvinar gelegen ist und akustische Fasern vom Lemniscus lateralis und vom Colliculus inferior erhält und andererseits Fasern über die Radiatio acustica zum Cortex des Temporallappens (Heschlsche Querwindung) sendet; und (c) das *Corpus geniculatum laterale*, das den Hauptteil der Fasern des Tractus opticus erhält und Projektionen über die Radiatio optica (Gratioletsche Sehstrahlung) zum visuellen Cortex im Bereich der Fissura calcarina sendet. Das Corpus geniculatum laterale erscheint als ovale Erhebung am lateralen hinteren Ende des Thalamus.

Je nach den anatomischen Verbindungen unterscheidet man Thalamuskerne mit subkortikalen Verbindungen, die sich auf den Thalamus, den Hypothalamus, die Basalganglien und den Subthalamus beschränken, zum anderen kortikale Schalt- oder Relaiskerne, die Afferenzen von den hauptsächlichen sensorischen Systemen erhalten und gleichzeitig zu den primär sensorischen Arealen des Cortex projizieren, und außerdem Assoziationskerne, die Fasern zu Assoziationsgebieten in der Hirnrinde senden und keine Afferenzen von sensorischen Systemen erhalten, jedoch Verbindungen mit anderen dienzephalen Kernen besitzen.

Physiologie

Der Thalamus ist eine wichtige Schaltstelle für die Wahrnehmung aufsteigender sensorischer Afferenzen und spielt für gewisse Empfindungen wahrscheinlich eine größere Rolle als der Cortex, welcher feinere Detailwahrnehmungen ermöglicht.

Das „Thalamus-Syndrom" (Thalamus-Apoplexie, Déjérine-Roussy-Syndrom) ist gekennzeichnet durch plötzlich auftretende kontralaterale Sensibilitätsstörung, besonders der Tiefensensibilität mit Störung des Lagesinns und dadurch bedingte leichte Ataxie. Sensible Hautreize führen zu unangenehmen oder schmerzhaften Sensationen, die als thalamische Hyperpathie bezeichnet werden. Dieses Syndrom tritt gewöhnlich während der Erholungsphase von einem thalamischen Infarkt auf. Die Schmerzen sind ständig vorhanden und werden durch emotionale Belastung, leichte Berührung und Ermüdung verstärkt. Sie werden als brennend, ziehend, reißend beschrieben und sind durch Schmerzmittel nicht zu beherrschen. Außerdem kommt es zu einer vorübergehenden kontralateralen Hemiparese und zu einer „sog. Thalamushand", einer Beugung im Grundgelenk und Streckung in den Phalangealgelenken, und gelegentlich zu einer homonymen Hemianopsie in der kontralateralen Gesichtshälfte.

Chirurgische Eingriffe bei der frontalen Lobotomie und Leukotomie, die heutzutage kaum mehr durchgeführt werden, schalteten den Nucleus dorsomedialis der vorderen Kerngruppe des Thalamus und seine Projektionen zum Frontallappen aus. Eine Exstirpation des Frontalpols einer Großhirnhemisphäre führt zur Degeneration im Nucleus dorsomedialis. Der Nucleus ventrolateralis der vorderen Thalamusregion projiziert zu den primär motorischen und sensorischen Arealen der Großhirnhemisphären (Area 1, 3, 4, 6). Dieser Nucleus ist eine Schaltstation auf dem Weg vom Nucleus ruber zum Cortex. Bei Patienten mit Parkinson-Syndrom oder mit Dystonia musculorum deformans wird eine Thalamotomie mit Zerstörung von Gebieten im Nucleus ventrolateralis durchgeführt. Das Pulvinar, eine große Kernmasse im hinteren Anteil des Thalamus, sendet Projektionsfasern zum parietalen Cortex. Es spielt eine bedeutende Rolle bei der Integration von auditiven, visuellen und somatosensorischen Afferenzen. Das Corpus geniculatum mediale ist ein thalamischer Kern, der nach unten verdrängt wurde. Es sendet Fasern zum primär auditiven Cortex des Temporallappens (Area 41 nach Brodman) und erhält Afferenzen über den Lemniscus lateralis. Das Corpus geniculatum laterale liegt lateral vom Corpus geniculatum mediale und sendet Fasern über die Radiatio optica (Gratioletsche Sehstrahlung) zum visuellen Cortex des Okzipitallappens.

Thalamokortikale Verbindungen
Die elektrische Spontanaktivität des Cortex kann durch elektrische Reizung der Mittellinienkerne im Thalamus beeinflußt werden. Es wurde ein thalamisches retikuläres System beschrieben, welches eine Fortsetzung der Formatio reticularis des Hirnstamms darstellt. Die unspezifischen Projektionsfasern des thalamischen retikulären Systems spielen eine wichtige Rolle bei der Aufrechterhaltung und Regulation der normalen elektrischen Grundaktivität des Cortex. Wird das thalamische retikuläre System bei Tieren mittels implantierter Elektroden gereizt, so kommt es zu einer Arousal-Reaktion. Zwischen Cortex und Thalamus bestehen doppelläufige Bahnverbindungen, welche die elektrische Aktivität sowohl des Thalamus als auch

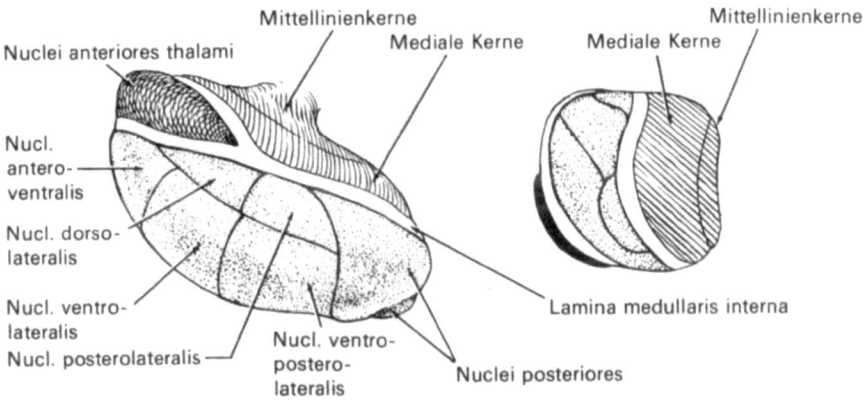

Abb. 1-15. *Schematische Darstellung des Thalamus. Aufsicht und Frontalschnitt durch das hintere Drittel.* (Nach Netter)

des Cortex beeinflussen. Bei einer Reizung im Centre median (Nucleus centromedianus) werden Rekrutierungsantworten in verschiedenen Cortexarealen beobachtet. Nach einer Durchtrennung dieser Bahnverbindung zeigen jedoch Thalamus und Großhirnrinde eine rhythmische elektrische Aktivität, wenn auch in abgeschwächter und abnormer Form. Kortikofugale Projektionsfasern zum Thalamus sind an der Aktivierung des thalamischen retikulären Systems beteiligt. Langdauernde epileptische lokale Entladungen im Thalamus können zu der betreffenden Cortexregion projiziert werden und führen zu einer fokalen kortikalen Epilepsie.

Subthalamus

Der Subthalamus ist ein Bereich zwischen dem Tegmentum des Mittelhirns und dem dorsalen Thalamus. Medial und rostral davon liegt der Hypothalamus, lateral davon die Capsula interna. In den caudalen Anteil reichen vom Mittelhirn der *Nucleus ruber* und die *Substantia nigra* in den Bereich des Subthalamus. Der *Nucleus subthalamicus* (Corpus Luysi) ist eine zylindrische Kernmasse dorsolateral vom oberen Ende der Substantia nigra, die sich nach hinten bis zum lateralen Anteil des Nucleus ruber erstreckt. Als Afferenzen erhält der Subthalamus Fasern

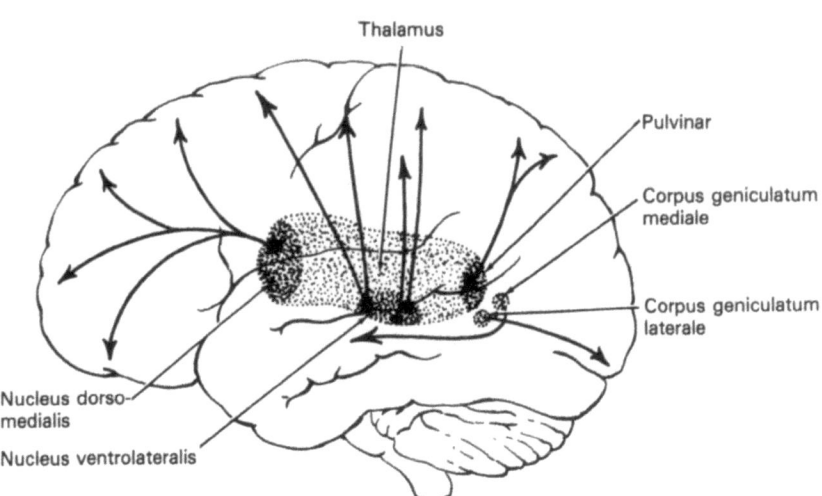

Abb. 1-16. *Darstellung der wichtigsten thalamokortikalen Projektionen*

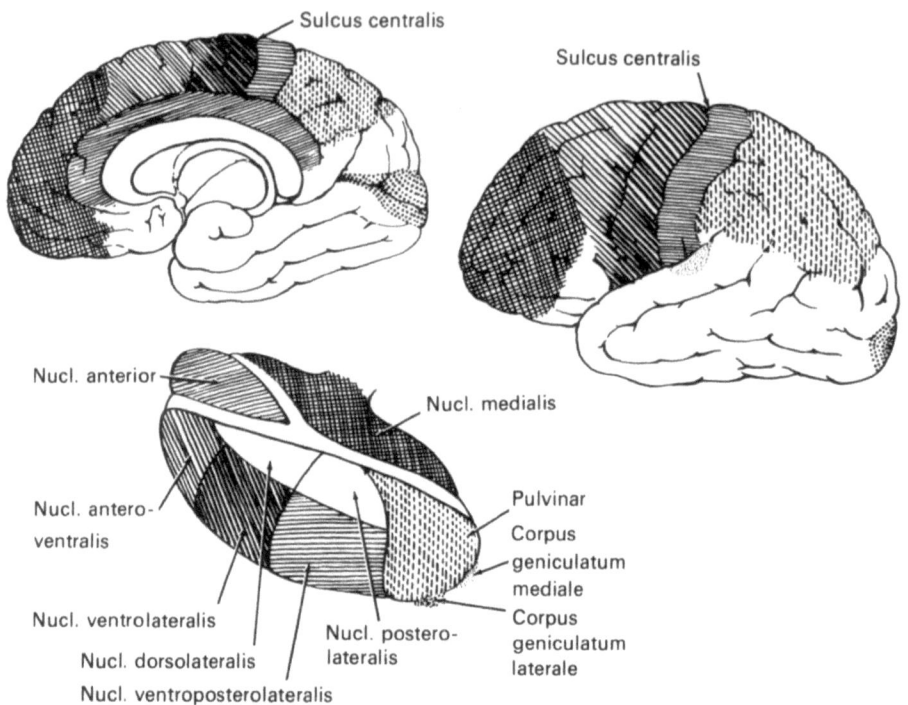

Abb. 1-17. *Schema der wichtigsten thalamokortikalen Projektionen mit Darstellung der Beziehung zwischen Hirnrindenfeldern und Thalamuskernen.* (Nach Originalzeichnungen von Frank H. Netter, MD, in Ciba Clinical Symposia, © 1950)

vom Globus pallidus, die wiederum ein Teil der absteigenden Bahnen des Corpus striatum sind. Vor dem Nucleus ruber liegen die *Forelschen Felder* mit Zellgruppen, die wahrscheinlich rostrale Verlängerungen der retikulären Kerne darstellen. Durch diese Felder ziehen Bahnen vom Globus pallidus. Der ventromediale Teil wird gewöhnlich als Feld H bezeichnet, der dorsomediale Teil als Feld H_1 und der ventrolaterale Teil als Feld H_2. Vom Globus pallidus aus zieht der *Fasciculus lenticularis* (Feld H_2) nach medial. Mit dieser Bahn zieht die *Ansa lenticularis*, die im Feld H eine scharfe Biegung ausführt. Der *Fasciculus thalamicus* zieht durch das Feld H_1 zum Nucleus ventralis anterior thalami. Die *Zona incerta* ist eine dünne Schicht grauer Substanz oberhalb des Fasciculus lenticularis (Abb. 1-18).

Epithalamus

Der Epithalamus besteht aus dem Corpus pineale, der Commissura posterior und dem Tri-

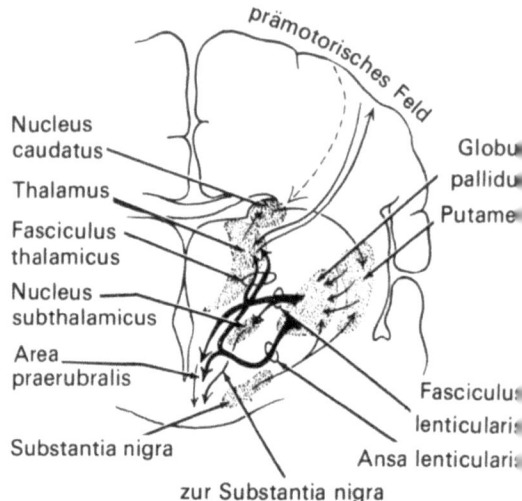

Abb. 1-18. *Hauptverbindungen zwischen Corpus striatum und Subthalamus.* (Nach Gatz: Manter's Essentials of Clinical Neuroanatomy and Neurophysiology, 4th ed. Davis, 1970)

gonum habenulae. Das *Trigonum habenulae*, eine dreieckige Region vor dem Colliculus superior, enthält die *Nuclei habenulae*, welche Fasern von der Stria medullaris erhalten und welche beiderseits über Commissura habenularum in Verbindung stehen. Aus den Nuclei habenulae entspringen Fasern, welche durch den Thalamus hindurch zur Haube des Mittelhirns ziehen, dort kreuzen, und als *Tractus retroflexus Meynert* bezeichnet werden. Sie endigen im Ganglion interpedunculare.

Das *Corpus pineale* (Zirbeldrüse oder Epiphyse) ruht auf dem Mittelhirn zwischen den beiden Colliculi superiores. Durch die Habenulae ist die Epiphyse mit dem Zwischenhirn verbunden. Der ventrale Teil dieses Epiphysenstiels schließt sich an die Commissura posterior, der dorsale Teil an die Commissura habenularum an. Vom

Tabelle 1-2. Zusammenfassung hypothalamischer Regulationsmechanismen

Funktion	Afferenzen von	Integrierende Zentren
Temperaturregulation	Kälterezeptoren d. Haut; temperaturempfindliche Zellen im Hypothalamus	vorderer Hypothalamus Antwort auf Wärme; hinterer Hypothalamus Antwort auf Kälte
Neuroendokrine Kontrolle für:		
Katecholamine	emotionelle Reize, wahrscheinlich via limbisches System	dorsomedialer und hinterer Hypothalamus
Vasopressin	Osmorezeptoren, „Volumen"-Rezeptoren und andere	Nuclei supraoptici und paraventriculares
Oxytocin	Berührungsrezeptoren in Brust, Uterus, Genitale	Nuclei paraventriculares und supraoptici
Thyreoidea-stimulierendes Hormon (TSH)	Temperaturrezeptoren, vielleicht andere (?)	vordere Eminentia mediana und vorderer Hypothalamus
adrenocorticotropes Hormon (ACTH)	limbisches System (emotionelle Reize); aufsteigendes retikuläres System (ARS, „System"-Reize); Hypothalamus- oder Hypophysen-Vorderlappenzellen, die gegen Blut-Corticoid-Spiegel empfindlich sind; sonstige (?)	Mittelteil der Eminentia mediana
Follikel-stimulierendes Hormon (FSH) und Luteinisierungshormon (LH)	Hypothalamuszellen, die oestrogenempfindlich sind; Augen, Berührungsrezeptoren in Haut und Genitale bei Spezies mit Reflexovulation	hintere Eminentia mediana und andere Gebiete
Prolactin	Berührungsrezeptoren in der Brust und andere unbekannte Rezeptoren	hintere Eminentia mediana (Hypothalamus hemmt Sekretion)
Wachstumshormon (STH)	unbekannte Rezeptoren	vordere Eminentia mediana
„appetitives" Verhalten		
Durst	Osmorezeptoren	seitlicher oberer Hypothalamus
Hunger	„Glucostaten"-Zellen, die für die Ausnutzungsrate der Glucose empfindlich sind	ventromediales Sattheitszentrum, laterales Hungerzentrum, limbische Komponenten
Sexualverhalten	Zellen, die für zirkulierendes Oestrogen und Androgen empfindlich sind, sonstige	vorderer ventraler Hypothalamus, und beim Mann Cortex piriformis
Abwehrreaktionen Furcht, Wut	Sinnesorgane und Neocortex, Bahnen unbekannt	diffus, im limbischen System und Hypothalamus

(Nach Ganong WF: Review of Medical Physiology, 7th ed. Lange, 1975)

dritten Ventrikel springt ein kleiner *Recessus pinealis* in das Organ vor.
Die *Commissura posterior* ist eine Verbindung aus markhaltigen Fasern, die die Mittellinie im Bereich des rostalen Aquaedukts dorsal davon kreuzt. Einige dieser Fasern verbinden die beiden Colliculi superiores.

Hypothalamus

Anatomie

Der Hypothalamus liegt unter bzw. ventral vom Thalamus, ist von ihm durch den Sulcus hypothalamicus abgegrenzt und bildet den Boden und die seitlichen Wände im unteren Bereich des dritten Ventrikels. Zum Hypothalamus gehören: (1) die *Corpora mamillaria*, zwei bohnengroße benachbarte Kernmassen unterhalb des dritten Ventrikels; (2) das *Tuber cinereum*, rostral von den Corpora mamillaria gelegen; (3) das *Infundibulum*, ein hohler Fortsatz, der sich von der Unterfläche des Tuber cinereum abwärts zum hinteren Anteil der Hypophyse, der Neurohypophyse, erstreckt.
Der untere Teil des Infundibulums geht direkt in die Neurohypophyse über. Der erweiterte obere Anteil des Infundibulums, die Eminentia medialis, der Infundibulumstiel und der Hypophysenhinterlappen bilden zusammen die Neurohypophyse.

Die Kerne des Hypothalamus lassen sich in vier Gruppen einteilen:
1. Rostrale Gruppe. Der *Nucleus paraventricularis* stellt eine dünne Schicht von Zellen dar, die dicht unter der Auskleidung des dritten Ventrikels liegt. Oberhalb des Chiasma opticum erstreckt sich der *Nucleus supraopticus* zum vorderen Teil des Tuber cinereum. Er enthält ein besonders reiches Kapillargeflecht. Die Axone der Zellen des Nucleus supraopticus ziehen als Tractus supraopticohypophyseos durch die Zona incerta des Infundibulums in die Neurohypophyse.
2. Laterale Kerngruppe. Dazu gehören die *Nuclei tuberales* und der Nucleus hypothalamicus lateralis.
3. Mediale Kerngruppe. Der *Nucleus ventromedialis* hat eine ovale Gestalt und liegt vor den Corpora mamillaria und hinter dem Nucleus supraopticus. Außerdem gehört zu dieser Gruppe der *Nucleus dorsomedialis*, der oberhalb des Nucleus ventromedialis liegt.
4. Kaudale Kerngruppe. Die Zellen des hinteren Hypothalamusgebietes liegen oberhalb und direkt rostral von den Corpora mamillaria. Zu den Nuclei mamillares gehören der *Nucleus mamillaris medius*, der die Vorwölbung des Corpus mamillare ausmacht, und der *Nucleus mamillaris lateralis*, der zwischen der lateralen Grenze des Nucleus medius und der Hirnbasis liegt. Der Nucleus intercalatus liegt in der dorsalen Region.

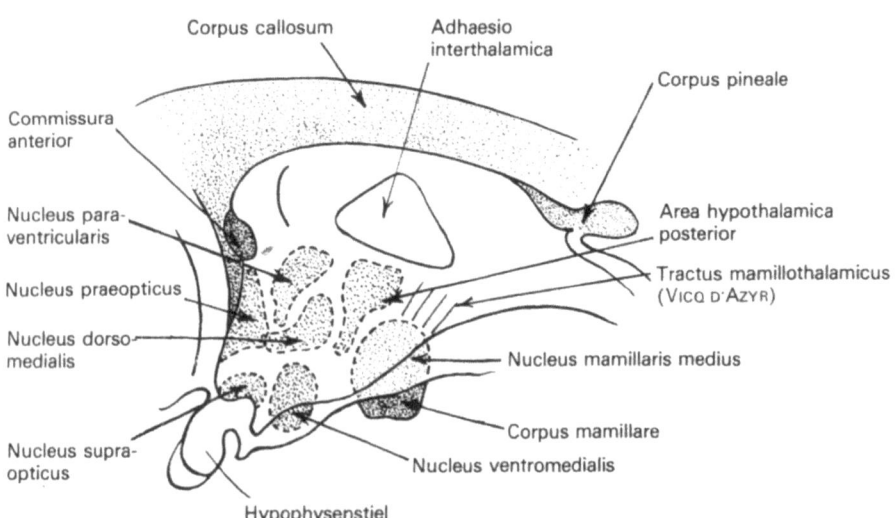

Abb. 1-19. *Projektion der Kerne des Hypothalamus auf die Seitenwand des dritten Ventrikels.* (Aus Le Gros, Clark, W.E.: The topography and homologies of the hypothalamic nuclei in man. J. Anat. 70:204, 1936)

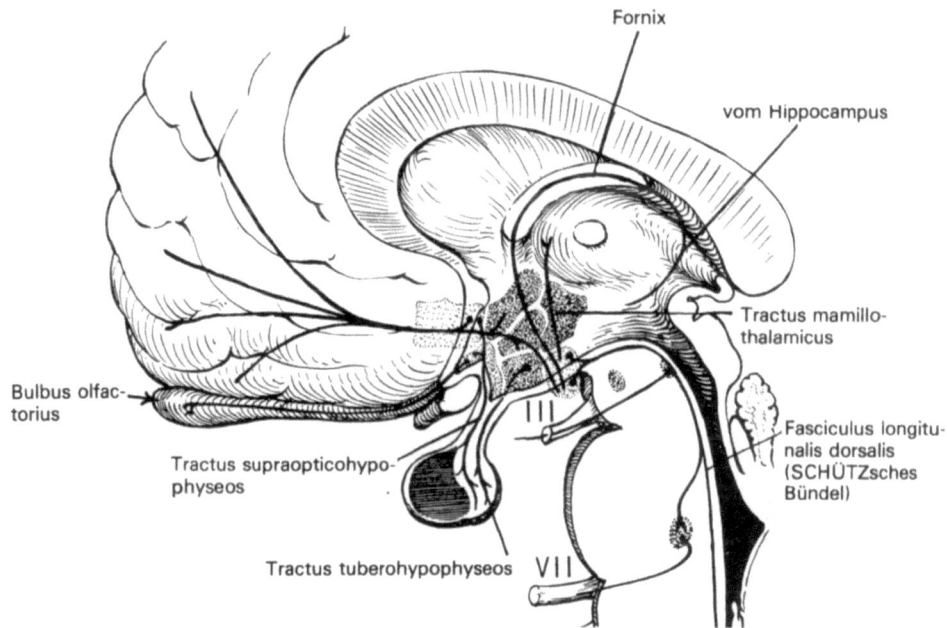

Abb. 1–20. *Schematische Darstellung einiger Verbindungen des Hypothalamus.* (Nach Originalzeichnungen von Frank H. Netter, MD, in Ciba Clinical Symposia, © 1950)

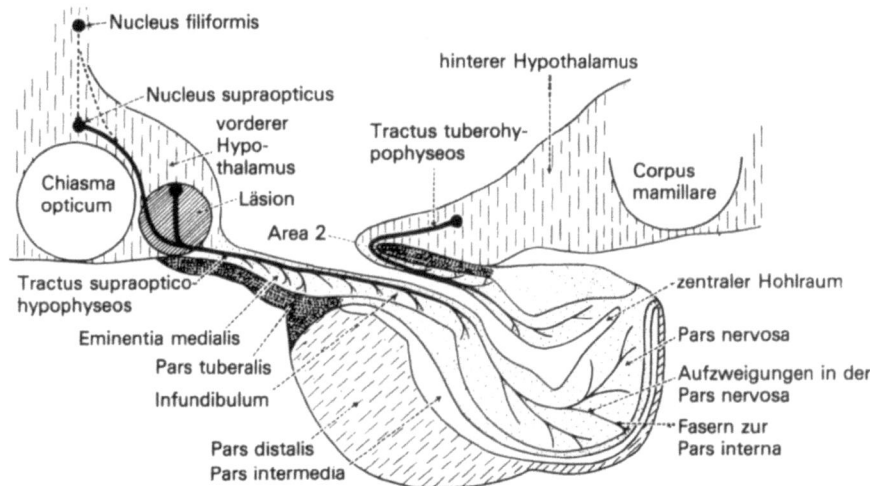

Abb. 1–21. *Sagittalschnitt durch den Hypothalamus der Katze zur Darstellung des Tractus supraopticohypophyseos.* Verletzung dieser Bahn führt zu Diabetes insipidus. (Nach Fisher, Ingram u. Ranson: Diabetes Insipidus and the Neurohormonal Control of Water Balance. Edwards, 1938)

Zu den schon beschriebenen *afferenten Bahnen* zum Hypothalamus gehören:
1. *Fasern aus dem „Medial forebrain bundle"* (Fasciculus basalis olfactorius) besonders aus der Area olfactoria und dem Corpus striatum;
2. *thalamohypothalamische Fasern* von den medialen Thalamuskernen und von den Mittellinienkernen des Thalamus;
3. *Fornixfasern* aus dem Hippocampusbereich, die zu den Corpora mamillaria ziehen;

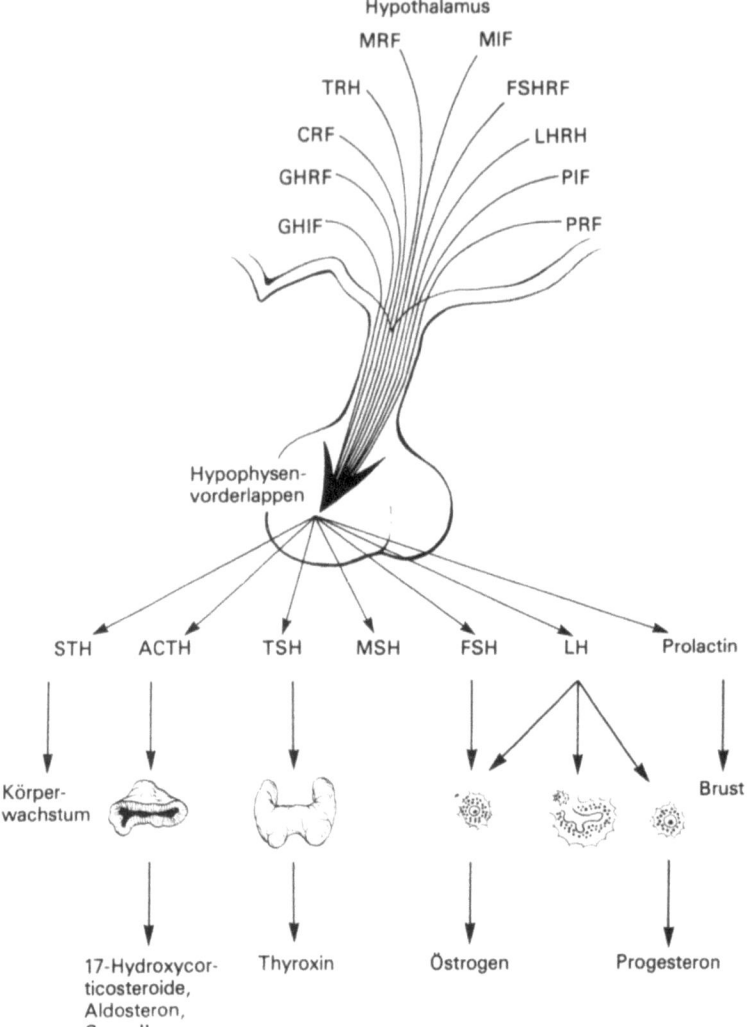

Abb. 1–22. *Releasing Faktoren des Hypothalamus und ihre Wirkung auf die Hormone der vorderen Hypophyse.* GHRF = Releasing Faktor des Wachstumshormons; GHIF (Somatostatin) = Wachstumshormon-inhibierender Faktor; CRF = Corticotropin-Releasing Faktor; MRF = Releasing Faktor des Melanozytenstimulierenden Hormons; MIF = MSH-inhibierender Faktor; FSHRF = Releasing Faktor für das Follikelstimulierende Hormon; PIF = Prolactin-inhibierender Faktor; PRF = Prolactin-Releasing Faktor. (Nach Meyers, F.H. et al.: Review of Medical Pharmacology, 4th ed. Lange, 1974)

4. die Stria terminalis mit Fasern aus der Amygdala;

5. pallidohypothalamische Fasern, die vom Nucleus lenticularis zum ventromedialen Kern des Hypothalamus laufen;

6. Fasern aus der zentralen Haubenbahn (Pedunculus mamillaris) mit Afferenzen aus dem Tegmentum des Mittelhirns.

Zu den *efferenten* Verbindungen des Hypothalamus gehören:

1. der Tractus hypothalamicohypophyseos vom Nucleus supraopticus zur Neurohypophyse;

2. der Tractus mamillotegmentalis (Guddensches Bündel);

3. Verbindungen zum Thalamus, welche den Tractus mamillothalamicus (Vicq d'Azyr) zu den vorderen Thalamuskernen umfassen;

4. *das periventrikuläre efferente System* mit dem Fasciculus longitudinalis dorsalis (Schützsches Bündel), der zu weiter caudal gelegenen Gebieten im Tegmentum und in der Medulla zieht;
5. *der Tractus tuberohypophyseos* vom tuberalen Anteil des Hypothalamus zum Hypophysenhinterlappen.

Physiologie

Der Hypothalamus nimmt an der Regelung einer Vielzahl von Funktionen teil. Läsionen in diesem Gebiet führen deshalb zu verschiedenartigen Symptomen, zu denen Diabetes insipidus, Adipositas, sexuelle Dysfunktionen, Somnolenz, Libidoverlust und Störungen der Wärmeregulation gehören. Bei einer Mitbeteiligung des darunterliegenden Chiasma opticum kommt es zu Visusstörungen, besonders häufig zu einer bitemporalen Hemianopsie.

Versuchstiere, bei denen die Großhirnhemisphären abgetragen wurden, zeigen häufig Wutreaktionen („sham rage"), die durch geringe Provokation ausgelöst werden und sich in aggressivem motorischen Verhalten, Piloerektion, Pupillendilatation und Blutdruckerhöhung äußern. „Sham rage" wird auch bei Läsionen der ventromedianen Hypothalamuskerne bei intakter Hirnrinde beobachtet. Dieser Zustand tritt jedoch bei alleiniger Ausschaltung des hinteren Hypothalamus nicht auf.

Bei bilateralen Läsionen des lateralen Hypothalamus kommt es regelmäßig zu einer Somnolenz. Temperaturregulationsstörungen sind ebenfalls bei hypothalamischen Läsionen zu beobachten, und zwar als Hyperthermie bei Läsionen im rostralen Hypothalamus und als Hypothermie bei Läsionen im kaudalen Hypothalamus.

Diabetes insipidus wird durch eine Zerstörung der Neurohypophyse, der Nuclei supraoptici oder ihrer Verbindungsbahnen verursacht. Wegen mangelnder Produktion des antidiuretischen Hormons werden exzessive Mengen von glucosefreiem Urin mit geringem spezifischen Gewicht ausgeschieden. Charakteristische vesikuläre Einschlüsse in den Zellen des Nucleus supraopticus wurden beschrieben (Heringsche Körper), die sehr empfindlich auf geringe Änderungen der Blutosmolarität der Carotis interna reagieren.

Störungen des Fettmetabolismus, ausgelöst durch hypothalamische Schädigungen, sind bei Ratten und anderen Tieren bekannt und kommen wahrscheinlich auch beim Menschen vor.

Neuraler Mechanismus der Emotionsentstehung. J. W. Papez beschrieb einen möglichen neuronalen Mechanismus, in dem der Hypothalamus, der rostrale Thalamus, der Gyrus cinguli, der Hippocampus und die Verbindungen zwischen diesen Strukturen an der Entstehung von Emotionen beteiligt sind (Papez circuit).

Mittelhirn (Mesenzephalon)

Anatomie

Das Mittelhirn ist ein kurzer Bereich zwischen Pons und den Großhirnhemisphären. Die dorsalen Anteile des Mittelhirns, das Tectum, umfassen die vier Corpora quadrigemina, Vierhügelplatte. Die ventrolateralen Anteile bestehen hauptsächlich aus den beiden Hirnschenkeln, Pedunculi cerebri. Die *Corpora quadrigemina* sind vier rundliche Erhebungen, die paarweise angeordnet sind, nämlich als Colliculi superiores und inferiores. Die beiden Hügelpaare werden durch Furchen voneinander getrennt. Die *Colliculi superiores* sind etwas größer und dunkler als die Colliculi inferiores und stehen mit dem visuellen System in Verbindung. Der obere Vierhügelarm, Brachium colliculi superioris, stellt die Verbindung mit dem *Corpus geniculatum laterale* dar. Die *Colliculi inferiores* sind Teil des Hörsystems. Der untere Vierhügelarm, Brachium colliculi inferioris, erstreckt sich nach der Seite und stellt die Verbindung zum *Corpus geniculatum mediale* her.

Die *Hirnschenkel*, Pedunculi cerebri, gehen von der Hirnbasis aus und bilden miteinander einen Winkel, dessen Spitze am vorderen Rand der Brücke liegt. Zwischen beiden Schenkeln liegt die Fossa interpeduncularis mit dem *Ganglion interpedunculare*, der Endstation des Tractus retroflexus Meynert, der von den Nuclei habenulae ausgeht. Die Fossa interpeduncularis wird von vielen Gefäßen durchsetzt und daher Substantia perforata posterior genannt.

Der ventrale Anteil jedes Hirnschenkels wird als Basis bezeichnet und stellt eine breite, halbmondförmige Struktur dar. In den mittleren drei Fünfteln der Basis laufen die Fasern des Tractus corticospinalis (Pyramidenbahn), im medialen Fünftel liegt der Tractus frontopontinus und im

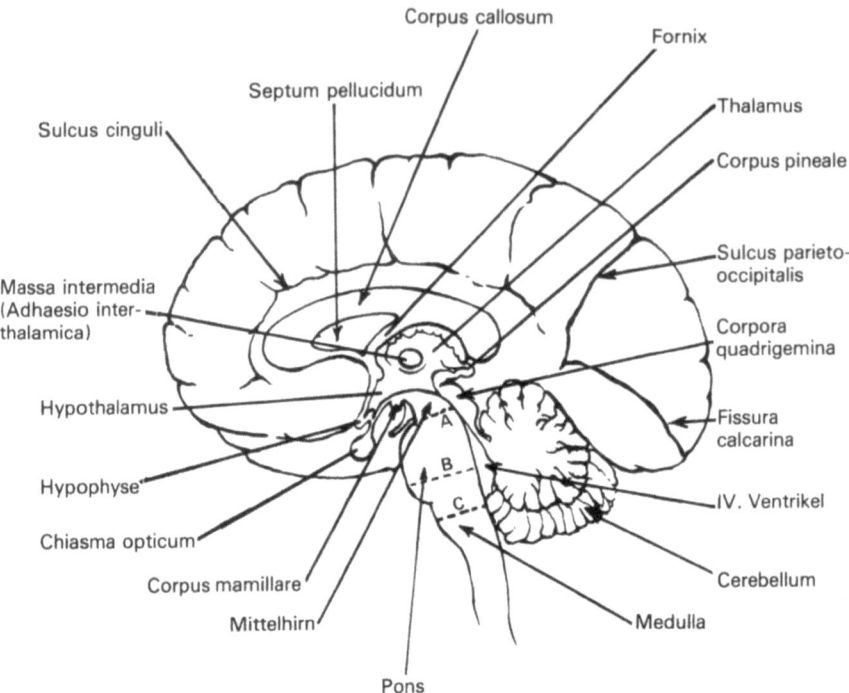

Abb. 1-23. *Sagittalschnitt durch das Gehirn.* (Die gestrichelten Linien markieren die Höhe der Querschnitte, die in Abb. 1-26, 1-28 und 1-30 dargestellt sind)

lateralen Fünftel der Tractus temporopontinus. Die kortikobulbären Fasern begleiten den Tractus corticospinalis. Die *Substantia nigra* ist eine breite Schicht von pigmentierter grauer Substanz, welche die ventralen Anteile des Mittelhirns, die Basis, vom Tegmentum trennt und sich vom oberen Rand der Pons bis zum Hypothalamus erstreckt. Die Substantia nigra sendet Fasern zum Corpus striatum und erhält andererseits Fasern von dort. Ebenso bestehen weitere Verbindungen mit den Hirnschenkeln, dem Thalamus, dem Nucleus subthalamicus, den Colliculi superiores und der Formatio reticularis.

Das *Tegmentum* schließt sich dorsal an die Hirnschenkel an. In ihm findet sich der Lemniscus lateralis, dessen Fasern sich nach lateral zum Colliculus inferior und dann zum Corpus geniculatum mediale wenden. Ventral vom Lemniscus lateralis findet sich eine Fasergruppe, die den *Tractus spinothalamicus* und *Tractus spinotectalis* enthält. Der *Lemniscus medialis* bildet zusammen mit dem Lemniscus trigeminalis ein dreieckiges Bündel medial vom Tractus spinothalamicus. Der *Fasciculus longitudinalis media-lis* liegt im dorsomedianen Teil in direkter Nachbarschaft zum zentralen Höhlengrau. Der *Nucleus ruber* ist ein großes ovales Kerngebiet im rostralen Teil des Tegmentum und erhält Afferenzen über den Pedunculus cerebellaris superior aus der kontralateralen Kleinhirnhälfte. Der *Tractus rubrospinalis* entsteht aus der hinteren Region des Nucleus ruber und kreuzt bald darauf in der Decussatio tegmenti ventralis Forel (ventrale Haubenkreuzung). Die *Pedunculi cerebellares superiores* erreichen das Tegmentum und kreuzen unterhalb des zentralen Höhlengraus auf der Höhe des Colliculus inferior. Der *Tractus tectospinalis* und *tectobulbaris* kreuzt ventral vom Oculomotoriuskern in der Decussatio tegmenti dorsalis Meynert (dorsale Haubenkreuzung). *Retikulothalamische Faserbündel* laufen lateral vom Lemniscus medialis.

Der *Kern des Nervus trochlearis* liegt im ventralen Teil des zentralen Höhlengraus in Höhe des Colliculus inferior. Der *Oculomotoriuskern* liegt rostral vom Kern des Trochlearis im ventralen Teil des zentralen Höhlengraus unterhalb des Colliculus superior. Der *Kern der Radix mesencephalica nervi trigemini* liegt in der dorsolatera-

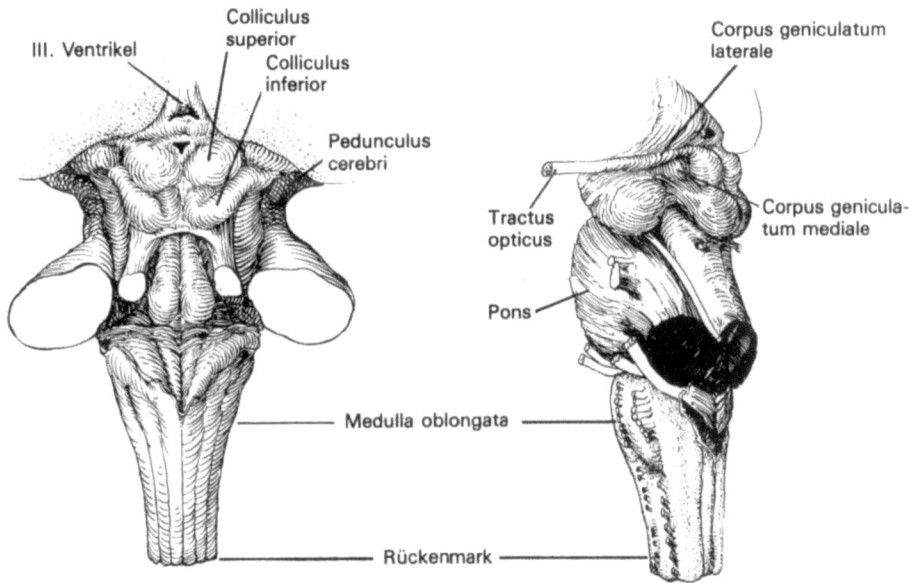

Abb. 1-24. *Hirnstamm nach Entfernung des Kleinhirns*

len Fläche des zentralen Höhlengraus. Das *zentrale Höhlengrau um den Aquaedukt* steht nach rostral mit dem Höhlengrau des dritten Ventrikels in Verbindung. Der Darkschewitschsche Kern liegt im ventrolateralen Bereich dieses Areals. Die *Formatio reticularis des Mittelhirns* steht mit der Formatio reticularis der Pons und dem Nucleus reticularis thalami, der Zona incerta und der lateralen Region des Hypothalamus in Verbindung. Der *Nucleus ruber* ist eine große ovale Kernmasse im vorderen Teil des Tegmentums in Höhe des Colliculus superior, die sich rostral in die hinteren Anteile der subthalamischen Region erstreckt.

Efferenzen dieses Kerns ziehen zu den Kernen der Formatio reticularis, dem Nucleus ventrolateralis thalami und zum Rückenmark als Tractus rubrospinalis. Afferenzen erreichen den Nucleus ruber hauptsächlich vom Pedunculus cerebellaris superior, vom Globus pallidus und vom frontalen Cortex.

Klinische Symptome bei Mittelhirnläsionen

Eine Läsion der Corpora quadrigemina führt zu einer vertikalen Blickparese. Läsionen der Kerne des III. oder IV. Hirnnerven führen zu den klassischen Syndromen dieser Hirnnervenausfälle (s. Kap. 4). Wird der Nucleus ruber, die Substantia nigra oder die Formatio reticularis betroffen — wie etwa bei Enzephalitiden —, so sind Rigor und extrapyramidalmotorische Symptome zu beobachten (s. Kap. 8). Bei Läsionen im Bereich der Hirnschenkel kommt es durch Pyramidenbahnschädigung zu einer spastischen Parese der kontralateralen Seite. Katzen mit experimentell erzeugten Läsionen des zentralen Höhlengraus um den Aquaedukt zeigen ein ähnliches Syndrom wie Patienten mit akinetischem Mutismus. Ebenso wird bei Katzen mit Läsionen des Mittelhirntegmentums ein kataleptischer Zustand, vergleichbar einer wächsernen Starre, beobachtet. Ein Syndrom von „zwanghaftem Vorwärtsbewegungsdrang" kommt bei Katzen mit Läsionen in der Area interpeduncularis vor. Diese Tiere rennen ständig gegen einen Widerstand, z. B. eine Wand an. *Irritative Läsionen* des Mittelhirns kommen vor, werden jedoch nur schwer diagnostiziert. Bei Versuchstieren erhält man durch elektrische Reizung definierte Reaktionen: Reizung der Vierhügelregion führt zu einer Pupillendilatation und zu konjugierten Augenbewegungen zur kontralateralen Seite. Reizung der ventralen Oberfläche führt zu langsamen tonischen Bewegungen der Extremitäten. Reizung des Nucleus ruber verursacht unwillkürliche Extremitätenbe-

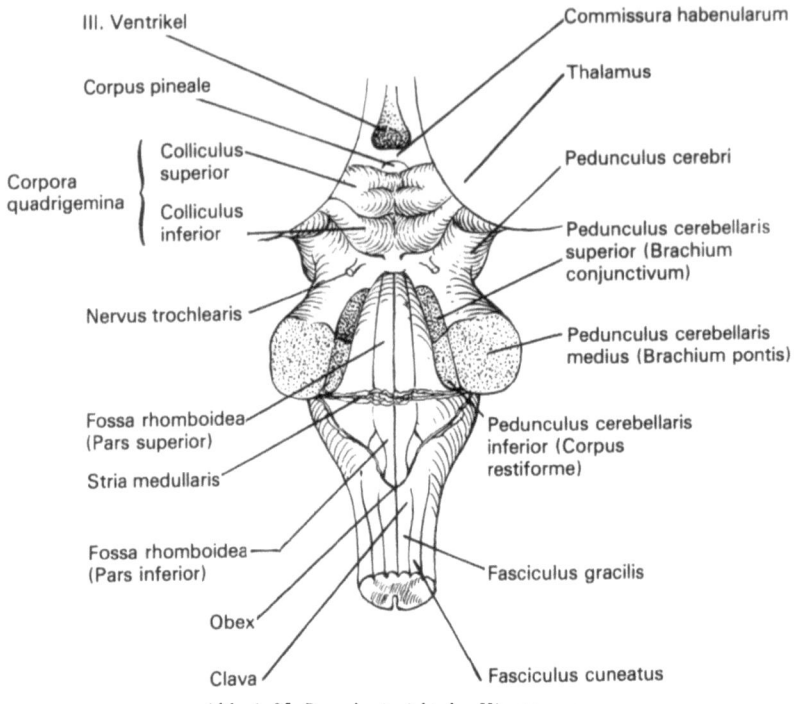

Abb. 1-25. *Dorsale Ansicht des Hirnstamms*

wegungen bei dekortizierten Primaten. Verschiedene klinische Syndrome können mit bestimmten Mittelhirnausfällen korreliert werden. Läsionen der ventralen Anteile des Mittelhirns führen zum sog. Weber-Syndrom. Läsionen des Tegmentums verursachen das klinische Bild des Benedikt-Syndroms. Bei Störungen oder Läsionen im Bereich der Colliculi superiores oder des Tectums kommt es zum Parinaud-Syndrom.

Das *Weber-Syndrom* ist charakterisiert durch ipsilaterale Oculomotoriuslähmung und kontralaterale Hemiplegie. Die Oculomotoriusparese entsteht durch Läsion der Oculomotoriusfasern oder des Oculomotoriuskerns. Die Hemiparese wird durch die Beteiligung des Hirnschenkels mit den kortikospinalen Bahnen verursacht.

Das *Benedikt-Syndrom* ist durch ipsilaterale Oculomotoriuslähmung und kontralaterale Hyperkinese oder Ataxie charakterisiert. Dabei finden sich Tremor, choreatische und athetotische Bewegungen. Als anatomisches Substrat liegt eine Läsion des Tegmentums vor, die den Oculomotoriusnerv oder -kern und den Nucleus ruber auf der einen Seite des Mittelhirns betrifft.

Beim *Parinaud-Syndrom* können konjugierte vertikale Blickbewegungen nach oben nicht mehr ausgeführt werden. Diese Läsionen und Störungen im Bereich der Vierhügelplatte, die besonders die Colliculi superiores betreffen, treten häufig durch die Druckwirkung von Pinealomen auf. Eine Unterbrechung der Commissura posterior kann ebenfalls ein Parinaud-Syndrom hervorrufen.

Pons

Anatomie

Die Pons liegt ventral vom Cerebellum und rostral von der Medulla oblongata. Von der Medulla wird sie durch eine Furche abgetrennt, in der sich die Austrittsstellen der Hirnnerven VI, VII und VIII (N. abducens, N. facialis und N. statoacusticus) befinden.

A. Makroskopischer Aufbau. Die vordere Grenze der Pons wird durch die beiden Pedunculi cerebri gebildet, die beiderseits der Mittellinie verlaufen. Die Verbindung zum Cerebellum wird

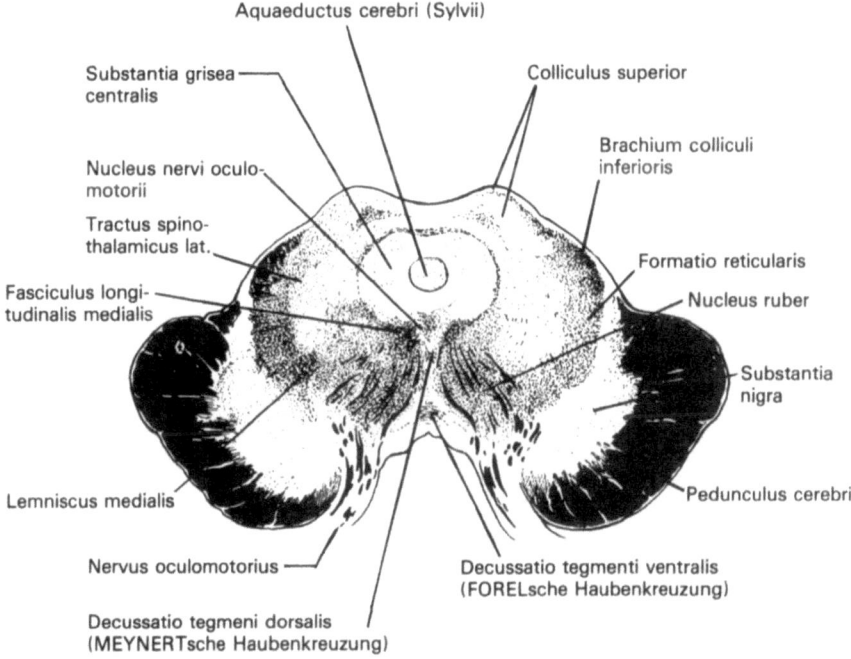

Abb. 1-26. *Querschnitt durch das Mittelhirn in Höhe der oberen Vierhügel* (gestrichelte Linie *A*, Abb. 1-23)

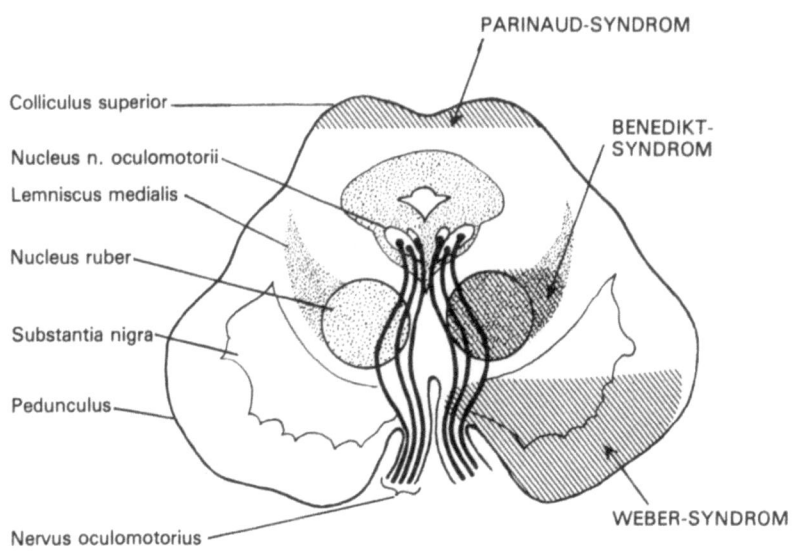

Abb. 1-27. *Klinische Syndrome bei Mittelhirnläsionen*

durch das *Brachium pontis* oder *Pedunculus cerebellaris medius* gebildet. Der dreieckige dorsale Teil der Pons wird vom Cerebellum überdeckt.

B. *Feinbau.* Die ventral gelegene Pars basilaris pontis enthält eine dicke oberflächliche Faserschicht, *Fibrae pontis transversae superficiales*, von denen das Brachium pontis ausgeht. Weiterhin finden sich an der dorsalen Fläche des Tractus corticospinalis tiefe Querfasern, *Fibrae pontis transversae profundae*, die ebenfalls zur Bildung des Brachium pontis beitragen, ferner *Fasciculi pyramidales*, die von den Pedunculi cerebri zur Pons führen.

Diese Längsbündel bestehen aus (1) dem *Tractus corticospinalis*, der die mittleren drei Fünftel des Hirnschenkels einnimmt, zur Pons zieht, sich dort in kleinere Bündel auflöst, und sich dann wiederum zu größeren Bündeln zusammenschließt, sobald er die Pons verläßt; (2) den *kortikobulbären Fasern*, die im medialen Anteil des Hirnschenkels laufen, in die Pons eintreten und sich nach dorsal zu den Hirnnervenkernen wenden; (3) dem *Tractus frontopontinus* (Arnoldsche Brückenbahn), der in der Area 6 nach Brodmann entspringt, im vorderen Schenkel der Capsula interna und dann im medialen Fünftel des Hirnschenkels verläuft und in den ipsilateralen Brückenkernen endigt; und (4) dem *Tractus occipitotemporalis* (Türksche Brückenbahn), der vom parietalen und temporalen Cortex durch den hinteren Schenkel der Capsula interna und das laterale Fünftel des Hirnschenkels verläuft und in den ipsilateralen Brückenkernen endigt.

Die Brückenkerne sind kleine Nervenzellgruppen, die zwischen den quer verlaufenden Fibrae pontis transversae liegen.

Der dorsale oder tegmentale Anteil der Pons ist eine rostrale Fortsetzung der Formatio reticularis der Medulla oblongata. Das *Corpus trapezoideum* besteht aus einer Gruppe von querverlaufenden Fasern in der kaudalen Region des Tegmentum pontis, die sich in den Lemniscus lateralis fortsetzen. Der *Lemniscus medialis* erstreckt sich entlang der Mittellinie der Medulla und wendet sich dann in der Brücke nach ventral und lateral, wo die Fasern in der ventralen Region der Formatio reticularis verlaufen und das Corpus trapezoideum im rechten Winkel kreuzen.

Der *Tractus spinocerebellaris ventralis* (Gower) zieht nach dorsolateral nahe am rostralen Ende der Brücke, windet sich um den Pedunculus cerebellaris superior und zieht zum Kleinhirnwurm. Der *Fasciculus longitudinalis medialis* erhält viele seiner Afferenzen von den Vestibulariskernen und liegt in der mittleren Dorsalregion der Formatio reticularis.

Die Hirnnervenkerne in der Brücke. Der *Abducenskern*, Nucleus n. abducentis, findet sich dorsomedial knapp unterhalb des Bodens des vierten Ventrikels. Die Fasern ziehen nach ventral zwischen den lateralen Anteilen der Pyramidenbahn und treten in der Furche aus, welche die Pons von der Medulla trennt. Der *Facialiskern*, Nucleus n. facialis, liegt dorsal vom Nucleus olivae superior. Seine Fasern ziehen zunächst dorsomedialwärts zum Boden des vierten Ventrikels und winden sich in einer Haarnadelbiegung um die mediale Seite des Abducenskerns, Nucleus n. abducentis, ziehen dann nach lateral durch die Brücke, um am unteren Ende zwischen Olive und Pedunculus cerebellaris inferior auszutreten. Der *motorische Kern des N. trigeminus*, Nucleus motorius n. trigemini, und der *sensorische Hauptkern des N. trigeminus*, Nucleus sensorius principalis n. trigemini, liegen im dorsolateralen Anteil der Formatio reticularis nahe beisammen. Der sensorische Kern befindet sich dabei mehr lateral und die daraus entspringenden Faserbündel sind in funktioneller Hinsicht mit den Hintersträngen des Rückenmarks zu vergleichen. Der *Nucleus tractus spinalis n. trigemini* stellt eine Fortsetzung der Substantia gelatinosa Rolandi des Rückenmarks dar und dieser Tractus spinalis ist in funktioneller Hinsicht vergleichbar mit dem Tractus spinothalamicus.

Die *Vestibulariskerne*, Nuclei vetibulares, liegen lateral unter dem Boden des IV. Ventrikels im Bereich der Brücke und der Medulla. Der *Nucleus vestibularis superior* (Bechterew) liegt im Winkel zwischen dem Boden und der Seitenwand des IV. Ventrikels hinter dem motorischen Trigeminuskern. Der *Nucleus vestibularis medialis* (Schwalbe), der größte Vestibulariskern, sendet Fasern zum Fasciculus longitudinalis medialis, zu den kranialen Hirnnerven und zum Cerebellum. Der *Nucleus vestibularis lateralis* (Deiters) liegt nahe dem Pedunculus cerebellaris inferior, wo der N. vestibulocochlearis (statoacusticus) an die Oberfläche tritt. Fasern von diesem Kern ziehen als Tractus vestibulospinalis nach kaudal. Der *Nucleus vestibularis inferior* (Roller) erstreckt sich vom Nucleus lateralis zum Nucleus cuneatus in der Medulla und liegt medial vom Pedunculus cerebellaris inferior und dorsal vom Tractus spinalis n. trigemini.

Anatomie

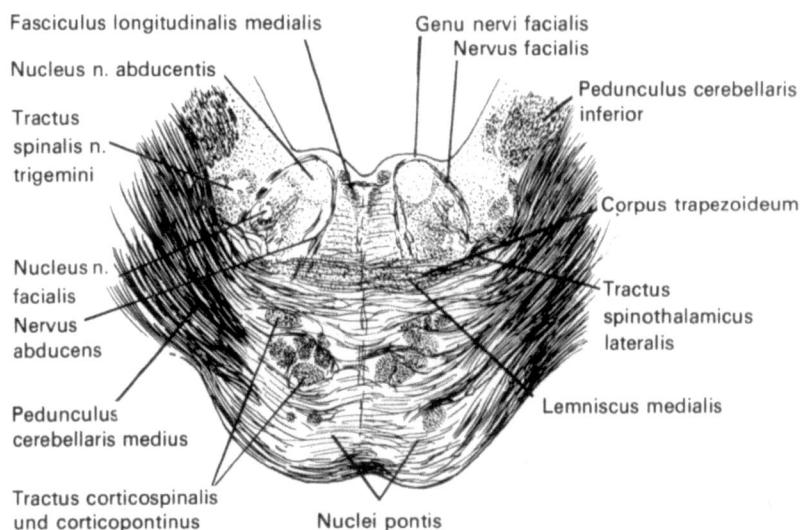

Abb. 1-28. *Querschnitt durch die Brücke in Höhe des Colliculus facialis* (gestrichelte Linie B, Abb. 1-23)

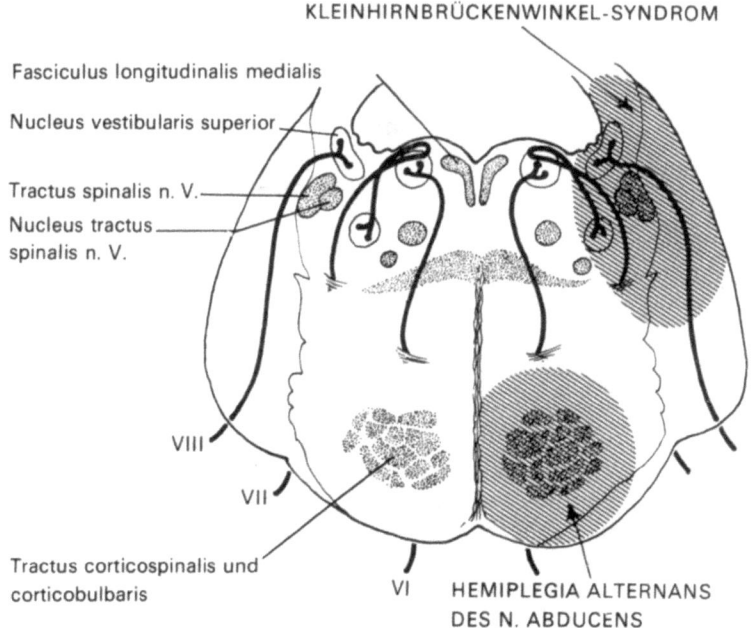

Abb. 1-29. *Klinische Syndrome bei Brückenläsionen*

Die *Kerne des N. cochlearis*, Nuclei cochleares, umfassen den *Nucleus cochlearis dorsalis*, der an der dorsolateralen Fläche des Pedunculus cerebellaris inferior gelegen ist, und den *Nucleus cochlearis ventralis*, der in der ventrolateralen Region des Pedunculus cerebellaris inferior in Höhe der Eintrittsstelle des N. vestibulocochlearis (statoacusticus) liegt.

Die *Formatio reticularis der Brücke* weist Ähnlichkeiten mit der der Medulla auf.

Klinische Symptome bei Ponsläsionen

Läsionen der Brücke führen zu charakteristischen klinischen Symptomen. Wird die mehr ventral gelegene Region der kaudalen Pons betroffen, so resultieren daraus klinische Bilder wie das Millard-Gubler-Syndrom oder das Foville-Syndrom, Formen der Hemiplegia alternans. Läsionen der lateralen Pons, die häufig bei Kleinhirnbrückenwinkeltumoren vorkommen, führen zu einem typischen klinischen Bild. Läsionen der ventralen Region der mittleren Pons führen zu einer Hemiplegia alternans trigemini. Ausgedehntere Schädigungen der oralen Brückenregion führen zum Raymond-Cestan-Syndrom.

A. Raymond-Cestan-Syndrom. Es ist gekennzeichnet durch eine ipsilaterale Blickparese und eine kontralaterale Hemihypästhesie und evtl. eine kontralaterale Hemiparese und tritt bei Erweichungen im Bereich der rostralen Brückenhaube auf, welche zur Unterbrechung der sensiblen Bahnen auf der kontralateralen Körperhälfte und der absteigenden supranukleären Bahnen für die Blickmotorik führen.

B. Millard-Gubler-Syndrom. Es gehört zur Gruppe der Hemiplegia alternans, wird durch pontine Läsionen mit Beteiligung der Pyramidenbahn und des N. facialis verursacht und ist durch eine kontralaterale Hemiparese mit ipsilateraler Facialisparese gekennzeichnet. In manchen Fällen wird der N. abducens ebenfalls betroffen und es kann dann zu einem Strabismus convergens kommen.

C. Foville-Syndrom. Es gehört ebenfalls zur Gruppe der Hemiplegia alternans, wird durch Läsionen im Bereich des Abducenskerns, des benachbarten pontinen Blickzentrums, des N. facialis und der kortikospinalen Bahnen verursacht, wodurch es zu einer ipsilateralen Facialisparese, einer ipsilateralen Blickparese und einer kontralateralen Hemiparese kommt.

D. Kleinhirnbrückenwinkel-Syndrom. Es kommt hauptsächlich bei Acusticusneurinomen vor, die vorwiegend den V. und VIII. Hirnnerven betreffen, jedoch manchmal auch den VI., VII., IX., X. und XII. Hirnnerven schädigen.
1. Hirnnervensymptome. N. vestibulocochlearis: anhaltende Ohrgeräusche, zunehmende Taubheit und Schwindel; N. trigeminus: ipsilaterale Sensibilitätsminderung im Gesicht mit Aufhebung des Cornealreflexes; N. abducens: zunehmende Abducensparese, Strabismus convergens; N. glossopharyngeus: Dysphagie; N. vagus: synkopale Zustände; N. hypoglossus: ipsilaterale Lähmung der Zunge mit kloßiger Sprache.
2. Zerebelläre- und Hirnschenkel-Symptome. Ipsilaterale Ataxie, Schwindel und Tonusminderung in Arm und Bein.
3. Motorische und sensorische Symptome. Kontralaterale Hemiparese und geringgradige Hemihypaesthesie, verursacht durch Druck auf die in der Brücke verlaufenden Bahnen.
4. Allgemeine Hirntumorsymptomatik. Hirndruckzeichen (Stauungspapille, Bradykardie, Erbrechen usw.) treten früher oder später auf.

E. Hemiplegia alternans trigemini. Dieses klinische Bild wird durch Läsionen der ventralen Pons verursacht, die die kortikospinalen Bahnen und Fasern des benachbarten N. trigeminus betreffen. Klinisch wird eine kontralaterale Hemiparese und ipsilaterale Lähmung der Kaumuskeln mit ipsilateraler Hypaesthesie des Gesichts mit der typischen Trigeminusverteilung gefunden.

Medulla oblongata

Anatomie

Die Medulla oblongata ist der pyramidenförmige Teil des Hirnstamms zwischen Rückenmark und Pons. In der unteren Hälfte läuft in der Medulla oblongata der sog. Zentralkanal, der sich in der oberen Hälfte zum IV. Ventrikel erweitert. Die Medulla bildet dabei den Boden des IV. Ventrikels.

A. Makroskopischer Aufbau. Die *Fissura mediana anterior* verläuft an der ventralen Oberfläche. In ihrem kaudalen Anteil wird sie von Fasern der Pyramidenbahn gekreuzt (Decussatio pyramidum). Der *Sulcus medianus posterior*, eine flache Grube an der Dorsalfläche endet rostral am Obex des IV. Ventrikels. Am Boden des IV. Ventrikels befindet sich eine längliche Grube, der *Sulcus medianus*. Im *Sulcus lateralis anterior*, einer flachen Furche an der vorderen lateralen Oberfläche, treten Fasern des N. hypoglossus aus. Der *Sulcus lateralis posterior* ist eine Furche an der posterolateralen Oberfläche. In dieser

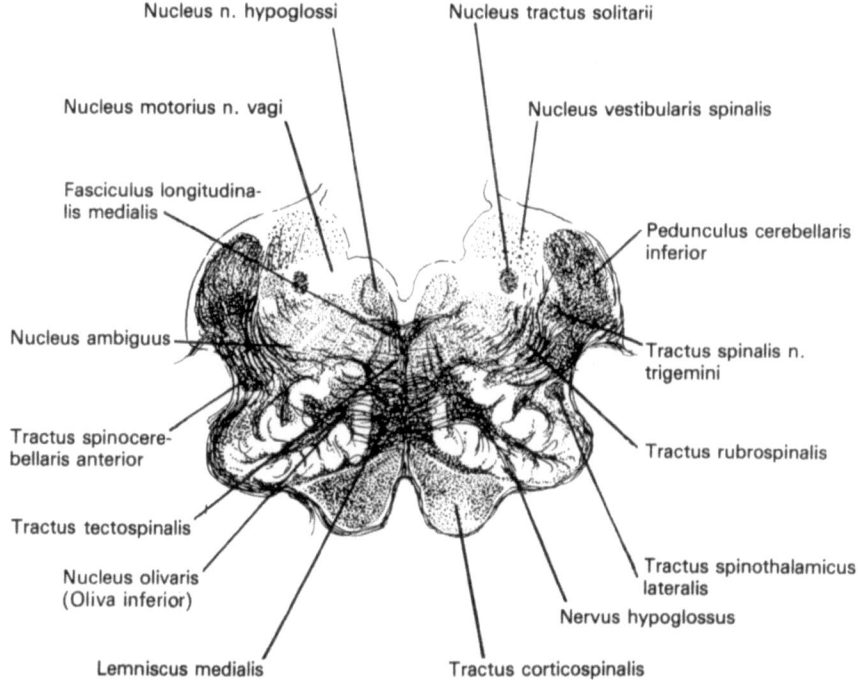

Abb. 1-30. *Querschnitt durch die Medulla in Höhe der unteren Olive* (gestrichelte Linie C, Abb. 1-23)

Furche treten der N. accessorius, der N. vagus und der N. glossopharyngeus aus der Medulla aus.

Folgende Unterteilung der Medulla kann getroffen werden: (1) Ein vorderer (ventraler) Bereich zwischen der Fissura mediana anterior und dem Sulcus lateralis anterior, in welchem die Pyramiden liegen, die durch den Tractus corticospinalis gebildet werden.

In der Decussatio pyramidum (Pyramidenkreuzung) kreuzt die Mehrzahl der Pyramidenfasern zur Gegenseite. (2) Die Region zwischen dem Sulcus lateralis anterior und posterior enthält in ihrem oberen Abschnitt die Olive. (3) Die Region zwischen dem Sulcus lateralis posterior und dem Sulcus medianus enthält im kaudalen Bereich den *Funiculus gracilis* und den *Funiculus cuneatus*. Am unteren Ende des IV. Ventrikels ziehen diese Funiculi von der Mittellinie etwas nach lateral und bilden längliche Auftreibungen. Die des Funiculus gracilis wird Tuberculum nuclei gracilis *(Clava)* genannt, die des Funiculus cuneatus Tuberculum nuclei cuneati. Der obere dorsale Anteil der Medulla wird durch den Pedunculus cerebellaris inferior (Corpus restiforme) eingenommen, der den Boden des Re-

cessus lateralis des IV. Ventrikels bildet. Die Striae medullares kreuzen den Boden des IV. Ventrikels und überqueren den unteren Kleinhirnschenkel.

B. Feinbau. Innerhalb der Medulla oblongata liegen verschiedene Kernmassen. Der *Nucleus n. hypoglossi* liegt in der unteren Hälfte der Rautengrube nahe dem ventrolateralen Anteil des Zentralkanals. Er befindet sich unter einer mittelliniennahen Erhöhung, die als Trigonum n. hypoglossi bezeichnet wird. Die Axone des N. hypoglossus ziehen ventralwärts und treten im Sulcus lateralis anterior an die Oberfläche. Der *Nucleus ambiguus*, der somatomotorische Kern des N. glossopharyngeus, des N. vagus und des N. accessorius, liegt in der Formatio reticularis ventromedial vom Nucleus tractus spinalis n. trigemini. Fasern des Nucleus ambiguus ziehen zum Boden des IV. Ventrikels und biegen dann scharf nach ventrolateral, um sich den Fasern des *Nucleus dorsalis n. vagi* anzuschließen. Dieser dorsale motorische Kern des N. vagus liegt dorsolateral vom Nucleus n. hypoglossi und entsendet Fasern, die sich der motorischen Wurzel des N. vagus und des N. accessorius an-

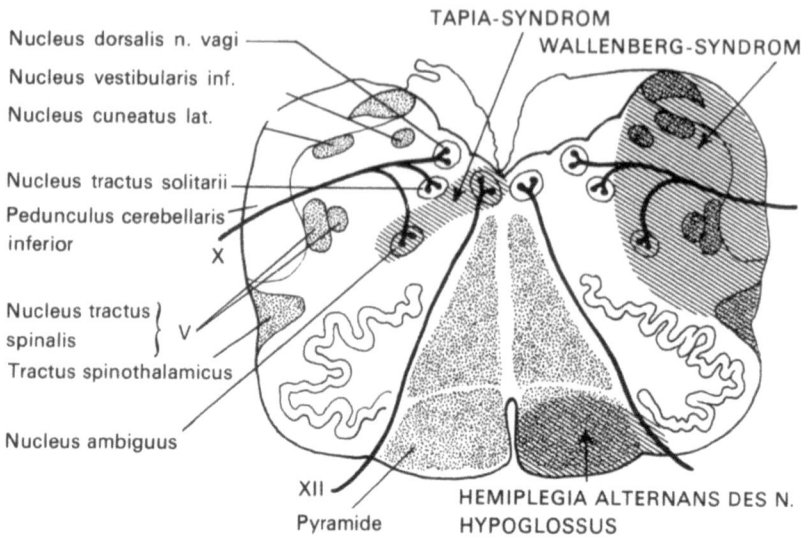

Abb. 1-31. *Klinische Syndrome bei Läsionen der Medulla*

schließen. Der *Nucleus salivatorius superior*, ein vegetativer Ursprungskern für parasympathische Fasern des N. facialis, liegt in der Formatio reticularis nahe am Übergang der Medulla oblongata zur Pons. Der *Nucleus salivatorius inferior* liegt weiter caudal und führt parasympathische Fasern für den N. glossopharyngeus. Der *Nucleus tractus solitarii* liegt ventrolateral vom dorsalen motorischen Kern des N. vagus und erstreckt sich über die ganze Länge der Medulla. Der *sensorische Kern des N. vagus* liegt dorsomedial vom Nucleus tractus solitarii und lateral vom Nucleus dorsalis n. vagi. Der *Nucleus cochlearis dorsalis und ventralis* liegt am dorsalen bzw. ventralen Rand des Pedunculus cerebellaris inferior nahe am Übergang zur Brücke.

Die *Formatio reticularis*, die verstreute Zellgruppen enthält, stellt eine Fortsetzung der Formatio reticularis des Rückenmarks dar und setzt sich nach rostral durch das Mittelhirn bis an den Thalamus fort. Der *Olivenkern*, Nucleus olivaris, liegt unter der Olive. Olivozerebelläre Fasern laufen durch den Hilus der Olive, kreuzen zur Gegenseite und ziehen zum Pedunculus cerebellaris inferior als Fibrae arcuatae internae. Der *Nucleus olivaris accessorius medialis* liegt zwischen dem Olivenkern und der Pyramide. Der *Nucleus olivaris accessorius dorsalis* ist ein kleines Kerngebiet dorsal vom Olivenkern. Der *Nucleus gracilis* und der *Nucleus cuneatus* stellen jeweils eine große, im Hinterstrang der unteren Medulla gelegene Kernmasse dar. Im Hirnstamm wurde ein zentrales System, das sog. zentrenzephale System postuliert, das bei der Integration von Funktionen beider Großhirnhemisphären oder innerhalb einer Hemisphäre beteiligt sein soll.

Faserverbindungen. Fasern vom Nucleus gracilis und vom Nucleus cuneatus, als *Fibrae arcuatae internae* bezeichnet, kreuzen in der *Decussatio lemniscorum* und ziehen dann als *Lemniscus medialis* dorsomedial von den Pyramiden nach oben. Der *Tractus spinocerebellaris posterior* (Flechsig) und der mehr ventromedial gelegene *Tractus spinocerebellaris anterior* (Gower) liegen dicht unter der lateralen Oberfläche. Der *Tractus spinalis n. trigemini*, oberflächlicher und lateral vom Nucleus tractus spinalis n. trigemini, liegt in der dorsolateralen Region der Medulla.

Klinische Symptome bei Läsionen der Medulla oblongata

Läsionen des Hirnstamms verursachen Symptome, die auf einer Beteiligung der motorischen und sensorischen Fasern beruhen, die durch dieses Gebiet hindurchziehen, hauptsächlich jedoch durch gleichzeitige Schädigung der Hirnnervenkerne in dieser Region bedingt sind. Die Symptome werden unter dem Kapitel Hirnnerven (Kap. 4) und unter „Bulbäre und radikuläre Syndrome" auf S. 119 besprochen.

Läsionen der ventralen Anteile der oberen Medulla verursachen eine Hemiplegia alternans des N. hypoglossus, während Läsionen des dorsolateralen Areals der oberen Medulla zum Wallenberg-Syndrom führen, das häufig bei Verschlüssen der A. cerebell inferior posterior angetroffen wird. Das *Wallenberg-Syndrom* ist eines der häufigsten Hirnstammsyndrome. Dabei sind folgende Strukturen betroffen: Nucleus ambiguus (Schluckstörungen mit Gaumensegel- und Rachenhinterwandparese); zentrale Sympathicusbahnen (ipsilaterales Hornersyndrom); Vestibulariskerne (Nystagmus, Lateropulsion); Tractus spinocerebellaris und Corpus restiforme (ipsilaterale Extremitätenataxie); Tractus spinothalamicus und Tractus spinalis n. trigemini (gekreuzte dissoziierte Sensibilitätsstörung).

Bei Läsionen von mehr zentral gelegenen Teilen der oberen Medulla wird eine Vielzahl von klinischen Syndromen beobachtet, je nach den Hirnnervenkernen und anderen Strukturen, die dabei beteiligt sind, so etwa die Syndrome nach Jackson, Avellis, Schmidt usw. (s. S. 119, wo Einzelheiten von bulbären Syndromen beschrieben sind, die die kaudalen Hirnnerven betreffen).

A. Dezerebrierungsstarre. Die Dezerebrierungsstarre, bei der es sich um eine Karikatur „der normalen Körperhaltung" mit dauernden Extensorkontraktionen handelt, wurde zuerst von Sherrington bei Versuchstieren durch Durchtrennung des Hirnstamms im präpontinen Bereich erzeugt. Da intakte Vestibulariskerne für die Ausprägung einer Dezerebrierungsstarre notwendig sind, wurde diese Störung durch Ausfall höherer extrapyramidaler Kontrollen auf die Vestibulariskerne erklärt. Experimentelle Untersuchungen haben den Schluß nahegelegt, daß es ein *bahnendes* und ein *inhibitorisches Zentrum* in der Formatio reticularis gibt, welches sich von der Medulla bis zum Mittelhirn erstreckt. Das Zusammenspiel der verschiedenen Bahnverbindungen zwischen diesen Zentren ist nach allgemeiner Auffassung ein wichtiger Teil der Regulation der Körperhaltung. Experimentelle Zerstörung des inhibitorischen Zentrums verursacht eine Dezerebrierungsstarre, die durch vermehrte Afferenzen vom Cortex und höheren Zentren zum Rückenmark erklärt werden kann und zu gesteigerten Streckreflexen und Spastizität führt. Im Gegensatz dazu kommt es bei

Tabelle 1-3. Haltungs- und Stellreflexe[a]

Reflex	Reiz und Rezeptor	Reflexantwort	Reflexzentrum
Dehnungsreflexe	Dehnung, Muskelspindeln	Muskelkontraktion	Rückenmark, Med. obl.
positive Unterstützungs- (Magnet)-Reaktion	Kontakt mit Sohle o. Hand Propriozept. i. dist. Beugern	Streckung des Fußes, um Körper zu unterstützen	Rückenmark
negative Unterstützungsreaktion	Dehnung, Propriozeptoren in Streckern	Aufhebung der positiven Unterstützungs-R.	Rückenmark
tonische Labyrinthreflexe	Schwerkraft, Otolithen	Rigidität der Strecker	Med. obl.
tonische Halsreflexe	Drehung d. Kopfes (Halspropriozeptoren): (1) seitwärts (2) aufwärts (3) abwärts	Änderung der Rigidität: (1) Streckung der Extr. zur Seite, wohin Kopf gedreht (2) Beugung d. Hinterbeine (3) Beugung d. Vorderbeine	Med. obl.
Labyrinthstellreflexe	Schwerkraft, Otolithen	horizontale Kopfhaltung	Mittelhirn
Halsstellreflexe	Dehnung d. Halsmuskeln, Muskelspindeln	Aufrichtung v. Thorax, Schultern, dann Becken	Mittelhirn
Körper-Kopf-Stellreflexe	Druck auf Körperseite, Exterozeptoren	Aufrichten d. Kopfes	Mittelhirn
Körper-Körper-Stellreflexe	Druck auf Körperseite, Exterozeptoren	Aufrichten d. Körpers auch bei seitw. gehaltenem Kopf	Mittelhirn
optische Stellreflexe	optische Anhaltspunkte	Aufrichten d. Kopfes	Großhirnrinde
Placierungs-Reaktionen	visuelle, extero- u. propriozeptive Anhaltspunkte	Fuß wird auf unterstützende Flächen gestellt	Großhirnrinde
Hüpf-Reaktionen	seitl. Verschiebung b. Stehen Dehnungsrezept. d. Muskeln	Hüpfen, um Beine in Stellung für Körperunterstützung zu bringen	Großhirnrinde

[a] Nach Ganong WF: Review of Medical Physiology, 7th ed. Lange, 1975)

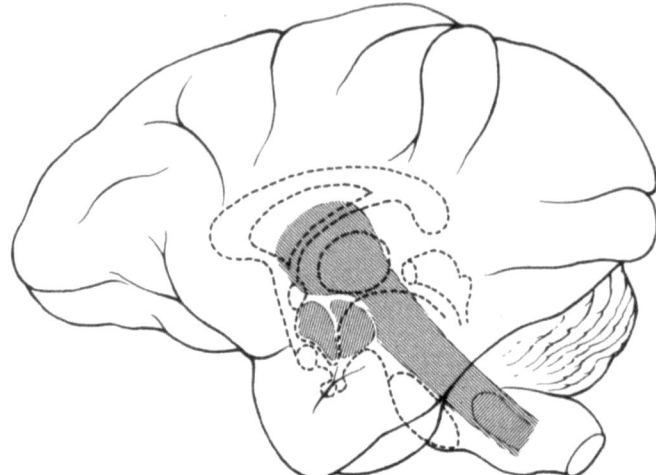

Abb. 1-32. *Schematische Darstellung des Affengehirns mit Hirnstamm und Hypothalamus (schraffierte Fläche).* Eine bulbäre Region, welche zu einer allgemeinen Hemmung der motorischen Antworten führt, ist durch eine rechtwinklig zum Hirnstamm verlaufende Schraffierung dargestellt. Die mehr rostral gelegenen Hirnstammanteile führen zu einer Steigerung der motorischen Antworten. Eine vordere parasympathische Region des Hypothalamus und eine dahinter liegende sympathische Zone haben wahrscheinlich eine enge Beziehung zum vorderen Hirnstamm. Ihre anatomische Trennung ist etwas willkürlich. Gemeinsam stellen diese Bezirke ein aszendierendes retikuläres aktivierendes System (ARAS) dar, welches das neuronale Erregungsniveau für somatische und viszerale Aktivitäten bildet. (Nach Livingston: Some brain stem mechanisms relating to psychosomatic function. Psychosom. Med. 17:347-354, 1955)

experimenteller Zerstörung des bahnenden Zentrums zum entgegengesetzten Effekt, nämlich zu einem verminderten Muskeltonus der Extremitäten.

B. Reflexintegration. Reflexzentren für Schlukken, Erbrechen, Atmung und für Herz-Kreislauffunktionen finden sich in der Medulla oblongata. Das Atemzentrum in der Medulla setzt sich aus einem inspiratorischen und einem exspiratorischen Anteil zusammen. Elektrische Reizung der ventralen Formatio reticularis der Medulla führt bei Versuchstieren zu forcierter Atmung mit Atemstillstand in Inspiration, Reizung im dorsal-rostralen Bereich zu Exspiration. Kardiovaskuläre Reflexe für die Blutdruckregulation sind ebenso wie vasopressorische, vasodilatorische und kardiale Reflexe an eine intakte Medulla oblongata gebunden. Cheyne-Stokessche Atmung, charakterisiert durch periodische tiefe Hyperventilation abwechselnd mit Apnoe, wird auf eine erhöhte Empfindlichkeit der Atemzentren gegenüber CO_2 zurückgeführt, die wiederum auf einer bilateralen Läsion von absteigenden motorischen Bahnen und einer verringerten Sauerstoffsättigung des Blutes beruht. Experimentelle Untersuchungen zeigten, daß die Reflexmechanismen für Erbrechen in der lateralen Formatio reticularis der Medulla liegen. Zwei anatomisch eng benachbarte, jedoch funktionell getrennte Untereinheiten wurden beschrieben: (1) Ein *emetisches Zentrum* (Brechzentrum) in der Region des Tractus solitarius und der darunterliegenden Formatio reticularis, das direkte viszerale Afferenzen aus dem Gastrointestinaltrakt erhält und in enger Nachbarschaft von Gebieten liegt, die für Salivation, Inspiration und Exspiration, vasomotorische Regulation, Haltungs- und Gleichgewichtskontrolle verantwortlich sind. (2) Eine *chemorezeptorische Triggerzone*, die dicht unter dem Boden des IV. Ventrikels liegt. Sie ist empfindlich gegenüber Medikamenten wie Apomorphin und i. v. appliziertem $CuSO_4$, setzt jedoch ein intaktes Brechzentrum voraus, um zum Erbrechen zu führen.

Die Medulla steht in funktionellem Zusammenhang mit den VIII. bis XII. Hirnnerven, deren Kerne hier liegen.

C. Haltungsreaktionen. Einige wichtige Haltungsreaktionen setzen eine intakte Medulla mit Vestibulariskernen voraus. Es wurden verschiedene *Haltungsreflexe* beschrieben: (1) Lokale statische Reflexe betreffen einzelne Extremitäten und äußern sich als positive oder negative Unterstützungsreaktionen. Bei der *positiven Unterstützungsreaktion* kommt es bei Reizung der Fußsohle eines Versuchstieres zu einem Spreizen der Zehen und zu einer Kontraktion der Extensoren, so daß die Extremität als Säule wirkt, die das Gewicht trägt. Die *negative Unterstützungsreaktion* bewirkt durch Aufhebung der positiven eine Beugung der distalen Extremitätenbezirke. (2) Segmentale statische Reflexe sind solche, bei denen die Reizung einer Extremität zu einer Reaktion der kontralateralen Extremität führt. (3) Allgemeine statische Reflexe werden in einem Segment ausgelöst und führen zu motorischen Antworten in anderen Segmenten.

D. Tonischer Halsreflex (Magnus-de-Kleijn). Nach Zerstörung beider Labyrinthe werden folgende Symptome bei dezerebrierten Hunden und Katzen (Durchtrennung in Höhe der Medulla) und bei Primaten (Durchtrennung in Höhe des Mittelhirns) beobachtet: (1) Drehung des Kopfes führt zu einer Extension der Extremitäten auf der Kinnseite und einer Flexion der gegenüberliegenden Extremitäten. (2) Neigung des Kopfes ohne Drehung führt ebenso zu einer Extension der Extremitäten auf der Kinnseite und zu einer Beugung auf der Gegenseite. (3) Dorsalflexion des Kopfes führt zu einer Extension der Vorderextremitäten und zu einer Tonusverminderung der Hinterextremitäten. (4) Ventralflexion des Kopfes führt zu einer Beugung der Vorderextremitäten und zu einer Streckung der Hinterextremitäten.

E. Labyrinthreflexe, Beschleunigungs- und Anti-Schwerkraft-Reflexe. Tonische *Labyrinthreflexe* können bei dezerebrierten Versuchstieren ausgelöst werden, bei denen die Hinterwurzel der oberen Zervikalnerven durchschnitten wurden, um tonische Halsreflexe auszuschließen. *Beschleunigungsreflexe* sind eine Folge von Bogengangsreizung und gehen mit Nystagmus einher. *Anti-Schwerkraft-Reflexe* werden durch Reizung der Otolithen ausgelöst und stehen in Zusammenhang mit den Stellreflexen.

F. Stellreflexe. Stellreflexe sind bei der Aufrechterhaltung des Körpergleichgewichts beteiligt: (1) Labyrinthstellreflexe, die auf den Kopf wirken (Labyrinth-Kopf-Stellreflexe), gewährleisten die normale Stellung des Kopfes im Raum und erfordern ein intaktes Mittelhirn. (2) Körperstellreflexe mit Wirkung auf den Kopf (Körper-Kopf-Stellreflexe) halten den Kopf in Normalorientierung zum Körper und erfordern ebenfalls ein intaktes Mittelhirn. (3) Körperstellreflexe, die auf den Körper wirken (Körper-Körper-Stellreflexe), deren Rezeptoren an der Körperoberfläche lokalisiert sind, bewirken die normale Orientierung des Körpers im Raum und erfordern ebenfalls ein intaktes Mittelhirn. (4) Halsstellreflexe, die von Rezeptoren im Hals ausgehen, regeln die Stellung des Körpers zum Kopf, wozu ein intaktes Mittelhirn erforderlich ist. (5) Optische Stellreflexe halten den Kopf in der richtigen räumlichen Orientierung und erfordern einen intakten okzipitalen Cortex.

Das aktivierende retikuläre aszendierende System (ARAS)

Anteile der Formatio reticularis des zentralen Hirnstamms, des Subthalamus, des Hypothalamus und des medialen Thalamus sind, wie in Tierexperimenten nachgewiesen wurde, für die Aufrechterhaltung des Wachzustandes erforderlich. Das aktivierende retikuläre aszendierende System (ARAS) steuert wahrscheinlich das Erwachen aus dem Schlaf, die Bewußtseinslage, die Einstellung und Fokussierung der Aufmerksamkeit und ist wichtig bei Wahrnehmungsassoziationen und gerichteter Introspektion.
Bei Narkose und bei komatösen Zuständen liegt wahrscheinlich eine Funktionsstörung dieses Sy-

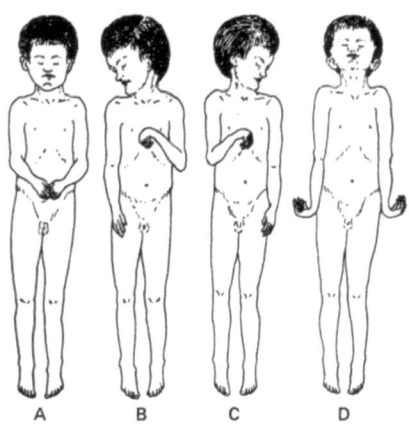

Abb. 1-33. *Dekortizierungsstarre (A-C) und Enthirnungsstarre (D) beim Menschen.* In *A* liegt der Patient am Rücken mit gerader Kopfhaltung. Passive Drehung des Kopfes löst tonische Halsreflexe aus (*B* und *C*). (Aus J. F. Fulton, Textbook of Physiology, 17th ed., Ed. Saunders, 1955)

stems vor. Durch Reizung aller peripheren Sinnesorgane kann dieses System en masse gereizt werden. Bei Reizung erwacht das Versuchstier aus dem Schlaf und die EEG-Ableitungen zeigen einen Übergang vom Schlaf- zum Wachzustand. Kortikofugale Impulse vom orbitalen sensomotorischen Cortex, vom Gyrus cinguli und von den kortikalen Augenfeldern (Brodmann-Areal 8 und 18) können in ähnlicher Weise das aktivierende retikuläre System erregen.

Schlafmittel blockieren selektiv die Übertragung von Impulsen in der Formatio reticularis. Erwachen aus einer Narkose geht einher mit einer Normalisierung der synaptischen Erregungsübertragung. Elektrolytische Zerstörung in diesem Gebiet führt zu einem Zustand, der einem permanenten Koma vergleichbar ist. Dauernde Bewußtlosigkeit nach einem Trauma oder anderen Hirnerkrankungen beruht wahrscheinlich auf Läsionen, die das ARAS beeinträchtigen.

Die *Formatio reticularis* des Tegmentums, der Medulla und der Pons umfaßt das diffuse, primitive System von Fasern und Nervenzellen im zentralen Höhlengrau des Hirnstamms. An dieses zentrale Höhlengrau schließen sich die Ursprungs- oder Endkerne des V.–XII. Hirnnerven an, deren Afferenzen und Efferenzen zu diesem netzartigen Aufbau beitragen. Nach der Auffassung von Papez gehören zu den aufsteigenden Bahnen dieser Formatio reticularis des Hirnstamms der Tractus reticulothalamicus, der Tractus tegmentothalamicus und der Tractus tectothalamicus, die in den intralaminären Kernen des Thalamus enden (entlang des Lamina medullaris interna des Thalamus). Zu den intralaminären Kernen gehören der Nucleus parafascicularis, der Nucleus limitans, das Centrum medianum, der Nucleus centralis, der Nucleus paracentralis und die Nuclei centrales laterales. Fasern von diesen Kernen ziehen zum Nucleus reticularis an der lateralen Oberfläche des Thalamus. Vom Nucleus reticularis thalami projizieren „unspezifische" Fasern zu allen Teilen des zerebralen Cortex. Diese Bahnen vom Nucleus reticularis thalami können den Cortex unabhängig von den spezifischen sensorischen oder anderen Systemen aktivieren.

Kleinhirn

Das Kleinhirn, Cerebellum, liegt in der hinteren Schädelgrube dorsal von der Pons und der Medulla. Es ist von ovaler Gestalt und wird vom darübergelegenen Großhirn durch ein Durablatt, *Tentorium cerebelli*, abgetrennt.

Anatomie

A. Oberfläche. Die Oberfläche des Cerebellums weist viele Sulci und Furchen auf, die ihm ein lamellenartiges Aussehen verleihen. Verschiedene tiefere Fissuren unterteilen das Cerebellum in mehrere Kleinhirnlappen. Die zahlreichen flacheren Sulci innerhalb jedes Lappens trennen die einzelnen Folia voneinander.

B. Einteilung des Kleinhirns. Das Cerebellum besteht aus einem kleinen unpaaren medianen Anteil, dem Vermis, und zwei großen lateralen Gebieten, den Kleinhirnhemisphären. Der *Lobus flocculonodularis* ist der stammesgeschichtlich älteste Teil des Cerebellums und wird häufig als Archicerebellum bezeichnet. Dazu gehören der Nodulus im unteren Vermisgebiet und der beiderseits daran anschließende Flocculus.

Das Corpus cerebelli liegt vor dem Lobus flocculonodularis und ist durch die *Fissura posterolateralis* davon getrennt. Das Corpus cerebelli wird durch die tiefste Fissur, die *Fissura prima*, in einen *Lobus anterior* und einen *Lobus posterior* unterteilt. Der Lobus anterior, der die *Lingula*, den *Lobulus centralis* und das *Culmen* umfaßt, stellt das Paläocerebellum dar.

Der Lobus posterior, der neozerebelläre Anteil, stellt den größeren Teil des Cerebellums dar. Zum Neocerebellum gehören der unmittelbar hinter der Fissura prima liegende *Lobulus simplex*, der *Lobus medius*, der durch Tuber vermis und Folium vermis gebildet wird, und der *Lobulus ansiformis*, der den Rest der Kleinhirnhemisphären und die Tonsillen enthält.

Nach Larsells vergleichenden Studien wird der Vermis des Cerebellums in zehn Bezirke unterteilt, die von vorne nach hinten mit römischen Ziffern von I bis X bezeichnet werden (s. Abb. 1-41).

C. Innerer Aufbau. Auf einem Querschnitt des Kleinhirns läßt sich eine Rindenschicht, Cortex cerebelli, von einer darunterliegenden Masse weißer Substanz, dem Marklager, unterscheiden, in der eine Gruppe von Kernen liegt. Der *Nucleus dentatus* stellt eine gezackte, tabakbeutelähnliche Zellschicht mit einem offenen anteromedianen Hilus dar und liegt etwas medial vom

Anatomie

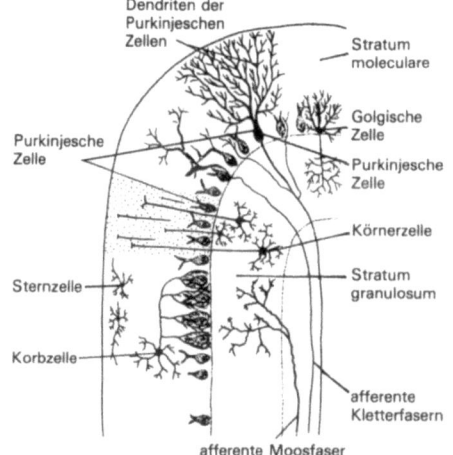

Abb. 1-34. *Schichten und Zellverbindungen der Kleinhirnrinde.* (Aus Wyburn: The Nervous System. Academic Press, 1960)

Zentrum des Marklagers in jeder Kleinhirnhemisphäre. Dieser Kern enthält Fasern von der neozerebellären Region des Lobus posterior und einzelne Fasern vom Lobus anterior. Die Fasern vom Nucleus dentatus ziehen über den Pedunculus cerebellaris superior zum Nucleus ruber und zum Nucleus ventrolateralis des Thalamus. Der *Nucleus emboliformis* ist ein länglicher Kern knapp anteromedian vom Hilus des Nucleus dentatus gelegen. Er erhält Fasern vom Paläocerebellum und sendet Efferenzen über den Pedunculus cerebellaris superior zum Nucleus ruber. Der *Nucleus globosus* stellt eine kleine Kerngruppe zwischen dem Nucleus emboliformis und dem Nucleus fastigii dar. Die Verbindungen sind ähnlich wie beim Nucleus emboliformis, und diese beiden Kerne werden oft gemeinsam als *Nucleus interpositus* bezeichnet. Der *Nucleus fastigii* liegt nahe der Mittellinie knapp oberhalb des Daches des IV. Ventrikels im vorderen Bereich des Vermis und ist größer als der Nucleus globosus und der Nucleus emboliformis. Er erhält Afferenzen vom Lobus flocculonodularis und sendet Fasern zu den Vestibulariskernen über den Tractus fastigiobulbaris (Russellsches Hakenbündel).

D. Mikroskopischer Aufbau. Die Kleinhirnrinde hat einen charakteristischen Aufbau. Die mikroskopische Untersuchung zeigt eine äußere molekulare Schicht, Stratum moleculare, und eine innen gelegene Körnerschicht, Stratum granulosum. Die molekulare Schicht enthält wenige Nervenzellen und hat auf Querschnitten ein feingepunktetes Aussehen. Die Zellen sind klein und liegen in einer äußeren und inneren Schicht angeordnet. Die Korbzellen der inneren Schicht ziehen rechtwinklig zur Längsachse des Foliums durch die Molekularschicht. Sie geben zahlreiche Kollateralen ab, die die Purkinjezellen mit einem dichten Faserkorb umhüllen. Die großen Zellkörper der Purkinjezellen liegen zwischen

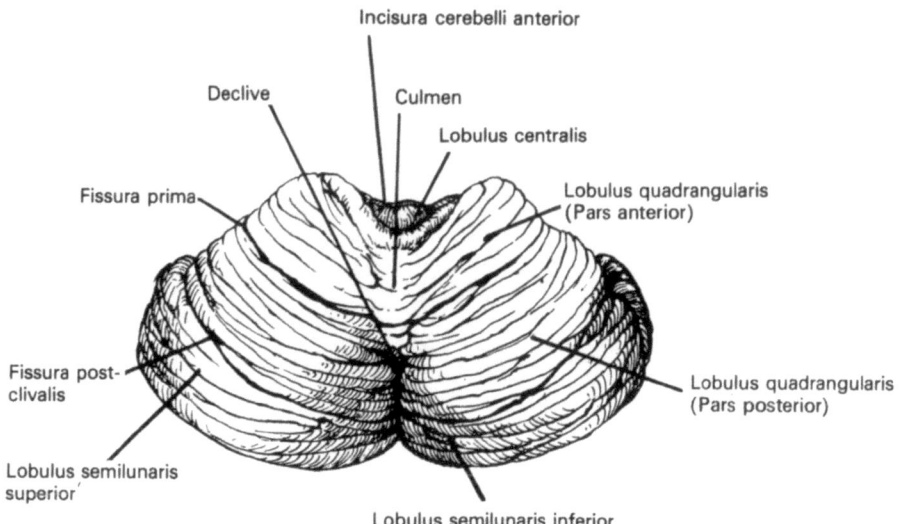

Abb. 1-35. *Obere Fläche des Kleinhirns*

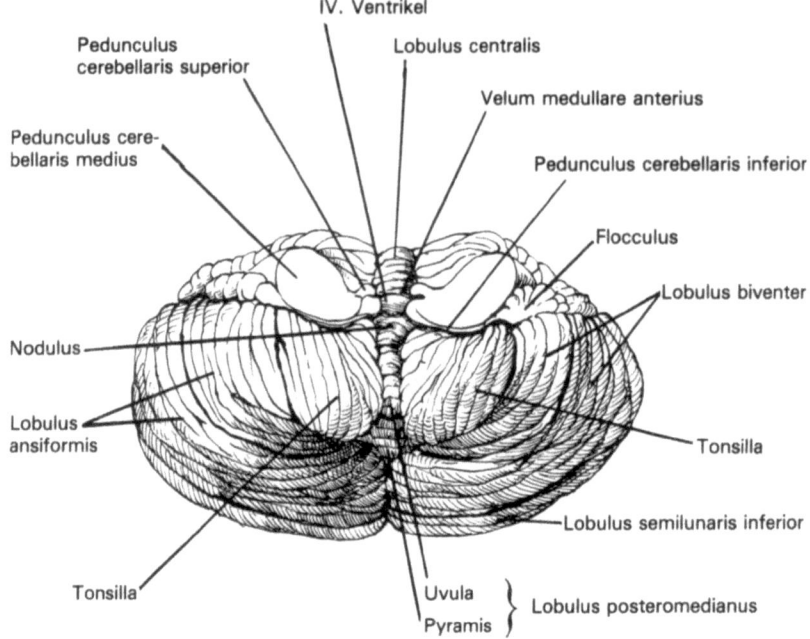

Abb. 1-36. *Untere Fläche des Kleinhirns*

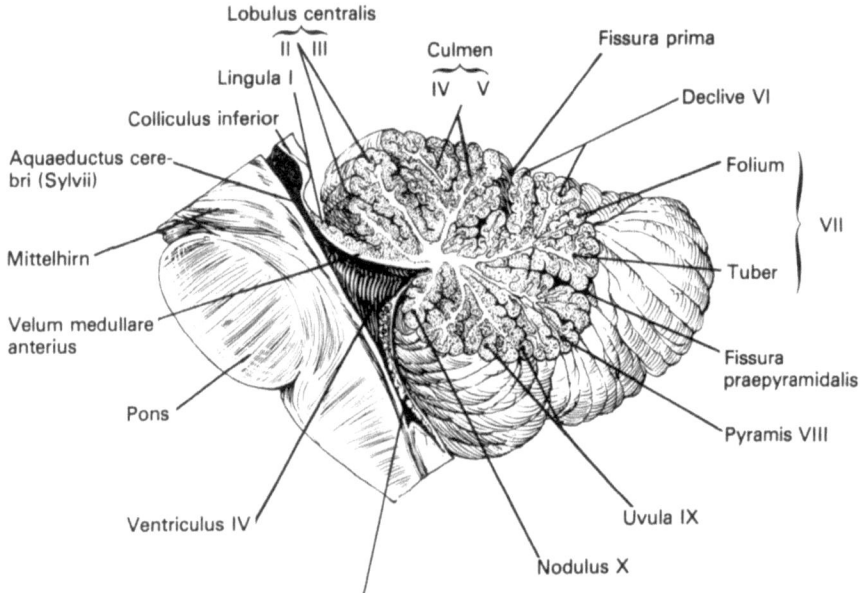

Abb. 1-37. *Sagittalschnitt des Kleinhirns*

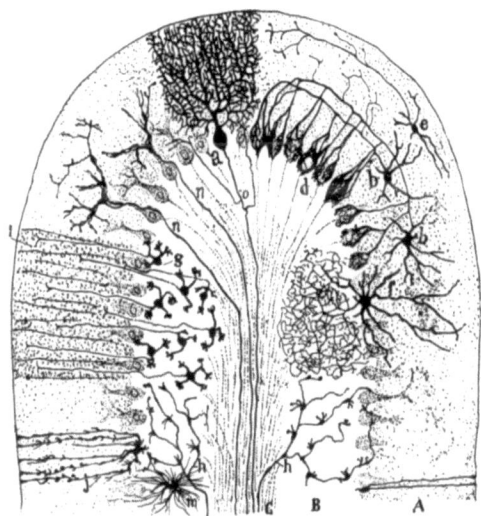

Abb. 1-38. *Halbschematischer Querschnitt durch eine Kleinhirnwindung eines Säugetieres.* A Stratum moleculare, B Stratum granulosum, C Marklamelle, a Purkinjezelle (von der Seite), b Korbzellen, d Faserkörbe um die Purkinjezellen, e Kleine Sternzelle, f Große Körnerzelle, g Kleine Körnerzelle, h Moosfasern, j Makrogliazelle im Stratum moleculare, m Makrogliazelle im Stratum granulosum, n Kletterfasern, o Kollaterale des Neuriten einer Purkinjezelle. (Aus Cajal: Recollections of My Life. Memoirs of the American Philosophical Society, Vol. 8, 1937)

der Molekular- und der Körnerschicht. Ihr großer Dendritenbaum breitet sich in einer Ebene rechtwinklig zur Längsachse des Foliums aus. Die Dendriten sind von sog. „spines" dicht besetzt, welche mit den längslaufenden Parallelfasern synaptischen Kontakt aufnehmen. Man unterscheidet zwei verschiedene afferente Systeme, die Kletterfasern von den Kernen der unteren Olive und die zahlreicheren dicken Moosfasern von spinalen- und Hirnstammkernen. Die Kletterfasern winden sich an den Dendriten der Purkinjezellen empor. Die Moosfasern bilden mit Fortsätzen der Körnerzellen krallenartige synaptische Kontakte, die sog. Rosetten. Die Axone der Körnerzellen steigen zum Stratum moleculare auf und verzweigen sich T-förmig als Parallelfasern.

E. Weiße Substanz. Das Kleinhirn erhält drei Hauptprojektionsbündel, die Pedunculi cerebellares. Der *Pedunculus cerebellaris superior* (Brachium conjunctivum) verläuft vom oberen medialen Marklager der Kleinhirnhemisphäre zur Seitenwand des IV. Ventrikels. Danach aszendieren die meisten Faserbündel tief im Tegmentum und kreuzen vollständig im Mittelhirn unter dem Aquaeductus cerebri in Höhe der unteren Vierhügel. Er enthält (1) *Fasern vom Nucleus dentatus zum Nucleus ruber und zum Thalamus*; (2) den *Tractus spinocerebellaris anterior* (Gower), der vom Rückenmark kommend zum Kleinhirn zieht und in der Rinde des Paläocerebellums endet; (3) den *Tractus fastigiobulbaris* (Russellsches Hakenbündel), in dem sich Fasern vom Nucleus fastigii um den Pedunculus cerebellaris superior winden und im Nucleus vestibularis lateralis enden.

Der *Pedunculus cerebellaris medius* (Brachium pontis) ist der größte der Kleinhirnschenkel. Durch ihn ziehen Fasern von den Brückenkernen zum gegenüberliegenden Neocerebellum.

Der *Pedunculus cerebellaris inferior* (Corpus restiforme) steigt lateral von den Seitenwänden des IV. Ventrikels empor und tritt zwischen den Pedunculi cerebellares superiores und medii ins Kleinhirn ein. Er enthält (1) den *Tractus olivocerebellaris* mit Fasern, die überwiegend vom kontralateralen Nucleus olivaris kommen und zur Rinde der Kleinhirnhemisphären und des Wurmes ziehen; (2) den *Tractus spinocerebellaris posterior* mit Afferenzen vom Rückenmark zur Kleinhirnrinde des Lobus anterior und zur Pyramis des Paläocerebellums; (3) *Fibrae arcuatae externae dorsales* vom Nucleus gracilis und cuneatus (des Fasciculus gracilis und cuneatus); (4) *Fibrae arcuatae externae ventrales* vom Nucleus arcuatus und von lateralen Kernen der Formatio reticularis der Medulla; und (5) den *Tractus vestibulocerebellaris* von den Nuclei vestibulares zur Rinde des Lobus flocculonodularis.

Physiologie

Die Zuordnung von Funktionen zu verschiedenen Kleinhirnregionen ist in groben Zügen durch klinische Beobachtungen und vergleichende anatomische und embryologische Untersuchungen möglich. Das *Archicerebellum*, der älteste Teil des Kleinhirns, dient der Orientierung des Individuums im Raum. Läsionen in diesem Gebiet führen zu Ataxie, besonders im Bereich des Rumpfes. Die Gang- und Standataxie nehmen bei geschlossenen Augen kaum zu. Die Extremitätenkoordination ist kaum gestört. Nach Abtragung des Nodulus kann bei Versuchstieren keine Bewegungskrankheit mehr ausgelöst werden. Afferenzen aus den Labyrin-

Tabelle 1-4. Integrationsebenen verschiedener neuraler Funktionen[a]
(0 = nicht vorhanden   + = vorhanden   + + = betont)

Funktion	Präparation						Integrationsebene
	Normaltier	dekortiziert	Mittelhirntier	dezerebriert	spinalisiert	Kleinhirnexstirpation	
Antrieb, Gedächtnis etc.	+	0	0	0	0	+	Cortex cerebri
Konditionierte Reflexe	+	+[b]	0	0	0	+	Cortex cerebri
Emotionale Reaktionen	+	+ +	0	0	0	+	Hypothalamus, limbisches System
Lokomotorische Reflexe	+	+ +	+	0	0	unkoordiniert	Mittelhirn, Thalamus
Stellreflexe	+	+	+ +	0	0	unkoordiniert	Mittelhirn
Antischwerkraftreflexe	+	+	+	+ +	0	unkoordiniert	Medulla
Atmung	+	+	+	+	0	+	untere Medulla
spinale Reflexe	+	+	+	+	+	+	Rückenmark

[a] Abgeändert nach Cobb: Foundations of Neuropsychiatry, 6th ed. Williams u. Wilkins, 1958
[b] Konditionierte Reflexe sind bei dekortizierten Tieren zu erzeugen, jedoch sind spezielle Techniken erforderlich

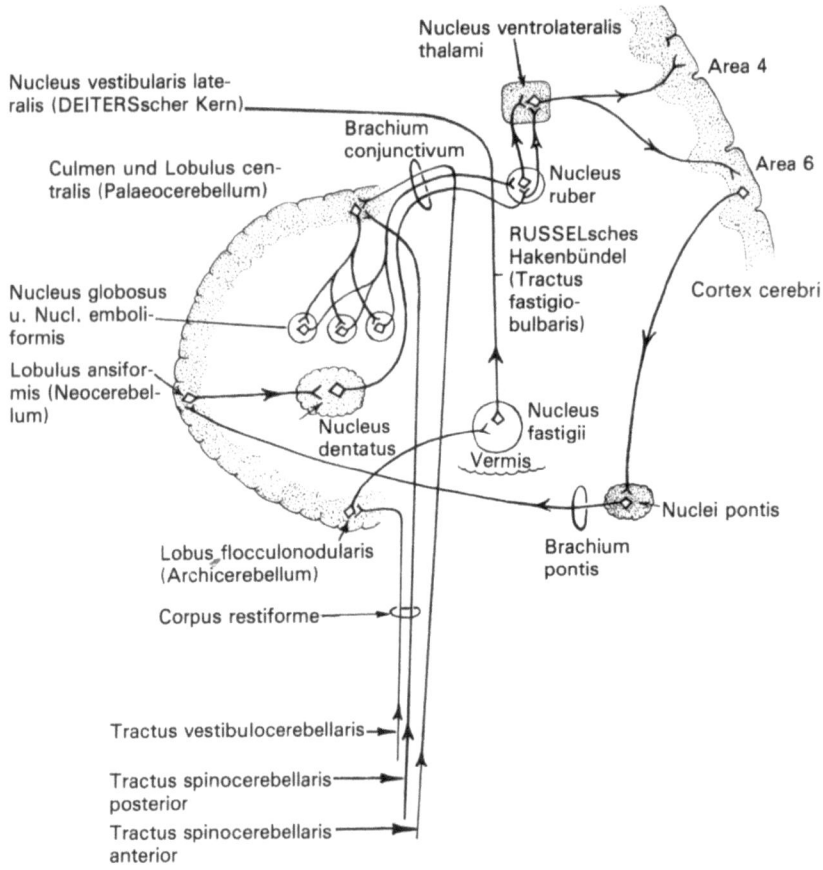

Abb. 1-39. *Schema der wichtigsten Kleinhirnverbindungen*

Physiologie

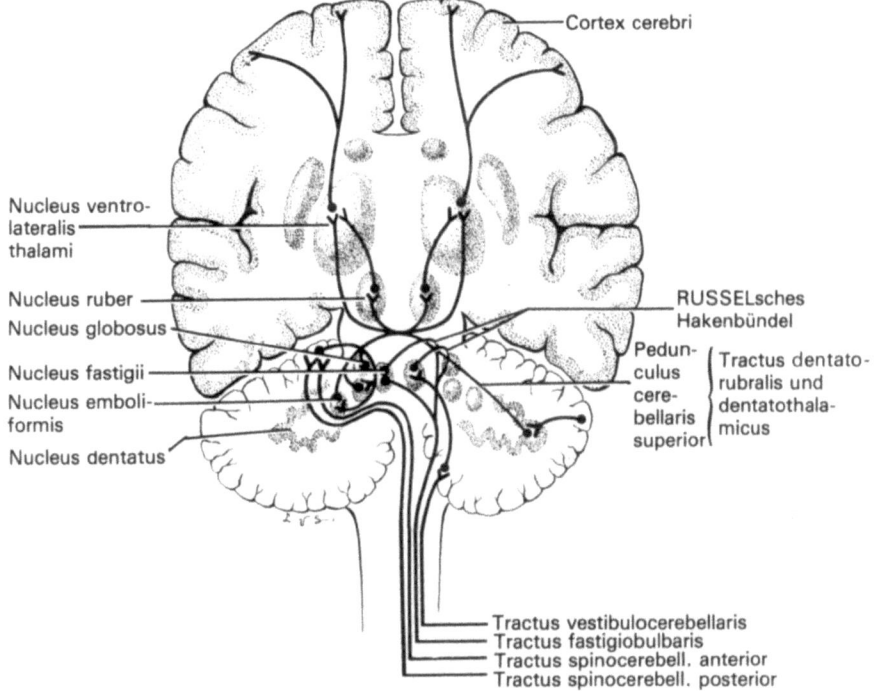

Abb. 1-40. *Kleinhirnkerne und ihre Verbindungen*

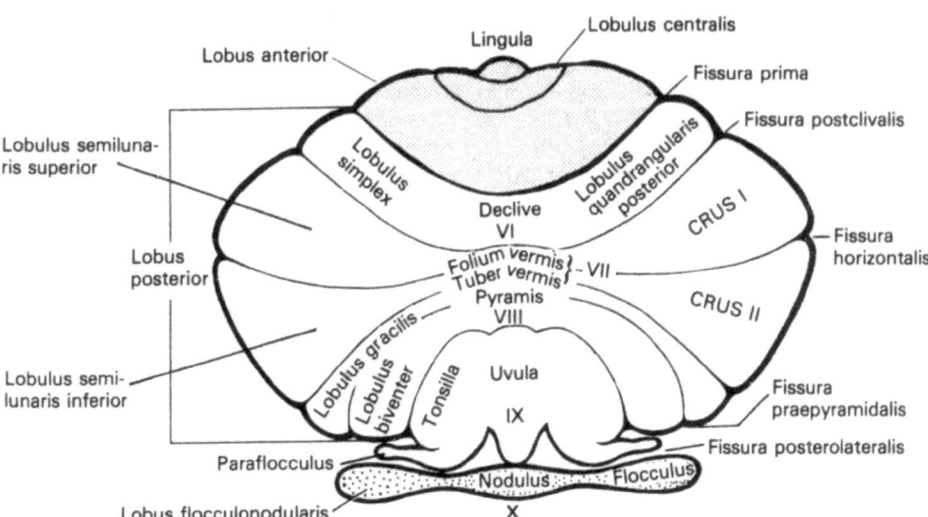

Abb. 1-41. *Schema der Fissuren und Lobuli des Kleinhirns.* (Larsell, 1951; Jansen u. Brodal, 1958; Angevine et al., 1961). Kleinhirnabschnitte caudal von der Fissura posterolateralis (punktiert) stellen den Lobulus flocculonodularis (Archicerebellum) dar, während die Abschnitte rostral der Fissura prima (dunkel) den Lobus anterior (Palaeocerebellum) repräsentieren. Das Neocerebellum liegt zwischen der Fissura prima und der Fissura posterolateralis. Die römischen Ziffern bezeichnen nur die Abschnitte des Kleinhirnwurmes. (Nach Truex u. Carpenter: Human Neuroanatomy, 6th ed. Williams u. Wilkins, 1969)

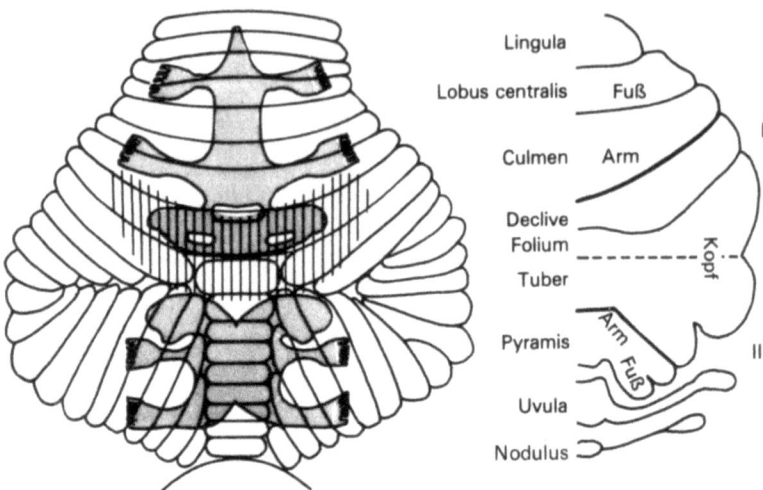

Abb. 1–42. *Links: Kleinhirn-Homunculi.* Propriozeptive und taktile Reize sind entsprechend den eingezeichneten Figuren repräsentiert. In der längsgestreiften Region werden evozierte Potentiale auf auditive und visuelle Reize beobachtet. [Nach: The cerebellum, by Snider. Scientific American 199:84 (Aug.) 1958. Copyright © 1958 by Scientific American, Inc. All rights reserved.] *Rechts:* Projektion des Körpers auf das Cerebellum. Area I und II (über und unter der gestrichelten Linie) sind die Projektionsflächen von auditiven und visuellen Reizen. (Nach Hampson: Cerebro-cerebellar projections and the somatotopic localization of motor function in the cerebellum. Res. Publ. A. Nerv. Ment. Dis. 30:299, 1950)

then erreichen über den Tractus vestibulocerebellaris die Rinde des Lobus flocculonodularis, die Efferenzen ziehen zu den Dachkernen des Kleinhirns und schließlich über den Tractus fastigiobulbaris (Russellsches Hakenbündel) zum Nucleus vestibularis lateralis (Deiters). Das *Paläocerebellum*, der phylogenetisch jüngere Kleinhirnabschnitt, reguliert den Tonus der Muskulatur, die der Schwerkraft entgegenwirkt. Bei Tieren führt eine Reizung dieses Areals zu Hemmung der Streckreflexe auf der ipsilateralen Seite. Eine Zerstörung dieses Gebietes bewirkt eine Steigerung der Streckreflexe in der Haltungsmuskulatur. Versuche haben gezeigt, daß es bei elektrischer Reizung mit höheren Frequenzen eher zu einer Bahnung als zu einer Hemmung der kortikal induzierten Muskelkontraktionen kommt. Impulse von Antischwerkraft-Muskeln erreichen über die Tractus spinocerebellares den Lobus anterior. Efferenzen ziehen zum Nucleus globosus und Nucleus emboliformis und schließlich durch das Brachium conjunctivum zum Nucleus ruber. Es besteht eine ipsilaterale somatotopische Repräsentation im vorderen Cerebellum, wobei kaudale Körperabschnitte am weitesten vorn und der Kopfbereich am weitesten hinten vertreten sind. Eine weitere spiegelbildliche somatotopische Gliederung wurde dahinter im Lobus paramedianus gefunden. Reizung des Lobus anterior des Cerebellums führt zu einer Aufhebung des Blutdruckanstiegs, zu dem es gewöhnlich nach Reizung sensorischer Nerven kommt.

Das *Neocerebellum*, der entwicklungsgeschichtlich jüngste Kleinhirnabschnitt, spielt bei der Koordination von Fingerbewegungen der Hände eine wichtige Rolle, bremst Willkürbewegungen ab und ermöglicht genaue Zielbewegungen und Haltefunktionen. Läsionen im Bereich des Neocerebellums führen zu homolateraler Dysmetrie, Intentionstremor und Adiadochokinese. Afferenzen kommen vom prämotorischen und motorischen Cortex (Brodmann-Areale 4 und 6) über den Tractus pontocerebellaris und erreichen die kontralaterale Kleinhirnhemisphäre, wo sie umgeschaltet werden und zum Nucleus dentatus laufen. Über das Brachium conjunctivum gehen sie zum Nucleus ruber und zum Thalamus und kehren schließlich zur Area 4 und 6 der Großhirnrinde zurück. Bei höheren Primaten führt eine Ablation der Kleinhirnrinde zu ungeschickten Bewegungen auf der ipsilateralen Seite, zu Hypotonie und Gangstörungen mit Fallneigung. Zusätzliche Abtragung des Nucleus dentatus bewirkt länger andauernde Störungen, zu denen noch ein Intentionstremor

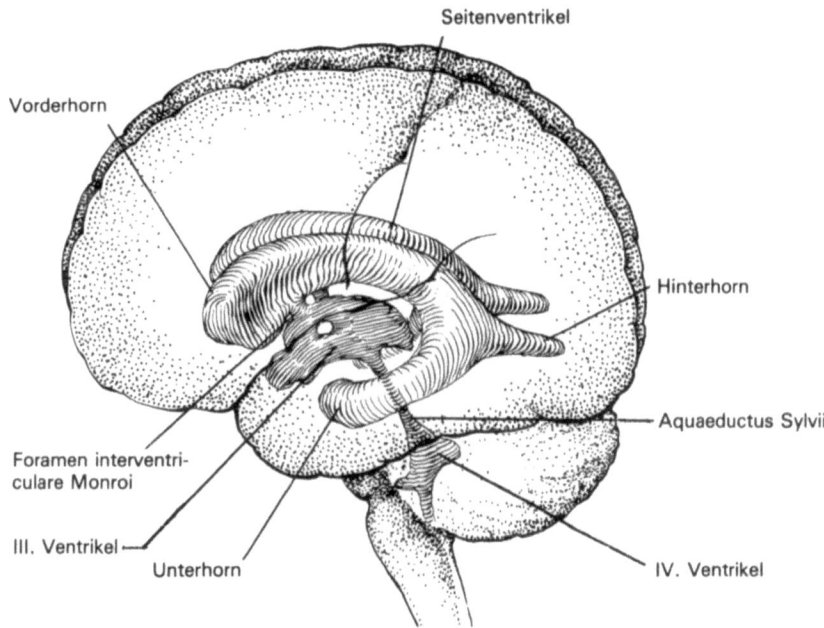

Abb. 1-43. *Das Ventrikelsystem*

hinzukommt. (Klinische Syndrome mit degenerativen Kleinhirnerkrankungen werden in Kapitel 29 näher behandelt.)

Ventrikel

Innerhalb des Gehirns befindet sich ein kommunizierendes System von vier Hohlräumen, die mit Liquor gefüllt sind. Es werden zwei Seitenventrikel sowie der dritte und der vierte Ventrikel unterschieden.

Die Seitenventrikel

Die paarigen Seitenventrikel, Ventriculi laterales, sind die größten Ventrikelhohlräume. Sie haben eine komplizierte Form und sind von Ependym ausgekleidet, das sich in das Ependym des dritten Ventrikels fortsetzt. Das Vorderhorn des Seitenventrikels, *Cornu anterius*, liegt vor dem Foramen interventriculare (Monroi). Das Dach und die vordere Grenze werden vom Corpus callosum gebildet, die vertikale mediale Wand vom Septum pellucidum, der Boden und die laterale Wand vom vorgewölbten Kopf des Nucleus caudatus. Die lange, enge *Pars centralis* des Seitenventrikels erstreckt sich vom Foramen interventriculare (Monroi) nach hinten bis zum Splenium corporis callosi. Das Dach wird hier durch das Corpus callosum, die mediale Wand durch das Septum pellucidum gebildet. Der Boden enthält von medial nach lateral folgende Strukturen: Fornix, Plexus chorioideus, den lateralen Teil der Dorsalfläche des Thalamus, Stria terminalis und Vena terminalis und Nucleus caudatus. Das Hinterhorn, *Cornu posterius*, reicht bis in den Okzipitallappen. Das Dach wird hier von Fasern des Corpus callosum gebildet. An der medialen Wand befindet sich eine Erhebung, die durch die Fissura calcarina gebildet wird, und als Calcar avis bezeichnet wird.
Eine mehr dorsal gelegene längliche Erhebung in der medialen Wand, die vom okzipitalen Anteil der Radiatio corporis callosi gebildet wird, heißt Bulbus des Hinterhorns. Das Unterhorn, *Cornu inferius*, verläuft im Temporallappen. Das Dach wird vom Marklager der Hemisphäre gebildet. Am medialen Rand liegen die Stria terminalis und die Cauda des Nucleus caudatus. Die Amygdala wölbt sich in den Endteil des Unterhorns vor. Der Boden und die mediale Wand werden von den Fimbrien, dem

Hippocampus und der Eminentia collateralis gebildet.

Das *Foramen interventriculare*, eine ovale Öffnung zwischen der Columna fornicis und dem vorderen Ende des Thalamus, verbindet den Seitenventrikel mit dem dritten Ventrikel. Es wird häufig als *Foramen* Monroi bezeichnet.

Der *Plexus chorioideus des Seitenventrikels* ist eine gefäßreiche, zottenförmige Einstülpung der Pia mater in den Ventrikelraum, der von einer epithelialen Schicht ependymalen Ursprungs bedeckt ist. Ein dreieckiger Fortsatz der Pia mater, der nach oben in den Seitenventrikel zieht, bedeckt die laterale Kante des Fornix und wird als *Tela chorioidea* bezeichnet. Der Plexus chorioideus erstreckt sich vom Foramen interventriculare, wo er in den Plexus des gegenüberliegenden Seitenventrikels übergeht, bis zum Ende des Unterhorns. Die arterielle Gefäßversorgung stammt aus der *A. chorioidea anterior*, einem Ast der A. carotis interna, die im Unterhorn in den Plexus chorioideus eintritt. Ein weiteres versorgendes Gefäß ist die *A. chorioidea posterior* aus der A. cerebri posterior.

Der dritte Ventrikel

Der medial gelegene dritte Ventrikel, Ventriculus tertius, ist eine schmale vertikale Spalte, dessen Dach durch eine Ependymschicht und dessen laterale Wand hauptsächlich durch die mediale Oberfläche des Thalamus gebildet wird. Im unteren lateralen Bereich und am Boden wird der dritte Ventrikel durch den Hypothalamus und den Subthalamus begrenzt. Die Commissura anterior und die Lamina terminalis stellen das rostrale Ende des dritten Ventrikels dar. Der dritte Ventrikel weist mehrere Recessus auf. Der Recessus opticus ist eine Ausbuchtung des dritten Ventrikels zwischen der Lamina terminalis und dem Chiasma opticum. Ein kleiner *Recessus pinealis* erstreckt sich in den Epiphysenstiel. Der Recessus infundibularis liegt am Boden des dritten Ventrikels und setzt sich in den Hypophysenstiel fort. Die *Massa intermedia* (Adhaesio interthalamica) besteht aus grauer Substanz, überquert den dritten Ventrikel und verbindet die lateralen Wände miteinander. Folgende Strukturen finden sich von vorn nach hinten am Boden des dritten Ventrikels: Chiasma opticum, Infundibulum, Tuber cinereum, Corpora mamillaria und Subthalamus.

Drei Öffnungen kommunizieren mit dem dritten Ventrikel: Zwei Foramina interventricularia am vorderen Ende stellen die Verbindungen zu den beiden Seitenventrikeln her, und im kaudalen Teil des dritten Ventrikels mündet der Aquaeductus cerebri ein.

Zwei Plexus chorioidei erstrecken sich — ausgehend von den Tela chorioidea im Dach des dritten Ventrikels — von den Foramina interventricularia bis zum kaudalen Ende des Daches.

Der vierte Ventrikel

Der vierte Ventrikel, Ventriculus quartus, ist ein Hohlraum, der ventral von der Pons und der Medulla oblongata und dorsal vom Cerebellum begrenzt wird. Er steht nach rostral über den Aquaeductus cerebri mit dem dritten Ventrikel in Verbindung und geht nach kaudal in den Zentralkanal der Medulla über. Der Recessus lateralis zieht sich als schmale, gekrümmte Ausbuchtung an der Dorsalfläche des Pedunculus cerebellaris inferior seitwärts. Der Boden des vierten Ventrikels, auch *Rautengrube* (Fossa rhomboidea) genannt, wird durch die dorsale Fläche der Pons und der Medulla oblongata gebildet. Die lateralen Grenzen des vierten Ventrikels werden durch die Kleinhirnschenkel, das Tuberculum cuneatum und die Clava gebildet. Nach unten läuft die Rautengrube zum *Calamus scriptorius* zu.

Das *Dach des vierten Ventrikels* wird durch das Velum medullare superius und inferius gebildet. Das *Velum medullare superius* spannt sich zwischen der dorsomedialen Grenze der Pedunculi cerebellares superiores von der Vierhügelplatte bis zur Mitte des Cerebellums aus. Die dorsale Oberfläche des Velum medullare superius wird von der damit verwachsenen Lingula des Cerebellums bedeckt.

Das *Velum medullare inferius* bildet den unteren Teil des Daches. Der Punkt, an dem der vierte Ventrikel ins Cerebellum hochreicht, wird als Apex bezeichnet.

Der vierte Ventrikel besitzt mehrere Öffnungen: den Aquaedukt, laterale Öffnungen und eine mediale Öffnung. Der *Aquaeductus cerebri* (Aquaeductus Sylvii), ein schmaler Kanal in der Mittellinie, verbindet den dritten mit dem vierten Ventrikel. Er ist ungefähr 1,5 cm lang und 1 bis 2 mm im Durchmesser. Der Boden wird durch das Tegmentum des Mittelhirns gebildet.

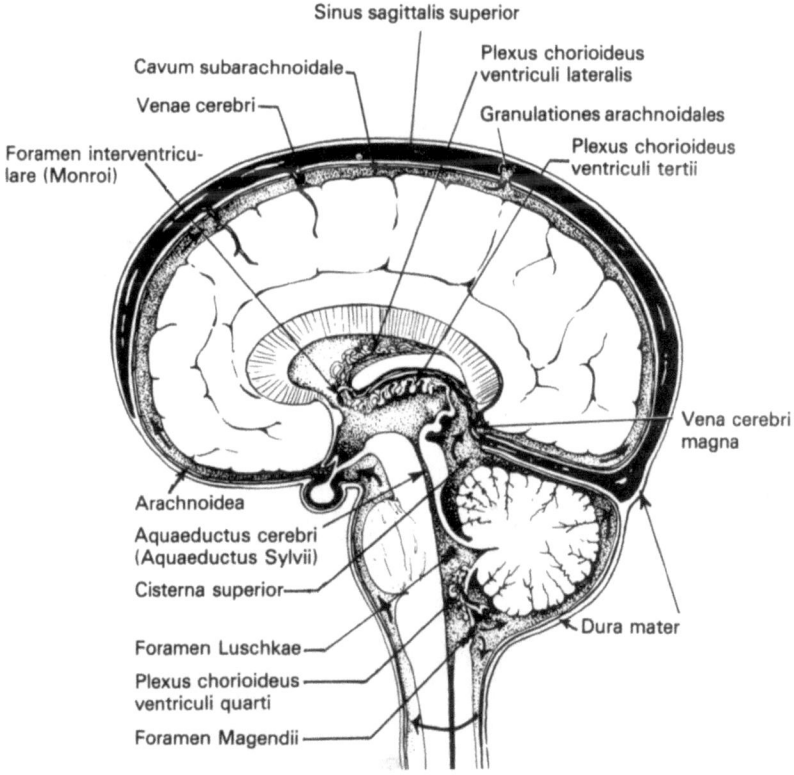

Abb. 1-44. *Liquorzirkulation* (Nach Originalzeichnungen von Frank H. Netter, MD., in Ciba Clinical Symposia, © 1950)

Das Dach besteht aus der Vierhügelplatte des Mittelhirns und der Commissura posterior. Die *Apertura lateralis* (Foramen Luschkae) stellt beiderseits eine Öffnung des Recessus lateralis in den Subarachnoidalraum nahe dem Kleinhirnflocculus dar. Die Apertura mediana (Foramen Magendii) ist eine Öffnung im kaudalen Teil des Ventrikeldachs.

Die *Tela chorioidea* ist eine Schicht der Pia mater mit starker Vaskularisierung, die sich nahe der Medianlinie in den vierten Ventrikel einstülpt und den *Plexus chorioideus* des vierten Ventrikels bildet. Die rechte und linke Hälfte des Plexus chorioideus bilden miteinander einen rechten Winkel und verlaufen beiderseits in den Recessus laterales. Nach neueren anatomischen Ergebnissen faßt der normale Ventrikelraum des Erwachsenen weniger als 20 ml, wahrscheinlich nur 16 ml. Nach unten hin scheint es keine Grenze der Normalwerte zu geben, jedoch stellt 7 ml wahrscheinlich das geringste Volumen dar und 30 ml die obere Normgrenze.

Physiologische Grundlagen der Liquorproduktion und klinische Syndrome mit gestörter Liquorzirkulation und pathologischen Liquorbefunden werden in Kapitel 15 näher ausgeführt, die röntgenologische Darstellung der Ventrikel in Kapitel 19.

Hirnkreislauf

Mit dem Blut werden Sauerstoff, Nährstoffe und andere für die Aufrechterhaltung der Lebensfunktionen notwendige Substanzen transportiert.

Anatomie des Hirnkreislaufs

Arterieller Kreislauf (s. Kap. 19 u. 25)

Der Circulus arteriosus cerebri (Willisii) an der Hirnbasis entsteht aus Anastomosen der beiden

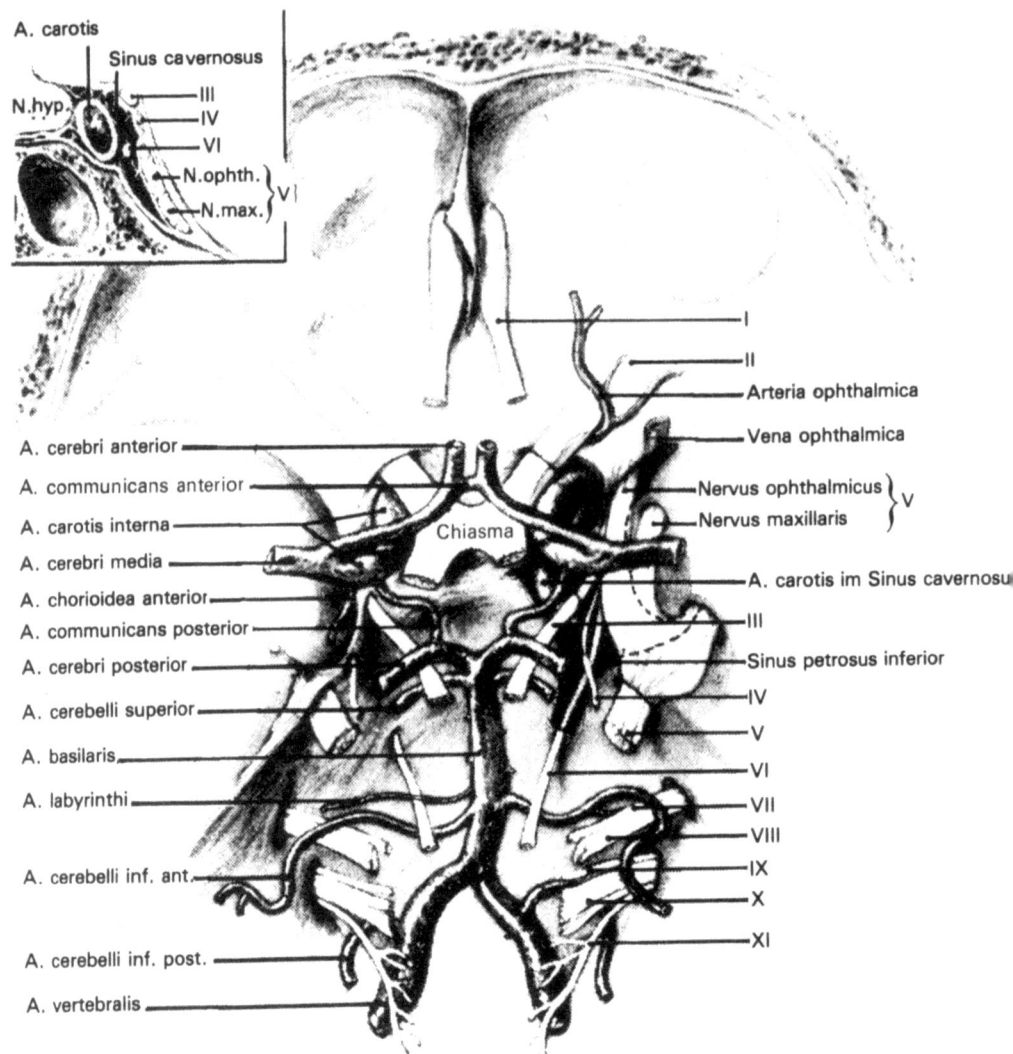

Abb. 1–45. *Die normale Beziehung der Hirnnerven zu den Hirnarterien an der Hirnbasis und im Sinus cavernosus.* Darstellung der regionalen Anatomie der Schädelbasis, der Hirnnerven, des Circulus Willisii und des Sinus cavernosus. (Nach Walsh: Arch. Ophth. 27:1, 1942)

Aa. carotis internae und der A. basilaris. Er ist Hauptausgangspunkt der arteriellen Versorgung des Gehirns (Abb. 1–46). Zwischen arteriolären Ästen des Circulus Willisii kommt es in der subkortikalen weißen Substanz zu einigen Anastomosen.

Hirnvenen

Der venöse Abfluß vom Gehirn erfolgt über zwei Hauptwege, einen oberflächlichen (Einzugsgebiet: Cortex und oberflächennahe Bereiche des Marklagers) und einen tiefen (aus dem tiefen Marklager und den Stammganglien). Beide Wege münden in *Venensinus*, klappenlose Blutleiter, die zwischen den beiden Durablättern laufen und meist einen dreieckigen Querschnitt haben.

Die oberflächlichen kortikalen Venen münden in den medial gelegenen Sinus sagittalis superior. Die zwei wichtigsten kortikalen Venen sind die *Vena anastomotica superior* (Trolard), die in

Physiologie der Hirnzirkulation

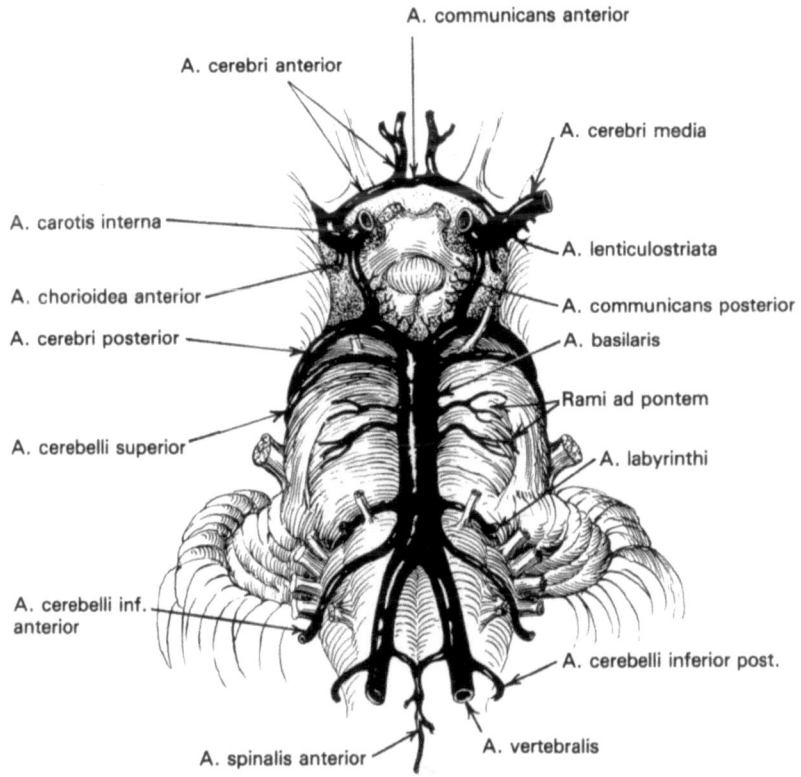

Abb. 1-46. *Circulus Willisii und Hauptarterien des Gehirns*

den Sinus sagittalis superior mündet und die *Vena anastomotica inferior* (Labbé), die in den Sinus transversus mündet. Der tiefe Venenabfluß erfolgt über die *Vv. cerebri internae*, die am Foramen interventriculare durch Zusammenfluß von drei Venen entstehen und die ihren Zufluß unter anderem auch aus der *Vena basalis* (Rosenthal) erhalten. Aus der Vereinigung der beiden Vv. cerebri internae entsteht die *V. cerebri magna* (Galeni), eine kurze, in der Mittellinie verlaufende Vene, die direkt in den Sinus rectus einmündet.

In der Falx cerebri verläuft der *Sinus sagittalis superior* und im unteren Falxrand der *Sinus sagittalis inferior*. Der *Sinus rectus*, aus dem Zusammenfluß der V. cerebri magna und dem Sinus sagittalis inferior entstanden, vereinigt sich mit dem Sinus sagittalis superior zum *Confluens sinuum*.

Der *Sinus transversus* führt Blut aus dem Sinus sagittalis superior und dem Sinus rectus zu den Vv. jugulares internae. Der basal gelegene *Sinus cavernosus* erhält Blut aus der V. cerebri media. Seine Hauptabflußwege sind über den Sinus petrosus superior und inferior in die V. jugularis interna. Der Sinus cavernosus ist über die Mittellinie durch zwei *Sinus intercavernosi* der Quere nach verbunden, von denen der eine vor und der andere hinter der Hypophyse liegt und die dadurch einen *Venenring* um die Hypophyse bilden. Die A. carotis interna und der N. abducens werden vom Sinus cavernosus eingeschlossen. Bei Aneurysmen der Carotis interna im Bereich des Sinus cavernosus tritt ein charakteristisches klinisches Bild mit pulsierendem Exophthalmus und Augenmuskelparesen auf. *Venae emissariae* verbinden extrakranielle Venen mit den Venensinus.

Physiologie der Hirnzirkulation

Der lebenswichtige Sauerstoffbedarf des Hirngewebes wird aus Untersuchungen deutlich, bei denen sich bei der Katze schwere, dauernde Cortexschädigungen nach Unterbrechung der

Hirnzirkulation für drei Minuten zeigten. Der Anteil des Hirnmetabolismus am Gesamtsauerstoffverbrauch beträgt ungefähr 15%. Der Sauerstoff wird in erster Linie der Glucoseoxydation zugeführt, weil der Kohlenhydratmetabolismus die Hauptenergiequelle des Gehirns darstellt und der Protein- und Fettstoffwechsel kaum zur Energiegewinnung im Gehirn beitragen.

Die Umsatzgeschwindigkeit von Sauerstoff wird bis zu einem gewissen Grad vom Angebot an energiereichen Phosphaten kontrolliert, die aus der Glucoseverwertung entstehen. Beim Menschen enthält das Gehirn zu jedem Zeitpunkt ungefähr 7 ml Gesamtsauerstoff, eine Menge, die bei normalem Umsatz etwa für 10 sec ausreicht. Es ist deshalb nicht überraschend, daß die Überlebenszeit des Hirngewebes bei Asphyxie sehr kurz ist.

Die Sauerstoffzufuhr wird über den Hirnkreislauf aufrechterhalten. Oberhalb eines arteriellen Mitteldruckes von 70 mm Hg ist die Hirndurchblutung durch Autoregulation unabhängig von Blutdruckveränderungen. Es gibt eine myogene, eine metabolische und eine neurogene Theorie, die die Änderung des Gefäßwiderstandes bei Blutdruckschwankungen zu erklären versuchen. Unter pathologischen Bedingungen oder durch pharmakologische oder nervöse Reizung kann es zur Aufhebung der Autoregulation kommen. Man nimmt an, daß unter normalen Umständen jede Carotis interna die ipsilaterale Großhirnhemisphäre versorgt, während die A. basilaris Blut für die hintere Schädelgrube zuführt. Der Circulus Willisii wirkt bei Verschluß einer Hauptarterie als Anastomose. Der Verschluß einer A. carotis interna kann über Kollateralen aus der kontralateralen Carotis, dem vertebrobasilären System und aus der A. carotis externa kompensiert werden.

Unmittelbar nach der Ligatur einer A. carotis interna wird keine signifikante Änderung im EEG registriert, vorausgesetzt, daß der Blutdruck im Körperkreislauf aufrechterhalten wird. Der Hirnkreislauf wird durch verschiedene Methoden untersucht, zu denen die Dopplersonographie, die cerebrale Angiographie, die Xenonclearance, die Stickoxydulmethode, die Hirnszintigraphie, die Ableitung von Gefäßpulsationen im elektronischen Sector-Scan, die Ophthalmodynamometrie, die Bestimmung des Sauerstoffunterschiedes zwischen V. jugularis interna und A. carotis interna, thermoelektrische Untersuchungen am freigelegten Hirngewebe und die Bestimmung von Liquorveränderungen nach Kompression beider Vv. jugulares internae gehören. Die Stickoxydulmethode nach Kety und Schmidt basiert auf dem FICKschen Prinzip. Dabei wird die arterielle und venöse Konzentration im Gehirn bestimmt und daraus die aufgenommene Sauerstoffmenge errechnet. Die Stickoxydulmethode hat jedoch ihre Grenzen. Lokale oder kurzzeitige Änderungen im Blutfluß oder in der Sauerstoffaufnahme werden nicht erkannt, da die Methode den gesamten Blutfluß und den Gesamtsauerstoffverbrauch bestimmt. Untersuchungsmethoden zur Messung regionaler Hirndurchblutung zeigen, daß die Durchblutung der weißen Substanz geringer ist als die der grauen Substanz.

Farbverdünnungsmethoden mit Injektion von radioaktiven Substanzen in die Carotis interna beiderseits in Verbindung mit Blutkontrollen aus beiden Bulbi jugulares wurden ebenfalls eingeführt. Bei normalen Kontrollpersonen ergab diese Methode einen Blutfluß von 750 ml/min bei einer mittleren Zirkulationszeit von 8 sec von der Carotis interna zum Bulbus jugularis.

Die Verwendung von elektromagnetischen Flowmetern ermöglicht eine selektive Durchblutungsbestimmung über eine bestimmte Arterie. Die Durchblutungsmengen über die verschiedenen Zweige des Carotidensystems können durch Untersuchungen an freigelegten Halsgefäßen errechnet werden. Die dadurch erhaltenen Werte stehen in Einklang mit den durch die Stickoxydulmethode erhaltenen Werten. Das Minutenvolumen über die Carotis communis liegt mit dieser Methode bei etwa 500 ml/min, wobei ungefähr 350 ml in der Carotis interna und 150 ml in der Carotis externa fließen.

Nach Ergebnissen der Stickoxydulmethode beträgt der Blutfluß bei jungen gesunden Männern 54 ml/100 g Hirngewicht pro Minute. Bei einem mittleren Hirngewicht ergibt sich daraus ein Blutfluß von 740 ml/min. Vom Gehirn werden ungefähr 3,3 ml Sauerstoff/100 g/min aufgenommen. Daraus ergibt sich ein Sauerstoffverbrauch von 46 ml Sauerstoff/min. Im Alter sind sowohl die Durchblutung als auch der Sauerstoffverbrauch um bis zu 30% niedriger als bei jungen Erwachsenen.

Man nimmt an, daß im Schlaf die Durchblutung des Gehirns vergrößert ist, jedoch die Sauerstoffaufnahme unverändert ist. Beträchtlich höhere Werte wurden bei normalen Kindern gemessen: Durchblutung. 104 ml/100 g Hirngewebe/min und ein Sauerstoffverbrauch von

Physiologie der Hirnzirkulation

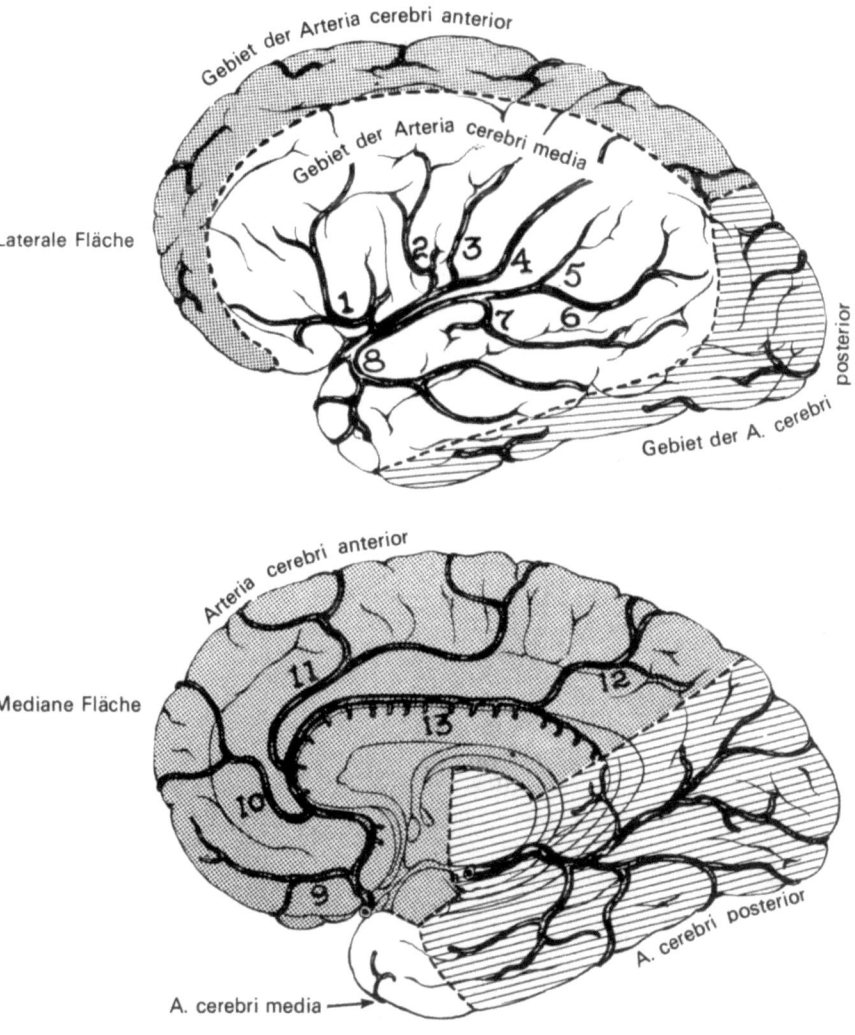

Abb. 1-47. *Schema der arteriellen Versorgungsgebiete der Großhirnrinde.* (Nach Bailey: Intracranial Tumors, 2nd ed. Thomas, 1948)
1. A. orbitofrontalis
2. A. praerolandica
3. A. rolandica
4. A. parietalis anterior
5. A. parietalis posterior
6. A. gyri angularis
7. A. temporalis anterior
8. A. orbitalis
9. A. frontopolaris
10. A. callosomarginalis
11. A. frontalis interna posterior
12. A. pericallosa

5,1 ml/100 g/min. Untersuchungen mit fortlaufender quantitativer Bestimmung regionaler Änderungen des kortikalen pH, der Sauerstoff- und CO_2-Spannung, des kortikalen Blutflusses, der alveolären O_2- und CO_2-Konzentration und der arteriellen Sauerstoffsättigung zeigten, daß ein regional erhöhter Metabolismus zu einem erhöhten lokalen Blutfluß führt, da die Sauerstoffspannung erniedrigt und die CO_2-Spannung erhöht wird. Ist der zerebrale Stoffwechsel vermindert, sinkt die Sauerstoffverwertung und damit auch die CO_2-Produktion. Eine schwere Ischämie oder Anoxie führen zu einem Erliegen des Stoffwechsels mit Verminderung von CO_2- und O_2-Umsatz vor dem drohenden Infarkt. In diesem Stadium sind die Verände-

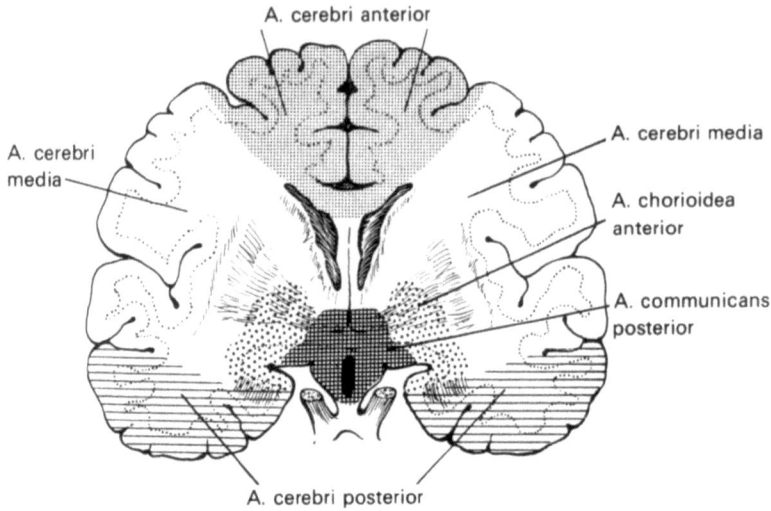

Abb. 1–48. *Frontalschnitt durch das Gehirn in Höhe der Commissura anterior zur Darstellung der wichtigsten arteriellen Versorgungsgebiete*

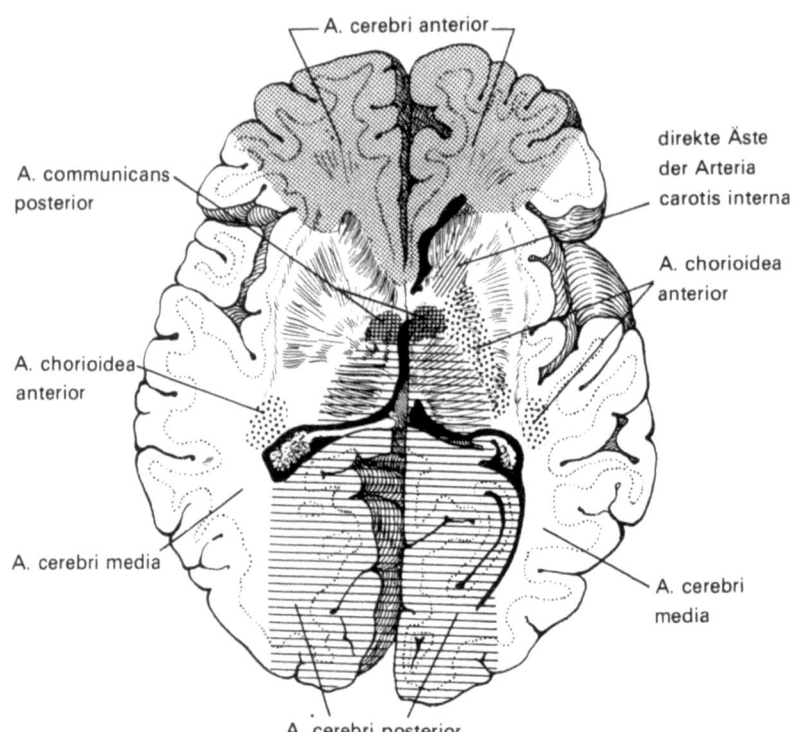

Abb. 1–49. *Horizontalschnitte durch das Gehirn auf zwei Ebenen zur Darstellung der arteriellen Versorgungsgebiete*

Physiologie der Hirnzirkulation

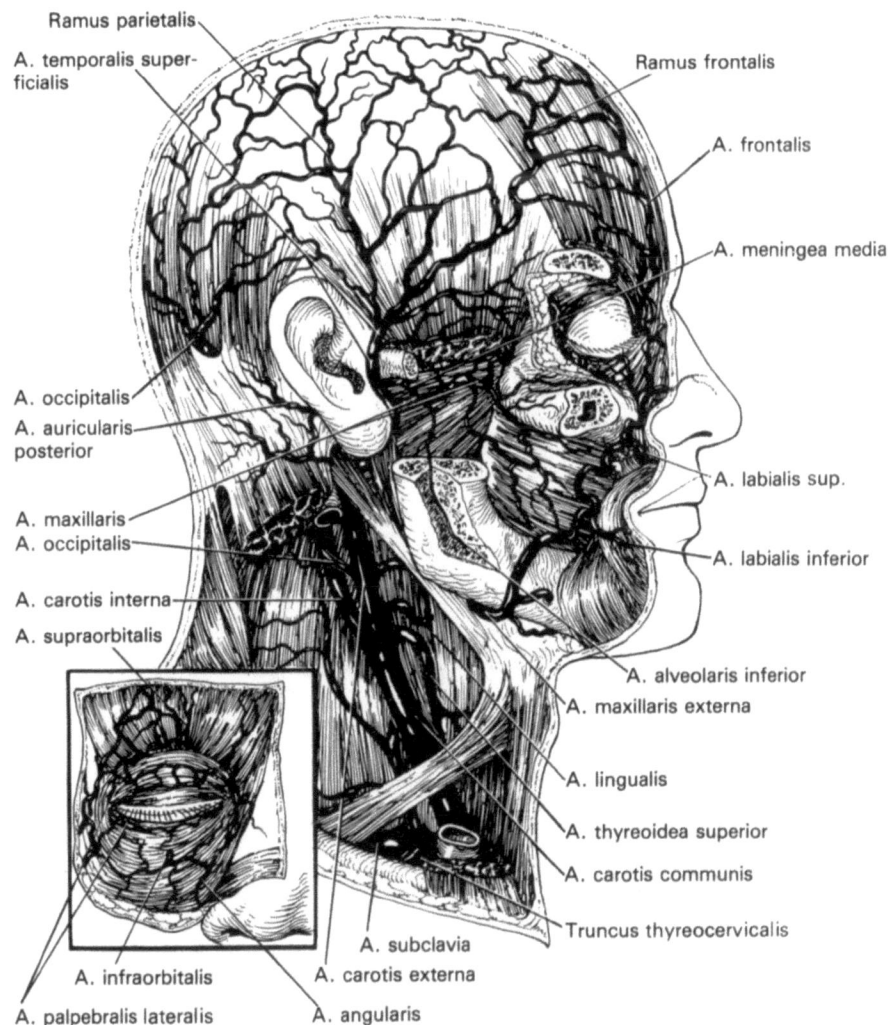

Abb. 1-50. *Die Hauptarterien des Kopfes und des Halses*

rungen — sofern die schwere Anoxie nicht andauert — reversibel. Geringere Ischämie führt zu einer Verringerung des Stoffwechsels über längere Zeiträume und zu reversiblen Veränderungen, wenn eine normale Hirndurchblutung und eine normale Sauerstoffversorgung wieder hergestellt wird.

Zu den verschiedenen Faktoren, die den Hirnkreislauf beeinflussen, gehören:

1. Arteriovenöse Blutdruckdifferenz. Homöostatische Mechanismen wie etwa der Carotissinusreflex und die zentrale Kontrolle des peripheren Gefäßtonus halten einen normalen arteriellen Blutdruck aufrecht. Ein mittlerer arterieller Blutdruck von etwa 70 mm Hg stellt eine kritische Grenze dar. Unter dieser Größe kommt es zu ausgeprägten Durchblutungsstörungen im Gehirn. Beispiele für eine gestörte Hirnzirkulation auf dieser Grundlage sind: das Carotissinus-Syndrom, Kreislaufschock bei ausgedehnten Operationen und eine orthostatische Hypotonie. Oberhalb dieser kritischen Schwelle bleibt die Hirndurchblutung durch die Autoregulation gleich.

2. Zerebrovaskulärer Strömungswiderstand. Der Strömungswiderstand kann im Gehirn durch

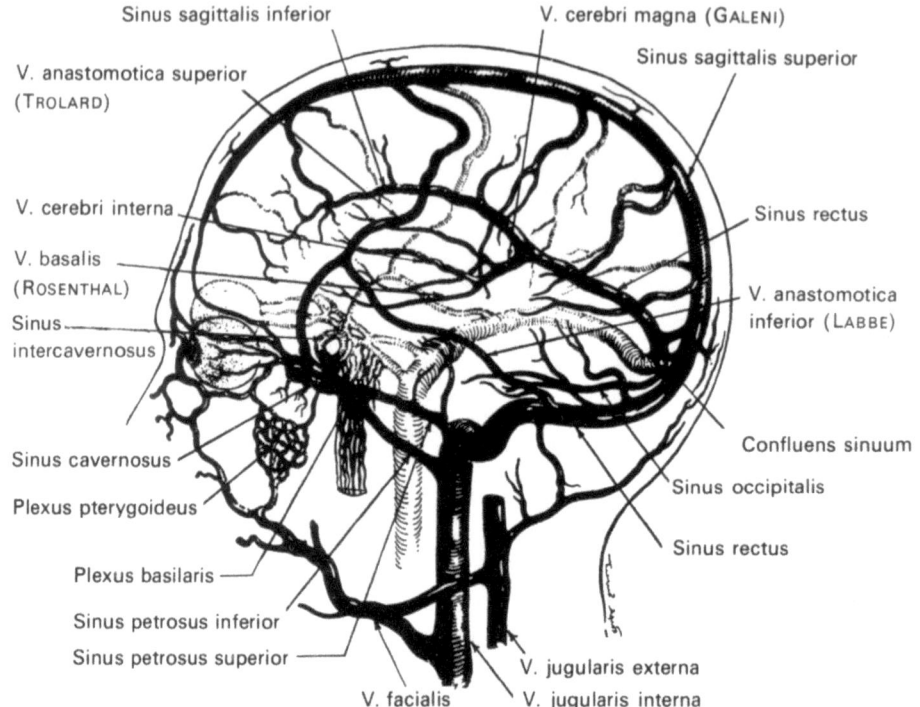

Abb. 1-51. *Der venöse Abfluß des Gehirns (halbschematisch).* (Nach Shenkin et al.: Arch. Neurol. Psychiat. 60:245, 1948)

folgende Faktoren beeinflußt werden: *(a) intrakranieller Liquordruck.* Zu einer Erhöhung des Strömungswiderstandes kommt es bei einem erhöhten Liquordruck. Erst ein Liquordruck von über 500 mm H_2O führt jedoch zu einer mäßigen bis schweren Durchblutungsstörung im Gehirn. *(b) Blutviskosität.* Bei Polyzythämie kann es zu einer Durchblutungsminderung von über 50% durch die erhöhte Blutviskosität kommen, wogegen ein signifikanter Anstieg der Zirkulation bei schweren Anämien zu finden ist. Eine Viskositätsminderung durch Infusion von niedermolekularen Dextranen (Rheomakrodex) ist Grundlage der Therapie von ischämischen

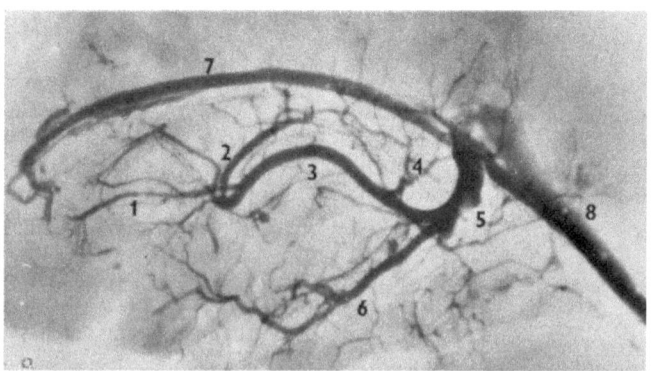

Abb. 1-52. *Tiefe Hirnvenen (Autopsiematerial — seitliche Ansicht). 1* Vena septi pellucidi. *2* Vena thalamostriata. *3* Vena cerebri interna. *4* Vena cornu posterioris. *5* Vena cerebri magna (Galeni). *6* Vena basalis (Rosenthali). *7* Sinus sagittalis inferior. *8* Sinus rectus. (Nach Johanson: Acta Radiol. Suppl. 107:54, 1954)

Physiologie der Hirnzirkulation

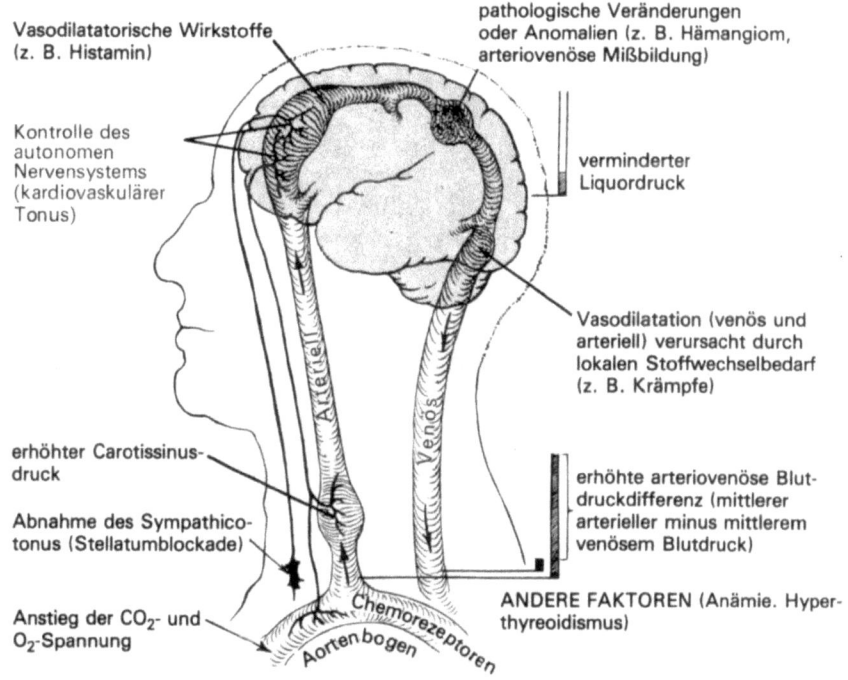

Abb. 1-53. *Faktoren, die eine Zunahme der Hirndurchblutung bewirken*

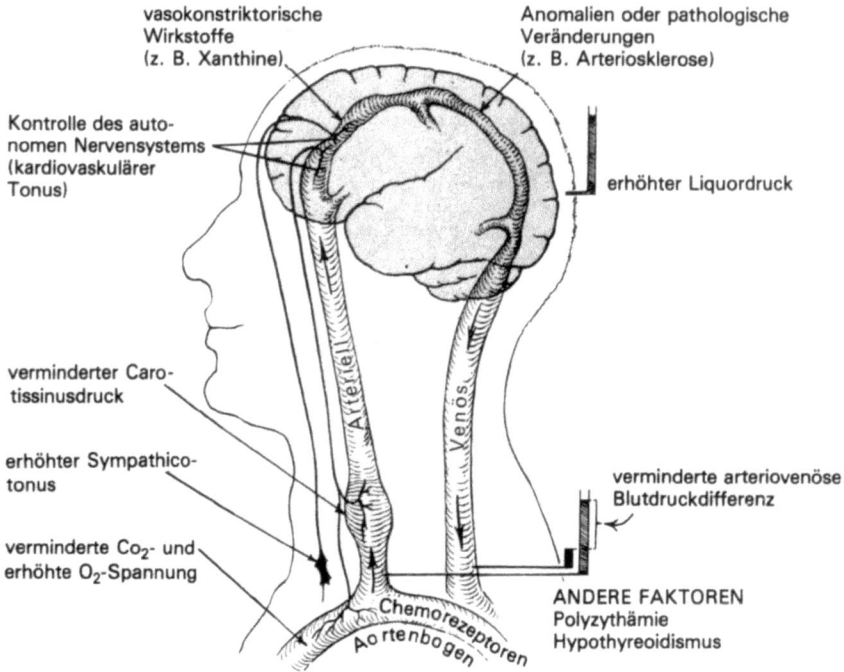

Abb. 1-54. *Faktoren, die eine Abnahme der Hirndurchblutung bewirken.* (Nach Zeichnungen im: Pfizer Spectrum)

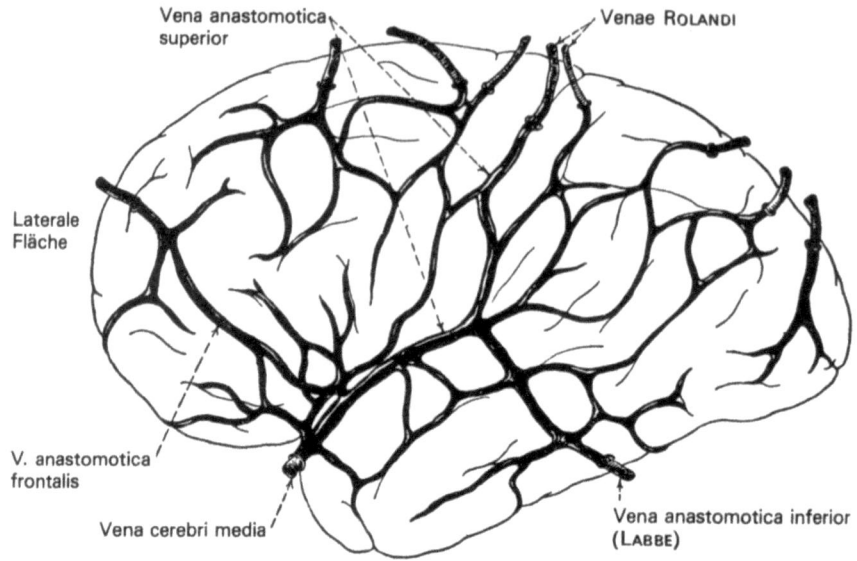

Abb. 1-55. *Schema des venösen Abflusses der Hirnrinde.* (Nach Bailey: Intracranial Tumors, 2nd ed. Thomas, 1948)

Insulten. *(c) Zustand der Hirngefäße – besonders der Arteriolen:* Stellatumblockaden führen beim Menschen zu keiner eindeutigen Beeinflussung der zerebralen Zirkulation. Der Gefäßtonus ist von der CO_2-Spannung des arteriellen Blutes, ebenso wie vom Ausmaß der Hypoxämie, dem Alter und dem pH abhängig.

Deutliche Veränderungen des Durchblutungsvolumens können jedoch ohne größere Veränderungen der Sauerstoffaufnahme vorkommen, wie bei Hyperventilation, Hirngefäßangiomen und bei der Beatmung mit 10%igem Sauerstoff. Andererseits können signifikante Änderungen des Sauerstoffverbrauchs ohne größere Änderungen des Durchblutungsvolumens einhergehen.

Die regionale Hirndurchblutung wurde an freigelegten Hirnarealen nach intraarterieller Injektion von radioaktivem ^{85}Kr als Clearance bestimmt. Relativ einfache Bestimmung des lokalen Hirndurchblutungsvolumens über dem intakten Schädel wurde mit radioaktivem ^{133}Xe beschrieben.

Bei der Ophthalmodynamometrie wird mit Hilfe eines Ophthalmodynamometers ein variabler Druck auf die Sklera ausgeübt und dabei die retinale Durchblutung mittels eines Ophthalmoskops beobachtet. Bei diastolischem Druck pulsieren die retinalen Hauptarterien. Wird der Druck vergrößert, so kann der retinale arterielle systolische Druck durch Abblassen der Arterien bestimmt werden.

Die Bestimmung des retinalen Arteriendruckes in aufrechter und liegender Körperhaltung zeigt, daß die Mehrzahl der Patienten mit unilateraler Stenose oder Verschluß der Carotis interna eine Druckdifferenz über beiden Augen aufweist, die bei aufrechter Position deutlicher ist.

Fluoreszenzangiographie. Die Kreislaufzeit vom Arm zur Retina wird durch cubitale i.v.-Injektion von Fluorescein-Na bestimmt, das in der Retina durch ein Ophthalmoskop mit Blaufilter durch die grüngelbliche Fluorescenz erkannt wird. Die Kreislaufzeit beträgt bei Normalpersonen 8–18 sec, wobei die Differenz auf beiden Seiten gewöhnlich weniger als 0,5 sec beträgt. Kompression, Thrombose oder Ligatur einer Carotis interna führt zu einem verzögerten Auftreten der Fluoreszenz im ipsilateralen Auge.

Therapeutische Maßnahmen wurden beim Menschen mit Hilfe der Stickoxydulmethode überprüft. Inhalation von 5–7%igem CO_2 führt zu einer 75%igen Erhöhung der Hirndurchblutung bei jungen Erwachsenen. Bei älteren Patienten ergibt sich eine geringere, jedoch signifikante Erhöhung. 85–100%iger Sauerstoff führt zu einer mäßigen Konstriktion der Hirngefäße mit einer Durchblutungsabnahme von ca. 12%.

Papaverin und Histamin führen bei intravenöser Applikation zu einer Erweiterung der Hirngefäße, Xanthin, Koffein, Aminophyllin dagegen zu einer Vasokonstriktion. Hexamethonium und Tetraäthylammonium, die bei Hypertonie zu einer Normalisierung des Blutdrucks führen, erweitern gleichzeitig die Hirngefäße, so daß die Durchblutung unverändert bleibt.
Gasförmige Anaesthetika beeinflussen den Sauerstoffverbrauch im Gehirn. Untersuchungen mit ^{85}Kr anstelle von Stickoxydul zeigten, daß der Hirnstoffwechsel durch Anaesthesie auf 60 bis 75% der Normalwerte gesenkt wird. Die Verminderung des Hirnstoffwechsels scheint mit dem Löslichkeitskoeffizient der gasförmigen Anaesthetika korreliert zu sein.
Bei Blutdruckabfall, Mikroembolien, Anämie oder erhöhter Blutviskosität (Polyzythämie) kann es zu einer rezidivierenden hämodynamischen Unterversorgung im Gebiet einer stenosierten oder verschlossenen Hirnarterie kommen. Nach Denny-Brown tritt eine Minderdurchblutung durch wiederholte Embolisierung von Plättchenthromben auf, die sich in geschädigten Gefäßen bilden.
Bei Läsionen im Endothel, lokalisierten Viskositätserhöhungen, Erythrämie und Hyperproteinämie kommt es zu einer lokalen Aggregation, Segmentation und Stase der roten Blutkörperchen. Intravenöse Injektion von hochmolekularen Substanzen führt ebenfalls zu einer Aggregation der Erythrozyten in den kleinen Piagefäßen, besonders in ischämischen Gebieten, wo Segmentation und Stase dann zu einem Infarkt führen. Diese Veränderungen scheinen unabhängig vom Gerinnungsstatus zu sein.

Blut-Hirn-Schranke

Die *Blut-Hirn-Schranke* sorgt für eine konstante Elektrolytzusammensetzung des Hirngewebes und bildet die Voraussetzung für einen geregelten Hirnstoffwechsel und damit für eine normale Funktion. Sie verhindert den freien Durchtritt von vielen Stoffwechselprodukten ins Gehirn und schützt dadurch das Gehirn vor Schwankungen in der Blutzusammensetzung und vor toxischen Verbindungen. Störungen der Blut-Hirn-Schranke führen zu verschiedenen pathologischen Funktionsweisen des Gehirns. Während des Hirnreifungsvorganges ändert sich die Permeabilität der Blut-Hirn-Schranke für bestimmte Substanzen. So ist das Gehirn von Frühgeburten gut permeabel für Bilirubin. Bei diesen Kindern kommt es daher bei erhöhtem Serumbilirubingehalt zu einem Kernikterus, der sich jedoch bei Erwachsenen mit ähnlich hohen Bilirubinwerten nicht ausbildet. Trypanblau (ein Azofarbstoff) und Ferricyanid können bei sehr jungen Versuchstieren nach i. v. Injektion ins Gehirn übertreten, nicht jedoch bei erwachsenen Labortieren. Radioaktiver Phosphor (^{32}P) tritt leichter und in größeren Mengen ins Gehirn von Neugeborenen und von jungen Versuchstieren über.
Verglichen mit anderen Organen ist die Aufnahmegeschwindigkeit von Farbstoffen, Anionen und Kationen aus dem zirkulierenden Blut in das intakte ZNS des Erwachsenen gering. Das gilt für anorganische Substanzen (Natrium, Kalium usw.) und für organische Substanzen (z. B. Glutaminsäure). Gase, fettlösliche Verbindungen und Glucose werden relativ rasch aufgenommen.
Eine Veränderung der Blut-Hirn-Schranke läßt sich experimentell auslösen. Nach wiederholten Elektroschocks kommt es bei Ratten und Katzen zu einer erhöhten zerebrovaskulären Permeabilität, die bei anaesthesierten Tieren nicht gesehen wird. Wasserintoxikation bei Katzen führt zu einer verminderten Reaktionsfähigkeit und einer gestörten Reflexaktivität. Dabei treten bei 25% der Tiere Krampfanfälle auf. Die Wasserintoxikation ist dabei eine direkte Folge der erniedrigten Serumosmolarität und nicht so sehr der verminderten Natrium- und Chloridkonzentration, da nach Mannitol- oder Harnstoff-Infusion eine Erholung beobachtet wird, obwohl es dadurch zu einer weiteren Senkung der Serumnatrium- und -chloridkonzentration kommt.
Elektronenmikroskopische Untersuchungen haben gezeigt, daß im erwachsenen ZNS Zellfortsätze und vaskuläre Elemente dicht gepackt liegen und wenig Platz für einen extrazellulären Raum lassen. Im ZNS sind die Kapillaren vollständig von Astrozyten und ihren Fortsätzen umscheidet, so daß es keinen eigentlichen perivaskulären Raum gibt. Beim Hirnödem kommt es zu einer raschen Zunahme der Hirnmasse. Elektronenmikroskopisch sieht man eine massive Schwellung der Gliafortsätze um die Kapillaren und eine Zunahme des Zytoplasmas. Dem Hirnödem liegt daher eine intrazelluläre Volumenzunahme — keine interstitielle — zugrunde. Das morphologische Substrat der Blut-Hirn-Schranke ist in den perivaskulären Astrozyten zu suchen.

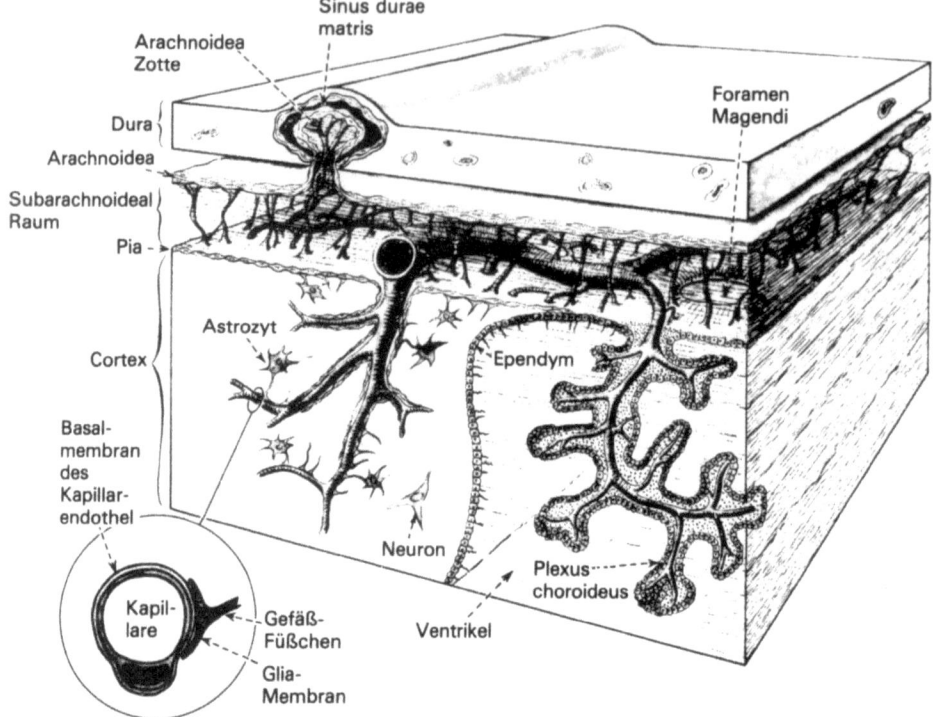

Abb. 1-56. *Schnitt durch Gehirn und Hirnhüllen.* Der Einschub zeigt die Barriere zwischen dem Blut in der Kapillare und dem Hirngewebe. (Nach Tschirgi, in Handbook of Physiology, edited by J. Field and H. W. Magoun. Washington: The American Physiological Society, 1960. Section 1, pp. 1865-1890)

Die mangelhaft entwickelte Glia im unreifen ZNS läßt sich mit der unvollständig ausgeprägten Blut-Hirn-Schranke des neugeborenen Tieres in Verbindung bringen. Die Blut-Hirn-Schranke ist bei Abschluß der Gliabildung voll funktionsfähig.

Zelluläre Neurochemie

Das Nervengewebe besteht zu einem hohen Prozentsatz (ca. 78%) aus Wasser.
Den Hauptanteil der Feststoffe bilden Proteine und Lipide, die in Form von Lipoproteinen und Liponucleoproteinen vorliegen.
Die Lipide des Nervengewebes sind — im Unterschied zu anderen Geweben — aus Glycerin, Sphingosin, Inosit, zusätzlichen Phosphat- und Hexosegruppen, Aminosäuren und aus Fettsäuren aufgebaut. Man unterscheidet Phophatide, Sphingomyeline, Cerebroside, Sulfatide und Ganglioside.

In der *Nissl-Substanz* des Zytoplasmas — einem Teil des granulierten endoplasmatischen Retikulums — findet sich die Hauptproduktionsstätte der Proteine mit den dafür wichtigen Enzymen. An den Membranen des endoplasmatischen Retikulums haften Granula, die Ribosomen. Sie enthalten den Hauptanteil der Ribonucleinsäuren (RNS) des Zytoplasmas. Die m-RNS verbindet mehrere Ribosomen zu Polyribosomen. Das Ablesen des genetischen Codes und die Verknüpfung der Aminosäuren zu Proteinen erfolgt an dieser Stelle.
Die Energie für diese synthetischen Leistungen stammt aus der Atmungskette, die in den Mitochondrien abläuft.
Die Kerne der Nervenzellen sind reich an Nukleinsäuren. Es gibt davon zwei Arten: die Ribonucleinsäure (RNS) und die Desoxyribonucleinsäure (DNS). Das ZNS enthält ungefähr zweimal soviel RNS wie DNS. Die DNS ist auf die Kerne der Nervenzellen und der Gliazellen beschränkt, wobei sich der Hauptanteil in den

Chromosomen befindet. Die RNS wird sowohl im Kern — hauptsächlich im Nukleolus — als auch im Zytoplasma gefunden. Die RNS kann histologisch durch die Orcin-Reaktion für Pentosen nachgewiesen werden, die DNS mittels der *Feulgen*schen Farbreaktion. Eine quantitative DNS-Bestimmung kann mit Hilfe der Ultraviolettspektrophotometrie durchgeführt werden. Das Absorptionsmaximum für Nukleinsäuren liegt bei 260 nm.

Histologische Untersuchungen des Nervengewebes erlauben den Nachweis von verschiedenen Pigmenten und Substanzen. *Melanin* ist ein tiefschwarzes Pigment, das in Nervenzellen der Substantia nigra, des Locus coeruleus und in cerebrospinalen und sympathischen Ganglienzellen sowie in den Chromatophorenzellen der Leptomeningen gefunden wird. Melanin findet sich gewöhnlich nicht bei Neugeborenen, erscheint jedoch gegen Ende des ersten Lebensjahres, nimmt bis zur Pubertät zu und bleibt dann mehr oder weniger konstant. Die Depigmentierung der Substantia nigra wird häufig beim postencephalitischen Parkinson-Syndrom gefunden.

Lipochrom oder *Lipofuscin*, ein gelbes Pigment, erscheint um das sechste Lebensjahr in den Nervenzellen der Spinalganglien, einige Jahre später im Rückenmark, und nach dem 20. Lebensjahr auch in den kortikalen Zellen des Großhirns. Der Lipofuscingehalt nimmt mit höherem Alter zu und tritt im Senium deutlich in Erscheinung. Es findet sich tröpfchenförmig um den Nervenzellkern, färbt sich mit Osmiumsäure und Sudan III stark an und ist in den gewöhnlichen Fettlösungsmitteln nicht löslich.

Hämoglobinderivate werden zuweilen im ZNS gefunden. Gelbbraune Körnchen von *Hämosiderin*, einem eisenhaltigen Pigment, treten nach Blutungen und bei Hämochromatose auf. *Hämofuscin*, eine eisenfreie hellgelbe, körnige Substanz, wird in großen Mengen bei der Hämochromatose abgelagert. *Hämatoidin*, ein Abbauprodukt des Häms, ist eine Vorstufe für das grüne Pigment Biliverdin, das die weiße Substanz um einen hämorrhagischen Herd grünlich verfärbt.

Verkalkungen finden sich normalerweise in der Epiphyse von Erwachsenen. Kleine Körner oder größere Ansammlungen von Calciumphosphat und Calciumcarbonat sind gewöhnlich Ausdruck eines pathologischen Prozesses im ZNS. Verkalkungen innerhalb der Hirnrinde kommen beim Sturge-Weber-Syndrom vor. Bei einigen Hirntumoren wie Meningeomen, Oligodendrogliomen und Craniopharyngiomen finden sich ebenfalls Verkalkungen.

Eisenverbindungen werden normalerweise im Globus pallidus und im Nucleus ruber beobachtet. Ein Teil des Eisens im Gehirn wird durch Ferritin gebildet, einem kristallisierbaren Protein, das 23% Eisen enthält. Das Gewebseisen des Gehirns stammt aus dem Eisenmetabolismus, obwohl es auch von Blutextravasaten herrühren kann.

Hirnstoffwechsel

Embryonales Gehirn

Der embryonale Hirnstoffwechsel ist durch seine große Syntheseleistung für Proteine und Lipide, die zum Wachstum notwendig gebraucht werden, charakterisiert. Oxydative Mechanismen sind noch wenig ausgebildet, jedoch kann das Gehirn Kohlenhydrate sehr gut durch Glycolyse verwerten. Während der fetalen Periode wird der oxydative Glucoseabbau leistungsfähiger und breitet sich zunehmend von niedrigen zu höheren Zentren aus, ein Prozeß, der sich nach der Geburt noch fortsetzt. Im Laufe der Entwicklung finden verschiedene aufeinanderfolgende Aktivitätsänderungen der einzelnen Enzyme statt, wobei neue Enzyme gebildet werden, an Aktivität zunehmen und dann wiederum an Aktivität abnehmen.

Zu den wichtigsten Untersuchungen, die die Hirnfunktion mit Enzymaktivitäten korrelieren, gehören die Ergebnisse von Flexner an Meerschweinchen. Während der frühen fetalen Phase enthält der Cortex des Meerschweinchens niedrige gleichbleibende Konzentrationen von Enzymen der Atmungskette, Cytochrom C, Succinyldehydrogenase und Adenylpyrophosphatase. Die Konzentrationen dieser Enzyme steigen zur Zeit der morphologischen Differenzierung und dem Beginn der elektrischen Aktivität in den Nervenzellen steil an. Die Erwachsenenkonzentration wird ungefähr um die Geburt erreicht. Eine ähnlich enge Beziehung zwischen Hirnentwicklung und der Enzymkonzentration von Cholinesterase und Carboanhydrase wurde bei anderen Vertebraten gefunden.

Weitere Erkenntnisse auf dem Gebiet des embryonalen Hirnstoffwechsels wurden durch die Untersuchungen von Hicks und Mitarbeitern erzielt, die bei kleinen Labortieren Hirnfehlentwicklungen induzierten. Während der Entwicklung ändert sich die Reaktion der Zellen gegenüber Noxen. Der Rattenembryo ist im allgemeinen ziemlich resistent gegenüber Anoxie und Hypoglykämie, ein Eingriff in den Nukleinsäuremetabolismus der primitiven sich differenzierenden Zellen führt jedoch zu ihrer Degeneration. Im späten fetalen und im neonatalen Alter bleibt die Resistenz gegenüber Hypoxie erhalten, dafür hat in dieser Phase ein Eingriff an bestimmten Stellen des Glukosemetabolismus schwerwiegende Konsequenzen.

In diesem Stadium ist das Gehirn in der Lage, die Glucose entweder aerob oder anaerob über längere Zeiten zu verwerten. Die Fähigkeit für den anaeroben Abbau verschwindet ungefähr in der zweiten oder dritten Woche, wenn die embryonalen Zellen ihre endgültige Differenzierung erreicht haben. Das Gehirn wird dann abhängig von einer konstanten Zufuhr von Glucose und Sauerstoff, wobei Teile des Hirnstamms und des Mittelhirns gegen Hypoxie und Hypoglykämie unempfindlicher sind als andere Regionen.

Einige Pharmaka können zu ähnlichen Schädigungen im Cortex und im Striatum führen.

Radioaktive Strahlen schädigen nicht ausdifferenzierte Zellen in der vulnerablen Phase der erhöhten Nukleinsäuren- und Proteinsynthese, während ausdifferenzierte Neurone relativ strahlenresistent sind. Durch radioaktive Strahlen entstehen im wässrigen Milieu oxydierende Verbindungen, welche die Enzyme mit Sulfhydrylgruppen angreifen. Diese Enzyme spielen wahrscheinlich während der frühen Phase der Zelldifferenzierung eine wichtige Rolle. Chemische Substanzen, die mit Sulfhydrylgruppen reagieren (Stickstofflost), oder gewisse Schritte im Nukleinsäurestoffwechsel stören (Aminopterin und einige Corticosteroide) können ähnliche Symptome hervorrufen.

Reifes Gehirn

Die Syntheseleistung für Proteine und Lipide ist im reifen Gehirn — im Gegensatz zum embryonalen — deutlich reduziert. Die Abhängigkeit von Kohlenhydraten als Hauptenergieträger bleibt bestehen. Das Gehirn hat einen hohen Sauerstoffverbrauch mit den höchsten Umsatzraten im Cortex und im Kleinhirn. Der hohe Energiebedarf der meisten Hirnregionen wird durch Ionentransport, Acetylcholinsynthese und den Metabolismus der Glutaminsäure bestimmt.

Kohlenhydrate in Form von Glukose sind die wichtigste Energiequelle für das ZNS. Glukose ist ein wichtiger Baustein für Aminosäuren und Fettsäuren. Bei ihrem Abbau entsteht CO_2, welches an der pH-Regulation beteiligt ist. Der Kohlenhydratstoffwechsel des Nervengewebes ist dem im Muskel ähnlich. Milchsäure und Brenztraubensäure treten unter anaeroben Bedingungen auf. Sie werden nur langsam abgebaut. Der respiratorische Quotient des Nervengewebes ist 1,0, wodurch gezeigt ist, daß das ZNS fast ausschließlich Kohlenhydrate verwertet, indem es den Zucker mit Sauerstoff verbrennt und Energie über die energiereichen Phosphate bereitstellt. Es werden nur geringe Mengen von Glykogen im Nervengewebe gespeichert, ausgenommen Glykogenspeicherkrankheiten (Kap. 30, S. 350), bei denen es zu pathologischen Glykogenablagerungen im Gehirn kommt.

Es gibt keinen Anhalt dafür, daß hohe Blutzuckerspiegel das Nervengewebe direkt beeinflussen. Die Auswirkungen eines niedrigen Blutglukosespiegels sind jedoch sicher. Eine längere Hypoglykämie führt zu einer allgemeinen Verminderung des Hirnstoffwechsels. Die Patienten zeigen Verwirrtheit, Erregung, Automatismen, Eintrübung, Ataxie, Koordinationsstörungen, Dysarthrie und Doppelbilder. Als Vorpostensymptome treten Schweißausbruch und Heißhunger auf. Bei einigen Patienten kommt es rasch zum Coma und zu Krampfanfällen.

Ein ständiger Sauerstoffnachschub ist für die normale Hirnfunktion lebensnotwendig. Die wichtigste Substanz im Gehirn bei den Oxydationsvorgängen ist wahrscheinlich die Cytochromoxydase. Der Hauptanteil an Energie stammt aus dem oxidativen Abbau von Glukose. Zwei Enzyme sind für den Abbau der Glukose im Gehirn von größerer Bedeutung: (1) die Hexokinase, die den Glukoseabbau einleitet und (2) die Triosephosphatdehydrogenase, die die Geschwindigkeit der Energiegewinnung aus Glucose-6-phosphat kontrolliert.

Glutamat, Aspartat, γ-Aminobuttersäure (GABA) und Glutamin stellen ca. 70% des *Aminosäurestickstoffs*. Diese Substanzen werden normalerweise durch Transaminasen im Gehirn aus α-Ketoglutarat und Oxalacetat gebildet, die beim Glukoseabbau entstehen. Weitere enzymatische Reaktionen mit Glutamat führen zu Glutamin (bei Anwesenheit von Adenosintriphosphat) oder γ-Aminobuttersäure.

Glutamin kann vom Blut leicht ins Gehirn übertreten und spielt bei der Peptidsynthese oder als Vehikel für den Ammoniaktransport eine Rolle.

Aminosäuren werden vom Hirngewebe in vitro aufgenommen wie mit Hilfe von radioaktiven Verbindungen nachgewiesen wurde. Ein freier Übertritt von Aminosäuren ins Gehirn wird jedoch häufig durch die Blut-Hirn-Schranke in vivo verhindert.

L-Glutaminsäure und L-Asparaginsäure wirken exzitatorisch auf die postsynaptische Membran vieler Neurone. γ-Aminobuttersäure und Glycin wirken wie hemmende Transmitterstoffe im Cortex, Hirnstamm und im Rückenmark.

Serotonin (5-Hydroxytryptamin) stellt eines der wichtigsten biogenen Amine des Körpers dar, ähnlich in dieser Hinsicht dem Histamin, dem Adrenalin und dem Noradrenalin. Es wird in hohen Konzentrationen im Hypothalamus, im Mittelhirn, im Nucleus caudatus und in den Rhaphekernen gefunden. Die Synthese erfolgt aus der Aminosäure Tryptophan und der Abbau durch Desaminierung zu 5-Hydroxyindolessigsäure (5-HIAA). Diese Substanz hat vasokonstriktorische und vasopressorische Effekte und findet sich im Gastrointestinaltrakt und in den Thrombozyten der Säugetiere. Die Rhaphekerne im Hirnstamm enthalten größere Mengen von Serotonin. Ausschaltungsversuche in diesem Gebiet führen zu einem dauernden Wachzustand, ebenso wie Pharmaka, die die Serotonin-Synthese blockieren (PCPA = Para-chlorphenyl-alanin).

Einige Pharmaka wie Reserpin führen zu einer Freisetzung von Serotonin im Gehirn. Das Lysergsäurediäthylamid (LSD) ist eine dem Serotonin verwandte Substanz, die in geringen Dosen schizophrenieähnliche psychotische Symptome auslöst.

Das Gewebsenzym Monoaminooxydase (MAO) greift in den Serotoninmetabolismus ein und ist für die Umwandlung zu 5-HIAA verantwortlich. Iproniazid und Phenelzin führen als MAO-Hemmer zu einer Zunahme der Serotoninspeicher, während Reserpin die Serotoninspeicher entleert. In Säugetiergeweben wurde ein methylierendes Enzym gefunden, das an den Aminstickstoff von Tryptamin und Serotonin Methylgruppen anhängt. Eine Anzahl von pflanzlichen Indolverbindungen, die man als Halluzinogene bezeichnet, führen zu Depersonalisationssymptomen, zu Verkennungen und Halluzinationen. Abweichungen im Indolstoffwechsel wurden bei Schizophrenie beschrieben und einige Untersucher glauben, daß im Hirngewebe Indol-Hallucinogene gebildet werden können. Wenn Serotonin in frisch geschlüpfte Kücken mit unvollständig entwickelter Blut-Hirn-Schranke injiziert wird, führt es zu Ataxie, vermindertem Muskeltonus, herabgesetzter motorischer Aktivität und zu Stupor. Nach hohen Dosen wurden 14/sec und 6/sec positive Spike-Potentiale im EEG beobachtet. Bei genügend hohen Dosen kommt es zu klonischen Krämpfen, die zum Tode führen.

GABA (γ-Aminobuttersäure) findet sich in relativ großen Mengen in der grauen Substanz des Gehirns und ist wahrscheinlich ein inhibitorischer Überträgerstoff zwischen Purkinjezellen und Kleinhirnkernen und dem Deiterschen Kern. Ein weiterer inhibitorischer Überträgerstoff auf spinaler Ebene ist das Glycin.

Die Katecholamine — Noradrenalin, Adrenalin und Dopamin — werden durch Hydroxylierung und Decarboxylierung der essentiellen Aminosäure Phenylalanin gebildet. Das Enzym, das die Umwandlung von Noradrenalin in Adrenalin katalysiert, wird in hohen Konzentrationen nur im Nebennierenmark gefunden. In den Nervenendigungen im ZNS findet sich daher fast ausschließlich Noradrenalin, das in Vesikeln gespeichert ist. Es wird durch Nervenimpulse in den synaptischen Spalt freigesetzt. Nach der Reaktion mit dem Rezeptor wird der größte Teil in die präsynaptischen Vesikel rückgespeichert (re-uptake). Der Rest wird durch die Catechol-O-Methyltransferase (COMT) und die MAO abgebaut. Dopamin ist die unmittelbare Vorstufe von Noradrenalin und seine Verteilung im Gehirn ähnelt der des Noradrenalins. Es findet sich jedoch eine sehr hohe Konzentration von Dopamin und nur eine geringe Konzentration von Noradrenalin im Nucleus caudatus und im Putamen. Dopamin wird wie Noradrenalin durch die COMT und MAO inaktiviert. Beim Morbus Parkinson ist der Dopamingehalt des Caudatum und des Putamen stark reduziert. Dies kann mit der sekundären Degeneration von Nervenzellendigungen aus der Substantia nigra in Zusammenhang gebracht werden.

L-Dopa, eine Vorstufe des Dopamins, die die Blut-Hirn-Schranke durchdringt, führt zu einer Erhöhung des Dopamingehaltes in den Basalganglien und wird heute bei der Therapie des Parkinsonismus verwendet.

Embryologie des Gehirns

Frühe Differenzierung

Eine verdickte Platte des Ektoderms, die *Neuralplatte*, entwickelt sich entlang der dorsalen Mittellinie des Embryos und wird durch Invagi-

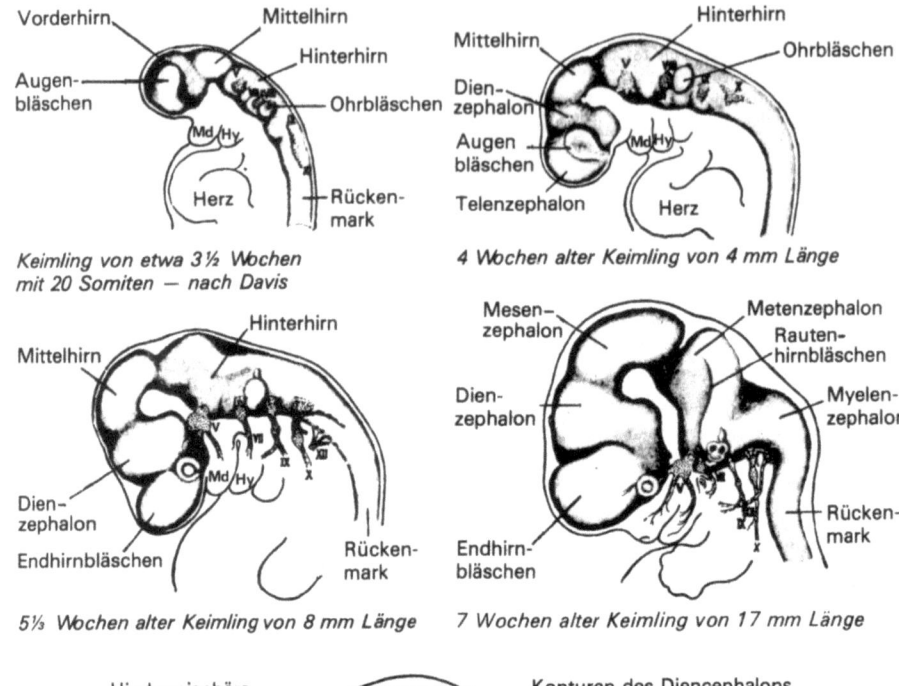

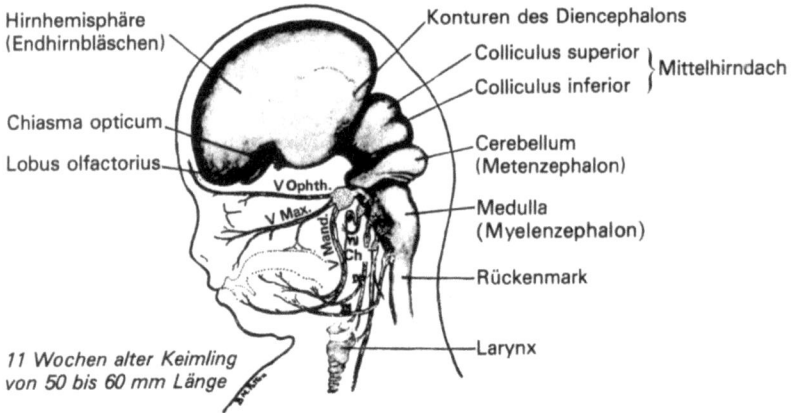

Abb. 1-57. *Fünf Stadien der frühen Entwicklung von Gehirn und Hirnnerven.* (Verschiedene Quellen, Zeichnungen von Streeter und Nachzeichnungen in der Carnegie Collection). Die abgebildeten Hirnnerven sind mit der entsprechenden römischen Ziffer versehen: *V* Trigeminus; *VII* Facialis; *VIII* Acusticus; *IX* Glossopharyngeus; *X* Vagus; *XI* Accessorius; *XII* Hypoglossus; *Ch T* Chorda tympani (Ast des VII. Hirnnerven); *Hy* Hyoidbogen; *Md* Mandibularbogen; *V Mand* N. mandibularis n. trigemini; *V Max* N. maxillaris; *V Ophth* N. ophthalmicus. (Nach Patten: Human Embryology, 2nd ed. Blakiston, 1953)

nation in ein Nervenrohr umgewandelt. Dieses *Neuralrohr* löst sich von der darüberliegenden Ektodermschicht und bildet im Laufe der weiteren Entwicklung das Rückenmark und das Gehirn. Das rostrale Ende des Neuralrohres, das später das Gehirn bildet, differenziert sich in drei primäre Hirnbläschen: (1) das *Prosenzephalon* oder Vorderhirn, das am meisten rostral liegt, (2) das *Mesenzephalon* oder Mittelhirn, das hinter dem Prosenzephalon liegt, und (3) das *Rhombenzephalon* oder Rautenhirn, welches am meisten kaudal liegt.

Hirnentwicklung

Aus dem Prosenzephalon bilden sich das Telenzephalon und das Dienzephalon. Das Telenzephalon umfaßt die Großhirnrinde, das Corpus

striatum, das Rhinenzephalon, die Seitenventrikel und den vorderen Anteil des dritten Ventrikels. Das Dienzephalon umfaßt den Epithalamus, den Thalamus, den Metathalamus, den Hypothalamus, das Chiasma opticum, das Tuber cinereum, den Hypophysenhinterlappen, die Corpora mamillaria und den Hauptteil des dritten Ventrikels.
Aus dem Mesenzephalon entwickeln sich die Vierhügelplatte, die Hirnschenkel und der Aquaeductus Sylvii.
Aus dem Rhombenzephalon entwickeln sich das Metenzephalon und das Myelenzephalon. Das Metenzephalon bildet das Cerebellum, die Pons und einen Teil des vierten Ventrikels. Das Myelenzephalon bildet später die Medulla oblongata und einen Teil des vierten Ventrikels.

Entwicklung des Rückenmarks

Das Rückenmark entwickelt sich aus der kaudalen Region des Neuralrohres. Die ersten Faserbündel erscheinen in der Randzone um den zweiten Monat. Lange Assoziationsbahnen treten ungefähr im dritten Monat auf und die Pyramidenbahnen im fünften Monat der Fetalzeit. Die Myelinisierung der Nervenfasern beginnt im Rückenmark in der Mitte der fetalen Periode und ist in einigen Bahnen erst nach 20 Jahren abgeschlossen. Die stammesgeschichtlich ältesten Verbindungen werden zuerst myelinisiert, die jüngeren wie die Pyramidenbahn später, zum größten Teil während des ersten und zweiten Lebensjahres.

Entwicklungsvorgänge auf zellulärer Ebene

Anfangs besteht die Neuralplatte aus einer einzigen Zellschicht. Diese Zellen teilen sich und durch die Zellproliferation bildet sich zur Zeit der Entstehung des Neuralrohres eine mehrschichtige Wand mit synzytialem Aufbau. Drei Schichten können schon frühzeitig unterschieden werden: (1) eine äußere Randschicht, welche sich im Rückenmark zur weißen Substanz entwickelt, (2) eine Mantelzone mit vielen Kernen, die sich im Rückenmark zur grauen Substanz differenziert, und (3) eine innerste Ependymalzellschicht mit großen mitotischen Kernen. Die Zellen des Neuralrohres differenzieren sich zu Neuroblasten, Spongioblasten und Ependymzellen. Aus den Neuroblasten werden Neurone, aus den Spongioblasten bilden sich die Gliazellen.
Die Neuralleiste, ein Wulst von ektodermalen Zellen am Übergang vom oberflächlichen Ektoderm zur Neuralplatte, ist der Entstehungsort für Neuroblasten, die später die sensiblen Ganglienzellen bilden. Einige ektodermale Zellen wandern von der Neuralleiste entlang den ventralen oder dorsalen Wurzeln. Von ihnen stammen das Neurilemm und die Markscheiden der peripheren Nervenfasern. Ektodermale Zellen ähnlichen Ursprungs führen zur Bildung der sympathischen Ganglienzellen.

Kapitel 2
Rückenmark

Anatomie

Das Rückenmark liegt als 42–45 cm langer, zylindrischer Stab von Nervengewebe im Wirbelkanal. Es erstreckt sich beim Erwachsenen vom Atlas bis zum zweiten Lumbalwirbel und geht nach rostral in die Medulla oblongata über.
Der Conus medullaris ist das konische untere Ende des Rückenmarks. Von der Spitze dieses Markkegels geht ein zartes Filament, das Filum terminale, aus, welches an den oberen Steißwirbeln befestigt ist.
Bis zum dritten Embryonalmonat sind Rückenmark und Wirbelkanal gleich lang. Danach wächst die Wirbelsäule schneller als das Rückenmark, und zu Ende des fünften Fetalmonats befindet sich das Ende des Rückenmarks in Höhe der Oberkante des Os sacrum. Zur Zeit der Geburt reicht es bis zum dritten Lumbalwirbel, beim Erwachsenen bis zum ersten Lumbalwirbel.

Schutzhüllen

Man unterscheidet drei Hüllen um das Rückenmark: die Dura mater, die Arachnoidea und die Pia mater. Die *Dura mater*, die äußerste Hülle, ist eine derbe fibröse röhrenförmige Hülle, die nach caudal bis zur Höhe des zweiten Sakralwirbels reicht, wo sie als blinder Sack endigt. Der *Epiduralraum* trennt die Dura mater von der knöchernen Wirbelsäule und enthält die Venenplexus, Bindegewebe mit zahlreichen Lymphspalten und Fettgewebe. Der *Subduralraum* ist ein schmaler Spalt zwischen Dura mater und der darunterliegenden Arachnoidea.
Die *Arachnoidea* ist ein dünnes, durchsichtiges Blatt, das von der darunterliegenden Pia mater durch den Subarachnoidalraum getrennt ist, in dem sich der Liquor befindet. Die *Pia mater* schließt sich dicht dem Rückenmark an und sendet Septen in die Rückenmarksubstanz.
Das *Filum terminale* ist von den nach abwärts ziehenden kaudalen Spinalnervenwurzeln umgeben und bildet mit ihnen die *Cauda equina*.

Das Ligamentum denticulatum geht von der lateralen Oberfläche der Pia mater aus und gelangt durch eine Reihe von Fortsätzen an die Innenfläche der Dura.

Querschnitt durch das Rückenmark

Am Rückenmark lassen sich eine *Fissura mediana anterior* und ein *Sulcus medianus posterior* unterscheiden, die das Rückenmark in eine symmetrische rechte und linke Hälfte teilen. Die Fissura mediana anterior ist ziemlich tief und enthält eine Einstülpung der Pia mater. Am Grund der Fissura mediana anterior liegt die *Commissura anterior alba*. Der *Sulcus medianus posterior* ist nur eine flache Grube. Im Halsmark und in den oberen Thorakalregionen findet sich noch ein *Sulcus intermedius posterior* auf der dorsalen Fläche des Rückenmarks zwischen dem Sulcus medianus posterior und dem Sulcus lateralis posterior.
Jede Rückenmarkshälfte wird in verschiedene *Funiculi* eingeteilt. Der *Funiculus posterior* oder Hinterstrang liegt zwischen dem Sulcus medianus posterior und dem Sulcus lateralis posterior. In den zervikalen und oberen Thorakalabschnitten wird der Hinterstrang durch den Sulcus intermedius posterior in einen medialen Anteil, den *Fasciculus gracilis* und einen lateralen Anteil, den *Fasciculus cuneatus* eingeteilt. Der Seitenstrang oder *Funiculus lateralis* liegt zwischen dem Sulcus lateralis posterior und der Austrittsstelle der Vorderwurzeln. Der Vorderstrang oder *Funiculus anterior* liegt zwischen der Fissura mediana anterior und dem Vorderhorn mit seinen Wurzelfasern.
Der *Canalis centralis* erstreckt sich im Zentrum über die ganze Länge des Rückenmarks. Er ist mit einer Ependymzellschicht ausgekleidet und enthält Liquor. Nach oben hin setzt er sich in den vierten Ventrikel der Medulla oblongata fort.

Segmentale Gliederung des Rückenmarks

Am Rückenmark werden zervikale, thorakale, lumbale und sakrale Segmente unterschieden,

Graue Substanz

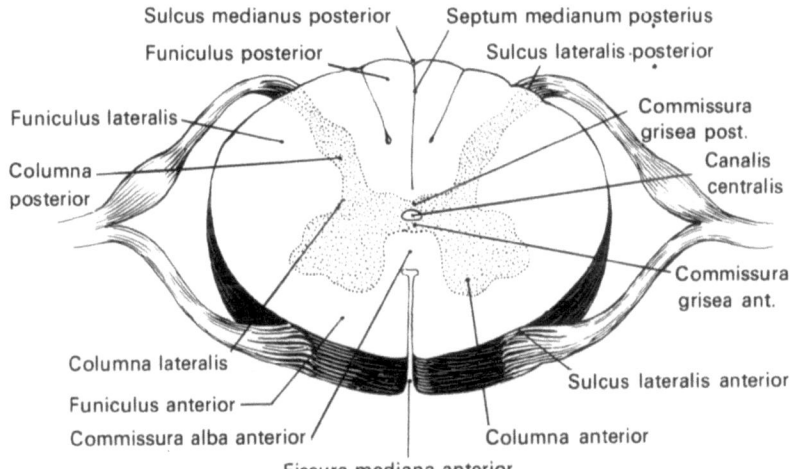

Abb. 2-1. *Anatomie des Rückenmarks*

von denen die entsprechenden Spinalnerven ausgehen. Die einzelnen Segmente variieren in ihrer Länge, wobei die mittleren thorakalen Segmente ungefähr doppelt so lang sind wie die zervikalen oder oberen lumbalen Segmente.

Das Rückenmark ist an zwei Stellen stark verdickt. Die Halsanschwellung, *Intumescentia cervicalis*, erstreckt sich vom dritten zervikalen bis zum zweiten thorakalen Segment und stellt das Nervenursprungsgebiet für die Muskulatur der oberen Extremitäten dar. Die *Intumescentia lumbalis* reicht vom neunten thorakalen bis zum zweiten lumbalen Segment und läuft danach zum *Conus medullaris* zu. Hier findet sich das Ursprungsgebiet für die Nerven der unteren Extremität. Aus der Intumescentia cervicalis stammen die Nerven, die den Plexus brachialis bilden, aus der Intumescentia lumbalis die Nerven für den Plexus lumbosacralis.

Wegen des unterschiedlich schnellen Wachstums von Rückenmark und Wirbelsäule werden die Rückenmarksegmente im Laufe der Entwicklung im Verhältnis zu den dazugehörenden Wirbeln nach oben verschoben. Diese Verschiebung wird um so größer je weiter kaudal die Segmente liegen. Bei den unteren Nervenwurzeln ist daher die Strecke zwischen dem Austritt aus dem Rückenmark und der Austrittsstelle aus dem Spinalkanal am größten. Diese Beziehung zwischen Rückenmark und Wirbelkörpern und Dornfortsätzen ist von klinischer Bedeutung, wenn man eine Rückenmarksläsion lokalisieren und chirurgisch angehen will (s. Tabelle 2-1 u. Abb. 5-2).

Graue Substanz

Auf einem Querschnitt durch das Rückenmark sieht man die schmetterlingsförmige oder H-förmige Anordnung der grauen Substanz, die von der weißen Substanz umgeben ist. Die graue Substanz wird aus zwei symmetrischen Hälften gebildet, die über die Mittellinie durch die Commissura grisea verbunden sind, in deren Mitte der winzige Canalis centralis verläuft. Das *Vorderhorn* liegt vor dem Canalis centralis. Es ent-

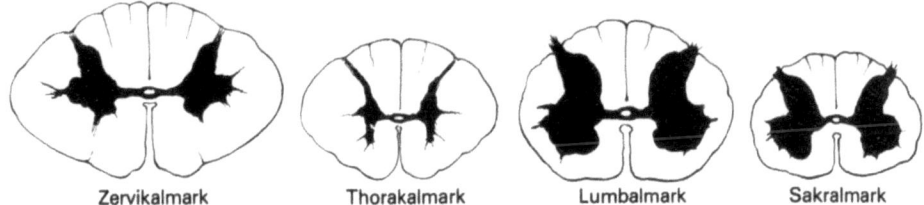

Abb. 2-2. *Rückenmarksquerschnitte in verschiedenen Höhen*

Tabelle 2-1. Lagebeziehungen von Rückenmarkssegmenten, Wirbelkörpern und Dornfortsätzen beim Erwachsenen

Rückenmarkssegment	Wirbelkörper	Dornfortsatz
C 8	unterer Anteil von C 6 und oberer Anteil von C 7	C 6
Th 6	unterer Anteil von Th 3 und oberer Anteil von Th 4	Th 3
Th 12	Th 9	Th 8
L 5	Th 11	Th 10
S_{1-5}	Th 12 und L 1	Th 12 und L 1

hält die Ursprungszellen der Vorderwurzeln, die Vorderhornzellen. Das *Seitenhorn* ist eine dreieckige Ausdehnung der grauen Substanz, die hauptsächlich im Brustmark und im angrenzenden Hals- und Lendenmark vorkommt. In diesem Gebiet finden sich die präganglionären Zellen des autonomen Nervensystems.

Das *Hinterhorn* ist eine längliche schlanke Säule, die fast bis zum Sulcus lateralis posterior reicht. Nach dorsal sitzt ihr wie eine Kappe die *Substantia gelatinosa* (Rolandi) auf, die auch Nervenzellen enthält. Die *Formatia reticularis* ist ein Netzwerk von Fortsätzen, die in den Funiculus lateralis reichen und sich zwischen Vorder- und Hinterhorn ausdehnen.

Die graue Substanz hat auf den einzelnen Segmenten eine charakteristische Form und Ausdehnung. Das Verhältnis von grauer zu weißer Substanz ist im lumbalen und zervikalen Bereich am größten. In der Zervikalregion ist das Hinterhorn relativ schmal, das Vorderhorn breit und ausladend. In der Thorakalregion sind sowohl Vorder- als auch Hinterhorn schmal und ein Seitenhorn ist deutlich zu erkennen. Im Lumbalbereich sind Hinterhorn und Vorderhorn breit und ausladend. Im Conus medullaris

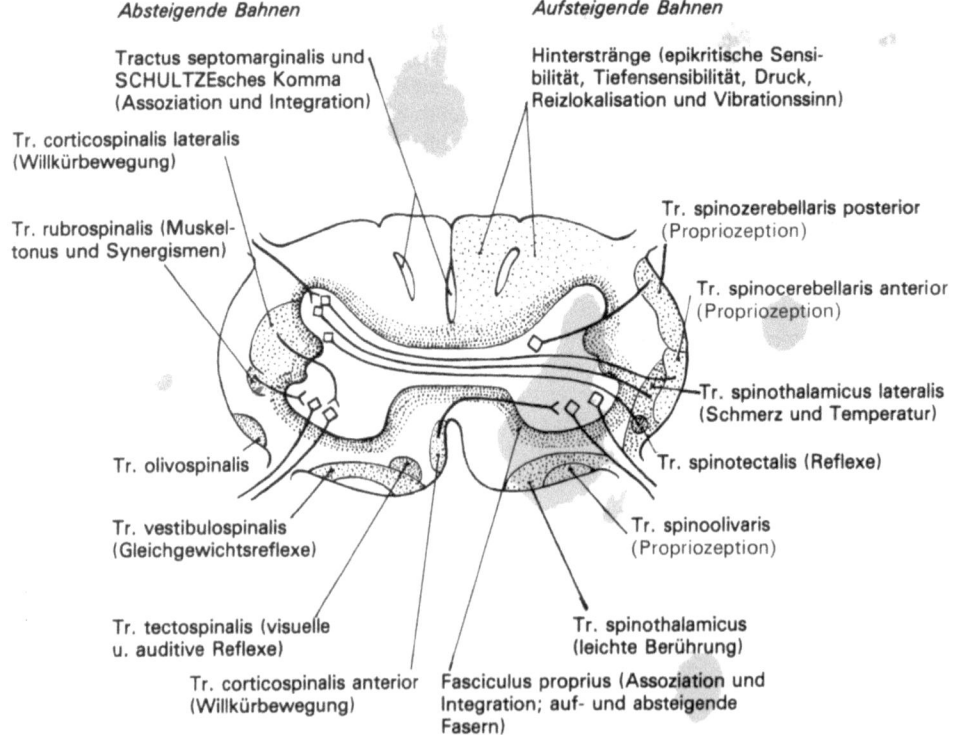

Abb. 2-3. *Rückenmarksbahnen (unteres Zervikalmark)*

Graue Substanz

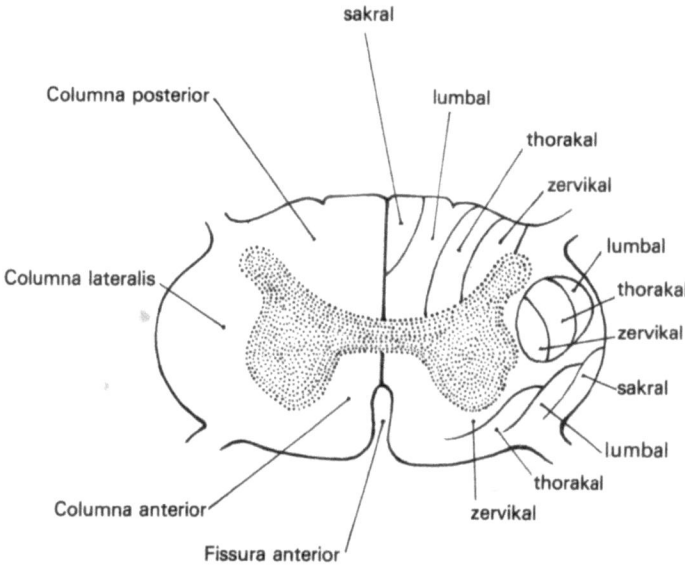

Abb. 2–4. *Segmentale Anordnung im Rückenmarksquerschnitt*

hat die graue Substanz die Form von zwei Ovalen, die durch eine breite graue Kommissur miteinander in Verbindung stehen.

Die graue Substanz des Rückenmarks kann zwei Systemen zugerechnet werden, einem motorischen und einem rezeptorischen. Der motorische Teil umfaßt das Vorderhorn und das Seitenhorn. Er enthält die motorischen Vorderhornzellen, die zur Willkürmuskulatur ziehen. Im Seitenhorn liegen die Nervenzellen der präganglionären Fasern des thorakalen und lumbosakralen autonomen Nervensystems, die das

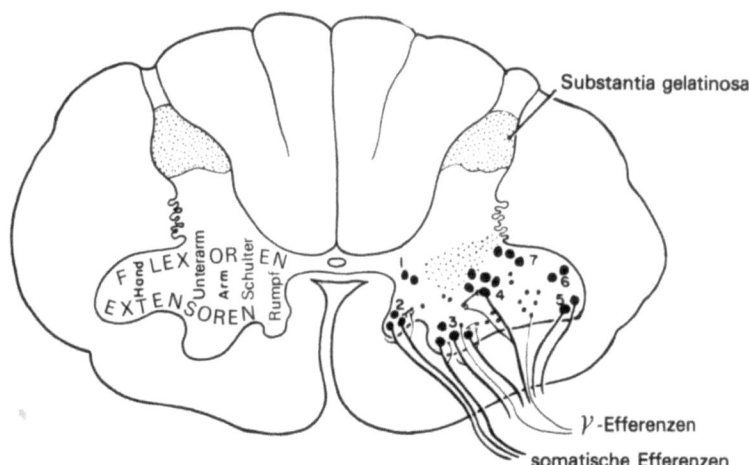

Abb. 2–5. *Schematische Darstellung der motorischen Kerne im Vorderhorn des unteren Zervikalsegments*. Links ist die Lage der Vorderhornzellen dargestellt, die Motoaxone zu spezifischen Muskelgruppen der oberen Extremität schicken. Folgende motorische Kerne sind rechts abgebildet: *1* posteromedial; *2* anteromedial; *3* anterior; *4* zentral; *5* anterolateral; *6* posterolateral; *7* retroposterolateral. Kleinere Vorderhornzellen senden Axone (γ-Efferenzen) zur Versorgung intrafusaler Muskelfasern in der Muskelspindel. Kollateralen von somatischen Efferenzen ziehen zur grauen Substanz und stehen in synaptischer Verbindung mit kleinen „Renshawzellen", die medial liegen. Der Interneuron-Pool ist als kleingepunktete Zone im intermediären Rückenmarksgrau dargestellt. (Nach Truex u. Carpenter: Human Neuroanatomy, 6th ed. Williams u. Wilkins, 1969)

Rückenmark über die Vorderwurzeln verlassen.
Der rezeptorische Anteil des Rückenmarks besteht aus den Hinterhörnern. Die meisten Fasern, die von Zellen aus dem Hinterhorn stammen, spalten sich beim Eintritt in die weiße Substanz T-förmig in einen aufsteigenden und einen absteigenden Ast, die wiederum auf anderer Ebene Verbindung zur grauen Substanz aufnehmen. Die Zellen des Hinterhorns liegen mit Ausnahme des *Nucleus dorsalis* (Clarksche Säule) diffus verteilt im Gebiet des Hinterhorns. Der Nucleus dorsalis liegt an der medialen Seite am Ursprung des Hinterhorns und sendet Fasern zum ipsilateralen Tractus spinocerebellaris posterior (Flechsig).

Weiße Substanz

Die weiße Substanz des Rückenmarks besteht aus Nervenfasern in einem Maschenwerk von Neuroglia. Diese Nervenfasern sind myelinisiert oder unmyelinisiert und dienen als Leitungsapparat für die Verbindung einzelner Segmente des Rückenmarks und als Verbindung des Rückenmarks mit dem Gehirn. Die Fasciculi proprii, die unmittelbar um die graue Substanz liegen, enthalten kurze aufsteigende und absteigende Fasern, die im Rückenmark endigen. Durch Hinterwurzeln und Vorderwurzeln werden in der weißen Substanz drei Strangsysteme gebildet.

A. Vorderstrang (Funiculus anterior). Der Vorderstrang erstreckt sich zwischen der Fissura mediana anterior und dem Austritt der Vorderwurzeln.

1. Absteigende Bahnen. Der Tractus corticospinalis anterior liegt nahe der Fissura mediana anterior und endigt in den mittleren thorakalen Segmenten. Seine Ursprungszellen sind die großen Pyramidenzellen des ipsilateralen prae-Rolandischen motorischen Cortex. Diese Bahn gehört zur Pyramidenbahn. Der *Tractus vestibulospinalis* liegt in der Randzone und erstreckt sich von den Vestibulariskernen bis zu den Sakralsegmenten. Der *Tractus tectospinalis* liegt direkt dorsal vom Tractus vestibulospinalis und zieht vom kontralateralen Colliculus superior des Mittelhirns, wo er in der dorsalen Haubenkreuzung (Meynert) zur Gegenseite kreuzt, zum Rückenmark. Der *Tractus reticulospinalis* stammt aus der Formatio reticularis der Medulla und des Mittelhirns.

2. Aufsteigende Verbindungen. Der *Tractus spinothalamicus anterior* liegt im Randbereich des Vorderstrangs und stammt von Ursprungszellen im kontralateralen Hinterhorn. Der *Tractus spinoolivaris* liegt in der vorderen Randzone und enthält Fasern, die zur unteren Olive der Medulla oblongata ziehen.

B. Seitenstrang. Die weiße Substanz des Seitenstrangs erstreckt sich zwischen den Vorderwurzeln und dem Sulcus lateralis posterior.

Tabelle 2-2. Wichtige auf- und absteigende Bahnen des Rückenmarks

Columna anterior	Columna lateralis	Columna posterior
Aufsteigende Bahnen		
Tr. spinothalamicus anterior (leichte Berührung) Tr. spinoolivaris (Propriozeption)	Tr. spinocerebellaris posterior und anterior (Propriozeption) Tr. spinothalamicus lateralis (Schmerz u. Temperatur) Tr. spinotectalis (Reflexe)	Fasciculus gracilis u. Fasciculus cuneatus (Vibration, passive Bewegung, Gelenkkapsel feine Differenzierung)
Absteigende Bahnen		
Tr. corticospinalis anterior (willkürliche Bewegung) Tr. vestibulospinalis (Erhaltung des Gleichgewichts) Tr. tectospinalis (optisch-akustische Reflexbahn) Tr. reticulospinalis (Muskeltonus)	Tr. corticospinalis lateralis (willkürliche Bewegung) Tr. rubrospinalis (Muskeltonus und Synergismus) Tr. olivospinalis (Reflexe)	Fasciculus interfascicularis u. Fasciculus septomarginalis (Assoziation und Integration)

Weiße Substanz

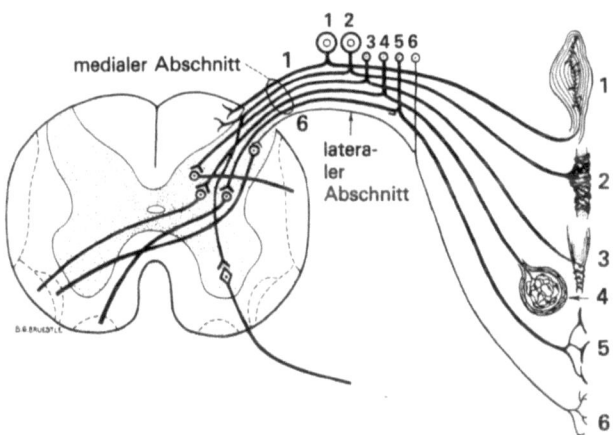

Abb. 2-6. *Schematischer Querschnitt durch das Rückenmark mit Darstellung der wichtigsten Endigungen der Hinterwurzelfasern.* 1 und 2 sind dicke markhaltige Fasern mit großen Hinterwurzelganglienzellen, die zu den Hintersträngen ziehen. Sie kommen von den Pacinischen Körperchen (1) und von den Muskelspindeln (2). 3 und 4 endigen an Hinterhornzellen, dem Ursprung des Tractus spinothalamicus und des Tractus spinocerebellaris. 5 ist eine ähnliche Zellendigung an einem Ursprungsneuron des Tractus spinothalamicus anterior. 6 sind dünne Schmerzfasern, die in der Substantia gelatinosa Rolandi endigen und den Ursprungsort von aufsteigenden Fasern des kontralateralen Tractus spinothalamicus bilden. (Nach Fulton: Physiology of the Nervous System, 3rd ed. Oxford, 1949)

1. Absteigende Bahnen. Der Tractus corticospinalis lateralis (gekreuzte Pyramidenbahn) erstreckt sich über die ganze Länge des Rückenmarks zwischen dem Tractus spinocerebellaris posterior und den Fasciculi proprii. Seine Fasern entstammen zum Teil den großen Pyramidenzellen der kontralateralen motorischen Cortexregion. Die zur oberen Extremität ziehenden Fasern liegen medial, die zur unteren Extremität ziehenden mehr lateral. Der Tractus rubrospinalis (Monakowsches Bündel) liegt dicht vor dem Tractus corticospinalis lateralis und ist beim Menschen nur wenig ausgebildet. Er entspringt im Nucleus ruber, überkreuzt die Mittellinie und steigt dann ins Rückenmark ab. Der *Tractus olivospinalis* (Helwegsches Bündel) liegt nahe den Vorderwurzeln im zervikalen Markbereich. Seine Fasern entstammen dem Gebiet um die untere Olive in der Medulla oblongata.

2. Aufsteigende Bahnen. Der Tractus spinocerebellaris posterior (Flechsig) liegt im hinteren Anteil des Seitenstrangs knapp vor dem Sulcus lateralis posterior. Er hat seinen Ursprung von Zellen des Nucleus dorsalis (Clarksche Säule) auf der ipsilateralen Seite und zieht über den Pedunculus cerebellaris inferior zum Cerebellum. Der Tractus spinocerebellaris anterior (Gower) liegt ventral vom Tractus spinocerebellaris posterior. Seine Fasern haben ihren Ursprung in der grauen Substanz des Hinterhorns und ziehen gekreuzt oder ungekreuzt über den Pedunculus cerebellaris superior zum Kleinhirn. Der Tractus spinothalamicus lateralis liegt etwas ventral and medial vom Tractus spinocerebellaris anterior. Er stammt aus Zellen des kontralateralen Hinterhorns. Seine Fasern kreuzen in der Commissura alba anterior kurz nach ihrem Ursprung und ziehen dann nach oben zum Thalamus. Der Tractus spinotectalis verläuft ventral vom Tractus spinothalamicus lateralis. Seine Fasern stammen von Zellen des kontralateralen Hinterhorns und ziehen zum Tectum des Mittelhirns.

C. Hinterstrang. Die weiße Substanz des Hinterhorns erstreckt sich zwischen dem Sulcus medianus posterior und dem Sulcus lateralis posterior.

1. Absteigende Bahnen. Der *Fasciculus interfascicularis* (Schultzesches Komma) liegt zwischen dem Fasciculus gracilis und dem Fasciculus cuneatus. Seine Fasern stammen aus intraspinalen und Hinterwurzelafferenzen. Der Fasciculus septomarginalis liegt nahe dem hinteren medianen Septum.

2. Aufsteigende Bahnen. Der *Fasciculus gracilis* (Goll) liegt neben dem hinteren Septum und zieht von den untersten Regionen des Rückenmarks an Größe zunehmend aufwärts. Er erhält Fasern von der medialen Gruppe der Hinterwurzelfasern und endigt im Nucleus fasciculi gracilis der Medulla. Der *Fasciculus cuneatus* (Burdach) liegt zwischen dem Fasciculus gracilis und der grauen Substanz des Hinterhorns und stammt gleicherweise von Hinterwurzelfasern der thorakozervikalen Region. Er endigt im Nucleus fasciculi cuneati in der Medulla.

Die *Fasciculi proprii*, die im direkten Anschluß an die graue Substanz liegen, sind aus verschiedenen Faserverbindungen zusammengesetzt: kurzen Fasern, die in beiden Richtungen verlaufen und die intersegmentale Verknüpfung ermöglichen, Fasern des Fasciculus longitudinalis medialis, die von der Medulla im vorderen Anteil des Fasciculus proprius absteigen und Impulse von Kernen des N. vestibularis, N. oculomotorius, N. trochlearis und N. abducens weiterleiten, die bei Gleichgewichtsreflexen eine wichtige Rolle spielen. Im Fasciculus proprius finden sich ebenfalls Fasern des Tractus reticulospinalis, die extrapyramidale Informationen für die Regulation des Muskeltonus weiterleiten.

Spinalwurzeln und Spinalnerven

Vom Rückenmark gehen 31 Nervenpaare ab. Jeder Spinalnerv besitzt eine Vorderwurzel oder Radix ventralis und eine Hinterwurzel oder Radix dorsalis. In der Hinterwurzel liegt das *Ganglion spinale*, welches die sensiblen Nervenzellen enthält. Die Spinalnerven lassen sich folgendermaßen unterteilen: 8 Halsnerven, Nervi cervicales; 12 Brustnerven, Nervi thoracici; 5 Lendennerven, Nervi lumbales; 5 Kreuzbeinnerven, Nervi sacrales; 1 Steißbeinnerv, Nervus coccygeus. Während die oberen Wurzeln horizontal verlaufen, ziehen die folgenden immer steiler abwärts. In der Lumbosakralgegend ziehen die Nervenwurzeln fast vertikal aus dem Wirbelkanal. Wegen ihrer Länge und ihres Aussehens werden sie *Cauda equina* genannt.
Die *Vorderwurzel* besteht aus efferenten Fasern aus dem Vorder- und Seitenhorn. Sie erhalten ihre Markscheide kurz nach ihrem Austritt und verlassen das Rückenmark voneinander getrennt in zwei oder drei unregelmäßigen Längsreihen aus einem ca. 3 mm großen Gebiet. Die *Hinterwurzeln* bestehen aus sechs bis acht Bündeln von Nervenfasern, die im Sulcus lateralis

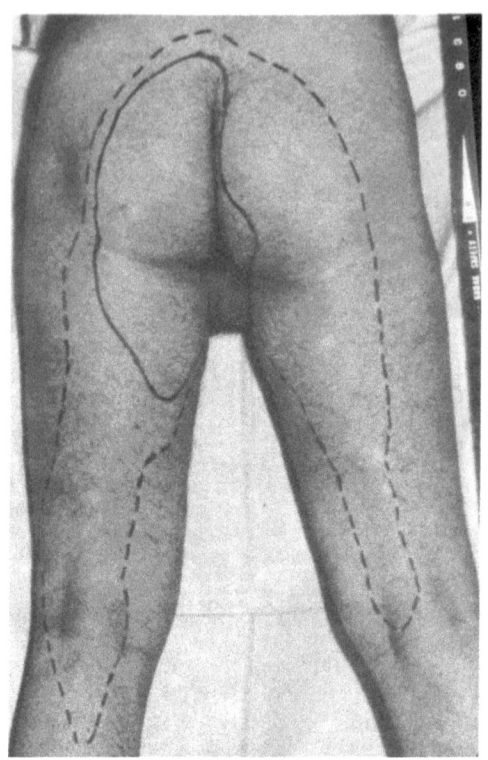

Abb. 2-7. *Sensibilitätsstörung bei Cauda-equina-Syndrom nach Wirbelfraktur von L 1.* (Durchgezogene Linie = Berührung; gestrichelte Linie = Schmerz)

posterior nebeneinander austreten und enthalten afferente Fasern von den Nervenzellen im Spinalganglion. Im allgemeinen ziehen die am weitesten medial gelegenen Fasern zum Fasciculus cuneatus. Der Hauptanteil der übrigen Fasern endet in der Substantia gelatinosa Rolandi und im Hinterhorn.

Blutversorgung des Rückenmarks

Die *Arteria spinalis anterior* ist ein medianes Gefäß auf der Vorderseite des Rückenmarks und wird durch die Vereinigung zweier Äste aus jeder A. vertebralis gebildet. Unterhalb von Th4 erhält die A. spinalis anterior Zuflüsse aus segmentalen Ästen der Aorta, den Aa. intercostales, Aa. lumbales, Aa. sacrales, die Rami spinales durch die Foramina intervertebralia zum Rückenmark senden. Die Rr. spinales teilen sich jeweils in eine *A. radicularis anterior und posterior.*

Synaptische Übertragung

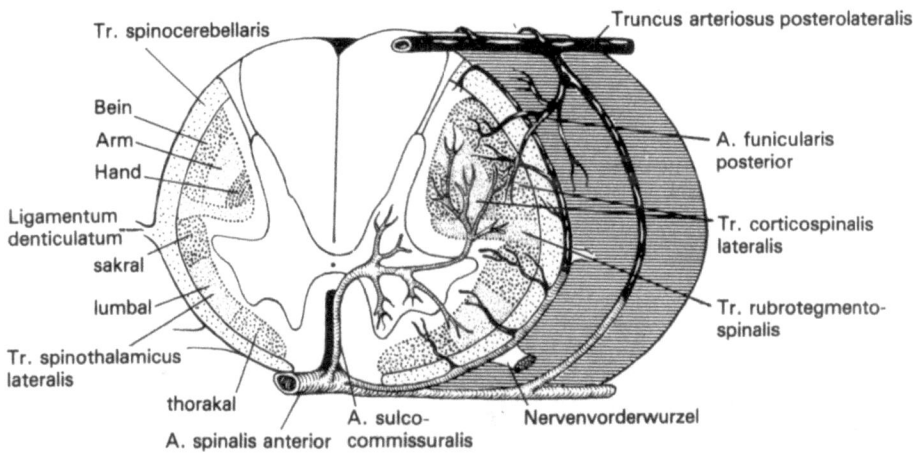

Abb. 2-8. *Querschnitt durch das Rückenmark im Zervikalbereich*. Das Schema zeigt die A. spinalis anterior mit ihrem Ramus sulcocommissuralis, der die anteromedialen zwei Drittel einer Rückenmarkshälfte im Zervikalbereich versorgt. Die peripheren Äste der Aa. coronae versorgen die Region des Tractus spinothalamicus lateralis im anterolateralen Rückenmarksabschnitt. Das Areal für das Bein im Tractus corticospinalis lateralis wird von der A. funicularis posterior versorgt. Die Areale für Arm und Hand in diesem Tractus und im Tractus rubrotegmentospinalis werden von der A. sulcocommissuralis versorgt. Diese Gefäßversorgung variiert beträchtlich. (Nach Schneider u. Crosby: Vascular insufficiency of brain stem and spinal cord trauma. Neurology 9:643–656, 1959)

Die Aa. spinales posteriores erhalten Zuflüsse aus den Aa. radiculares posteriores in verschiedener Höhe. Sie sind bedeutend kleiner als die große unpaare A. spinalis anterior und verlaufen im Sulcus lateralis posterior.

Die Aa. sulcocommissurales entstehen aus der A. spinalis anterior in verschiedener Höhe des zervikalen und thorakalen Rückenmarks innerhalb des Sulcus anterior und versorgen die graue Substanz des Vorderhorns. Die Aa. spinales posteriores versorgen den Hinterstrang und den hinteren Abschnitt der grauen Substanz des Hinterhorns.

Bei Zirkulationsstörungen im Bereich der A. spinalis anterior tritt ein charakteristisches Krankheitsbild, das *Spinalis-anterior-Syndrom* auf. Es ist gekennzeichnet durch initiale segmentale Paraesthesien. Innerhalb kurzer Zeit entwickelt sich dann eine schlaffe Paraplegie mit dissoziierter Empfindungsstörung und Blasenstörungen.

Physiologie

Synaptische Übertragung

Spinale Reflexbögen haben für die Motorik eine herausragende Bedeutung. Die Afferenzen stammen von Muskelspindeln, Golgi-Sehnenorganen, Gelenkrezeptoren, Hautrezeptoren und nehmen entweder direkt oder indirekt über Interneurone synaptischen Kontakt mit α- oder γ-Motoneuronen auf. Die Axone dieser motorischen Nervenzellen verlassen das Rückenmark und ziehen zur extrafusalen oder intrafusalen Muskulatur.

Durch Mikroelektrodenuntersuchungen wurden in den letzten Jahren zwei Mechanismen der synaptischen Übertragung im Rückenmark gefunden, erregende postsynaptische Potentiale (EPSP) und hemmende postsynaptische Potentiale (IPSP).

Spinale Motoneurone haben mehrere Tausend Synapsen, die hauptsächlich an den Dendriten lokalisiert sind. Eine Synapse besteht aus präsynaptischen Auftreibungen des afferenten Neurons (Endknopf, "bouton terminal"), dem synaptischen Spalt und der postsynaptischen Membran des Motoneurons. Die präsynaptischen Endknöpfchen enthalten zahlreiche Vesikel, in denen die chemischen Übertragerstoffe gespeichert sind. Man unterscheidet verschiedene Formen von synaptischen Vesikeln, die mit unterschiedlichen Übertragerstoffen in Zusammenhang gebracht werden (s. Abb. 2-11).

Bei der synaptischen Übertragung werden diese Transmitter in den synaptischen Spalt freigesetzt und führen zu Permeabilitätsänderungen

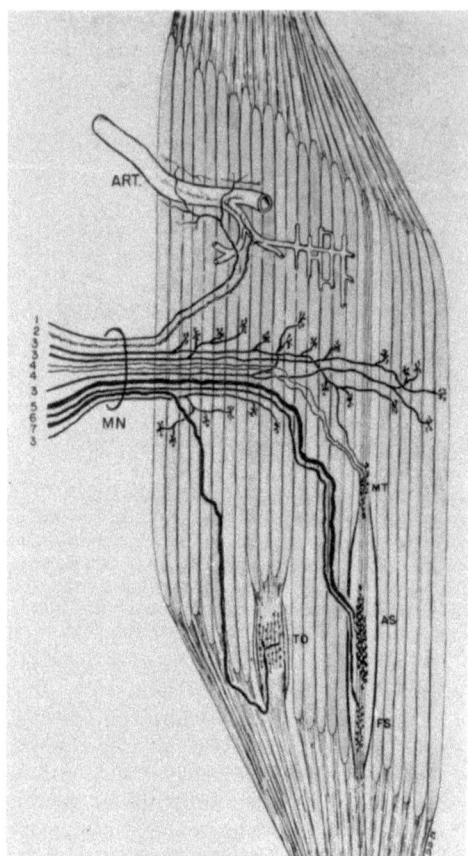

an der postsynaptischen Membran des Motoneurons.

Beim *exzitatorischen postsynaptischen Potential* (*EPSP*) kommt es durch Permeabilitätserhöhung für alle kleinen Ionen zu einer Depolarisation der postsynaptischen Membran, die elektrotonisch weitergeleitet wird. Durch Summation von mehreren EPSP wird schließlich die Entladungsschwelle des Motoneurons erreicht und dadurch ein fortgeleitetes Alles-oder-Nichts-Aktionspotential ausgelöst. An *inhibitorischen* Synapsen kommt es durch Permeabilitätserhöhung für Kalium und Chlorid zu einem *IPSP* und damit zu einer Hyperpolarisation der postsynaptischen Membran. Die Erregbarkeit des Motoneurons wird dadurch vermindert. Neben dieser Hemmung durch IPSP gibt es noch die sog. *präsynaptische Hemmung*, die anstelle einer

Abb. 2–9. *Aufzweigung von Nervenfasern in einem quergestreiften Muskel.* *MN* Muskelnerv. *1* dünne sensible — im peripheren Abschnitt meist unmyelinisierte — Fasern, die zum perivaskulären Gewebe ziehen. *2* sympathische Fasern für die muskuläre Schicht der Arteriolenwände. *3* Fasern mittleren Kalibers zu den motorischen Endplatten. *4* dünne Fasern zu den Endplatten der Muskelspindeln. *5, 6, 7* dicke sensible Fasern zu den Muskelspindeln. *AS* anulospirale Endigung. *FS* "Flowerspray"-Endigung. *GO* GOLGI-Sehnenorgan. *ART* Arteriole. (Originalzeichnung: Prof. Derek Denny Brown, MD, Prof. of Neurology, Harvard University. Aus Adams, Denny-Brown u. Pearson: Diseases of Muscle. Hoeber, 1953)

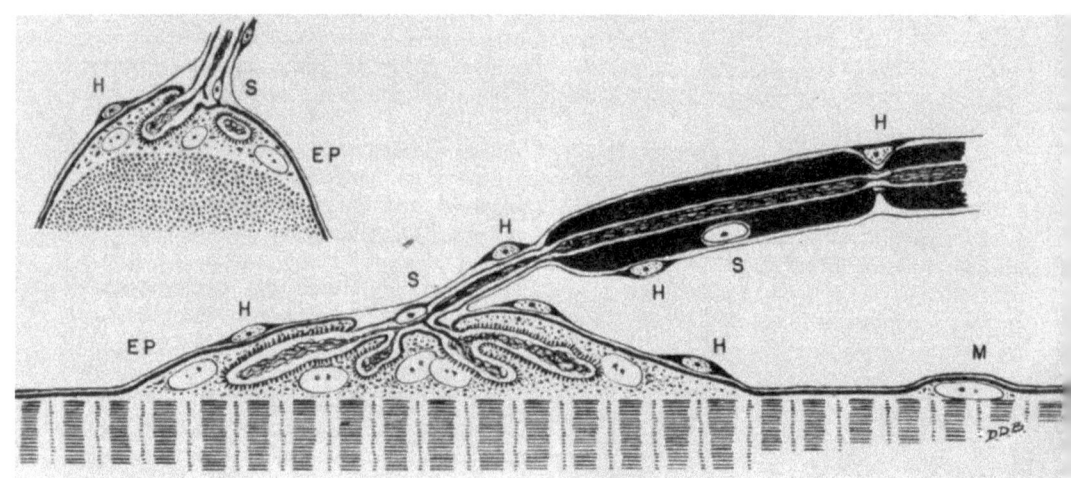

Abb. 2–10. *Motorische Endplatte. Beziehung der verschiedenen Nerven- und Muskelstrukturen zueinander.* *EP* Endplattenkerne. *H* Kerne der Henleschen Scheide. *M* Sarkolemmkerne. *S* Kerne der Schwannschen Scheide. (Originalzeichnung: Prof. Derek Denny-Brown, MD, Aus Adams et al.: Diseases of Muscle. Hoeber, 1953)

Spinale Reflexe

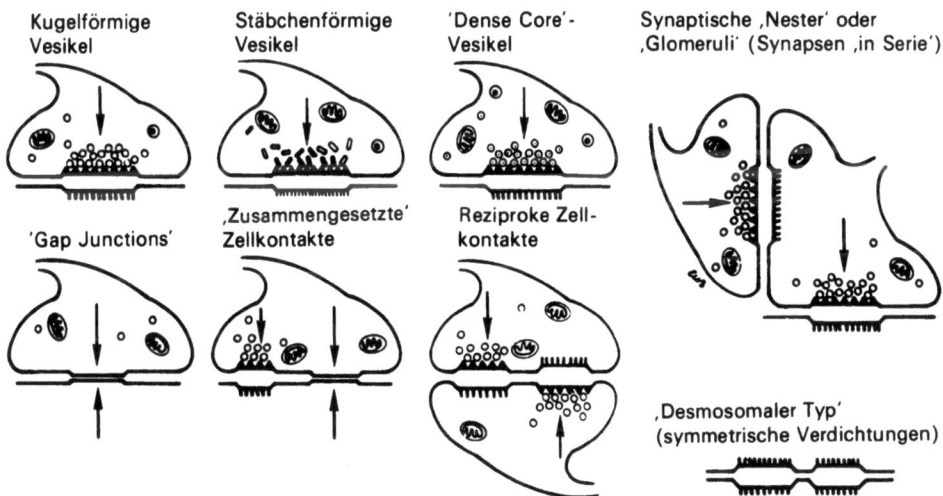

Abb. 2-11. *Haupttypen synaptischer Verbindungen.* An Synapsen mit Vesikeln findet eine chemische Übertragung statt, während an 'Gap Junctions' eine elektrische Übertragung erfolgt. Stäbchenförmige Vesikel scheinen einen inhibitorischen Überträgerstoff zu enthalten, während die 'Dense Core'-Vesikel Catecholamine speichern. Die 'desmosomale' Form kommt bei sympathischen Ganglien vor. Ihre Funktion ist nicht bekannt. (Nach Bodian: Neuron junctions: A revolutionary decade. Anat. Record 174:73, 1972)

Hyperpolarisation der postsynaptischen Membran eine Depolarisation erregender Synapsenendigungen benutzt und zu einer verminderten Transmitterfreisetzung führt. Es handelt sich dabei um eine axo-axonale Synapse. Der Überträgerstoff ist dabei wahrscheinlich GABA.

Die Übertragungszeit an Synapsen zwischen präsynaptischer und postsynaptischer Zelle liegt zwischen 0,5 und 1 msec. Durch Konvergenz von zahlreichen Afferenzen auf ein Motoneuron kann es bei gleichzeitig eintreffenden Erregungen zu einer *räumlichen Summation* kommen. Diese räumliche Reflexbahnung wird durch eine *zeitliche Summation* ergänzt. Dabei kommt es bei repetitiv eintreffenden afferenten Impulsen ebenfalls zu einer Reflexförderung, die auf einer ca. 15 msec dauernden Erregbarkeitssteigerung durch aufeinanderfolgende EPSP beruht. Ist dagegen der Reizerfolg von zwei gleichzeitig gegebenen Reizen kleiner als die Summe der Einzelreize, so spricht man von *Okklusion.* Sie beruht darauf, daß verschiedene Afferenzen die gleichen Motoneurone versorgen.

Spinale Reflexe

Der *Reflexbogen* besteht aus einem Rezeptor, einem afferenten Schenkel, einem oder mehreren zentralen Neuronen, einem efferenten Leitungsweg und einem Effektor (Muskel). Die Afferenzen treten über die Hinterwurzel ins Rückenmark ein, die Efferenzen verlassen das Rückenmark in der Vorderwurzel (Bell-Magendiesche Regel).

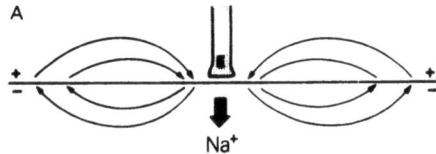

Exzitatorischer Transmitter → erhöhte Permeabilität der postsynaptischen Zellmembran für alle kleinen Ionen (Na^+, K^+, Cl^-)

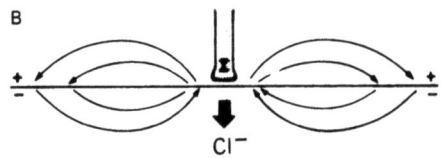

Inhibitorischer Transmitter → erhöhte Permeabilität der postsynaptischen Zellmembran für K^+ und Cl^-, nicht aber für Na^+.

Abb. 2-12. *Zusammenfassung der Vorgänge an Synapsen.* (A: exzitatorische Übertragersubstanz bewirkt Depolarisation; B: inhibitorische Übertragersubstanz bewirkt Hyperpolarisation) (Nach Ganong WF: Review of Medical Physiology, 7th ed. Lange, 1975)

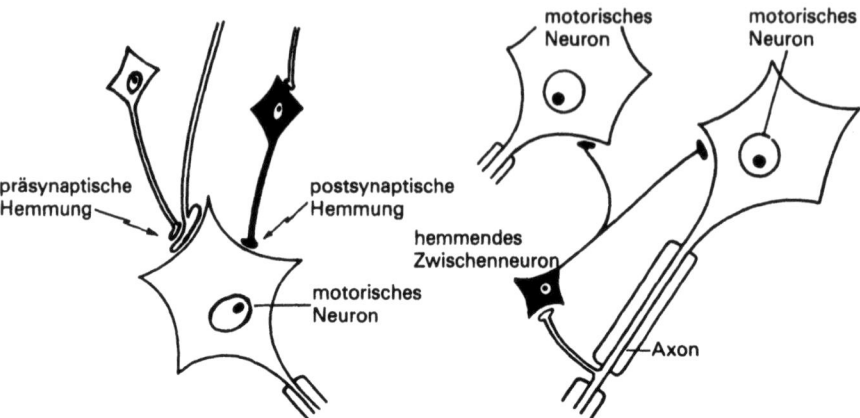

Abb. 2–13
Links: *Anordnung der Neurone bei präsynaptischer und postsynaptischer Hemmung.* Das Neuron, welches präsynaptische Hemmung verursacht, endet an einem exzitatorischen Endknopf. Viele dieser Neurone enden allerdings höher am Axon der exzitatorischen Zelle

Rechts: *Negative Rückkoppelung eines spinalen motorischen Neurons über ein postsynaptisch hemmendes Zwischenneuron (Renshaw-Zelle)*

(Nach Ganong WF: Review of Medical Physiology, 7th ed. Lange, 1975)

Beim *Eigenreflex* erfolgt die zentrale Umschaltung monosynaptisch über eine einzige Synapse. Es gibt im Rückenmark nur eine Form des monosynaptischen Reflexbogens, wobei primäre Muskelspindelafferenzen (Ia-Fasern) direkten synaptischen Kontakt mit α-Motoneuronen desselben Muskels aufnehmen.
Die Reflexzeit vom Beginn des Reizes bis zur Reflexantwort setzt sich aus afferenter Leitungszeit, zentraler Verzögerung und efferenter Leitungszeit zusammen. Ein klinisch wichtiges Beispiel für einen Eigenreflex ist der *Patellarsehnenreflex*. Beim Schlag auf die Sehne des M. quadriceps kommt es dabei zu einer Dehnung des Muskels und einer synchronen Erregung der Ia-Afferenzen mit monosynaptischer Umschaltung auf Motoneurone dieses Muskels und schließlich zur Reflexkontraktion. Durch reziproke Hemmung werden gleichzeitig die Motoneurone des Antagonisten gehemmt. Im gleichen Motoneuron kommt es zu einer rekurrenten Hemmung über Axonkollateralen und ein Interneuron (Renshaw-Hemmung). Dadurch kommt es zu einer Frequenzbegrenzung bei der Entladung des Motoneurons.
Die *tonischen Dehnungsreflexe* oder myotatischen Reflexe haben eine wichtige Aufgabe bei der Regelung der aufrechten Körperhaltung und des Muskeltonus entgegen der Schwerkraft durch Konstanthaltung der Muskellänge. Hinterwurzel- oder Vorderwurzeldurchtrennung löscht die Eigenreflexe aus.
Es wurden drei Typen von Muskelrezeptoren beschrieben. Sherrington stellte fest, daß mindestens 40 % aller Nervenfasern, die einen bestimmten Muskel innervieren, sensorisch sind: (1) Die *Muskelspindel*, ein Streckrezeptor, der hochdifferenziert ist und intrafusale Muskelfasern enthält, die eine Innervation über die Vorderwurzeln durch kleine myelinisierte Fasern von den γ-Motoneuronen im Rückenmark erhalten. Sie messen vorwiegend die Länge der Muskeln. (2) *Golgi-Sehnenorgane*, welche mit den Muskelfasern in Serie liegen, führen über ihre Ib-Afferenzen zu einer Hemmung der homonymen Motoneurone und schützen den Muskel vor einer Überdehnung (autogene Hemmung, Taschenmesser-Phänomen). Sie messen vorwiegend die Spannung der Muskeln. (3) Feine Nervenendigungen, die hauptsächlich mit den Blutgefäßen verlaufen und wahrscheinlich das morphologische Substrat für Muskelschmerzen darstellen.
Kontraktionen der Muskulatur werden entweder durch direkte Aktivierung der α-Motoneurone oder über die γ-Schleife ausgelöst. Die α-Aktivierung hat den Vorteil der kurzen Latenz, während die γ-Aktivierung über einen Folgeregelkreis zu glatten Bewegungen führt. Die Erregung der γ-Motoneurone führt zu einer Kon-

traktion der intrafusalen Muskelfasern in den Muskelspindeln, was wiederum erhöhte Aktivität der Muskelspindelafferenzen bewirkt, die monosynaptisch an den α-Motoneuronen endigen.

Durch Integration von elementaren Reflexen kann das Rückenmark sinnvolle Bewegungsmuster koordinieren. Das Motoneuron fungiert als *gemeinsame Endstrecke* ("final common pathway", Sherrington), wo viele Afferenzen konvergieren und eine integrierte efferente Information in die Peripherie zum Effektor weitergeleitet wird.

Der *Fremdreflex* ist ein polysynaptischer Reflex mit Zwischenschaltung von verschiedenen Interneuronen. Die Afferenzen stammen vorwiegend aus Schmerz-, Temperatur- und Tastrezeptoren der Haut. Im Gegensatz zum Eigenreflex sind Rezeptor und Effektor dabei räumlich getrennt. Fremdreflexe stellen Schutz- oder Fluchtreflexe dar, wodurch z. B. eine Extremität von einem schädlichen Reiz zurückgezogen wird. Klinische Beispiele sind der Cornealreflex und der Cremasterreflex. Fremdreflexe betreffen meist mehrere Segmente, führen dadurch zu komplexen Bewegungen und haben eine längere Reflexzeit, die von der Reizstärke abhängig ist.

Einige *intersegmentale Reflexe* sind ziemlich starr programmiert. Reizung der Hinterextremität führt bei spinalisierten Tieren zu einer Streckung der ipsilateralen Vorderextremität und zu einer Beugung der kontralateralen Vorderextremität.

Bei einer vollständigen Durchtrennung des Rückenmarks kommt es zum Ausfall aller motorischen und sensiblen Funktionen unterhalb der Läsion und damit zum *spinalen Schock* mit Areflexie, Harn- und Stuhlretention, völliger Atonie und Plegie der von den distalen Segmenten versorgten Muskulatur. Der spinale Schock dauert beim Menschen einige Wochen an. Danach treten zuerst wieder Beugereflexe auf, die sich zu Beugesynergien und Massenreflexen steigern und eine Reflexausbreitung darstellen. Auf leichte Hautreize kann es dabei zu Beugereflexen mit Defäkation, Blasenentleerung, Schweißausbruch und Blutdruckerhöhung kommen. Diese Massenreflexe können bei Querschnittsgelähmten zum Blasen-Mastdarmtraining (z. B. Miktionsauslösung durch leichtes Beklopfen des Oberschenkels) verwendet werden. Die Streckreflexe kehren später wieder als die Beugereflexe. Gesteigerte Streckreflexe kommen besonders bei inkompletten Querschnittsläsionen vor.

Die halbseitige Querschnittslähmung mit dem typischen Brown-Séquard-Syndrom wird auf S. 219 beschrieben. Auf dysraphische Störungen des Rückenmarks wie etwa die Syringomyelie wird auf S. 331 eingegangen. Systemerkrankungen des Rückenmarks (spastische Spinalparalyse, spinozerebelläre Heredoataxien) finden sich im Kapitel 29.

Teil II
Periphere Nerven und autonomes Nervensystem

Kapitel 3

Aufbau und Funktion eines Neurons und eines peripheren Nerven

Die peripheren Nerven stellen ein hochdifferenziertes Leitungssystem dar, über welches Nervenimpulse zwischen ZNS und Peripherie in beiden Richtungen geleitet werden, und wodurch vitale Funktionen geregelt werden. Üblicherweise werden die peripheren Nerven je nach Funktion und Ursprung im ZNS eingeteilt in *Hirnnerven*, die von der Hirnbasis entspringen, *Spinalnerven*, die im Rückenmark ihren Ursprung haben und in *autonome Nerven*, welche mit den Hirnnerven und Spinalnerven in Verbindung stehen, sich jedoch in Funktion, Aufbau und Ausbreitung von ihnen unterscheiden.

Aufgrund des Faserdurchmessers, der Leitungsgeschwindigkeit und physiologischer Funktionsmerkmale (Tabelle 3-1) lassen sich drei Nervenfasertypen unterscheiden. *A-Fasern* sind dick, somatisch, markreich und haben eine hohe Leitungsgeschwindigkeit. Sie sind hoch empfindlich gegenüber mechanischem Druck oder Sauerstoffmangel. A-Fasern können in verschiedene Untergruppen, Aα, β, γ, δ eingeteilt werden. *B-Fasern* sind kleiner, autonom, markhaltig und haben eine niedrigere Leitungsgeschwindigkeit. *C-Fasern* haben den kleinsten Durchmesser, sind autonom, marklos und haben die geringste Leitungsgeschwindigkeit.

Anatomie eines einfachen Neurons

Nervenzellen oder Neurone bestehen aus einem Zellkörper mit seinen Fortsätzen und stellen die strukturelle und funktionelle Einheit des Nervensystems dar (Neuronentheorie). Der Zellkörper, Soma, welcher den Zellkern enthält, ist das Stoffwechselzentrum der Zelle.
Ein typisches spinales Motoneuron (Abb. 3-1) hat viele kurze Fortsätze, die als Dendriten bezeichnet werden und sich vom Zellkörper ausgehend aufzweigen. Die Dendritenzone stellt die Rezeptormembran eines Neurons dar. Vom Soma entspringt außer den Dendriten ein langer Fortsatz, das Axon. Diese langen Fortsätze bilden die Nervenfasern der peripheren Nerven. Nahe dem Ursprung erhält das Axon seine Myelinscheide, einen Protein-Lipid-Komplex, bestehend aus vielen Schichten der Einheitsmembran (unit membrane). Die Myelinscheide umhüllt das Axon mit Ausnahme der Axonendigungen und der Ranvierschen Schnürringe, die sich in Abständen von etwa 1 mm finden. Einige Säugetier-Neurone und die meisten Neurone der Invertebraten haben unmyelinisierte Axone, wobei jedoch die Axone durch die Schwannschen Zellen eingehüllt sind. Das Axon ist ein einzelner Neuronenfortsatz, der sich in verschiedene Äste aufteilt, an deren Ende die Endknöpfe (boutons) sitzen.

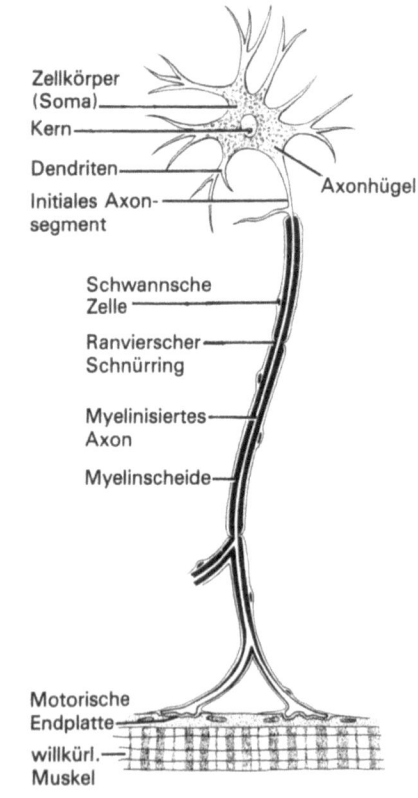

Abb. 3-1. *Motorisches Neuron mit myelinisiertem Axon*

Anatomie eines einfachen Neurons

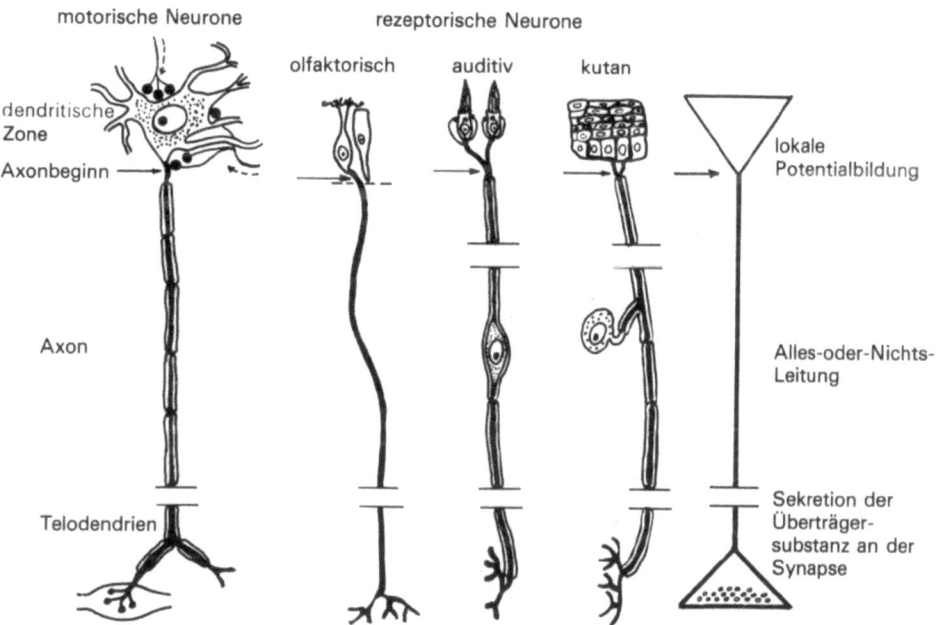

Abb. 3-2. *Verschiedene rezeptorische und effektorische Neurone.* Die Anordnung der Neurone soll zeigen, daß für die funktionelle Beurteilung eher der Impulsursprung (durch Pfeil gekennzeichnet), als die Lokalisation des Zellkörpers Bedeutung hat. Dendriten oder Zellkörper können die dendritische Zone (Ort der Aktivität, die zur Impulsbildung führt) darstellen. Das Axon leitet die Impulse zu den Axon-Telodendrien. Die Lokalisation des Zellkörpers ist verschieden und hat keinen direkten Effekt auf die Impulsbildung oder -leitung. (Nach Bodian: The generalized vertebrate neuron. Science 137:323, 1962. © 1962 by American Association for the Advancement of Science)

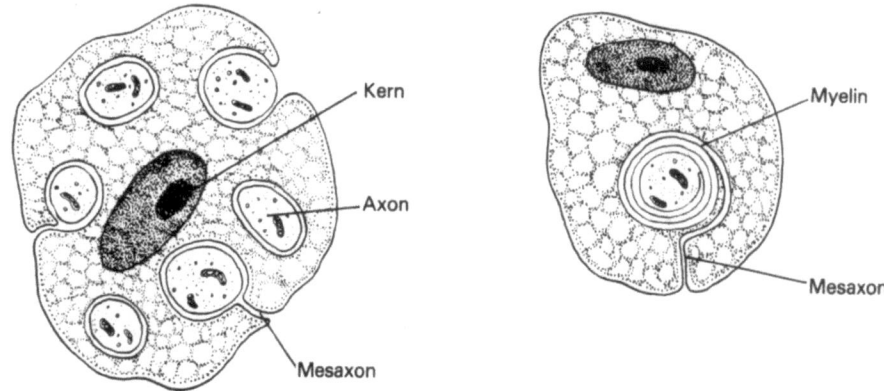

Abb. 3-3. *Beziehung der Axone zu Schwannschen Zellen in nicht-myelinisierten (links) und myelinisierten Nerven (rechts).* Bei ersteren sind die Axone einfach in die Zelle eingebettet. Bei letzteren ist die Schwannsche Zellmembran einige Male um das Axon gewickelt und diese Vielschichtigkeit ergibt das Myelin. (Aus Wyburn: The Nervous System. Academic, 1960)

Bei Durchtrennung oder Läsion einer Nervenfaser degeneriert der distale Anteil und verliert seine Myelinschicht. Degenerierte Fasern können histologisch durch die Weigertsche oder Weilsche Färbung untersucht werden, durch welche normales Myelin dunkelblau oder schwarz angefärbt wird. Die Marchi-Färbung, eine Imprägnierung mit Osmiumtetroxid, stellt partiell degeneriertes Myelin (6–12 Tage nach der Verletzung) dar, wobei sich die Myelinab-

Tabelle 3-1. Nervenfasertypen im Säugernerven

Fasertyp		Funktion	Faser-durch-messer (μ)	Leitungs-geschw. (m/sec)	Spitzen-potential-dauer (msec)	absolute Refrakt.-periode (msec)
A	α	propriozeptiv, somatisch motorisch	12 –20	70 –120		
	β	Berührung, Druck	5 –12	30 – 70	0.4–0.5	0.4–1
	γ	motorisch zu Muskelspindeln	3 – 6	15 – 30		
	δ	Schmerz, Temperatur	2 – 5	12 – 30		
B		präganglionär sympathisch	< 3	3 – 15	1.2	1.2
C	Hinter-wurzel	Schmerz, Reflexe	0.4– 1.2	0.5– 2	2	2
	sympath.	postganglionär sympathisch	0.3– 1.3	0.7– 2.3	2	2

(Nach Ganong WF: Review of Medical Physiology, 7th ed. Lange 1975)

Tabelle 3-2. Zusammenstellung der manchmal verwendeten Zahlenklassifikation sensorischer Neurone und der entsprechenden Buchstabenbezeichnungen (Erlanger und Gasser)

Zahl	afferentes Neuron von	Buchstabe
Ia	Muskelspindel (anulospirale Endigung)	A α
Ib	Golgi-Sehnenorgan	A α
II	Muskelspindel („flower spray"-Endigung), Berührungs-, Druckrezept.	A β u. γ
III	Schmerz-, Temperaturrezept.	A δ
IV	Schmerz- u. a. Rezept.	C (Hinterw.)

(Nach Ganong WF: Review of Medical Physiology, 7th ed. Lange, 1975)

bauprodukte schwarz anfärben. Einige Wochen nach der Verletzung findet sich eine Chromatolyse der Nissl-Schollen in der Zelle mit Degeneration der betroffenen Zelle bei schweren Schädigungen.

Physiologie der Nervenleitung

Zwischen dem Innern der Nervenfaser und der umgebenden Flüssigkeit besteht auch in Ruhe eine Potentialdifferenz von etwa 70 mV, das sog. *Ruhepotential*, wobei das Zellinnere negativ gegenüber außen geladen ist. Es beruht auf einer Ionenkonzentrationsdifferenz zwischen Zellinnerem und Umgebung. Die K^+-Konzentration ist innen ca. 50mal größer als außen, die Na^+-Konzentration zeigt eine umgekehrte Verteilung mit höherer extrazellulärer Konzentration. Im Ruhezustand ist die Membran relativ gut für K^+-Ionen permeabel, die nach' außen drängen und die Membran außen positiv gegenüber innen aufladen.
Bei überschwelliger Erregung kommt es zu einem plötzlichen Anstieg der Na^+-Permeabilität und dadurch zu einem Na^+-Einstrom mit Depolarisierung und schließlich Umkehr des Mem-

branpotentials auf +30 mV an der Innenseite. Diese kurze Potentialschwankung, die dem Alles-oder-Nichts-Gesetz folgt, wird als *Aktionspotential* (AP, Spike) bezeichnet. Die einzelnen Phasen des Aktionspotentials sind Depolarisation, Overshoot, Repolarisation und depolarisie-

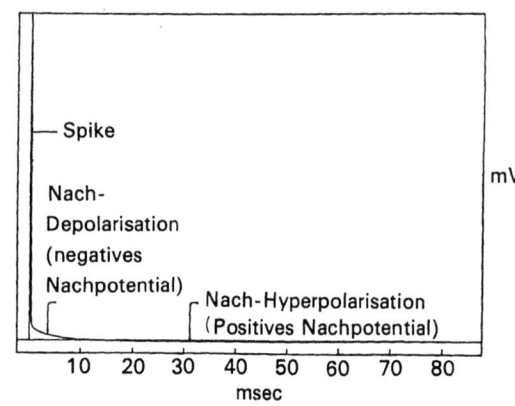

Abb. 3-4. *Aktionspotential einer Säuger-Nervenfaser, ohne Veränderung der Zeit- und Potentialbeziehungen zur Verdeutlichung der Proportionen der einzelnen Komponenten.* (Nach Gasser: The Control of Excitation in the Nervous System, Harvey Lectures, 1936—1937)

rende bzw. hyperpolarisierende Nachpotentiale.

Nach Beginn des Aktionspotentials ist die Nervenmembran für ca. 2 msec auch durch große Reize nicht erregbar (*absolute Refraktärzeit*). Es schließt sich eine *relative Refraktärzeit* an, in der die Schwelle für die Auslösung eines AP erhöht ist.

Die Fortleitung eines AP erfolgt durch Ausbreitung der lokalen Ströme, die an der erregten Membran entstehen (Strömchentheorie nach Hermann). Im myelinisierten Axon erfolgt die Fortleitung nicht kontinuierlich sondern — durch die Myelinscheide bedingt — *saltatorisch* an den Ranvierschen Schnürringen. Die Leitungsgeschwindigkeit ist abhängig vom Faserdurchmesser und der Myelinisierung.

Bestandteile
eines gemischten peripheren Nerven

Ein peripherer Nerv besteht aus vielen Nervenfasern, die durch Bindegewebe zusammengehalten werden. Vom funktionellen Standpunkt aus können drei Hauptgruppen von Fasern unterschieden werden: (1) Motorische (efferente) Fasern, die Impulse vom ZNS zu den Skeletmuskeln weiterleiten. Die Zellkörper liegen in der grauen Substanz des Rückenmarks und des Hirnstamms. (2) Sensorische (afferente) Fasern, die Impulse von verschiedenen Rezeptoren der Haut, der Muskeln und der spezialisierten Sinnesorgane zum ZNS weiterleiten, wo sie als Empfindungen interpretiert werden. Die Zellkörper liegen in speziellen Ganglien in den Ursprungswurzeln der sensorischen Nerven. (3) Autonome Fasern (efferent hinsichtlich ihrer Funktion) wirken mit bei der Kontrolle der glatten Muskulatur, der Drüsenaktivität und bei verschiedenen trophischen Funktionen. Anatomische Einzelheiten werden im Abschnitt über das autonome Nervensystem (Kap. 6) beschrieben.

Periphere Nervenläsionen

Läsionen von peripheren Nerven haben verschiedene Ursachen: kongenitale Defekte, Neoplasmen, entzündliche, traumatische, vaskuläre und degenerative Läsionen sowie funktionelle Störungen.

Die Aufhebung der Leitfähigkeit in einem Nerven führt zu einer gestörten neurologischen Funktion im motorischen, sensorischen und trophischen Bereich. *Motorische Störungen* manifestieren sich als Lähmung oder Schwäche der Muskulatur.

Sensible Beteiligung führt zu verschiedenen subjektiven Erscheinungen, z.B. Schmerzen und Paraesthesien (Taubheit, Kribbelgefühl usw.). Diese sind ein Hinweis für partielle oder irritative Läsionen. Die Schmerzen bei peripheren Nervenläsionen sind oftmals bei Nacht stärker ausgeprägt. Außerdem kann es zum Verlust verschiedener Empfindungsqualitäten (Analgesie, Anaesthesie usw.) kommen.

Trophische Störungen resultieren aus gestörten metabolischen Funktionen in Geweben, die teilweise unter neurogener Kontrolle stehen. Die gestörte Funktion ist am deutlichsten an der Haut zu sehen, z.B. als Trockenheit, Zyanose, Verlust der Behaarung, Brüchigkeit der Nägel, Ulzerationen und verlangsamte Wundheilung.

Kapitel 4
Hirnnerven

Als Hirnnerven werden gewöhnlich die ersten 12 Nervenpaare zusammengefaßt und mit römischen Zahlen bezeichnet. Der I. (N. olfactorius) und II. (N. opticus) Hirnnerv sind eigentlich keine Nerven sondern Faserbündel des Gehirns. Mit Ausnahme eines Teils des XI. Hirnnerven (N. accessorius), der aus den oberen Halssegmenten des Rückenmarks stammt, treten die übrigen zehn Paare aus dem Hirnstamm aus, wo auch ihre Ursprungskerne liegen.

Die Hirnnerven mit motorischen Funktionen nehmen ihren Ursprung von motorischen Kernen des Hirnstamms, die den Vorderhornzellen des Rückenmarks entsprechen. Die sensiblen Hirnnerven stammen von Ganglien außerhalb des Hirnstamms, die den Dorsalganglien der Spinalnerven vergleichbar sind.

Anatomische Beziehungen

I. N. olfactorius. Etwa 10 bis 20 kleine Nervenfaserbündel, die Fila olfactoria, treten von der Riechschleimhaut durch die Lamina cribrosa des Siebbeins und gelangen zum Bulbus olfactorius, der als Tractus olfactorius nach hinten verläuft, wo er lateral vom Chiasma opticum ins Gehirn eintritt.

II. N. opticus. Der N. opticus wird durch Axone aus der Ganglienzellschicht der Retina gebildet. Auf seinem Weg nach hinten tritt er durch den Canalis opticus in die Schädelhöhle ein. Nach teilweiser Kreuzung im Chiasma opticum setzt er sich dann in den Tractus opticus fort.

III. N. oculomotorius. Der N. oculomotorius verläßt das Gehirn an der medialen Seite der Hirnschenkel, wo er hinter der Arteria cerebri posterior, vor der A. cerebelli superior und lateral von der A. basilaris liegt. Er zieht dann lateral von der A. carotis interna nach vorne in den Sinus cavernosus und verläßt den Schädel durch die Fissura orbitalis superior.

IV. N. trochlearis. Der N. trochlearis tritt als einziger Hirnnerv an der Dorsalseite des Hirnstamms an die Oberfläche und biegt dann zwischen A. cerebri posterior und A. cerebelli superior lateral vom N. oculomotorius nach ventral. Auf seinem weiteren Weg nach vorn liegt er in der seitlichen Wand des Sinus cavernosus zwischen dem N. oculomotorius und dem N. ophthalmicus des V. Hirnnerven und tritt durch die Fissura orbitalis superior in die Orbita ein.

V. N. trigeminus. Der N. trigeminus besitzt eine starke sensible und eine dünnere motorische Wurzel. Der sensible Hauptanteil (Portio major) stammt aus Zellen des Ganglion semilunare (Gasseri), welches an der Spitze der Felsenbeinpyramide in einer Duratasche (Cavum Meckeli) liegt. Der Nerv zieht zwischen dem Sinus petrosus superior und dem Tentorium nach hinten und tritt durch den Pedunculus cerebellaris medius in die Pons ein. Der erste Trigeminusast, *N. ophthalmicus*, erreicht die Schädelhöhle über die Fissura orbitalis superior, der zweite, *N. maxillaris*, zieht durch das Foramen rotundum, der dritte, *N. mandibularis*, verläßt die Schädelhöhle zusammen mit dem motorischen (masticatorischen) Anteil durch das Foramen ovale.

VI. N. abducens. Der N. abducens erscheint am hinteren Rand der Brücke an der ventralen Oberfläche des Hirnstamms, tritt durch die Dura und verläuft im Sinus cavernosus. Er verläßt die Schädelhöhle durch die Fissura orbitalis superior.

VII. N. facialis. Der N. facialis ist ein gemischter Nerv mit motorischen Anteilen für die mimische Gesichtsmuskulatur, sensiblen und sensorischen für die Zunge und parasympathischen Anteilen für Speichel- und Tränendrüsen. Er entspringt am hinteren Rand der Pons lateral von der unteren Olive im Kleinhirnbrückenwinkel und verläßt den Schädel durch den Porus acusticus internus. Auf seinem weiteren Verlauf durch das Felsenbein zieht er in einem eigenen

Kanal, Canalis facialis (Fallopii), und tritt durch das Foramen stylomastoideum aus. Die sensorischen und autonomen Fasern sind vom Meatus acusticus internus bis zum Eintritt in das Gehirn als N. intermedius vom Hauptstamm des N. facialis getrennt.

VIII. N. vestibulocochlearis (statoacusticus). Der N. vestibulocochlearis läuft durch den Meatus acusticus internus und tritt am hinteren Rand des Pedunculus cerebellaris medius in den Hirnstamm ein. Der vestibuläre Anteil stammt aus Zellen des Ganglion vestibulare (Ganglion Scarpae), das im doralen Teil des Meatus acusticus internus gelegen ist.

IX. N. glossopharyngeus. Der N. glossopharyngeus enthält sensible und autonome Fasern, die ihren Ursprung in Zellen des Ganglion superius (intracraniale) und Ganglion inferius (extracraniale) haben. Nach seinem Durchtritt durch das Foramen jungulare zieht der Nerv auf der lateralen Seite der unteren Olive gerade hinter dem N. facialis zur Medulla.

X. N. vagus. Der N. vagus enthält afferente Fasern aus dem Ganglion superius (jugulare) und dem Ganglion inferius (nodosum) unterhalb des Foramen jugulare. Auf dem weiteren Weg tritt der Nerv unterhalb vom N. glossopharyngeus im Sulcus lateralis posterior in die Medulla ein. Die motorischen Fasern schließen sich in ihrem Verlauf dem sensorischen Anteil an.

XI. n. accessorius. Der N. accessorius ist ein rein motorischer Hirnnerv. Seine beiden Wurzeln, Radices craniales und Radices spinales vereinigen sich zu einem gemeinsamen Stamm und treten zusammen mit dem N. vagus und N. glossopharyngeus durch das Foramen jugulare aus.

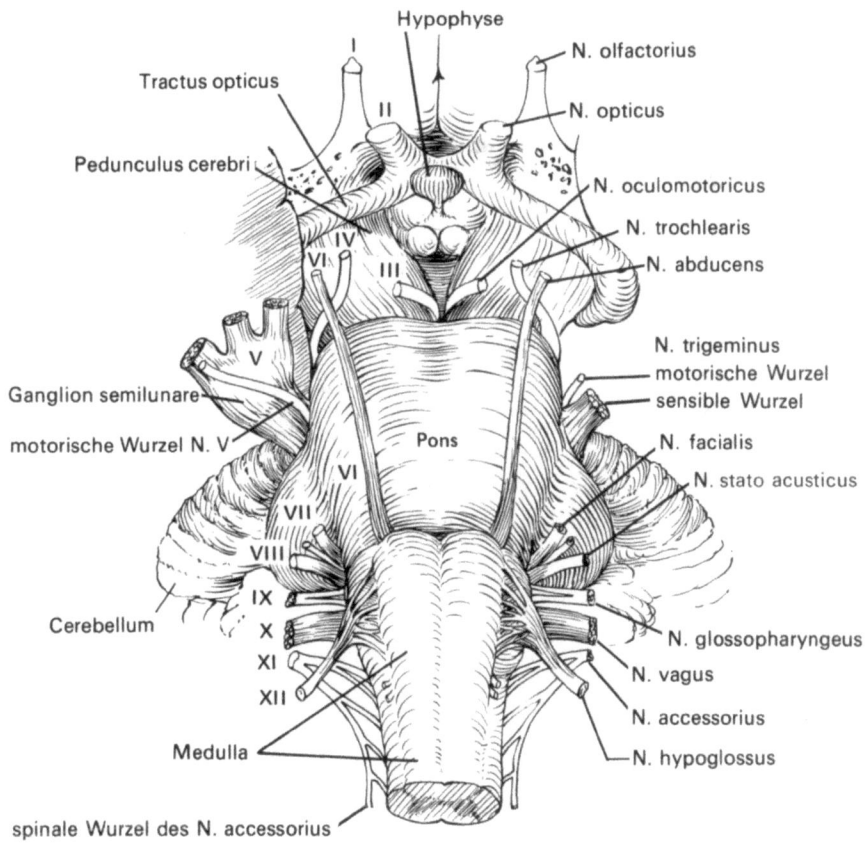

Abb. 4–1. *Austrittsstellen der Hirnnerven*

Tabelle 4–1. Hirnnerven
M = motorisch; S = sensorisch; SS = somatosensibel; VM = viszeromotorisch; SM = somatomotorisch;
VS = viszerosensibel

Nerv		Anteile	Kerne/primäre Neurone	Verlauf	Periphere Endigung
I	Nn. olfactorii	S	Sinneszellen der Riechschleimhaut	durch das Dach der Nasenhöhle	Riechepithel
II	N. opticus	S	Ganglienzellschicht der Retina	Orbita→Chiasma opticum→Tractus opticus	bipolare Schicht der Retina → Zapfen und Stäbchen
III	N. oculomotorius	SM	Nucl. originis n. oculomotorii	Orbita	M. rectus sup., M. rect. inf., M. rect. med., M. obliquus inf., M. levator palpebrae
		VM	Westphal-Edingerscher Kern	Ganglion ciliare→ Nn. ciliares	M. sphincter pupillae, M. ciliaris
IV	N. trochlearis	SM	Nucl. originis n. trochlearii	Orbita	M. obliquus superior
V	N. trigeminus	M	Nucl. originis n. trigemini (Nucl. masticatorius)	mit dem N. mandibul.	Kaumuskeln
		SS	Ganglion semilunare	N. ophthalmicus, N. maxillaris, N. mandibularis	Gesicht, Nase, Mund
		SS	Nucl. tractus mesencephalici n. trigemini	mit dem N. mandib. und N. maxillaris	propriozeptive Fasern zu den Kiefermuskeln und zu den Zähnen
VI	N. abducens	SM	Nucl. originis n. abducentis	unter der Pons, in die Orbita	M. rectus lateralis
VII	N. facialis	M	Nucl. originis n. facialis	Schläfenbein, Gesicht	mimische Muskulatur, M. stylohyoideus
		VM	Nucl. salivatorius sup.	a) N. petrosus major zum Ganglion pterygopalatinum; b) Chorda tympani zum Ganglion submandibulare	a) Tränen-, Nasen- u. Gaumendrüsen; b) Glandula submandibularis u. sublingualis
		VS	Ganglion geniculi	Chorda tympani	Geschmacksknospen der vorderen Zweidrittel der Zunge
VIII	N. vestibulocochlearis				Macula utriculi, Macula sacculi, Cristae ampullares
	a) Pars vestibularis	S	Ganglion vestibulare	Meatus acusticus int.	
	b) Pars cochlearis	S	Ganglion spirale	Meatus acusticus int.	Cortisches Organ
IX	N. glossopharyngeus	M	Nucl. ambiguus	Foramen jugulare → Pharynx	M. constrictor pharyngis sup., M. stylopharyngeus
		VM	Nucl. salivatorius inf.	N. petrosus minor → Ganglion oticum → N. auriculotemporalis	Glandula parotis
		VS	Ganglion oticum	Pharynx	Geschmacksknospen der Papillae vallatae
		SS	Ganglion superius	Pharynx	Tuba auditiva

Tabelle 4–1. (Fortsetzung)

Nerv	Anteile	Kerne/primäre Neurone	Verlauf	Periphere Endigung
X N. vagus	M	Nucl. ambiguus	N. laryngeus superior, Ramus externus; N. laryngeus recurrens	Pharynx- und Larynxmuskulatur
	VM	Nucl. originis dorsalis n. vagi	A. carotis, Ösophagus, Magen	Brusteingeweide und Oberbauchorgane
	VS	Ganglion nodosum (Ganglion inferius)	mit den motorischen Ästen	Brusteingeweide und Oberbauchorgane
	SS	Ganglion jugulare (Ganglion superius)	Ramus auricularis	Ohrmuschel
XI N. accessorius	M	Nucl. originis n. accessorii	Hals	M. sternocleidomastoideus
XII N. hypoglossus	SM	Nucl. originis n. hypoglossi	Zunge	Zungenmuskulatur

Nach Krieg: Brain Mechanisms in Diachrome, 2nd ed. Brain Books, 1957

XII. N. hypoglossus. Der N. hypoglossus tritt als motorischer Nerv mit mehreren Filamenten im Sulcus lateralis anterior der Medulla zwischen unterer Olive und Pyramide an die Oberfläche. Die Filamente schließen sich zusammen und verlassen die hintere Schädelgrube durch den Canalis hypoglossi.

Hirnnervenkerne

Die Kerne der Hirnnerven liegen hauptsächlich im Hirnstamm. Die sensorischen Kerne entwickeln sich innerhalb der Flügelplatte des Neuralrohres, die motorischen Kerne innerhalb der Grundplatte. Im Hirnstamm liegt die Flügelplatte lateral von der Grundplatte am Boden des vierten Ventrikels.

A. Motorische Kerne
1. Nucleus n. oculomotorii und Nucleus accessorius n. oculomotorii (Edinger-Westphal) im Mittelhirn auf Höhe des Colliculus superior.
2. Nucleus n. trochlearis im Mittelhirn auf Höhe des Colliculus inferior.
3. Nucleus n. abducentis in der dorsalen Pons.
4. Nucleus motorius n. trigemini in Höhe der mittleren Pons.
5. Nucleus n. facialis am unteren Rand der Brücke.
6. Nucleus salivatorius superior (N. facialis) und inferior (N. glossopharyngeus) an der Grenze von Pons und Medulla.
7. Nucleus dorsalis n. vagi in der dorsalen Medulla.
8. Nucleus ambiguus (N. glossopharyngeus, N. vagus und N. accessorius) in der dorsalen Medulla.
9. Nucleus n. hypoglossi in der Medulla unter dem vierten Ventrikel.

B. Sensorische Kerne
1. Nucleus tractus mesencephalici n. trigemini im Mittelhirn.
2. Nucleus sensorius principalis n. trigemini in der Pons.
3. Nuclei terminales cochleares und vestibulares in der Pons und Medulla.
4. Nucleus tractus solitarii (N. facialis und N. glossopharyngeus) in der dorsalen Medulla.
5. Nucleus tractus spinalis n. trigemini in der dorsolateralen Medulla.

I. Hirnnerv
Nervus und Tractus olfactorius

(Sensorischer Nerv)

Periphere und zentrale Verbindungen

Seinem Bau nach ist der erste Hirnnerv eigentlich kein peripherer Nerv sondern ein Faserbündel des Gehirns. Seine *peripheren und zentralen*

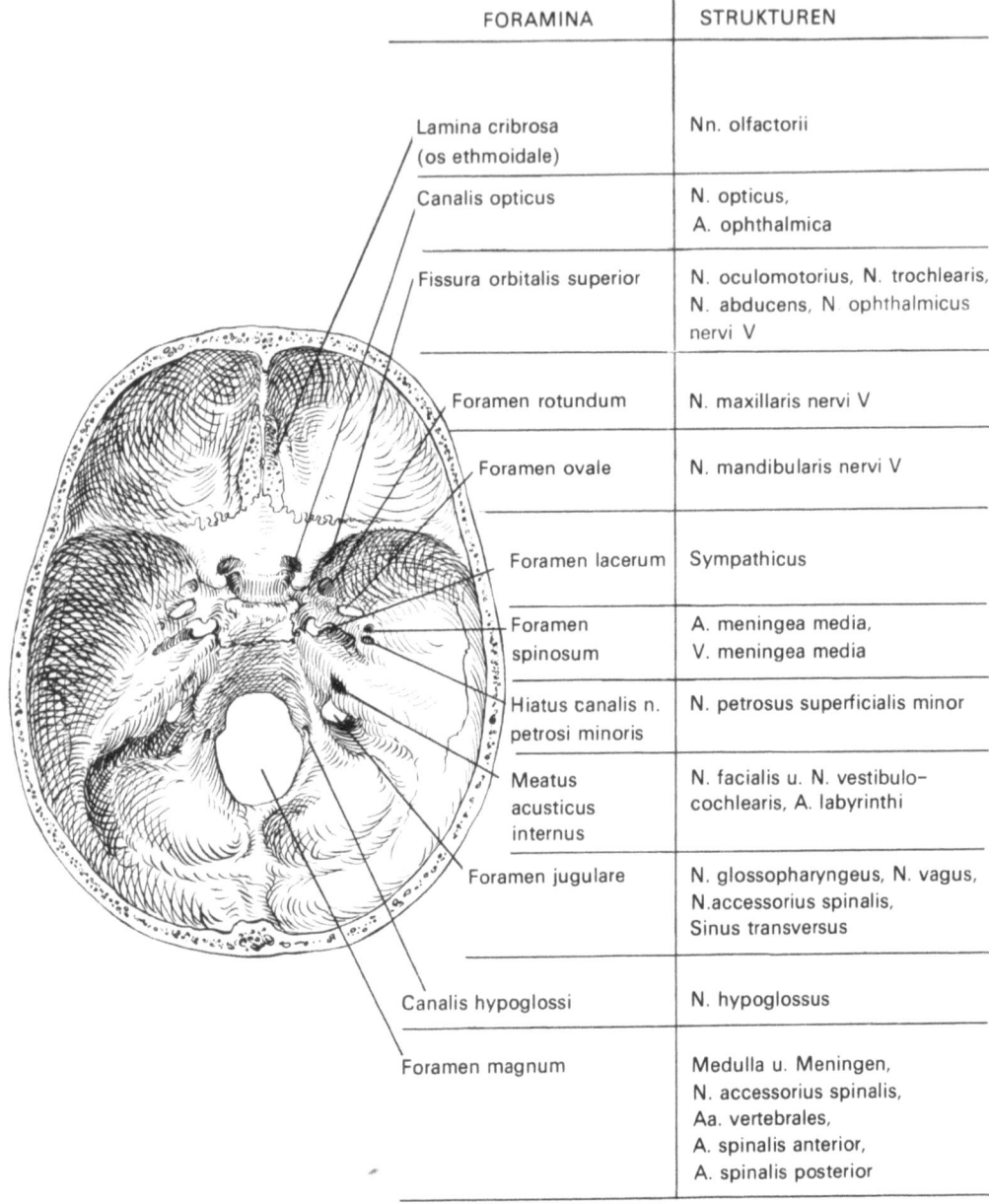

FORAMINA	STRUKTUREN
Lamina cribrosa (os ethmoidale)	Nn. olfactorii
Canalis opticus	N. opticus, A. ophthalmica
Fissura orbitalis superior	N. oculomotorius, N. trochlearis, N. abducens, N ophthalmicus nervi V
Foramen rotundum	N. maxillaris nervi V
Foramen ovale	N. mandibularis nervi V
Foramen lacerum	Sympathicus
Foramen spinosum	A. meningea media, V. meningea media
Hiatus canalis n. petrosi minoris	N. petrosus superficialis minor
Meatus acusticus internus	N. facialis u. N. vestibulo-cochlearis, A. labyrinthi
Foramen jugulare	N. glossopharyngeus, N. vagus, N. accessorius spinalis, Sinus transversus
Canalis hypoglossi	N. hypoglossus
Foramen magnum	Medulla u. Meningen, N. accessorius spinalis, Aa. vertebrales, A. spinalis anterior, A. spinalis posterior

Abb. 4–2. *Schema der Schädelbasis mit den wichtigsten Foramina und durchziehenden Strukturen*

Verbindungen bestehen aus primären, sekundären und tertiären Neuronen.

1. Primäre Neurone. Unmyelinisierte Fortsätze der Sinneszellen im oberen Teil der Riechschleimhaut gelangen in etwa 20 Fila olfactoria gebündelt durch die Lamina cribrosa des Os ethmoidale zum Bulbus olfactorius.

2. Sekundäre Neurone. Myelinisierte Fortsätze der Mitralzellen des Bulbus bilden den Tractus olfactorius und enden im primären olfactorischen Cortex (präpiriforme und periamygdaläre Rindengebiete).

3. Tertiäre Neurone. Neurone des primären olfactorischen Cortex haben Verbindungen zur

Geruchsstörungen

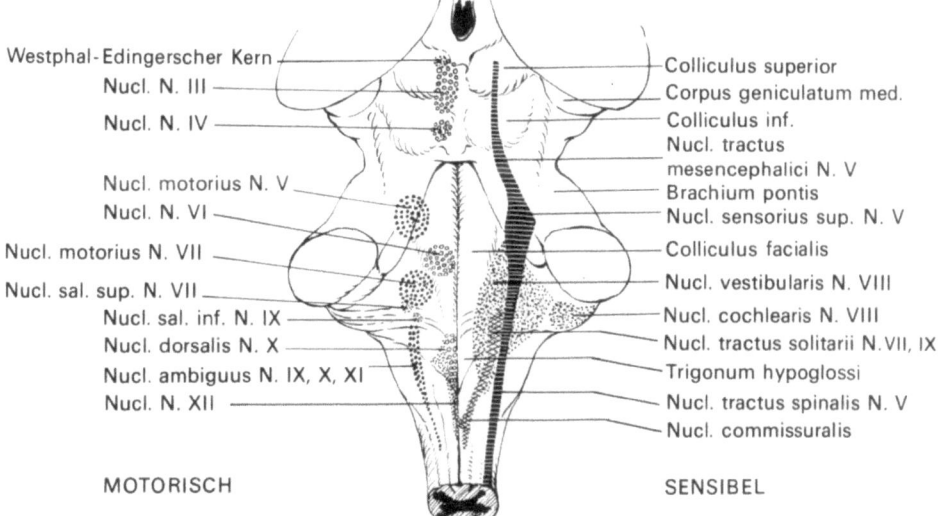

Abb. 4–3. *Die Lage der Hirnnervenkerne*. Ansicht von dorsal auf den Hirnstamm. Rechts sind die sensiblen Kerne, links die motorischen Kerne eingezeichnet. (Nach: Herrick. Aus Ranson SM, Clark SL: The Anatomy of the Nervous System, 9th ed. Saunders, 1953)

Area entorhinalis (Area 28), zum lateralen präoptischen Areal, zum Corpus amygdaloideum und zum „Medial Forebrain Bundle".
Der Tractus olfactorius hat vielfältige *zentrale Verbindungen*. Assoziationsfasern zum Tegmentum und zur Pons ziehen als tertiäre Neurone direkt von der Substantia perforata anterior und indirekt vom Hippocampus über den Fornix und olfactorische Projektionsfasern zu den Corpora mamillaria und den vorderen Thalamuskernen.
Derartige Reflexverbindungen mit Kernen von Hirnnerven und Spinalnerven könnten für das Schlucken und die Verdauung von funktioneller Bedeutung sein.
Der N. olfactorius kann Eintrittspforte für kryptogenetische Infektionen des Gehirns und der Meningen sein, z. B. Poliomyelitis, epidemische Meningitis und Encephalitis. Geruchsstörungen können durch Entzündungen und andere Läsionen der Nasenhöhle verursacht sein, weiterhin durch Frakturen im Bereich der vorderen Schädelgrube, Frontallappentumoren und Tumoren im Hypophysenbereich, Meningitis, Hydrocephalus, postkommotionelles Hirnsyndrom, Arteriosklerose, zerebrovaskuläre Insulte, Intoxikationen mit bestimmten Medikamenten, Psychosen, Neurosen und durch kongenitale Defekte.

Ein *Foster-Kennedy-Syndrom* findet sich häufig bei Olfaktoriusmeningeomen. Dabei kommt es zu einer Hyp- bzw. Anosmie mit Optikusatrophie auf der Tumorseite und einer Stauungspapille auf der Gegenseite.
Durch Reizung bei *epileptischen Anfällen* tritt gelegentlich eine *olfaktorische Aura* auf.

Läsion des N. olfactorius

A. Geruchsstörungen

Anosmie (Verlust der Geruchswahrnehmung):
Bilaterale Anosmie wird häufig durch Erkältungen, Rhinitis usw. vorgetäuscht. Einseitige Anosmie kann von diagnostischer Bedeutung sein, so etwa bei der Lokalisation eines basalen Frontallappentumors.

Hyperosmie (pathologisch gesteigerte Geruchswahrnehmung):
Hyperosmie ist bei hysterischen Patienten und manchmal bei Cocain-Süchtigen zu finden.

Parosmie (veränderte Geruchswahrnehmung):
Parosmie tritt bei einzelnen Fällen von Schizophrenie, ferner bei Patienten mit Läsionen im Gyrus uncinatus und bei Hysterikern auf.

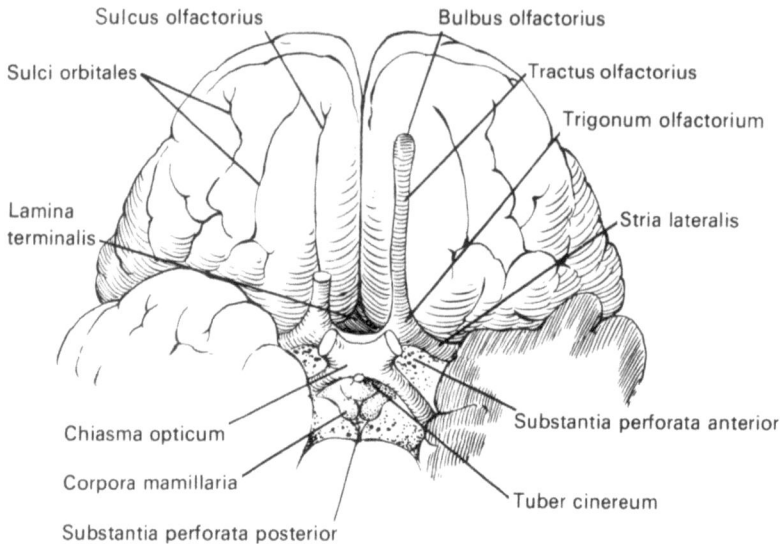

Fig. 4-4. *Nervus olfactorius* (Ansicht von unten)

Kakosmie (Wahrnehmung widerlicher Gerüche): Kakosmie wird durch zerfallendes Gewebe verursacht und wird vom Patienten während der Exspiration empfunden.

B. *Geruchshalluzinationen*

Olfaktorische Halluzinationen finden sich bei einigen Psychosen und bei Uncinatus-Anfällen, die durch Läsionen des Uncus und des Hippocampus verursacht werden.

Geruchsprüfung

Jede Nasenöffnung wird mit verschiedenen Geruchsstoffen getrennt untersucht. Gängige Geruchsstoffe, die die Schleimhaut nicht reizen sind Terpentinöl, Nelkenöl, Kampheröl, Pfefferminze.

Schleimhautirritierende Substanzen wie Ammoniak oder Essig sollten nicht verwendet werden. Die Durchgängigkeit des Nasengangs sollte geprüft werden. Man achte darauf ob ein Katarrh

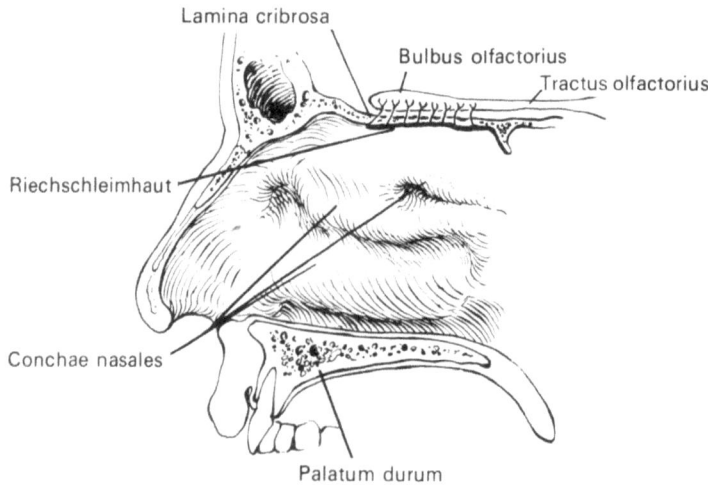

Fig. 4-5. *N. olfactorius* (Seitenansicht)

vorliegt. Wenn der Patient den Geruchsstoff wahrnimmt, ihn jedoch nicht identifizieren kann, ist eine Anosmie ausgeschlossen.

II. Hirnnerv
Nervus und Tractus opticus
(Sensorischer Nerv)

Periphere und zentrale Verbindungen

Seinem Bau nach ist der N. opticus kein peripherer Nerv, sondern ein Fasertrakt des Gehirns. Er hat folgende *periphere und zentrale Verbindungen*:
1. Zapfen und Stäbchen der Retina sind die *primären Neurone*, die Verbindung mit bipolaren Zellen in der Retina aufnehmen.
2. Die bipolaren Zellen der Retina wiederum bilden Synapsen mit den Ganglionzellen nahe der Netzhautoberfläche.
3. Die Ganglionzellen sind tertiäre Neurone, deren myelinisierte Axone den N. opticus bilden. Im Chiasma opticum kreuzen die Fasern der nasalen Netzhauthälfte zur Gegenseite. Die Fasern der temporalen Hälfte verlaufen ungekreuzt. Aus diesem Grund laufen im Tractus opticus Fasern, die Informationen der kontralateralen Gesichtshälfte zum Corpus geniculatum laterale, den Colliculi superiores und zum Prätectum übermitteln.
4. Die Radiatio optica (Gratioletsche Sehstrahlung) läuft als viertes Neuron vom Corpus geniculatum laterale zur okzipitalen Sehrinde. Als *Meyersche Schleife* wird die fächerförmige Ausstrahlung bezeichnet, die um das Unterhorn des Seitenventrikels zieht.

Die *zentralen Verbindungen* des N. opticus (s. Abb. 21-1):
1. Vom Prätectum zum Edinger-Westphal-Kern über die hintere Kommissur.
2. Vom Colliculus superior über die tektobulbären und tektospinalen Bahnen zu anderen Hirnnervenkernen und spinalen Zentren.
3. Vom okzipitalen Cortex zu anderen kortikalen und subkortikalen Gebieten.

In der prätektalen Region des Mittelhirns liegen Schaltstationen für die *Lichtreaktion der Pupillen*. Die Afferenzen laufen über N. und Tractus opticus ins Mittelhirn, die Efferenzen über die Oculomotoriuskerne und N. oculomotoris zum Ganglion ciliare und Nn. ciliares zum Sphincter pupillae. Die Colliculi superiores sind Zentren für Reflexbewegungen von Augen, Kopf, Rumpf und Extremitäten nach optischer Reizung, z. B. Blinzelreflex, Einstellbewegungen, Zuwendbewegungen.

Assoziationsfasern ziehen vom okzipitalen Cortex zu anderen kortikalen Arealen, die Beziehung zu höheren Funktionen, z. B. Sprache, Lesen, haben. Außerdem ziehen sie zum Colliculus superior und von dort über tektobulbäre und tektospinale Bahnen zu anderen Hirnnervenkernen, spinalen Vorderhornzellen und über den Tractus corticopontinus zu den Brückenkernen (Haltungsreflexe).

Der Ort des zentralen Sehens auf der Netzhaut wird Macula lutea oder Fovea centralis genannt. In diesem Bereich des schärften Sehens und der besten Farbdiskrimination fehlen die Stäbchen, während die Zapfendichte hier am größten ist. Die übrige Netzhaut ist mit dem peripheren und parafovealen Sehen befaßt. Der spezifische Reiz für Zapfen und Stäbchen ist Licht mit einer Wellenlänge von 400–800 nm. Die Zapfen haben eine höhere Schwelle und sind für das Sehen bei Tageslicht (photopisches Sehen) und für die Farbwahrnehmung verantwortlich. Das Sehen in der Dämmerung und in der Nacht (skotopisches Sehen) erfolgt mit Hilfe der zahlreicheren Stäbchen, die eine niedrigere Schwelle haben.

Läsionen der Sehbahn

Retrobulbärneuritis befällt die myelinisierten Abschnitte des N. opticus nach dem Austritt aus dem Bulbus, vorwiegend das papillomakuläre Bündel. Dadurch kommt es zu einer raschen Visusminderung und einem charakteristischen Zentralskotom. Nach einigen Wochen kann es dann zu einer Opticusatrophie bzw. einer temporalen Abblassung kommen. Eine häufige Ursache der Retrobulbärneuritis ist die multiple Sklerose.

Mit Hilfe einer neueren Methode, bei der visuell evozierte Potentiale über dem okzipitalen Cortex abgeleitet werden, kann die Leitungsgeschwindigkeit im N. opticus bestimmt werden. Bei demyelinisierenden Prozessen ist sie herabgesetzt. Dadurch lassen sich klinisch noch nicht nachweisbare Entmarkungsherde diagnostizieren.

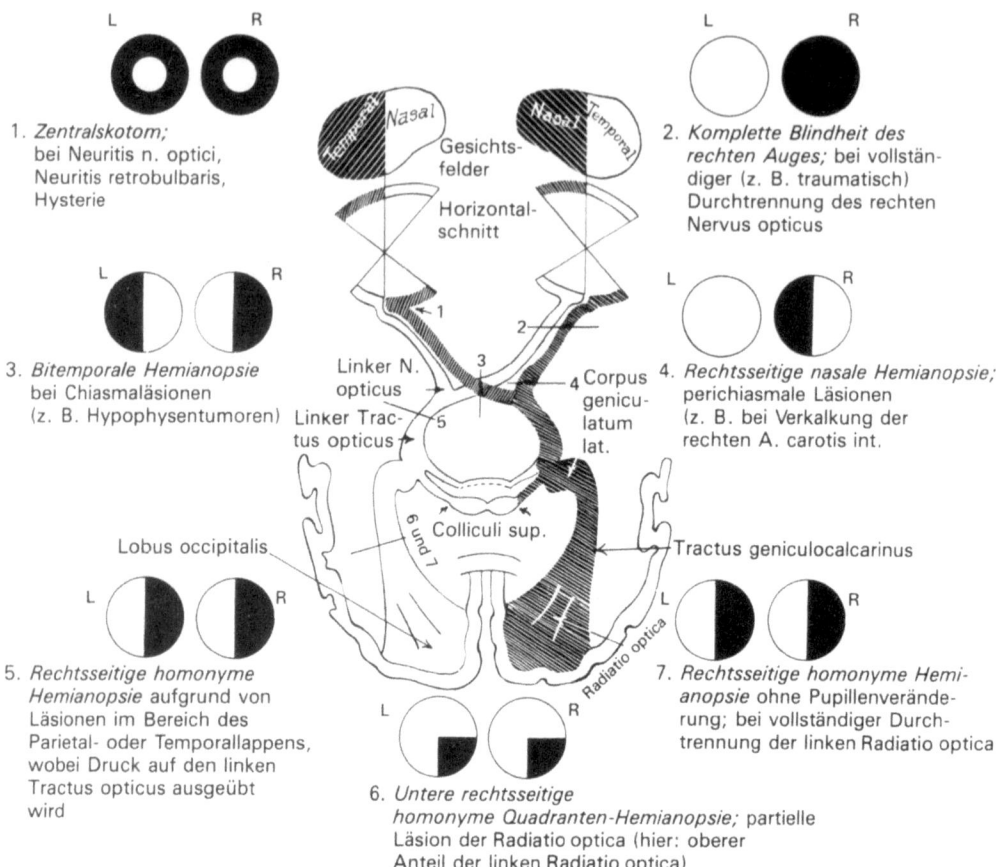

Abb. 4-6. *Gesichtsfeld-Ausfälle bei Läsionen an verschiedenen Stellen des visuellen Systems*

Eine *Optikusneuritis* kann auch auf entzündliche, toxische, diabetische, syphilitische, hämorrhagische und hereditäre Faktoren zurückgeführt werden.

Bei Hirntumoren, Meningitis, Abszessen, intrakraniellen Blutungen, Thrombosen kommt es durch eine Erhöhung des intrakraniellen Drucks zuerst zu einer Papillenprominenz und schließlich zu einer *Stauungspapille*. Im Gegensatz zur Optikusneuritis ist bei Stauungspapillen anfänglich keine oder nur eine geringe Visusverschlechterung zu beobachten. Andere Ursachen, die zu einer Stauungspapille führen können, sind z. B. Hypertonie, Eklampsie und Schädelmißbildungen.

Sowohl Stauungspapille als auch Optikusneuritis können in eine *Optikusatrophie* übergehen. Sie geht einher mit Visusverminderung und einer ophthalmoskopisch sichtbaren Abblassung der Papille mit scharfer Begrenzung. Andere Ursachen für Optikusatrophien sind Tabes dorsalis, vaskuläre Prozesse, Glaukom, Intoxikationen (Alkohol, Nikotin, Arsen), hereditäre Erkrankungen (z.B. M. Leber) und Traumen.

Syndrome

Syndrome mit Beteiligung der Sehbahn sind z. B. das Foster-Kennedy-Syndrom, die amaurotische Idiotie nach Tay-Sachs, das Argyll Robertson-Phänomen und das Holmes-Adie-Syndrom.

Das Foster-Kennedy-Syndrom wurde beim N. olfactorius auf S. 89 besprochen.

Die *amaurotische Idiotie nach Tay-Sachs* oder zerebromakuläre Degeneration ist eine schwere hereditäre Erkrankung, verursacht durch eine Speicherung von Gangliosiden im Nervengewe-

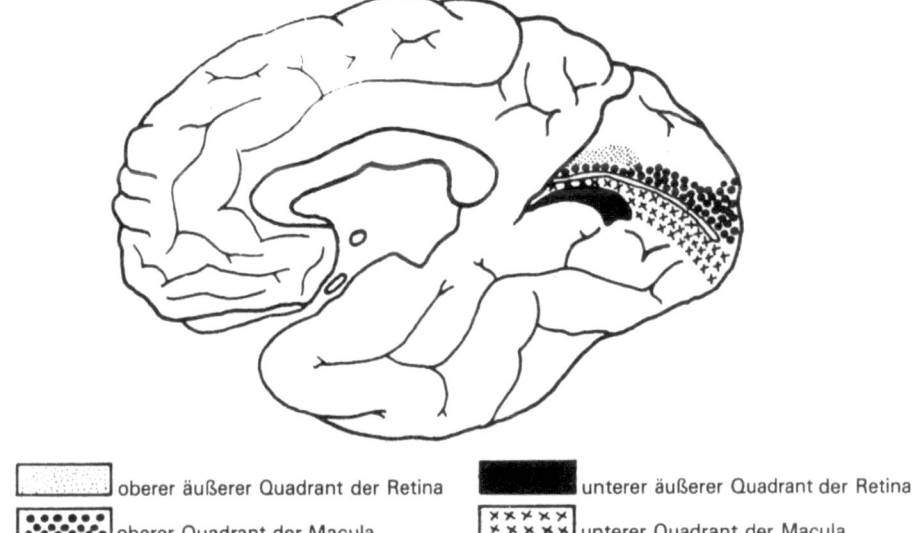

Abb. 4–7. *Mediale Ansicht der Großhirnhemisphäre mit Projektion der Retina auf die Fissura calcarina beim Menschen.* (Nach Brouwer: Projection of the retina on the cortex in man. Res. Publ. A. Nerv. und Ment. Dis. 13:529, 1934)

be, die bevorzugt in jüdischen Familien auftritt und mit Blindheit, Optikusatrophie und einem dunklen kirschroten Fleck im Bereich der Macula lutea einhergeht (s. auch Kap. 30).

Das *Holmes-Adie-Syndrom* ist charakterisiert durch eine tonische Pupillenreaktion und Aufhebung von einem oder mehreren Sehnenreflexen, speziell der Achillessehnenreflexe. Die Pupille reagiert sehr langsam, fast unmerklich auf Licht mit anschließender langsamer Erweiterung nach Reizende (Pupillotonie). Die Konvergenzreaktion ist dagegen gut ausgeprägt.

Die meist einseitig auftretende Pupillotonie (Adie-Syndrom) muß von der reflektorischen Pupillenstarre (Argyll-Robertson), die bei luischen Erkrankungen des ZNS auftritt, unterschieden werden. Bei letzterer reagieren die engen meist entrundeten Pupillen nicht auf Licht, jedoch auf Konvergenz.

Die Differenzierung erfolgt durch Atropin, welches die Argyll-Robertson-Pupille nicht erweitert, jedoch zu einer Pupillendilatation beim Adie-Syndrom führt.

Außerdem ist bei Pupillotonie eine abnorme Empfindlichkeit gegenüber schwachen Lösungen von Mecholyl (2,5%ig), die in den Konjunktivalsack geträufelt werden, an dem betroffenen Auge festzustellen: tonische Pupillen verengen sich, während die Pupillen von Normalpersonen unverändert bleiben (Adler-Scheie-Test).

Symptome

Sehstörungen (s. auch Kap. 21)

A. *Skotome*

Skotome sind unphysiologische, blinde Stellen im Gesichtsfeld. Positive Skotome werden vom Patienten als dunkle Flecken wahrgenommen, während negative Skotome ohne Wissen des Patienten bestehen können. Bei einem absoluten Skotom ist die Wahrnehmung von Lichtschein im betroffenen Gebiet vollständig aufgehoben; beim relativen Skotom ist noch ein Sehrest in diesem Gebiet erhalten.

Zentralskotome (Verlust des zentralen Sehens) entstehen durch Schädigung des papillomakulären Bündels. Dadurch wird die Fixation beeinträchtigt und die zentrale Sehschärfe entsprechend vermindert bzw. aufgehoben (s. S. 91 Retrobulbärneuritis).

Andere Skotome werden durch fleckige Läsionen verursacht, wie z. B. Blutungen oder Glaukom.

B. *Amblyopie*

Amblyopie ist eine Schwachsichtigkeit ohne pathologisch feststellbaren Befund, die durch optische Hilfsmittel nicht zu beheben ist.

C. *Amaurose*

Man versteht darunter eine totale Blindheit, die hereditär oder erworben sein kann. Hierbei sind sämtliche optische Funktionen aufgehoben, objektiv zu erkennen an der amaurotischen Pupillenstarre.

D. *Gesichtsfeldausfälle*
Verschiedene Gesichtsfeldausfälle sind in Abbildung 4-6 dargestellt.
Die Fasern der nasalen Retinahälften kreuzen im Chiasma opticum, während die temporalen Netzhautfasern ungekreuzt im Tractus opticus weiterziehen. Im Tractus opticus werden daher die Informationen der kontralateralen Gesichtsfeldhälfte weitergeleitet.
Läsionen auf den verschiedenen Stationen der Sehbahn führen zu charakteristischen Gesichtsfeldausfällen:
Eine Unterbrechung des *N. opticus* [Abb. 4–6(2)] verursacht totale Blindheit des entsprechenden Auges.
Bei Läsionen im Bereich des *Chiasma opticum* kommt es zu einer typischen bitemporalen Hemianopsie (3). Eine häufige Ursache dieser Störung sind Hypophysentumoren, die von unten auf die kreuzenden nasalen Fasern drücken und dadurch zunächst zu einer oberen bitemporalen Quadrantenhemianopsie führen. Als erstes Symptom tritt periphere Farbentsättigung auf.
Werden die nicht kreuzenden temporalen Fasern betroffen (z. B. bei Aneurysmen der A. carotis interna), dann wird eine nasale Hemianopsie beobachtet (4).
Bei Unterbrechung des *Tractus opticus* kommt es zu einer homonymen Hemianopsie im kontralateralen Gesichtsfeld (5).
Temporallappenprozesse führen vorwiegend zu einer Zerstörung der unteren Fasern und damit zu einer homonymen oberen Quadrantenanopsie im kontralateralen Gesichtsfeld.
Da die Fasern, welche die untere Gesichtsfeldhälfte repräsentieren zur Oberlippe der Fissura calcarina ziehen, kommt es bei einseitiger Läsion im oberen Bereich der *Area striata* zu einer kontralateralen homonymen unteren Quadrantenhemianopsie [Abb. 4-6(6) u. Abb. 4-7].
Bei ausgedehnten Schädigungen in der *primären Sehrinde* kommt es aufgrund der ausgedehnten kortikalen Repräsentation der Fovea im Gegensatz zur geringer vertretenen Netzhautperipherie zu einer Einengung des Gesichtsfeldes bei erhaltenem zentralen Sehen (röhrenförmiges Gesichtsfeld).
Beiderseitige Zerstörung des visuellen Cortex führt zu totaler Blindheit (Rindenblindheit) mit Anosognosie (Anton-Syndrom) (s. auch S. 10 u. Kap. 13).
Gelegentlich kann einer Gesichtsfeldeinengung eine psychogene Ursache zugrunde liegen.

E. *Andere Störungen*
1. Hemeralopie (Nachtblindheit). Dabei sehen die Kranken abends und nachts sehr wenig. Es kommen geschlechtsgebundene, vererbte Formen vor, bei denen das Stäbchensehen vermindert ist. Andere Störungen der Dunkelanpassung gehen auf Vitamin A-Mangel oder Pigmentdegeneration der Netzhaut sowie hochgradige Myopie zurück.
2. Farbenblindheit. Sie ist entweder vererbt oder erworben. Die vererblichen Formen werden rezessiv vererbt, manchmal X-chromosomal gebunden. Dazu gehören totale Farbenblindheit (Achromasie) und partielle Farbenblindheit. Fehlt eine der drei Farbempfindungen, so spricht man von Dichromasie, fehlen zwei, von Monochromasie.

Untersuchungsmethoden (s. auch Kap. 21)

A. Sehschärfe. Snellen-Tafeln für Personen mit guterhaltener Sehfähigkeit; Fingerzählen und Fingerbewegung für stärkere Visusminderung; Lichtwahrnehmung und Lokalisation von Lichtprojektion bei sehr starken Störungen. (Katarakte werden nicht operiert, wenn keinerlei Lichtempfindung mehr besteht). Der Nahvisus wird mit standardisierten Tafeln bestimmt (Lesetafeln nach Nieden).

B. Perimetrie. Dabei werden die Gesichtsfelder bestimmt, um Skotome und Gesichtsfeldausfälle nachzuweisen. Die einfachste qualitative Gesichtsfeldbestimmung erfolgt fingerperimetrisch im Parallelversuch. Quantitativ wird die Bestimmung mit einem Perimeter durchgeführt. Für Reizmarken von gleicher Größe ist das Gesichtsfeld für weiße Marken am größten. Bei Verwendung von blauen, roten, gelben und grünen Reizmarken werden die gemessenen Gesichtsfelder in dieser Reihenfolge jeweils kleiner.

C. Farbblindheits-Tests. Es werden farbige Wollfäden oder spezielle Farbtafeln verwendet (Ishihara).

D. Fundusuntersuchung durch Ophthalmoskopie (s. S. 295, Kap. 21).

Untersuchungsmethoden 95

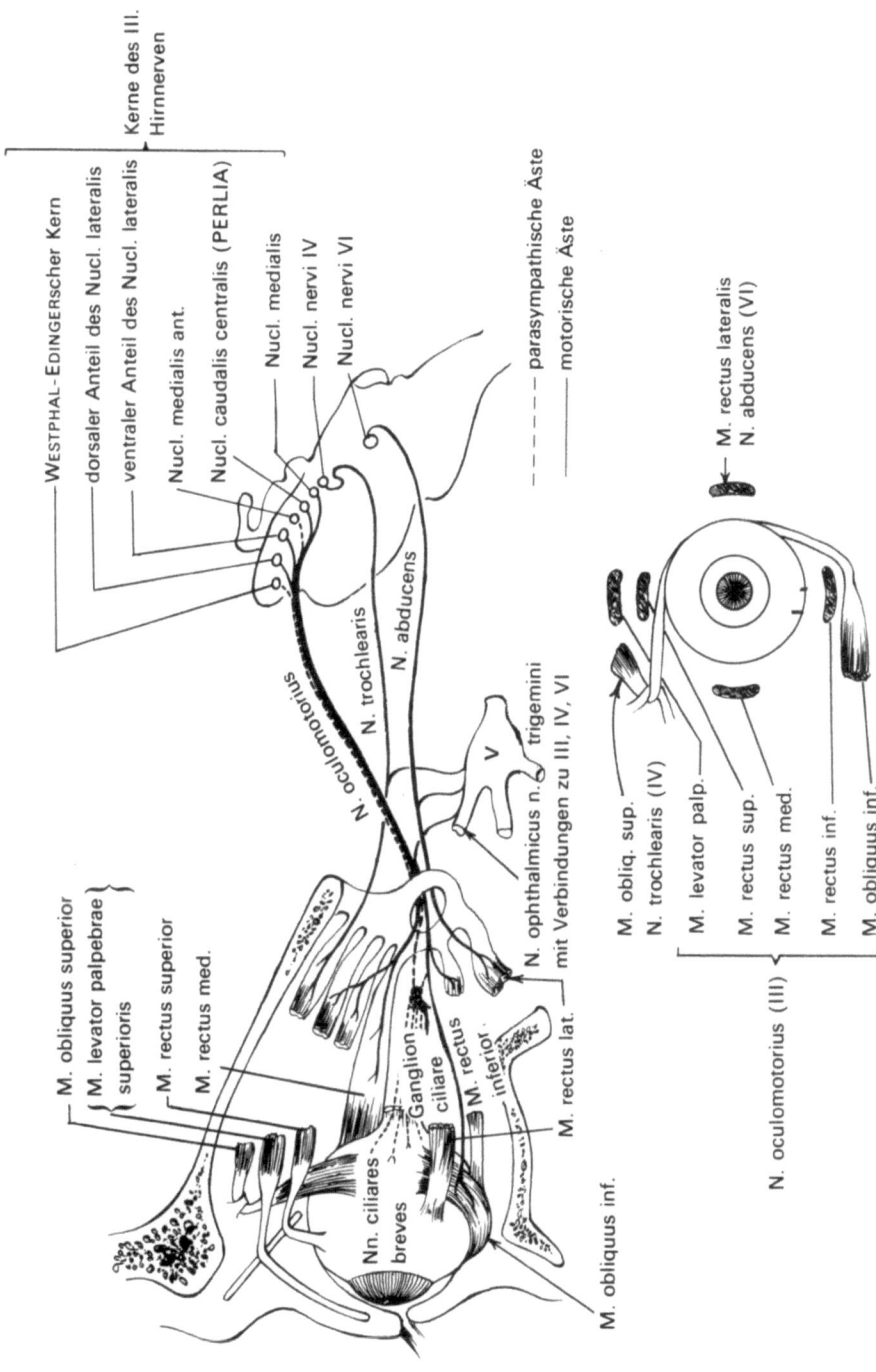

Abb. 4-8. *N. oculomotorius, N. trochlearis und N. abducens*

III., IV. und VI. Hirnnerv: Nervus oculomotorius, Nervus trochlearis und Nervus abducens

(Motorische Nerven für die Augenmuskeln einschließlich des M. levator palpebrae)

Periphere und zentrale Verbindungen

1. N. oculomotorius (III)

Die *motorischen Fasern* entstammen einer Kerngruppe der zentralen grauen Substanz ventral vom Aquaedukt in Höhe des Colliculus superior. Gekreuzte und hauptsächlich ungekreuzte Fasern laufen durch den Nucleus ruber und die medialen Abschnitte der Substantia nigra und kommen dicht vor der Brücke in der Fossa interpeduncularis an die Oberfläche. Seitlich der Sella turcica zieht er durch die Wand des Sinus cavernosus und gelangt im weiteren Verlauf durch die Fissura orbitalis superior gemeinsam mit anderen Augenmuskelnerven in die Orbita. Er innerviert den M. rectus inferior, den M. rectus medialis, den M. rectus superior, den M. obliquus inferior und den M. levator palpebrae. *Parasympathische Fasern* entstammen (1) dem Edinger-Westphal-Kern, der knapp rostral vom motorischen Kern des N. oculomotorius gelegen ist. Diese Fasern laufen über die Radix brevis des N. oculomotorius zum Ganglion ciliare, von wo Nn. ciliares breves zum M. sphincter pupillae verlaufen. Parasympathische Fasern stammen (2) vom oberen Anteil der medialen Kerngruppe und ziehen wahrscheinlich über das Ganglion ciliare und die kurzen Ciliarnerven zum M. ciliaris (Akkomodation) (s. Abb. 6–3).

2. N. trochlearis (IV)

Der *rein motorische Hirnnerv (vollständig gekreuzt)* entstammt dem Nucleus n. trochlearis, welcher etwas kaudal von den Oculomotoriuskernen auf der Höhe des Colliculus inferior liegt. Er zieht nach dorsal, kreuzt im Velum medullare anterius, tritt als einziger Hirnnerv dorsal aus und windet sich dann um die Hirnschenkel nach ventral. Der Nerv folgt im weiteren Verlauf dem N. oculomotorius entlang dem Sinus cavernosus bis zur Orbita, wo er den M. obliquus superior versorgt, der eine Abduktion, Senkung und Innenrotation des Auges bewirkt.

3. N. abducens (VI)

Die ausschließlich *motorischen Fasern (vollständig ungekreuzt)* stammen aus Kernen des Colliculus facialis des vierten Ventrikels im unteren Abschnitt der Pons. Die Fasern treten an der Grenze zwischen Pons und Medulla ventral aus und ziehen über die Felsenbeinkante zum Sinus cavernosus. Der N. abducens tritt dann gemeinsam mit dem N. oculomotorius und dem N. trochlearis durch die Fissura orbitalis superior in die Orbita ein und versorgt den M. rectus lateralis, der das Auge abduziert.

Zu den *zentralen Verschaltungen* dieser Nerven gehören: (1) Verbindungen von der prätektalen Region über die hintere Kommissur zum Edinger-Westphal-Kern stellen die Bahnen für den ipsilateralen und konsensuellen Pupillenreflex bei Beleuchtung dar. Eine Unterbrechung dieser Bahn soll die Argyll-Robertson-Pupille verursachen. (2) Verbindungen vom Colliculus superior über den Tractus tectobulbaris zu den Hirnnervenkernen des N. oculomotorius, N. trochlearis und N. abducens stellen die Bahn für

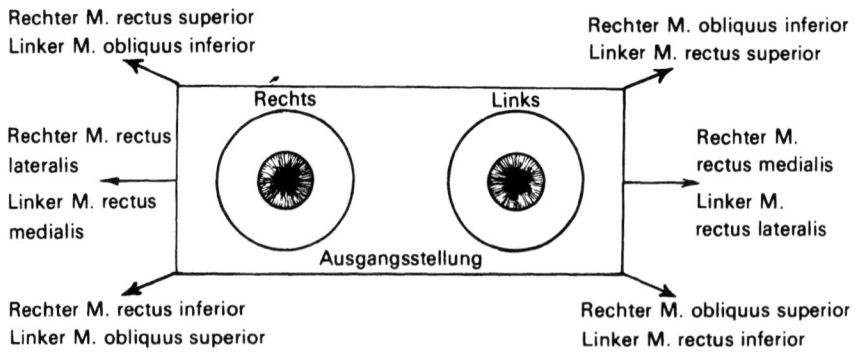

Abb. 4–9. *Muskeln für konjugierte Augenbewegungen in die sechs Hauptblickrichtungen*

Akkomodation und andere Reflexe dar. (3) Verbindungen von den Colliculi inferiores über den Tractus tectobulbaris zu den Augenmuskelkernen für Reflexe, die mit dem Hören in Zusammenhang stehen und Verbindungen von den Vestibulariskernen über den Fasciculus longitudinalis medialis als Reflexbahnen für die Aufrechterhaltung des Körpergleichgewichts. (4) Verbindungen vom Cortex über den Tractus corticobulbaris als Bahn für willkürliche und konditionierte Augenbewegungen.

Einige wenige sensorische (propriozeptive) Fasern von den Augenmuskeln werden in jedem dieser Nerven gefunden. Die zentralen Endigungen dieser Fasern sind nicht bekannt.

Unter den Störungen, die diese Hirnnerven betreffen, finden sich: Syphilis, Meningitis, Enzephalitis, Botulismus, Sinus-cavernosus-Thrombose, Enzephalopathia haemorrhagica superior (Wernicke), Vereiterungen der Nasennebenhöhlen, Tumoren der Orbita und des Gehirns, Hirnblutungen, Aneurysmen der A. carotis interna oder des Circulus Willisii, multiple Sklerose, Schädelfrakturen, Hysterie und Intoxikationen mit gewissen Drogen.

Läsionen des III., IV. und VI. Hirnnerven

A. Ophthalmoplegien:

Die Ursache können akute, chronische, progressive, zentrale oder periphere Läsionen sein.

1. Okulomotoriusparese (III)

a. Ophthalmoplegia externa. Dabei sind die vom N. oculomotorius innervierten äußeren Augenmuskeln betroffen (M. rectus superior, medialis und inferior und M. obliquus inferior). Das Auge weicht nach außen unten ab, da nur noch die Funktionen des M. rectus lateralis und M. obliquus superior erhalten sind (Strabismus divergens).

Horizontal distante und leicht vertikal verschobene Doppelbilder verstärken sich beim Blick nach oben und zur gesunden Seite.

Durch Parese des M. levator palpebrae kommt es zu Ptose.

Die häufigste Ursache der äußeren Oculomotoriuslähmung sind zentrale Läsionen, da periphere fast immer zu einer Mitbeteiligung der empfindlicheren parasympathischen Fasern führen.

b. Ophthalmoplegia interna. Dabei sind nur die inneren Augenmuskeln (M. ciliaris und M. sphincter pupillae) gelähmt. Die Pupille ist dadurch weit und lichtstarr. Die Akkomodation ist aufgehoben.

Zur inneren Augenmuskellähmung kommt es meist durch periphere Schädigungen.

c. Komplette Okulomotoriuslähmung. Es kommt dabei zum klinischen Bild einer Ophthalmoplegia interna und externa.

d. Parese der individuellen Muskeln. Siehe Tabelle 4-2.

e. Parese des M. levator palpebrae. Dabei kommt es zur Ptose. Differentialdiagnostisch muß immer an eine Myasthenia gravis gedacht werden.

f. Argyll-Robertson-Pupille. Miose mit Aufhebung der Pupillenreaktion auf Licht bei erhaltener Akkomodation und Konvergenzreaktion. Sie tritt am häufigsten bei luischen Erkrankungen auf.

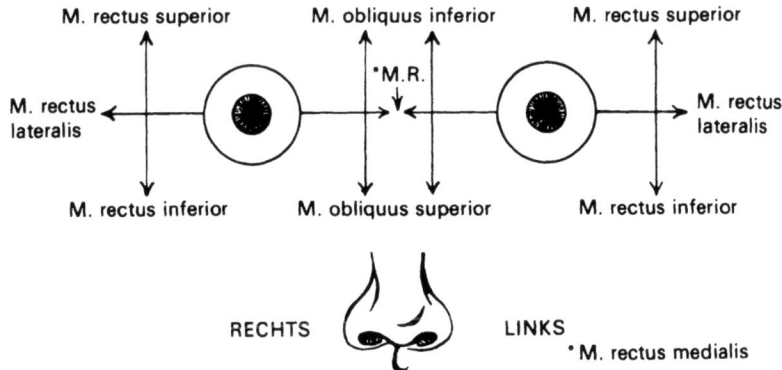

Abb. 4-10. *Schema der Funktion der Augenmuskeln*

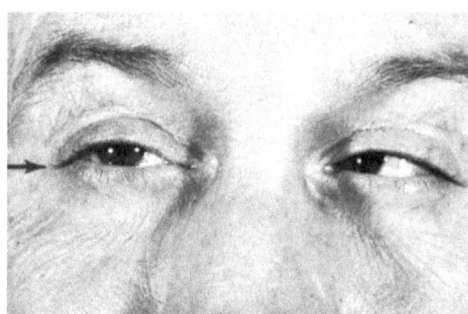

Abb. 4-11. *Rechtsseitige Abducensparese.* Das rechte Auge kann nicht über Mittellinie nach außen bewegt werden

g. *Konvergenzparese.* Bei Schädigungen im Bereich des Perlia-Kerns ist die Funktion beider Mm. recti interni zwar erhalten, die Konvergenz ist jedoch aufgehoben. Doppelbilder treten für nahe, jedoch nicht für entfernte Gegenstände auf. Gleichzeitig ist die Pupillenreaktion auf Konvergenz aufgehoben.

2. *Trochlearisparese (IV)*
(selten) — Nur geringer Strabismus convergens und schräg stehende Doppelbilder, die beim Blick nach unten zunehmen. Der Patient kann nicht nach unten und einwärts blicken und hat daher Schwierigkeiten beim Treppensteigen. Der Kopf wird gewohnheitsmäßig zur gesunden Seite geneigt, um die Trochlearisparese und die Doppelbilder zu kompensieren.

3. *Abducensparese (VI)* (Abb. 4-11)
(Häufigste Augenmuskelparese, bedingt durch den langen Verlauf des Nerven). Dabei kommt es zu Strabismus convergens und horizontal nebeneinanderstehenden Doppelbildern. Sie tritt bei Hirndruck, bei Traumen und bei entzündlichen oder neoplastischen basalen Prozessen auf.

4. *Chronisch progressive Ophthalmoplegie* (Graefe)
(selten) — Früher nahm man eine progrediente Degeneration von Nervenzellen in den Augenmuskelkernen an. Neuere Ergebnisse machen eine primäre Muskelerkrankung — vergleichbar den Muskeldystrophien — wahrscheinlicher.

5. *Internukleäre Ophthalmoplegie*
Dabei ist eine Dissoziation der Augenbewegungen festzustellen, welche auf einer Schädigung des Fasciculus longitudinalis medialis im Hirnstamm beruht. Beim Versuch, zur kontralateralen Seite zu blicken, kommt es zu einer partiellen Abduktion mit dissoziiertem Nystagmus des kontralateralen Auges; das ipsilaterale Auge erreicht nur die Normalstellung, bedingt durch eine Parese des M. rectus medialis.

B. *Supranukleäre Läsionen*
Läsionen im Frontal- oder Okzipitallappen können konjugierte Blickparesen zur kontralateralen Seite hervorrufen mit Blickdeviation zur gleichen Seite („der Kranke blickt seinen Herd an"). Eine spontane Rückbildung erfolgt meist innerhalb weniger Tage. Reizzustände in diesen Regionen führen gewöhnlich zu einer déviation conjuguée zur kontralateralen Seite.

C. *Nystagmus*
Als Nystagmus werden unwillkürliche horizontale, vertikale und rotierende Augenbewegungen mit rascher und langsamer Phase bezeichnet. Wichtig für die Beurteilung sind folgende Parameter:
Schlagrichtung, die nach der schnellen Phase bezeichnet wird; Schlagfeld in Relation zur Grundstellung der Augen; Frequenz, Amplitude und zeitlicher Verlauf; maximale Winkelgeschwindigkeit der langsamen Phase.

Tabelle 4-2. *Symptome bei Ausfall einzelner Augenmuskeln*

Muskel	Nerv	Abweichung des Bulbus	Doppelbilder bei Blick nach...[a]	Stellung der Doppelbilder
M. rectus internus	III	außen (Auswärtsschielen)	nasal	nebeneinander
M. rectus superior	III	unten und innen	oben und außen	schräg
M. rectus inferior	III	oben und innen	unten und außen	schräg
M. obliquus inferior	III	unten und außen	oben und innen	schräg
M. obliquus superior	IV	oben und außen	unten und innen	schräg
M. rectus lateralis	VI	innen (Einwärtsschielen)	temporal	nebeneinander

[a] Doppelbilder bei intendierter Blickbewegung des *paretischen* Auges in die angegebene Richtung

Ein physiologischer Nystagmus kann durch optokinetische Reizung (kontinuierliche Bewegung des visuellen Umfeldes; Eisenbahnnystagmus) und durch vestibuläre Reize (Beschleunigung des Körpers und Kopfes gegen die Umwelt) ausgelöst werden.
Ein pathologischer Spontannystagmus findet sich bei: vestibulären Störungen (akute Labyrinthläsion, Menièresche Erkrankung), zentrale Störungen (Hirnstammläsionen, multiple Sklerose, Tumoren, Durchblutungsstörungen usw.) und Augenanomalien (Makuladefekte, Blindheit usw.).
Außerdem gibt es noch hereditäre Formen von Nystagmus (z.B. latenter Fixationsnystagmus).
Ein peripher ausgelöster Nystagmus geht fast immer mit Schwindelgefühlen einher, während der zentral ausgelöste Nystagmus nur selten zu Schwindel führt.
Ein Pendelnystagmus besitzt keine schnelle und langsame Phase und ist entweder auf optische Ursachen, wie z.B. sehr schlechten Visus oder hereditäre Ursachen bei gutem Sehvermögen zurückzuführen. Ein Nystagmus wird ebenso bei Intoxikationen beobachtet, z.B. bei Diphenylhydantoin (Zentropil), bei Bromiden, Barbituraten und bei Alkohol.

Syndrome mit Beteiligung des III., IV. und VI. Hirnnerven

Benedikt-Syndrom (S. 30), Bulbärparalyse, Gradenigo-Syndrom, Graefe-Syndrom (s. oben S. 98), Foville-Syndrom (S. 34), Korsakoff-Syndrom (S. 428), Nothnagel-Syndrom, Weber-Syndrom (S. 30), Argyll-Robertson-Phänomen (s. oben), Milliard-Gubler-Syndrom (S. 34), Syndrom der vorderen Vierhügel (Parinaud-Syndrom, S. 30) und Wernicke-Syndrom (S. 428).
Das *Duane-Retraktionssyndrom* tritt bei Parese des M. rectus lateralis auf und ist durch eine Retraktion des Bulbus bei Adduktion mit einer schräg nach oben gerichteten Bewegung des Augapfels und einer Verengung der Lidspalte charakterisiert.
Das *Gradenigo-Syndrom* findet sich vor allem bei Entzündungen im Bereich der Spitze des Os petrosum, wird durch Gesichtsschmerzen (Reizung des Ganglion semilunare), durch Parese des M. rectus externus (Parese des N. abducens) charakterisiert und geht mit Strabismus convergens, Doppelbildern und Schwerhörigkeit einher. Das Gradenigo-Syndrom ist häufig eine Komplikation einer eitrigen Otitis media.
Werden die Fasern des N. oculomotorius in ihrem Verlauf durch den Nucleus ruber geschädigt, dann wird das daraus entstehende Syndrom mit homolateraler Oculomotoriusparese und Hemiataxie als *Nothnagel-Syndrom* bezeichnet.

Untersuchungsmethoden (s. Kap. 21)

A. Fingerfolge. Dabei blickt der Patient bei fixiertem Kopf auf den Finger des Untersuchers. Die Augenmotilität wird in den vier Hauptblickrichtungen geprüft. Es wird dabei auf Blickparesen, Augenmuskelparesen, Blickrichtungsnystagmus, etwaige sakkadierte Blickfolge und subjektive Doppelbilder geachtet.

B. Akkomodation. Es wird die Konvergenz und die Pupillenreaktion beobachtet, wenn der Patient ein sich näherndes Objekt fixiert (z.B. den Finger des Untersuchers).

C. Lichtreflex. Dabei wird die Pupillenreaktion auf plötzliche intensive Belichtung beobachtet. Die Reaktion wird für jedes Auge einzeln geprüft. Außerdem werden Weite, Form und Isochorie der Pupille beurteilt. Die prompte Lichtreaktion setzt einen intakten N. opticus voraus.

D. Konsensuelle Lichtreaktion. Dabei wird ein Auge beleuchtet und die Pupillenreaktion am anderen Auge beobachtet.

E. Prismentest. Dabei wird die Fähigkeit des M. rectus internus und externus geprüft, zwei verschiedene Bilder zu verschmelzen. Normalerweise kann der M. rectus externus ein Prisma von acht Grad oder mehr ausgleichen; der M. rectus internus kann normalerweise ein Prisma von 23–25 Grad oder mehr ausgleichen.

F. Untersuchung von Doppelbildern. Durch ein Rotglas oder ein Maddoxkreuz wird die relative Lokalisation des falschen (vom paretischen Auge) und echten (vom gesunden Auge) Doppelbildes bei mehreren Positionen im Gesichtsfeld bestimmt. Das falsche Bild erscheint in der Richtung, in der der gelähmte Muskel das Auge ziehen sollte. Die Doppelbilder weichen stärker auseinander, wenn die Blickrichtung in die Funktionsrichtung des gelähmten Muskels fällt.

Tabelle 4-3. *Lokale Wirkung einiger Pharmaka am Auge*

Parasympathikomimetika	Parasympathikolytika	Sympathikomimetika
Finden Verwendung als Miotika (Pupillenverengerung) zur Kontrolle des Augeninnendrucks beim Glaukom	Finden Verwendung als Mydriatika (Pupillenerweiterung) zur Erleichterung beim Augenspiegeln und als Zykloplegika (Entspannung des M. ciliaris)	Finden Verwendung als Mydriatika; rufen keine Zykloplegie (Akkomodationslähmung) hervor
A. Wirkung als neuromuskulärer Überträgerstoff: 1. Pilocarpin 2. Carbachol (Doryl) 3. Methacholin (Mecholyl) B. Cholinesteraseinhibitoren: 1. Physostigmin (Eserin) 2. Fluostigmin (DFP)	A. Mydriatische Wirkung: Eucatropin (Euphthalmin) B. Zytoplegische und mydriatische Wirkung: 1. Homatropin 2. Scopolamin (Hyoscin) 3. Atropin 4. Cyclopentolat (Cyclogyl)	1. Phenylephrin (Neo-Synephrin) 2. Hydroxyamphetamin (Paredrin) 3. Epinephrin 4. Kokain

V. Hirnnerv
Nervus trigeminus

(Gemischter Nerv)

Periphere Verbindungen

Die sensiblen Fasern entstammen pseudounipolaren Zellen im Ganglion semilunare (Gasseri). In der Peripherie erfolgt die sensible Innervation (1) der Stirn, der Augen, der Nase, der Schläfen, der Meningen, der Nasennebenhöhlen und eines Teils der nasalen Mukosa über den *N. ophthalmicus*; (2) des Oberkiefers, der Zähne, der Oberlippe, der Wangen, des harten Gaumens, des Sinus maxillaris und der nasalen Mukosa über den *N. maxillaris*; und (3) des Unterkiefers, der Zähne, der Lippe, der Wangenschleimhaut, der Zunge, eines Teils des äußeren Ohres, des Gehörgangs und der Meningen über den *N. mandibularis*.

Die sensiblen Afferenzen stammen von Exterozeptoren. Die Versorgungsgebiete der drei Hauptäste überlappen sich nur wemg.

Der *N. ophthalmicus* verläßt den Schädel durch die Fissura orbitalis superior. Nach Abzweigung eines Ramus meningeus teilt er sich in den N. nasociliaris, den N. frontalis und den N. lacrimalis.

Der *N. maxillaris* gelangt durch das Foramen rotundum in die Fossa pterygopalatina und teilt sich ebenfalls in drei Hauptäste, den N. infraorbitalis, die Nn. pterygopalatini und den N. zygomaticus.

Der dritte Trigeminusast, der *N. mandibularis*, zieht durch das Foramen ovale und teilt sich in den N. lingualis, den N. alveolaris inferior und den N. auricotemporalis.

Die Fasern der Portio major teilen sich zentral (1) in kurze aufsteigende Äste, die am sensiblen Hauptkern des Trigeminus (lateral vom motorischen Kern) endigen und hauptsächlich die Berührungsempfindung leiten; (2) in lange absteigende Äste, die Kollateralen zum Nucleus spinalis n. trigemini abgeben, welcher sich über die gesamte Medulla erstreckt (diese Fasern überschneiden sich mit dem Lissauerschen Trakt und führen Fasern für Berührung, Schmerz und Temperatur); und (3) in rostralwärts ziehende Fasern, die als Tractus mesencephalicus bezeichnet werden und propriozeptive Afferenzen zum Nucleus mesencephalicus n. trigemini weiterleiten. Ihr peripherer Fortsatz läuft in der motorischen Wurzel zu Muskelspindeln der Kaumuskeln und möglicherweise auch der extraokulären Muskeln.

Motorische Fasern vom motorischen Kern des N. trigeminus (in Höhe der mittleren Pons) laufen (1) als motorische Wurzel (Portio minor) von der ventralen Oberfläche der Pons mit dem N. mandibularis durch das Foramen ovale und versorgen die Kaumuskeln (M. masseter, M. temporalis, M. pterygoideus externus und internus); (2) ohne Umschaltung über das Ganglion oticum zur Versorgung des M. tensor tympani und M. tensor veli palatini; und (3) über den N. mylohyoideus zum M. mylohyoideus und zum vorderen Bauch des M. digastricus.

Trigeminusläsionen

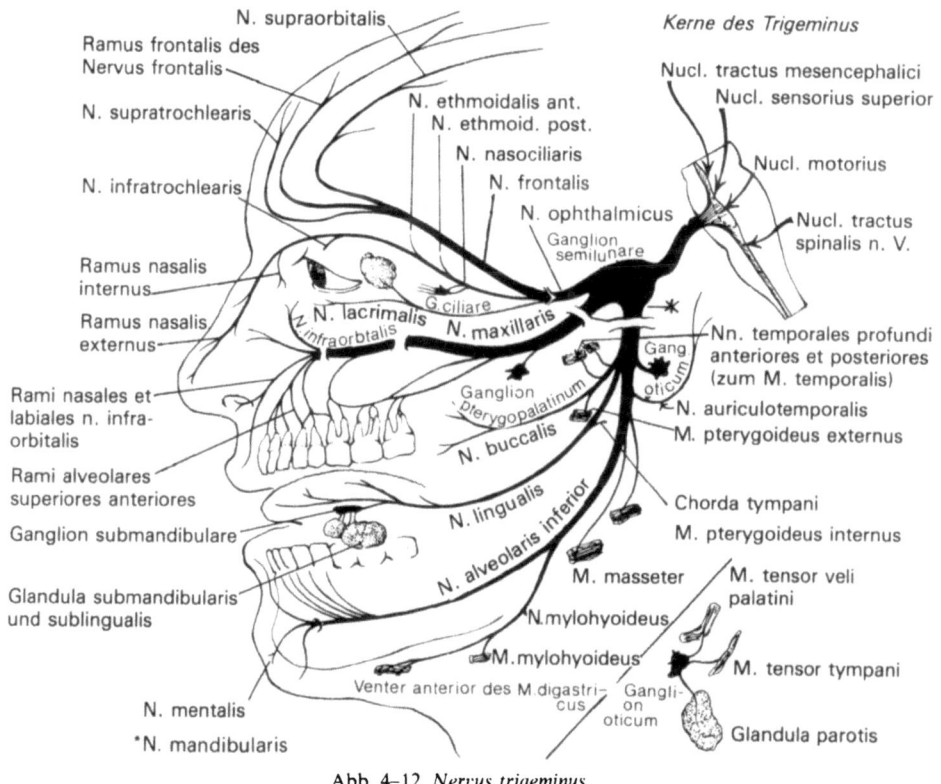

Abb. 4-12. *Nervus trigeminus*

Zentrale Verbindungen

Der motorische Kern erhält bilaterale (hauptsächlich gekreuzte) kortikale Afferenzen über den Tractus corticobulbaris, Reflexverbindungen über den Tractus spinalis n. trigemini und über extrapyramidale Bahnen.
Kollateralen von der Radix mesencephalica zum motorischen Kern bilden einen monosynaptischen Reflexbogen für propriozeptive Afferenzen von den Kaumuskeln (Masseterreflex!).
Vom sensiblen Hauptkern des N. trigeminus ziehen Berührungsfasern im Lemniscus medialis zum Thalamus (Nucleus ventralis posteromedialis, VPM) und zum sensiblen kortikalen Gesichtsfeld. Der Nucleus spinalis n. trigemini erhält Fasern für Berührung, hauptsächlich jedoch für Schmerz und Temperatur. Er erstreckt sich nach kaudal bis zu den oberen Zervikalsegmenten und erhält zusätzlich Afferenzen vom N. facialis, N. glossopharyngeus und N. vagus. Da im Tractus spinalis n. trigemini hauptsächlich Schmerzfasern laufen, kann hier durch oberflächliche Traktotomie (Sjögvist) eine sonst therapieresistente Trigeminusneuralgie gebessert werden. Läsionen des Nucleus und Tractus spinalis n. trigemini führen außerdem zu zwiebelschalenförmigen Sensibilitätsstörungen. Bei Läsionen im oberen Tractusbereich kommt es zu Sensibilitätsstörungen um Mund und Nase, weiter kaudal gelegene führen zu schalenartigen Minderungen, die vom Kinn zur Stirn ziehen (Söldersche Linien).
Aufsteigende Bahnen vom Nucleus spinalis n. trigemini ziehen gekreuzt und teilweise ungekreuzt zum Thalamus, wo sie medial von den spinothalamischen Bahnen im VPM endigen. Die zentralen Verbindungen des Nucleus mesencephalicus sind unklar.

Trigeminusläsionen

Zu den Störungen, die den N. trigeminus betreffen, gehören Neuralgien und Neuritiden, Syphilis, Tuberkulose, Syringobulbie, Hirntumoren, basale Meningitis, Prozesse im Ponsbereich, Schädelfrakturen, Aneurysmen der A. carotis oder des Circulus Willisii, Psychoneurosen und Sinus-cavernosus-Thrombosen.

Trigeminusneuralgie

Die Trigeminusneuralgie (Fothergills Neuralgie, chronisch paroxysmale Trigeminusneuralgie, Prosopalgie, Tic douloureux) ist charakterisiert durch schwere Schmerzen im Versorgungsgebiet eines oder mehrerer Äste des N. trigeminus. Die Schmerzen treten anfallsweise auf und dauern meist nur einen Bruchteil einer Sekunde bis zu einigen Sekunden. Sie werden als elektrisierend, reißend, brennend beschrieben und gehören zu den stärksten Schmerzen, mit denen es der Arzt zu tun hat. Zwischen den Schmerzattacken ist der Patient beschwerdefrei. Die vernichtenden Schmerzanfälle können durch Reizung einer Triggerzone — meist einem Punkt an der Lippe, dem Gesicht, dem Gaumen oder der Zunge — ausgelöst werden. Auslösende Reize in dieser Triggerzone sind Kälte, Druck oder Luftzug. Meistens ist der Schmerz auf eine Seite und auf einen der drei Hauptäste des N. trigeminus beschränkt. Die Krankheit tritt bei Erwachsenen jenseits des 40. Lebensjahres auf. Die Ursachen der idiopathischen Trigeminusneuralgie sind unbekannt und es werden nur geringe oder überhaupt keine pathologischen Veränderungen beobachtet. Die symptomatische Form der Trigeminusneuralgie wird bei Zahnerkrankungen, Nasennebenhöhlenaffektionen, raumfordernden Prozessen, Mittelohrerkrankungen beobachtet. Die Therapie der symptomatischen Trigeminusneuralgie ist auf Beseitigung der Krankheitsursache gerichtet (Sanierung der Nasennebenhöhlen, Zahnextraktion usw.).
Die idiopathische Trigeminusneuralgie wird zunächst konservativ mit Analgetika und durch Diphenylhydantoin oder Tegretal behandelt. Erst wenn diese Therapie und elektrische Reizung der Gesichtsoberfläche keinen Erfolg bringen, ist ein chirurgisches Vorgehen zu erwägen. Es wurden zahlreiche unterschiedliche neurochirurgische Eingriffe beschrieben, z.B. Alkoholinjektion, Nervendurchtrennungen am Austrittspunkt oder im Ganglion Gasseri, Rhizotomie nach Spiller-Frazier, Traktotomie, Chordotomie, Dekompression der Wurzel.

Das *paratrigeminale Syndrom* (Raeder-Syndrom) ist eine seltene Erkrankung, die durch Tumoren im Ganglion semilunare ausgelöst wird und anfangs durch eine Trigeminusneuralgie charakterisiert ist, gefolgt von Sensibilitätsstörungen im betreffenden Gesichtsbereich. Die Kaumuskeln sind geschwächt oder vollständig gelähmt. Gleichzeitig kann eine Oculomotoriusparese auftreten. Bei Beteiligung des sympathischen Plexus um die Carotis kann es zum ipsilateralen Horner-Syndrom kommen.

Syndrom des N. auriculotemporalis (Frey-Syndrom). Dabei tritt eine Rötung und Schweißsekretion der ipsilateralen Gesichtshälfte im Verteilungsgebiet des N. auriculotemporalis beim Essen, Kauen oder durch Geschmacksreize auf. Als Ursache dieser atypischen Gesichtsneuralgie kommen Verletzungen oder Infektionen im Bereich der A. carotis oder der Ohrspeicheldrüse in Frage.

Andere atypische Gesichtsneuralgien, die sich nicht an das Versorgungsgebiet einzelner Trigeminusäste halten, sind die Sluder-Neuralgie (Schädigung des Ganglion pterygopalatinum; Schmerzen in Oberkiefer-, Augen- und Jochbeinregion) und die Hunt-Neuralgie (Läsion des Ganglion geniculi; Schmerzen im äußeren Gehörgang und retroaurikulär mit Sekretion von Speichel- und Tränendrüsen).

Das Bonnier-Syndrom wird auf S. 120 beschrieben.

Symptome bei Trigeminusläsionen

A. Schmerz. Sehr ausgeprägt, wenn das Ganglion semilunare (Gasseri) oder die peripheren Äste betroffen sind.

B. Sensibilitätsausfall. entsprechend der sensiblen Verteilung; eine corneale Anaesthesie tritt frühzeitig auf. Die Überlappung mit benachbarten Versorgungsgebieten ist gering. Auf die zwiebelschalenförmige Verteilung bei Läsion des Tractus und Nucleus spinalis n. trigemini wurde hingewiesen.

C. Dissoziierte Sensibilitätsstörungen. Verlust des Schmerzempfindens, jedoch nicht für Berührung, wird bei Läsion des Tractus spinalis n. trigemini (z.B. bei Syringobulbie) beobachtet.

D. Paraesthesien. Zuweilen auch bei Anämien und bei nervösen oder hysterischen Patienten.

E. Parese. Parese der Kaumuskulatur mit Deviation des Kiefers zur erkrankten Seite.

F. Reflexe. Der *Kornealreflex* verläuft über den ersten Trigeminusast — Ganglion Gasseri — Tractus spinalis — zum motorischen Facialiskern.
Der *Niesreflex* läuft über den ersten und zweiten Trigeminusast — Ganglion semilunare — Tractus spinalis — zu den motorischen Kernen der Hirnnerven VII, IX und XII.
Masseterreflex: Muskelspindeln im Masseter — Tractus mesencephalicus — motorischer Kern des N. trigeminus. Es handelt sich dabei um einen Eigenreflex.
Bei Läsionen im Trigeminusgebiet kommt es zur Abschwächung bzw. Aufhebung dieser Reflexe.

G. Hören. Eine Hörstörung tritt durch Parese des M. tensor tympani auf.

H. Trismus. Tonische Kontraktion der Kaumuskulatur bei Tollwut, außerdem bei Tetanus, Tetanie, Epilepsie und Hysterie.

I. Trophische und sekretorische Störungen. Bei Läsion des ersten Trigeminusastes kommt es zur Kornea-Ulzeration, bei Erkrankungen der übrigen Trigeminusäste zu Zahnverlust, Ulzerationen im Gesicht usw. Da Fasern für die Tränen- und Nasensekretion streckenweise in peripheren Ästen des N. trigeminus verlaufen, kommt es bei Trigeminusstörungen auch zu einer Störung der sekretorischen Tätigkeit. Die Fasern entstammen den parasympathischen Kernen des N. facialis und N. glossopharyngeus.

Untersuchungsmethoden

A. Sensibilität. Sie wird mit einem Wattebausch, Nadelstichen, warmen oder kalten Objekten geprüft.

B. Reflexe. Zu prüfen sind Kornealreflex, Konjunktival-, Masseter- und Niesreflex.
Motorische Prüfung. Kauen: Betasten von M. masseter und M. temporalis, wenn die Zähne zusammengebissen werden. Atrophie des Masseters und Deviation der Mandibula zur erkrankten Seite beim Versuch, den Mund gegen Widerstand zu öffnen sind bei Trigeminusläsionen zu beobachten.

VII. Hirnnerv
Nervus facialis

(Gemischter Nerv; hauptsächlich motorisch)

Periphere Verbindungen

Die Fasern aus dem motorischen Kern des N. facialis im kaudalen Bereich der Pons ziehen in einer Schleife um den Abducenskern (inneres Facialisknie) und verlassen den Schädel über einen langen Verlauf im Canalis facialis durch das Foramen stylomastoideum. Die motorischen Fasern versorgen den M. stapedius des Mittelohrs, die mimische Muskulatur des Gesichts und die Muskeln der Kopfschwarte, das Platysma, den hinteren Muskelbauch des M. biventer und den M. stylohyoideus.
Parasympathische präganglionäre Fasern laufen vom Nucleus salivatorius superior über den N. intermedius (Wrisbergscher Nerv) zu den Drüsen und Schleimhäuten des Pharynx, des Gaumens, der Nasenhöhle und Nasennebenhöhlen im N. petrosus superficialis major und werden im Ganglion pterygopalatinum umgeschaltet.
Zur Glandula submandibularis und sublingualis gelangen Fasern von der Chorda tympani, die sich dem N. lingualis anschließen und im Ganglion submandibulare umgeschaltet werden.
Sensorische Fasern entstammen den pseudo-unipolaren Zellen des Ganglion geniculatum. Periphere Äste erhalten Geschmacksafferenzen von den vorderen zwei Dritteln der Zunge über den N. lingualis und die Chorda tympani und sensible Informationen von der Parotis über das Ganglion oticum und den N. petrosus minor. Zentrale Verbindungen laufen über den N. intermedius zum Nucleus tractus solitarii. Es gibt auch einige propriozeptive Fasern, die im N. facialis verlaufen und Information über Tiefensensibilität und Lageempfinden der Gesichtsmuskeln führen.

Zentrale Verbindungen

Der motorische Facialiskern erhält gekreuzte und ungekreuzte Fasern vom Tractus corticobulbaris, von extrapyramidalen Bahnen, dem Tractus tectospinalis und Reflexverbindungen vom Nucleus tractus solitarii und dem Nucleus tractus spinalis n. trigemini. Die Gesichtsmuskeln unterhalb der Stirn erhalten kontralaterale kortikale Innervation (gekreuzte kortikobulbäre

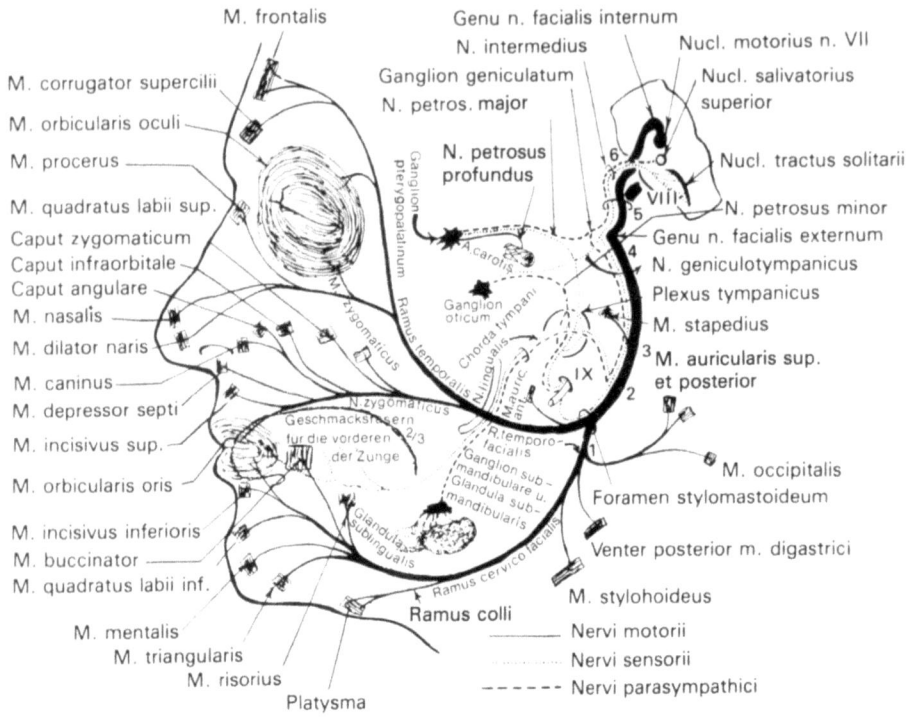

Fig. 4–13. *Nervus facialis*

Fasern), während zu den Motoneuronen des M. frontalis bilaterale kortikale Afferenzen ziehen. Bei einseitigen zentralen Paresen oder bei Läsionen der zentralen Bahnen bleibt daher der M. frontalis ausgespart.

Der Nucleus salivatorius superior erhält kortikale Impulse über den Fasciculus longitudinalis dorsalis und Reflexverbindungen vom Kern des Tractus solitarius.

Die sensorischen Fasern stehen mit dem Cortex über den Lemniscus medialis und den Thalamus in Verbindung. Außerdem bestehen durch Interneurone Verbindungen mit dem Nucleus salivatorius und den motorischen Kernen des N. facialis.

Facialisläsionen

A. Periphere Facialisparese (Bells palsy, „rheumatische" Facialisparese): Als Ursachen kommen Erkältungen, Mittelohrinfektionen, Tumoren, Frakturen, Meningitis, Blutungen, Infektionskrankheiten und andere weniger häufige Erkrankungen in Betracht. 75 % aller Facialisparesen gehören zu dieser Gruppe. Die periphere Facialisparese kann in jedem Lebensalter vorkommen, ist jedoch häufiger in der Altersgruppe von 20–50 Jahren. Beim Versuch, die Augen zu schließen, wendet sich das Auge auf der erkrankten Seite nach oben (Bell-Phänomen).

1. Symptome: Sie sind abhängig von der Lokalisation der Läsion (die Ziffern im Text beziehen sich auf die Ziffern in Abb. 4–13).

a) Läsion außerhalb des Foramen stylomastoideum mit Symptomen auf der ipsilateralen Seite (1). Dabei kommt es zu Gesichtsmuskelparesen. Der Mundwinkel hängt auf derselben Seite nach unten, die Speisen sammeln sich beim Essen zwischen Wange und der Zahnreihe, die Tiefensensibilität im Bereich des Gesichts ist verloren. Der Patient kann nicht pfeifen, mit den Augen zwinkern oder das Auge schließen; ebenso ist das Stirnrunzeln unmöglich. Das Auge muß durch einen Uhrglasverband vor Austrocknung geschützt werden. Es findet sich eine schlaffe Lähmung. Die Entartungsreaktion bei elektrischer Reizung (s. S. 263) erscheint nach 10–14 Tagen — in Abhängigkeit vom Ausmaß der Läsion.

b) *Läsion im Bereich des Canalis facialis mit Beteiligung der Chorda tympani* (2). Die oben geschilderten Symptome finden sich auch hier; zusätzlich besteht ein Geschmackverlust in den vorderen zwei Dritteln der Zunge und eine reduzierte Speichelbildung auf der betroffenen Seite.
c) *Läsion im Canalis facialis mit Beteiligung des M. stapedius* (3). Symptome wie unter a. und b. mit Hyperakusis besonders für tiefe Töne.
d) *Höhere Läsion mit Beteiligung des Ganglion geniculi* (4). Der Beginn ist häufig akut mit retroaurikulären Schmerzen und Schmerzen im Ohr. Ein Herpes des Gehörgangs oder der Ohrmuschel kann der Lähmung vorausgehen. Das dabei auftretende *Ramsay-Hunt-Syndrom* besteht in einer peripheren Facialisparese in Verbindung mit Herpes zoster des Ganglion geniculi, wobei die Herpeseffloreszenen auf dem Trommelfell, dem äußeren Gehörgang und hinter der Ohrmuschel sichtbar sind.
e) *Läsionen im inneren Gehörgang* (5). Derartige Läsionen führen gleichzeitig zu ipsilateraler Facialisparese und einseitiger Taubheit durch Beteiligung des VIII. Hirnnerven.
f) *Läsionen am Austrittspunkt des N. facialis an der Pons (z.B. Meningitis)* (6). Dabei findet sich eine periphere Facialisparese, häufig mit Beteiligung anderer Hirnnerven, z.B. N. V und N. VIII und zuweilen Nn. VI, IX und XII. Beim Marcus-Gunn-Phänomen, welches bei kongenitaler Ptose beobachtet wird, erfolgt eine Hebung des ptotischen Augenlids bei Unterkieferbewegung zur kontralateralen Seite. Das Marin-Amat-Zeichen wird häufig nach einer peripheren Facialisparese beobachtet und ist ein umgekehrtes Marcus-Gunn-Phänomen. Wenn der Patient den Mund gegen Widerstand und maximal öffnet, kommt es zum Augenschluß.
2. *Behandlung und Prognose.* Der Patient sollte beruhigt werden, weil es bei „rheumatischer" Facialisparese häufig zur vollständigen Rückbildung der Symptome innerhalb von zwei bis acht Wochen (oder innerhalb von ein bis zwei Jahren bei älteren Patienten) kommt. Das Gesicht sollte warmgehalten, Zug und Kälte gemieden werden. Bei mangelndem Lidschluß ist ein Uhrglasverband indiziert. Eine sanfte aufwärts gerichtete Massage der beteiligten Muskeln fünf bis zehn Minuten lang zwei- bis dreimal täglich und tägliches mimisches Training können zur Erhaltung des Muskeltonus beitragen. Bestrahlungen mit Infrarotlampen sollen gute Erfolge bringen. Hin und wieder wurde eine operative Dekompression des Nerven in seinem Kanal versucht, in der Annahme, daß der „rheumatischen" Facialisparese ein Ödem zugrunde liegt. In der überwiegenden Mehrzahl der Fälle kommt es zu einer partiellen oder kompletten Wiederherstellung. Bei einer partiellen Rückbildung können sich Kontrakturen auf der gelähmten Seite ausbilden. Rezidive auf derselben oder der gegenüberliegenden Seite wurden gelegentlich beschrieben.

B. *Nukleäre Facialisparese.* Dabei finden sich die Symptome einer ipsilateralen peripheren Facialisparese gemeinsam mit einer kontralateralen Hemiplegie wegen Beteiligung der Pyramidenbahn mit Parese des VI. und zuweilen auch des VIII. Hirnnerven. Das Millard-Gubler-Syndrom (S. 34) ist eine Form der gekreuzten Parese (Hemiplegia facialis alternans), verursacht durch eine pontine Läsion und charakterisiert durch kontralaterale Hemiplegie und ipsilaterale Facialisparese. In einigen Fällen ist der VI. Hirnnerv ebenfalls betroffen und führt dadurch zu einem Strabismus convergens. Das Foville-Syndrom (S. 34) ist eine Form der gekreuzten Hemiplegie, ausgelöst durch eine pontine Läsion. Es besteht in einer kontralateralen Hemiplegie mit ipsilateraler Parese des VII. Hirnnerven und ispilateraler konjugierter Blickparese.

C. *Supranukleäre Facialisparese.* Häufig in Verbindung mit ipsilateraler Hemiparese oder Monoparese. Geschmack und Speichelbildung sind nicht davon betroffen und der M. frontalis bleibt wegen der bilateralen kortikalen Innervation ausgespart. Die häufigste Lokalisation ist intrakapsulär.
Reflexe und emotionale Antworten (Tränenbildung) bleiben erhalten und es findet sich keine Entartungsreaktion.

D. *Neuralgie des Ganglion geniculi (sehr selten).* Schmerzen hinter und im Ohr und eine Geschmacksminderung gehören zu diesem Syndrom. Es ist manchmal ein Bestandteil der peripheren Facialisparese Typ d (s. oben), kann jedoch in Zusammenhang mit Herpes zoster des Trommelfells oder der Concha mit oder ohne Facialisparese auftreten (Hunt-Syndrom).

E. *Krokodilstränen-Syndrom.* Paroxysmale Tränenbildung während des Essens, die für gewöhnlich durch eine Läsion des N. facialis proximal vom Ganglion geniculi verursacht wird.

Ursache ist eine fehlerhafte Reinnervation, wobei Fasern, die ursprünglich die Speicheldrüsen innervierten, zu den Tränendrüsen gelangen.

F. Gesichtsspasmus. (Paroxysmale Hyperkinese der Gesichtsmuskeln). Beginnt mit Zucken, ist für gewöhnlich unilateral und kann willkürlich nicht unterdrückt werden. Während einer Attakke werden willkürliche Bewegungen unmöglich. Facialisspasmen treten häufig nach Nervennaht eines durchtrennten N. facialis auf.

G. Bilaterale Facialisparese (selten). Sie führt zu einem flachen, ausdruckslosen Gesichtsausdruck. Als Ursachen kommen bulbäre Läsionen und Polyneuropathien in Betracht. Differentialdiagnostisch ist auch an eine Myasthenia gravis oder an kongenitale Störungen zu denken.

H. Striatum-Läsionen. Dabei kommt es zu Grimassieren und choreiformen Bewegungen im Gesichtsbereich.

I. Möbius-Syndrom (kongenitale okulofaziale Parese). Es handelt sich dabei um eine kongenitale Erkrankung, charakterisiert durch Parese oder vollständige Lähmung beider Mm. recti laterales und der Gesichtsmuskeln, gelegentlich in Verbindung mit anderen Muskel-Knochen-Anomalien.

K. Rosenthal-Melkersson-Syndrom. Es kommt zu rezidivierenden Schwellungen der Lippen und zu Facialisparesen. Histologisch finden sich epitheloide Granulome.

Untersuchungsmethoden

A. Motorischer Befund. Geprüft wird Lächeln, Pfeifen, Backenaufblasen, Augenschließen, Stirnrunzeln usw. Besonders geachtet wird dabei auf Mitbewegungen im Mundbereich beim Augenschluß, die häufig nach einer peripheren Facialislähmung als Restsymptom bleiben. Elektrische Untersuchung des N. facialis und der Gesichtsmuskeln sowie Elektromyographie erlauben — neben diagnostischen — auch prognostische Aussagen.

B. Reflexe. Kornealreflex, Konjunktival- und Lidreflex sollten untersucht werden.

C. Sensorische Leistungen. Es werden die vier Geschmacksqualitäten mit Lösungen geprüft: süß mit Zucker, sauer mit Zitronensäure, bitter mit Chinin und salzig mit Salz. Nach jedem Test wird der Mund mit reichlich Wasser ausgespült. Damit beim Sprechen die aufgetupfte Lösung nicht nach hinten oder zur Gegenseite gelangt, erfogt die Antwort, indem der Patient die entsprechende Geschmacksqualität auf einer Schrifttafel anzeigt.

D. Gesichtssymmetrie. Jede Asymmetrie des Gesichts bei Ruhebedingungen oder bei willkürlichen Gesichtsbewegungen wird registriert. Von Nutzen sind dabei Vergleiche mit früheren Photographien.

VIII. Hirnnerv
Nervus vestibulocochlearis (statoacusticus)

(sensorischer Nerv)

Der N. vestibulocochlearis besteht aus zwei getrennten Teilen, einer Pars vestibularis und einer Pars cochlearis.

Periphere Verbindungen

A. N. cochlearis (Hörnerv). Von den bipolaren Zellen im Ganglion spirale gehen periphere Äste aus, die im Cortischen Organ enden und zentrale Fortsätze, die zu den Nuclei cochleares ventrales und dorsales ziehen.

B. N. vestibularis. Bipolare Zellen im Ganglion vestibulare (Ganglion Scarpae) senden periphere Fortsätze ins Neuroepithelium der Ampullen der Bogengänge und in die Maculae des Utriculus und Sacculus. Die zentralen Fortsätze dieser Zellen treten medial vom Corpus restiforme in den Hirnstamm ein und endigen in den Vestibulariskernen. Einige zentrale Fortsätze laufen ohne Unterbrechung ins Cerebellum.

Zentrale Verbindungen

Der Nerv tritt am Unterrand der Pons hinter dem N. facialis in den Hirnstamm ein. Die Fasern des *cochleären* Teils endigen an zwei Kernen, dem ventralen und dem dorsalen Nucleus cochlearis, lateral vom Corpus restiforme.

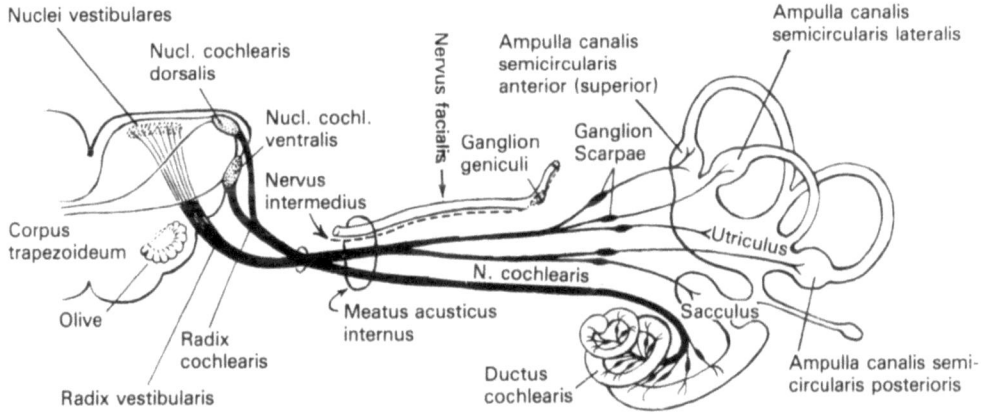

Abb. 4–14. *Nervus vestibulocochlearis* (statoacusticus)

Nach der Umschaltung auf sekundäre Neurone gibt es drei Hauptwege: (1) Einige Fasern bilden das Corpus trapezoideum, indem sie zur Gegenseite zur obigen Olive ziehen und sich danach den aufsteigenden Fasern im Lemniscus medialis anschließen und zum Colliculus inferior oder Corpus geniculatum mediale gelangen. (2) Fasern aus dem dorsalen Kern ziehen als Striae acusticae dorsales zur Gegenseite (Monakowsche Kreuzung) zum Lemniscus medialis.
(3) Der dritte Hauptweg sind Fasern, die im medialen Hirnstammbereich in der Heldschen Kreuzung zur Gegenseite wechseln.
Vom Corpus geniculatum mediale projiziert die Hörstrahlung zum ipsilateralen auditorischen Cortex (Heschlsche Querwindung). Reflexverbindungen laufen über den Tractus tectobulbaris und tectospinalis zu den Augenmuskelkernen und anderen motorischen Kernen der Hirnnerven und Spinalnerven. Diese Fasern stammen hauptsächlich vom Colliculus inferior.
Vestibuläre Afferenzen ziehen zu vier Hauptkernen: Nucleus vestibularis superior (Bechterew), Nucleus vestibularis lateralis (Deiters), Nucleus vestibularis medialis (Schwalbe) und Nucleus vestibularis inferior (Roller). Zusätzlich zu den afferenten Fasern gibt es auch efferente, über die eine zentrale Kontrolle der vestibulären Rezeptoren möglich ist. Vom Deitersschen Kern zieht der Tractus vestibulospinalis lateralis ipsilateral zum Rückenmark. Der Tractus vestibulospinalis medialis steigt gekreuzt und ungekreuzt zu den oberen thorakalen Segmenten ab. Vestibuläre Afferenzen ziehen teilweise direkt, teilweise nach Umschaltung in den Kernen zum Cerebellum. Über den Fasciculus longitudinalis medialis bestehen Verbindungen zu den Augenmuskelkernen und anderen motorischen Kernen der Hirn- und Spinalnerven derselben und der kontralateralen Seite.

Vestibulocochlearisläsionen

Periphere Läsionen betreffen oft gleichzeitig den N. cochlearis und vestibularis. Beispiele sind Otitis media, Meningitis, Schädelfrakturen, Otosklerose, basale Tumoren, Infektionskrankheiten, degenerative Erkrankungen und das Menière-Syndrom.
Die meisten Hörstörungen sind durch pathologische Veränderungen der Rezeptoren bedingt. Wichtig ist die Unterscheidung einer Schalleitungsstörung (Mittelohr) und einer Schallempfindungsstörung (Innenohr).
Als wichtigste neurologische Erkrankung des peripheren Nerven ist das Akustikusneurinom zu nennen. Hörstörungen sind dabei häufig die ersten Symptome.
Periphere vestibuläre Störungen sind durch einen Labyrinthinsult oder durch Labyrinthitis verursacht. Dabei kommt es zu Schwindel, Erbrechen, Spontannystagmus, Fallneigung und kalorischer Untererregbarkeit des geschädigten Labyrinths.
Zentrale Läsionen schädigen meist einen der beiden Nerven unabhängig vom anderen. Verursacht werden sie z. B. durch Syphilis, multiple Sklerose, kongenitale Defekte, Hirntumoren, oder andere psychogene Störungen, degenerative Erkrankungen des Gehirns und der Blutgefäße.

Da die akustischen Afferenzen gekreuzt und ungekreuzt in der zentralen Hörbahn laufen, kommt es bei einseitiger zentraler Läsion nur zu einer Hörminderung auf beiden Seiten. Erst doppelseitige Unterbrechung der zentralen Hörbahn führt zu Taubheit, doppelseitige Zerstörung der Hörrinde zu Rindentaubheit.
Gewisse Medikamente und Drogen (z. B. Chinin, Cinophen und Salicylate) können den N. cochlearis schädigen. Streptomycin verursacht Degeneration in den vestibulären Kernen. Seekrankheit (ausgelöst bei empfindlichen Personen durch ständige vestibuläre und optokinetische Reizung) geht mit Schwindel, Gleichgewichtsstörungen, Erbrechen, Übelkeit, gelegentlich mit Blässe, Schwitzen, Tachykardie, Dyspnoe und Tremor einher.
Bei der Therapie der Seekrankheit haben sich Antihistaminika bewährt. Ebenso bringen Bettruhe und ruhige Kopfhaltung, sowie Tranquilizer manchmal eine Besserung der Beschwerden. Andere Syndrome und Erkrankungen, die den VIII. Hirnnerven betreffen, sind das Menière-Syndrom (S. 445), das Kleinhirnbrückenwinkel-Syndrom (S. 34), Bonnier-Syndrom (durch Läsion des Deitersschen Kerns, S. 120), Lermoyez-Syndrom (paroxysmale Taubheit) und das Costen-Syndrom.
Das Lermoyez-Syndrom besteht aus Attacken von vermindertem Hörvermögen, gefolgt von Schwindel, wobei sich dann das Hörvermögen wieder normalisiert. Ursache und Mechanismus sind nicht bekannt. Das Costen-Syndrom resultiert wahrscheinlich aus einem Druck oder Fehlbelastungen des temporo-mandibulären Gelenkes und ist charakterisiert durch Kopfschmerzen, Schmerzen in Nacken, Ohr, Zunge, Nase und in den Augen. Gleichzeitig treten Tinnitus, vermindertes Hörvermögen und Benommenheit auf. Das Cogan-Syndrom besteht in einer Keratitis und Taubheit bei nichtsyphilitischen Patienten, hauptsächlich bei Jugendlichen. Es tritt plötzlich auf und seine Ursache ist nicht bekannt.

Symptome einer Schädigung des N. vestibulocochlearis

A. N. cochlearis
1. Tinnitus. Pfeifende, zischende, brummende oder klingende Ohrgeräusche sind häufig Zeichen einer peripheren Cochlea-Erkrankung. Ein zentraler Tinnitus ist sehr selten und äußerst vielgestaltig, in Form von Musik usw.

Geräusche von Stenosen der Hirngefäße und Aneurysmen werden zum VIII. Hirnnerven weitergeleitet. Bei organischen Cochleäläsionen ist ein Tinnitus häufig von Taubheit gefolgt.
2. Taubheit. Sie kann verschiedene Ursachen haben: Unterbrechung der Nervenbahnen, Schall-leitungsstörung durch Erkrankung des Mittelohrs oder des äußeren Ohrs und Schallempfindungsstörung bei Erkrankung des Innenohrs. Die Lokalisation einer zentralen Läsion aufgrund der Hörstörung ist wegen der beidseitigen Afferenzen nur selten möglich.
3. Hörskotome. Taubheit für gewisse Tonhöhen und Geräusche kommt häufig bei multipler Sklerose, Schizophrenie und bei Neurosen vor.
4. Supranukleäre Störungen. Dazu gehört die sensorische Aphasie (Worttaubheit), wobei einzelne Wörter zwar gehört, jedoch nicht verstanden werden. Sie wird verursacht durch Läsionen in der hinteren Region des Gyrus temporalis superior der dominanten Hemisphäre. Akustische Halluzinationen kommen bei Psychosen, Intoxikationen und Temporallappenprozessen vor. Auch eine epileptische Aura kann im auditiven Bereich ablaufen.

B. N. vestibularis
1. Schwindel. Schwindelgefühl mit Raumorientierungsstörungen, gewöhnlich in Verbindung mit einer Gleichgewichtsstörung, ist oftmals Zeichen einer peripheren Labyrinth-Funktionsstörung. Ursache von Schwindelattacken können auch Läsionen des VIII. Hirnnerven (z. B. Tumoren) oder optisch-vestibuläre Koriolis-Effekte (z. B. bei Bewegungskrankheiten) sein.
Schwindelattacken können bei Bewegungskrankheiten durch geeignete Kopfhaltung, günstige visuelle Reizung und auch medikamentös gebessert werden.
2. Nystagmus. Die Unterscheidung einer peripher-vestibulären Läsion von einer zentralen ist mit Hilfe der Nystagmographie möglich (S. 307).
Spontannystagmus wird klinisch mit der Frenzelbrille im verdunkelten Raum beobachtet. Er tritt bei peripher-vestibulären Störungen (Labyrinthinsult, Akustikusneurinom) und bei Läsionen der zentralen vestibulären Bahnen auf (sehr häufig bei multipler Sklerose). Wird dabei der Fasciculus longitudinalis medialis betroffen, so kommt es zur sog. internukleären Ophthalmoplegie (S. 98).
3. Allgemeine Symptome. Labyrintherkrankungen gehen oft mit Allgemeinsymptomen einher.

wie z. B. Diarrhoe, Tachykardie, Übelkeit, Erbrechen und Blutdruckabfall.

Untersuchungsmethoden (s. Kap. 22)

A. *N. cochlearis*
1. Hörvermögen. Dabei wird ein Ohr zugehalten und das Hörvermögen des anderen durch Uhrticken, Flüstergeräusche oder audiometrische Prüfung bestimmt.
2. Weber-Test. Beim Normalen erfolgt keine Lateralisation, wenn eine Stimmgabel in der Mittellinie des Schädels aufgesetzt wird. Erfolgt eine Lateralisation der Schallquelle zum Ohr mit der verminderten Hörfunktion, so handelt es sich um eine Schalleitungsstörung, d. h. eine Erkrankung des äußeren oder des Mittelohrs. Wird der Ton zum Ohr mit dem besseren Hörvermögen lateralisiert, so liegt eine Schallempfindungsstörung vor (Störung des N. cochlearis oder der Cochlea).
3. Rinne-Test. Eine Stimmgabel wird auf das Mastoid gesetzt und sobald der Ton durch Knochenleitung nicht mehr wahrgenommen wird vor das Ohr gehalten. Wenn dann kein Ton mehr gehört wird, ist Verdacht auf eine Mittelohrerkrankung gegeben. (Normalerweise ist nämlich die Luftleitung besser als die Knochenleitung). Für gewöhnlich ist bei schwerer Taubheit sowohl die Luft- als auch die Knochenleitung vermindert.
4. Bing-Test. Dabei wird eine Stimmgabel (256 Vibrationen/sec) auf den Vertex gesetzt und gleichzeitig ein Ohr zugehalten. Normalerweise wird der Schall am deutlichsten auf der Seite des zugehaltenen Ohrs wahrgenommen. Dieses Phänomen beruht auf der Knochenleitung. Wenn keine Schallwahrnehmung am zugehaltenen Ohr erfolgt, besteht Verdacht auf Nerventaubheit.
5. Otoskopische Untersuchung. Das Ohr sollte durch ein Otoskop auf Fremdkörper, kongenitale Malformationen, Entzündungen usw. untersucht werden.
6. Audiometrie und Vestibularisprüfungen. (s. Kap. 22)

B. *N. vestibularis*
1. Kalorische Prüfung. Nach Spülung des rechten Ohrs mit kaltem Wasser, wobei der Patient sitzt und den Kopf um 60° nach hinten gebeugt hat, kommt es häufig zu Übelkeit, horizontalem Nystagmus zur Gegenseite (zur linken Seite), Vorbeizeigen nach links und Fallneigung nach rechts. (Bei Spülung mit warmem Wasser ist der Nystagmus zur gleichen Seite gerichtet).
Bei totaler Unerregbarkeit oder Leitungsstörung des N. vestibularis findet sich überhaupt keine Reaktion bei kalorischer Reizung. Bei partieller Schädigung des N. vestibularis kommt es zu einer verminderten Antwort.

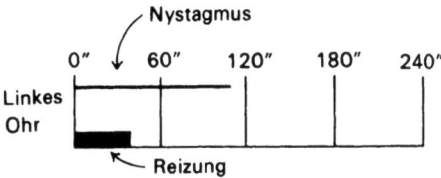

Abb. 4–15. *Kalorischer Test nach Hallpike* (Normalperson) Reizung des linken Ohres mit kaltem Wasser (30° C) für 40 sec führt zu einem 110 sec dauernden Nystagmus

Bei der kalorischen Prüfung wird das Ohr mit mindestens 250 ml Wasser von 30° C (7° C unter der normalen Körpertemperatur) 40 sec lang gespült. Dieser Test wird mit warmem Wasser von 44° C (7° C oberhalb der normalen Körpertemperatur) wiederholt. Dadurch erhält der Vestibularapparat entgegengerichtete Reize von gleicher Stärke. Der normale Nachnystagmus dauert 90–140 sec (Nystagmographie s. Kap. 22).
2. Elektrische Prüfung. Dabei wird bei galvanischer Reizung (in Milliampère) die Schwelle für Nystagmusauslösung, Vorbeizeigen oder Kopfneigung gemessen. Der Strom wird zwischen zwei Elektroden, die über dem rechten und linken Ohr angebracht werden, appliziert. Es wird ein Seitenvergleich mit wechselnder Kathode (der Reizelektrode) auf der linken und der rechten Seite durchgeführt.

IX. Hirnnerv
Nervus glossopharyngeus
(gemischter Nerv)

Die Hirnnerven IX, X und XI treten an der Schädelbasis gemeinsam durch das Foramen jugulare aus. Der N. glossopharyngeus liegt dabei anterolateral vom N. vagus, mit dem er sowohl zentral als auch peripher enge Verbindungen eingeht.

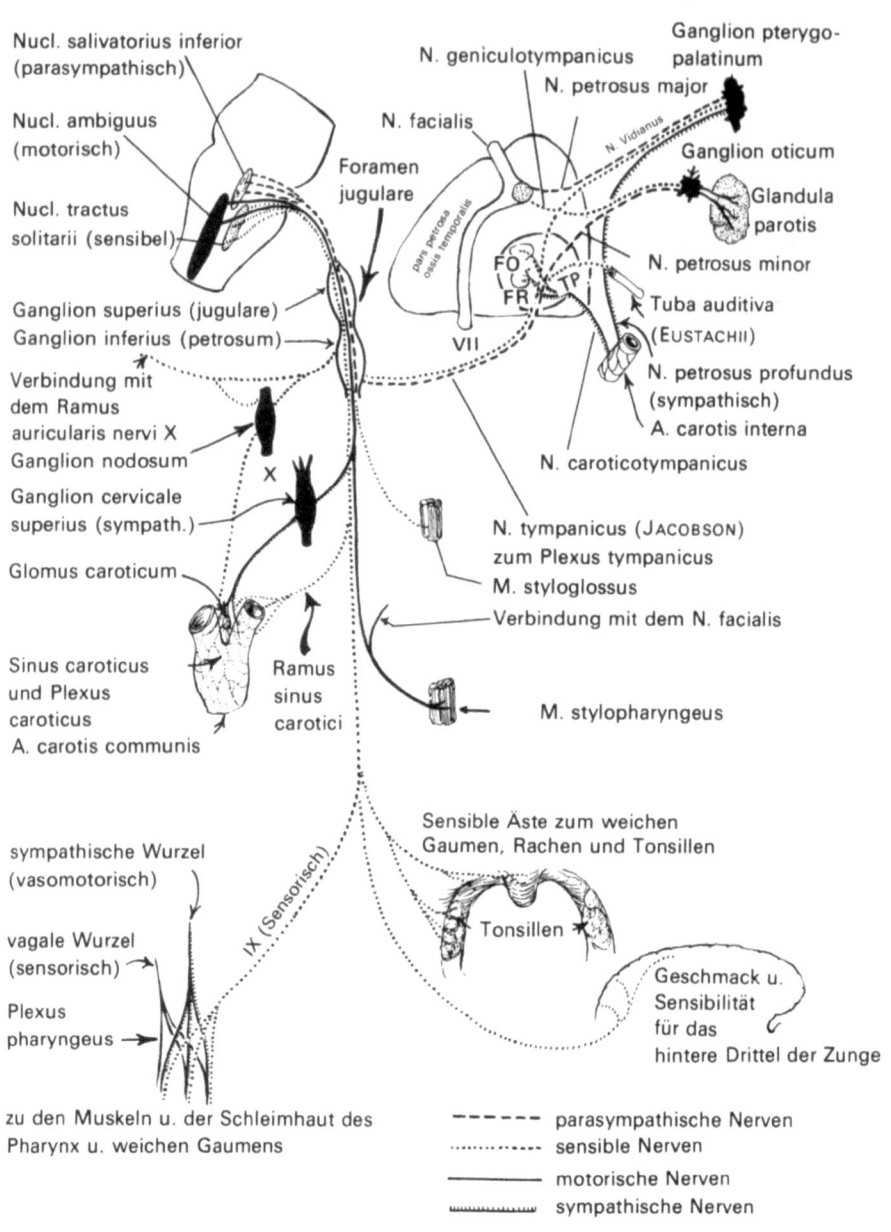

Abb. 4-16. *Nervus glossopharyngeus*

Periphere Verbindungen

Ein kleiner *motorischer* Ast aus Fasern des Nucleus ambiguus zieht zum M. stylopharyngeus.

Präganglionäre *parasympathische* Fasern vom Nucleus salivatorius laufen über den N. petrosus superficialis minor und den Plexus tympanicus zum Ganglion oticum, wo die Umschaltung auf die postganglionären Fasern erfolgt, die zur Parotis ziehen.

Die *sensiblen* Fasern stammen aus den pseudounipolaren Zellen des Ganglion inferius und Ganglion superius. Ihre zentrale Endigung liegt im Tractus solitarius und im Nucleus tractus solitarii. In der Peripherie versorgen sie den Pharynx, den weichen Gaumen, die Geschmacksnerven im hinteren Drittel der Zunge, den Rachen, die Tonsillen, die Tuba Eustachii und die Paukenhöhle. Über den Sinusnerven (Ramus sinus carotici) versorgen sie Rezeptoren im Carotissinus, die bei der Regulation der Atmung, des Blutdrucks und der Herzfrequenz mitwirken.

Einige wenige Fasern schließen sich dem aurikulären Teil des N. vagus an und laufen zum Meatus acusticus externus.

Zentrale Verbindungen

Der Nucleus ambiguus erhält gekreuzte und ungekreuzte kortikale Afferenzen über den Tractus corticobulbaris und Reflexverbindungen über extrapyramidale Bahnen, den Tractus tectobulbaris und ebenso vom Nucleus tractus solitarii.

Der Nucleus salivatorius inferior erhält kortikale Impulse über den Tractus longitudinalis dorsalis und Reflexafferenzen vom Nucleus tractus solitarii.

Die sensiblen Fasern ziehen über den Lemniscus medialis und den Thalamus zum Cortex. Außerdem bestehen über Interneurone Verbindungen zum Nucleus salivatorius, Nucleus ambiguus und den motorischen Kernen des VII. Hirnnerven. Diese Verbindungen spielen beim Husten-, Schluck-, Würgreflex usw. eine wichtige Rolle.

Der N. glossopharyngeus wird bei Funktionsstörungen nur selten allein betroffen (z. B. durch Neuralgie), sehr oft jedoch gemeinsam mit dem N. vagus und N. accessorius durch Kompression, Entzündung oder Trauma. Läsionen, die den IX. Hirnnerven betreffen, sind bulbäre Erkrankungen, Syphilis, Tuberkulose, basale Tumoren, Jugularvenenthrombose, Traumata im Spatium retropharyngeum, Aneurysmen des Circulus Willisii oder diphtherische Neuritis.

Glossopharyngeusläsionen

Zu den Syndromen mit Beteiligung des IX. Hirnnerven zählen folgende: (1) Bonnier-Syndrom; (2) Vernet-Syndrom; (3) *Glossopharyngeusneuralgie*, die durch paroxysmale Schmerzen, vergleichbar denen der Trigeminusneuralgie, charakterisiert ist. Die Schmerzen beginnen im Schlund und am Zungengrund, strahlen zur Tuba Eustachii und in die Region hinter dem Ohr aus und werden häufig durch Husten, Schlucken oder Räuspern verursacht. Schmerzattacken von ansteigender Intensität dauern ca. 20–30 sec und sind häufig von einem brennenden Gefühl gefolgt, welches zwei bis drei Minuten andauert. Die Glossopharyngeusneuralgie ist seltener als die Trigeminusneuralgie und tritt im vorgerückten Alter auf. (4) Neuralgie des N. tympanicus (Jacobsonscher Nerv). Hierbei beschränken sich die Schmerzen auf das Ohr und die Tuba Eustachii. Dieses Reichert-Syndrom, welches bei Mittelohraffektionen vorkommt, ist eine „inkomplette" Neuralgie, die den tympanischen Ast des N. glossopharyngeus betrifft. Sie kann durch eine intrakranielle Durchtrennung des N. glossopharyngeus behoben werden.

Symptome bei Glossopharyngeusschädigung

1. Verlust des Würgreflexes.
2. Leichte Schluckstörungen.
3. Geschmacksverlust im hinteren Drittel der Zunge.

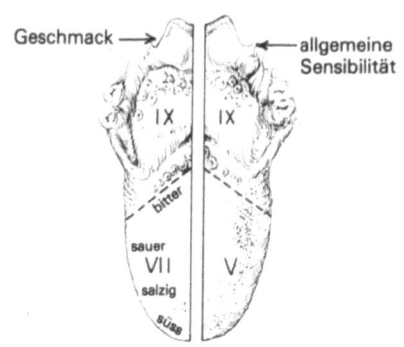

Abb. 4-17. *Sensible Innervation der Zunge*

4. Abweichung der Uvula zur gesunden Seite.
5. Sensibilitätsverlust im Pharynx, den Tonsillen, im Schlund und im Zungengrund.
6. Aufhebung der Konstriktion der hinteren Pharynxwand bei „Ah".
7. Verstärkte Salivation durch Beteiligung des Plexus tympanicus bei Mittelohrläsionen.
8. In seltenen Fällen kommt es zu „Nystagmus" der Uvula bei zentralen entzündlichen oder vaskulären Läsionen.
9. Tachykardie bei manchen Glossopharyngeusbeteiligungen, wahrscheinlich aufgrund einer Störung des Carotissinusreflexes.

Untersuchungsmethoden

Der Würgreflex setzt eine intakte sensible Funktion des IX. Hirnnerven voraus. Berührung der Rachenhinterwand auf der erkrankten Seite führt zu keiner Würgreaktion.
Bei Funktionsstörung des N. glossopharyngeus kommt es bei Phonation („ah") zum Kulissenphänomen mit Verziehung des Pharynx zur gesunden Seite (Vernet).
Der Karotissinusreflex ist in seiner sensorischen Komponente von der Funktion des IX. Hirnnerven abhängig. Durch Druck in der Sinusregion kommt es normalerweise zu einer Verlangsamung der Herzfrequenz und zu einem geringen Blutdruckabfall.
Die Geschmacksprüfungen des hinteren Drittels der Zunge werden auf S. 106 beschrieben.

X. Hirnnerv
Nervus vagus

(gemischter Nerv)

Periphere Verbindungen

Motorische Fasern vom Nucleus ambiguus ziehen zu den Wurzeln des N. glossopharyngeus, hauptsächlich jedoch des N. vagus und des Ramus internus des N. accessorius (XI). Die im N. vagus verlaufenden Fasern versorgen die Muskeln des weichen Gaumens und des Pharynx. Diejenigen im N. accessorius schließen sich außerhalb des Schädels dem N. vagus an und ziehen über den N. laryngeus recurrens zur Kehlkopfmuskulatur.
Parasympathische Fasern vom Nucleus dorsalis n. vagi ziehen zu den Organen im Bereich des Brust- und Bauchraums. Sie stellen den Hauptanteil des parasympathischen Systems dar. Die Umschaltung auf die postganglionären Fasern erfolgt in den terminalen Ganglien der Eingeweide.
Rami cardiaci laufen zum Plexus cardiacus und führen zu einer Verminderung der Herzfrequenz. Der N. vagus tritt durch das Zwerchfell in den Bauchraum, versorgt den Magen-Darm-Trakt und führt zu Ausschüttung von Adrenalin im Nebennierenmark, zu erhöhter gastrointestinaler Peristaltik und einer erhöhten sekretorischen Aktivität des Pankreas und der Magenschleimhaut (s. Abb. 6–2).
Die *somatosensiblen* Fasern aus pseudo-unipolaren Zellen des Ganglion superius (jugulare) senden periphere Fortsätze über den N. auricularis zum Meatus acusticus externus, zu einem Teil des Ohres und über einen Ramus meningeus, der durch das Foramen jugulare zurückläuft, zur Dura der hinteren Schädelgrube. Die zentralen Fasern laufen zum Tractus spinalis des N. trigeminus und seinem Kern.
Sensible Fasern aus den Eingeweiden stammen aus pseudounipolaren Zellen im Ganglion inferius (nodosum) und senden periphere Fortsätze zum Pharynx, Larynx, der Trachea, dem Ösophagus und den Eingeweiden im Brust- und Bauchraum.
Einige Afferenzen stammen auch aus den Geschmacksknospen im Epiglottisbereich. Die zentralen Fortsätze laufen zum Tractus solitarius und endigen im Kern des Tractus solitarius. Die viszeralen Afferenzen des N. vagus bringen Informationen über Dehnung der Baucheingeweide, Inspirationstiefe und Afferenzen für die Blutdruckregulation.

Zentrale Verbindungen

Der Nucleus dorsalis n. vagi steht über Interneurone mit dem Nucleus tractus solitarii und dem Nucleus tractus spinalis des N. trigeminus in Verbindung. Die zentralen Verbindungen des Nucleus tractus solitarii und des motorischen Kerns des N. vagus, des Nucleus ambiguus, sind auf S. 111 näher beschrieben. Die zentralen Verbindungen des Nucleus tractus spinalis des N. trigeminus finden sich auf S. 101.

Vagusläsionen

Als Ursache *intramedullärer* Läsionen kommen Blutungen, Thrombosen, Tumoren, multiple

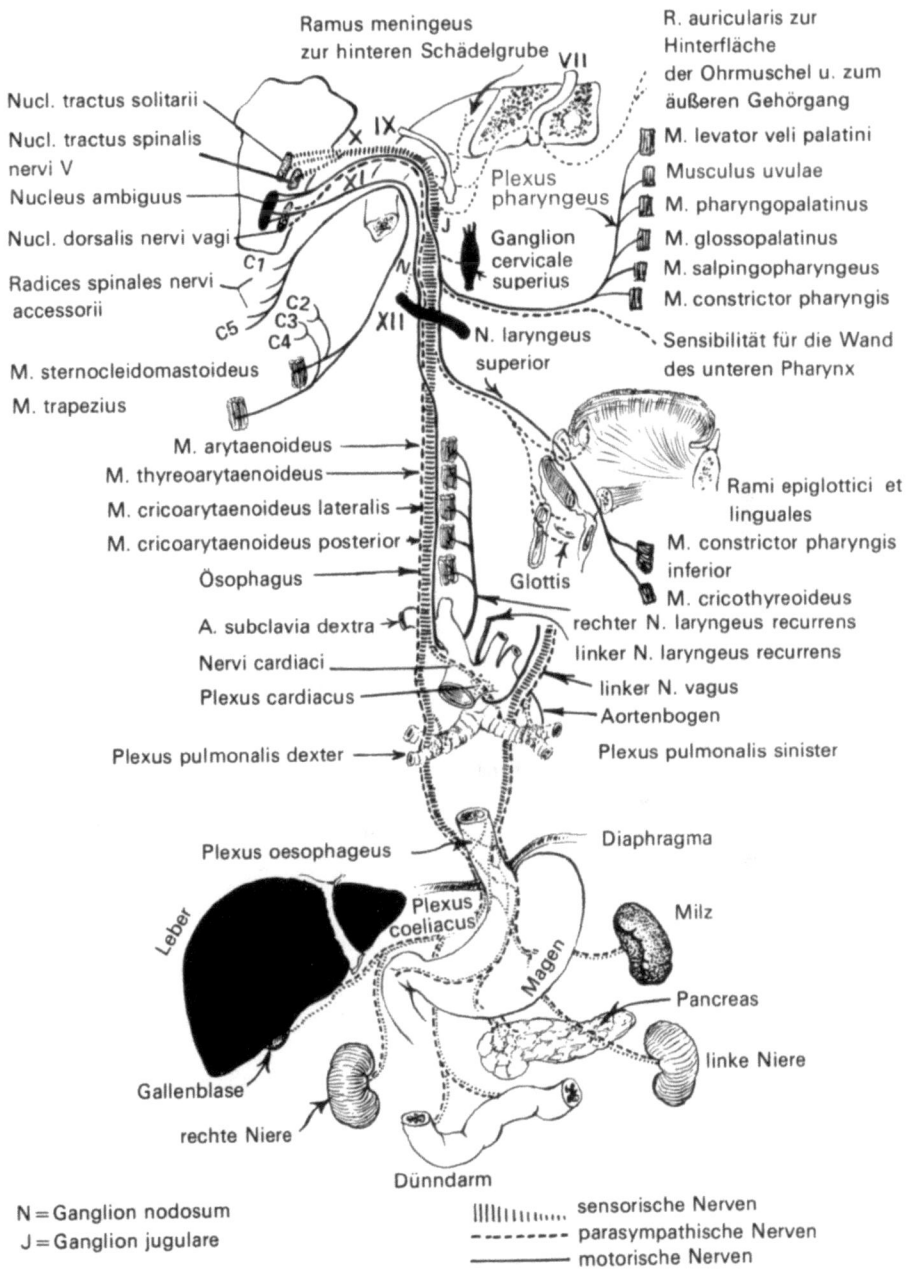

Abb. 4-18. *Nervus vagus*

Sklerose, Syringobulbie und amyotrophe Lateralsklerose in Frage. Erkrankungen im Bereich der A. basiliaris sind durch Lues, Meningitiden, Blutungen, Tumoren und Aneurysmen bedingt.

Periphere Läsionen sind auf primäre Neuritiden (alkoholisch, diphtherisch, Blei- oder Arsen-Intoxikation), auf Tumoren (z. B. Struma), Lymphdrüsenerkrankungen im hinteren Parotisbereich, Schnitt- und Stichverletzungen, auf „neck-dissection", oder Strumektomie zurückzuführen. Im mediastinalen Verlauf treten Schädigungen außer durch Aortenaneurysmen durch Geschwülste und entzündliche Prozesse der Lunge und des Ösophagus auf. Schädigungen des N. vagus kommen oftmals in Verbindung mit Läsionen des N. glossopharyngeus, N. accessorius und N. hypoglossus vor.

Erkrankungen und Syndrome mit Beteiligung des N. vagus
(s. auch S. 119)

A. Komplette bilaterale Vagus-Parese (rasch progredienter, infauster Verlauf).
Dabei kommt es zu einer Parese der Larynxmuskulatur, zur Aphonie, Regurgitation, Dyspnoe oder Schmerzen in der Magengegend, kardialer Arrhythmie und schließlich zum Tode. Als Ursachen sind Poliomyelitis und Bulbärparalyse zu nennen.

B. Unilaterale Vagusparese durch periphere Läsionen. Als Symptome treten dabei eine einseitige Parese des weichen Gaumens, welcher dann auch bei Phonation nach unten hängt, einseitige Parese und Hyp- bzw. Anaesthesie des Pharynx, Larynx, sowie Heiserkeit, näselnde Sprache, Dyspnoe, Dysphagie und ipsilaterale Parese eines Stimmbandes auf.
Von praktischer Bedeutung ist die postdiphtherische Parese des Velums. Das Diphtherietoxin scheint eine besondere Affinität für diese Nervenfasern zu besitzen.

C. Unilaterale Vagusparese durch nukleäre Schädigung. Es kommt dabei zu Symptomen wie bei der unilateralen Vagusparese peripheren Ursprungs mit gleichzeitigem kontralateralem Verlust des Schmerz- und Temperaturempfindens durch Unterbrechung des Tractus spinothalamicus (s. Avellis-Syndrom). Gleichzeitige unilaterale Schädigung der Vagus- und Glossopharyngeuskerne werden bei vaskulären Schädigungen besonders im Bereich der A. cerebelli inferior posterior (Wallenberg-Syndrom) und auch bei Poliomyelitis beobachtet.

D. Unilaterale Parese des N. recurrens. Dabei ist die Stimme leise und heiser. Eine häufige Ursache einer linksseitigen Recurrensparese sind Aortenaneurysmen. Am häufigsten ist der Ramus posterior mit einer daraus resultierenden Abductorparese betroffen. Bei einseitiger „Posticusparese" sind Atmung und Stimme — außer einer Heiserkeit — nicht beeinträchtigt. Nach einigen Tagen stellt sich das intakte Stimmband auf die geänderten Verhältnisse ein. Beidseitige Posticusparese — die nur sehr selten auftritt — führt zu enggestellter Stimmritze. Eine rasche Tracheotomie kann erforderlich werden.
Beidseitige komplette Recurrensparese führt zur Kadaverstellung der Stimmbänder und zur Aphonie.
Eine linksseitige Recurrensparese ist etwa doppelt so häufig wie die rechtsseitige, wegen des längeren Verlaufs des Nerven um den Aortenbogen.

E. Einseitige Parese des N. laryngeus superior (sehr selten). Sie ist meist traumatisch bedingt und führt zu Sensibilitätsminderung des Larynx, Heiserkeit und Ermüdung beim Sprechen.

F. Neuralgie des N. laryngeus superior. Dabei wird über Schmerzen geklagt, die einseitig von der Schilddrüse zum Ohr ziehen.

G. Hysterische Aphonie. Ausgelöst durch Laryngospasmus.

Symptome als Hinweis für eine Beteiligung des N. vagus

A. Motorische Störungen
1. Aphonie. Stimmverlust (durch Parese der Stimmbänder)
2. Dysphonie. Störungen der Stimme, die bei unilateralen Läsionen auftreten können (z.B. Heiserkeit, Näseln).
3. Spiegelbefund. Objektive Veränderungen in der Stellung der Stimmbänder
4. Dysphagie. Schluckstörungen mit Regurgitation von Flüssigkeiten durch die Nase. Auch bei Pharynx- oder Larynxspasmen (bei manchen Formen von Hysterie und bei Tollwut).
5. Spasmen. Ein Spasmus des Ösophagus, der Kardia oder des Pylorus, der nicht durch lokale Ursachen zu erklären ist, kann gelegentlich auf eine Vagusschädigung zurückgeführt werden.
6. Parese des weichen Gaumens, häufig mit aufgehobenem Würgreflex.

B. Sensible Störungen
Schmerzen oder Paraesthesien im Pharynx, Larynx und im äußeren Gehörgang kommen bei

Periphere Verbindungen

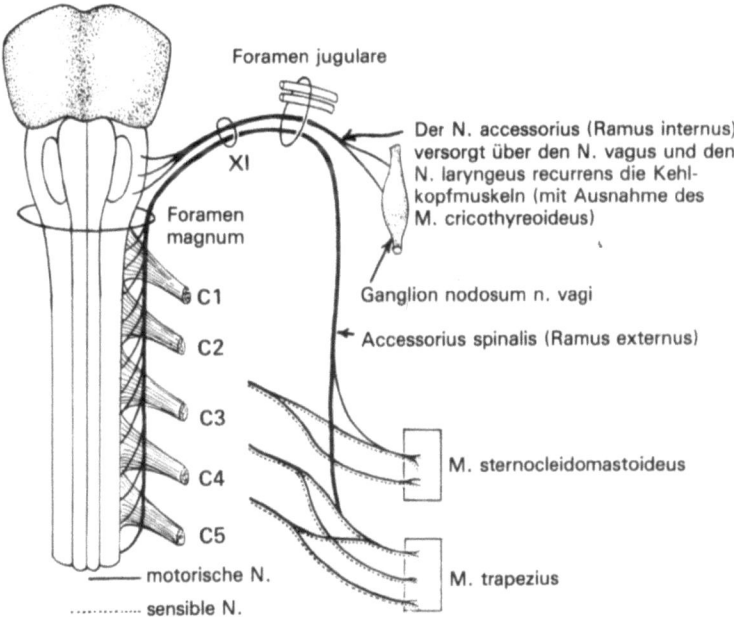

Abb. 4-19. *N. accessorius*

Reizzuständen des N. vagus vor. Husten ist ebenfalls ein verlässliches Symptom bei Vagusreizung. Zu einer Anaesthesie des unteren Pharynx- und Larynxbereichs kommt es bei kompletten Vagusschädigungen.

C. Vegetative (parasympathische) Störungen
Bradykardie bei Reizzuständen, Tachykardie bei Ausfällen des N. vagus mit gleichzeitiger Magendilatation. Dyspnoe und inspiratorischer Stridor werden durch Störungen in der Atemregulation durch den N. vagus hervorgerufen. Zeitweise erhöhte Speichelsekretion kommt bei Nervenreizungen vor, Hyposekretion bei Ausfällen.

Untersuchungsmethoden

1. Laryngoskopische Untersuchung.
2. Sensibler Status des Pharynx und Larynx.
3. Würgreflex.
4. Okulokardialer Reflex: Bei Druck auf den Augapfel kommt es zur Bradycardie.
5. Carotissinusreflex: Druck auf den Carotissinus, um eine Verlangsamung der Herzfrequenz auszulösen.

XI. Hirnnerv
Nervus accessorius
(motorischer Nerv)

Die beiden Wurzeln des XI. Hirnnerven, Radix cranialis und Radix spinalis, vereinigen sich vorübergehend im Schädel und treten gemeinsam mit dem IX. und X. Hirnnerven durch das Foramen jugulare aus. Danach teilt sich der N. accessorius in seine Endäste, Ramus internus (bulbärer Accessorius) und Ramus externus (spinaler Accessorius). Der Ramus internus schließt sich dem N. vagus an, der Ramus externus versorgt den M. sternocleidomastoideus und den M. trapezius.

Periphere Verbindungen:

A. Ramus internus (bulbärer Accessorius). Motorische Fasern vom Nucleus ambiguus zu den inneren Kehlkopfmuskeln (und wahrscheinlich einige parasympathische Fasern) schließen sich dem N. vagus außerhalb des Schädels an. Diese Faserverbindungen, die in den N. recurrens gelangen, wurden im Zusammenhang mit dem N. vagus auf S. 112 beschrieben.

B. Ramus externus *(spinaler Accessorius).* Motorische Fasern vom lateralen Teil des Vorderhorns der ersten fünf oder sechs Zervikalsegmente steigen als spinale Wurzel des N. accessorius durch das Foramen magnum auf, verlassen den Schädel über das Foramen jugulare und versorgen den M. sternocleidomastoideus und kraniale Teile des M. trapezius.

Zentrale Verbindungen

Die zentralen Verbindungen des R. internus wurden schon auf S. 112 beschrieben. Die zentralen Verbindungen des Ramus externus (spinaler Anteil) entsprechen denen von typischen Vorderhorn-Motoneuronen: Die Ursprungszellen erhalten Willkürimpulse über den Tractus corticospinalis, Haltungsinformationen über extrapyramidale Bahnen, Reflexverbindungen über den Tractus vestibulospinalis und tectospinalis sowie intersegmentale und intrasegmentale Reflexafferenzen.

Accessoriusläsionen

Periphere Paresen werden durch Erkrankungen der Schädelbasis (Meningitis, Syphilis, Ostitis usw.) oder durch Trauma (Fraktur, Schußwunden, Stichwunden, operative Entfernung tuberkulöser Lymphknoten usw.) verursacht. Das Syndrom des Torticollis wird auf S. 407 beschrieben.
Zerebrale Erkrankungen (verschiedene Formen von Epilepsie, multiple Sklerose, Syphilis des ZNS, Tumoren, Syringomyelie usw.) verursachen unregelmäßige krampfartige Kontraktionen oder Paresen.
Nukleäre Erkrankungen sind selten und gehen mit Beteiligung anderer Hirnnerven einher (s. S. 118). Von differentialdiagnostischer Bedeutung sind bilaterale Sternocleidomastoideusparesen bei der Dystrophia myotonica (Curschmann-Steinert).

Syndrome bei Accessoriusläsionen
(s. auch S. 119)

Avellis-Syndrom (N. X und R. internus des N. accessorius, Kernläsion); Schmidt-Syndrom (Nn. X und XI); Jackson-Syndrom (Nn. X, XI und XII, nukleäre oder radikuläre Läsion); Vernet-Syndrom (Nn. IX, X und XI, periphere Läsion); und Villaret- und Collet-Syndrom (Nn. IX, X, XI und XII, periphere Läsion).

Symptome der Accessoriusparese

A. Unilaterale periphere Läsion. Dabei können die Patienten wegen der Sternocleidomastoideusparese den Kopf nicht zur gesunden Seite drehen. Charakteristisch sind außerdem eine Atrophie des M. sternocleidomastoideus und Entartungsreaktion in diesem Muskel. Schulterheben ist wegen der Trapeziusparese unmöglich; es wird ein Absinken der betreffenden Schulter beobachtet. Die Scapula ist nach kaudal gesunken und leicht abgehoben. Durch Atrophie des M. trapezius ist die Schulterkontur abgeflacht. Dadurch ist auch die Armhebung erschwert.

B. Bilaterale periphere oder nukleäre Läsion. Dabei kommt es zu Schwierigkeiten beim Kopfdrehen oder Kinnheben (M. sternocleidomastoideus). Der Kopf fällt nach vorn, die Atrophie des M. trapezius führt zu einer eckigen Schulterform.

C. Zentrale Parese. Sie führt zu ähnlichen Bewegungseinschränkungen, nicht jedoch zu Muskelatrophie oder Entartungsreaktionen in den paretischen Muskeln. Die Muskeln haben eine spastische Tonuserhöhung, und bei einseitiger Läsion kommt es zum Torticollis. Die kortikobulbären Fasern verlaufen fast ausschließlich gekreuzt.

Untersuchungsmethoden

1. Schulterheben und Kopfwenden gegen Widerstand mit Beurteilung des Muskelreliefs.
2. Abweichung des Kinns bei Kopfbeugung nach vorn gegen Widerstand ergibt einen Hinweis auf die paretische Seite.
3. Elektrische Untersuchung und EMG.
4. Äußere Inspektion auf Muskelatrophie, Schulterhängen usw.

XII. Hirnnerv
Nervus hypoglossus

(motorischer Nerv)

Periphere Verbindungen

Motorische Fasern aus dem Nucleus n. hypoglossi — im ventromedianen Bereich der grauen Substanz in der Medulla — treten im Sulcus

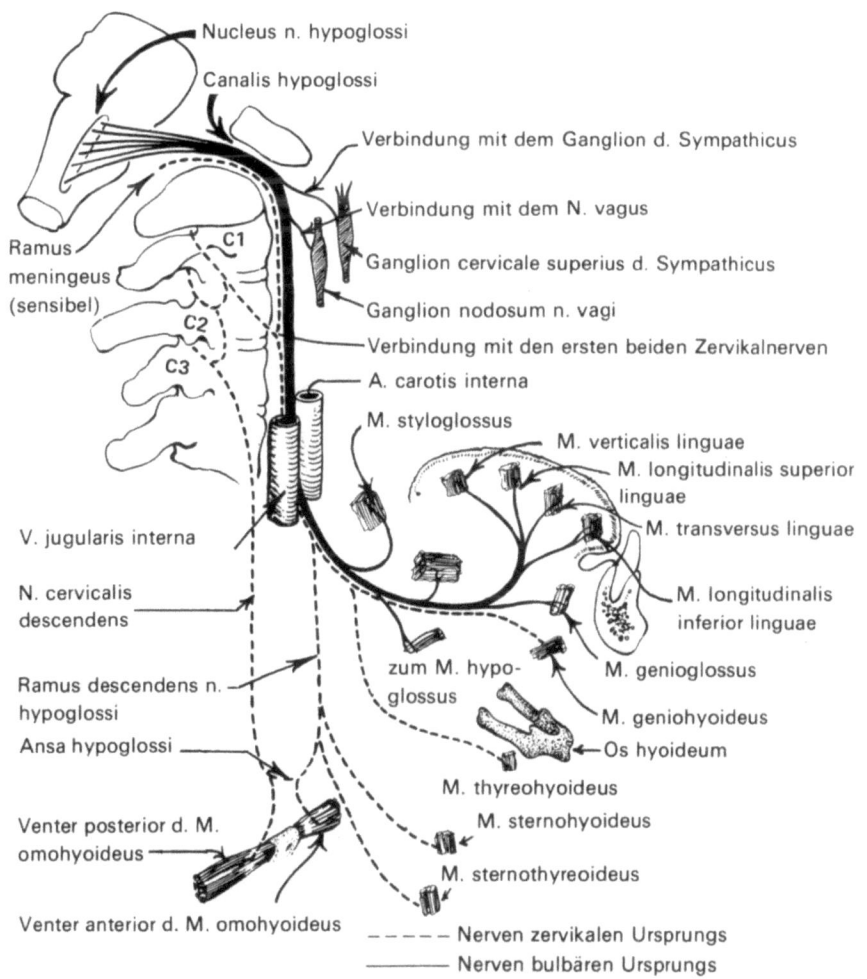

Abb. 4-20. *N. hypoglossus*

ventrolateralis zwischen Pyramide und Olive an die Oberfläche und bilden den N. hypoglossus. Der Nerv verläßt den Schädel über den Canalis hypoglossi und versorgt die Muskeln der Zunge (M. genioglossus, M. hypoglossus, M. styloglossus). Im N. hypoglossus verlaufen wahrscheinlich auch einige propriozeptive Fasern der Zungenmuskulatur. Über die Ansa n. hypoglossi erhält er aus den ersten zervikalen Segmenten Fasern, die zur infrahyoidalen Muskulatur ziehen (M. sternohyoideus, omohyoideus, sternothyreoideus und thyreohyoideus). Ein sensibler Ast, der R. meningeus, läuft in den Schädel zurück und versorgt Teile der Meningen der hinteren Schädelgrube.

Zentrale Verbindungen

Die zentralen Verbindungen des N. hypoglossus sind der Tractus corticobulbaris (gekreuzt), extrapyramidale und tectobulbäre Bahnen, außerdem Reflexverbindungen von den sensiblen Kernen des N. trigeminus und dem Nucleus tractus solitarii. Diese Fasern sind beim reflektorischen Saugen, Schlucken, Kauen usw. beteiligt.

Hypoglossusläsionen

A. Periphere Ursachen (hauptsächlich mechanische). Schädelbasisfrakturen, Dislokation der oberen zervikalen Wirbel, Tuberkulose, Aneurysmen des Circulus Willisii, zerebrale Syphilis, Blei-, Alkohol-, Arsen- oder Kohlenmonoxydvergiftungen.

B. Nukleäre und supranukleäre Läsionen. Blutungen in die Medulla, Poliomyelitis, Bulbärparalyse, Pseudobulbärparalyse, Syphilis, Tumoren, Hirnabszesse, Arteriosklerose, multiple Sklerose, Syringobulbie und amyotrophe Lateralsklerose (bulbäre Form). Psychogene Störungen (z.B. hysterische Lähmung, Stottern und Tics) müssen abgegrenzt werden.

Syndrome mit Beteiligung des N. hypoglossus

Folgende Syndrome führen zu einer Mitbeteiligung des N. hypoglossus (s. S. 119): Jackson-Syndrom (Nn. X, XI und XII), Tapia-Syndrom (Nn. X und XII) und die Hemiplegia alternans hypoglossi, eine bulbäre Läsion, welche die Pyramiden nahe der Pyramidenkreuzung und die Hypoglossuswurzeln nahe dem Austrittspunkt betrifft, und eine kontralaterale Hemiparese mit ipsilateraler Parese der Zunge verursacht.

Symptome und Zeichen einer Schädigung des N. hypoglossus

A. Supranukleäre (spastische) Parese. Kontralaterale Hemiparese und Parese der Zunge; keine Atrophie oder Fibrillieren der Zunge. Beim Herausstrecken weicht die Zunge zur gegenüberliegenden (herdkontralateralen) Seite ab.

B. Periphere (schlaffe) Parese. Entartungsreaktion der Zungenmuskulatur bei elektrischer Reizung, ipsilaterale Parese und Atrophie der Zungenmuskulatur auf der Seite der Läsion. Beim Herausstrecken weicht die Zunge zur Seite der Läsion ab (Abb. 4–21). Faszikulieren der Zunge wird beobachtet.

C. Nukleäre oder medulläre Läsionen (schlaffe Parese). Neben den Zeichen einer peripheren Beteiligung finden sich:
1. Faszikulieren, welches der Atrophie vorausgeht und andere Hirnnerven und Strukturen mitbetrifft.
2. Sensible Störungen mit Verlust der Tiefenempfindung, Schmerz- und Temperaturempfindung, einseitig oder bilateral bei mittellinien-

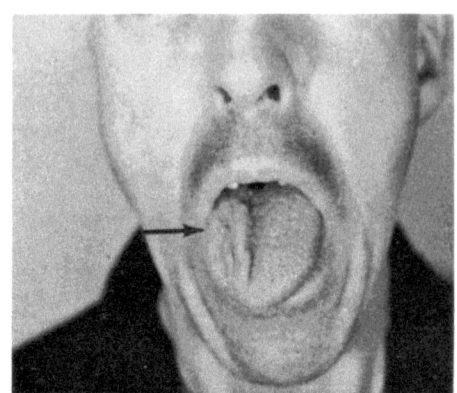

Abb. 4–21. *Rechtsseitige Hypoglossus-Lähmung.* Atrophie der rechten Zungenhälfte mit Deviation der Zunge nach rechts infolge operativer Durchtrennung des rechten N. hypoglossus

nahen Läsionen (durch Beteiligung von anderen Bahnen).
3. Bei bilateralen Läsionen ist die Zunge total gelähmt und es treten Dysphagie, Dysarthrie und Schluckschwierigkeiten auf.

D. Kortikale Läsionen. Sie können zu Dysarthrie und Ataxie der Zunge führen.

E. Striatum-Läsionen. Striatum-Läsionen (z.B. Chorea) verursachen irreguläre, arrhythmische Bewegungen der Zunge.

F. Psychogene Störungen. Dazu gehören Tics der Zunge, Stottern, Stammeln und Lispeln. Bei hysterischen Lähmungen kann gegen passive Bewegungen Widerstand geleistet werden. Außerdem fehlen Entartungsreaktionen und Atrophie.

Untersuchungsmethoden

1. Die Kraft der Zunge wird getestet, indem der Patient seine Zungenspitze gegen die Wange drückt und der Untersucher mit dem Finger Widerstand leistet.
2. Es wird auf eine Deviation der Zunge bei Herausstrecken und auf Faszikulieren geachtet.
3. Eine (einseitige) Atrophie oder Tremor der Zunge wird registriert.
4. Weiterhin kann die Zungenmuskulatur elektrisch untersucht werden.

Syndrome bei Läsionen der kaudalen vier Hirnnerven

Bulbäre und radikuläre Syndrome

Läsionen der Medulla oblongata verursachen charakteristische Symptome, welche durch Beteiligung der motorischen und sensiblen Bahnen, die durch die Medulla ziehen, und durch Beteiligung der kaudalen vier Hirnnerven erklärt werden können. Läsionen der hinteren Schädelgrube (Tumoren, Syphilis, Entzündungen) führen zu einer Beteiligung der kaudalen Hirnnerven auf ihrem Weg bis zum Austritt aus dem Schädel (Abb. 1–31).

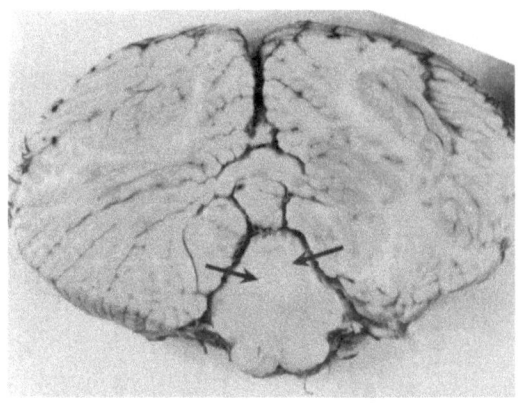

Abb. 4–22. *Astrocytom der Medulla*

A. Avellis-Syndrom (N. X und bulbäre Beteiligung von N. XI). Es wird durch eine Läsion des Nucleus ambiguus, des Tractus solitarius und des angrenzenden Tractus spinothalamicus verursacht. Dadurch werden der N. vagus, der Ramus medialis des N. accessorius sowie aufsteigende Bahnen betroffen und es kommt zu folgenden Symptomen:
1. Homolaterale periphere Parese des weichen Gaumens, des Pharynx und Larynx mit Dysarthrie, Dysphagie und Hyp- bzw. Anaesthesie des Pharynx und Larynx.
2. Kontralaterale dissoziierte Hemihypaesthesie mit Minderung des Schmerz- und Temperaturempfindens, jedoch nicht für Druck und Berührung (Tractus spinothalamicus).

B. Schmidt-Syndrom (N. X und alle Anteile von N. XI): Durch eine Läsion der Vaguskerne und des bulbären sowie spinalen Kerns des N. accessorius und ihrer radikulären Fasern kommt es zu:
1. ipsilateraler Parese des weichen Gaumens, Pharynx und Larynx mit Hypaesthesie des Pharynx und Larynx (N. X und bulbärer Anteil von N. XI);
2. ipsilateraler Parese des M. sternocleidomastoideus und zuweilen Parese eines Teils des M. trapezius; dadurch kann der Kopf nicht mehr zur Gegenseite gedreht werden und die Schultern können nicht mehr gehoben werden (spinaler Anteil des N. accessorius);
3. kontralateraler Gliedmaßenataxie oder Hemiparese.

C. Jackson-Syndrom (Nn. X, XI und XII) (ventrales Oblongata-Syndrom). Es wird ausgelöst durch eine nukleäre oder radikuläre Läsion des N. vagus, N. accessorius und N. hypoglossus. Symptome sind:
1. Ipsilaterale Parese des weichen Gaumens, Pharynx und Larynx (N. X).
2. Ipsilaterale Parese des Sternocleidomastoideus und Trapezius (N. XI).
3. Ipsilaterale Parese und Atrophie der Zunge (N. X).
4. Kontralaterale Hemiplegie (dieses Syndrom wird auch Hemiplegia alternans hypoglossi genannt).

D. Tapia-Syndrom (Nn. X und XII). Es wird verursacht durch eine Läsion der motorischen Kerne und Wurzeln des N. vagus und N. hypoglossus und ist gekennzeichnet durch:
1. ipsilaterale Parese des Pharynx, Larynx und des Velums (N. X);
2. ipsilaterale Parese und Atrophie der Zunge (N. XII).

E. Bulbäres Syndrom nach Babinski-Nageotte (Nn. IX, X, bulbärer Anteil von N. XI und teilweise von N. V). Es wird verursacht durch ausgedehnte Läsionen des Nucleus ambiguus, Tractus solitarius, Tractus spinalis n. trigemini, N. hypoglossus, Corpus restiforme und der Formatio reticularis.
Symptome sind:
1. Ipsilaterale Parese der Zunge, des Pharynx und Larynx.
2. Ipsilateraler Geschmacksverlust im hinteren Drittel der Zunge.
3. Homolaterales Horner-Syndrom (Miosis, Ptosis und Enophthalmus).

4. Ipsilaterale Abschwächung für Temperatur- und Schmerzempfindung im Gesicht.
5. Ipsilaterale Asynergie und Ataxie sowie Fallneigung zur Seite der Läsion (Tractus spinocerebellaris anterior und posterior).
6. Kontralaterale Hemiparese (Arm und Bein) mit kontralateraler dissoziierter Hemihypaesthesie (Abschwächung für Schmerz- und Temperaturempfindung) (Tractus spinothalamicus).
Einzelne Symptome darunter werden als ventrolaterales Oblongata-Syndrom zusammengefaßt.

F. *Syndrom einer Thrombose der Arteria cerebelli inferior posterior (Wallenberg-Syndrom) (= dorsolaterales Oblongata-Syndrom).* Es ähnelt dem Babinski-Nageotte-Syndrom, jedoch fehlt die Hemiplegie (s. Abb. 1–31 u. S. 37).

G. *Cestan-Chenais-Syndrom* (durch Thrombose der A. vertebralis vor Abgabe der A. cerebelli inferior posterior und der vorderen spinalen Äste). Die beteiligten Strukturen umfassen das Corpus restiforme, Tractus spinothalamicus, Sympathicus, Kerne des X. und XI. Hirnnerven, den absteigenden Ast des N. trigeminus und manchmal die Pyramide.
Die daraus resultierenden Symptome sind variabel. Es handelt sich um eine Kombination der Symptome des Wallenberg- mit denen des Babinski-Nageotte-Syndroms.

H. *Bonnier-Syndrom (Nn. VIII, IX und X).* Es wird verursacht durch Läsion des Nucleus vestibularis lateralis (Deiters) und benachbarter Bahnen.
Dabei treten auf:
1. Symptome des Menière-Syndroms (paroxysmaler Schwindel).
2. Symptome des IX. und X. Hirnnerven und in seltenen Fällen des III. und V. Hirnnerven.

3. Kontralaterale Hemiparese.
4. Zuweilen Somnolenz.
5. Unruhe, Tachykardie und allgemeine Schwäche.

I. *Hemiplegia alternans hypoglossi (N. XII).*
Durch eine Läsion der Pyramide nahe der Pyramidenkreuzung, die auch die austretenden Hypoglossuswurzeln schädigt, kommt es zu:
1. kontralateraler Hemiparese;
2. ipsilateraler Parese der Zungenmuskulatur.

Syndrome aufgrund peripherer Läsionen

Während des ersten und zweiten Weltkrieges wurden viele Fälle von peripheren Läsionen der kaudalen vier Hirnnerven beobachtet. Wegen der engen Nachbarschaftsbeziehungen dieser vier kaudalen Hirnnerven werden zahlreiche kombinierte Läsionen gefunden:

A. *Vernet-Syndrom (Foramen-jugulare-Syndrom) mit Beteiligung des IX., X, und XI. Hirnnerven.* Es wird am häufigsten durch einen Schädelbasisbruch verursacht, der durch das Foramen jugulare läuft und zu
1. ipsilateraler Glossopharyngeusparese,
2. ipsilateraler Vagusparese,
3. ipsilateraler Accessoriusparese führt.

B. *Villaret-, Collet- oder Sicard-Syndrom (Syndrom des Spatium retroparotideum).* Es handelt sich um eine ipsilaterale periphere Parese der kaudalen Hirnnerven. Bei dem von Villaret beschriebenen Fall bestand zusätzlich eine Sympathicusschädigung mit einem Horner-Syndrom.

Kapitel 5
Rückenmarksnerven

Allgemeine Anatomie der Rückenmarksnerven

Die 31 Spinalnervenpaare werden topographisch nach den Abschnitten der Wirbelsäule eingeteilt. Man unterscheidet: 8 zervikale Paare (C1–C8), 12 thorakale (Th1–Th12), 5 lumbale (L1–L5), 5 sakrale (S1–S5) und 1 Coccygealnerv.
Jeder Nerv besteht aus verschiedenen Fasertypen. *Motorische Fasern* entspringen in großen Motoneuronen des Vorderhorns im Rückenmark. Die Axone dieser Zellen ziehen zu den Skeletmuskeln und bilden die Vorderwurzeln. *Sensible Fasern* stammen aus pseudo-unipolaren Zellen der Spinalganglien, die im Verlauf der Hinterwurzeln liegen. Die peripheren Fortsätze dieser Ganglienzellen versorgen viszerale und somatische Strukturen und leiten sensible Afferenzen zum ZNS. Die zentralen Fortsätze dieser Ganglienzellen gelangen über die Hinterwurzel zum Hinterhorn und in die aufsteigenden Bahnen des Rückenmarks. *Sympathische Fasern* von den thorakalen und lumbalen Rückenmarkssegmenten laufen zu Eingeweiden, Blutgefäßen, Drüsen und zur glatten Muskulatur im gesamten Körper. *Parasympathische Fasern* in den mittleren drei Sakralnerven laufen zu den Bekkeneingeweiden und den unteren abdominalen Eingeweiden. (Einzelheiten der sympathischen und parasympathischen Versorgung werden auf Abb. 6–1 und 6–2 wiedergegeben und in Kapitel 6 näher besprochen.)

Nervenwurzeln

Die Bell-Magendiesche Regel besagt, daß die Afferenzen über die (sensible) Hinterwurzel zum ZNS laufen und die Efferenzen über die (motorische) Vorderwurzel. Der mediale Anteil der Hinterwurzel besteht aus dicken myelinisierten Fasern, der laterale Anteil hauptsächlich aus unmyelinisierten oder dünnen myelinisierten Fasern.
Neurophysiologische Untersuchungen — insbesondere von Erlanger und Gasser — haben eine Unterteilung in drei Fasergruppen möglich gemacht: *A-Fasern*, myelinisiert, Durchmesser 5–20 µ, leiten die Impulse am schnellsten (10–120 m/sec). Es handelt sich um motorisch-efferente und sensibel-afferente Fasern. *B-Fasern* folgen hinsichtlich ihrer Dicke (unter 5 µ) auf die A-Fasern, bestehen aus dünneren myelinisierten Fasern mit einer Leitungsgeschwindigkeit von 2–15 m/sec. Darunter finden sich hauptsächlich vegetative Fasern. *C-Fasern* sind am dünnsten und haben die langsamste Leitungsgeschwindigkeit (Tabelle 3–1). Diese Fasern sind markarm und in ihrer überwiegenden Mehrzahl unmyelinisiert. Sie leiten die Schmerzinformation und vegetative Impulse.
Die *zentralen Verbindungen* der motorischen und sensiblen Nervenwurzeln werden in Kapitel 8 und 10 dargestellt.

Aufzweigung eines typischen Rückenmarksnerven

Die motorische Vorderwurzel und die sensible Hinterwurzel vereinigen sich zum Spinalnerv, der sich beim Austritt aus dem Foramen intervertebrale in einen R. ventralis und dorsalis aufspaltet. Der dünne R. dorsalis versorgt Haut und Muskeln im Rückengebiet. Der R. ventralis ist meistens dicker und versorgt die ventrale Körperregion einschließlich der Extremitäten. Die ventralen Äste der Spinalnerven bilden Nervengeflechte, Plexus cervicalis, brachialis und lumbosacralis.
In der thorakalen Region verlaufen sie segmental als Interkostalnerven, die sich in einen lateralen Hautast und einen gemischten R. anterior aufzweigen. *Rami communicantes* verbinden die Rückenmarksnerven mit dem sympathischen Grenzstrang. Der Ramus communicans albus findet sich nur in den thorakalen und oberen lumbalen Segmenten und führt präganglionäre Fasern. Ein Ramus communicans griseus mit postganglionären Fasern läuft zu allen Spinalnerven. Dünne *meningeale* oder *rekurrente* Äste sorgen für die sensible und vasomotorische Innervation der Rückenmarksmeningen.

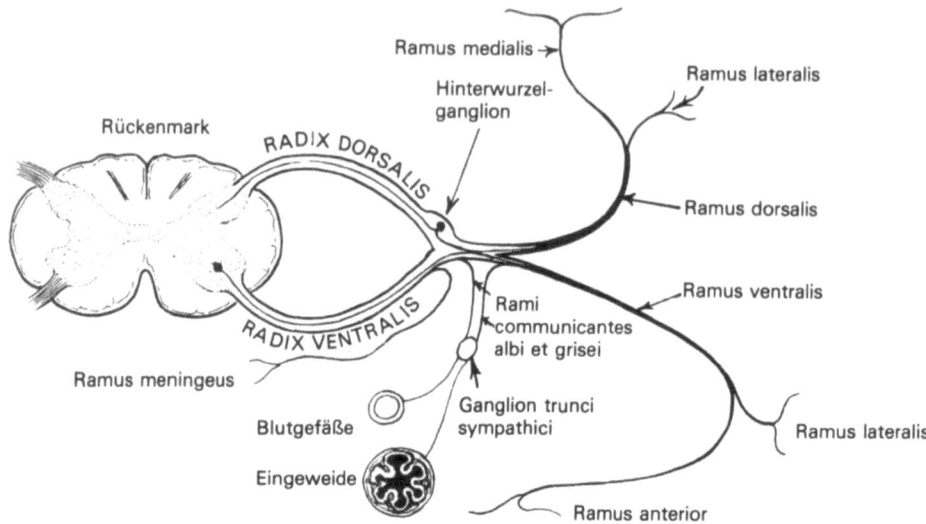

Abb. 5-1. *Schematische Darstellung eines Spinalnerven*

Die Verteilung und die klinische Bedeutung der verschiedenen Spinalnerven wird im folgenden genauer beschrieben. Die segmentale und periphere Hautinnervation ist in den Abb. 11-1 bis 11-13 dargestellt.

Läsionen der Rückenmarksnerven

Die Rückenmarksnerven werden von ähnlichen Erkrankungen betroffen wie sie für periphere Nerven im allgemeinen auf S. 83 beschrieben wurden. Traumatische Läsionen machen jedoch den Hauptanteil der peripheren Nervenläsionen aus. Die meisten Untersuchungen in der Literatur beruhen auf Erfahrungen aus den Kriegsjahren. Unter 1020 Fällen von peripheren Nervenverletzungen, die von Pollock und Davis zusammengetragen wurden, waren 165 Radialisverletzungen, 160 Ischiadicus-, 136 Ulnaris-, 120 Peroneus-, 93 Medianus-, 71 Plexus-brachialis- und 58 kombinierte Medianus- und Ulnarisverletzungen.

Diagnose peripherer Nervenverletzungen

Die Diagnose peripherer Nervenläsionen erfordert eine genaue Anamnese und gründliche Untersuchung. Die Untersuchung wird am entkleideten Patienten durchgeführt, wobei besonderes Augenmerk auf den Ort der Verletzung, offensichtliche Deformierungen, Gangstörungen usw. gerichtet wird. Postoperative Regeneration von peripheren Nerven kann beschleunigt werden, indem die Nahtstelle mit Millipore- oder Silastic-Material umhüllt wird.

A. Motorische Funktion. Dabei werden Muskelschwächen oder -lähmungen erfaßt. Aktive Willkürbewegungen und die entwickelte Muskelkraft werden beobachtet, wobei modifizierende Einflüsse wie Schmerzen, Schwellung, Frakturen, Dislokationen, Adhäsionen, Ankylosen und Kontrakturen berücksichtigt werden müssen.
Eine Quantifizierung und Protokollierung der Muskelkraft erfolgt nach der Einteilung, die auf S. 195 wiedergegeben ist.
Für die Beurteilung des Faustschlusses gibt es praktische Ballonvigorimeter. Sie verdeutlichen die Verteilung und das Ausmaß einer Muskelschwäche — besonders an den Fingern — und sind vor allem für Verlaufskontrollen nützlich. Bei eingeschränkter aktiver Bewegung wird die passive Beweglichkeit geprüft. Eine Beurteilung des Muskeltonus ist dabei ebenfalls möglich.
Bei der Untersuchung der motorischen Funktionen muß ebenfalls auf die Körper- und Extremitätenstellung geachtet werden. Eine Fallhand, Krallenhand, Absinken der Fußspitze oder Affenhand ermöglichen eine rasche Diagnose. Man achte auf Unterstützungsbewegungen oder Trickbewegungen, da sie eine echte Parese verschleiern können. Gelenkveränderungen und Kontrakturen müssen als mögli-

che Faktoren bei Bewegungseinschränkungen berücksichtigt werden.

B. *Muskelatrophie.* Eine Unterbrechung der peripheren motorischen Nervenfaser führt nach einiger Zeit zu einer Atrophie und Degeneration der zugehörigen motorischen Einheit. Dieser Degenerationsvorgang wird durch elektrische Muskelreizung verhindert; ob die Reinnervation erleichtert wird, ist umstritten. Es gibt neben dieser neurogenen Muskelatrophie noch myogene Ursachen und eine sog. Schonatrophie. Die Differentialdiagnose ist durch elektrische Untersuchung, durch EMG und durch Muskelbiopsie möglich.

C. *Subjektive sensible Veränderungen.* Schmerzen, Hyperästhesie, Parästhesie usw. sind nach Nervenläsionen — mit Ausnahme von partiellen Läsionen — höchst ungewöhnlich. *Kausalgie* kommt jedoch bei inkompletter Medianus-, Ischiadicus- oder Tibialisläsion vor und tritt dann gelegentlich erst einige Wochen nach der Verletzung auf. Die Kausalgie ist charakterisiert durch starke Schmerzen im betreffenden Gebiet, die durch geringste Berührung ausgelöst werden können und die besonders gut auf feuchte Kompressen ansprechen. Trophische Haut- und Nagelveränderungen kommen dabei ebenfalls häufig vor.

D. *Sensibilitätsprüfung.* Geprüft werden Berührungsempfindung (Pinsel, Watte), Schmerzempfindung (Kneifen, Nadelrad), Temperaturempfindung (Reagenzgläser mit kaltem und warmem Wasser), Vibrationsempfindung (neurologische Stimmgabel), Lage- und Bewegungsempfindung. Bei jeder Sensibilitätsprüfung ist die Kooperation des Patienten erforderlich. Es ist auch auf Angaben von Parästhesien zu achten (Ameisenlaufen, Kribbeln, Taubheit usw.), da sie wichtige diagnostische Hinweise geben. Für die Bewertung der Sensibilitätsstörungen werden die betroffenen Hautareale aufgezeichnet. Erst vom Verteilungsmuster ist eine Unterscheidung peripher, radikulär, zentral möglich. Eine Überlappung der sensiblen Versorgungsgebiete wird dabei berücksichtigt.

E. *Vasomotorische, trophische und sekretorische Störungen.* Ist die sensible und vegetative Versorgung der Haut und der Subkutis geschädigt, treten trophische Störungen auf: Zyanose, Schwellungen, Ödem, Verfärbungen, Hypertrichose oder Hypotrichose, Nagelveränderungen, trophische Ulzera, aufgehobene Pilomotorik, verminderte Schweißsekretion usw.

F. *Elektrische Untersuchung.* Galvanische und faradische Reizung der betreffenden Muskeln an ihrem motorischen Punkt ist eine einfache und zuverlässige diagnostische Hilfe, mit der auch prognostische Aussagen möglich sind. Der elektrische Widerstand der denervierten Haut ist wegen der aufgehobenen Schweißsekretion für gewöhnlich höher als der Widerstand der normalen Haut. Partielle Denervierung, totale Denervierung und Schonatrophie können durch diese einfache Methode differenziert werden. Mit Nadelableitungen im Muskel oder in Nervenästen kann ein genauer Status erhoben werden. Ebenfalls lassen sich eine partielle oder totale Denervierung unterscheiden, sowie prognostische Aspekte beurteilen (s. auch Kap. 17).

G. *Reflexstörungen.* Bei Nervenläsionen im afferenten oder efferenten Schenkel sind die betreffenden Reflexe aufgehoben oder abgeschwächt (Kap. 12).

Zervikalnerven

(s. Abb. 5-4)

Die acht Paare von Zervikalnerven stammen aus den Rückenmarkssegmenten, die zwischen dem Foramen magnum und dem mittleren Bereich des siebten Halswirbelkörpers liegen. Sie treten aus dem Rückenmarkskanal über die lateralen Foramina intervertebralia aus. Jeder Nerv erhält einen R. communicans griseus vom Grenzstrang des Sympathicus und dadurch vasomotorische Fasern. Ein kleiner rekurrenter Ast läuft jeweils zu den Meningen des Rückenmarks zurück und dient der sensiblen und vasomotorischen Innervation der Dura. Jeder Halsnerv teilt sich nach dem allgemeinen Bau eines Spinalnerven in einen R. dorsalis und R. ventralis.

R. dorsalis (s. Tabelle 5-1)

Der dorsale Ast des ersten Halsnerven ist rein motorisch. Er versorgt als N. suboccipitalis die kurzen Nackenmuskeln zwischen Schädel und den ersten Halswirbeln. Der R. dorsalis des zweiten Halsnerven ist gemischt und innerviert

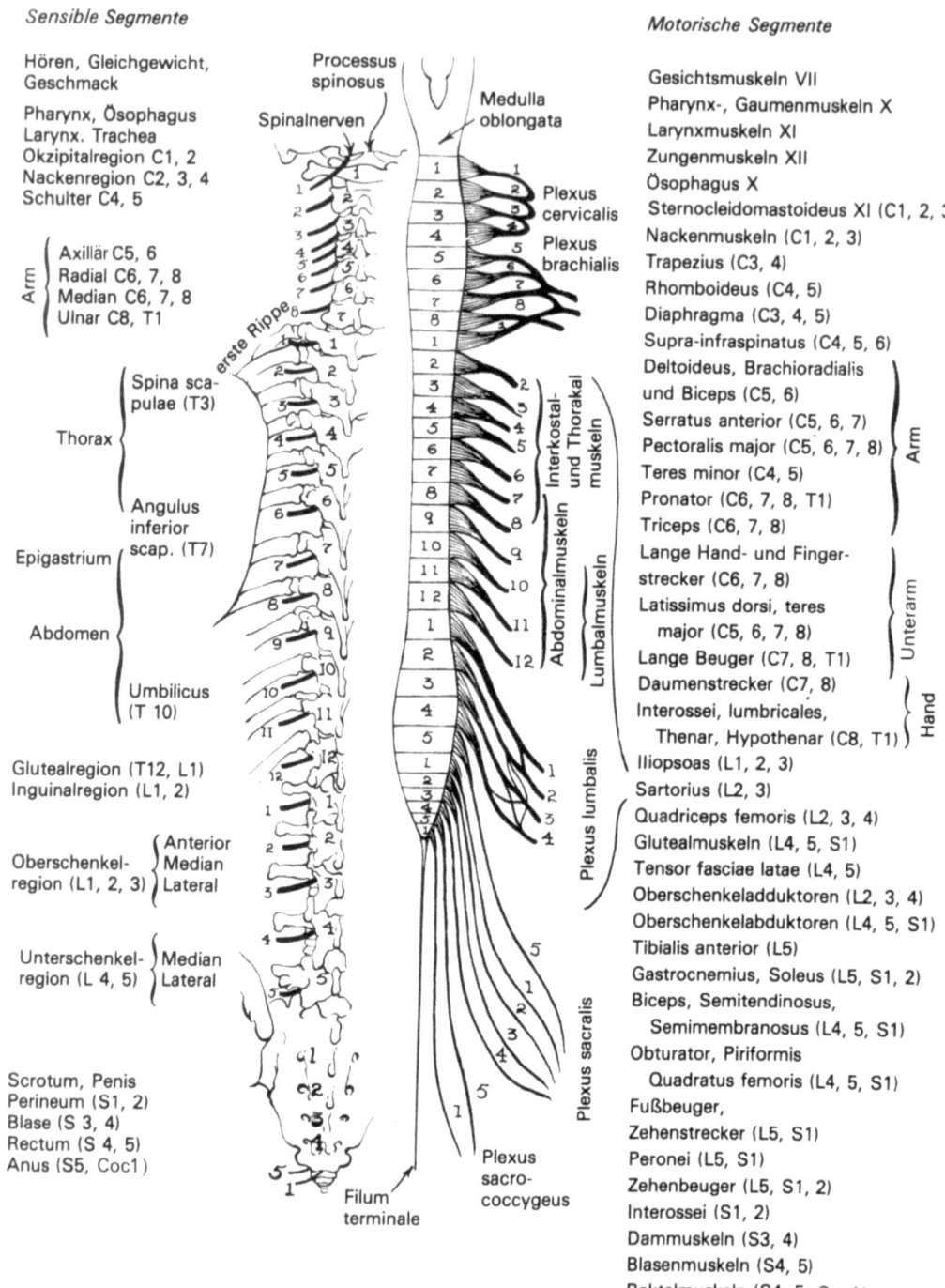

Abb. 5-2. *Motorische und sensorische Segmente des Rückenmarks*

den M. semispinalis capitis und den Kopfteil des M. longissimus. Als N. occipitalis major gelangt er am Hinterkopf durch die Fascia nuchae und versorgt sensibel den Hinterkopf. An diesem Nerv treten häufig Neuralgien auf.

Rami ventrales

Die ventralen Äste der oberen vier Halsnerven bilden gemeinsam den Plexus cervicalis, die Rami ventrales der unteren vier Halsnerven bilden gemeinsam mit dem ersten Thorakalnerven den Plexus brachialis.

Plexus cervicalis (C 1–C 4)

(s. Abb. 5–4)

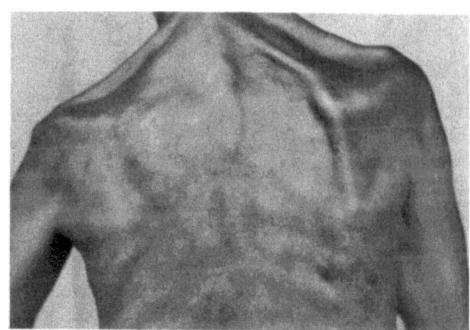

Abb. 5–3. Atrophie der Schulter- und Nackenmuskulatur infolge von Neurinomen der Zervikalnerven bei einem 51-jährigen Mann mit Neurofibromatosis Recklinghausen

Anatomie

Der Plexus cervicalis wird durch schlingenförmige Anastomosen gebildet. Die Hautäste durchbohren am Hinterrand des M. sternocleidomastoideus die oberflächliche Halsfaszie (Punctum nervosum) und versorgen die Haut im seitlichen und medialen Bereich bis unterhalb des Schlüsselbeins.

Hautäste

Der *N. occipitalis minor* (C 2, 3) versorgt die Haut der lateralen Hinterhauptsregion, den oberen Teil der Ohrmuschel und ein Gebiet über dem Processus mastoideus.
Der *N. auricularis magnus* (C 2, 3) versorgt die Haut an der Rückseite der Ohrmuschel, das Ohrläppchen, einen Bereich über dem Processus mastoideus und über der Parotis.
Der *N. transversus colli* (C 3 und geringe Anteile aus C 2) versorgt die Haut der vorderen Halsregion.
Die *Nn. supraclaviculares* (C 3, 4) versorgen die Haut über der Clavicula, den oberen Schulterbereich und die Brustregion bis zur dritten Rippe.

Anastomosierende Äste

Anastomosen mit dem N. hypoglossus führen motorische Fasern aus den Segmenten C 1 und C 2 zum M. geniohyoideus und M. thyreohyoideus, zum M. sternohyoideus und M. sternothyreoideus über den absteigenden N. hypoglossus. Eine Radix superior vereinigt sich mit der aus C 2 und C 3 stammenden Radix inferior zur Ansa cervicalis.

Muskeläste

Der N. cervicalis descendens (C 2, C 3) versorgt die beiden Muskelbäuche des M. omohyoideus und verbindet sich mit dem N. hypoglossus zur Ansa n. hypoglossi. Ein Ast zieht zum M. sternocleidomastoideus mit Fasern aus C 2, ebenso Äste zum M. trapezius aus C 3 und C 4. Äste zu den benachbarten Nackenmuskeln versorgen den M. rectus capitis lateralis und M. rectus capitis anterior (C 1), den M. longus capitis (C 2–C 4) und den M. longus colli (C 1–C 4), den M. scalenus medius (C 3, C 4), den M. scalenus anterior (C 4) und den M. levator scapulae (C 3–C 5). Der N. phrenicus (C 3–C 5) läuft schräg über den M. scalenus anterior zwischen der A. und V. subclavia und tritt hinter dem Sternoclaviculargelenk, auf der Pleurakuppel verlaufend, in den Thorax, wo er durch das obere und mittlere Mediastinum zum Diaphragma zieht. Motorische Äste versorgen das Diaphragma und stellen den wichtigsten respiratorischen Nerv dar. Sensible Fasern versorgen das Perikard (Rr. pericardiaci), das Diaphragma und einen Teil der kostalen und mediastinalen Pleura (Rr. pleurales).

Läsionen der Zervikalnerven und des Plexus cervicalis

Läsionen der ersten vier Zervikalnerven

Osteochondrotische Veränderungen, Wirbelfehlbildungen, Anomalien des okzipito-zervikalen

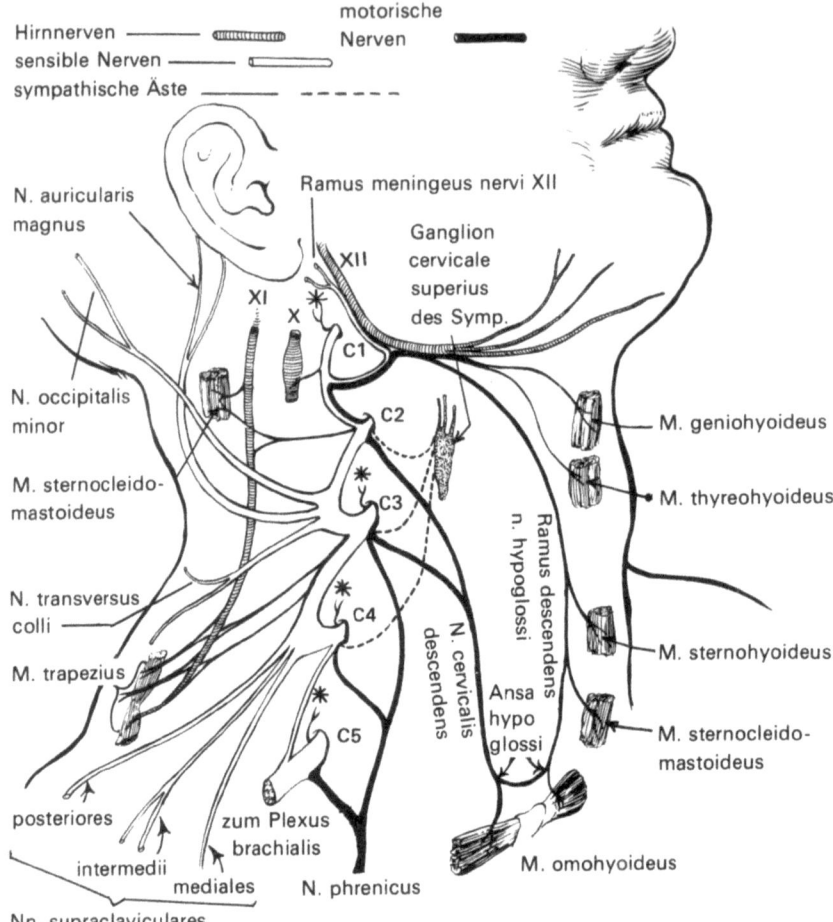

Abb. 5–4. *Plexus cervicalis*

Tabelle 5-1. *Versorgungsgebiete der Rami dorsales aus C 2-8*

Mediale Äste	Laterale Äste
C 2: N. occipitalis major. Versorgt sensibel die Nackenmuskulatur und die Haut des Hinterhaupts	C 2: Motorische Äste zum M. obliquus capitis inferior, M. splenius capitis und M. longissimus capitis
C 3: N. occipitalis tertius. Versorgt sensibel einen kleinen Bereich der Nackenhaut an der Medianlinie	C 3: Motorische Äste zum M. semispinalis capitis
C4,5: Sensible Versorgung der Nacken- und Rückenhaut	C4-8: Motorische Äste zum M. longissimus capitis und M. longissimus cervicis, M. semispinalis capitis und M. semispinalis cervicis und M. iliocostalis cervicis

Anatomie

Übergangs, Reizzustände durch Meningitis oder hoch gelegene Rückenmarkstumoren verursachen eine Okzipitalneuralgie. Periphere Läsionen kommen in der Zervikalregion wegen der schützenden Umgebungsmuskulatur nur selten vor, werden jedoch gelegentlich bei tiefen Wunden, operativen Verletzungen, Frakturen, Dislokationen, Infektionen oder anderen Halswirbelerkrankungen beobachtet. Mitverletzungen der großen Gefäße führen oftmals zum Tode.

Klinische Symptome der Plexus-cervicalis-Läsionen

A. *Phrenicusbeteiligung.* (1) Einseitige Schädigung des N. phrenicus verursacht nur wenige oder keine Symptome. Das Littensche Zwerchfell-Phänomen kann dabei auf der erkrankten Seite fehlen. Leber oder Milz stehen dabei scheinbar höher als normal. Bei der Durchleuchtung zeigt sich die fehlende Bewegung des Zwerchfells auf der betroffenen Seite. (2) Die doppelseitige Parese führt zu starker Dyspnoe selbst bei geringer Belastung. Sie ist außerdem charakterisiert durch ein kahnförmiges Abdomen, das sich bei Expiration nicht vorwölbt, durch verstärkte Aktivität der Atemhilfsmuskulatur, wobei die Schultern und die Brust weite Atemexkursionen ausführen, und durch Schwierigkeiten beim Husten, Niesen und der Bauchpresse. Bei der Röntgenuntersuchung findet sich ein hochstehendes Diaphragma. Eine basale Pneumonie kompliziert oftmals das klinische Bild (Diaphragma- und Pleuraerkrankungen müssen ausgeschlossen werden). (3) Phrenicusneuralgie (Diaphragma-Neuralgie; sehr selten) kann durch Halstumoren, Aortenaneurysmen, Perikard- und andere mediastinale Prozesse ausgelöst werden. Die Schmerzen werden im Rippenbogen, unter der Clavicula und tief im Hals verspürt. Sie können bis zum Kinn und gelegentlich in den Arm ausstrahlen. Die Patienten sind kurzatmig und scheinen Angst vor dem Atmen zu haben. In den meisten Fällen wird der Schmerz auf der linken Seite angegeben. (4) Singultus (Schluckauf) entsteht durch kurze Kontraktionen des Diaphragmas gemeinsam mit Adduktion der Stimmbänder. Auslösende Ursachen sind Reizzustände des N. phrenicus oder der Nachbarschaft.

B. *Okzipitalneuralgie* (selten). Als Ursachen kommen Traumen, Osteochondrosen, infektiöse oder neoplatische Prozesse in Frage sowie Aneurysmen im oberen Halsbereich oder Wirbelfehlbildungen. Schmerzen und Überempfindlichkeit finden sich in der Verteilung der Hautäste des Plexus cervicalis, am häufigsten am Hals und in den Okzipitalregionen. Therapeutisch bringen Impletolinjektionen an den Nervenaustrittsstellen und andere konservative Maßnahmen Besserung.

C. *Nackensteifigkeit* kommt bei Neuralgie, anderen Halserkrankungen, raumfordernden Prozessen in der hinteren Schädelgrube und auch bei Reizungen der Meningen, z. B. Meningitis oder Blutung in die Liquorräume vor. Meningismus gehört zu den Schutzreflexen. Ein Gegenhalten bei hirnatrophischen Prozessen muß davon unterschieden werden.

Plexus brachialis

(s. Abb. 5-5 u. 5-6)

Anatomie

Der Plexus brachialis wird durch die Rami ventrales der unteren vier Zervikal- und des ersten Thorakalnerven gebildet. Die Wurzeln aus C 5 und C 6 verbinden sich zum sog. oberen Primärstrang (Truncus superior). C 7 bildet den mittleren Primärstrang (Truncus medius). C 8 und Th 1 vereinigen sich zum unteren Primärstrang (Truncus inferior). Jeder dieser drei Primärstränge teilt sich in einen ventralen und dorsalen Ast. Die ventralen Teile des oberen und mittleren Primärstrangs (C 5, C 6, C 7) vereinigen sich zum Fasciculus lateralis. Der ventrale Teil des unteren Primärstrangs wird zum Fasciculus medialis. Die dorsalen Äste (C 5–Th 1) bilden den Fasciculus posterior. Die drei Fasciculi — nach ihrer Lage zur A. axillaris benannt — teilen sich und bilden die Hauptäste des Plexus: Äste aus dem Fasciculus medialis und lateralis bilden den *N. medianus;* der Rest des Fasciculus lateralis wird zum *N. musculocutaneus;* der Rest des Fasciculus medialis wird zum *N. ulnaris, N. cutaneus brachii* und *N. cutaneus antebrachii medialis.* Der Fasciculus posterior teilt sich und bildet den *N. radialis* und *N. axillaris.*
Zahlreiche kleinere Äste entspringen von verschiedenen Teilen des Plexus:

1. Äste aus den Plexuswurzeln. Ein Ast verläuft zum N. phrenicus aus dem Segment C 5 (Nebenphrenicus). Der N. dorsalis scapulae (C 5) versorgt den M. levator scapulae und den M. rhomboideus. Der N. thoracicus longus (C 5–C 7) hat einen tiefen Verlauf und versorgt den M. serratus anterior. Äste aus den Segmenten C 6–C 8 ziehen zu den Scaleni und den langen Halsmuskeln. Der erste Interkostalnerv stammt aus dem Segment Th 1 (s. unter Thorakalnerven).

2. Äste aus den Primärsträngen. Ein Nerv aus dem Truncus superior, der N. subclavius (C 4–C 6), läuft zum M. subclavius. Der N. suprascapularis (C 5–C 6) versorgt den M. supraspinatus und den M. infraspinatus.

3. Äste aus den Fasciculi. Die medialen und lateralen ventralen Thorakalnerven stammen aus den medialen (C 8, Th 1) und lateralen (C 5–C 7) Fasciculi und bilden untereinander Anastomosen. Sie versorgen den M. pectoralis major und M. pectoralis minor.
Die drei Nn. subscapulares aus dem Fasciculus posterior umfassen (1) den oberen N. subscapularis (C 5, C 6) zum M. subscapularis; (2) den N. thoracodorsalis (C 7, C 8), welcher den M. latissimus dorsi innerviert; und (3) die unteren Subscapularnerven (C 5, C 6) zum M. teres major und zu einem Teil des M. subscapularis. Sensible Äste des Fasciculus medialis (C 8, Th 1) umfassen den N. cutaneus antebrachii medialis zum ulnaren Bereich des Unterarms und den N. cutaneus brachii medialis zur medialen Fläche des Oberarms.

Läsionen des Plexus brachialis

Periphere Läsionen sind häufiger zu Kriegszeiten, jedoch auch in Friedenszeiten nicht selten. Verletzungen können durch gewaltsamen Zug oder Drehen an den Armen entstehen, ebenso durch Schläge oder Druckbelastung im Nackenbereich, Operationen im Hals- und Nackenbereich oder der Axilla, Geburtsverletzungen (durch Zug oder Kompression), Schuß- und Stichverletzungen, Autounfälle, Frakturen und Dislokationen im Nacken, der Schulter und dem Humeruskopfbereich, Tumoren des Nakkens und Halses, Aneurysmen der A. subclavia, Infektionen, toxische Ursachen oder multiple Neuritis. Ein Scalenus-anterior-Syndrom, Halsrippen (eine kongenitale Anomalie) und gewisse Schlafhaltungen (neurovaskuläre Syndrome oder Hyperabduktionssyndrom) führen gelegentlich zu Störungen. Das Bikelesche Zeichen (bei Plexus-brachialis-Neuritis oder Meningitis) ist oftmals vorhanden. Dabei ist eine Streckung im Ellbogen, wenn der Arm nach oben und hinten gelagert wird, nur gegen schmerzhaften Widerstand möglich. Es wird durch Zugwirkung auf den Plexus brachialis erklärt. Auch bei Rückenmarksläsionen im zervikalen Bereich kommt es zu einer Schädigung der Nerven des Plexus brachialis.

Einteilung der Verletzungen des Plexus brachialis

Durch genaue Analyse der motorischen und sensiblen Ausfälle ist es möglich, die Lokalisation der Schädigung zu ermitteln und die zahlreichen möglichen Typen von Plexus-brachialis-Verletzungen als (1) radikuläre, (2) faszikuläre Läsionen einzuteilen oder (3) solche, die die Primärstränge betreffen. Eine andere Einteilung unterscheidet obere, mittlere und untere Plexusläsionen oder komplette und inkomplette bzw. supraklavikuläre oder infraklavikuläre Plexusläsionen. Das Diagramm nach Meige (Abb. 5–6) verdeutlicht einige der Schwierigkeiten bei diesen Einteilungen. Die Untersuchungstechnik nach Meige besteht darin, die Muskeln systematisch durch elektrische Reizung zu untersuchen und ihre Antwort als schwach („W") oder plegisch („P") zu klassifizieren. Indem man diese verletzten Fasern in den Plexus zurückverfolgt, können die Läsionen näher lokalisiert werden. Die Verteilung von sensiblen und trophischen Störungen ist dabei ebenfalls zu berücksichtigen.

Symptome der Plexus-brachialis-Läsionen

Plexus-brachialis-Läsionen werden häufig bei Kindern gesehen und sind bei ihnen meist durch Geburtsschäden verursacht. Armplexuslähmungen sind auch in der Unfallheilkunde von großer Bedeutung. Besonders bei Motorradunfällen kommen sie häufig vor. Dabei ist es wegen der Prognose wichtig, zwischen Wurzelausrissen und Plexuslähmungen zu unterscheiden.
Für Wurzelausrisse sprechen: blutiger Liquor, röntgenologisch „leere Wurzeltaschen", distale Rückenmarkssymptome (Sphinkterparese usw.), erhaltene Histaminreaktion im anästhetischen

Symptome der Plexus-brachialis-Läsionen

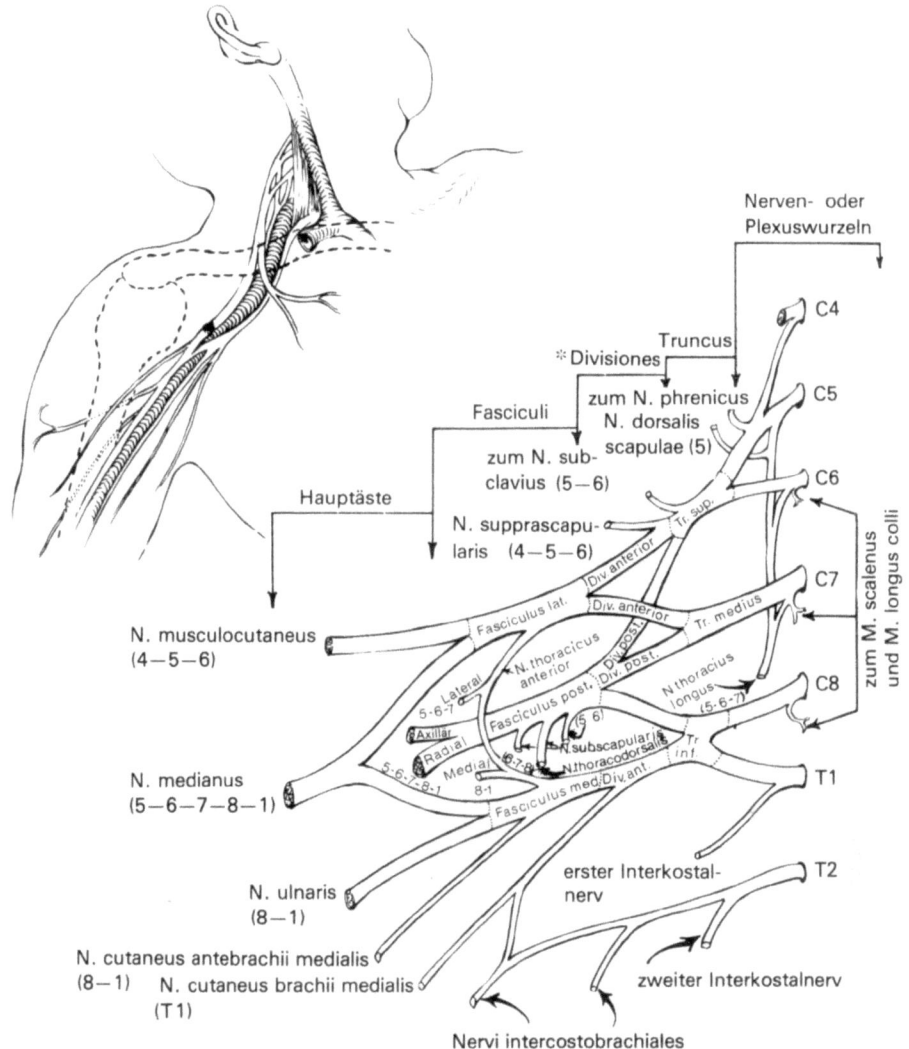

Abb. 5-5. *Plexus brachialis (gebildet aus den Rami ventrales aus C5–8 und Th1,2).** Eine Aufspaltung der Trunci jeweils in einen ventralen und dorsalen Ast (Divisiones) ist von großer Bedeutung für die Aufteilung der Nervenfasern, da die Fasern für die Beuger und Strecker der Muskeln der oberen Extremität voneinander getrennt werden. Es gibt eine ähnliche Aufspaltung beim Plexus lumbalis und Plexus sacralis, die die Muskeln der unteren Extremität versorgen

Hautbezirk (Rötung, Quaddelbildung) und erhaltenes sensibles Nervenaktionspotential (NAP).
Es werden zwei klassische Typen unterschieden: die obere Plexusläsion (Erb-Duchenne) und die weniger häufige untere Plexusläsion (Klumpke).

A. Obere Plexusläsion (Erb-Duchenne). Sie ist die häufigste Form und wird durch Kompression, Zug bzw. Zerreißung der fünften oder sechsten Plexuswurzel oder des oberen Primärstranges verursacht. Sie führt zu Parese und Atrophie des Deltoideus, Biceps, Brachialis, Brachioradialis und Supinator mit aufgehobener Abduktion und Außenrotation des Armes und einer abgeschwächten Unterarmflexion und Supination. Der Arm hängt schlaff herunter und die Handfläche zeigt nach hinten, wie bei Kell-

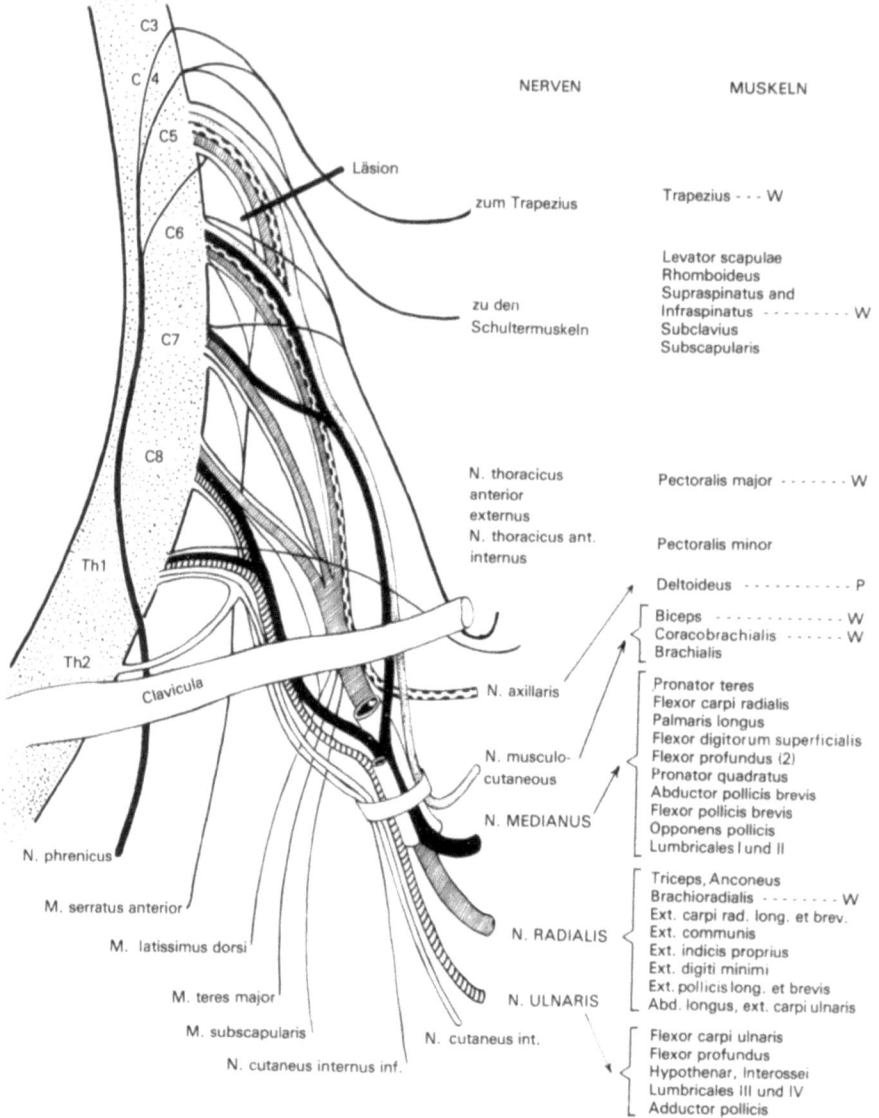

Abb. 5 6. *Plexus brachialis (nach Meige)*. Die Abbildung zeigt ein Beispiel einer Läsion, die zu einer Lähmung des M. deltoideus und zu einer Schwäche des M. supraspinatus und infraspinatus, M. trapezius, M. pectoralis, M. biceps, M. coracobrachialis und M. brachioradialis führt. W = weak (Schwäche), P = plegisch

nern, die auf ihr Trinkgeld warten („waiter's tip-Haltung"). Der M. supraspinatus und infraspinatus und die Mm. subscapularis, serratus und rhomboideus sind gelegentlich mitbetroffen (s. unten). Die Sensibilität ist über dem Deltoideus, an der Radialseite des Unterarms und an der Hand aufgehoben.

B. Untere Plexusläsion (Déjérine-Klumpke). Diese Plexusläsion wird durch Verletzung der achten Zervikalwurzel oder der ersten Thorakalwurzel bzw. des unteren Primärstranges verursacht. Eine Kompression des unteren Plexusanteils durch eine Halsrippe kann zu dieser Läsion führen. Die Prognose ist günsti-

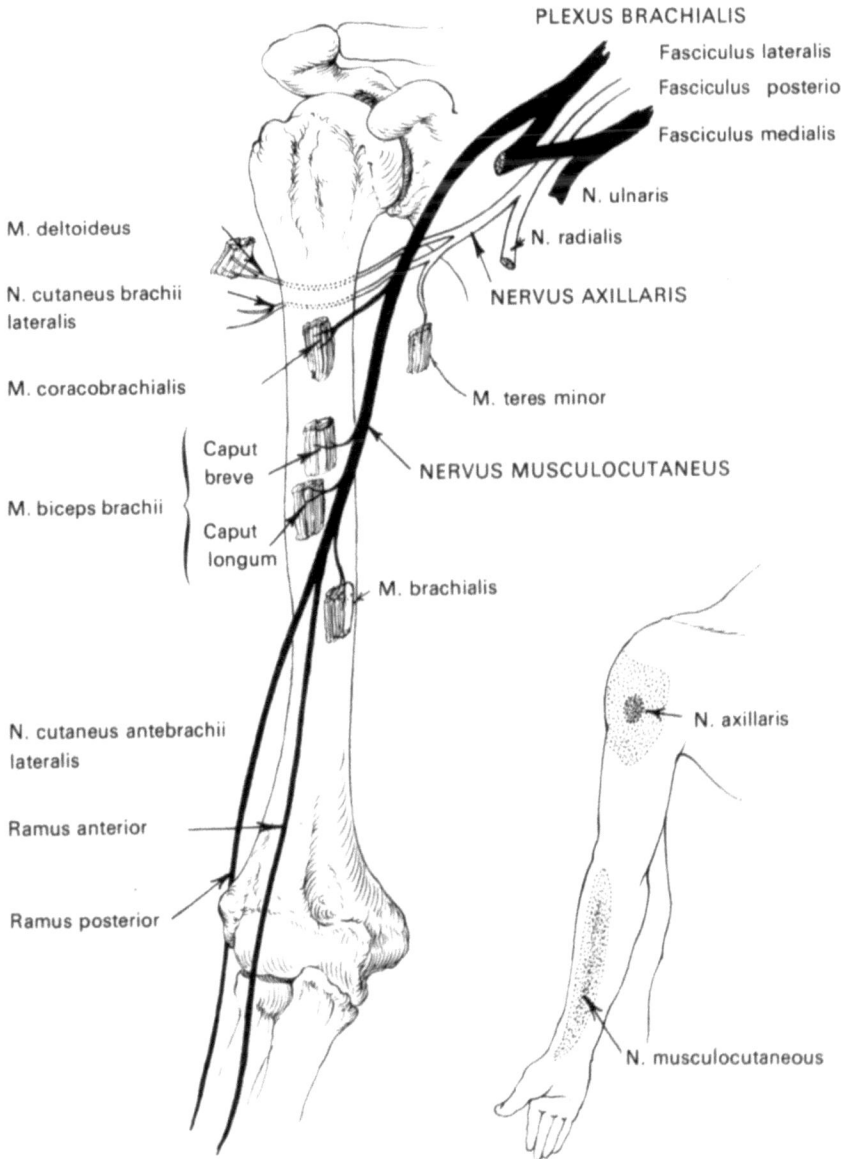

Abb. 5-7. *N. musculocutaneus* (C 5, 6) und *N. axillaris* (C 5, 6)

ger. Bei der unteren Plexuslähmung besteht eine Parese und Atrophie der kleinen Handmuskeln, der Beuger des Handgelenks und der langen Fingerbeuger. Dadurch kommt es zur „Krallenhand". Man findet außerdem eine ulnare Sensibilitätsverteilung (s. S. 137), Ödeme der Haut, Zyanose und gelegentlich trophische Nagelstörungen. Zeitweilig ist ein Horner-Syndrom dabei, wenn die sympathischen Fasern von Th 1 betroffen sind: ipsilaterale Miose, verengte Lidspalte, Enopthalmus, verminderte Schweißsekretion und erhöhte Temperatur über der Gesichts- und Halsregion.

C. Mittlere Plexusläsion. Eine Beteiligung des mittleren Primärstranges (C 7) wird isoliert nur

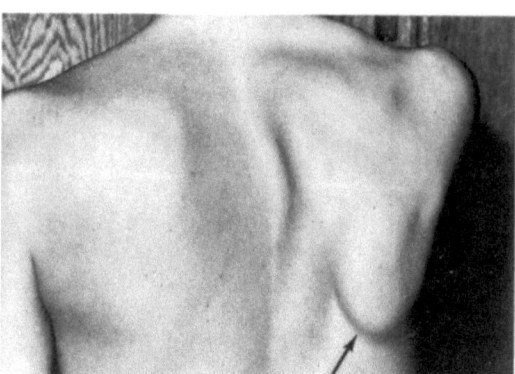

Abb. 5 8. *Lähmung des N. thoracicus longus.* Scapula alata nach Läsion des rechten N. thoracicus longus

sehr selten gesehen, ist jedoch gelegentlich mit einem der beiden anderen Typen kombiniert. Die Symptome sind Tricepsparese und Schwäche der Hand- und Fingerextensoren.

Läsionen einzelner Nerven
Supraklavikuläre Nerven

A. N. thoracicus longus (C5-C7). Wegen des langen Verlaufs ist dieser Nerv nicht selten geschädigt. Ursachen sind supraklavikuläre oder axilläre Verletzungen, Halsverletzungen oder das Tragen von schweren Lasten auf den Schultern (Rucksacklähmungen). Dabei ist eine Parese des M. serratus anterior mit Scapula alata (Abb. 5-8) zu sehen. Außerdem kann der Arm nicht über die Horizontale erhoben werden.

B. N. suprascapularis (C5, C6). Eine isolierte Parese ist selten, kann jedoch bei Druckwirkung von schweren Lasten auf die Schultern vorkommen, außerdem nach häufigen kräftigen Schlägen und Überbeanspruchung des Schultergürtels. Als Symptome ergeben sich eine Parese des M. supraspinatus und M. infraspinatus, wodurch der Humeruskopf nicht mehr fest in seiner Gelenkpfanne ist (Subluxation). Die Außenrotation des Armes und die Armhebung sind paretisch, können jedoch von anderen Muskeln z. T. kompensiert werden. Die Atrophie der Mm. supra- und infraspinatus ist meist deutlich zu sehen.

C. N. dorsalis scapulae (C5,6). Eine Schädigung führt zur Parese der Mm. rhomboidei und des M. levator scapulae. Eine geringgradige Scapula alata wird beobachtet, und der mediale Rand des Schulterblattes kann nicht mehr an die Wirbelsäule gebracht werden.

D. N. thoracodorsalis (C7,8). Eine Schädigung führt zur Parese und Atrophie des M. latissimus dorsi. Adduktion und Innenrotation des Armes sind abgeschwächt.

E. Nn. thoracici ventrales (C5-C8, Th1). Eine isolierte Schädigung findet sich nur selten. Die Läsion führt zur Atrophie des M. pectoralis major und M. pectoralis minor, die besonders unterhalb der Clavicula und in der vorderen Axillarfalte deutlich wird. Die Kraft der Adduktion des Oberarms ist deutlich vermindert und der Patient kann seine kontralaterale Schulter nicht berühren. Differentialdiagnostisch sind Muskelaplasien des M. pectoralis und Schultergürtelformen der Muskeldystrophien zu beachten.

F. N. cutaneus brachii medialis und N. cutaneus antebrachii medialis (C8, Th1). Eine Verletzung dieser Nerven im Rahmen einer Plexuslähmung ist weniger wichtig, jedoch kommt es oftmals zu Schmerzen in ihrem Verteilungsgebiet. Der N. cutaneus antebrachii medialis versorgt den Unterarm an der ulnaren Seite, der N. cutaneus brachii medialis die Haut an der medialen Seite des Oberarms von der Achselhöhle bis zum Epicondylus medialis. Bei Schmerzen auf der linken Seite sind eine Koronarstenose oder andere Herzerkrankungen auszuschließen.

Nervus musculocutaneus (C 5, 6)
(s. Abb. 5-7)

Der N. musculocutaneus stammt aus dem Fasciculus lateralis des Plexus brachialis und bezieht seine Fasern aus dem fünften und sechsten Zervikalsegment. Er liegt zuerst lateral von der A. axillaris, durchbohrt den M. coracobrachialis und verläuft schräg nach unten und lateral zwischen dem M. biceps und M. brachialis. Er endigt als N. cutaneus antebrachii lateralis.
Die *motorischen Äste* innervieren den M. coracobrachialis, den M. biceps und den M. brachialis. Die *sensiblen Äste* versorgen hauptsächlich die radiale Beugeseite des Unterarms.
Der N. musculocutaneus wird nur selten allein geschädigt, kann jedoch bei Rückenmarksverlet-

zungen oder Läsionen des Plexus brachialis, bei Humerusfrakturen, Aneurysmen der A. axillaris, Schußwunden, Stichwunden usw. beteiligt sein. In seltenen Fällen kann er durch Druck (Schlaflähmung) oder eine Neuritis (toxisch, diabetisch, infektiös usw.) geschädigt werden.
Die klinischen Symptome einer Beteiligung des N. musculocutaneus sind eine Parese des M. coracobrachialis, des M. biceps, M. brachialis und führen zu einer Unfähigkeit, den Unterarm zu beugen (besonders in Supinationsstellung), zu einer abgeschwächten Supination, Abschwächung oder Aufhebung des Bicepssehnenreflexes, Atrophie der innervierten Muskeln, Entartungsreaktion bei elektrischer Untersuchung und Sensibilitätsverlust an der radialen Fläche des Unterarms.

Nervus axillaris (C 5, 6)
(s. Abb. 5 7)

Der N. axillaris stammt aus dem Fasciculus posterior des Plexus brachialis und besteht aus Fasern des fünften und sechsten Zervikalsegments. Er wendet sich nach dorsal und begleitet dabei die A. circumflexa posterior um den Hals des Humerus, zieht durch die laterale Achsellücke und teilt sich in einen kleineren oberen und einen größeren unteren Ast. *Motorische Äste* versorgen den M. deltoideus und M. teres minor. *Sensible Äste*, hauptsächlich aus dem unteren Endast versorgen als N. cutaneus brachii lateralis superior die Haut über der lateralen Fläche des M. deltoideus. Der N. axillaris ist nur selten allein betroffen, wird jedoch bei Rückenmarksverletzungen, Verletzungen des Plexus brachialis, Frakturen und Luxationen des Humeruskopfes, bei starker Krafteinwirkung auf die Schulter, Schußverletzungen, Stichwunden, durch Druck und Überdehnung der Schulter während des Schlafs oder der Anästhesie und in seltenen Fällen durch Tumoren mitbetroffen. Die Neuritis des N. axillaris (toxisch, diabetisch, infektiös) ist selten. Eine isolierte Parese kommt gelegentlich bei Kohlenmonoxydvergiftungen, Malaria und Infektionen vor.
Eine Parese des M. deltoideus führt zu einer eingeschränkten Elevation des Armes nach vorne oder nach hinten und zu einer verminderten Abduktion. Nach einer gewissen Zeit können andere Muskeln kompensatorisch diese Funktionen mitübernehmen. Eine Atrophie des M. deltoideus bei schweren oder kompletten peripheren Läsionen ist deutlich zu erkennen. Die Sensibilität über der Vorwölbung des M. deltoideus ist abgeschwächt oder aufgehoben. Zu einer Atrophie des M. deltoideus kommt es auch beim Schultergürteltyp der Muskeldystrophie.

Nervus radialis (C 6 C 8 und Th 1)
(s. Abb. 5 9)

Der N. radialis ist der stärkste Ast des Plexus brachialis. Er beginnt am Unterrand des M. pectoralis minor als eine direkte Fortsetzung des Fasciculus posterior und erhält Fasern von den unteren drei Zervikal- und dem ersten Thorakalsegment des Rückenmarks.
Während seines Verlaufs begleitet er die A. profunda brachii an der Dorsalseite des Humerus und windet sich im Sulcus n. radialis spiralig um den Humerus. Er durchbohrt das Septum intermusculare brachii laterale und gelangt so zum Unterarm, wo sich seine Endäste aufzweigen.
Die *motorischen Äste* am Oberarm versorgen den M. triceps, M. anconeus, M. brachioradialis, M. extensor carpi radialis longus, M. extensor carpi radialis brevis, M. supinator mit dem Ramus profundus, den M. extensor digitorum communis, den M. extensor carpi ulnaris, den M. extensor pollicis brevis, den M. abductor pollicis longus, den M. extensor pollicis longus und den M. extensor indicis. Der Nerv versorgt also alle Strecker für Ellbogen-, Hand- und Fingergelenke.
Die *sensiblen Äste* versorgen als N. cutaneus antebrachii posterior die dorsale Fläche des Unterarms und als R. superficialis den dorsalen Anteil der radialen Handhälfte. Das Autonomgebiet ist ein kleiner Hautbezirk über dem ersten Spatium interosseum.

Läsionen des N. radialis

Der N. radialis ist der am häufigsten verletzte periphere Nerv. Er ist bei Halsmark- und Plexus-brachialis-Verletzungen beteiligt. Periphere Verletzungen betreffen den Stamm oder einzelne Zweige des Nerven. Häufige Ursachen sind Schulterluxationen, Frakturen des Humerus, Callusbildung um eine Frakturstelle, Druck durch Schlag, falsche Lagerung in Anästhesie oder nach reichlichem Alkoholgenuß („Saturday night palsy"), sowie starke Krafteinwirkung auf den Arm, Knochentuberkulose, Tumoren, Sy-

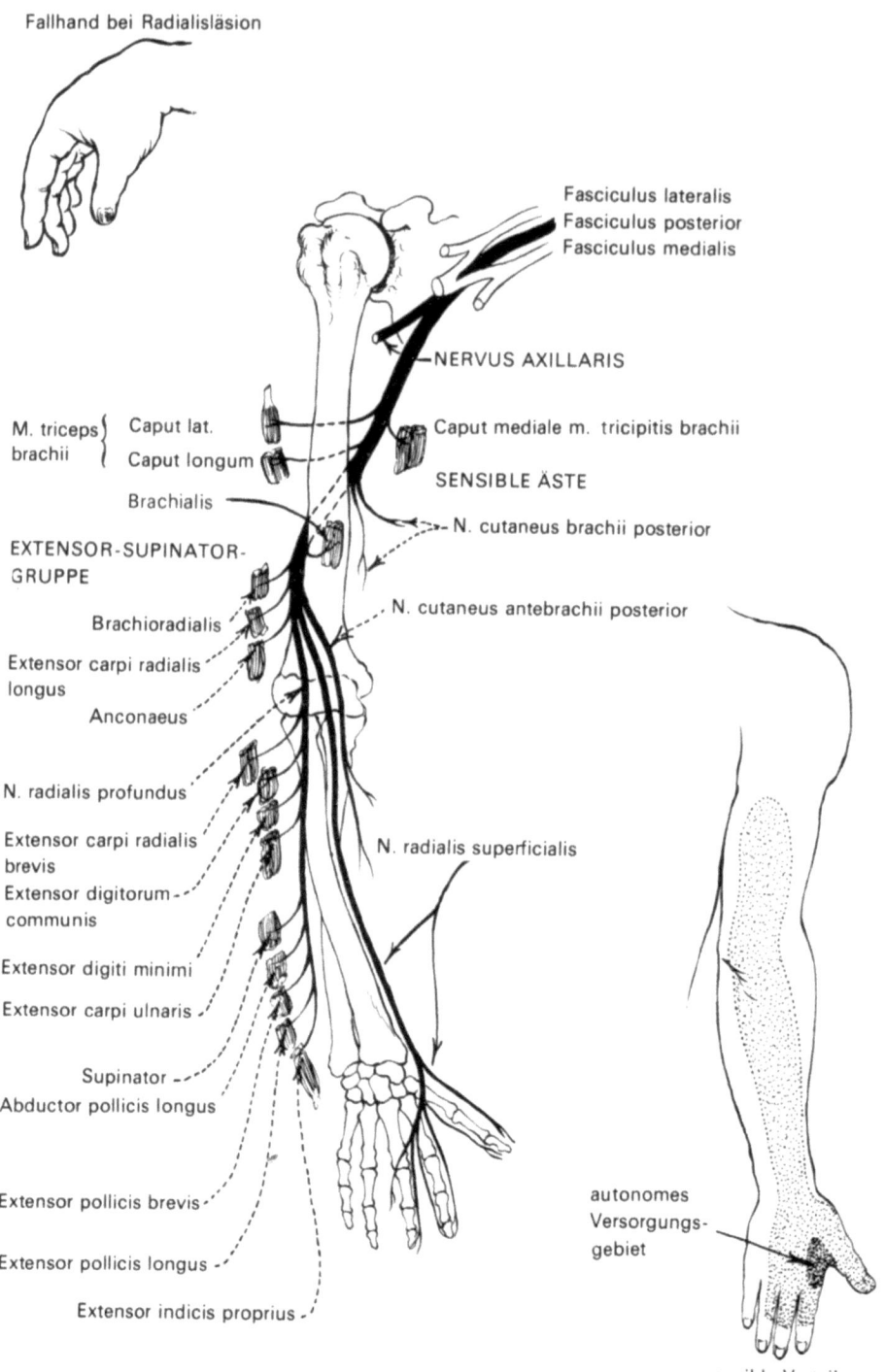

Abb. 5-9. *Nervus radialis (C 6–8 und Th 1)*

philis (selten) oder Frakturen des Radiusköpfchens.
Toxische (Alkohol, Blei, Arsen) oder infektiöse Neuritis bzw. Polyneuritis können auch den N. radialis schädigen. In seltenen Fällen ist eine Druckläsion am Durchtritt durch den M. supinator zu beobachten (Supinatorlogensyndrom).

*Klinische Symptome
einer peripheren Radialisläsion*

A. *Symptome einer kompletten Radialisläsion*
Bei kompletten Schädigungen des N. radialis in der Axilla kommt es zur Parese aller Strecker. Die Extension im Ellbogen, Handgelenk, den Phalangen und des Daumens ist aufgehoben. Daraus resultiert eine Pronation und Radialabweichung der Hand. Handgelenk und Finger befinden sich in gebeugter Stellung: Fallhand. Der Daumen ist in Adduktionsstellung und behindert dadurch die Beugung des Zeigefingers. Wegen der Fallhand besteht eine Unfähigkeit, Gegenstände zu fassen oder eine Faust zu ballen. Dadurch wird auch die Funktion der Flexoren vermindert. Der Triceps-, Radius- und Radius-Periost-Reflex sind aufgehoben. (Kompensatorische Bewegungen können teilweise eine Radiusparese verschleiern; energische Kontraktion der Fingerflexoren und gelegentlich des Pronator teres können zu einer Streckung im Handgelenk führen.)
Die *sensiblen* Ausfälle sind wegen der Überlappung gering und treten hauptsächlich im dorsalen Spatium interosseum I und an der radialen Streckseite der Hand auf. Schmerzen kommen nur selten vor.
Vasomotorische und sekretorische Störungen kommen nicht vor oder sind sehr gering.
Muskelatrophien entwickeln sich im Laufe von zwei bis drei Monaten, am deutlichsten an der Streckseite des Unterarms. Radialisparesen aufgrund von Druckläsionen führen wegen Reinnervation zu keiner Atrophie.

B. *Häufige inkomplette Radialisläsionen*
1. Distal der Tricepsinnervation: die Streckfähigkeit im Ellbogen ist erhalten.
2. Unterhalb des Astes zum M. brachioradialis: eine geringe Supinationsfähigkeit ist dabei erhalten.
3. Im Bereich des Unterarms können einzelne Äste zu den kleineren Muskelgruppen betroffen sein: Daumenextensoren, M. extensor indicis.

Extensoren der Finger und M. extensor carpi ulnaris.
4. An der dorsalen Seite des Handgelenks: dabei bestehen nur sensible Ausfälle an der Hand.

Nervus medianus (C6–C8, Th 1)
(s. Abb. 5–10)

Der N. medianus stammt aus dem Plexus brachialis durch Vereinigung der beiden Medianusgabeln: die mediale aus dem Fasciculus medialis und die laterale aus dem Fasciculus lateralis. Die beiden Schlingen vereinigen sich am Unterrand des M. pectoralis minor.
Die Fasern stammen aus den unteren drei (manchmal vier) zervikalen Segmenten und dem ersten Thorakalsegment des Rückenmarks. Der N. medianus gibt am Oberarm keine Äste ab. Er verläuft gemeinsam mit der A. brachialis, gelangt auf die Volarseite des Unterarms, gibt dabei Muskeläste ab und verläuft dann bis zur Hand, wo er sich in Muskel- und Hautäste aufzweigt.
Motorische Äste ziehen zu der Flexoren-Pronatoren-Gruppe des Unterarms und versorgen alle oberflächlichen volaren Muskeln mit Ausnahme des M. flexor carpi ulnaris; außerdem versorgt der N. medianus alle tiefen volaren Muskeln mit Ausnahme der ulnaren Hälfte des M. flexor digitorum profundus. An der Hand werden die ersten zwei Mm. lumbricales und die Thenar-Muskulatur innerviert, welche oberflächlich zur Sehne des M. flexor pollicis longus liegen.
Im einzelnen werden folgende Muskeln innerviert: M. pronator teres, M. flexor digitorum superficialis, M. palmaris longus, M. flexor carpi radialis, M. flexor digitorum profundus zu II und III, M. flexor pollicis longus, M. pronator quadratus, M. abductor pollicis brevis, M. flexor pollicis brevis, M. opponens pollicis, Mm. lumbricales I und II)
Sensible Äste versorgen die Haut an der Palmarseite des Daumens und der radialen zweieinhalb Finger und die distalen Akren derselben Finger.
Im N. medianus verlaufen viele *vasomotorische und trophische* Fasern.

Läsionen

Halsmarkverletzungen und Läsionen des Plexus brachialis führen zu einer Beteiligung des N. medianus. Periphere Nervenverletzungen können

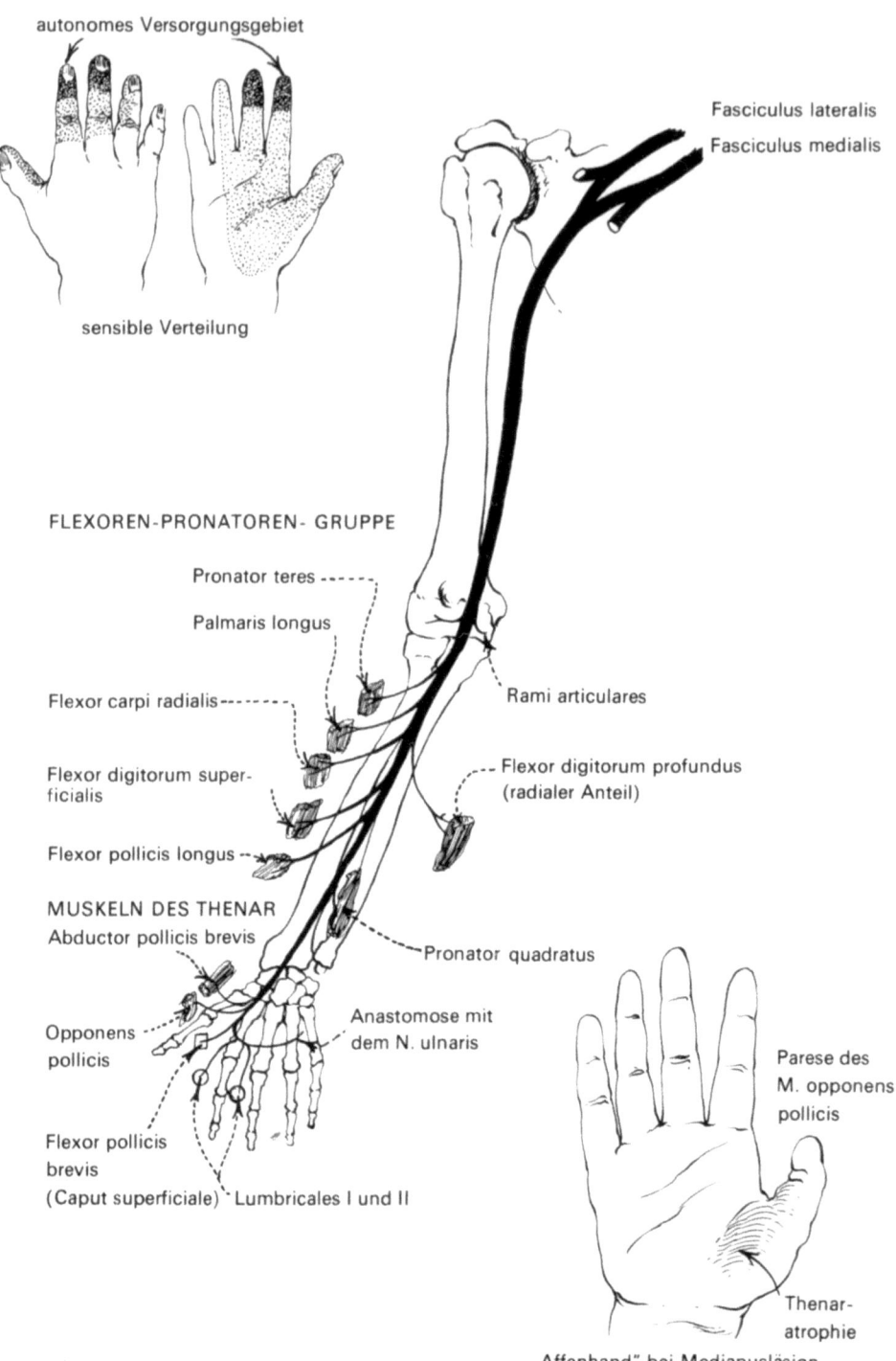

Abb. 5-10. *Nervus medianus (C 6–8 und Th 1)*

Läsionen

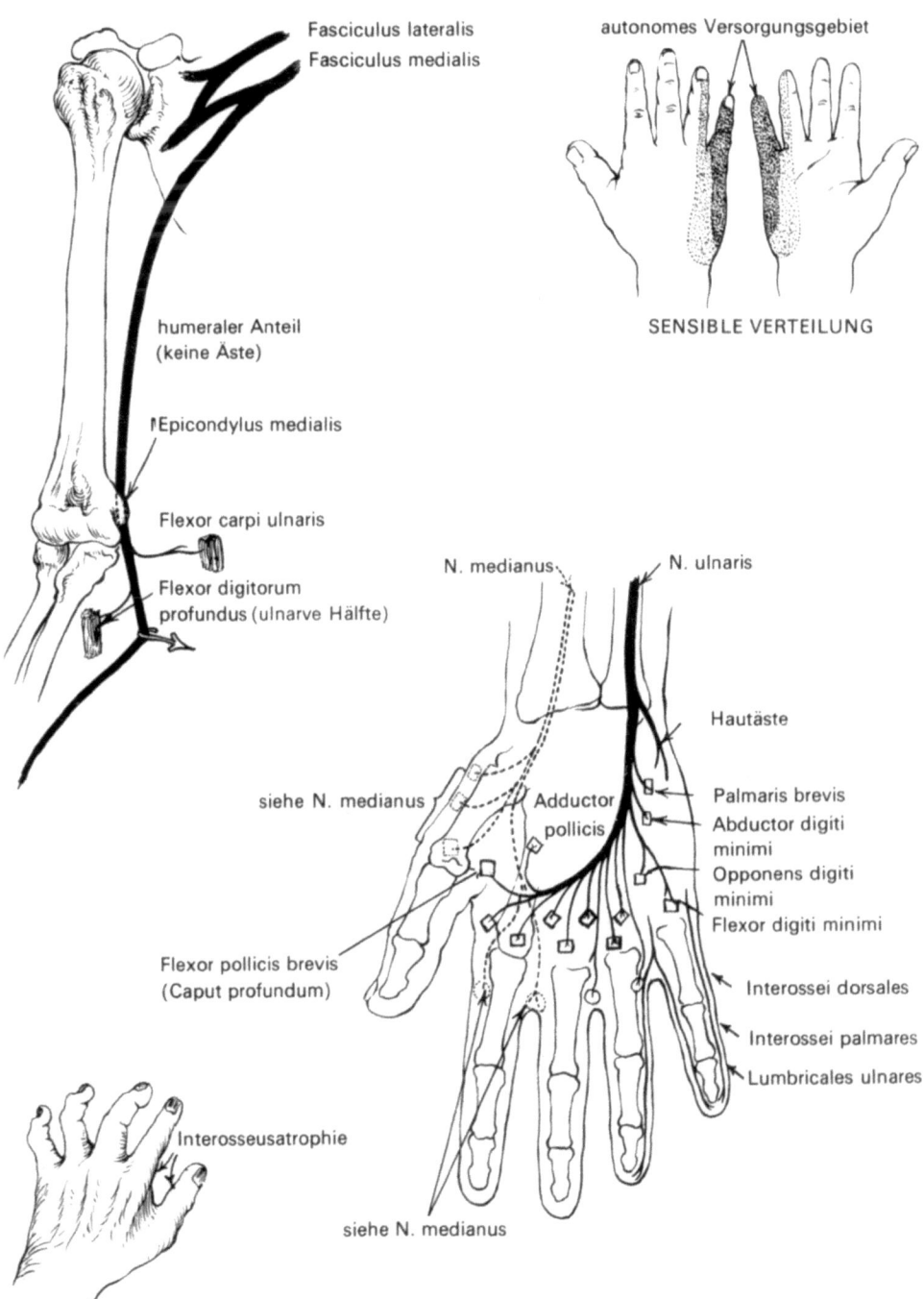

Abb. 5-11. *Nervus ulnaris (C 8, Th 1)*

bei Rißverletzungen des Oberarms, des Unterarms, des Handgelenks oder der Hand, bei Autounfällen, bei Stichwunden, Schußwunden oder Selbstmordversuchen vorkommen.
Wie beim N. radialis kommt es zu Druckläsionen während des Schlafs, bei Anästhesie oder durch Halsrippen.
Luxationen der Ulna, Frakturen des Ellenbogengelenks oder des unteren Radius führen ebenfalls zu Medianusverletzungen. Toxische oder infektiöse Neuritis oder eine Polyneuritis befallen gelegentlich auch den N. medianus.
Als Kompressionssyndrome kommen das Pronator-teres-Syndrom und – besonders häufig – das Karpaltunnel-Syndrom vor.

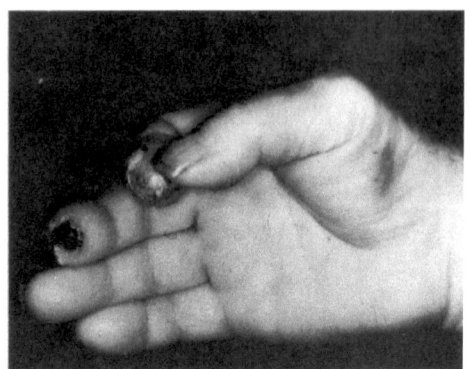

Abb. 5-12. *Karpaltunnelsyndrom durch Medianusschädigung.* Thenar-Atropie und -Parese, trophische Veränderungen der Fingerspitzen und sensible Störungen der ersten drei Finger. Eine Besserung erfolgt nach Durchtrennung des Ligamentum carpi transversum

Klinische Zeichen einer peripheren Medianusläsion

A. *Symptome einer kompletten Medianusläsion.* Parese der Flexor-Pronatorgruppe und der Thenarmuskeln. Die Pronation und Beugung des Unterarms ist abgeschwächt, jedoch durch die Mm. biceps, brachioradialis und flexor carpi ulnaris noch möglich. Am Handgelenk ist die Beugung und Pronation abgeschwächt. Die Hand weicht durch Ausfall des M. flexor carpi radialis zur Ulnarseite ab und zeigt die typische „Affenhandkonfiguration" (Daumen in einer Ebene mit der Hand und Thenaratrophie) mit Unfähigkeit zur Beugung und Opposition des Daumens oder zur Abduktion in seiner Ebene. Der Faustschluß ist schwächer, wobei besonders Daumen und Zeigefinger davon betroffen sind. Beim Versuch, die Finger zur Faust zu schließen, beobachtet man die für die proximale Medianusläsion charakteristische Schwurhand: Daumen und Zeigefinger können nicht gekrümmt werden. Auch die Beugung des Mittelfingers ist stark paretisch.
Eine Atrophie des Thenar wird sehr früh sichtbar. Zu einer Atrophie der Flexor-Pronatorgruppe der Unterarmmuskeln kommt es dagegen erst nach einigen Monaten.
Sensible Störungen. Sensibilitätsverlust verschiedener Ausdehnung in seinem Versorgungsgebiet, am konstantesten über den distalen Phalangen der Finger II und III. Schmerzen, die z.T. sehr heftig sind, werden bei vielen Medianusläsionen – besonders bei Teilverletzungen – beobachtet.
Der N. medianus ist wegen seiner zahlreichen vegetativen Fasern, genau wie der N. tibialis, bei Verletzungen zur Kausalgie prädisponiert. Es handelt sich dabei um ein schweres Schmerzsyndrom, welches durch leichte äußere Reize ausgelöst wird (s. S. 217).

Vasomotorische und trophische Zeichen. Die Haut der Palma manus ist trocken, kalt, livide verfärbt und zuweilen keratotisch. Die Nägel sind häufig brüchig. Ebenso finden sich häufig trophische Ulcera, ausgelöst durch kleine Läsionen, die nur sehr langsam abheilen.

B. *Partielle Medianusläsionen.* Partielle Schädigungen des N. medianus sind nicht selten und können zu Paresen von kleineren Muskelgruppen führen. Die sensiblen Ausfälle sind gewöhnlich geringer. Schmerzen treten häufig auf.

C. *Karpaltunnel-Syndrom.* Häufigste Form der Medianusläsion durch Kompression des Nerven im Karpaltunnel des Handgelenks. Es treten zuerst Parästhesien, danach Schmerzen auf, die in den gesamten Arm ziehen (Brachialgia parästhetica nocturna). Erst dann kommt es zu einer fortschreitenden partiellen Parese und Atrophie der Thenarmuskulatur und sensiblen Störungen, die die radiale Hälfte der Palma manus und den Palmarbereich der ersten drei Finger betreffen. Die Therapie besteht in einer Dekompression des Nerven durch Durchtrennung des Ligamentum transversum.

Nervus ulnaris (C 8, Th 1)
(s. Abb. 5-11)

Der N. ulnaris ist der größte Ast des Fasciculus medialis aus dem Plexus brachialis. Er erhält Fasern vom achten Zervikal- und ersten Thorakalsegment, bildet sich an der Untergrenze des M. pectoralis minor, verläuft an der medialen Seite des Oberarms, durchbohrt das Septum intermusculare mediale und setzt sich zwischen dem Septum und dem medialen Tricepskopf fort. Von hier aus zieht er dorsal vom Epicondylus medialis humeri im Sulcus n. ulnaris und gelangt auf der Ulnarseite des Unterarms zur Hand.

Motorische Äste am Unterarm versorgen den M. flexor carpi ulnaris und den ulnaren Kopf des M. flexor digitorum profundus. Motorische Äste an der Hand versorgen alle kleinen Muskeln, die tiefer und medial vom M. flexor pollicis longus liegen mit Ausnahme der ersten beiden Mm. lumbricales. (M. palmaris brevis, M. abductor digiti minimi, M. flexor digiti minimi brevis, M. opponens digiti minimi, Mm. interossei palmares et dorsales, M. adductor pollicis, Mm. lumbricales III und IV.) *Sensible Äste* versorgen die Haut des kleinen Fingers und die ulnare Seite der Hand und des Ringfingers.

Läsionen. Halsmark- und Plexus-brachialis-Läsionen führen zu Ulnarisverletzungen. Periphere Schädigungen werden durch Frakturen, Schulterluxationen und Ellbogenverletzungen verursacht.
Direkte Traumen bei Rißwunden, z. B. Messerstiche oder Verkehrsunfälle. Druckverletzungen des Nerven während des Schlafes, bei Trunkenheit oder während einer Narkose und seltener bei Halsrippen, Kallusbildung und Neurinome sind andere Läsionsursachen. Mononeuritis kommt bei Bleivergiftung oder als Komplikation bei Typhus, Malaria oder Grippe vor.
Am häufigsten wird der Ulnaris im Ellbogenbereich lädiert. Ätiologisch kommen Druckläsionen und Luxation des Nerven aus dem Sulcus in Betracht.

Klinische Symptome
einer peripheren Ulnarisläsion

A. Symptome einer kompletten Läsion

Motorische Zeichen. (1) Eine „Krallenhand" entsteht durch Parese der Mm. interossei (aufgehobene Beugung im Grundgelenk und aufgehobene Streckung in den Mittel- und Endgelenken) und die intakte Wirkung der Antagonisten (M. extensor digitorum communis). Der Patient kann die Grundgelenke des vierten und fünften Fingers nicht beugen. Die Grundphalangen dieser Finger sind hyperextendiert (de Jeannesches Zeichen), Mittel- und Endglieder gebeugt. Der fünfte Finger ist leicht abduziert. (2) Unfähigkeit, die Mittel- und Endglieder aller Finger zu strecken. (3) Die Unfähigkeit, die Finger zu adduzieren oder zu abduzieren oder die Fingerspitzen mit dem Daumen zusammenzubringen. (4) Unfähigkeit, den Daumen zu adduzieren. Wenn ein Papier zwischen Daumen und Zeigefinger gehalten wird, beugt der Patient das Daumenendglied (M. flexor pollicis longus), um die Parese des M. adductor pollicis auszugleichen (Fromentsches Zeichen). (5) Am Handgelenk ist die Beugung schwach und die Ulnarabduktion aufgehoben.

Atrophien. Muskelatrophien – besonders des M. interosseus I und des Hypothenars – werden nach einiger Zeit deutlich.

Sensible Störungen. Es kommt zu sensiblen Ausfällen an der Ulnarseite der Hand, des Ringfingers und am deutlichsten am gesamten kleinen Finger. Schmerzen im Sinne einer Kausalgie sind selten. Ein weitergeleiteter Schmerz mit ulnarer Verteilung kann bei Koronarerkrankungen vorgetäuscht werden.

Vasomotorische und trophische Störungen. Die Haut des Hypothenar und des kleinen Fingers ist kalt und trocken und gelegentlich verfärbt. Der Nagel des kleinen Fingers kann verformt sein. Ulzerationen am kleinen Finger, z. B. durch Verbrennungen mit Zigaretten, heilen nur sehr schlecht.

B. Partielle Läsionen. Partielle Läsionen können zu Paresen von einigen — durch den N. ulnaris versorgten — Muskeln führen. Läsionen distal am Unterarm oder am Handgelenk verschonen die tiefen Flexoren und den M. flexor carpi ulnaris.

Kombinierte Medianus-Ulnaris-Läsionen
(s. Abb. 5-10 u. 5-11)

Der N. medianus und N. ulnaris werden häufig gleichzeitig geschädigt. Bei kompletten Läsionen ergibt sich meist ein klares Bild. Wenn beide Nerven partiell betroffen sind, kommt es jedoch zu einer großen Vielfalt von Symptomen.

Klinische Symptome

A. *Symptome bei kompletter Läsion beider Nerven.* Das Handgelenk ist leicht hyperextendiert und die Hand weicht zur radialen Seite ab. Es findet sich eine Affenhandkonfiguration, wobei der Daumen in einer Ebene mit der Hand und in leichter Abduktion steht. Die Grundphalangen sind leicht gestreckt und das Mittel- und Endglied leicht gebeugt. Beugebewegungen sind – mit Ausnahme von kompensatorischen Bewegungen – nicht möglich. Adduktion und Abduktion der Finger sind aufgehoben.

Atrophien sind besonders deutlich in den Interosseusräumen, am Thenar und am Hypothenar. Die Flexorsehnen sind deutlich an der Handfläche zu tasten.

Sensible Ausfälle. Die Berührungsempfindung ist bei kombinierten Läsionen über dem Versorgungsgebiet beider Nerven aufgehoben. Die Schmerz- und Temperaturempfindung ist dagegen weniger eingeschränkt, entsprechend der Überlappung aus dem N. radialis und dem N. musculocutaneus.

Vasomotorische und trophische Veränderungen werden häufig im sensiblen Verteilungsareal gesehen und führen zu Nageldeformitäten, Trokkenheit, Durchblutungsstörung und Verfärbung der Haut. Bei gleichzeitigen vaskulären Läsionen, welche sehr häufig vorkommen, werden deutliche vasomotorische Veränderungen mit Zyanose, glänzender Pergamenthaut oder Ödemen beobachtet.

B. *Partielle Läsionen beider Nerven.* Partielle Läsionen können viele verschiedene Typen von Paresen hervorrufen, z. B. Parese der kleinen Handmuskeln, der Fingerflexoren oder Paresen der kleinen Handmuskeln und Schwäche der tiefen Flexoren, was zu einer deutlichen Klauen- und Krallenkonfiguration führt.

Untersuchungsmethoden

Gewissenhafte dynamometrische Untersuchung der motorischen Kraft der End-, Mittel- und Grundglieder der einzelnen Finger ist für die Beurteilung des genauen Paresemusters und die Lokalisation des Schadens von großer Bedeutung. Neben diesen Muskelfunktionsprüfungen kann auf die elektrische Untersuchung bzw. EMG nicht verzichtet werden.

Thorakalnerven
(s. Abb. 5-1)

Anatomie

Zwölf Paare von thorakalen Spinalnerven entstammen den entsprechenden Rückenmarkssegmenten in Höhe des siebten Zervikal- bis neunten Thorakalwirbels.
Sie behalten ihre segmentale Beziehung in ihrem gesamten Verteilungsgebiet, wobei sich jeder Nerv in einen Ramus dorsalis und ventralis aufteilt. Gleichzeitig zieht ein kleiner rekurrenter Ast zu den Meningen des Spinalkanals zurück. Rami communicantes grisei et albi stellen die Verbindung zum Grenzstrang des Sympathicus her. Der *Ramus dorsalis* teilt sich in einen medialen Ast, der die kurzen medial gelegenen Rückenmuskeln und die Haut des Rückens bis etwa zur mittleren Skapularlinie versorgt. Der laterale Ast versorgt mit verschiedenen Zweigen den Erector trunci. Die unteren sechs Thorakalnerven senden sensible Äste zur Haut im unteren lateralen Bereich des Rückens. Der *Ramus ventralis* wird als N. intercostalis bezeichnet. Er besitzt einen lateralen Anteil für die sensible Versorgung der Haut im lateralen Rumpfbereich und einen vorderen Zweig, der die Interkostalmuskeln, die Pleura parietalis und die Haut über dem vorderen Gebiet des Thorax und Abdomens versorgt. Der erste Interkostalnerv verläuft zwischen der ersten und zweiten Rippe, der 12. Interkostalnerv (N. subcostalis) unterhalb der 12. Rippe. Die kaudalen sechs Thorakalnerven innervieren daneben auch die Muskeln der Abdominalwandung.

Anatomische Variationen

Die meisten Fasern aus Th 1 sind an der Bildung des Plexus brachialis beteiligt. Th 2 und Th 3 senden sensible Äste zur Axilla, zur medialen Seite des Arms und zur Brustdrüse. Fasern aus Th 12 sind als N. subcostalis bei der Bildung des Plexus lumbalis beteiligt.
Die unteren drei bis vier Thorakalnerven versorgen mit einer wechselnden Anzahl von Ästen die Peripherie des Diaphragmas und des M. serratus posterior inferior. Von Interkostalnerven werden auch der M. rectus abdominis, M. obli-

Lumbalnerven

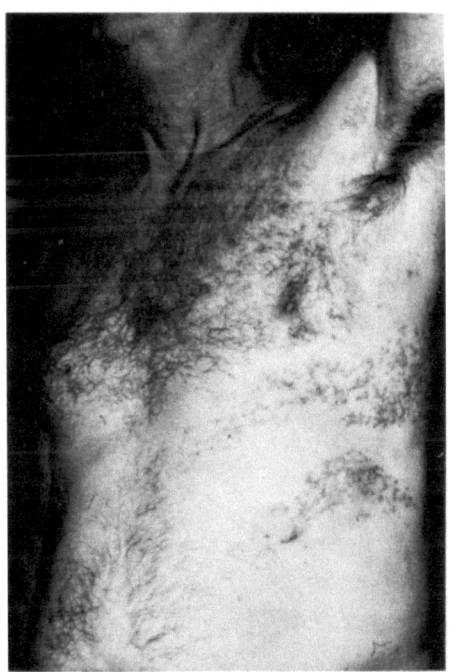

Abb. 5-13. *Herpes zoster im Thorakalbereich.* Bläschenausschlag im linken Thorakalsegment (Th 6, 8)

quus externus abdominis, M. transversus abdominis und der M. serratus posterior superior versorgt.

Läsionen

Die Thorakalnerven können durch ähnliche Ursachen, wie sie bei anderen peripheren Nerven beschrieben wurden, geschädigt werden. Ein kompletter Funktionsverlust eines oder sogar mehrerer Thorakalnerven fällt klinisch jedoch nur wenig ins Gewicht, obwohl die genaue Abgrenzung ein wichtiger diagnostischer Hinweis zur Lokalisation von Rückenmarksläsionen sein kann.

Bei Beteiligung von Th 1 kann ein *Horner-Syndrom* vorkommen, das durch Ptosis, Miosis und Enophthalmus gekennzeichnet ist und auf eine Unterbrechung der sympathischen Fasern für Gesicht und Auge zurückgeht. Eine Lähmung der Interkostalmuskeln ist häufig schwierig zu diagnostizieren. Sie kann elektromyographisch erfaßt werden. Wenn zwei oder mehr Interkostalnerven beteiligt sind, werden charakteristische sensible Ausfälle beobachtet. Sie gleichen radikulären Sensibilitätsstörungen in diesem Gebiet.

Gürtelförmige Wurzelschmerzen, die bei Verletzung thorakaler Wirbel vorkommen, zeigen die segmentale Verteilung der Thorakalnerven ebenso wie die Anordnung der Vesikel beim Herpes zoster (Gürtelrose), eine Viruserkrankung der Hinterwurzelganglien.

Läsionen der oberen Interkostalnerven können eine partielle oder komplette Parese der Abdominalmuskeln auslösen. Die Bauchhautreflexe sind in den betreffenden Quadranten aufgehoben, und bei einseitigen Läsionen wird der Nabel gewöhnlich zur gesunden Seite verschoben. Eine Aufwärtsbewegung des Nabels bei Anspannung der Abdominalmuskulatur (z. B. beim Aufsetzen aus dem Liegen) ist als Beevorsches Zeichen bekannt und deutet auf eine Lähmung der unteren Abdominalmuskeln hin.

Thorakalsegmente, die man sich einprägen sollte, sind die vorderen Anteile der Brust (Th 1-6), die Höhe der Brustwarzen (Th 4), das obere Abdomen (Th 1-9), der Umbilicus (Th 10) und das untere Abdomen (Th 11, Th 12 und L 1).

Schmerzzustände im Rumpfbereich sind häufig durch Erkrankungen der Viszeralorgane bedingt. Es handelt sich dabei um fortgeleitete Schmerzen ("referred pain") die in die Headschen Zonen projiziert werden.

Lumbalnerven

(s. Abb. 5-14)

Die fünf lumbalen Spinalnervenpaare aus Rückenmarkssegmenten in Höhe des 9. bis zur Unterkante des 11. Thorakalwirbels besitzen die typische Aufteilung eines Rückenmarksnerven. Der *Ramus dorsalis* teilt sich (1) in mediale Äste, welche den Erector trunci versorgen (die zwei untersten senden auch kleine sensible Äste zur Haut der Sakralregion) und (2) in laterale Äste. Von den oberen drei Lumbalsegmenten ziehen Äste zu den benachbarten Sakrospinalmuskeln (M. erector spinae) und versorgen außerdem als *Nn. clunium superiores* die Haut. Die Rami laterales der unteren zwei Lumbalnerven sind dünn und endigen in den sakrospinalen Muskeln. Die *Rami ventrales* der Lumbalnerven bilden zusammen mit denen der Sakral- und Coccygealnerven den Plexus lumbosacralis, aus dem die Hauptnerven des Beckengürtels und der unteren

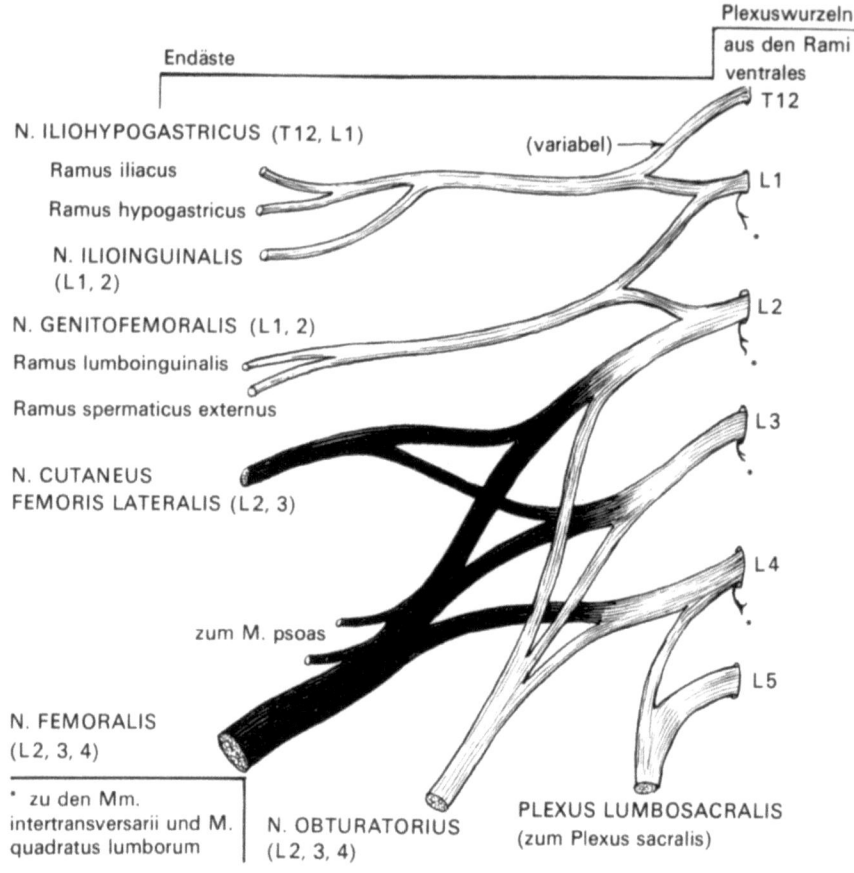

Abb. 5-14. *Plexus lumbalis*

Extremitäten stammen. Präganglionäre Fasern laufen nur in den Rami communicantes von L 1 und L 2.

Plexus lumbalis

(s. Abb. 5-14)

Anatomie

Der Plexus lumbalis, welcher im Psoasmuskel verborgen liegt, ist der obere Anteil des Plexus lumbosacralis. Er wird durch die Rami ventrales der ersten drei Lumbalnerven gebildet und durch einen Teil von L 4, wobei in 50 % der Fälle auch Fasern aus den letzten Thorakalnerven stammen.

L 1, L 2 und L 4 teilen sich in einen oberen und unteren Ast. Der obere Ast von L 1 bildet den *N. hypogastricus* und den *N. ilioinguinalis*. Der untere Ast von L 1 verbindet sich mit dem oberen Ast von L 2 zum *N. genitofemoralis*. Die unteren Äste von L 4 vereinigen sich mit L 5 zum *Truncus lumbosacralis*.

Der untere Ast von L 2, L 3 und der obere Anteil von L 4 teilen sich in einen kleinen vorderen und einen größeren hinteren Abschnitt. Die vorderen Abschnitte vereinigen sich zum *N. obturatorius*. Die drei hinteren Anteile vereinigen sich und bilden den *N. femoralis*, wobei aus L 2 und L 3 daneben noch der *N. cutaneus femoris lateralis* gebildet wird.

Direkte Muskeläste versorgen den M. quadratus lumborum und die Mm. intertransversarii aus L 1 und L 4 und den M. psoas aus L 2 und L 3.

Verteilung der Endnerven

Der N. iliohypogastricus (Th 12, L 1) verläuft lateral entlang der Crista iliaca zwischen dem M. transversus und dem M. obliquus internus und teilt sich in einen Ramus cutaneus lateralis, der die Haut im oberen lateralen Bereich des Oberschenkels versorgt und in einen R. cutaneus anterior, der die Haut im Inguinal- und Symphysenbereich sensibel innerviert. Der N. ilioinguinalis (L 1) nimmt einen ähnlichen Verlauf dicht unterhalb des N. iliohypogastricus, mit dem er manchmal anastomosiert. Er versorgt die Haut im oberen medialen Bereich des Oberschenkels, die Peniswurzel, das Skrotum und den Mons pubis sowie die großen Schamlippen.
Der N. genitofemoralis (L 1, 2) verläuft an der Vorderseite des M. psoas schräg nach kaudal und teilt sich in einen R. genitalis, der den M. cremaster und die Haut des Skrotums bzw. der Labien versorgt, und den R. femoralis für die sensible Versorgung der Leistenbeuge im Bereich des Trigonum femorale Scarpae. Der *N. cutaneus femoris lateralis* (L 2, L 3) überquert schräg den M. iliacus und zieht unter dem Poupartschen Ligament (Ligamentum inguinale) hindurch, um sich in mehrere sensible Äste zur anterolateralen Partie des distalen Oberschenkels zu teilen. Der *Truncus lumbosacralis* (L 4, 5) verläuft nach abwärts ins Becken, wo er sich mit den Sakralnerven zum Plexus sacralis verbindet. *N. femoralis* und *N. obturatorius* werden in Abb. 5-15 und auf S. 145 näher beschrieben.

Läsionen des Plexus lumbalis und seiner Nerven

Rückenmarksverletzungen und Verletzungen der Cauda equina können zu Beteiligungen der genannten Nerven führen. Verletzungen des Plexus lumbalis sind wegen der tiefen Lokalisation selten, können jedoch gelegentlich vorkommen bei Frakturen, Luxationen, Schußverletzungen, Wirbelkörpertuberkulose, bei Psoasabszessen und Druckeinwirkung von Beckentumoren (einschließlich des Uterus während der Schwangerschaft).

Klinische Symptome bei Verletzung der einzelnen Nerven

N. ilioinguinalis, N. iliohypogastricus und N. genitofemoralis. Verletzungen dieser Nerven sind von geringer klinischer Bedeutung. Sensibilitätsminderung oder Schmerzen in ihrem Verteilungsgebiet sind für die Lokalisation von spinalen Läsionen bzw. Wurzelläsionen von Bedeutung. Bei Erkrankungen des Nierenbeckens und des Ureters werden Schmerzen in diesen Bereich lokalisiert.

N. cutaneus femoris lateralis. Eine Läsion dieses Nerven ist von klinischer Bedeutung, weil es dabei häufig zu Parästhesien und gelegentlich zu Schmerzen kommt (Meralgia paraesthetica nach Roth). Dazu gehören Taubheitsgefühl, Kribbeln und Schmerzen im vorderen und äußeren Bereich des Oberschenkels, die meistens beim Stehen und Gehen auftreten. Die Ursache ist nicht bekannt, obwohl verschiedene Mechanismen diskutiert werden, z. B. Neuritis, ein Kompressionssyndrom durch Fasziendruck, durch Abknickung an der Stelle, wo der Nerv das Becken verläßt, Plattfüße, Adipositas, Spondylitis und Druck von beengender Kleidung. Dieses Syndrom wird am häufigsten bei Männern im mittleren Alter gesehen.

Nervus femoralis
(s. Abb. 5-15)

Der N. femoralis ist der dickste Nerv des Plexus lumbalis. Er wird aus drei Wurzelanteilen gebildet, aus L 2, L 3 und L 4. Er tritt am lateralen Rand des M. psoas oberhalb des Ligamentum inguinale an die Oberfläche und verläuft durch die Lacuna musculorum nach distal und erreicht im Trigonum femorale lateral von der A. femoralis den Oberschenkel, wo er sich in seine Endäste aufzweigt. *Motorische Äste* oberhalb des Ligamentum inguinale versorgen den M. iliopsoas. Motorische Äste am Oberschenkel versorgen den M. sartorius, den M. pectineus und den M. quadriceps femoris. *Sensible Äste* versorgen den vorderen und medialen Bereich des Oberschenkels und als N. saphenus die tibiale Seite des Unterschenkels und des Fußes. Läsionen des N. femoralis betreffen häufig auch den N. obturatorius. Rückenmarksläsionen, Läsionen im Bereich der Cauda equina oder des Plexus lumbalis kommen dabei in Frage. Periphere Verletzungen werden durch Beckentumoren, Psoasabszesse, Frakturen im Beckenbereich und des oberen Femurs, Verletzungen während der Geburt oder bei der Therapie der kongenitalen Hüftluxation verursacht. Ebenso

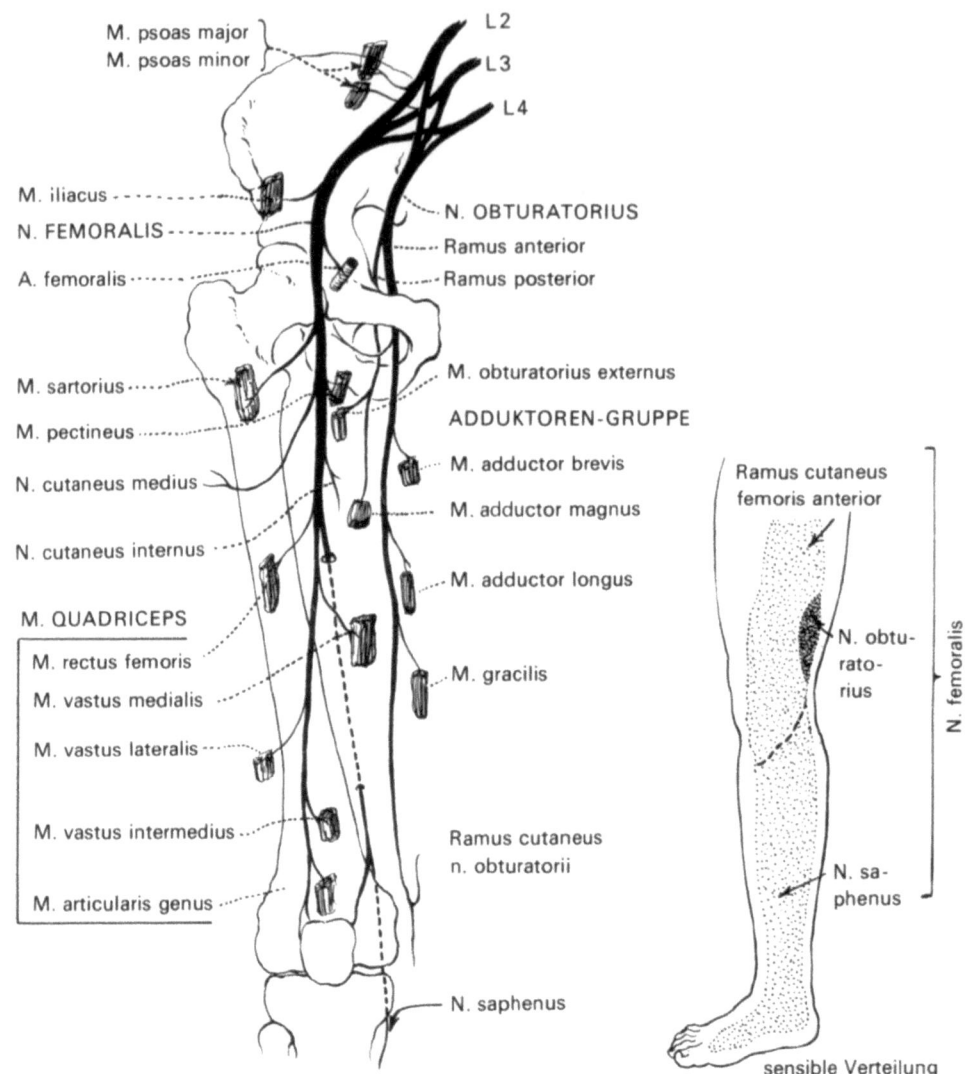

Abb. 5-15. *Nervus femoralis (L 2-4) und Nervus obturatorius (L 2-4)*

kommen Schädigungen durch Druckverletzungen bei länger dauernden Operationen (mit Oberschenkel in starker Abduktion), Schuß- und Stichwunden, Aneurysmen der A. femoralis und Schwerpunktsneuropathie bei Diabetes mellitus in Frage.

Klinische Symptome

Die Symptome sind von der Höhe der Verletzung abhängig. *Motorische Ausfälle.* Bei einer Parese des M. psoas kann der Oberschenkel nicht mehr in der Hüfte gebeugt werden. Wenn der M. iliacus allein betroffen ist, führt das zu einer deutlichen Parese der Hüftbeugung. Bei Lähmung des M. quadriceps ist die Streckung des Unterschenkels aufgehoben, ebenso der Patellarsehnenreflex. Das Gehen ist erschwert, hauptsächlich jedoch das Treppensteigen. Dabei wird der Oberschenkel häufig mit den Händen abgestützt. Rückwärtsgehen ist oftmals leichter als vorwärtsgehen.

Atrophien entwickeln sich über dem vorderen Bereich des Oberschenkels.

Sensible Störungen. Die Sensibilität ist im Versorgungsgebiet des N. femoralis (Vorderseite des Oberschenkels und Innenseite des Unterschenkels) aufgehoben. Schmerzen kommen bei irritativen Läsionen vor und werden am häufigsten ins Knie lokalisiert.

Partielle Läsionen. Verletzungen am Oberschenkel führen häufig zu Läsionen einzelner Äste des N. femoralis, wie z. B. des N. saphenus oder von Ästen zum M. quadriceps.

Nervus obturatorius (L 2–L 4)
(s. Abb. 5–15)

Der N. obturatorius entsteht durch Verbindung der drei vorderen Plexusäste aus L 2, L 3 und L 4. Er tritt am medialen Rand des M. psoas nahe dem Beckenrand zutage und verläuft lateral von der A. und V. hypogastrica und vom Ureter. Danach zieht er durch den Canalis obturatorius zur medialen Seite des Oberschenkels. Innerhalb des Kanals spaltet er sich in einen vorderen und einen hinteren Ast. *Motorische Äste* aus dem hinteren Anteil versorgen den M. obturatorius externus und den M. adductor magnus, aus dem ventralen Teil den M. adductor longus und M. adductor brevis sowie den M. gracilis. *Sensible Äste* vom ventralen Anteil versorgen das Hüftgelenk und als R. cutaneus n. obturatorii einen kleinen Bezirk am medialen inneren Oberschenkel.

Läsionen

Der N. obturatorius kann durch die gleichen Ursachen, die zu einer Schädigung des N. femoralis führen, verletzt werden. Eine isolierte Verletzung ist selten. Druckläsionen durch den schwangeren Uterus und Schädigung durch Geburtskomplikationen kommen häufig vor. Außenrotation und Adduktion des Oberschenkels sind aufgehoben und das Überkreuzen der Beine ist erschwert. Der sensible Ausfall ist meist von geringer Bedeutung.
Das Howship-Romberg-Syndrom — vergleichbar der Meralgia paraesthetica — wird durch Druck auf den N. obturatorius (Obturatoriushernie usw.) verursacht. Das Hauptsymptom sind Schmerzen, welche an die Innenseite des Oberschenkels ausstrahlen und am stärksten ins Knie lokalisiert werden.

Sakralnerven
(s. Abb. 5–16)

Fünf Paare von sakralen Spinalnerven stammen aus Rückenmarkssegmenten in Höhe des 12. Thorakal- und des 1. Lumbalwirbelkörpers. Die oberen vier *Rami dorsales* laufen durch die Foramina sacralia, der fünfte Ramus posterior zwischen dem Os sacrum und Os coccygis. Die Rr. dorsales der oberen drei Segmente teilen sich in mediale Äste, die den Erector trunci versorgen und laterale Äste, die als Nn. clunium mediales die Haut über dem medialen Teil des M. gluteus maximus innervieren. Die unteren zwei Rami posteriores versorgen die Haut über dem Steißbein.
Die *Rr. ventrales* treten aus den Foramina sacralia anteriores aus und bilden einen Teil des Plexus sacralis. *Rami communicantes albi* ziehen aus dem zweiten, dritten und vierten Sakralnerven über den Plexus hypogastricus zu den Becken- und unteren Abdominaleingeweiden. *Rami grisei* schließen sich jedem Sakralnerven aus dem Grenzstrang des Sympathicus an. Kleine *rekurrente meningeale Äste* laufen zur Dura des Rückenmarks zurück.

Plexus sacralis
(s. Abb. 5–16)

Anatomie

Der Plexus sacralis liegt auf dem M. piriformis an der hinteren Beckenwand. Davor liegen das Colon, die hypogastrischen Gefäße und der Ureter. Er setzt sich aus L 5–S 3 und einem Teil von L 4 und S 4 zusammen. Der wichtigste Nerv aus dem Plexus sacralis ist der *N. ischiadicus*, daneben werden einige direkte Äste abgegeben. Jede der fünf Plexuswurzeln teilt sich in einen *ventralen* und *dorsalen* Anteil. Die oberen vier dorsalen Anteile (L 4, 5, S 1, 2) bilden gemeinsam den *N. peroneus communis*. Die fünf ventralen Anteile (L 4, 5, S 1, 2) vereinigen sich und bilden den *N. tibialis*. Am Oberschenkel laufen der N. peroneus und der N. tibialis in einer gemeinsamen Bindegewebshülle als *N. ischiadicus*. Die dorsalen Anteile von S 3 bilden gemeinsam mit Zweigen von ventralen Anteilen von S 2 und S 3 den *Plexus pudendus* (s. S. 153).

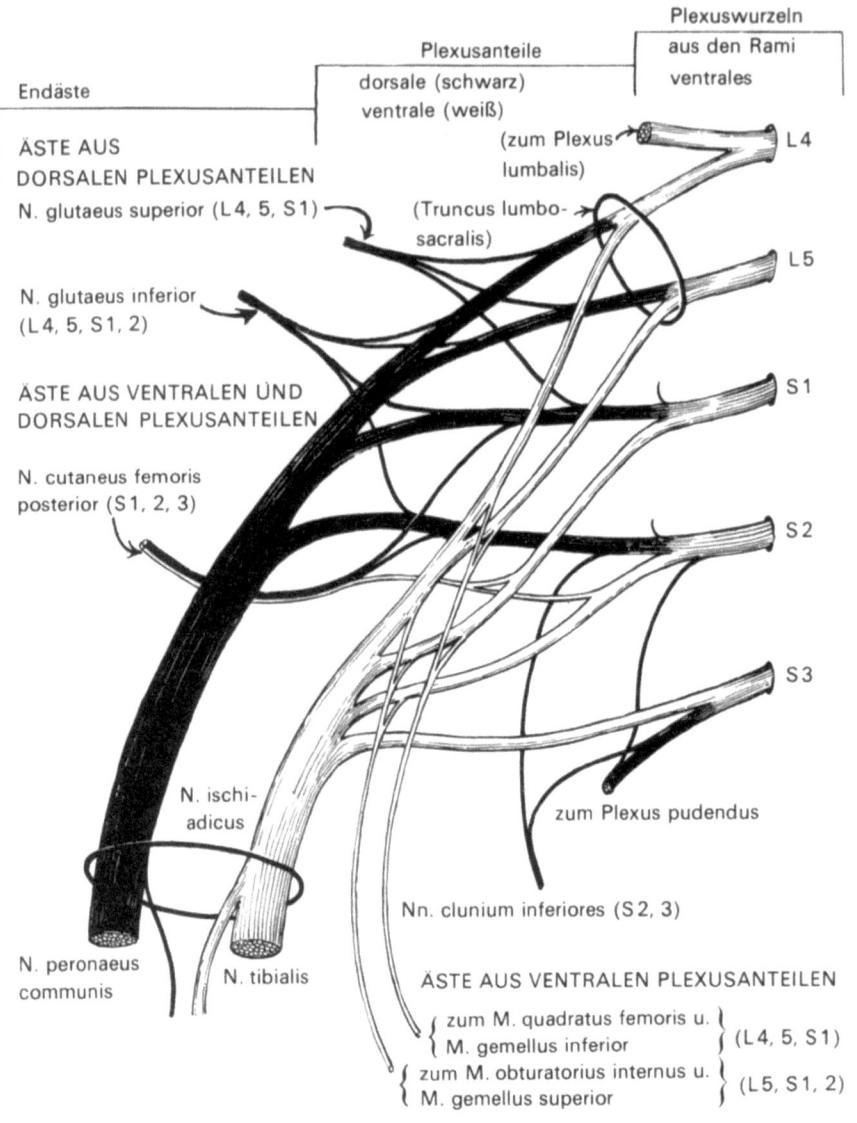

Abb. 5-16. *Plexus sacralis*

Äste aus den dorsalen Plexusanteilen

Der N. gluteus superior (L 4, 5 und S 1, 2) läuft oberhalb des M. piriformis durch das Foramen suprapiriforme und begibt sich in die Bindegewebsschicht zwischen M. glutaeus medius und minimus. Auf diesem Weg versorgt er den M. glutaeus medius und minimus und den M. tensor fasciae latae. Der *N. glutaeus inferior* (L 5 und S 1, 2) verläßt das Becken durch das Foramen infrapiriforme und versorgt den M. glutaeus maximus. Muskeläste zum M. piriformis stammen aus Anteilen von S 1 und S 2. Der *N. clunium medialis inferior* (S 2, 3) durchbohrt das Ligamentum sacrotuberale und verteilt sich in der unteren medialen Glutaealregion.

Der *N. cutaneus femoris posterior* (S 1–S 3) ist ein sensibler Nerv und tritt durch das Foramen infrapiriforme. Äste zum Perineum (Rr. perineales) laufen zur Haut des Dammes, zur Haut des Scrotums und der Labien. Die *Nn. clunium inferiores*, die sich von ihm abzweigen, versorgen die

Läsionen

untere laterale Glutaealregion und femorale Hautäste die Oberschenkelrückseite bis zur Kniekehle. *Direkte Äste* aus den ventralen Anteilen laufen zum M. quadratus femoris und M. gemellus inferior (aus L 4, 5 und S 1), zum M. obturatorius internus und M. gemellus superior (aus L 5 und S 1, 2).

C. N. cutaneus femoris posterior (S 1–S 3). Schmerzen im Versorgungsgebiet können bei partiellen oder irritativen Plexus- oder Wurzelläsionen vorkommen. Bei totaler Durchtrennung kommt es zum Sensibilitätsverlust im Verteilungsgebiet dieses Nerven.

Läsionen des Plexus sacralis und seiner Nerven

Rückenmarks- und Kaudaverletzungen führen zu Paresen im Versorgungsgebiet dieser Nerven. Eine Verletzung des Plexus selbst ist wegen der versteckten Lage selten, kommt jedoch gelegentlich bei Beckenfrakturen, Luxationen, Stich- und Schußverletzungen, Tuberkulose und malignen Tumoren des Beckens vor, ebenso bei Druckverletzungen des kindlichen Kopfes oder bei Zangengeburten, sowie bei toxischen oder infektiösen Neuritiden. Eine iatrogene Verletzung der Nerven kommt bei i. m.-Injektionen im Glutaealbereich vor (Spritzenlähmung).

Klinische Symptome bei Verletzung einzelner Nerven

Der N. ischiadicus wird getrennt besprochen (S. 147).

A. N. glutaeus superior (L 4, 5 und S 1, 2). Er ist selten allein betroffen. Eine Parese des M. glutaeus medius und minimus führt zu einer abgeschwächten Abduktion im Bein und dadurch zu einer Gangstörung mit Absinken des Beckens zur Gegenseite, wenn das Bein als Standbein benutzt wird (Trendelenburg-Phänomen). Die verminderte Abduktionskraft wird bei Kontraktion gegen Widerstand deutlich.

B. N. glutaeus inferior (L 5 und S 1, 2). Er ist häufiger betroffen als der N. glutaeus superior, jedoch ebenfalls selten. Bei einer Parese des M. glutaeus maximus kann der Patient nur sehr schwer von einer sitzenden Position aufstehen. Treppensteigen oder Laufen, und zwar durch die verminderte Streckfunktion in der Hüfte. Bei unilateralen Verletzungen kommt es zur Asymmetrie der Gesäßbacken mit Tiefstand der Glutaealfalte auf der paretischen Seite.

Nervus ischiadicus (L 4, 5 und S 1–3)
(s. Abb. 5–17)

Der N. ischiadicus ist der größte Nerv des menschlichen Körpers. Er besteht aus zwei getrennten Teilen, die streckenweise von einer Hülle umgeben sind: dem *N. peroneus communis*, der durch die oberen vier dorsalen sakralen Plexusanteile gebildet wird und dem *N. tibialis*, der von den fünf ventralen Plexusanteilen gebildet wird. Diese Nerven verlassen das Becken durch das Foramen infrapiriforme und verlaufen zwischen dem Trochanter major des Femur und des Tuber ossis ischii an der hinteren Fläche des Oberschenkels zur Poplitearegion, wo sich der N. ischiadicus in den N. tibialis und den N. peroneus communis aufteilt. Äste aus dem Stamm des N. tibialis ziehen zum M. semitendinosus und M. semimembranosus, dem Caput longum des M. biceps und dem M. adductor magnus. Ein Ast aus dem Stamm des N. peroneus communis versorgt den kurzen Bicepskopf. (Der N. peroneus und der N. tibialis werden auf S. 149 und 151 näher beschrieben).

Läsionen

Verletzungen des N. ischiadicus kommen vor bei Luxationen des Hüftgelenks oder Repositionsversuchen. Andere Ursachen sind Geburtstraumen durch zu heftigen Zug an den Beinen, Verletzungen der Mutter durch Kompression oder bei Zangengeburten, Beckenfrakturen, Tumoren, Stich- oder Schußwunden, Spritzenverletzungen in oder nahe an den Nerven, Alkohol-, Blei-, Arsen- oder infektiöse Polyneuropathie, sowie Mononeuritis aufgrund einer Osteoarthritis der Wirbelsäule oder des Sakroiliakalgelenkes.

A. Klinische Symptome bei kompletten Ischiadicusläsionen

Motorische Symptome. (1) Parese der Kniebeuger; Beugung des Unterschenkels ist aufgehoben (oder abgeschwächt bei partiellen Läsionen, welche häufig den M. semitendinosus und den M.

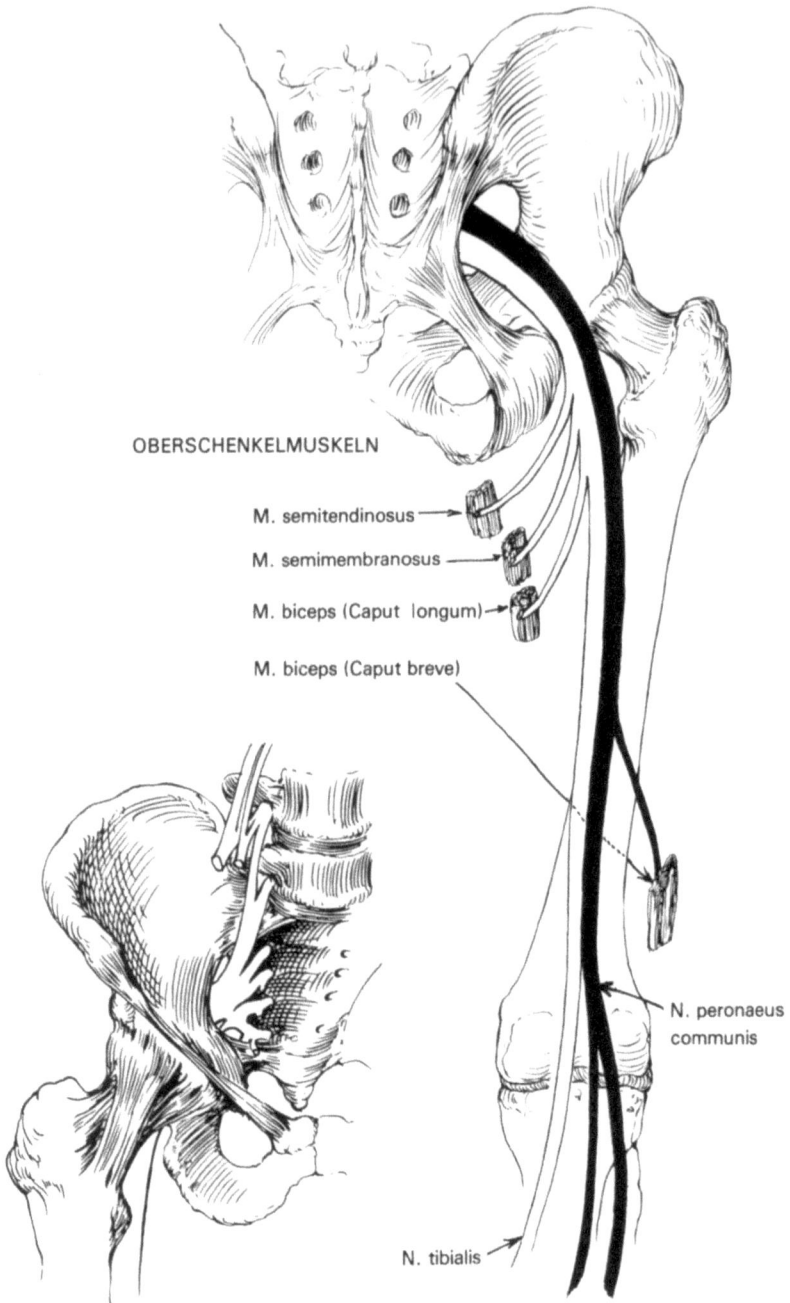

Abb. 5-17. *Nervus ischiadicus (L 4, 5 und S 1-3)*

semimembranosus aussparen). (2) Parese aller Bein- und Fußmuskeln führt zu einem Steppergang, Unfähigkeit zum Hacken- oder Zehenstand; Laufen ist unmöglich. (3) Aufhebung des Achillessehnen- und Plantarreflexes.
Kompensatorische Bewegungen sind bei kompletten Ischiadicusläsionen nicht möglich.
Sensible Störungen. Die Sensibilität ist auf der Außenseite des Unterschenkels und im gesamten Fußbereich mit Ausnahme des inneren Fußrandes und des inneren Knöchels aufgehoben. Kausalgien kommen häufig bei partiellen Läsionen oder Reizungen vor, hauptsächlich im Bereich des N. tibialis.
Atrophien. Es kommt zu Atrophien der versorgten Kniebeuger- und Unterschenkelmuskeln, die jedoch durch Ödeme verschleiert sein können.
Vasomotorische und trophische Veränderungen. Ödeme des Unterschenkels und des Fußes sind häufig zu beobachten. Die Haut ist trocken oder verfärbt. Plantare Hyperkeratosen sind häufig, und geringe Verletzungen der Fußsohle können zu Ulzerationen führen, die nur schlecht abheilen.

B. *Partielle Läsionen.* Partielle Läsionen führen zu unterschiedlichen Paresen mit Hauptbeteiligung entweder der vom N. tibialis oder N. peroneus versorgten Muskeln. Sowohl bei Druckverletzungen (Entbindungslähmung) als auch bei Zerrungslähmungen ist der peroneale Teil häufiger und stärker betroffen.

Untersuchungsmethoden
Patricks „F-ab-er-e"-Zeichen (bei Hüftgelenkserkrankungen). Wird die Ferse der schmerzhaften Extremität auf die kontralaterale Kniescheibe gelegt, so ragt das Knie nach oben und kann nicht auf die Unterlage gedrückt werden. Es kommt zu Schmerzen bei *Flexion, Abduktion, Außenrotation (external rotation)* und *Extension* (F-ab-er-e). Dieses Zeichen spricht für Erkrankungen des Hüftgelenks. Bei Ischiasverletzungen kann das Knie auf das Bett gedrückt werden und ragt meist nur wenig in die Höhe (s. Abb. 5-18).

Lasèguesches Zeichen (bei Beteiligung des N. ischiadicus). Dabei treten heftige Schmerzen entlang dem Verlauf des N. ischiadicus auf, wenn das gestreckte Bein in der Hüfte gebeugt wird. Es wird der Winkel notiert, bei dem Schmerzen auftreten. In sitzender Position kann der Patient

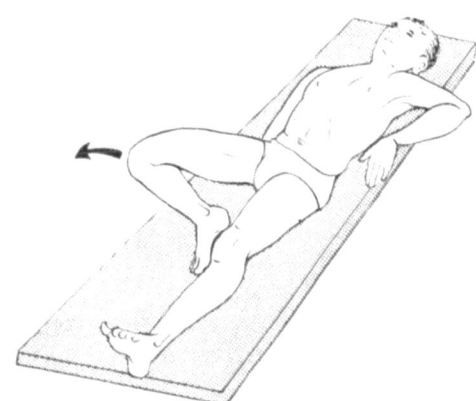

Abb. 5-18. *Patricks „F-ab-er-e"-Zeichen*

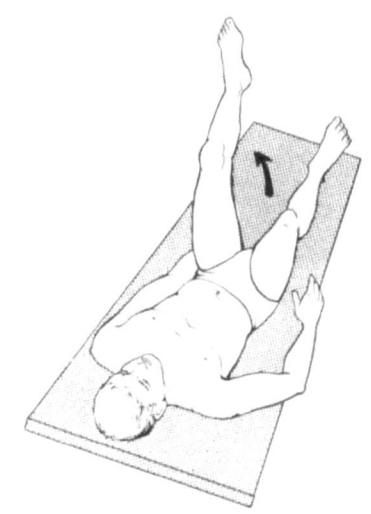

Abb. 5-19. *Lasèguesches Zeichen*

das Knie wegen der Schmerzen nicht vollkommen strecken. (Siehe Abb. 5-19). Es handelt sich dabei um eine Schonhaltung, die der Nerven- und Wurzeldehnung entgegenwirkt. Es ist besonders häufig bei einem Nucleus-pulposus-Prolaps in den unteren Segmenten (L 5/S 1) positiv. Bei höherliegenden Wurzelreizen wird der umgekehrte Lasègue-Handgriff angewendet (passives Überstrecken des Beines).

Nervus peroneus communis (L 4, 5 und S 1, 2)
(s. Abb. 5-20)

Der N. peroneus communis wird durch Vereinigung der oberen vier dorsalen Anteile des Ple-

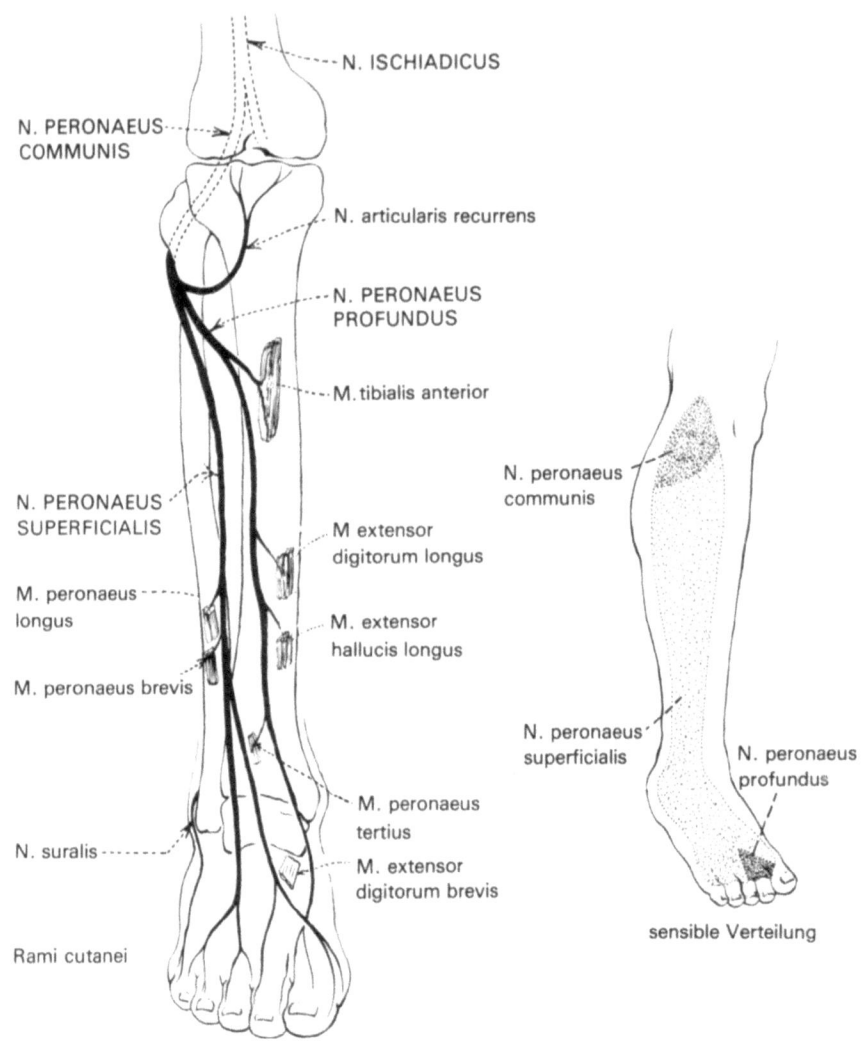

Abb. 5–20. *N. peroneus communis (L4.5 und S1.2)*

xus sacralis gebildet und erhält daher seine Fasern aus L 4, L 5, S 1 und S 2. Am Oberschenkel läuft er zusammen mit dem N. tibialis bis zum Oberrand des Spatium popliteum. Hier trennt er sich und folgt dem medialen Rand des M. biceps femoris zum Fibulaköpfchen, wo er zwischen dem M. peroneus longus und dem Knochen (Peroneusloge) verläuft und sich in drei Endzweige aufteilt.

In der Kniekehle gibt er sensible Äste (R. articularis superior und inferior) zum Kniegelenk ab und einen *N. cutaneus surae lateralis*, der den N. cutaneus surae medialis (aus dem N. tibialis) erreicht und mit ihm gemeinsam den *N. suralis* bildet, welcher die Haut an der Außenseite des Unterschenkels, am Malleolus externus, am lateralen Fußrand und an der Kleinzehe sensibel versorgt.

Endäste sind der *N. peroneus superficialis und profundus*. Der *N. articularis recurrens*, der schon in der Kniekehle abgeht, verläuft gemeinsam mit der A. tibialis recurrens anterior und versorgt das tibio-fibulare Gelenk und mit einem Ast den M. tibialis anterior. Der *N. peroneus superficialis* verläuft entlang dem Septum intermusculare, um Muskeläste zum M. peroneus longus und M. peroneus brevis abzugeben und Hautäste zum unteren vorderen Teil des Unterschenkels sowie einen Hautast zum Fußrücken, einem Teil der großen Zehe und benachbarten Seiten der zweiten bis fünften Zehe bis zu den Interphalangealgelenken. Der *N. peroneus profundus* verläuft in der vorderen Muskelloge des Unterschenkels. Muskeläste ziehen zum M. tibialis anterior, M. extensor digitorum longus, M. extensor hallucis longus und M. peroneus tertius. Gelenkäste versorgen das tibio-fibulare Gelenk und das untere Sprunggelenk. Endäste versorgen die Haut im ersten Spatium interosseum (N. cutaneus peroneus profundus) und ziehen zum M. extensor digitorum brevis und zu den benachbarten Gelenken.

Läsionen

Läsionen des Plexus sacralis und des N. ischiadicus treffen häufig Fasern des N. peroneus communis. Periphere Verletzungen werden durch ein direktes Trauma, besonders im Bereich des Fibulaköpfchens, Unterschenkelfrakturen oder Kompression durch längeres Knien, längeres Sitzen mit übereinandergeschlagenen Beinen (,crossed leg palsy') und durch Kompression beim Liegen verursacht. Neuritiden haben eine besondere Prädilektion für diesen Nerven.

Klinische Symptome

Motorische Störungen. Eine Parese der Extensor- und Abduktormuskeln des Fußes führt zu einer aufgehobenen Fuß- und Zehenhebung und schließlich zu einem Spitzfuß. Der Fuß kann nicht abduziert werden, die Eversion ist aufgehoben, der Hackenstand unmöglich. Bei Peroneusläsionen kommt es zum Stepper-Gang (der Patient hebt beim Gehen die Knie hoch an, wobei der Fuß nach unten und adduziert hängt).

Sensible Störungen. Die Sensibilität ist über dem Fußrücken und an der Außenseite des Unterschenkels aufgehoben. Schmerzen kommen selten vor und sind – sofern vorhanden – meistens nicht sehr stark ausgeprägt.

Partielle Läsionen. Sie führen zu einzelnen Paresen. z. B. Lähmung des M. tibialis anterior oder der Zehenextensoren.

Untersuchungsmethoden

Biopsie. Eine N. suralis-Biopsie, unter Lokalanästhesie ungefähr 1 cm oberhalb des lateralen Malleolus durchgeführt, und die licht- und elektronenmikroskopische Untersuchung sind heute eine wichtige Methode zur Diagnose von Neuropathien und neuralen Muskelatrophien.

Nervus tibialis (L 4, 5 und S 1–3)
(s. Abb. 5–21)

Der N. tibialis wird durch alle fünf ventralen Anteile des Plexus sacralis gebildet und erhält daher Fasern von L 4, L 5 und S 1–S 3. Der N. tibialis bildet den größten Anteil des N. ischiadicus am Oberschenkel. Er zieht durch die Poplitea nach unten, gibt dabei den N. cutaneus surae medialis ab, der sich mit dem N. cutaneus surae lateralis zum N. suralis verbindet. Distal in der Kniekehle gibt der N. tibialis eine Reihe von Muskelästen zur Beugergruppe ab.
Er verläuft dann zum inneren Knöchel, wo er sich bald in seine Endäste, den N. plantaris medialis und lateralis, aufspaltet, welche zum Fuß ziehen. Der N. plantaris medialis kann mit dem N. medianus an der Hand verglichen werden, der N. plantaris lateralis mit dem N. ulnaris.

Äste aus dem N. tibialis

Motorische Äste versorgen den M. gastrocnemius, M. plantaris, M. soleus, M. popliteus, M. tibialis posterior, M. flexor digitorum longus und M. flexor hallucis longus. Ein *sensibler Ast*, der N. cutaneus surae medialis, verbindet sich mit dem N. cutaneus surae lateralis aus dem N. peroneus communis und bildet den N. suralis, welcher die Haut im dorsolateralen Bereich des Unterschenkels und an der lateralen Fußseite versorgt. Gelenkäste ziehen zum Knie und den Sprunggelenken.
Neben mehreren kleinen Gelenkästen, die nicht einzeln aufgeführt werden, gibt es *zwei Endäste*. Der *N. plantaris medialis* vergleichbar dem N. medianus an der Hand – sendet motorische Äste zum M. flexor digitorum brevis, M. abductor hallucis, M. flexor hallucis brevis und den ersten Mm. lumbricales. Der N. plantaris medialis sendet sensible Äste zur medialen Seite der Sohle, der Plantarfläche der medialen dreieinhalb Zehen und den Endgliedern dieser Zehen.

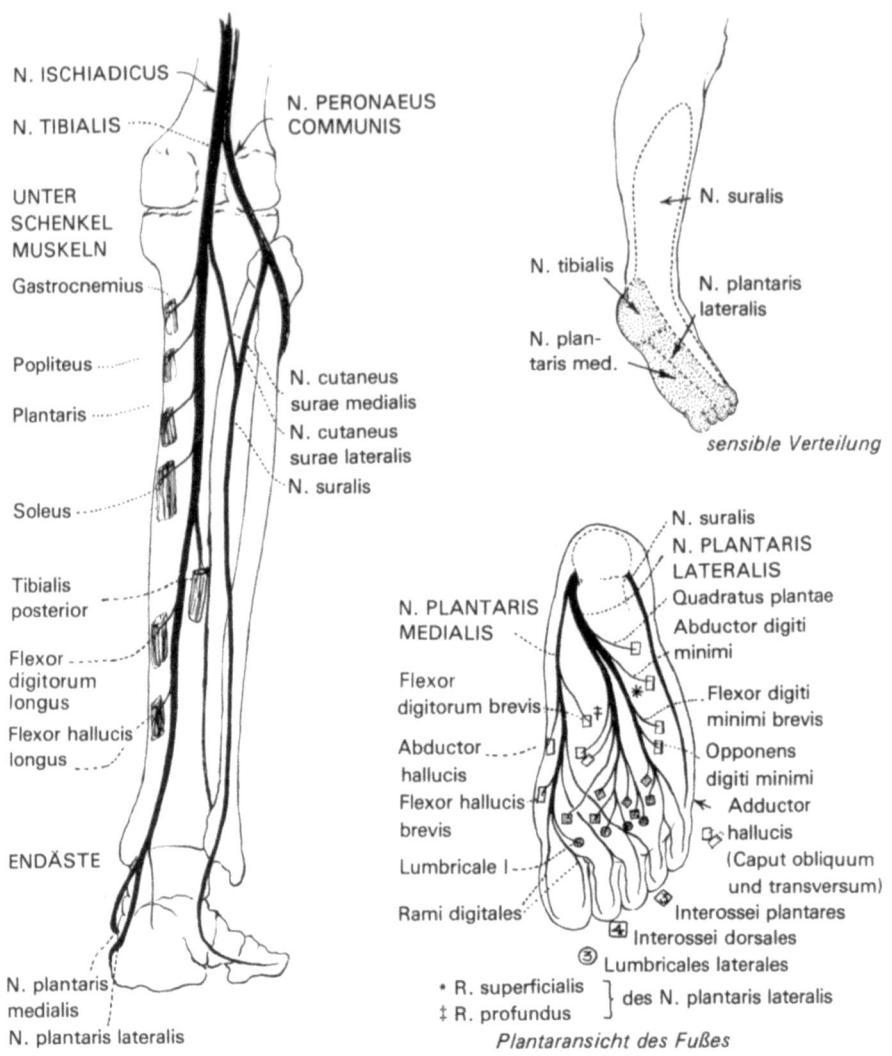

Abb. 5-21. *Nervus tibialis (L 4,5 und S 1-3)*

Der N. plantaris lateralis — vergleichbar dem N. ulnaris an der Hand und am Arm — versorgt mit motorischen Ästen alle kleinen Fußmuskeln mit Ausnahme derjenigen, die vom N. plantaris medialis (Abb. 5-21) versorgt werden. Außerdem sendet er sensible Äste zur lateralen Region der Sohle, der Plantarfläche der lateralen eineinhalb Zehen und der Endglieder dieser Zehen.

Läsionen

Bei Läsionen des Plexus sacralis und des N. ischiadicus kommt es zur Beteiligung des N. tibialis, jedoch seltener als des N. peroneus.

Isolierte Tibialisläsionen kommen hauptsächlich bei Verletzungen in oder unterhalb der Poplitearegion vor, wie z. B. bei Schußverletzungen, Stichwunden, Verkehrsunfällen und Unterschenkelfrakturen. Verletzungen des N. tibialis sind wegen seines tieferen Verlaufs und seiner geschützteren Lage weniger häufig als Läsionen des N. peroneus communis.

Klinische Symptome bei kompletter N. tibialis-Schädigung

Motorische Symptome. Unfähigkeit zur Plantarflexion, Abduktion oder Inversion des Fußes.

Anatomie

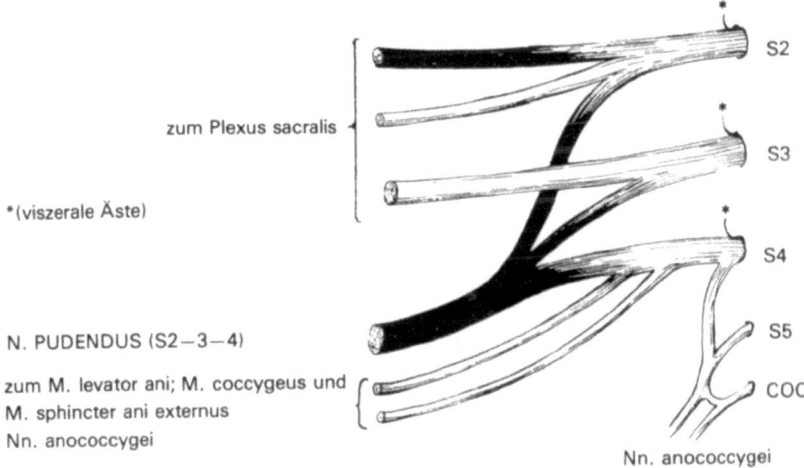

Abb. 5-22. *Plexus pudendalis und Plexus coccygeus*

Eine Hohlfußbildung wird häufig durch das Überwiegen der Extensoren verursacht. Die Unfähigkeit zur Flexion, Abduktion oder Adduktion der Zehen und ein aufgehobener Zehenstand sind weitere charakteristische Zeichen bei Läsionen des N. tibialis. Es kommt zu Gangstörungen, schneller Ermüdung und Schmerzen beim Gehen. Neben den Fußdeformationen durch Versteifung des Tibiotarsalgelenkes und die nicht ausgeglichene Wirkung der dorsalen Flexoren tritt eine Hammerzehenkonfiguration auf. Der Achillessehnenreflex ist aufgehoben.

Kompensatorische Bewegungen. Schwache Plantarflexion ist durch den M. peroneus longus möglich.

Sensible Störungen. Die Sensibilität ist auf der Sohle (mit Ausnahme der inneren Fußkante), der lateralen Oberfläche der Ferse, der Plantarfläche der Zehen und der Endglieder aufgehoben. Schwere kausalgische Schmerzen werden bei diesem Nerven häufig durch inkomplette oder irritative Läsionen beobachtet.

Atrophien. Atrophien des Unterschenkels und der kleinen Fußmuskeln sind deutlich zu sehen. Sie können manchmal durch Ödeme überdeckt werden.

Vasomotorische und trophische Veränderungen. Diese Veränderungen sind sehr häufig. Der Fuß wird ödematös, verfärbt und kalt. Veränderungen der Nägel und Hypotrichose werden häufig beobachtet. Trophische Ulzerationen kommen im Bereich der Malleolen, der Ferse und der Zehen (Druckstellen!) vor.

Partielle Läsionen. Bei partiellen Läsionen kommt es zu verschiedenen Paresemustern. Verletzungen im Unterschenkelbereich lassen die Innervation der Unterschenkelmuskeln intakt, so daß sich die motorischen Ausfälle auf die kleinen Fußmuskeln beschränken. Schmerzen werden häufig beobachtet.

Tarsaltunnel-Syndrom. Schmerzen und Sensibilitätsstörungen im Bereich des medialen Vorderfußes und der benachbarten großen Zehe werden durch Kompression des N. plantaris medialis verursacht. Das Hoffmannsche Zeichen bei Beklopfen des Nerven oberhalb des Malleolus medialis ist positiv und erzeugt Parästhesien im innervierten Areal. Eine operative Durchtrennung des Retinaculum flexorum und eine Mobilisation des komprimierten Nerven können erforderlich werden, um befriedigende Ergebnisse zu erzielen.

Plexus pudendalis und coccygeus
(s. Abb. 5-22)

Anatomie

Plexus pudendalis und coccygeus sind die am weitesten kaudal gelegenen Anteile des Plexus lumbosacralis und versorgen Strukturen des Perineums. Die Plexuswurzeln stammen aus dem ventralen Anteil der unteren vier Sakral- und der Coccygealnerven. Die wichtigsten Anteile stammen aus S 4, da die Hauptanteile von S 2 und S 3 zum Plexus sacralis ziehen und die unteren zwei Spinalnerven ziemlich dünn sind.

Äste des Plexus pudendalis

Muskeläste laufen vom vierten Sakralnerven zum M. coccygeus, M. levator ani, M. sphincter ani externus. Der *N. pudendus* aus den Segmenten S 2–4 begleitet die A. pudenda interna durch das Foramen infrapiriforme, wo er zusammen mit der Arterie im Alcockschen Kanal an der seitlichen Wand der Fossa ischiorectalis verläuft. An diesem Punkt teilt er sich (1) in die *Nn. rectales inferiores* zum M. sphincter ani externus und zur Analhaut; (2) die *Nn. perineales*; und (3) den *N. dorsalis penis*. Die Nn. perineales ziehen zum M. levator und sphincter ani und versorgen die Muskeln des Dammbereichs. Einige sensible Äste werden zur Urethra abgegeben. Außerdem haben die Nn. perineales einen oberflächlichen Ast, welcher sich in die Nn. scrotales posteriores oder Nn. labiales posteriores aufteilt. Der N. dorsalis penis verläuft schräg durch das Diaphragma urogenitale, gibt Äste zum Corpus cavernosum penis, verläuft nach vorne und versorgt die Haut des Dorsum penis und die Glans. Bei der Frau ist dieser Nerv sehr dünn und versorgt die Klitoris.

Äste des Plexus coccygeus

Kleine sensible Nn. anococcygei aus den unteren drei Segmenten (S 4, 5 und den Coccygealsegmenten) treten durch das Ligamentum sacrotuberale und versorgen die Haut über dem Steißbein.

Viszerale Äste

Viszerale Äste aus den Segmenten S 2–4 sind parasympathisch (Abb. 6–2). Es handelt sich dabei um Wurzeläste und nicht um Äste aus dem Plexus.

Läsionen des Plexus pudendalis und coccygeus

Läsionen des Plexus pudendalis und coccygeus treten häufig in Verbindung mit Läsionen des Plexus sacralis auf.

Klinische Symptome

Motorische Symptome. Motorische Zeichen einer N.-pudendus-Verletzung sind selten und führen zu einer partiellen Blasen- und Mastdarminkontinenz, Miktionsbeschwerden und Obstipation.

Sensible Störungen. Subjektive sensible Störungen kommen bei partiellen oder irritativen Läsionen vor und werden häufig als Neuralgien des Plexus pudendalis bezeichnet, welche durch Schmerzen im Bereich des Anus, des Damms, des Scrotums, des Penis oder der Vagina charakterisiert sind. Schmerzen oder Brennen bei der Miktion und bei der Mastdarmentleerung werden beobachtet und gelegentlich kommt es zum Priapismus oder sogar zur Ejakulation.

Nervus-coccygeus-Neuralgie. Sie findet sich praktisch nur bei Frauen und ist gekennzeichnet durch starke Schmerzen und Empfindlichkeit an der Steißbeinspitze (Coccygodynie). Ursachen sind Entzündungen und traumatische Schädigungen.

Kapitel 6
Autonomes Nervensystem

Allgemeines Bauprinzip des autonomen Nervensystems

Während das autonome Nervensystem früher als Teil des peripheren Nervensystems angesehen wurde, ist diese Abgrenzung heute nicht mehr möglich, da wichtige Schaltstellen im Dienzephalon liegen. Eine allgemeinere Definition beschränkt sich darauf, daß das autonome Nervensystem aus der Gesamtheit der Nervenzellen besteht, die viszerale Organe innervieren und bei der Regulation von Vorgängen beteiligt ist, die ohne Willenseinflüsse ablaufen (u. a. Aufrechterhaltung des milieu intérieur). Es ist also hinsichtlich seiner Funktion und seiner Struktur in das Gesamtnervensystem integriert. Das autonome Nervensystem wird morphologisch je nach Lokalisation der präganglionären Zellkörper in zwei Teile untergliedert: das sympathische und das parasympathische Nervensystem.

Aufbau eines autonomen Nerven

Die efferente autonome Innervation ist durch eine Zwei-Neuronenkette charakterisiert. Der Zellkörper des präganglionären Neurons liegt innerhalb des Zentralnervensystems. Sein Axon nimmt in der Peripherie mit dem postganglionären Neuron, welches in einem autonomen Ganglion liegt, synaptischen Kontakt auf. Die postganglionären Axone ziehen zur glatten Muskulatur oder zu den Drüsen, die sie versorgen.

Da die postganglionären Zellen die präganglionären hinsichtlich ihrer Anzahl um den Faktor 32 übertreffen, kann ein präganglionäres Neuron eine große Anzahl von postganglionären Zellen erregen und eine Erregungsausbreitung bewirken. Daher können autonome Funktionen eines relativ großen Versorgungsgebietes durch wenige zentrale Verbindungen kontrolliert werden.

Das sympathische Nervensystem
(s. Abb. 6–1)

Das sympathische Nervensystem hat seine präganglionären Ursprungszellen im Nucleus intermediolateralis der zwölf thorakalen und der oberen zwei lumbalen Segmente des Rückenmarks. Die Axone dieser Zellen (präganglionäre Fasern) sind überwiegend myelinisierte Fasern. Sie verlaufen in den Vorderwurzeln und erreichen über die *Rami communicantes albi* der thorakalen und lumbalen Spinalnerven die Ganglien des sympathischen Grenzstrangs. Diese liegen lateral von den thorakalen und lumbalen Wirbelkörpern. Beim Eintritt in die Grenzstrangganglien bilden diese präganglionären Fasern Synapsen mit Gruppen von Ganglienzellen, laufen im Grenzstrang des Sympathicus nach oben oder unten und bilden Synapsen mit postganglionären Zellen weiter kaudal oder kranial. Andere Fasern laufen ohne Umschaltung durch die Ganglien des Grenzstrangs zu den prävertebralen Ganglien oder den sympathischen Geflechten (z. B. zum Ganglion coeliacum).

Die *Rami communicantes grisei* haben Verbindungen zu allen Spinalnerven. In ihnen laufen postganglionäre Fasern, durch die die Vasomotor-, Pilomotor- und Schweißdrüseninnervation im gesamten Körper erfolgt. Im zervikalen Bereich finden sich durch Verschmelzung nur drei sympathische Ganglien, das *Ganglion cervicale superius, Ganglion cervicale medium* und *Ganglion cervicale inferius* (Ganglion cervicothoracicum, stellatum). Die Äste des Ganglion cervicale superius bilden den Kopfteil des Sympathicus, der mit der A. carotis interna und externa zum Kopf verläuft. Die *Nn. cardiaci superiores* aus den drei Paaren der zervikalen Ganglien laufen zum Plexus cardiacus an der Herzbasis. Zweige von den *oberen fünf Thorakalganglien* verlaufen zur thorakalen Aorta und zum Plexus pulmonalis posterior, durch den dilatatorische Fasern die Bronchien erreichen. Die *Nn. splanchnici* stammen aus den unteren sieben Thorakalganglien und laufen als einzige Nerven des Sympathicus als isolierte Nervenstränge zum Ganglion coeliacum und Ganglion mesentericum superius. Dort finden synaptische Verbindungen mit Ganglienzellen statt, deren Axone zu den Baucheingeweiden über den Plexus coeliacus

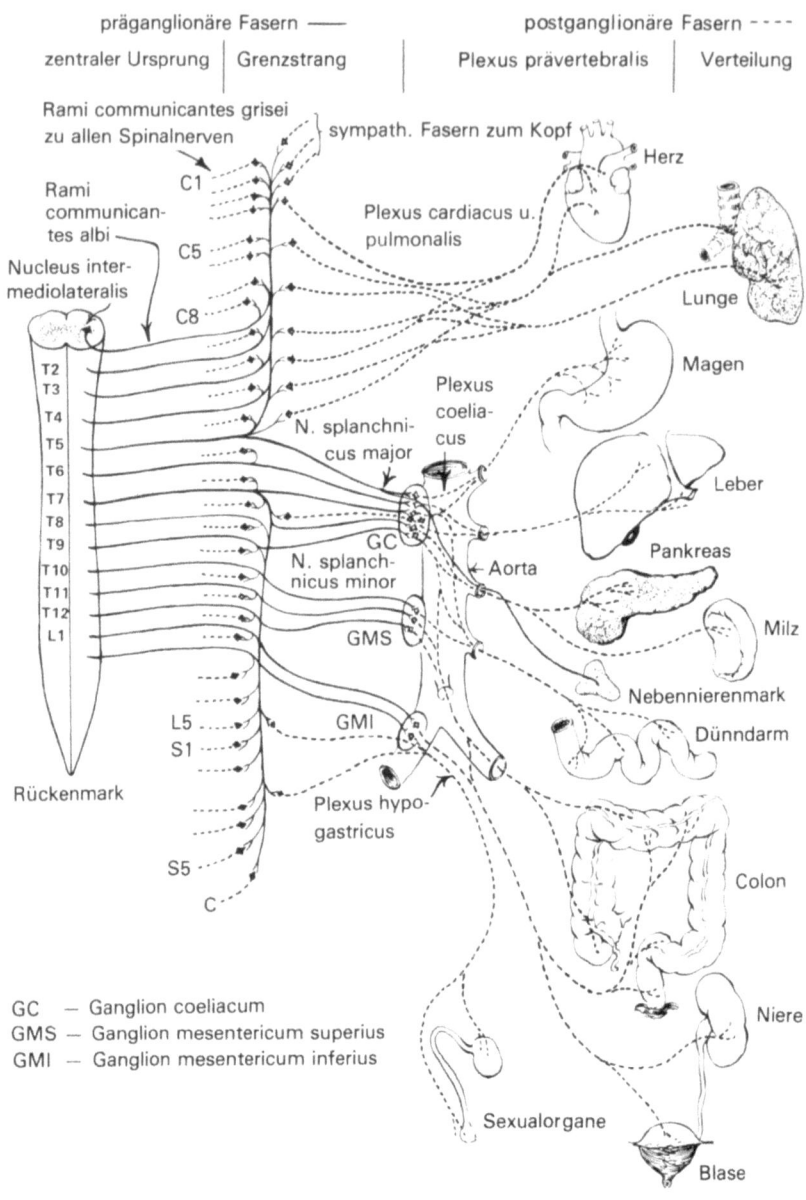

Abb. 6–1. *Pars sympathica des autonomen Nervensystems*

laufen. Der *N. splanchnicus minor* stammt aus den Grenzstrangganglien Th 10 und Th 11 und sendet Fasern zum Ganglion mesentericum inferius und zu kleinen Ganglien, die mit dem Plexus hypogastricus in Verbindung stehen. Über diesen Weg werden postsynaptische Fasern zu den unteren Bauch- und Beckeneingeweiden gesendet.

Das parasympathische Nervensystem
(s. Abb. 6–2)

Der Parasympathicus stammt aus präganglionären Zellkörpern in der grauen Substanz des Hirnstamms und den mittleren drei Segmenten im Sakralbereich des Rückenmarks. Man unterscheidet daher ein kraniales und ein sakrales

Das parasympathische Nervensystem

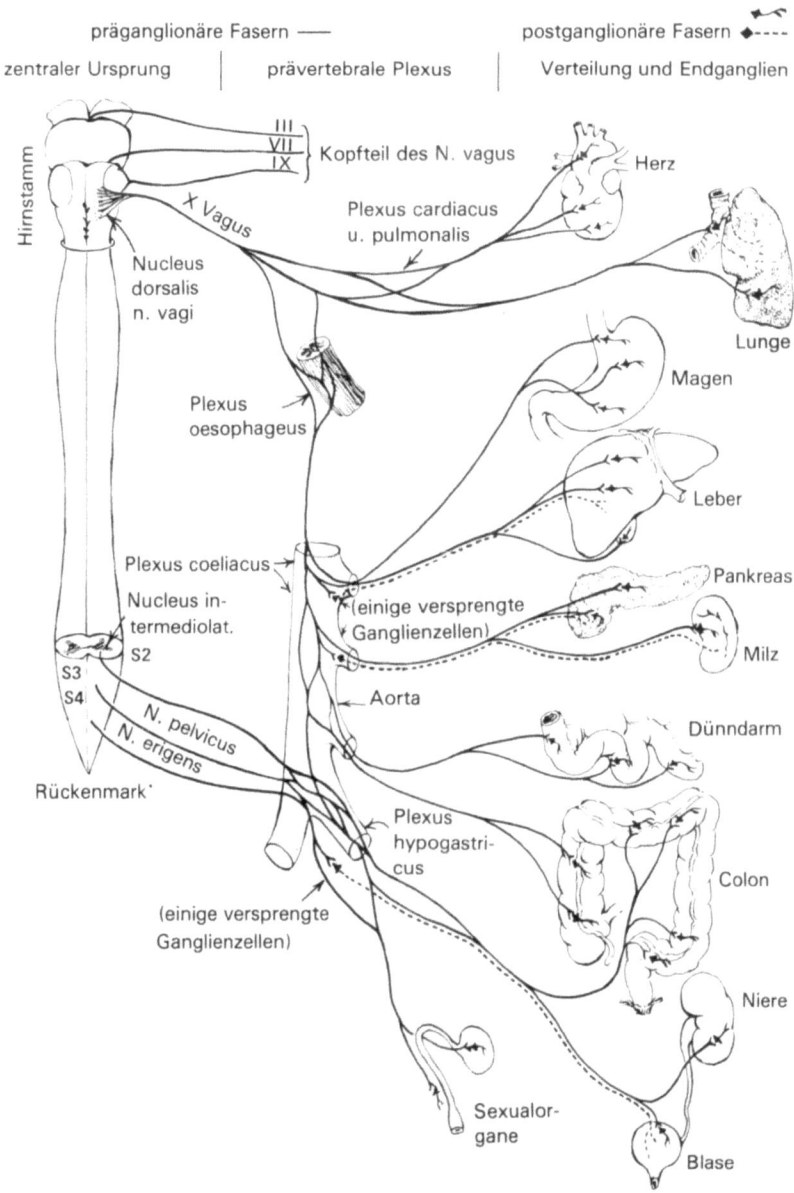

Abb. 6-2. *Pars parasympathica des autonomen Nervensystems*

parasympathisches System. Die Mehrzahl der präganglionären Neurone zieht ohne Unterbrechung von ihrem zentralen Ursprung zu intermuralen Ganglien in den betreffenden Eingeweiden, wo sie auf postganglionäre Ganglienzellen umgeschaltet werden. Die Plexusbildung innerhalb der Eingeweidewand wird als Meissnerscher und Auerbachscher Plexus bezeichnet. Die besondere parasympathische Versorgung des Kopfes wird weiter unten näher ausgeführt.

Nerven mit präganglionären parasympathischen Fasern sind der *N. vagus*, der die thorakalen und abdominalen Eingeweide bis zum Quercolon innerviert, die *Nn. pelvici*, welche den Hauptteil des Colons, der Beckenorgane und die Genitalien über den Plexus hypogastricus ver-

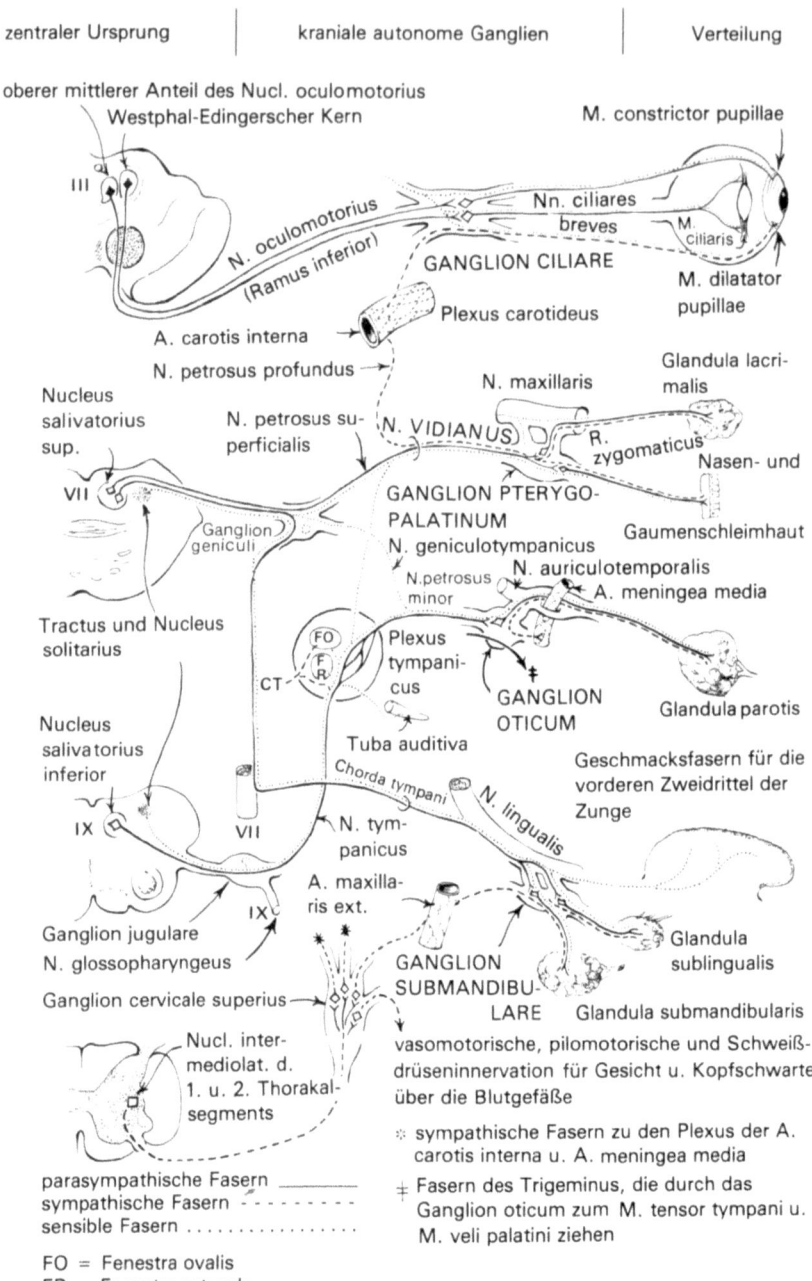

Abb. 6-3. *Autonome Nerven des Kopfes*

sorgen und die *Hirnnerven III, VII und IX*, die die parasympathische Versorgung des Kopfes übernehmen.

Die großen prävertebralen Geflechte des autonomen Nervensystems
(s. Abb. 6–2)

Sie bestehen aus großen Fasergeflechten des Sympathicus, in die auch parasympathische Fasern einstrahlen. Der *Plexus cardiacus* liegt im Bereich der Trachea und der großen Gefäße an der Herzbasis. Es werden oberflächlichere und tiefere Teile unterschieden. Er wird durch die Nn. cardiaci des Sympathicus und durch Rr. cardiaci n. vagi gebildet, welche zum Myokard und zur Wand der großen Gefäße verlaufen. Der *Plexus pulmonalis* ist beiderseits eng mit dem Plexus cardiacus verbunden und liegt am Lungenhilus im Bereich der Bronchien und der Pulmonalarterien. Er wird sowohl vom N. vagus als auch von den oberen thorakalen sympathischen Nerven gebildet und versorgt hauptsächlich die Gefäße und Bronchien der Lunge.
Der *Plexus coeliacus* (oder *Plexus solaris*) liegt im Bereich des Epigastriums an der Bauchaorta nahe dem Ursprung der A. coeliaca und A. mesenterica. Er wird durch Fasern des N. vagus gebildet, welche über den Plexus oesophageus herantreten, und durch sympathische Fasern aus dem benachbarten Ganglion coeliacum zusammen mit einzelnen sympathischen Fasern, die vom thorakalen Plexus aorticus nach abwärts ziehen. Aus diesem Plexus solaris werden die meisten abdominalen Organe versorgt. Dazu gehören auch eine Anzahl von kleineren Nervengeflechten entlang den verschiedenen Eingeweideästen der Aorta.
Diese Plexus sind z. B. der Plexus phrenicus, Plexus hepaticus, Plexus gastricus superior, Plexus suprarenalis, Plexus renalis, Plexus ovaricus, Plexus mesentericus superior und inferior und der Plexus der Bauchaorta.
Der *Plexus hypogastricus* liegt vor dem fünften Lumbalwirbel und am Promontorium des Os sacrum. Er erhält sympathische Fasern aus dem Plexus aorticus und den lumbalen Grenzstrangganglien sowie parasympathische Fasern aus dem N. pelvicus. Seine beiden lateralen Anteile, die Plexus pelvici, liegen seitlich vom Rectum. Die Versorgung der Beckeneingeweide und der Genitalien wird durch Plexusanteile gewährleistet, die sich entlang den Eingeweideästen der A. hypogastrica erstrecken. Dazu gehören der Plexus haemorrhoidalis (Rectum), Plexus vesicalis (Blase, Vesicula seminalis und Ductus deferens), Plexus prostaticus (Prostata, Bläschendrüse und Penis), Plexus uterovaginalis (Vagina, Klitoris, Uterus und Tube).

Autonome Nerven des Kopfes
(s. Abb. 6–3)

Die autonome Versorgung des Kopfes verdient eine besondere Behandlung. Der Kopfteil des Sympathicus wird von Fasern des Ganglion cervicale superius gebildet, die sich entlang den Ästen der A. carotis externa erstrecken und in den Kopf eindringen. Die Zentren für den Kopfteil des Sympathicus liegen in den oberen Thorakalsegmenten. Die inneren Augenmuskeln, die Speicheldrüsen und die Schleimhäute von Nase und Pharynx erhalten außer der sympathischen noch eine parasympathische Versorgung. In die autonome Versorgung des Kopfes sind vier Ganglien eingeschaltet, welche sympathische, parasympathische und sensible Afferenzen besitzen. Nur die parasympathischen Fasern werden in diesen Ganglien auf die postganglionären Fasern umgeschaltet. Die sympathischen und sensiblen Fasern laufen ohne Umschaltung durch diese zervikalen Ganglien.
(1) Das *Ganglion ciliare* liegt zwischen dem N. opticus und dem M. rectus lateralis im hinteren Teil der Orbita. Es besitzt eine *parasympathische Wurzel* aus Zellen des Westphal-Edinger-Kerns und des oberen medialen Okulomotoriuskerns, deren Fasern das Ganglion über die Radix brevis erreichen. Das Ganglion ciliare besitzt außerdem Radices sympathicae, die aus postganglionären Fasern aus dem Ganglion cervicale superius stammen, die über den Plexus caroticus der A. carotis interna verlaufen. Außerdem gelangt eine sensible Radix longa über den N. nasociliaris des N. ophthalmicus zum Ganglion ciliare.
Efferente Fasern des Ganglion ciliare ziehen über 12 bis 15 kurze Ziliarnerven (Nn. ciliares breves) zum M. ciliaris und den Irismuskeln. Dabei werden der M. spincter pupillae und der M. ciliaris parasympathisch, der M. dilatator pupillae sympathisch innerviert.
(2) Das *Ganglion pterygopalatinum* liegt tief in der Fossa pterygopalatina und hat enge Beziehungen zum N. maxillaris. Es erhält *parasympathische Zuflüsse* aus Zellen des Nucleus salivatorius superior über den N. glossopalatinus, den N. pe-

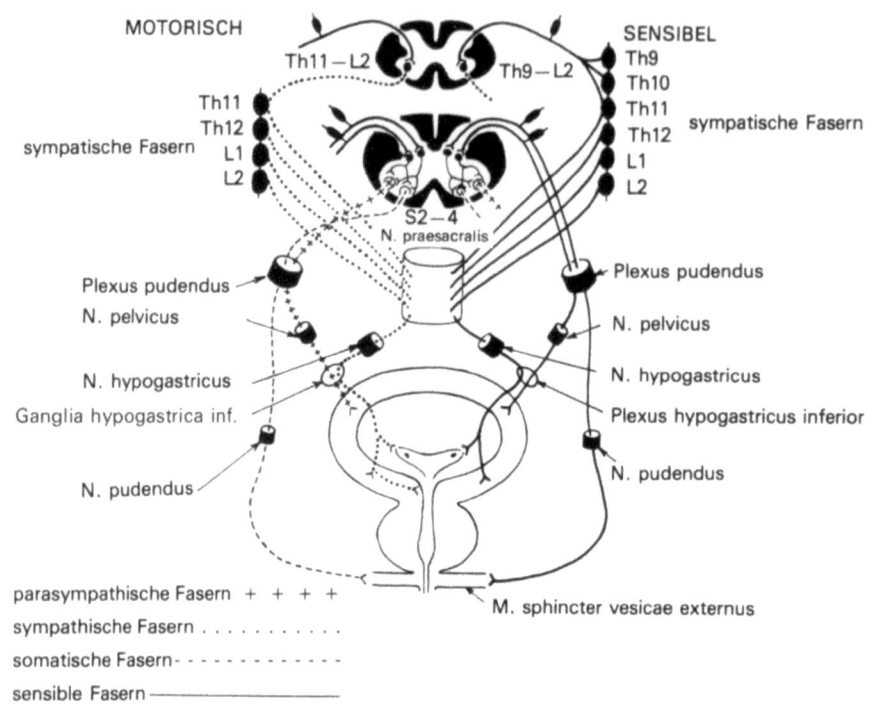

Abb. 6-4. *Segmentale und periphere Innervation der Harnblase.* (Nach Bors: J. Nerv. Ment. Dis. 116:572-578, 1952)

trosus major und den N. Vidianus über den Canalis pterygoideus (Vidian) (Abb. 6-3). Das Ganglion pterygopalatinum besitzt außerdem eine *sympathische Wurzel* vom Plexus caroticus internus über den N. petrosus profundus, der sich mit dem N. petrosus major zum N. Vidianus verbindet. *Sensible Zuflüsse* stammen hauptsächlich aus dem N. maxillaris, einige jedoch aus den Hirnnerven VII und XI über den Plexus tympanicus und den N. Vidianus. Die Versorgung erfolgt über Rami pharyngei zur Schleimhaut des Rachendachs, über Rami nasales und Rr. palatini zur Schleimhaut der Nasenhöhlen, der Uvula, der Gaumenmandeln, des harten und weichen Gaumens und über Rami orbitales zum Periost der Orbita und der Tränendrüse.

Das *Vail-Syndrom* ist charakterisiert durch schwere einseitige, häufig nachts auftretende neuralgische Schmerzattacken im Bereich der Nase, des Gesichts, der Augen, des Halses und der Schulter und wird einer Neuralgie des N. Vidianus zugeschrieben.

(3) Das *Ganglion oticum* liegt medial vom N. mandibularis unterhalb des Foramen ovale in der Fossa infratemporalis. Es erhält *parasympathische Zuflüsse* aus Fasern des Nucleus saliva-torius inferior der Medulla, welche im IX. Hirnnerven über den Plexus tympanicus und den N. petrosus minor verlaufen (Abb. 6-3). Außerdem erhält es *sympathische Zuflüsse* vom Ganglion cervicale superius über den Plexus der A. meningea media und *sensible Afferenzen*, welche wahrscheinlich Fasern aus dem IX. Hirnnerven und dem Ganglion geniculi des VII. Hirnnerven über den Plexus tympanicus und den N. petrosus minor erhalten. Das Ganglion oticum versorgt die Parotis mit sekretorischen und sensiblen Fasern. Einige wenige somatische Fasern aus dem N. trigeminus laufen durch das Ganglion oticum und versorgen den M. tensor tympani und den M. tenor veli palatini.

(4) Das *Ganglion submandibulare* liegt auf der medialen Seite der Mandibula zwischen dem N. lingualis und dem Ductus submaxillaris. Es erhält *parasympathische Afferenzen* aus dem Nucleus salivatorius superior über die Chorda tympani und den N. lingualis, außerdem *sympathische Afferenzen* aus dem Plexus der A. maxillaris externa und *sensible Afferenzen* aus dem Ganglion geniculi über die Chorda tympani und den N. lingualis. Es versorgt die Glandula submandibularis und sublingualis.

Autonome Nerven der Urogenitalorgane und des Rektums

Harnblase
(s. Abb. 6–4)

Die Harnblase und die Sphinkteren unterstehen sowohl der Kontrolle durch das autonome Nervensystem als auch der Willkürmotorik. Die wichtigen integrierenden Zentren liegen im Rückenmark und haben parasympathische sowie sympathische Anteile.

Sympathische Innervation

Sympathische Fasern laufen über die Vorderwurzeln von Th 11 bis Th 12 als Rami grisei zu den sympathischen Grenzstrangganglien und von dort zum Plexus hypogastricus, wo teilweise die Umschaltung auf postganglionäre Fasern erfolgt, durch die der M. sphincter internus innerviert wird. Einige Befunde sprechen dafür, daß die sympathische Innervation, die fast ausschließlich am Trigonum vesicae erfolgt, einen inhibitorischen Effekt auf den Blasentonus besitzt.

Parasympathische Innervation

Efferente parasympathische Fasern stammen von S 2 bis S 4 und ziehen als präganglionäre Fasern zum Plexus pudendalis, wo die Umschaltung auf postganglionäre Fasern (Nn. pelvici) für die Innervation des Detrusor erfolgt. Diese Fasern führen zu einer Kontraktion des M. detrusor und hemmen den Sphincter internus. Ihre Wirkung bei der Blasenentleerung beruht hauptsächlich auf der Kontraktion des M. detrusor vesicae.

Afferenzen. Bei stärkerer Blasenfüllung werden Rezeptoren in der Blasenwand gereizt, die über Fasern in den Nn. pelvici und pudendales zum Sakralmark ziehen. Dort werden die parasympathischen Zentren aktiviert, die zu einer Kontraktion des M. detrusor vesicae führen. Gleichzeitig wird über Kollateralen die Blasenfüllung und der Harndrang zum Lobulus paracentralis gemeldet.
Der willkürlich kontrollierte *Sphincter externus* wird durch Äste des N. pudendus innerviert, die aus den Segmenten S 2 bis S 4 des Rückenmarks stammen. Diese Fasern aktivieren wahrscheinlich den M. sphincter externus und die überwiegend willkürlich innervierte perineale Muskulatur. Afferente Fasern im N. pudendus übermitteln Empfindungen vom M. sphincter externus und der oberen Urethra.

Supraspinale Innervation

Die kortikale Repräsentation der Blase findet sich im Lobulus paracentralis (Mantelkantensyndrom!), dessen Reizung eine Blasenkontraktion auslösen kann. Dieses System spielt bei der willkürlichen Einleitung der Miktion und dem Beenden der Miktion eine wichtige Rolle, die unten näher beschrieben wird. Es wurden noch andere Lokalisationen angegeben, von wo aus durch elektrische Reizung eine Miktion ausgelöst werden kann, z. B. Gyrus orbitalis, Amygdala, Hypothalamus usw. Die nähere Bedeutung dieser Strukturen bei der Regelung der Blasenfunktion ist noch unklar.

Physiologie der Blasenfunktion

Aufgrund von Röntgenuntersuchungen und gleichzeitigen elektromyographischen Befunden stellt man sich den Miktionsmechanismus heute folgendermaßen vor:
Durch Kontraktion des M. detrusor vesicae und des M. retractorius vesicae wird eine Art Ventilverschluß des Blasenausgangs geöffnet. Der obere Harnröhrenabschnitt wird dadurch geöffnet und gleichzeitig erschlafft der M. sphincter externus. Zu Beginn der Miktion wird die Bauchpresse betätigt und der Beckenboden gehoben. Während der Miktion ist der Beckenbodentonus und der Tonus für den M. sphincter externus herabgesetzt.
Wird der Harnstrahl willkürlich unterbrochen, so ist das auf eine Kontraktion des M. sphincter externus zurückzuführen. Gleichzeitig hebt sich das Beckendiaphragma und damit die Blase. Der distale Urethraabschnitt der Frau leert sich dann sofort, beim Mann kommt es noch durch Kontraktion des M. bulbourethralis zur Entleerung der distalen Urethra. Durch veränderlichen Muskeltonus wird ein relativ konstanter intravesikaler Druck trotz stark schwankender Urinmengen aufrechterhalten. Ein Harndrang tritt für gewöhnlich ein, wenn der intravesikale Druck etwa 7–8 cm Wassersäule erreicht.
Willkürliche Blasenentleerung kann auch bei geringem Harnvolumen eingeleitet werden. Bei supraspinaler Reizung — hauptsächlich des Lobulus paracentralis der Großhirnhemisphäre —

kommt es dann zu einer Kontraktion des Detrusor mit Erschlaffung des Sphincter internus und externus und dem beschriebenen Miktionsmechanismus. Gleichzeitige willkürliche Kontraktion der Bauchmuskeln mit Kontraktion des Diaphragmas und Schließen der Stimmritze erhöht den intraabdominalen Druck und führt zur Miktion. Nach dem Wasserlassen wird die Blase durch willkürliche Kontraktion des M. ischiocavernosus und des M. bulbocavernosus sowie des M. sphincter externus verschlossen. Zur Unterbrechung der Miktion sind starke willkürliche Kontraktionen dieser Muskeln erforderlich. Eine supraspinale Hemmung kann bei hohem intravesikalen Druck unwillkürlich durchbrochen werden, wobei sich der M. detrusor kontrahiert und der Sphincter externus entspannt. Unwillkürliche Miktionen bei geringen Urinvolumina kommen bei pathologischen Prozessen der Blase oder bei Stress vor.

Störungen der Blasenfunktion

Nach akuter Durchtrennung des Rückenmarks oberhalb von Th 12 ist die Blasenkontrolle durch höhere Zentren ausgeschaltet. Eine komplette Retention tritt als Folge der Parese des M. detrusor und der tonischen Kontraktion des M. sphincter internus auf. Eine Überlaufblase mit Harnträufeln resultiert aus dem Anstieg des intravesikalen Druckes, der den Tonus des M. sphincter internus schließlich überspielt. Nach Tagen oder Wochen nehmen die spinalen Reflexzentren ihre Tätigkeit auf und es kommt zur Ausbildung einer *Reflexblase* mit automatischer Entleerung (gelegentlich unterstützt durch einen erhöhten intraabdominalen Druck). Zentrale Blasenstörungen treten bei parasagittalen Tumoren oder fokalen Anfällen in diesem Gebiet auf (Mantelkantensyndrom).
Zur Entstehung einer *schlaffen neurogenen Blase* kommt es bei Läsionen der spinalen Blasenzentren oder der Afferenzen. Bei Erkrankungen, die isoliert die *afferenten Bahnen* zum ZNS betreffen (wie z. B. Tabes dorsalis), kommt es zur Blasenatonie mit Entwicklung einer Überlaufblase („sensible Blasenlähmung"). Bei Läsionen von *sympathischen Bahnen*, die hauptsächlich das Trigonum vesicae versorgen, kommt es zur Entspannung des M. sphincter internus und zu einer häufigen Harnentleerung.
Eine komplette Läsion des Parasympathicus im Sakralbereich (S 2–S 4) führt zu einer schlaffen Parese der Blasenwand. Die willkürliche und die reflektorische Blasenentleerung sind dann aufgehoben. Da die Sphinkteren erschlafft sind, besteht eine dauernde Inkontinenz, die sich jedoch allmählich bessern kann, weil die intramuralen Ganglien und die Plexus steuernde Funktionen übernehmen („autonome Blase"). Bei inkompletter Parese kommt es zu einer erschwerten und unvollständigen Blasenentleerung mit Restharnbildung. Eine automatische periodische Harnentleerung setzt erst später ein. Eine Hypästhesie oder Anästhesie mit partieller Restharnbildung und Überlaufinkontinenz können bei kongenitalen spinalen Erkrankungen im Rahmen eines Spina-bifida-Syndroms vorkommen.
Die Blasenkontrolle wird in der frühen Kindheit erlernt. Enuresis hört meistens auf, wenn die Blase ein Fassungsvermögen von 300–350 ml besitzt. Die Fähigkeit, die Miktion einzuleiten, zu verzögern oder zu beenden, entwickelt sich, sobald das Kind lernt, den abdominalen Druck durch Koordination des M. levator ani, der Bauchmuskeln und des Diaphragmas zu kontrollieren. Im Alter von viereinhalb Jahren ist die Blase gewöhnlich genügend groß, um den Nachturin zu fassen. Die Fähigkeit die Miktion einzuleiten wird zwischen dem dritten und sechsten Lebensjahr erlernt. Die Kontraktion des Diaphragmas und der Bauchmuskeln mit Entspannung des M. pubococcygeus senkt den Blasenhals und leitet eine Detrusorkontraktion ein, was zur Urinaustreibung führt. Die Behandlung der Enuresis durch Erhöhung der Blasenkapazität kann manchmal erfolgreich sein. Dabei werden erhöhte Flüssigkeitsmengen zugeführt, und das Kind wird belehrt, die Miktion so lange wie möglich hinauszuzögern. Medikamente wie Atropinsulfat, Imipramin (Tofranil) usw. können mithelfen, den Detrusormuskel der Blase zu entspannen und können zu einer Blasenausdehnung beitragen. Eine eingehende Diagnostik mit Miktions-Zysto-Urethrographie und Zystometrie ist bei hartnäckigen Fällen von Enuresis erforderlich.

Defäkation

Der Mechanismus der Defäkation ist in vieler Hinsicht mit dem der Miktion zu vergleichen. Die Defäkation wird willkürlich bei Stuhldrang (Dehnung der Ampulla recti) durch die Kontraktion der Bauchmuskulatur (Th 6 bis Th 12) und die Erschlaffung des M. sphincter externus eingeleitet. Die afferenten Fasern vom Rektum-

und Analbereich laufen zu S 3 bis S 5 des Rückenmarks. Die Dehnung der Rektumwand ist der adäquate Reiz für die Defäkation und führt zur Kontraktion des M. levator ani und des M. transversus perinei bei gleichzeitiger Erschlaffung des M. sphincter ani internus. Eine Reizung der unteren Sakraldermatome (S 3–S 5) und Blasenentleerung bahnen diesen Vorgang. Der M. sphincter ani externus steht unter willkürlicher Kontrolle.

Die Willkürimpulse gehen vom Lobus paracentralis aus und ziehen über die Pyramidenbahn zu S 5 und den Coccygealsegmenten. Läsion der supraspinalen Zentren führt zu einer Retentio alvi, weil der Stuhldrang fehlt und die Willkürmotorik gelähmt ist. Querschnittsläsionen des Rückenmarks führen zuweilen nicht zu einer Änderung im Tonus des Sphincter internus, jedoch kommt es durch den verminderten Tonus der Rektumwand zu einer Stuhlretention.

Nach einiger Zeit entwickelt sich bei Querschnittsgelähmten ein Mastdarmautomatismus vergleichbar der reflektorischen Blasenentleerung. Läsionen des dritten, vierten und fünften Sakralsegments führen zu einer Mastdarminkontinenz mit Sphinkterlähmung und aufgehobenem Analreflex. Durch die gleichzeitige Anästhesie oder Hypästhesie der Analregion bei Konusläsionen (Reithosenanästhesie) oder bei Tabes dorsalis wird der Stuhlabgang nicht bemerkt.

Sexualfunktionen

Die männlichen Sexualorgane werden durch beide Anteile des vegetativen Nervensystems innerviert. *Parasympathische Fasern* aus S 2–S 4 laufen über die Nervi pelvici und treten in den Plexus vesicalis, Plexus prostaticus und den Plexus corporis cavernosi penis ein. Vasodilatatorische Fasern ziehen zu den Corpora cavernosa und bewirken die Erektion. Der M. compressor urethrae, M. ischiocavernosus und der M. bulbocavernosus, welche an der Erektion und Ejakulation beteiligt sind, werden durch Nn. perinei aus dem N. pudendus (S. 2–S 4) innerviert.

Sympathische Fasern zur Prostata, zur Bläschendrüse und zum Vas deferens stammen aus dem lumbalen Rückenmark und ziehen entlang der Gefäße zum Plexus hypogastricus. Reizung des Plexus hypogastricus führt zur Ejakulation. Der N. dorsalis penis führt wahrscheinlich sympathische Fasern, die zur Vasokonstriktion in den Corpora cavernosa und damit zur Erschlaffung des Penis führen.

Zusammenfassend läßt sich sagen, daß die *Erektion* daher durch den Parasympathicus, die *Ejakulation* durch den Sympathicus gesteuert wird („Erektions- und Ejakulationszentrum" im Sakralmark). Beide Zentren erhalten supraspinale Afferenzen vom Hypothalamus und hormonelle Impulse.

Der *Orgasmus* besteht aus Reaktionen und Empfindungen, die beim Mann gleichzeitig mit der Ejakulation des Samens, und bei der Frau mit rhythmischen Kontraktionen der Vaginalmuskulatur auftreten. Autonome Effekte, wie z. B. erhöhte Herzfrequenz, erhöhter Blutdruck, veränderte Atmung und tonische Kontraktionen der Oberschenkelmuskulatur begleiten den Orgasmus.

Störungen der Sexualfunktion

Spinale Läsionen oberhalb des Erektionszentrums (S 1–S 3) und Ejakulationszentrums führen zu Impotenz oder Erektionsschwäche. Da beide Zentren nahe beieinander liegen, kommt es fast immer gleichzeitig zu einer Impotentia coeundi und generandi. Bei inkompletten Querschnittsläsionen oder Reizzuständen im Sakralmarkbereich tritt gelegentlich Priapismus auf (dauernde z. T. schmerzhafte Erektion).

Physiologie des autonomen Nervensystems

Sympathicus

Der sympathische Anteil des autonomen Nervensystems wird beim Angriffs- oder Fluchtverhalten („flight or fight") aktiviert. Dabei wird die Nebenniere durch die Nn. splanchnici aktiviert. Die daraus resultierende Adrenalinausschüttung erklärt die meisten funktionellen Veränderungen. Es kommt bei Sympathicusaktivierung zu einer Steigerung der Herzfrequenz, Erweiterung der Bronchien, Vasokonstriktion der Hautgefäße, Erhöhung des Blutzuckerspiegels, jedoch zu einer Hemmung der gastrointestinalen Sekretion und der Peristaltik. Außerdem kommt es zu komplexeren Reaktionen, die vom ZNS gesteuert werden. Die Bedeutung des Noradrenalins bei affektiven Störungen wurde in letzter Zeit durch die Entwicklung von Psychopharmaka unterstrichen, die in den Noradrenalinstoffwechsel eingreifen.

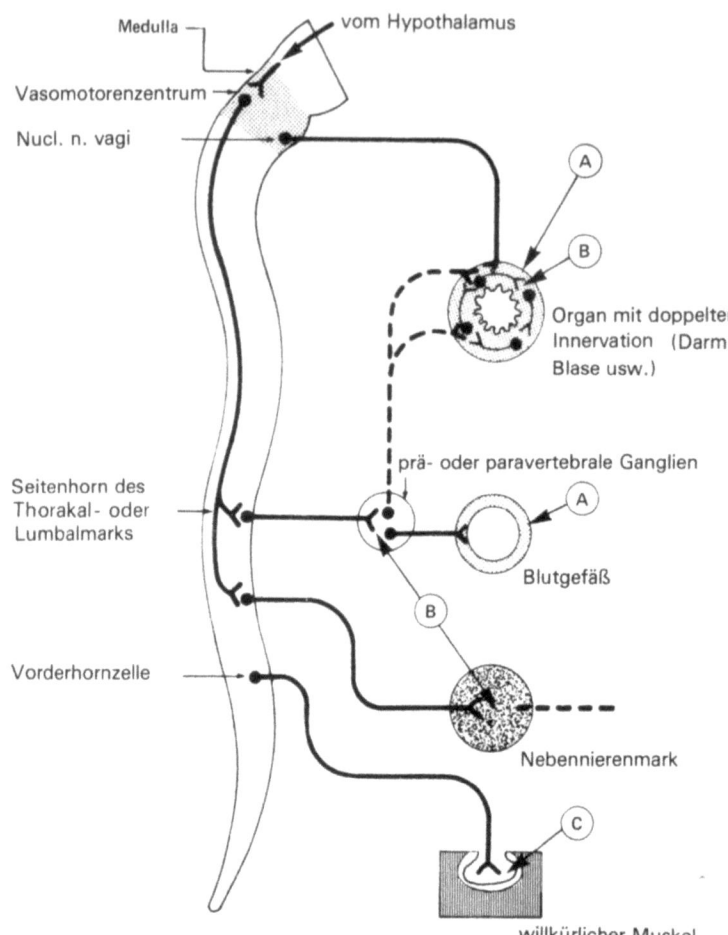

Abb. 6-5. *Chemische Übertragung in autonomen und somatischen Nerven.* Cholinerge Nervenfasern sind als durchgezogene Linie, adrenerge gestrichelt gezeichnet. Cholinerge Substanzen greifen an folgenden Stellen an: *A*: An muscarinartigen Rezeptoren im Erfolgsorgan und führen zu einer Kontraktion nichtvaskulärer glatter Muskulatur, einer Sekretion exokriner Drüsen und zu einer Erschlaffung der Gefäßmuskulatur. *B*: An nikotinartigen Rezeptoren in sympathischen Ganglien ebenfalls mit Acetylcholin als Übertragerstoff. Dadurch wird der postganglionäre Sympathikotonus erhöht und führt zu einer Kontraktion der Gefäßmuskulatur und einer erhöhten Herzfrequenz. Das Nebennierenmark wird ebenfalls durch cholinerge Substanzen aktiviert, Adrenalin wird dadurch freigesetzt und gelangt in den Blutkreislauf. *C*: An Rezeptoren der muskulären Endplatte der Willkürmuskulatur und führen zu einer Kontraktion der Muskelfaser. (Nach Meyers, F.H., et al.: Review of Medical Pharmacology, 4th ed. Lange, 1974)

Durch Ausschaltung des Grenzstranges bei Tieren oder beim Menschen kommt es zu einer Blutdrucksenkung und zu einer erniedrigten Körpertemperatur. Therapeutisch wird eine Stellatumblockade bei Morbus Raynaud durchgeführt. Nach Denervierung kommt es zu einer Überempfindlichkeit der betreffenden Organe auf Adrenalin und Noradrenalin.

Parasympathicus

Der parasympathische Anteil führt zu enger umschriebenen Reaktionen. Während das Übertragungsverhältnis von präganglionären auf postganglionäre Fasern beim Sympathicus im Bereich von 1:30 liegt, beträgt es beim Parasympathicus 1:2. Die geringere Ausbreitung der

Erregung im Parasympathicus beruht auch auf der anatomischen Tatsache, daß die präganglionäre Synapse gewöhnlich im Erfolgsorgan selbst liegt.

Funktioneller Antagonismus der beiden Systeme

Die Eingeweide erhalten eine doppelte autonome Versorgung. In den meisten Fällen haben die beiden Systeme eine antagonistische Funktion; es gibt jedoch Ausnahmen von dieser Regel. Einige autonome Zielorgane werden ausschließlich vom Sympathicus versorgt. Die Einteilung der autonomen postganglionären Neurone in adrenerges und cholinerges System ist vom klinischen Standpunkt aus sinnvoll und auch aus funktionellen Gesichtspunkten besser als ihre Einteilung in sympathische und parasympathische Neurone. Die meisten — jedoch nicht alle — sympathischen postganglionären Elemente sind adrenerg, die meisten parasympathischen postganglionären Elemente sind cholinerg.

Autonome Repräsentation
des zerebralen Cortex
(s. Abb. 1-8 u. 1-9)

Die Annahme, daß sich im Cortex eine autonome Repräsentation findet, konnte durch viele Befunde bestätigt werden. Es findet sich jedoch kein Cortexareal, das ausschließlich für autonome Funktionen zuständig ist. Autonome oder andere motorische Funktionen überlappen sich, wie z. B. bei der Tränensekretion und Pupillenveränderungen im Falle der Stimulation der Augenregion des Cortex (Brodman-Areal 8) und der dadurch ausgelösten konjugierten Augenbewegungen. Ebenso können Blutdruckveränderungen, Atemhemmung, Vasokonstriktion und Vasodilatation, gastrointestinale Übererregbarkeit, Salivation und Änderungen der Schweißsekretion ausgelöst werden. Vasomotorische Antworten erfolgen bei Reizung der Areae 4 und 6. Die Atmung kann durch Stimulation der orbitalen Oberfläche (Area 47), des Gyrus cinguli (Area 24), des vorderen Anteils der Insula und des vorderen Pols des Temporallappens (Area 38) gehemmt werden. Nach Reizung von Area 8 kommt es zu einer Beeinflussung von gastrointestinalen Funktionen mit peristaltischen Bewegungen und Magensekretion, nach Stimulation von Area 47 zu einer Erschlaffung der Magenmuskulatur. Gesteigerte Freßlust wird bei Tieren nach Ablation der prämotorischen Regionen beobachtet. Harninkontinenz bei bilateralen Läsionen der parasagittalen Areale 4 und 6 wurde schon weiter oben beschrieben. Außer vom Cortex können autonome Funktionen von vielen anderen suprasegmentalen Stationen beeinflußt werden. Meistens erfolgen diese zentralen Antworten auf dem Weg über den Hypothalamus, der ein Integrationszentrum der vegetativen Funktionen darstellt (s S. 27).

Pharmakologie des autonomen Nervensystems

Acetylcholin und Noradrenalin sind die Überträgerstoffe des vegetativen Nervensystems. Sie werden an den Synapsen zwischen prä- und postganglionären Neuronen und am Übergang zum Effektororgan freigesetzt. Entsprechend dem Überträgerstoff in der Peripherie unterscheidet man ein adrenerges und ein cholinerges System.

Acetylcholin wird an allen präganglionären Endigungen und an den postganglionären Synapsen des Parasympathicus freigesetzt. An diesen Synapsen finden sich hohe Konzentrationen von Acetylcholin, Cholinacetylase und von spezifischer Cholinesterase.

Adrenerges System

Noradrenalin ist der chemische Überträgerstoff an den meisten sympathischen postganglionären Endigungen. Noradrenalin und sein Methylderivat, Adrenalin, werden außerdem auch durch das Nebennierenmark freigesetzt. Nur Noradrenalin — nicht jedoch Adrenalin — ist ein Überträgerstoff an den sympathischen Endigungen.

Obwohl viele Eingeweide sowohl Noradrenalin als auch Adrenalin enthalten, korreliert nur der Noradrenalingehalt mit der Anzahl der sympathischen Nervenendigungen in den betreffenden Organen. Bei Reizung der adrenergen Nervenversorgung haben Medikamente, die nur die Adrenalinwirkung blockieren, in den meisten Organen nur wenig Effekt. Diese Befunde lassen sich heute mit der Annahme von zwei verschiedenen Rezeptoren (α- und β-Typ) erklären, die jeweils durch verschiedene Stoffe erregt und blockiert werden können. Die Reizung der α-Rezeptoren führt zu einer Vasokonstriktion, wäh-

Tabelle 6-1. *Reaktionsweise vegativ innervierter Erfolgsorgane auf Aktivierung des cholinergen, bzw. des adrenergen Systems*[a]

Erfolgsorgan		Cholinerge Impulse Effekt	Rezept. Typ	Adrenerge Impulse Effekt
Auge	radial. Irismusk.	—	α	Kontraktion (Mydriasis)
	Sphincter irid.	Kontraktion (Miosis)		—
	Ciliarmuskel	Kontrakt. f. Nahsicht	β	Relaxation f. Fernsicht
Herz	Sinusknoten	Abnahme d. Frequenz. vagaler Herzstillst.	β	Zunahme d. Herzfrequenz
	Vorhöfe	Abnahme d. Kontraktilität; Zunahme d. Leitungsgeschw.	β	Zunahme d. Kontraktilität. Zunahme der Leitungsgeschwindigkeit
	AV-Knoten u. Leitungssystem	Abnahme d. Leitungsgeschw., AV-Block		Zunahme der Leitungsgeschwindigkeit
	Ventrikel	—	β	Zunahme d. Kontraktilität, d. Leitungsgeschw. d. Automatizität.
Blutgefäße	Koronargefäße	—	α	Konstriktion
			β	Dilatation
	Haut u. Mucosa-G.	—	α	Konstriktion
	Skeletmuskel-G.	Dilatation	α	Konstriktion
			β	Dilatation
	Cerebral-G.	—	α	Konstriktion (gering)
	Lungen-G.	—	α	Konstriktion
	Baucheingeweide-G.	—	α	Konstriktion
			β	Dilatation
	Niere	—	α	Konstriktion
	Speicheldrüsen-G.	Dilatation	α	Konstriktion
Lunge	Bronchialmuskeln	Kontraktion	β	Relaxation
	Bronchialdrüsen	Stimulation		Hemmung (?)
Magen	Motilität u. Tonus	Zunahme	β	Abnahme
	Sphincteren	Relaxation	α	Kontraktion
	Sekretion	Stimulierung		Hemmung (?)
Darm	Motilität u. Tonus	Zunahme	α, β	Abnahme
	Sphincteren	Relaxation	α	Kontraktion
	Sekretion	Stimulation		Hemmung (?)
Gallenblase u. -gänge		Kontraktion		Relaxation
Harnblase	Detrusor	Kontraktion	β	Relaxation
	Sphincter, Trigon.	Relaxation	α	Kontraktion
Ureter Motilit. Tonus		Zunahme (?)		Zunahme
Uterus		variabel	α, β	variabel (je nach Zyklus, Hormon.)
Männ. Sexualorgane		Erektion		Ejakulation
Haut	Pilomotoren	—	α	Kontraktion
	Schweißdrüsen	generalisierte Sekr.	α	leichte, lokalisierte Sekretion „adrenerges Schwitzen"
Milzkapsel		—	α	Kontraktion
Nebennieren-Mark		Sekr. v. Adren. u. Noradrenalin		—
Leber		—	β	Glykogenolyse
Pankr.	Acini	Sekretion		—
	Inselapp.	Insulinsekretion	α	Hemmung der Insulinsekretion
			β	Insulinsekretion
Speicheldrüsen		profuse wäßr. Sekretion	α	dicke visköse Sekretion
Tränen-. nasoph. Drüsen		Sekretion		—
Fettgewebe		—	β	Lipolyse
juxtaglomeruläre Zellen		—	β	Reninsekretion

[a] Nach Goodman and Gilman: The Pharmacological Basis of Therapeutics, 4th ed. Macmillan 1970

Tabelle 6–2. *Einige Pharmaka, welche die sympathische Aktivität beeinflussen. Nur die Hauptwirkungen sind angeführt; für Guanethidin nimmt man 2 Hauptwirkungen an*

Angriffsort	Pharmaka, welche die sympathische Aktivität steigern durch	Pharmaka, welche die sympathische Aktivität vermindern durch
Sympathisches Ganglion	*Stimulierung der postganglionären Neurone* Acetylcholin Nicotin Dimethphenylpiperazin *Hemmung der Acetylcholinesterase* Diisopropylfluorophosphat (DFP) Physostigmin (Eserin) Neostigmin (Prostigmin) Parathion	*Blockierung der Erregungs-Leitung* Chlorisondamin (Ecolid) Hexamethonium (Bistrium) Mecamylamin (Inversin) Pentolinium (Ansolysen) Tetraäthylammonium (Etamon, TEA) Trimethaphan (Arfonad) hohe Konzentrationen von Acetylcholin u. Anticholinesterase-Mitteln
Endigung der postganglionären Neurone	*Freisetzung von Noradrenalin* Tyramin Ephedrin Amphetamin	*Blockierung der Noradrenalin-Synthese* α-Methyl-p-Tyrosin *Interferieren mit Noradrenalinspeicherung* Reserpin Guanethidin (Ismelin) *Verhinderung der Noradrenalin-Freisetzung* Bretyliumtosylat (Darenthin) Guanethidin Ismelin *Bildung „falscher" Überträger* α-Methyldopa (Aldomet)
α-Rezeptoren	*Stimulierung der α-Rezeptoren* Noradrenalin (Levarterenol) Adrenalin Metaraminol (Aramin) Methoxamin (Vasoxyl) Phenylephrin (Neo-Synephrin)	*Blockierung der α-Rezeptoren* Phenoxybenzamin (Dibenzylin) Phentolamin (Regitin) Mutterkorn-Alkaloide
β-Rezeptoren	*Stimulierung der β-Rezeptoren* Isoproterenol (Isuprel) Adrenalin (Noradrenalin?)	*Blockierung der β-Rezeptoren* Dichloroisoproterenol Pronethalol Propranolol (Inderal)

rend die Stimulation der β-Rezeptoren z. B. zu einer Erhöhung der Herzfrequenz und der Kontraktionsamplitude führt.

Cholinerges System

Dazu gehören folgende Anteile:
1. Alle präganglionären Neurone;
2. alle postganglionären parasympathischen Neurone;
3. die postganglionären sympathischen Neurone, die die Schweißdrüsen innervieren und
4. die sympathischen vasodilatatorischen Neurone zu den Blutgefäßen der Skeletmuskeln.

Im Nebennierenmark haben die postganglionären Zellen ihre Axone verloren und sind auf die direkte Sekretion von Adrenalin bzw. Noradrenalin ins Blut spezialisiert. Die cholinergen präganglionären Neurone zu diesen Zellen stimulieren die Sekretion. Der Freisetzung von Noradrenalin durch die adrenergen Neurone kann eine Freisetzung von Acetylcholin vorausgehen. Wegen der hohen Konzentration von Cholinesterase an den Endigungen der cholinergen Nerven findet sich normalerweise kein Acetylcholin im zirkulierenden Blut, und die Effekte einer Acetylcholinfreisetzung sind nur gering und kurz. Die Noradrenalinwirkung hält länger an und hat ein breiteres Wirkungsspektrum als Acetylcholin.

Gewisse Pharmaka können mimetisch oder lytisch auf das cholinerge oder adrenerge System wirken, indem sie auf bestimmte Stufen der Transmittersynthese oder des Transmitterabbaus einwirken:
1. auf die Synthese,
2. auf die Speicherung in den Nervenendigungen,

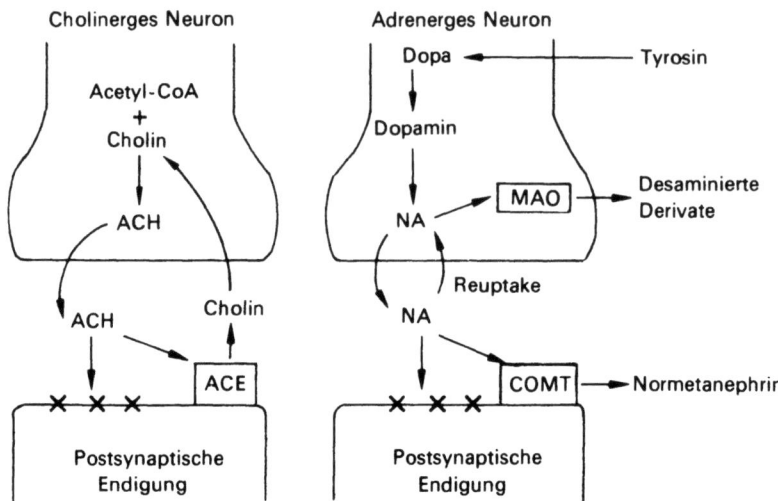

Abb. 6-6. *Vergleichende Darstellung der biochemischen Wirkungsmechanismen an cholinergen und adrenergen Nervenendigungen.* ACH Acetylcholin; ACE Acetylcholinesterase; NA Noradrenalin; X Rezeptor. Beachte: Monoaminoxidase (MAO) befindet sich intrazellulär, so daß ständig geringe Mengen von Noradrenalin in den adrenergen Nervenendigungen desaminiert werden. Catechol-O-methyltransferase (COMT) befindet sich im Interstitium und baut das extrazelluläre (freigesetzte) Noradrenalin ab. (Nach Ganong, W. F.: Review of Medical Physiology, 7th ed. Lange, 1975)

3. auf die Freisetzung in den Nervenendigungen,
4. auf die Wirkung an den Effektorzellen,
5. auf die Wiederaufnahme (reuptake) und
6. auf den Abbau.

Manche Substanzen können die Freisetzung von beiden Überträgerstoffen bewirken.

Acetylcholin hat in seinem Molekül drei biologisch wirksame Zentren. Für die Wirkung sind jedoch jeweils nur zwei Zentren notwendig. Daraus erklären sich zwei Angriffsmöglichkeiten, die man als *muscarinartig* und *nikotinartig* bezeichnet, weil sich die beiden Reaktionsweisen durch *Muscarin* bzw. *Nikotin* imitieren lassen.

Muscarin hat nur einen geringen Effekt auf die autonomen Ganglien, reizt jedoch die postganglionären cholinergen Neurone. Stoffe mit muscarinähnlicher Wirkung sind Acetylcholin, Acetylcholinabkömmlinge und Inhibitoren der Cholinesterase (z. B. DFP, Nervengase usw.). Atropin, Belladonna und andere natürlich vorkommende oder synthetische Belladonna-ähnliche Stoffe blockieren den Muscarin-Effekt des Acetylcholins, indem sie die entsprechenden Rezeptoren an den viszeralen Organen besetzen.

Die Wirkung des Acetylcholins auf die Ganglien und die neuromuskuläre Endplatte ist nikotinartig.

Die muscarinartigen Effekte sind durch Atropin, die nikotinartigen am Ganglion durch Ganglienblocker, an der Endplatte durch Curareähnliche Wirkstoffe aufzuheben.

Bei den Sympatholytica unterscheidet man α-Blocker und β-Blocker. Die α-Blocker führen zu einer Vasodilatation. Therapeutisch werden sie gelegentlich bei peripheren Durchblutungsstörungen angewendet. β-Blocker haben eine breitere therapeutische Anwendung bei Herzrhythmusstörungen und bei Angina pectoris gefunden.

Wenn autonome Erfolgsorgane (glatte Muskulatur, Herzmuskel oder Drüsen) ganz oder teilweise von ihren autonomen Nervenversorgungen getrennt werden, tritt nach kurzer Zeit eine Überempfindlichkeit gegenüber den entsprechenden chemischen Überträgersubstanzen auf.

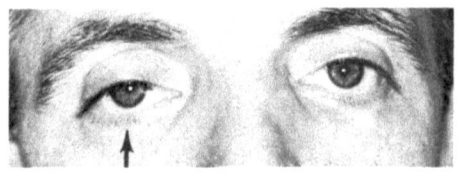

Abb. 6-7. *Horner-Syndrom.* Horner-Syndrom rechts bei einem Tumor im Bereich der rechten Lungenspitze

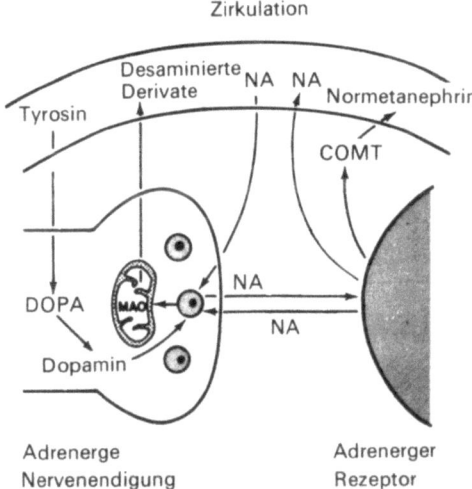

Abb. 6–8. *Bildung, Aufnahme und Stoffwechsel von Noradrenalin an adrenergen Nervenendigungen.* Noradrenalin in granulierten Vesikeln wird hauptsächlich durch Aktionspotentiale in sympathischen Nerven an den Endigungen freigesetzt. Ein Teil des Noradrenalins diffundiert jedoch konstant aus den Granula zu den Mitochondrien, wo es zu desaminierten Derivaten oxidiert wird. Noradrenalin wird in den Vesikeln aus Dopamin gebildet, aus der Zirkulation aufgenommen und nach seiner Freisetzung erneut aufgenommen (Wieder-Aufnahme); *NA* Noradrenalin. (Aus Ganong, W. F.: Review of Medical Physiology, 7th ed. Lange, 1975)

Dieser Effekt ist bei Schädigung der postganglionären Zellen sehr viel stärker als bei Läsion der präganglionären Zellen. Diese Denervierungssensibilisierung wurde von Cannon als „Gesetz der Denervation" bezeichnet.

Störungen im autonomen Nervensystem

Charakteristische Syndrome bei Störungen des autonomen Nervensystems

Das *Horner-Syndrom* ist charakterisiert durch eine unilaterale Ptosis, Miosis und Enophthalmus, manchmal mit Rötung des Gesichts. Es wird häufig durch ipsilaterale Beteiligung der sympathischen Fasern im zervikalen Grenzstrang oder im oberen Thorakalmark verursacht. Je nach Lokalisation unterscheidet man ein zentrales von einem peripheren Horner-Syndrom.

Beim zentralen Horner-Syndrom kommt es nach Einbringen von Kokain in den Konjunktivalsack zu einer starken Erweiterung der Pupille. Beim peripheren Horner-Syndrom fehlt diese Reaktion.

Die *Hirschsprungsche Erkrankung* (Megakolon) besteht in einer enormen Dilatation des Colons mit chronischer Obstipation. Diese Erkrankung beruht auf dem angeborenen Fehlen der parasympathischen Ganglien und dem Vorhandensein von abnormen Nervenfibrillen in einem makroskopisch normalen Kolonabschnitt.

Vasomotorische, trophische oder sekretorische Störungen

Bei verschiedenen zentralen oder peripheren Nervenverletzungen ist teilweise das sympathische periphere Nervensystem mitbeteiligt. Die trophischen Störungen sind darauf zurückzufüh-

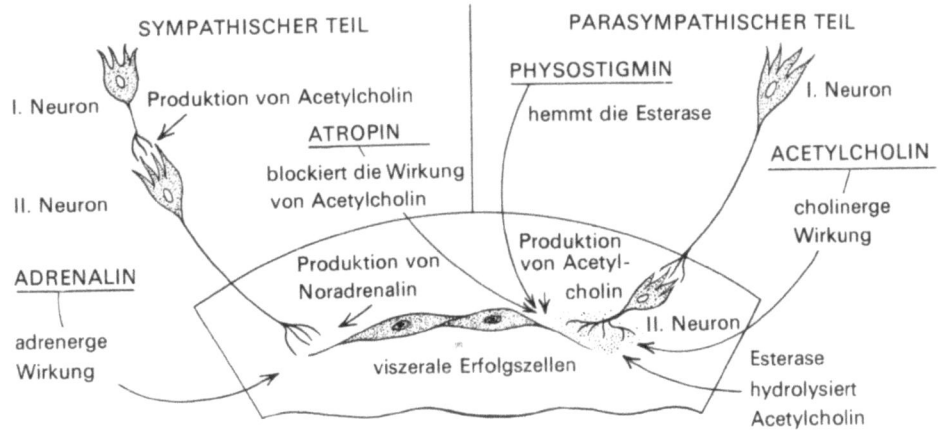

Abb. 6–9. *Angriffspunkte von Pharmaka auf viszerale Erfolgszellen*

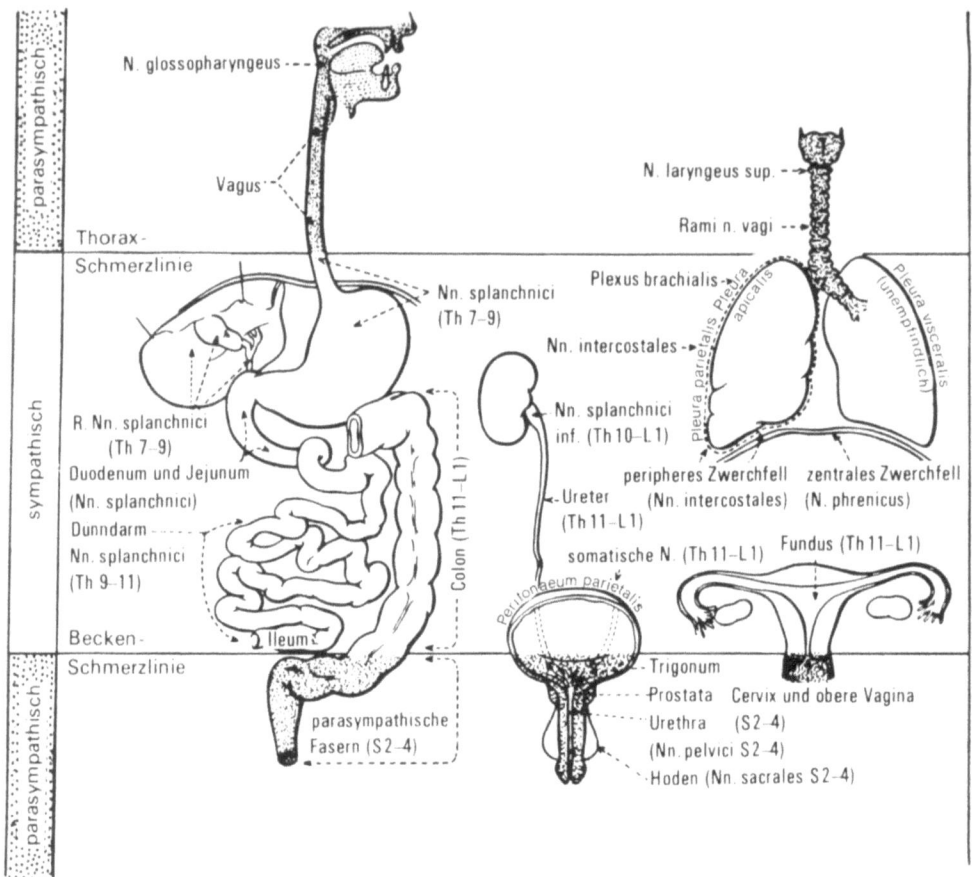

Abb. 6-10. Schmerzinnervation der Eingeweide. Afferenzen von Strukturen über der Thorax-Schmerzlinie und unter der Becken-Schmerzlinie laufen über parasympathische Leitungen. (Nach White, aus Patton, in Physiology and Biophysics. 19th ed., Ruch, T.C., and Patton, H.D. Eds. Saunders, 1965)

ren, teilweise jedoch auch auf gleichzeitig auftretende Zirkulationsstörungen und auf eine Schonatrophie. Trophische Störungen wie Muskelatrophie, Haut- und Nagelveränderungen, Schweißsekretionsstörungen usw. werden in Kapitel 14 näher beschrieben.

Trophodermatoneurosen

Erkrankungen aus diesem Bereich werden durch Dysfunktion des autonomen Nervensystems verursacht.

Akroparästhesie ist eine langsam fortschreitende Erkrankung, die hauptsächlich Frauen mittleren Alters befällt, und durch meist an den Händen auftretende Kribbelparästhesien, häufig verbunden mit Schmerzen, Hyperästhesien, Hyperalgesien und Kältegefühl charakterisiert wird. Einige Autoren halten die Akroparästhesie für eine leichte Form des Morbus Raynaud (siehe unten).

Erythromelalgie (Weir-Mitchell's-Disease) ist eine seltene Erkrankung im mittleren Lebensalter mit periodischer Rötung der Haut und schweren Schmerzen in einer oder mehreren Extremitäten. Diese Attacken dauern selten mehr als einige Stunden und gehen mit einer deutlichen Hyperalgesie und Schweißbildung im betroffenen Gebiet einher. Es kommt für gewöhnlich zu trophischen Veränderungen an der Haut und den Nägeln. Ursache ist oftmals eine Polyglobulie.

Die *Raynaud-Krankheit* kommt hauptsächlich bei jüngeren Frauen vor, befällt Zehen, Finger, Ohren und die Nasenspitze und breitet sich später in größere Areale aus. Anfangs finden

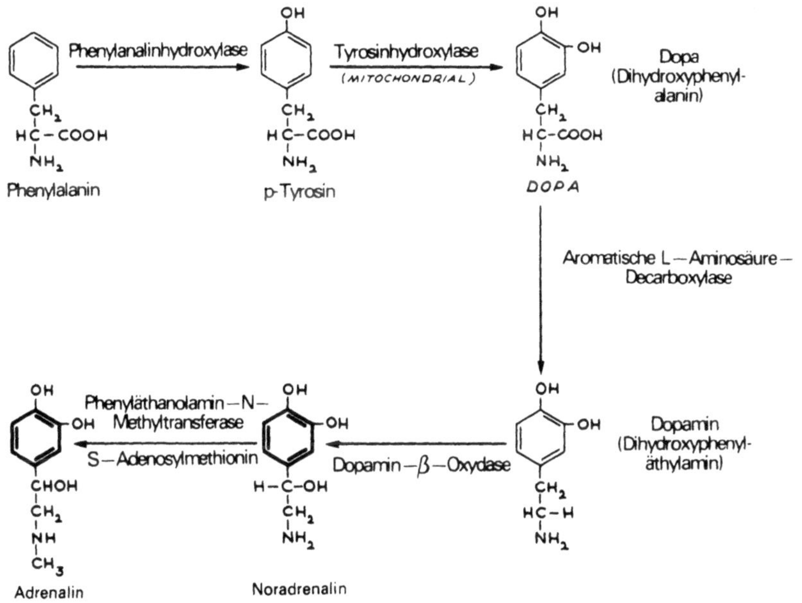

Abb. 6–11. *Biosynthese der Katecholamine.* (Aus Meyers, F. H., et al.: A Review of Medical Pharmacology, 4th ed. Lange, 1974)

sich lokale Veränderungen, wobei die Haut in diesen Gebieten kalt und blaß ist; bald stellt sich eine lokale Hypoxie mit blaugrauer Verfärbung und schließlich eine symmetrische trockene Gangrän ein. Morbus Raynaud ist eine Erkrankung der peripheren vaskulären Innervation.
Sklerodermie ist eine diffuse oder umschriebene Verdickung der Haut, welche häufig als Folge von M. Raynaud oder bei anderen vasomotorischen, trophischen Störungen vorkommt. Therapeutisch wird beim M. Raynaud — neben konservativen Maßnahmen — eine Ganglienblockade (z. B. Stellatumblockade) oder eine regionale Sympathektomie vorgenommen.
Das *angioneurotische Ödem* (Quincke-Ödem) besteht in Attacken von akuten umschriebenen Quaddeln an den Armen oder im Gesicht, die nach einem allgemeinen Krankheitsgefühl, Schüttelfrost und geringem Fieber auftreten. Ein Quincke-Ödem kann durch emotionalen Streß ausgelöst werden und dauert einige Stunden. In seltenen Fällen kommt es zum Tode durch Verlegung der Atemwege bei Glottisbeteiligung.
Das *hereditäre Trophödem* (Milroy-Krankheit) ist eine seltene chronische familiäre Erkrankung mit Ödembildung in einer oder mehreren Extremitäten, die zu einer lokalen Elephantiasis führt.
Lipodystrophie ist eine seltene Erkrankung, die häufiger bei Frauen vorkommt. Sie ist charakterisiert durch Atrophie des Fettgewebes im oberen Teil des Körpers (Gesicht, Oberkörper, Arme) bei übermäßig starkem Fettansatz im Bereich der Hüften und unteren Extremitäten.
Progressive Gesichtshemiatrophie (Romberg-Krankheit) ist eine seltene Erkrankung, die in jüngeren Jahren auftritt und durch deutliche Atrophie einer Gesichtshälfte gekennzeichnet ist. Die Haut ist zusätzlich induriert und hyperpigmentiert und atrophiert dann zusehends.
Das *Morvan-Syndrom* besteht in atrophischen Veränderungen der Knochen, Haut und Muskeln der Hand bei Syringomyelie und anderen Rückenmarkskrankheiten (z. B. Tumoren, Lues spinalis). Es kann dabei zu schwersten Verstümmelungen und zum Verlust von Fingergliedern oder ganzer Finger kommen.
Die *Adipositas dolorosa* (Dercum-Krankheit) ist charakterisiert durch große, schmerzhafte Fettwülste an Schultern, Armen, Beinen und tritt hauptsächlich bei Frauen im Klimakterium auf. Die Ursache ist nicht bekannt.
Einseitige Ödeme kommen im Rahmen einer Hemiparese durch Mitschädigung vegetativer Bahnen vor.
Kausalgie ist eine schmerzhafte Erkrankung der Hände oder der Beine, die bei Reizzuständen nach Verletzung des N. medianus oder N.

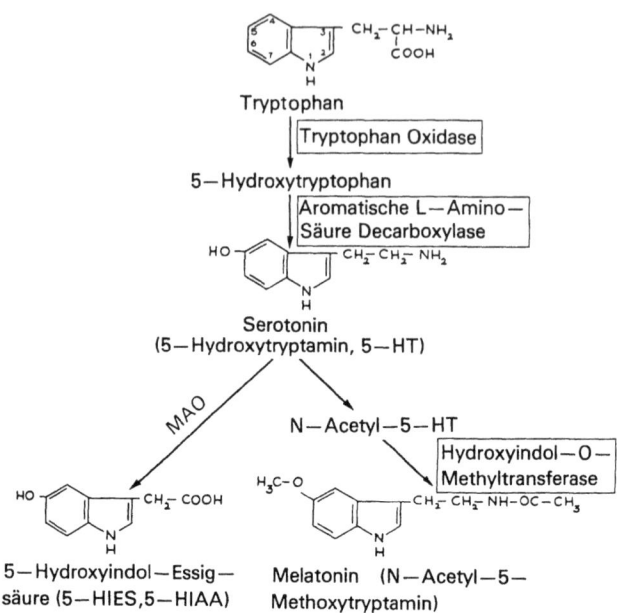

Abb. 6-12. *Synthese und Metabolismus von Serotonin.* (Aus Meyers,F.H., et al.: A Review of Medical Pharmacology, 4th ed. Lange, 1974)

ischiadicus auftritt. Sie ist gekennzeichnet durch heftige brennende Schmerzen, Schwellung, Rötung, Schweißsekretion und trophische Nagelveränderungen. Kausalgien werden häufig durch Sympathicusblockaden oder lokale Sympathektomie verbessert.

Das *Riley-Day-Syndrom* (familiäre Dysautonomie) ist charakterisiert durch eine eingeschränkte Tränensekretion, fehlende Tränenbildung beim Weinen, übermäßiges Schwitzen, Sialorrhoe, emotionale Labilität, symmetrische fleckige Erytheme nach Streß oder nach Mahlzeiten, relative Schmerzunempfindlichkeit, mangelhafte motorische Koordination, Hyporeflexie, orthostatische Hypotonie und Verhaltensstörungen. Diese kongenitale Erkrankung wird häufig bei Kindern jüdischer Eltern gesehen. Die Reaktion auf intradermal injiziertes Histamin (1:1000) kann als diagnostische Methode verwendet werden. Die von dieser Erkrankung betroffenen Patienten zeigen den sonst üblicherweise auftretenden roten Hof ("flare") nicht.

Kapitel 7
Muskel

Bestandteile des Muskels

Die chemische Zusammensetzung wurde am ausführlichsten am quergestreiften Muskel untersucht, der zu 75% aus Wasser, zu 20% aus Protein und zu 5% aus anorganischem Material, organischen „Extrakten" und Kohlenhydraten (Glykogen und seinen Derivaten) besteht.

Muskelproteine

Die Muskelfibrillen bestehen hauptsächlich aus fibrillären Proteinen, die durch ihre Elastizität oder Kontraktionsfähigkeit charakterisiert sind.

A. *Myosin.* Myosin hat ein Molekulargewicht von 500000. Das Molekül ist stäbchenförmig und hat zwei Bestandteile, das H (Heavy)-Meromyosin und das L-Meromyosin. Myosin ist ein Globulin, das in konzentrierten Salzlösungen löslich ist. In physiologischen Kochsalzlösungen aggregiert Myosin zu Filamenten, die einen ähnlichen Bau aufweisen wie die A-Filamente im Muskel.

B. *Aktin.* Aktin ist ein Globulin mit einem Molekulargewicht von etwa 60000. Bei Präparation von Aktin durch Extraktion mit verdünnten Salzlösungen kann das Protein in Form eines globulären G-Aktin gewonnen werden. G-Aktin polymerisiert in Anwesenheit von Mg-Ionen zu fibrillärem F-Aktin.
Myosin und Aktin vereinigen sich zu einem stabilen Proteinkomplex, dem Aktomyosin. Die Verbindung erfolgt über das H-Meromyosin und ist sehr fest.
In Anwesenheit von ATP (Adenosintriphosphat) spaltet sich jedoch das Aktomyosin in Aktin und Myosin bei gleichzeitiger Muskelkontraktion. Die Energie für die Kontraktion wird durch die Spaltung des ATP zu ADP (Adenosindiphosphat) bereitgestellt, eine Reaktion, die durch die Adenosintriphosphatase (ATPase) katalysiert wird.

C. *Myoglobin.* Dieses konjugierte Protein, welches häufig als Muskelhämoglobin bezeichnet wird, hat große Ähnlichkeit mit dem Hämoglobin und fungiert als Sauerstoffüberträger. Das Molekulargewicht von Myoglobin beträgt nur ein Viertel desjenigen von Hämoglobin. Bei Quetschungsverletzungen und bei einigen Muskelerkrankungen wird Myoglobin im Urin ausgeschieden. Es kann in den renalen Tubuli ausfallen, Verstopfung der Tubuli verursachen und damit zur Anurie führen.

Anorganische Bestandteile des Muskels

Zu den Kationen des Muskels gehören Kalium, Natrium, Magnesium und Kalzium, wobei Kalium — wie in allen Zellen — die höchste Konzentration besitzt. Zu den Anionen gehören Phosphate, Chloride und geringe Mengen von Sulfaten.
Die intrazelluläre Kaliumkonzentration ist wichtig für die elektrochemischen Abläufe im Muskel. Bei Einlagerung von Glykogen wird eine beträchtliche Menge Kalium in das Gewebe inkorporiert. Bei Kaliummangelzuständen kommt es häufig zu Muskelschwächen. Kalzium und Magnesium wirken als aktivierende oder hemmende Substanzen der intramuskulären Enzymsysteme.

Aufbau des Muskels
(s. Abb. 7–1)

Je nach ihrem Aussehen im Lichtmikroskop wird zwischen quergestreiften und glatten Muskeln unterschieden. Beim *quergestreiften Muskel* können sich die Fasern über die gesamte Länge erstrecken. Jede Faser ist von einer elektrisch polarisierten Membran umgeben, deren Innenseite etwa 100 mV negativ gegenüber außen ist. Wird die Membran kurzzeitig depolarisiert, kommt es bei überschwelliger Reizung zu einem *Muskelaktionspotential*.

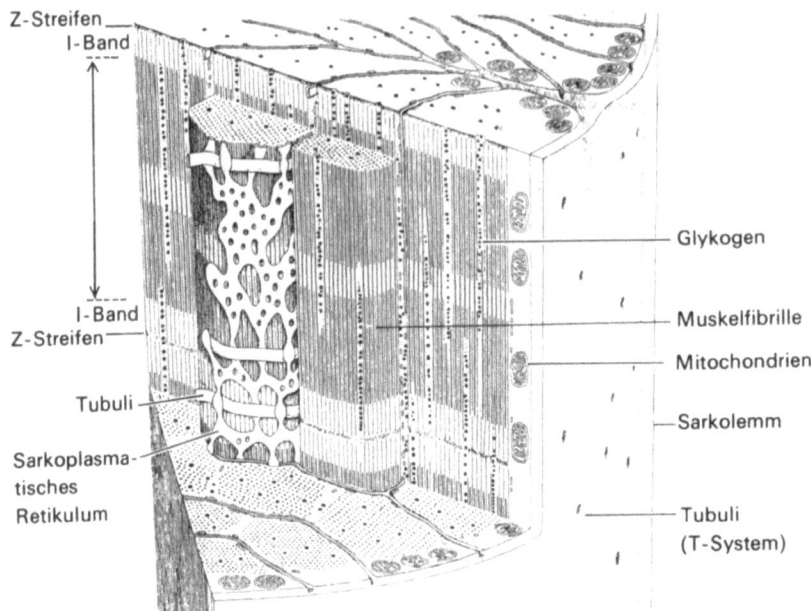

Abb. 7–1. *Struktur der Skeletmuskelfaser*. Die Muskelfaser besteht aus einer Anzahl von Muskelfibrillen und wird umgeben von einer Membran, dem Sarkolemm. Jede Fibrille wird vom sarkoplasmatischen Retikulum und vom sarkotubulären System (T-System) umgeben, das mit der Fibrillenaußenfläche in Verbindung steht. (Nach How is muscle turned on and off? by Hoyle. Scientific American 222:84 (April), 1970. Copyright © 1970 by Scientific American, Inc. All rights reserved

Der Nervenimpuls vom spinalen α-Motoneuron wird an der motorischen Endplatte auf die postsynaptische Muskelmembran übertragen. Das Muskelaktionspotential breitet sich dann über die gesamte Muskelmembran aus und führt im Rahmen der elektromechanischen Koppelung zu einer Einzelzuckung.

Im Unterschied zur glatten Muskulatur breitet sich das Muskelaktionspotential nicht von einer Nervenfaser zur nächsten aus. Jede Faser erhält eine eigene Willkürinnervation.

Der *Herzmuskel* nimmt eine Sonderstellung ein. Er besitzt ebenfalls quergestreifte Muskelfasern, die jedoch funktionell ein Synzytium bilden. Der Herzmuskel kontrahiert sich rhythmisch, auch wenn er denerviert ist.

Glatte Muskelfasern finden sich in den Blutgefäßen und in den meisten viszeralen Hohlorganen. Sie bilden ein Synzytium, in dem sich die Erregung ausbreitet, und haben eine eigene rhythmische Kontraktionsaktivität.

Bei der quergestreiften Muskulatur können rote und weiße Muskelfasern unterschieden werden. Die *roten* oder langsamen Muskeln enthalten mehr Myoglobin, haben weniger deutliche Streifung, antworten langsam und haben eine längere Latenz als die weißen Muskelfasern. Sie sind gut geeignet für langdauernde langsame Haltungsregulationsaufgaben. Die langen Muskeln des Erector trunci sind dafür typische Beispiele. Die *weißen* Muskeln sind „schnell", haben weniger Muskelfasern pro motorische Einheit, eine kurze Zuckungsdauer und sind spezialisiert auf kurze, fein abgestufte Bewegungen. Die äußeren Augenmuskeln und die Handmuskeln bestehen überwiegend aus weißen Muskelfasern. Eccles fand, daß sich der Muskeltyp bei neugeborenen Katzen ändert, wenn eine Kreuzinnervierung durchgeführt wird, ein Befund, der zeigt, daß Nervenzellen die Eigenschaften des innervierten Muskels ändern können.

Beim Skeletmuskel der Säugetiere gibt es wenigstens zwei histologisch und morphologisch unterschiedliche Typen von quergestreiften Muskelfasern, die als Typ I und Typ II bezeichnet werden. Die Unterteilung erfolgt mit Hilfe histochemischer Methoden und bezieht sich auf den Gehalt an Glykogen, Phosphorylase, Cytochromoxydase und verschiedenen Dehydrogenasen sowie anderen Enzymen.

Tabelle 7-1. Die fünf wichtigsten Zellkompartimente des Muskels und ihre funktionelle Bedeutung[a]

Kompartiment	Charakteristische biochemische Bestandteile	Funktion
Sarkoplasma	Zahlreiche Enzyme	Glykolyse
Mitochondrien	Oxydasen und Phosphorylasen	aerobe Stoffwechselaktivität im Ruhezustand oder Erholung von einer Sauerstoffschuld
Fibrillen	Aktin und Myosin	Kontraktion
Sarkotubuläres System	Aktive Speicherung und Freisetzung von Ca^{++}	On-und-off-Kontrolle des aktiven Zustands
Membran	Lipoproteinstruktur mit selektiven Permeabilitätsänderungen für Ionen	Erregung und Impuls-Leitung

[a] Nach Pearson et al.: Skeletal muscle: Basic and chemical aspects and illustrative new diseases. Ann. Int. Med. 67: 614–650, 1967

Tabelle 7-2. Charakteristische Eigenschaften der Muskelfaser[a]

Spezielle Merkmale	Fasern vom histochemischen Typ I	Fasern vom histochemischen Typ II
Anatomische Lokalisation Extremitäten	Tiefe Muskeln Axiale Anteile der oberflächennahen Muskeln	Oberflächliche Anteile der oberflächennahen Muskeln
Charakteristische Merkmale der Kontraktion	langsame Kontraktion und langdauernde Spannungsentwicklung	Rasche, starke Kontraktion von kurzer Dauer
Metabolische Charakteristika		
Energiequelle	Oxydative Phosphorylierung	Glykolyse
Metaboliten	Fettsäuren, Glucose	Glykogen
Enzymatische Charakteristika[b]		
Mitochondriale Enzyme Cytochromoxydase NAD-Lipoyl-Dehydrogenase β-Hydroxybuttersäure-Dehydrogenase Succinat-Dehydrogenase Enzyme des Krebs-Zyklus	hohe Aktivität	niedrige Aktivität
Enzyme der Glykolyse Phosphorylase Lactat-Dehydrogenase	niedrige Aktivität	hohe Aktivität
Myosin ATPase	niedrige Aktivität	hohe Aktivität
Isoenzyme der Lactat-Dehydrogenase	LD_1, LD_2, LD_3	LD_4, LD_5

[a] Nach Pearson et al.: Skeletal muscle: Basic and chemical aspects and illustrative new diseases. Ann. Int. Med. 67: 614–650, 1967
[b] NAD = Nicotinamid-adenin-dinucleotid; ATPase = Adenosintriphosphatase

Die chemischen Reaktionen, welche die Energiequelle für die Muskelkontraktion darstellen, werden nicht nur durch die Längenänderung des Muskels sondern auch durch die Spannungsentwicklung im Muskel kontrolliert. Die kontraktile Struktur des Muskels besteht aus den beschriebenen Proteinen (Myosin, Aktin und Tropomyosin). Myosin bildet den Hauptbestandteil und kann die Abspaltung der Phosphatgruppe von ATP katalysieren. Diese Reaktion ist eine Voraussetzung für die Muskelkontraktion.

Die Querstreifung des Skeletmuskels kommt durch den Aufbau aus gleichen Bausteinen, den Sarkomeren, zustande, die in Längsrichtung der Faser angeordnet sind. Die Sarkomere sind durch optisch dichte Scheiben, die Z-Bande voneinander getrennt. Zu beiden Seiten der Z-Bande liegen die helleren I-Bande (I = isotrop). Die Mitte der Sarkomere wird durch die dichteren A-Bande gebildet. Im Zentrum der A-Bande findet sich die hellere H-Bande (s. Abb. 7–3). Elektronenmikroskopisch wurde nachgewiesen, daß Myofibrillen zwei Typen von Filamenten enthalten, ein dickes und ein dünnes. Das dicke Filament stellt wahrscheinlich das Myosin, das dünne Filament das Aktin dar. Überlappung und damit Änderung der optischen Dichte führt zur Querstreifung der Myofibrillen. Während der Kontraktion kommt es zu einer Veränderung in diesem Muster, da dann die beiden Filamentgruppen aneinander vorbeigleiten (Gleit-Theorie der Kontraktion).

Das sarkotubuläre System, welches aus dem transversalen Tubulussystem (T-System) und dem sarkoplasmatischen Retikulum gebildet wird, umgibt die Muskelfibrillen und stellt sich im Elektronenmikroskop als Vesikel und Tubuli dar. Das T-System, welches kontinuierlich mit der Außenmembran der Muskelfaser in Verbindung steht, bildet ein Gitter, durch das die einzelnen Muskelfibrillen ziehen. Der Spalt zwischen den beiden Membranen des T-Systems stellt eine Ausdehnung bzw. Einstülpung des extrazellulären Raumes dar. Das sarkoplasmatische Retikulum bildet ein irreguläres Geflecht um jede Fibrille und steht am Übergang von der A- zur I-Bande teilweise mit dem T-System in Verbindung. Das T-System scheint die schnelle Fortleitung des Aktionspotentials von der Zellmembran ins Faserinnere zu allen Fibrillen des Muskels zu gewährleisten. Das sarkoplasmatische Retikulum spielt bei der Calciumbewegung und im Kontraktionszyklus eine wichtige Rolle.

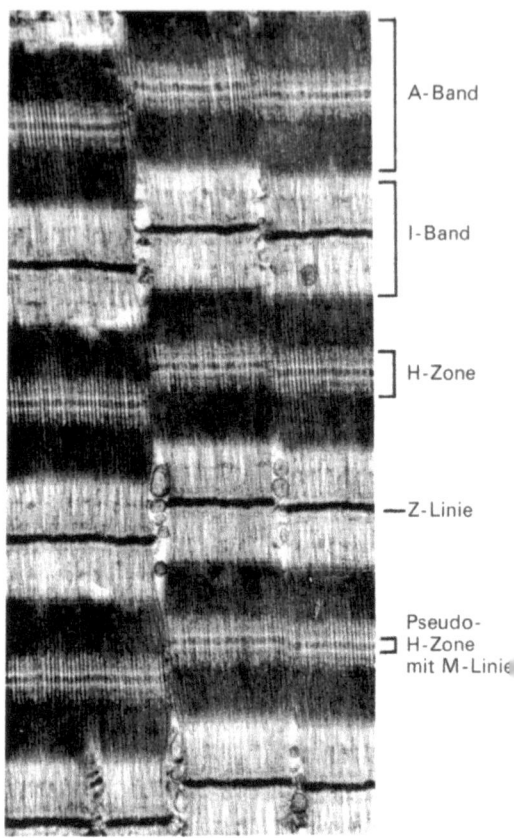

Abb. 7–2. *Elektronenmikroskopische Darstellung einer Skeletmuskelfaser des Kaninchens (×24000).* (Nach: The contraction of muscle, by Huxley, Scientific American 199:66 (Nov.), 1958. Copyright © 1958 by Scientific American, Inc. All rights reserved)

Physiologie der Muskelkontraktion

Mechanismus der Kontraktion

Das Muskelaktionspotential breitet sich über das Verzweigungsgebiet des tubulären Systems ins Innere aus. Die Depolarisierung setzt Kalziumionen frei. Die Zeit, um zum kontraktilen System zu gelangen, ist durch die kurzen Diffusionswege gering. Bei Anwesenheit von Ca- und Mg-Ionen wird durch ATPase ATP gespalten. Gleichzeitig kontrahiert sich der Aktomyosinkomplex. Ca wird vom tubulären System wieder in den extrazellulären Raum zurücktransportiert. Dadurch wird die Erschlaffungsphase eingeleitet.

ATP, wenn es vom kontrahierten Protein gebunden ist, von der ATPase jedoch nicht gespalten wird, löst die Bindungen zwischen Aktin und Myosin. ATP hat daher eine doppelte Wirkung: einmal während der Kontraktion, zum anderen als „Weichmacher" während der Erschlaffungsphase.

Abstufung der Muskelkontraktion

Bei überschwelliger Reizung laufen im Muskel verschiedene sehr rasche Veränderungen ab. Der Muskel verkürzt sich (isotone Kontraktion) oder entwickelt Spannung (isometrische Kontraktion). Reversible elektrische, strukturelle, chemische und thermische Veränderungen lau-

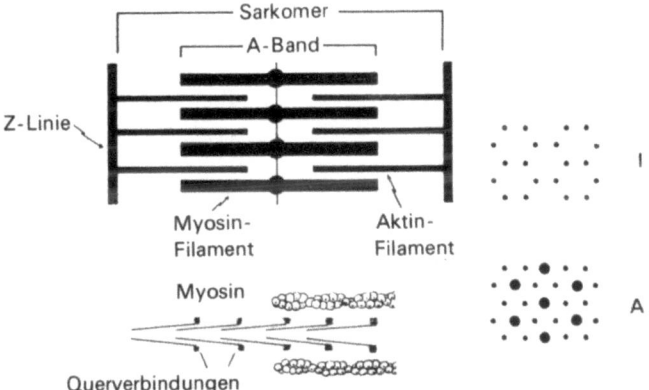

Abb. 7-3. *Oben links:* Anordnung der Aktin- und Myosin-Filamente im Skeletmuskel. *Oben rechts:* (I) Querschnitt durch ein I-Band, (A) Querschnitt durch ein A-Band lateral einer H-Zone. *Unten:* Angenommene Feinstruktur von Aktin und Myosin mit Darstellung der Querverbindungen. Myosin dürfte so angeordnet sein, daß seine Köpfe beiderseits in einem Sarkomer die Querverbindungen bilden. Aktin dürfte aus 2 Helixketten kugelförmiger Grundeinheiten bestehen. (Aus Ganong, W. F.: Review of Medical Physiology, 7th ed. Lange, 1975)

fen dabei ab, die sich nach sehr kurzen Intervallen wiederholen können und dadurch zu aufeinanderfolgenden Phasen von Kontraktion und Entspannung führen.

Die Spannungsentwicklung des Muskels kann durch zwei Faktoren abgestuft werden: (1) durch die Anzahl der Fasern oder der motorischen Einheiten, die aktiviert werden. Eine Einzelzuckung ist die Antwort des Skeletmuskels auf einen einzigen Nervenimpuls. Mit einem maximalen Einzelreiz werden alle motorischen Einheiten aktiviert und eine maximale Spannungsentwicklung bzw. Verkürzung erfolgt. (2) Wenn zwei maximale Stimuli in so kurzer Folge gegeben werden, daß der zweite Stimulus ankommt, bevor die Kontraktion des ersten vollständig beendet ist, so ist die Kontraktionsamplitude größer als bei einer maximalen Einzelzuckung. Dieser Befund gilt für die einzelne Muskelfaser, für die motorische Einheit und für den gesamten Muskel.

Es findet also eine mechanische Verschmelzung oder Summation der Kontraktionen statt. Die Verschmelzung ist um so größer je kürzer das Stimulusintervall ist, vorausgesetzt, daß noch zwei Muskelaktionspotentiale gebildet werden. Die zweite Möglichkeit, die Kontraktionsamplitude zu variieren, besteht also in einer Änderung der Entladungsfrequenz der Motoneurone.

Bei Serien von hochfrequenten repetitiven Reizen kommt es zu einer kompletten mechanischen Fusion und dadurch zu einer aufrechterhaltenen glatten Kontraktionsantwort, welche als *Tetanus* bezeichnet wird. Die kritische Fusionsfrequenz (die Stimulusfrequenz zur Erzeugung eines kompletten Tetanus) ist für schnelle Muskeln mit einer relativ kurzen Kontraktionszeit höher, für langsame (rote) Muskeln mit einer längeren Kontraktionszeit niedriger.

Neuromuskuläre Übertragung

Durch die *neuromuskuläre Übertragung* wird ein Nervenaktionspotential über einen chemischen Überträgerstoff auf die Muskelmembran übertragen. Dort führt die daraus folgende Depolarisation wieder zu einem Muskelaktionspotential. Jede Nervenfaser endigt in einer spezialisierten Region der Muskelfaser, die als *Endplatte* bezeichnet wird.

Ein Nervenaktionspotential erzeugt an der postsynaptischen Membran eine Depolarisation, die sich elektrotonisch ausbreitet. Dieses Endplattenpotential (EPP) erzeugt durch überschwellige Depolarisierung der Muskelmembran das Muskelaktionspotential. Das Zeitintervall zwischen dem Eintreffen des Nervenimpulses an der Endigung und dem Beginn des Endplattenpotentials wird als *neuromuskuläre Übertragungszeit* bezeichnet. Das Muskelaktionspotential gleicht dem Nervenaktionspotential. Es ist ebenfalls ein fortgeleiteter Alles-oder-Nichts-Prozeß mit einer Fortleitungsgeschwindigkeit von etwa 3 m/sec. Die Refraktärzeit ist die zur Repolarisierung der

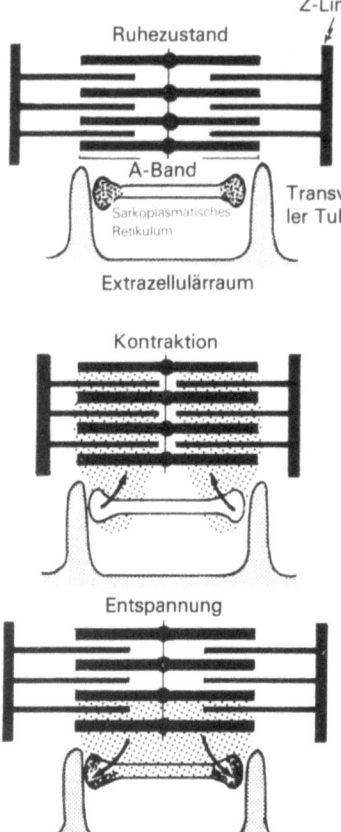

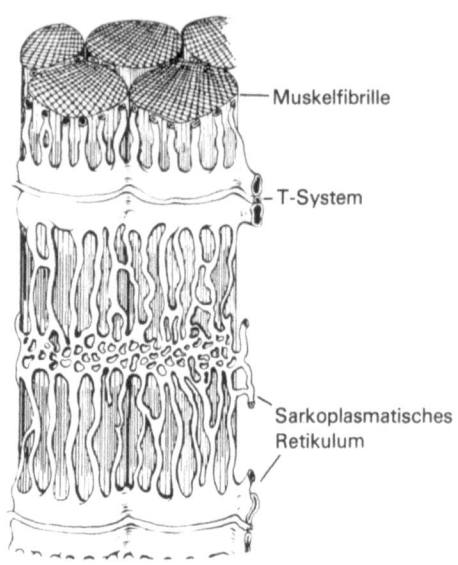

Abb. 7-5. *Beziehung des sarkotubulären Systems zu den Muskelfibrillen.* (Nach Peachey: The sarcoplasmatic reticulum and transverse tubules of the frog's sartorius. J. Cell. Biol. 25:209, 1965)

Abb. 7-4. *Muskelkontraktion.* Kalziumionen (als schwarze Punkte dargestellt) sind normalerweise in den Zisternen des sarkoplasmatischen Retikulums gespeichert. Das Aktionspotential breitet sich in die transversalen Tubuli aus und setzt CA^{++} frei. Die Aktinfilamente (dünne Linien) gleiten über die Myosinfilamente und die Z-Linien nähern sich. Ca^{++} wird dann in das sarkoplasmatische Retikulum gepumpt und der Muskel entspannt sich. (Abgeändert nach Layzer u. Rowland: Cramps. New England J. Med. 285:31, 1971)

Nervenmembran notwendige Zeit. Das Muskelaktionspotential wirkt als Trigger für den danach folgenden Kontraktionsmechanismus.

Stoffwechsel des Muskels

Bei der Muskelkontraktion wird ATP in ADP und Phosphat gespalten, wodurch die Energie für die Kontraktion bereitgestellt wird. Die Resynthese von ATP aus ADP und Phosphat und ebenso die Resynthese von Kreatinphosphat

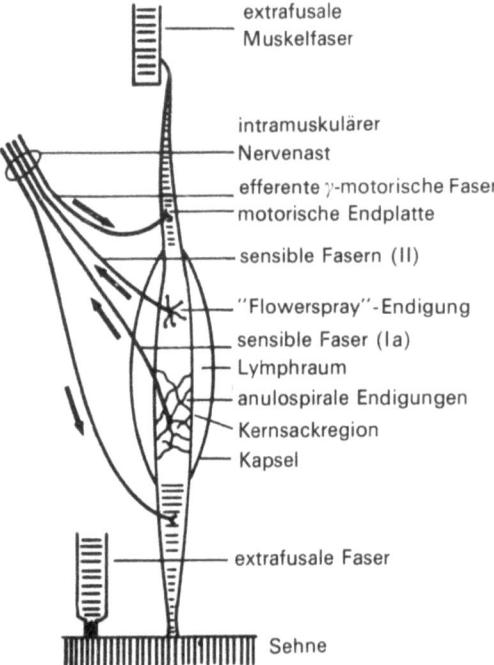

Abb. 7-6. *Muskelspindel (schematisch)* (Nach: Ganong, W.F.: Review of Medical Physiology, 7th ed. Lange, 1975)

wird mit Hilfe der Energie aus dem Glykolysemechanismus gewonnen. Es besteht ein Gleichgewicht zwischen ATP und Kreatinphosphat in folgender Form:

KrP + ADP ⇌ Kr + ATP.

Dadurch können die ATP-Speicher rasch aufgefüllt werden.

Der ruhende Muskel erfordert keinen Abbau von Glykogen, um seine Energiebedürfnisse sicherzustellen. 60% der Energie zur Aufrechterhaltung des ruhenden Muskels können durch Kohlenhydrate, die direkt vom Blut in die Gewebe diffundieren, aufgebracht werden. Andere Metaboliten aus dem Blut sorgen für den Rest.

Muskelrezeptoren

Für die Abstufung der Muskelkraft und für die koordinierte Motorik ist eine vielfältige Rückmeldung der motorischen Reaktionen notwendig. Eine große Anzahl von Nervenfasern, die einen Muskel versorgen, sind daher sensibel. Es werden drei Hauptgruppen von Rezeptortypen im Muskel unterschieden.

1. Muskelspindeln

Die kontraktilen Einheiten des Muskels werden als *extrafusale Fasern* bezeichnet. Im Gegensatz dazu nennt man die kleinen Muskelfasern der Muskelspindeln, welche noch einen embryonalen Bau haben und eine weniger deutliche Querstreifung aufweisen, *intrafusale Muskelfasern*. Die intrafusalen Fasern sind parallel geschaltet zu den übrigen Muskelfasern und endigen mit ihrer Umhüllung an den Sehnen oder seitlich an den benachbarten extrafusalen Fasern.

Der mittlere Anteil einer intrafusalen Muskelfaser, die "nuclear bag region", ist nicht kontraktil. In diesem Gebiet liegt die anulospirale Endigung, die Nervenendigung einer rasch leitenden afferenten Nervenfaser von Ia-Typ (8–12 µm im Durchmesser). Diese ist in einer komplizierten Anordnung um die intrafusale Faser herumgewickelt und dient als Rezeptor für den Streckreflex.

Zu beiden Seiten der anulospiralen Endigungen im kontraktilen Bereich sitzen die "flower-spray"-Endigungen, Rezeptoren von dünneren myelinisierten Fasern, die ebenso auf Dehnung ansprechen, und deren Erregung eine erhöhte Flexor- und eine erniedrigte Extensor-Motoneuron-Aktivität bewirken soll. Die motorische Innervation der intrafusalen Muskelfasern läuft über γ-Efferenzen aus den spinalen γ-Motoneuronen. Die Axone dieser kleinen Motoneurone endigen mit motorischen Endplatten an den kontraktilen Enden der intrafusalen Fasern.

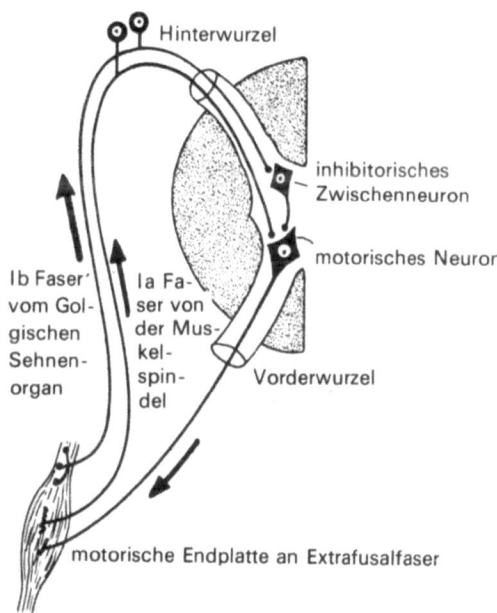

Abb. 7-7. *Reflexbahn für Dehnungsreflex und inversen Dehnungsreflex.* Dehnung stimuliert die Spindel und Impulse gehen über die Ia Faser und erregen das motorische Neuron. Ebenso wird das Golgische Sehnenorgan stimuliert und Impulse über die Ib Faser aktivieren das Zwischenneuron, das die Hemmung auslöst. Bei starker Dehnung ist die Hyperpolarisation des motorischen Neurons so groß, daß es die Entladung einstellt. (Nach Ganong, W. F.: Review of Medical Physiology, 7th ed. Lange, 1975)

2. Golgi-Sehnen-Organe

Bei den Golgi-Sehnen-Organen handelt es sich um netzförmige Ansammlungen von knopfartigen Nervenendigungen in den Faszikeln der Sehne. Sie liegen in Serie geschaltet am Übergang vom Muskel zur Sehne und können die durch die Muskelspindeln induzierte Kontraktionsantwort des Muskels begrenzen. Wenn nämlich die Spannung, die an der Sehne entwickelt wird, zu stark ansteigt, wird die Muskelkontraktion automatisch gehemmt. Die Interaktion von Golgi-Sehnen-Organen und Muskelspindeln gewährleistet neben anderen Mechanismen die Glattheit der Muskelbewegung. Die Schwelle der Golgi-Sehnen-Organe liegt beträchtlich höher als die der Muskelspindeln. Diese Nervenfasern sind myelinisiert, rasch leitend (Ib) und haben im Rückenmark Verbindung zu Interneuronen, welche wiederum direkt an Motoneuronen desselben Muskels endigen.

3. Freie Nervenendigungen

Diese Endigungen sind schon lange bekannt. In der Muskulatur ziehen sie meistens zusammen mit den Blutgefäßen und vermitteln Schmerz- und Temperaturempfindung. Muskelschmerzen können durch tiefe Palpation der Muskelmasse oder durch Quetschen der Sehne hervorgerufen werden.

Teil III
Grundzüge der
neurologischen Diagnostik

Kapitel 8
Motorik

Aktive Bewegungen gehören zu den fundamentalen Eigenschaften belebter Wesen. Bei einfachen Einzellern wird Bewegung und Ortsveränderung durch die Kontraktilität des Protoplasmas und die Wirkung zusätzlicher Organe, wie etwa Zilien, Flagellen usw. erreicht. Primitive Mehrzeller besitzen schon rudimentäre neuromuskuläre Mechanismen. Bei höheren Formen beruht Beweglichkeit auf der Impulsweiterleitung von einem Rezeptor über ein afferentes Neuron mit Umschaltung auf eine Ganglienzelle zu einem Muskel. Dieses gleiche Prinzip der Afferenz und Efferenz ist im Reflexbogen höherer Tiere und des Menschen verwirklicht. Bei diesen Spezies hat sich das rostrale Nervenrohr zu einem zentralen Regulationsorgan, dem Gehirn, entwickelt, welches Bewegungen initiiert und koordiniert.

Störungen der motorischen Kraft

Eine gestörte motorische Funktion, die sich als Schwäche oder Lähmung äußert, kann durch pathologische Prozesse im Bereich der Muskeln selbst, der neuromuskulären Übertragung, des peripheren Nerven oder der motorischen Strukturen im ZNS bedingt sein.
Das *Motoneuron* (peripher-motorisches Neuron, lower motor neuron) besteht aus einem Zellkörper im Vorderhorn des Rückenmarks oder des Hirnstamms und dem Axon, das im peripheren Nerven zur motorischen Endplatte der Muskeln zieht. Das Motoneuron wird als „gemeinsame Endstrecke" bezeichnet, weil es Afferenzen von kortikospinalen, rubrospinalen, olivospinalen, vestibulospinalen, retikulospinalen und tektospinalen Bahnen erhält und intersegmentale und intrasegmentale Reflexneurone aus dem Eigenapparat des Rückenmarks Verbindung zu ihm aufnehmen. Diese verschiedenen Informationen werden durch das periphere motorische Neuron integriert und das Resultat dem Muskel zugeleitet.

Periphere Lähmungen

Läsionen des peripheren Neurons sind entweder im Soma des Motoneurons lokalisiert oder in den Axonen, welche als Vorderwurzeln der Spinalnerven bzw. der Hirnnerven die Verbindung zur Muskulatur herstellen. Als Ursachen kommen Traumen, Toxine, Infektionen, vaskuläre Störungen, degenerative Prozesse, Neoplasmen oder kongenitale Malformationen in Frage.
Kennzeichen von peripheren Läsionen sind schlaffe Lähmung der betreffenden Muskeln, Muskelatrophie mit Degeneration der Muskelfasern und Entartungsreaktionen (10 bis 14 Tage nach der Läsion). Die Reflexe der betroffenen Muskeln sind abgeschwächt oder aufgehoben. Liegt gleichzeitig eine zentrale Parese mit Schädigung der Pyramidenbahn und eine periphere Läsion vor, so können keine pathologischen Reflexe (z. B. Babinski-Reflex) ausgelöst werden.

Zentrale Lähmungen

Das *kortikale motorische Neuron* (upper motor neuron) sendet Impulse von der motorischen Hirnregion über die Pyramidenbahn zu den spinalen Motoneuronen und ist für die Willkürmotorik unbedingt erforderlich. Die Axone dieser Pyramidenzellen laufen im Tractus corticobulbaris oder corticospinalis durch die Capsula interna, den Hirnstamm und das Rückenmark zum unteren Motoneuron.
Läsionen des oberen Motoneurons sind daher im zerebralen Cortex, der Capsula interna, den Hirnschenkeln, dem Hirnstamm oder dem Rückenmark anzutreffen. Ursachen können Geburtsschäden, Neoplasmen, Entzündungen, Blutungen, Thrombosen, degenerative Prozesse oder Traumata sein. Kennzeichen von zentralen Läsionen sind spastische Lähmungen der betreffenden Muskeln, nur geringe oder fehlende Muskelatrophie (meist ist jedoch eine Schonatrophie anzutreffen), Steigerung der Muskelei-

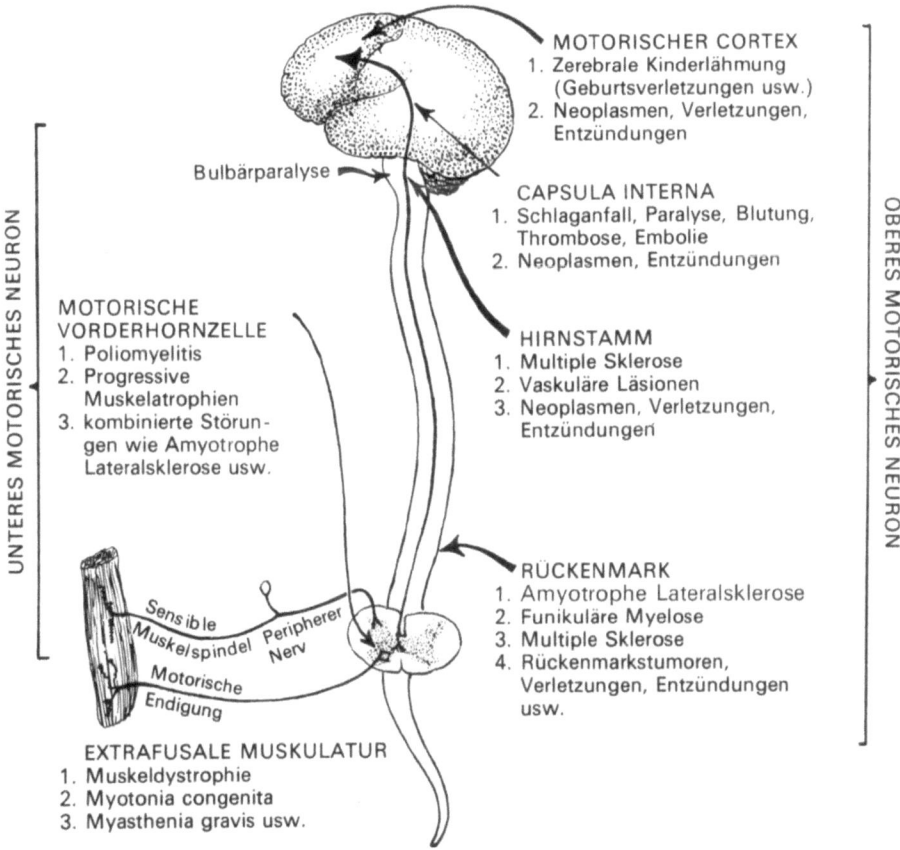

Abb. 8-1. Erkrankungen der motorischen Bahnen. (Nach Chor: Some problems in muscle disorders. Physiotherapy Rev. 16:2, 1963)

genreflexe und Auftreten von pathologischen Reflexen.

Bei zentralen Lähmungen wird als erstes die Feinmotorik beeinträchtigt. Außerdem läßt sich eine charakteristische Verteilung feststellen: am Arm sind hauptsächlich die Strecker und Supinatoren, am Bein die Beuger betroffen. Die elektrische Erregbarkeit der gelähmten Muskeln ist bei zentralen Paresen nicht verändert.

Bezeichnung von Lähmungen nach ihrer Verteilung

Bei kompletter Lähmung spricht man von *Plegie*, bei Verminderung der groben Kraft von *Parese*.

Hemiparese ist eine spastische oder schlaffe Halbseitenlähmung (Arm und Bein).

Monoparese ist eine Lähmung einer einzelnen Extremität.

Diplegie ist die vollständige Lähmung meist beider unterer Extremitäten (in seltenen Fällen sind auch die oberen Extremitäten gemeint).

Paraparese ist die symmetrische Parese der beiden unteren Extremitäten.

Tetraparese ist die Parese aller vier Extremitäten.

Als *Hemiplegia alternans* (gekreuzte Parese) wird die Lähmung eines oder mehrerer Hirnnerven gemeinsam mit einer kontralateralen Parese des Arms und des Beins bezeichnet.

Charakteristische Lähmungen bei Läsionen verschiedener Lokalisation

Kleine Läsionen, die sich auf die *Area 4* beschränken, führen zu einer schlaffen Parese mit Verlust der Feinmotorik (s. S. 8).

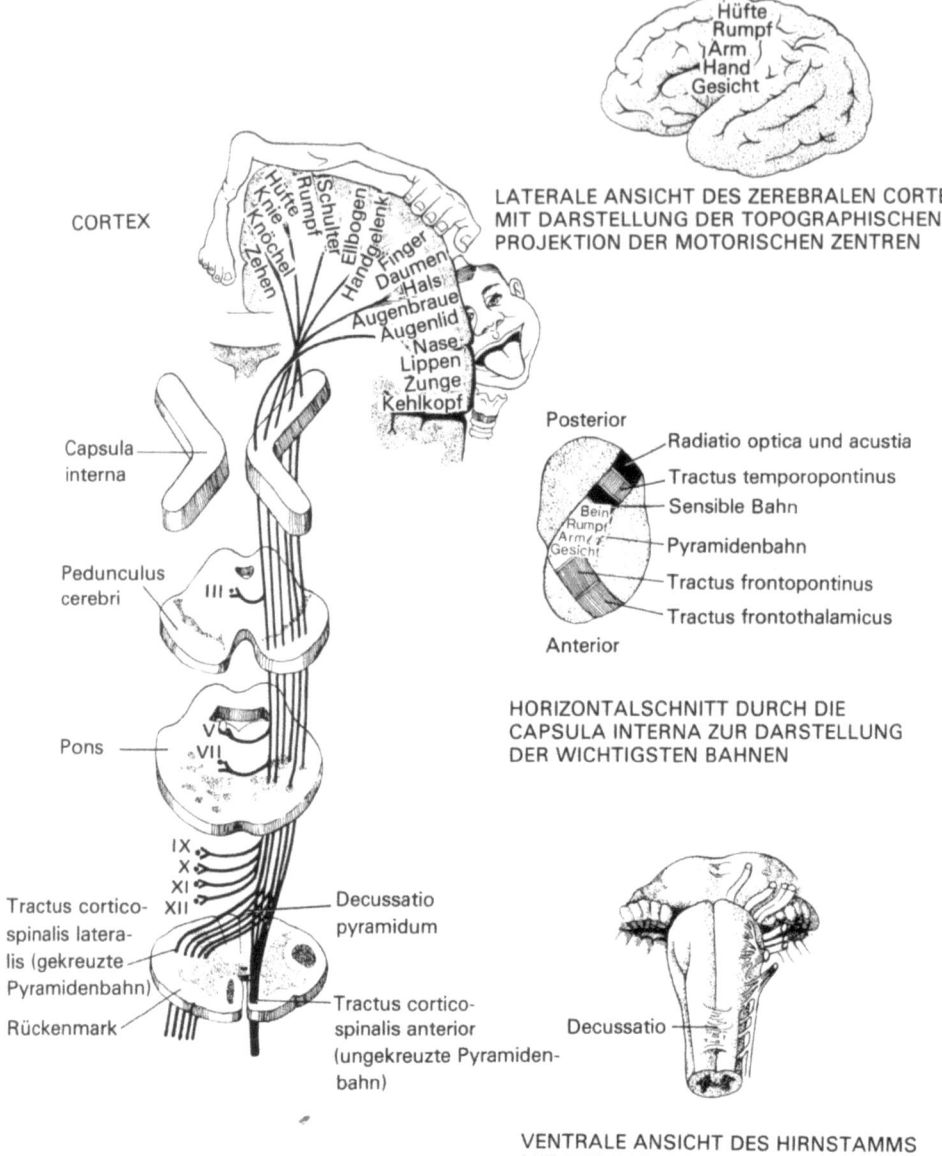

Abb. 8-2. *Pyramidenbahn-System.* (Nach: The Ciba Collection of Medical Illustration, by Frank H. Netter, MD. © Ciba)

Rindennahe Prozesse führen zu Paresen des kontralateralen Beins (mantelkantennah) oder des kontralateralen Arms als Monoparese.
Bei Schädigung im Bereich der *Capsula interna* kommt es kontralateral zu einer spastischen Hemiplegie meist mit kontralateraler supranukleärer Facialisparese. Ein solches Syndrom der inneren Kapsel wird häufig durch vaskuläre Störungen im Bereich der A. lenticulostriata verursacht.
Veränderungen im Bereich des *Hirnschenkels* und der *Brücke* wurden im Kapitel Mittelhirn und Hirnstamm beschrieben (s. S. 29 u. 34).
Eine isolierte Schädigung der Pyramidenbahn im Bereich der *Pyramide* führt zu einer schlaffen kontralateralen Hemiparese.

Herde im *Halsmark* unterhalb von C4 führen zu einer ipsilateralen spastischen Lähmung, da die Pyramidenbahn schon gekreuzt hat. Wenn der Herd auf die andere Seite übergreift, findet sich eine spastische Tetraparese mit querschnittsförmiger Sensibilitätsstörung ohne Hirnnervenbeteiligung.
Brustmarkläsionen mit Unterbrechung des Seitenstrangs führen zu einer spastischen ipsilateralen Monoparese. Bei beidseitiger Schädigung kommt es zu einer spastischen Paraparese beider Beine mit querschnittsförmiger Sensibilitätsstörung; je nach Höhe der Läsion auch zu Blasen-Mastdarmstörungen.

Extrapyramidalmotorische Störungen

Hyperkinesen und Tonuserhöhungen

Hyperkinesen und Tonuserhöhungen sind mit wenigen Ausnahmen auf eine Beteiligung des *extrapyramidalen Systems* zurückzuführen. Im allgemeinen umfaßt das extrapyramidale System alle absteigenden Bahnen mit Ausnahme der Pyramidenbahn, die direkt oder über Interneurone auf die primären Motoneurone wirkt. Die wichtigsten Strukturen des extrapyramidalen Systems sind: kortikale Ursprungsgebiete, subkortikale Zwischenstationen (Basalganglien), pedunkuläre Kerne (Nucl. subthalamicus, Substantia nigra, Nucl. ruber) und bulbospinale Strukturen (Formatio reticularis mit Vestibulariskernen).
Muskeltonus bezeichnet den innervatorisch bedingten Kontraktionsgrad des Muskels, der auch in Ruhe festzustellen ist. Er wird sowohl durch supraspinale Zuflüsse zu den α-Motoneuronen als auch durch Muskelspindelafferenzen unterhalten und ist auch abhängig von den vielfältigen mechanischen Eigenschaften des Muskels (Kontraktilität, Elastizität, Dehnbarkeit usw.).
Hypotone Muskeln sind weich und schlaff, jedoch nicht gelähmt. Sie bieten geringen Widerstand gegenüber passiven Bewegungen. Bei einer deutlich ausgeprägten Hypotonie können die Gelenke hyperextendiert werden, wenn die Extremität geschüttelt wird. Hypotonie kommt vor bei Muskelerkrankungen, Kleinhirnerkrankungen und bei Störungen der Propriozeptoren. Bei Tonussteigerungen unterscheidet man *Spastik* und *Rigor*. Typisch für die spastische Tonuserhöhung ist der geschwindigkeitsabhängige federnde Dehnungswiderstand, der mit steigender Dehnung zunächst zunimmt, dann aber plötzlich verschwindet (Taschenmesserphänomen). An den Beinen sind hauptsächlich die Extensoren betroffen. Diese Art der Tonussteigerung findet sich hauptsächlich bei Pyramidenbahnläsionen. Beim Rigor ist der Dehnungswiderstand in allen Gelenkstellungen gleichmäßig („wächsern") erhöht. Es findet sich kein Taschenmesserphänomen, dagegen läßt sich häufig ein geringgradiges ruckweises Nachgeben fühlen (Zahnradphänomen).
Bei peripheren Störungen wie Durchtrennung der motorischen oder sensiblen Nervenfasern zum Muskel ist der Tonus aufgehoben oder deutlich vermindert.

Physiologie des Muskeltonus

Bei der Aufrechterhaltung des Muskeltonus sind der Streckreflex und der Eigenapparat des Rückenmarks ein wichtiges Funktionselement. Der *Streckreflex* besteht aus einem monosynaptischen Reflexbogen mit direktem synaptischen Kontakt von afferentem und efferentem Neuron. Im Rezeptor des Streckreflexes finden sich bei Säugetieren zwei Typen von intrafusalen Muskelfasern, sog. "nuclear bag fibres" (mit einer zentral verdickten Kernsackregion) und "nuclear chain fibres" (ohne Kernsack), welche an beiden Enden an einer "nuclear bag fibre" befestigt sind.
Außer den weiter oben genannten anulospiralen Endigungen von Ia-afferenten Fasern finden sich noch sekundäre Endigungen, die sich „blütendoldenartig" ("flower-spray") auf den intrafusalen Muskelfasern ausbreiten und Endigungen von Nervenfasern des Typ II darstellen.
Die motorische Innervation der intrafusalen Fasern erfolgt, wie schon beschrieben, über γ-Efferenzen. Diese Fasern haben einen Durchmesser von 3–6 μm und gehören zur Aγ-Gruppe (s. Tabelle 3–1). Es findet sich auch eine spärliche Innervation der intrafusalen Muskelfasern durch β-Efferenzen, deren Bedeutung ungeklärt ist.
Bei Dehnung des Muskels werden seine Muskelspindeln erregt (Abb. 7-7). Die Muskelspindelafferenzen treten über die Hinterwurzeln ins Rückenmark ein und ziehen durch die graue Substanz, wo sie im Vorderhorn Synapsen mit den Motoneuronen bilden. Supraspinale mo-

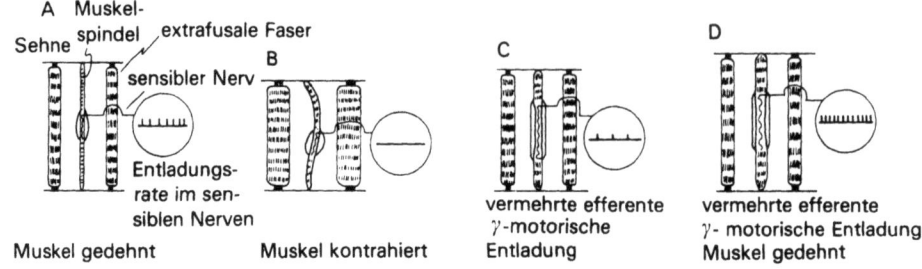

Abb. 8-3. *Auswirkung verschiedener Zustände auf die Muskelspindelentladung.* (A) Spindel im selben Ausmaß wie die extrafusalen Fasern gedehnt. (B) Spindel entspannt und daher länger als die kontrahierten extrafusalen Fasern. (C) Kontraktile Anteile der Spindel verkürzt: der Zug auf den Kernsackanteil bewirkt sensible Nervenentladung. (D) Die durch efferente γ-motorische Entladungen gedehnte Kernsackregion wird weiter gedehnt, wodurch die sehr hohe Entladungsrate im sensiblen Nerven bedingt wird. (Nach Patton, in Physiology and Biophysics, 19th, ed. Ruch, T.C. and Patton, H.D., Eds. Saunders, 1965)

torische Zentren senden Impulse über zwei Bahnen ins Rückenmark, einmal zu den großen α-Motoneuronen und zum anderen zu den kleineren γ-Motoneuronen.

Die γ-Efferenzen stellen wahrscheinlich bis zu einem Drittel der efferenten Vorderwurzelfasern. Es finden sich zwei verschiedene Endigungen der motorischen γ-Efferenzen an den intrafusalen Muskelfasern: plattenförmige ("plate endings") und netzartige ("trail endings") Endigungen. Da die Muskelspindeln zwei funktionell verschiedene Innervationstypen erhalten, könnten die dynamischen γ-Efferenzen den "plate endings" und die statischen γ-Efferenzen den "trail endings" entsprechen.

Die parallele Anordnung von intrafusalen und extrafusalen Muskelfasern führt bei passiver Muskeldehnung zu erhöhter Spindelentladung. Durch dauernde γ-Aktivität wird der Intrafusalmuskulatur so viel Kontraktion vorgegeben, daß bei aktiver Muskelverkürzung (Kontraktion der Arbeitsmuskulatur) die Muskelspindeln nicht entlastet werden. Diese Spindelvorgabe (γ-bias) sichert den Grundtonus der Muskulatur trotz unterschiedlicher Muskellängen.

Die γ-Grundaktivität kommt durch den Einfluß supraspinaler Zentren auf γ-Motoneurone zustande. Erhöhte γ-Aktivierung führt über die sog. γ-Schleife (γ-Motoneuron — intrafusale Muskelfaser — erhöhte Spindelafferenz) zu einer Aktivierung der α-Motoneurone. Durch diese Schleife kann über tonische Aktivierung und Bahnung der α-Motoneurone der Muskeltonus oder eine willkürliche Haltung aufrechterhalten werden.

Durch elektrische Reizung gewisser Areale des zerebralen Cortex oder gewisser subkortikaler Kerne und des Cerebellums konnte eine Bahnung oder Hemmung der γ-Motoneurone beobachtet werden.

Eine Funktionsstörung des α- und des γ-Systems auf verschiedenen Ebenen wurde in theoretischen Erklärungen von Rigor, Akinese und Tremor herangezogen. Diskutiert werden als Ursachen der Spastizität eine Schädigung spinaler Interneurone, eine Insuffizienz der Renshaw-Hemmung, und als Ursache des Rigors eine Verschiebung des α-γ-Gleichgewichts mit Überfunktion oder Unterfunktion des γ-Systems.

Außer von den beschriebenen spinalen Mechanismen hängt die Aufrechterhaltung und Kontrolle des Muskeltonus von der normalen Funktion auf folgenden anderen Ebenen ab: (1) präzentraler motorischer Cortex (Brodman Area 4 und 6), (2) Basalganglien, (3) Mittelhirn, (4) Vestibulärapparat, (5) neuromuskuläres System.

In der Formatio reticularis des Hirnstamms fand sich ein inhibitorisches Areal, welches kaudal und unterhalb eines bahnenden Areals liegt. Durch Reizung des inhibitorischen Areals kommt es zu einer Verminderung des Muskeltonus. Ähnliche Reizung des bahnenden Gebiets führt zu einer Erhöhung des Muskeltonus. Analog dazu führt eine Läsion der inhibitorischen Gebiete zu einem erhöhten Muskeltonus (z.B. bei Dezerebrierungsstarre) und die Zerstörung der bahnenden Areale zu einem verminderten Muskeltonus.

Experimentelle Untersuchungen zeigen, daß kortikale Regionen, die Basalganglien und der Lobus anterior des Cerebellums mit der bulbären inhibitorischen Zone der Formatio reticularis in Verbindung stehen, die wiederum auf diese Zuströme angewiesen ist.

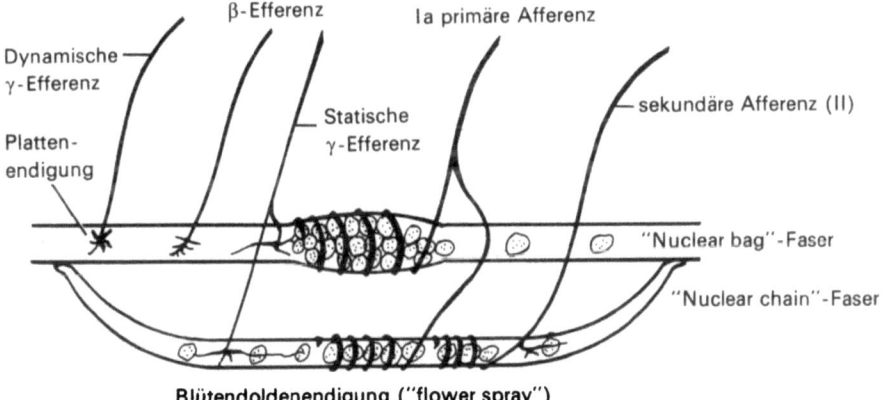

Abb. 8-4. *Schematische Darstellung der Muskelspindel.* (Nach Stein, R. B.: Peripheral control of movement. Physiol. Rev. 54:215, 1974)

Tonusänderungen und Hyperkinesen bei Läsionen verschiedener Lokalisation

Extrapyramidale Schädigungen — besonders im Bereich der Basalganglien — führen zu Störungen im Muskeltonus und zu Bewegungsstörungen.

Man unterscheidet ein hypokinetisch-hypertones Syndrom (Parkinson-Syndrom) aufgrund von Läsionen im Globus pallidus und in der Substantia nigra von hyperkinetisch-hypotonen Syndromen infolge von Läsionen im Neostriatum.

Das Neostriatum wirkt hemmend auf das Paläostriatum (Globus pallidus und Substantia nigra). Bei Fortfall dieser Hemmung werden Hyperkinesen in Form von choreiformen, athetotischen Bewegungen und Torsionsdystonien freigesetzt ("release-Phänomen").

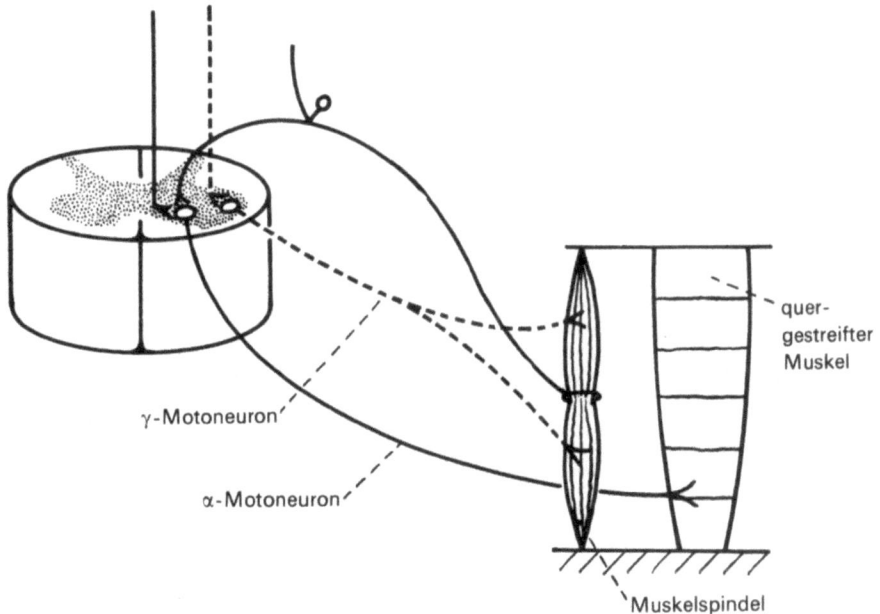

Abb. 8-5. *γ-Schleife. Parallelschaltung von Muskelspindel und extrafusaler Muskelfaser.* Efferenzen (unterbrochene Linie) zum kontraktilen Anteil der Muskelspindel; sensible Afferenzen der Muskelspindel (durchgezogene Linie). (Nach Stern u. Ward: Arch. Neurol. 3:193-204, 1960)

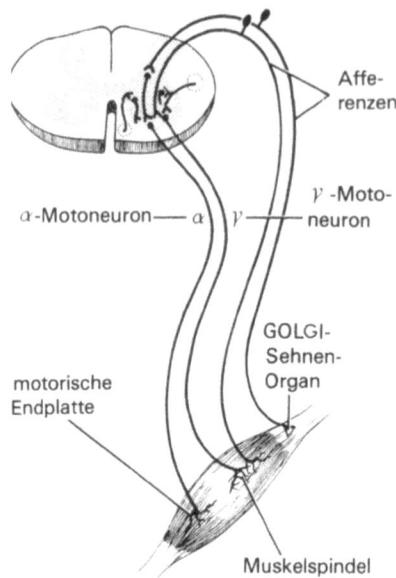

Abb. 8-6. *Darstellung der α- und γ-Efferenzen und der Muskelafferenzen*

Degenerative Erkrankungen, Enzephalitis und Tumoren sind die wichtigsten Läsionen, die das extrapyramidale System betreffen.

Schädigungen auf Rückenmarksebene und im Reflexbogen: Neben spinal ausgelöster Spastik, spinalen Bewegungsautomatismen und Massen-reflexen gibt es noch eine reflektorische Tonuserhöhung bei Irritation von sensiblen Nerven, z. B. steifer Nacken bei Meningitis, bretthartes Abdomen bei Peritonitis usw. Bei Unterbrechung des spinalen Reflexbogens ist der Tonus deutlich gemindert.

Neuromuskuläre Störungen oder Muskelerkrankungen führen häufig in späten Stadien zu Tonusstörungen oder spontaner Muskelaktivität durch lokale Übererregbarkeit der Muskeln oder Fortdauern der Kontraktion, wie dies z. B. bei der Myotonie der Fall ist: Beklopfen des Muskels erzeugt eine lokale Kontraktion, die mehrere Sekunden andauert.

Psychogene Ursachen liegen vielen Tics zugrunde. Bizarre Formen von Bewegungssteigerungen werden bei gewissen Hysterien gesehen.

Hyperkinetische Symptome

1. Tremor. Bei der Untersuchung des Tremors werden Verteilung, Frequenz, Amplitude und Effekt von Willkürbewegungen oder Ruhebedingungen registriert. Tremor ist ein rhythmisch alternierendes unwillkürliches Zittern, welches aufgrund einer synchronisierten Aktion von antagonistischen Muskelgruppen zustande kommt. Ein Ruhetremor vermindert sich oft während Willkürbewegungen, der Intentionstremor erscheint dagegen erst bei Willkürbewegungen

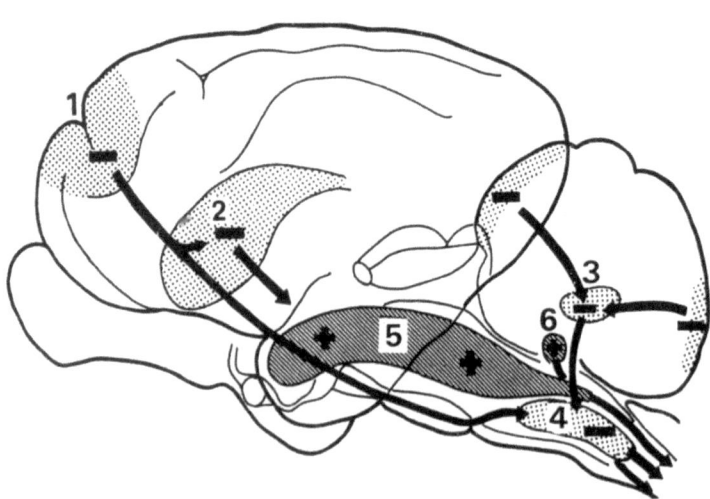

Abb. 8-7. *Hemmende und bahnende Areale des Hirnstamms und ihre Afferenzen.* Hemmende Bahnen: *1* kortikobulboretikuläre, *2* kaudatospinale, *3* zerebelloretikuläre und *4* retikulospinale. Bahnende Verbindungen: *5* retikulospinale und *6* vestibulospinale. (Aus Lindsley et al.: An electromyographic study of spasticity. J. Neurophysiol. 12:188, 1949)

einer Gliedmaße. Die Amplitude eines Tremors kann grobschlägig oder feinschlägig sein.

Beim Parkinson-Syndrom wird ein grobschlägiger Antagonistentremor mit einer Frequenz von vier bis sechs pro Sekunde beobachtet. Es handelt sich um einen distal betonten Ruhetremor mit Beuge-Streck- oder Pronations-Supinationsbewegungen. Typisch ist das sog. Pillendreher-Phänomen. Im Schlaf verschwindet der Tremor, dagegen wird er durch emotionale Belastung verstärkt. Durch Willkürbewegungen wird er kurzzeitig unterdrückt. Als Entstehungsmechanismus nimmt man heute rhythmische Entladungen von Motoneuronen an, die nicht mehr durch desynchronisierende Impulse von der degenerativ veränderten Substantia nigra unterdrückt werden.

Der senile Tremor ist dem Tremor beim Parkinsonismus in Ausmaß, Amplitude, Frequenz und dem Auftreten bei Ruhebedingungen ähnlich. Er betrifft hauptsächlich den Kopf, die Kiefer und die Lippen. Der Kopf nickt dann vorwärts-rückwärts oder nach beiden Seiten. Obwohl erhöhter Muskeltonus und andere Zeichen des Parkinsonismus beim senilen Tremor nicht vorhanden sind, handelt es sich wahrscheinlich um ähnliche degenerative Veränderungen in den Basalganglien.

Der zerebelläre Tremor, manchmal auch als Intentionstremor bezeichnet, tritt während gezielter Willkürbewegungen auf. Die Frequenz liegt bei 2–3 Hz. Bei Kleinhirnatrophien tritt zusätzlich häufig ein Körperhaltungstremor von derselben Frequenz auf.

Familiärer oder essentieller Tremor tritt nicht unter Ruhebedingungen auf, sondern nur bei Bewegungen oder wenn eine Gliedmaße gestützt wird. Am Ende einer Bewegung verstärkt sich dieser Tremor nicht und er tritt meist als einziges neurologisches Symptom auf. Er kann durch Alkohol, Sedativa oder Propanolol vermindert werden. In manchen Fällen ist er dominant vererblich.

Toxische Tremorformen sind in Zusammenhang mit internistischen Erkrankungen (Thyreotoxikose, Urämie) oder exogenen Noxen (Alkohol, Tabak, Blei, Quecksilber) ziemlich häufig. Für gewöhnlich ist dieser Tremor feinschlägig und schnell.

Ein physiologischer Tremor tritt bei Normalpersonen unter emotionaler Belastung, Kältebedingungen oder sonstigem Streß auf und bildet sich rasch wieder zurück.

Bei der Wilsonschen Erkrankung, einer Kupferstoffwechselstörung, wird ein Ruhetremor ähnlich dem beim Parkinsonismus beobachtet. Er wird jedoch durch Bewegung der Extremitäten verstärkt. Heftige Auf- und Abwärtsbewegungen („Flügelschlagen") beim Vorhalten der Arme sind charakteristisch.

Bei fortgeschrittenen Lebererkrankungen kommt es ebenfalls zu einem grobschlägigen „flapping-Tremor" (Flügelschlagen) durch alternierende Flexion und Extension im Handgelenk des ausgestreckten Armes. Daneben ist dann häufig auch ein Fingertremor zu beobachten.

2. Spasmen. Unwillkürliches Einschießen von Bewegungsimpulsen in große Muskelgruppen des Arms, des Beins oder des Halsbereichs (Torticollis spasticus). Als Ursache kommen extrapyramidale Läsionen oder hypoparathyreoide Tetanie in Frage. Okulogyre Krisen, die durch einen fixierten, aufwärts gerichteten Blick charakterisiert sind, werden als Folge einer Enzephalitis gesehen. Dabei können diese Attacken zwischen wenigen Minuten bis zu mehreren Stunden andauern.

3. Choreatische Bewegungen. Es handelt sich dabei um sehr unregelmäßige, grobe, schnelle und nicht zielgerichtete Zuckungen. Sie setzen plötzlich ein und zeigen keinerlei Rhythmik. Sobald die Bewegung vorüber ist, bleibt der betreffende Körperteil ruhig. Der Muskeltonus ist dabei vermindert bis die nächste Attacke beginnt. Meist findet sich eine allgemeine Bewegungsunruhe mit Grimassieren und unwillkürlichen Zungenbewegungen. Daher wird die Erkrankung anfangs oft als Zappeligkeit verkannt. Die choreatische Unruhe tritt als Chorea minor (Sydenham) im Kindesalter auf, im Erwachsenenalter als dominant hereditäre Chorea Huntington oder als symptomatische Chorea (meist durch Schwangerschaft). Die Bewegungen sind auch im Schlaf vorhanden. Choreatische Bewegungsstörungen werden gewöhnlich durch Läsionen des Neostriatums verursacht.

4. Athetotische Bewegungen. Es handelt sich um kontinuierliche, langsame, wurmähnliche Bewegungen, die vor allem die distalen Extremitäten betreffen. Sie zeigen beim gleichen Patienten immer eine ähnliche Ausgestaltung. Es kommt zu krampfartigen Muskelkontraktionen von Agonisten und Antagonisten. Das Sprechen ist ebenfalls meist behindert. Athetotische Bewegungsstörungen sind oftmals Folge von Geburtsschäden im Bereich des Neostriatums. Sie tritt einseitig als Hemiathetose und beidseitig als Athétose double auf.

5. *Dystonie.* Die Dystonie ist charakterisiert durch bizarre verdrehende Bewegungen des Körpers, des Rumpfes und der proximalen Gliedmaßen. Neben der Torsionsdystonie gehört der Torticollis spasticus zum dystonischen Syndrom. Dystone Bewegungen breiten sich meist in größere Regionen des Körpers aus und haben einen undulierenden, sinusförmigen Charakter. Dadurch werden groteske Haltungen und bizarre Verwindungsbewegungen ausgelöst, manchmal so ausgeprägt, daß Gehen oder Stehen nicht möglich ist. Ätiologisch kommen Schädigungen des Putamens und des Pallidums in Frage. Eine idiopathische Form wurde ebenfalls beschrieben.

6. *Tics oder gewohnheitsmäßige Zuckungen.* Das sind kurze, stereotype, gewohnheitsmäßige oder zwanghafte Bewegungen von verschiedener Ausprägung, die häufig eine psychogene Ursache haben. Tics können für kurze Zeit willkürlich kontrolliert werden, jedoch folgen dann meist um so intensivere Kontraktionen. Tics bei jungen Leuten müssen von einer choreatischen Erkrankung unterschieden werden. Beim Gilles-de-la-Tourette-Syndrom, einer Erkrankung des Kindesalters mit bizarren Tics, Echophänomenen, Koprolalie und Verhaltensstörungen, ist noch umstritten, ob es sich dabei um eine extrapyramidale Erkrankung handelt.

7. *Myoklonien.* Diese hyperkinetische Bewegungsstörung äußert sich in abrupten, isolierten Kontraktionen einzelner Muskeln oder Muskelgruppen, die besonders in den Gliedmaßen arrhythmisch auftreten und meist keine Mitbewegungen auslösen. Serien von Zuckungen können mit einer Frequenz von fast 50–60/min auftreten oder andererseits nur 5–10/min. Myoklonien kommen am häufigsten in den Extremitätenmuskeln, dem Gesicht und der Mundhöhle vor und verschwinden während des Schlafes. Wenn große Muskelgruppen beteiligt sind, können Gelenkbewegungen ausgelöst werden, die genügend Kraft besitzen, um den Patienten zu Boden zu werfen oder ihn zu verletzen. Gaumenmyoklonien werden häufig bei Läsionen von Bahnen gesehen, welche den Nucleus ruber, die unteren Oliven der Medulla und den Nucleus dentatus des Cerebellums verbinden. Gelegentlich lassen sich Myoklonien durch Lichtblitze oder durch Willkürbewegungen auslösen („Aktionsmyoklonien").

8. *Hemiballismus.* Hemiballismus ist ein seltenes Symptom, gekennzeichnet durch schleudernde, weit ausfahrende Bewegungen der Rumpf- und proximalen Extremitätenmuskulatur. Gelegentlich sind die Bewegungen so heftig, daß die Patienten umgeworfen werden. In den meisten Fällen wurden Läsionen des kontralateralen Nucleus subthalamicus beobachtet, hauptsächlich aufgrund vaskulärer Läsionen (hämorrhagische Erweichungen). Der Beginn ist meist plötzlich mit Betonung der Hyperkinesen an den Beinen und einer Aussparung des Gesichts. Psychische Symptome (Verwirrtheit, Desorientierung und Demenz) sind häufige Begleiterscheinungen. Eine wirksame Therapie wurde bisher nicht gefunden.

Störungen der Koordination

Läsionen des Kleinhirns oder seiner Bahnen sind durch Koordinationsstörungen verschiedener Muskelgruppen gekennzeichnet. Folgende Mechanismen der Koordination lassen sich erkennen: Das Urkleinhirn (Nodulus und Flocculus) erhält Meldungen aus dem Vestibularapparat und spielt bei der Aufrechterhaltung des Gleichgewichts eine wichtige Rolle. Der unpaare Kleinhirnwurm ist für die Synergie der bilateral innervierten Muskeln des Kopfes, des Nackens und Rumpfes zuständig. Die beiden Hemisphären des Cerebellums regulieren die synergistischen Gliedmaßenbewegungen jeweils auf der ipsilateralen Seite.

Auch im Rückenmark finden sich Schaltungen mit synergistischen Programmen; so sind z.B. Laufbewegungen bei spinalisierten Tieren aufgrund der reziproken Innervation möglich.

Anatomie des Kleinhirns
(s. S. 40)

Das Cerebellum ist ein Koordinationszentrum für die Aufrechterhaltung des Gleichgewichts, die Regelung des Muskeltonus und für die Ausführung von Bewegungen. *Afferente Bahnen* stammen vom Cortex, dem Hirnstamm und dem Rückenmark. Die Bahnen vom zerebralen Cortex laufen als Tractus cortico-pontocerebellaris

durch das Brachium pontis (Pedunculus cerebellaris medius).
Afferenzen vom Rückenmark ziehen als Tractus spinocerebellaris posterior, Tractus spinoolivocerebellaris und als Fibrae arcuatae externae ins Corpus restiforme (Pedunculus cerebellaris inferior) zum Kleinhirn. Der Tractus spinocerebellaris anterior zieht als einzige Bahn im Brachium conjunctivum (Pedunculus cerebellaris superior) zum Cerebellum. Afferenzen aus dem N. vestibularis und den Vestibulariskernen laufen als Tractus vestibulocerebellaris medial über das Corpus restiforme vor allem zum Lobus flocculonodularis des Kleinhirns.

Efferente Bahnen vom Nucl. dentatus, Nucl. fastigii, Nucl. emboliformis und Nucl. globosus laufen über das Brachium conjunctivum zum kontralateralen Nucl. ruber, zum Thalamus (Nucl. ventrolateralis) und zur Formatio reticularis. Durch Umschaltung im Nucl. ruber und in der Formatio reticularis gewinnt das Kleinhirn über den Tractus rubrospinalis und den Tractus reticulospinalis Einfluß auf die spinale Motorik. Impulse vom Vermis laufen über die Nuclei fastigii zu den Vestibularkernen und von dort über die vestibulospinalen Bahnen ebenfalls zum Rückenmark.

Erkrankungen des Kleinhirns

Als Ursachen von Kleinhirnerkrankungen kommen hereditäre oder kongenitale Anomalien (Aplasie, Lindau-Tumoren), entzündliche (Kleinhirnabszeß, Cerebellitis), neoplastische (Medulloblastome, Astrozytome), vaskuläre (Blutungen, Gefäßverschlüsse), degenerative (Kleinhirnrindenatrophie), toxische (Alkoholismus) oder metabolische Prozesse in Betracht. Ungeachtet der zugrundeliegenden Ursache ähneln sich die Symptome bei Kleinhirnstörungen oftmals.

Zerebelläre Symptome

Folgende klinische Befunde legen eine Kleinhirnerkrankung nahe:

Ataxie. Dabei unterscheidet man eine Stand-, Gang- und Extremitätenataxie. Der Gang ist breitbeinig wie bei einem Betrunkenen und es besteht eine Fallneigung zur Herdseite. Die Unsicherheit im Zusammenhang mit einer Ataxie wird vom Patienten oft als Schwindel beschrieben. Bei mittelliniennahen Prozessen (Vermis) stellt sich eine Rumpfataxie, bei Hemisphärenbeteiligung dagegen hauptsächlich eine Extremitätenataxie ein.

Adiadochokinese. Es handelt sich dabei um eine Erschwerung oder Unfähigkeit, rasch alternierende Bewegungen wie Supination und Pronation durchzuführen.

Dysmetrie. Unfähigkeit, Willkürbewegungen genau gezielt durchzuführen. Beim Finger-Nasen-Versuch verfehlen die Finger die Nase und landen wegen überschießenden Bewegungen auf der Wange. Andererseits sind manche Bewegungen zu kurz bemessen (Hyper- und Hypometrie).

Zerfall von Bewegungen. Intendierte Willkürbewegungen sind ruckartig und unterbrochen. Ein grobschlägiger Intentionstremor wird durch Bewegungen ausgelöst und verschwindet bei Ruhebedingungen.

Rebound-Phänomen nach Holmes. Dabei beugt der Patient seinen Arm gegen den Widerstand des Untersuchers. Wird der Arm dann plötzlich losgelassen, so tritt beim Gesunden nur eine geringe Beugebewegung auf. Bei positivem Rebound-Phänomen kann die Beugebewegung nicht abgebremst werden und die Faust trifft die Wange oder den Körper des Patienten.

Nystagmus. Bei zerebellären Läsionen wird häufig ein Spontannystagmus beobachtet. Gelegentlich findet sich auch ein Blickrichtungsnystagmus oder eine Störung im vestibulär bzw. optokinetisch ausgelösten Nystagmus. Diese Nystagmusbefunde sind jedoch meist durch gleichzeitige Läsionen im vestibulären System verursacht.

Dysarthrie. Explosive, in ihrem Rhythmus wechselnde, „skandierende" Sprache.

Hypotonie der ipsilateralen Extremitäten und verminderter Widerstand gegenüber passiven Bewegungen.

Abweichungen der Augenachsen („skew deviation"): Dabei weicht ein Auge nach oben außen, das andere nach unten innen ab. Diese Magendiesche Schielstellung mit vertikal abweichenden Augenachsen kommt hauptsächlich bei Läsionen des Pedunculus cerebellaris medius (Brachium pontis) vor.

„Cerebellar fit" (Jackson): Anfallsförmige Streckstarre mit okzipitalen Schmerzen und Erbrechen, die manchmal bei zerebellären Erkrankungen und infratentorieller Drucksteigerung gesehen wird.

Gangstörungen

Tabischer Gang

Der tabische oder ataktische Gang ist durch die Degeneration der Hinterstränge bedingt, was zu einem Verlust von propriozeptiven Empfindungen der Extremitäten führt. Dadurch ist der Muskeltonus vermindert und die Gelenke werden überstreckbar (Genu recurvatum). Außerdem besteht eine beinbetonte Ataxie. Als Folge der gestörten Vibrations-, Lage- und Bewegungsempfindung tritt die charakteristische Gangstörung auf: Der Patient geht breitbeinig, schleudert das Schwungbein weit nach vorn und setzt es stampfend von oben auf. Dabei ist der Gang sehr unsicher, schwankend und die Schrittlänge unterschiedlich. Der Tabiker hält beim Gehen die Beine unter optischer Kontrolle, um zu wissen, wo sie sich im Raum befinden. Mit geschlossenen Augen oder im Dunkeln nimmt die Ataxie zu.

Hemiparetische Gangstörung

Im paretischen Bein findet sich dabei eine Streckspastik. Es wird aus der Hüfte in einem Halbkreis zirkumduziert, da es durch gleichzeitige Spitzfußstellung zu lang ist. Der Patient lehnt sich zur gelähmten Seite. Der Arm ist adduziert und im Ellbogen gebeugt. In leichteren Fällen sind nur die Mitbewegungen des Arms vermindert und das Bein wird besonders beim Treppensteigen nachgezogen. Ein ähnlich hinkender Gang kommt bei Erkrankungen vor, die zu einer Bewegungseinschränkung in der Hüfte oder im Knie führen.

Paraspastische Gangstörung

Der „Scherengang" ist charakteristisch für die spastische Paraparese. Die Beine sind adduziert und werden gekreuzt voreinander aufgesetzt, wobei die Knie aneinander reiben. Die Schritte sind kurz und die Vorwärtsbewegung langsam. Beide Beine haben eine spastische Tonuserhöhung. Sie werden in einer steifen ruckartigen Weise vorwärts bewegt, oftmals begleitet von deutlichen Kompensationsbewegungen des Rumpfes und der oberen Extremitäten.

Torkelnder Gang

Ein torkelnder Gang ist von der akuten Alkoholintoxikation bekannt. Er kommt ebenso bei Medikamentenvergiftung, multipler Sklerose oder Hirntumoren vor.

Watschelgang

Ein Watschelgang oder ein ungeschickt wirkender Gang tritt bei einer Hüftdysplasie oder Muskeldystrophien mit Paresen der Beckengürtelmuskulatur auf. In beiden Fällen werden kompensatorische Bewegungen des Rumpfes ausgeführt, so daß der Patient von einer Seite zur anderen watschelt. Zugrunde liegt eine Schwäche der Rumpf- und Beckengürtelmuskulatur, wodurch das Becken bei Anheben des Schwungbeins nach dieser Seite absinkt, was wiederum übertriebene kompensatorische Schwankbewegungen des Rumpfes zur entgegengesetzten Seite auslöst. Bei Muskeldystrophien vom Beckengürteltyp ist außer einem Watschelgang meist eine Hyperlordose und eine charakteristische Haltung zu beobachten.

Steppergang

Der Steppergang zeichnet sich aus durch hohes Anheben des Knies und Aufklatschen des Fußes. Der Steppergang ist Folge einer Fußheberparese, z. B. bei alkoholischer Polyneuropathie, bei Verletzung des N. peroneus, bei Poliomyelitis oder bei progressiver Muskelatrophie. Bei bilateraler Fußheberparese ähnelt der Gang dem eines hochtrabenden Pferdes. Der paretische Fuß wird mit den Zehen am Boden entlang geschleift (Schuhspitzen ansehen!).

Zerebelläre Gangataxie

Der zerebelläre Gang ist unsicher-schwankend mit überschießenden, ausfahrenden Bewegungen der Beine, wobei eine ataktische Komponente deutlich wird. Rasche Richtungsänderungen oder schnelles Umdrehen ist erschwert. Eine leichte Gangataxie zeigt sich deutlicher beim Seiltänzergang.

Propulsions- und Festinationsgang

Patienten mit Parkinson-Syndrom können das Gehen nicht abrupt abbremsen, sondern trippeln noch einige Schritte weiter (Propulsion). Der sog. Festinations-Gang (= unfreiwillige Beschleunigung der Geschwindigkeit) ist beim Parkinson-Syndrom durch eine vorwärts gebeugte Haltung und kurze schlurfende Schritte gekennzeichnet, die zuerst langsam beginnen und dann immer schneller werden („marche à petits pas"). Es entsteht dadurch der Eindruck, als ob der Patient seinem Schwerpunkt hinterherläuft.

Hysterische Gangstörungen

Hysterische Gangstörungen simulieren verschiedene Paresen (z. B. Monoplegien, Hemiplegien oder Paraparesen), unterscheiden sich jedoch von den organischen Formen, indem sie meist deutlicher und demonstrativer ausgestaltet sind. Das betroffene Bein kann in Notsituationen gebraucht werden. Der Gang ist meistens bizarr und wechselt häufig. Gleichgewichtsreaktionen werden meist übertrieben dargestellt. So kommen heftig rudernde, irregulär zitternde Bewegungen oder übertrieben langsame, zögernde Gangformen zustande.

Astasie-Abasie

Bei schweren Kleinhirnerkrankungen aber auch bei schweren doppelseitigen Frontalhirnschäden entstehen so schwere glied-ataktische bzw. apraktische Störungen, daß die Patienten nicht mehr gehen (Abasie) und Stehen (Astasie) können. Astasie und Abasie kommen aber auch bei Hysterie mit bizarren Koordinationsstörungen vor. Dabei können jedoch beim Sitzen oder beim Liegen im Bett beide Beine in jeder Hinsicht normal bewegt werden.

Hinkender Gang

Bei belastungsabhängigen Schmerzen im Bein setzt der Patient das betreffende Bein vorsichtig auf den Boden, macht einen kurzen Schritt, um das schmerzhafte Bein sobald wie möglich wieder zu entlasten. Das gesunde Bein wird rasch nach vorne gebracht und wird kräftig auf den Boden aufgesetzt. Hinken tritt noch bei vielen anderen Situationen auf, z. B. bei einer Fußdeformität oder einem kürzeren Bein.

Kapitel 9

Funktionsprüfungen der wichtigsten Muskeln

Die Muskelfunktionsprüfung setzt eine genaue Kenntnis der Wirkungsweise dieser Muskeln voraus. Die Untersuchung wird am besten durchgeführt, wenn der Patient warm und ausgeruht ist, und sich in bequemer Haltung befindet. Da mehrere Muskeln ähnliche Funktionen aufweisen, ist es für den Patienten nicht immer einfach, einen einzelnen Muskel auf Aufforderung zu kontrahieren. Durch Fixieren von Körperteilen kann die Kontraktion eines bestimmten Muskels erleichtert werden. Die Wirkung der Schwerkraft muß in Rechnung gestellt werden, da sie einige Bewegungen verstärken, andere vermindern kann. Genaue Muskelfunktionsprüfungen sind für die Beurteilung von peripheren Nervenläsionen und die Beurteilung von Muskelfunktionsstörungen von Bedeutung.

Zwei Untersuchungsmethoden können verwendet werden: (a) Der Patient versucht eine aktive Bewegung gegen den Widerstand des Untersu-

Tabelle 9–1. Segmentale motorische Innervation: Obere Extremität

	C4	C5	C6	C7	C8	T1
Schulter		..........Supraspinatus.......... ....Teres minor...... ....Deltoideus......... ......Infraspinatus.......... ....Subscapularis.... ....Teres major..				
Oberarm		..........Biceps.......... ....Brachialis........ ....Coracobrachialis...........		...........Triceps brachii............. ....Anconaeus.........		
Unterarm		......Supinator longus...... ....Supinator brevis.. ....Extensor carpi radialis...... ....Pronator teres.... .....Flexor carpi radialis....		..........Flexor pollicis longus ......Abductor pollicis longus. ....Extensor pollicis brevis.... ..Extensor pollicis longus...... Extensor digitorum longus..... Extensor indicis............. ..Extensor carpi ulnaris.......... ..Extensor digiti minimi....... ....Flexor digitorum superficialis...... ....Flexor digitorum profundus.......... ....Pronator quadrutus........ ....Flexor carpi ulnaris........... ....Palmaris longus......		
Hand					..........Abductor pollicis brevis............ .....Flexor pollicis brevis...... .....Opponens pollicis........ ....Flexor digiti minimi..... .....Opponens digiti minimi... ....Adductor pollicis....... .... Palmaris brevis ....Abductor digiti minimi.... ....Lumbricales......... ....Interossei..........	

chers auszuführen; (b) der Patient leistet Widerstand gegen die passive Bewegung des Untersuchers.
Eine Muskelfunktionsminderung ist oftmals schwierig alleine durch Inspektion quantitativ zu beurteilen. Es ist daher hilfreich, den Muskelbauch oder die Sehne zu palpieren. Es wird immer im Seitenvergleich untersucht.

Quantitative Bestimmung der Muskelkraft

Eine semiquantitative Bestimmung der Muskelkraft sollte für Verlaufsuntersuchungen in Form einer Tabelle festgehalten werden.

Bei uns hat sich eine vom British Medical Research Council empfohlene Einteilung durchgesetzt:

0 keine Muskelaktivität, totale Lähmung;
1 sichtbare oder tastbare Kontraktion ohne Bewegungseffekt;
2 Bewegungseffekt nur wenn Schwerkraft ausgeschaltet wird;
3 Bewegungsmöglichkeit gegen Schwerkraft;
4 Bewegung gegen leichten Widerstand möglich; leichte Parese;
5 normale Kraft.

Zur quantitativen Bestimmung werden unterschiedliche Formen von Vigorimetern benutzt.

Tabelle 9-2. Segmentale Innervation: Untere Extremität

	L1	L2	L3	L4	L5	S1	S2
Hüfte		…Iliopsoas…		…Tensor fasciae latae…			
				…Glutaeus medius…			
				…Glutaeus minimus…			
				…Quadratus femoris…			
				…Gemellus inferior…			
					…Gemellus superior…		
					…Gluteus maximus…		
				…Obturatorius internus…			
				…Piriformis…			
Oberschenkel		…Sartorius…					
		…Pectineus…					
		…Adductor longus…					
		…Quadriceps femoris…					
		…Gracilis…					
		…Adductor brevis…					
		…Obturatorius externus…					
		…Adductor magnus…					
		…Adductor minimus…					
Unterschenkel				…Semitendinosus…			
				…Semimembranosus…			
				…Biceps femoris…			
			…Tibialis anterior…				
			…Extensor hallucis longus…				
				…Popliteus…			
				…Plantaris…			
			…Extensor digitorum longus…				
					…Soleus…		
					…Gastrocnemius…		
				…Peronaeus longus…			
				…Peronaeus brevis…			
				…Tibialis posterior…			
				…Flexor digitorum longus…			
				…Flexor hallucis longus…			
Fuß				…Extensor hallucis brevis…			
				…Extensor digitorum brevis…			
				…Flexor digitorum brevis…			
				…Abductor hallucis…			
				…Flexor hallucis brevis…			
				…Lumbricales…			
					…Adductor hallucis…		
					…Abductor digiti minimi…		
					…Flexor digiti minimi…		
					…Opponens digiti minimi…		
					…Quadratus plantaris…		
					…Interossei…		

Tabelle 9-3. Muskelinnervation der einzelnen peripheren Nerven

Obere Extremität	Untere Extremität

N. suprascapularis
Schultergürtel
  Supraspinatus
  Infraspinatus
N. thoracicus longus
Schultergürtel
  Serratus anterior
N. axillaris
Schultergürtel
  Teres minor
  Deltoideus
N. musculocutaneus
Oberarm
  Biceps brachii
  Coracobrachialis
  Brachialis
N. medianus
Unterarm
  Pronator teres
  Flexor carpi radialis
  Palmaris longus
  Flexor digitorum superficialis
  Flexor digitorum profundus
  Flexor pollicis longus
  Pronator quadratus
Hand
  Abductor pollicis brevis
  Opponens pollicis
  Flexor pollicis brevis
  Lumbricales I and II
N. radialis
Oberarm
  Triceps (Caput longum, Caput laterale, Caput mediale)
  Anconaeus
  Brachioradialis
  Extensor carpi radialis
Unterarm
  Extensor carpi radialis brevis
  Supinator longus
  Extensor digitorum communis
  Extensor digiti quinti
  Extensor carpi ulnaris
  Abductor pollicis longus
  Extensor pollicis longus
  Extensor pollicis brevis
  Extensor indicis proprius
N. ulnaris
Unterarm
  Flexor carpi ulnaris
  Flexor digitorum profundus (Finger IV u. V)
Hand
  Flexor digiti minimi brevis
  Abductor digiti minimi
  Opponens digiti minimi
  Interossei
  Lumbricales III and IV
  Adductor pollicis
  Flexor pollicis brevis (Caput profundum)
	N. glutaeus superior
	Gesäß
	  Glutaeus medius
	  Glutaeus minimus
	  Tensor fasciae latae
	N. glutaeus inferior
	Gesäß
	  Gluteus maximus
	N. femoralis
	Oberschenkel
	  Pectineus
	  Sartorius
	  Quadriceps femoris (rectus femoris, vastus lateralis, vastus intermedius, vastus medialis)
	N. obturatorius
	Oberschenkel
	  Adductor longus
	  Gracilis
	  Adductor brevis
	  Obturator externus
	  Adductor magnus
	N. ischiadicus (N. tibialis)
	Oberschenkel
	  Semitendinosus
	  Biceps (Caput longum)
	  Semimembranosus
	Poplitea (N. tibialis)
	  Gastrocnemius
	  Plantaris
	  Popliteus
	  Soleus
	Unterschenkel
	  Tibialis posterior
	  Flexor digitorum longus
	  Flexor hallucis longus
	Fuß
	  Abductor hallucis
	  Abductor digiti minimi
	  Interossei dorsales
	N. ischiadicus (N. peronaeus)
	Oberschenkel
	  Biceps (Caput breve)
	Unterschenkel (N. peronaeus profundus)
	  Tibialis anterior
	  Extensor hallucis longus
	  Extensor digitorum longus
	  Peroneus tertius
	Fuß
	  Extensor digitorum brevis
	Unterschenkel (N. peronaeus superficialis)
	  Peronaeus longus
	  Peronaeus brevis

Tabelle 9–4. Motorische Funktionen der einzelnen Muskeln

Funktion	Muskeln	Rückenmarkssegment	Nerven	Plexus
Schultergürtel und obere Extremität				
Kopfbeugung	Tiefe Nackenmuskeln	C 1–4	Nn. cervicales	Plexus cervicalis
Kopfstreckung	(Trapezius und			
Kopfdrehung	Sternocleidomastoideus			
Seitwärtsneigung des Kopfes	sind mitbeteiligt)			
Hebung der oberen Rippen	Scaleni	C 3–5	N. phrenicus	
Inspiration	Diaphragma			
Hebung des Armes nach vorn und Adduktion	Pectoralis major und minor	C 5–8, Th 1	N. pectoralis medialis und lateralis	Plexus brachialis
Hebung und Vorwärtsführung der Schulter	Serratus anterior	C 5–7	N. thoracius longus	
Hebung des Schulterblatts	Levator scapulae	C 5(3, 4)	N. dorsalis scapulae	
Drehung des Schulterblatts nach medial und oben	Rhomboidei	C 4,5	N. dorsalis scapulae	
Abduktion des Armes	Supraspinatus	C 4–6	N. suprascapularis	
Außenrotation des Armes	Infraspinatus	C 4–6	N. subscapularis	
Innenrotation des Armes	Latissimus dorsi,	C 5–8	N. subscapularis	
Rückwärtsheben des Armes und Adduktion	Teres major und Subscapularis			
Abduktion des Armes	Deltoideus	C 5,6	N. axillaris	
Außenrotation des Armes	Teres minor	C 4,5	N. axillaris	
Beugung des Unterarms	Biceps brachii	C 5,6	N. musculocutaneus	
Supination des Unterarms				
Adduktion des Armes	Coracobrachialis	C 5–7		
	Coracobrachialis			
Beugung des Unterarms	Brachialis	C 5,6		
Beugung und Ulnarabduktion der Hand	Flexor carpi ulnaris	C 7,8 Th 1	N. ulnaris	
Beugung der Endphalangen (Ring- und Kleinfinger)	Flexor digitorum profundus	C 7,8, Th 1		
Beugung der Hand				
Adduktion des Daumens	Adductor pollicis	C 8, Th 1		
Abduktion des Kleinfingers	Abductor digiti minimi	C 8, Th 1		
Gegenstellung des Kleinfingers	Opponens digiti minimi	C 7,8 Th 1		
Beugung des Kleinfingers	Flexor digiti minimi brevis	C 7,8 Th 1		
Beugung des Grundglieds, Streckung des Mittel- und Endglieds, Adduktion und Abduktion der Finger	Interossei	C 8, Th 1		
Pronation und Beugung des Unterarms	Pronator teres	C 6,7	N.medianus	
Beugung und Radialabduktion der Hand	Flexor carpi radialis	C 6,7		
Beugung der Hand	Palmaris longus	C 7,8, Th 1		
Beugung der Mittelphalangen des 2.–5. Fingers	Flexor digitorum superficialis	C 7,8, Th 1		
Beugung der Hand				
Beugung des Daumens	Flexor pollicis longus	C 7,8, Th 1		
Beugung der Endphalangen (Zeige- und Mittelfinger)	Flexor digitorum profundus	C 7,8, Th 1		
Beugung der Hand				

Tabelle 9–4 (Fortsetzung)

Funktion	Muskeln	Rückenmarkssegment	Nerven	Plexus
Schultergürtel und obere Extremität				
Abduktion der Hand	Abductor pollicis brevis	C 7,8, Th 1	N. medianus	Plexus brachialis
Beugung der Grundphalanx des Daumes	Flexor pollicis brevis	C 7,8, Th 1		
Opposition des Daumens	Opponens pollicis	C 8, Th 1		
Beugung der Grundphalanx und Streckung der Mittel- und Endphalanx	Lumbricales (für Zeige- und Mittelfinger)	C 8, Th 1		
	Lumbricales für Ring- und Kleinfinger	C 8, Th 1	N. ulnaris	
Streckung des Unterarms	Triceps brachii und Anconaeus	C 6–8	N. radialis	
Beugung des Unterarms	Brachioradialis	C 5,6		
Dorsalflexion und Radialabduktion der Hand	Extensor carpi radialis	C 6–8		
Streckung des 2.–5. Fingers Streckung der Hand	Extensor digitorum	C 6–8		
Streckung des Kleinfingers	Extensor digiti minimi	C 6–8		
Dorsalflexion and Ulnarabduktion der Hand	Extensor carpi ulnaris	C 6–8		
Supination des Unterarms	Supinator	C 5–7		
Abduktion des Daumens Radialabduktion der Hand	Abducor pollicis longus	C 7,8		
Extension des Daumens Radialabduktion der Hand	Extensor pollicis brevis und longus	C 7,8 C 6–8		
Streckung des Zeigefingers	Extensor indicis	C 6–8		
Oberkörper				
Hebung der Rippen	Brust-, Bauch- und Rückenmuskeln		Nn. thoracici und dorsale Äste der Nn. lumbosacrales	Plexus brachialis
Senkung der Rippen				
Kontraktion des Abdomens				
Vorwärtsbeugung des Rumpfes				
Seitwärtsbeugung des Rumpfes				
Hüfte und untere Extremitäten				
Hüftbeugung	Iliopsoas	L 1–3	N. femoralis	Plexus lumbalis
Hüftbeugung und Außenrollung des Oberschenkels	Sartorius	L 2,3		
Streckung im Knie	Quadriceps femoris	L 2–4		
Adduktion des Oberschenkels	Pectineus	L 2,3		
	Adductor longus	L 2,3		
	Adductor brevis	L 2–4		
	Adductor magnus	L 3,4		
	Gracilis	L 2–4		
Adduktion des Oberschenkels Außenrollung des Oberschenkels	Obturatorius externus	L 3,4	N. obturatorius	
Abduktion des Oberschenkels Innenrollung des Oberschenkels	Glutaeus medius und minimus	L 4,5, S 1	N. glutaeus superior	Plexus sacralis
Beugung im Hüftgelenk und Innenrotation des Oberschenkels	Tensor fasciae latae	L 4,5		
Außenrollung des Oberschenkels	Piriformis	L 5, S1		
Abduktion des Oberschenkels	Glutaeus maximus	L 4,5, S 1,2	N. glutaeus inferior	
Außenrollung des Oberschenkels	Obturatorius internus	L 5, S 1	Muskeläste aus dem Plexus sacralis	
	Gemelli	L 4,5, S 1		
	Quadratus femoris	L 4,5, S 1		

Quantitative Bestimmung der Muskelkraft

Tabelle 9-4 (Fortsetzung)

Funktion	Muskeln	Rückenmarkssegment	Nerven	Plexus
Hüfte und untere Extremitäten				
Beugung im Kniegelenk und Streckung im Hüftgelenk	Biceps femoris	L 4,5,S 1,2	N. ischiadicus (Stamm)	Plexus sacralis
	Semitendinosus	L 4,5,S 1		
	Semimembranosus	L 4,5,S 1		
Dorsalflexion des Fußes Supination des Fußes	Tibialis anterior	L 4,5	N. peroneus profundus	
Streckung der 2.–5. Zehe Dorsalflexion des Fußes	Extensor digitorum longus	L 4,5,S 1		
Streckung der Großzehe Dorsalflexion des Fußes	Extensor hallucis longus	L 4,5,S 1		
Plantarflexion des Fußes in Pronationsstellung	Peronei	L 5,S 1	N. peroneus superficialis	
Plantarflexion des Fußes in Supinationsstellung	Tibialis posterior und Triceps surae	L 5,S 1,2	N. tibialis	
Plantarflexion des Fußes in Supinationsstellung Beugung der Endphalangen der 2.–5. Zehe	Flexor digitorum longus	L 5,S 1,2		
Plantarflexion des Fußes in Supinationsstellung Beugung der Großzehe	Flexor hallucis longus	L 5,S 1,2		
Beugung der Mittelphalanx der 2.–5. Zehe	Flexor digitorum brevis	L 5,S 1		
Beugung der Grundphalanx der Großzehe	Flexor hallucis brevis	L 5,S 1,2		
Spreizen und Schließen der Zehen Beugung der Grundphalanx der Zehen	Kleine Fußmuskeln	S 1,2		
Willkürliche Kontrolle der Beckenbodenmuskulatur	Perinei und Sphinkteren	S 2–4	N. pudendus	

Nach J. C. McKinley

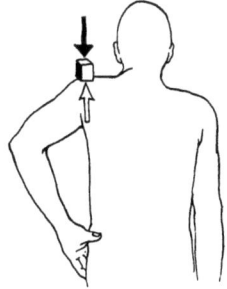

Abb. 9-1. M. trapezius, oberer Anteil *(C 3, 4; N. accessorius spinalis)*. Die Schulter wird gegen Widerstand hochgehoben

Abbildungen 9–1 bis 9–54*

* Die weißen Pfeile geben die Zugrichtung der untersuchten Muskeln an. Die schwarzen Pfeile zeigen, in welche Richtung Widerstand durch den Untersucher ausgeübt wird. Die Blöcke geben an, an welcher Stelle der Widerstand ausgeübt wird

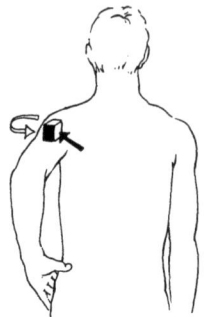

Abb. 9–2. *M. trapezius, unterer Anteil (C3, 4; N. accessorius spinalis)*. Die Schulter wird gegen Widerstand nach hinten gedrückt

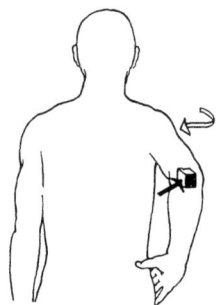

Abb. 9–3. *M. rhomboideus (C4, 5; N. dorsalis scapulae)*. Die Schulter wird gegen Widerstand nach hinten gedrückt

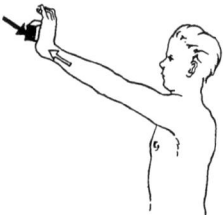

Abb. 9–4. *M. serratus anterior (C5–7; N. thoracicus longus)*. Der Patient stemmt beide Arme gegen eine Wand. Bei einer Parese des N. thoracicus longus hebt sich der mediale Scapularand vom Thorax ab und es kommt zur „Scapula alata" (sie findet sich auch bei einer Schwäche des M. trapezius)

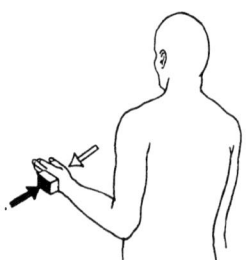

Abb. 9–5. *M. infraspinatus (C4–6; N. suprascapularis)*. Der Ellbogen wird lateral am Körper gehalten und der Unterarm um 90° gebeugt. Der Arm wird gegen Widerstand außenrotiert

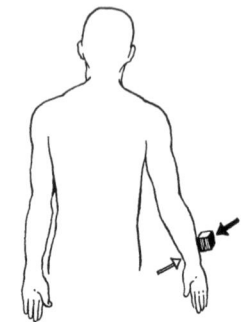

Abb. 9–6. *M. supraspinatus (C4–6; N. suprascapularis)*. Der Arm wird gegen Widerstand vom Körper abduziert

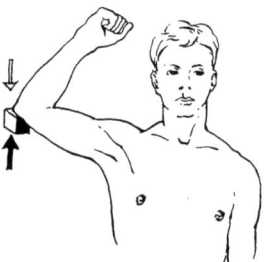

Abb. 9–7. *M. latissimus dorsi (C6–8; N. subscapularis)*. Der seitwärts, horizontal gehaltene Arm ist im Ellenbogengelenk gebeugt und wird gegen Widerstand adduziert

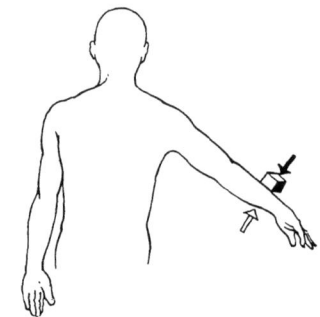

Abb. 9–8. *M. deltoideus (C5, 6; N. axillaris)*. Abduktion des seitwärts ausgestreckten (30–75° vom Körper abgehobenen) Arms gegen Widerstand

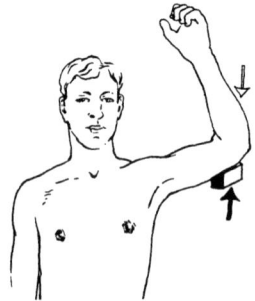

Abb. 9–9. *M. pectoralis major, oberer Anteil (C5–8; Nn. pectoralis laterales et medialis)*. Der Arm ist erhoben oder waagrecht nach vorn gestreckt und wird gegen Widerstand adduziert

Quantitative Bestimmung der Muskelkraft

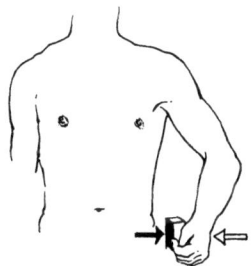

Abb. 9–10. *M. pectoralis major, unterer Anteil (C5–8, Th1; Nn. pectoralis lateralis et medialis)*. Der Arm wird nach vorn gestreckt und gegen Widerstand adduziert

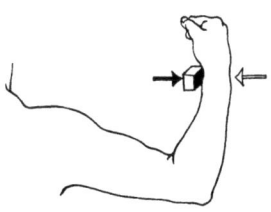

Abb. 9–11. *M. biceps (C5, 6; N. musculocutaneus)*. Der supinierte Unterarm wird gegen Widerstand gebeugt

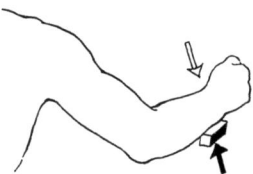

Abb. 9–12. *M. triceps (C6–8; N. radialis)*. Der im Ellenbogengelenk gebeugte Unterarm wird gegen Widerstand gestreckt

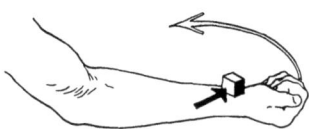

Abb. 9–13. *M. brachioradialis (C5, 6; N. radialis)*. Der Unterarm befindet sich in Mittelstellung (weder proniert noch supiniert) und wird gegen Widerstand gebeugt

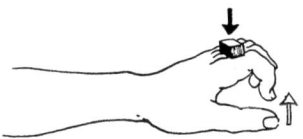

Abb. 9–14. *M. extensor digitorum (C7, 8; N. radialis)*. Die Finger werden in den Metakarpophalangealgelenken gegen Widerstand gestreckt

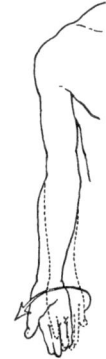

Abb. 9–15. *M. supinator (C5, 6; N. radialis)*. Die Hand wird gegen Widerstand supiniert, wobei die Arme seitwärts nach unten gestreckt sind. Der Untersucher übt Widerstand aus, indem er den Unterarm des Patienten in Knöchelnähe umfaßt

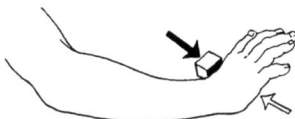

Abb. 9–16. *M. extensor carpi radialis longus (C6–8; N. radialis)*. Die Hand wird bei gestreckten Fingern gegen Widerstand nach radial bewegt

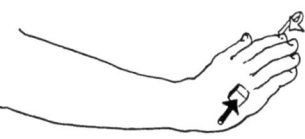

Abb. 9–17. *M. extensor carpi ulnaris (C6–8; N. radialis)*. Die Hand wird gegen Widerstand zur ulnaren Seite bewegt

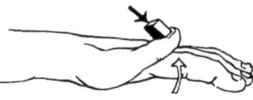

Abb. 9–18. *M. extensor pollicis longus (C7, 8; N. radialis)*. Der Daumen wird gegen Widerstand gestreckt

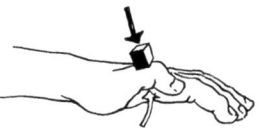

Abb. 9–19. *M. extensor pollicis brevis (C7, 8; N. radialis)*. Der Daumen wird im Metakarpophalangealgelenk gegen Widerstand gestreckt

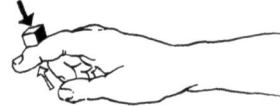

Abb. 9–20. *M. extensor indicis proprius (C 6–8; N. radialis)*. Der Zeigefinger wird gegen Widerstand am Fingerrücken gestreckt

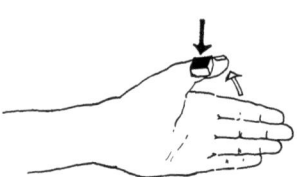

Abb. 9–21. *M. abductor pollicis longus (C 7, 8; Th 1; N. radialis)*. Der Daumen wird gegen Widerstand an seiner Radialseite senkrecht von der Handfläche weggeführt (abduziert)

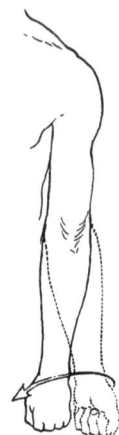

Abb. 9–25. *M. pronator teres (C 6, 7; N. medianus)*. Der gestreckte Arm wird gegen Widerstand proniert. Der Untersucher umfaßt dabei den Unterarm des Patienten in Knöchelnähe

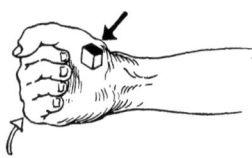

Abb. 9–22. *M. flexor carpi radialis (C 6, 7; N. medianus)*. Das Handgelenk wird gegen Widerstand nach radial gebeugt

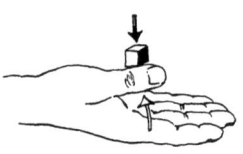

Abb. 9–26. *M. abductor pollicis brevis (C 7, 8, Th 1; N. medianus)*. Der Daumen wird gegen Widerstand senkrecht von der Handfläche abduziert.

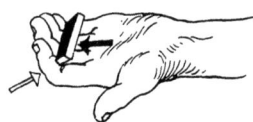

Abb. 9–23. *M. flexor digitorum superficialis (C 7, 8, Th 1; N. medianus)*. Die Finger werden im ersten Interphalangealgelenk gegen Widerstand gebeugt; die proximalen Phalangen sind dabei fixiert

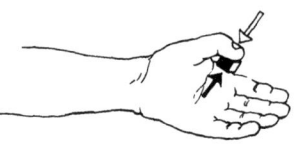

Abb. 9–27. *M. flexor pollicis longus (C 7, 8, Th 1; N. medianus)*. Die Endphalanx des Daumens wird bei gestreckter Grundphalanx gegen Widerstand gebeugt

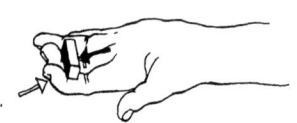

Abb. 9–24. *M. flexor digitorum profundus I und II (C 7, 8, Th 1; N. medianus)*. Die Endphalangen des Zeige- und Mittelfingers werden bei gestreckten Interphalangealgelenken gegen Widerstand gebeugt

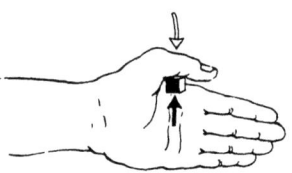

Abb. 9–28. *M. flexor pollicis brevis (C 7, 8, Th 1; N. medianus)*. Die Grundphalanx des Daumens wird gegen Widerstand an der Palmarseite gebeugt

Quantitative Bestimmung der Muskelkraft

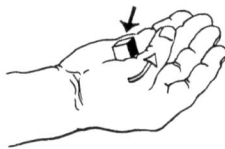

Abb. 9–29. *M. opponens pollicis (C8, Th1; N. medianus).* Der Daumen wird gegen Widerstand über die Handfläche zur Spitze des Kleinfingers geführt; der Daumennagel wird dabei parallel zur Handfläche gehalten

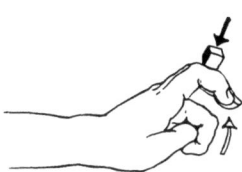

Abb. 9–30. *Mm. lumbricales (C8, Th1; N. medianus für I und II; N. ulnaris für III u. IV.* Die Mittel- und Endglieder werden gegen Widerstand bei gestreckten Grundgliedern gestreckt

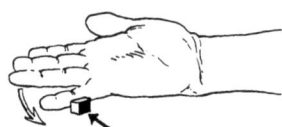

Abb. 9–31. *M. flexor carpi ulnaris (C7, 8, Th1; N. ulnaris).* Die Hand liegt supiniert mit gestreckten Fingern auf dem Tisch und wird gegen Widerstand abduziert

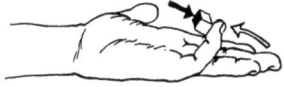

Abb. 9–32. *M. flexor digiti minimi (C7, 8, Th1; N. ulnaris).* Die Grundphalanx des Kleinfingers wird gegen Widerstand gebeugt

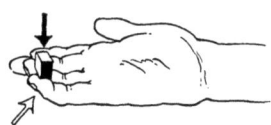

Abb. 9–33. *M. flexor digitorum profundus III und IV (C8, Th1; N. ulnaris).* Die Endglieder des Klein- und Ringfingers werden bei gestreckten Mittelgliedern gegen Widerstand gebeugt

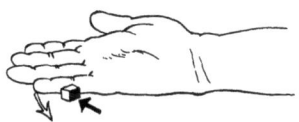

Abb. 9–34. *M. abductor digiti minimi (C8, Th1; N. ulnaris).* Die Hand liegt supiniert mit gestreckten Fingern auf dem Tisch und der Kleinfinger wird gegen Widerstand abduziert

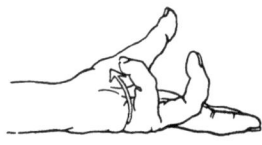

Abb. 9–35. *M. opponens digiti minimi (C7, 8, Th1; N. ulnaris).* Der Kleinfinger wird bei gestreckten Fingern über die Handfläche zum Daumenballen geführt

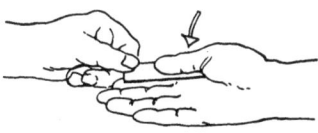

Abb. 9–36. *M. adductor pollicis (C8, Th1; N. ulnaris).* Ein Stück Papier wird gegen Widerstand zwischen Daumen und Handfläche gehalten, wobei sich der Daumennagel in einem rechten Winkel zur Handfläche befindet

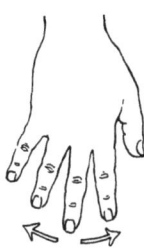

Abb. 9–37. *Mm. interossei dorsales (C8, Th1; N. ulnaris).* Zeige- und Ringfinger werden gegen Widerstand von der Mittellinie abduziert, wobei die Handfläche flach auf dem Tisch liegt

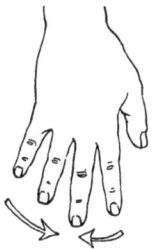

Abb. 9–38. *Mm. interossei palmares (C8, Th1; N. ulnaris).* Die abduzierten Zeige-, Ring- und Kleinfinger werden gegen Widerstand zur Mittellinie adduziert, wobei die Handfläche flach auf dem Tisch liegt

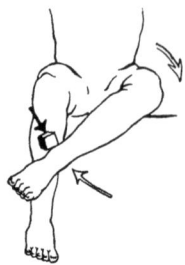

Abb. 9–39. *M. sartorius (L2, 3; N. femoralis)*. Der Patient sitzt mit gebeugten Knien, wobei der Oberschenkel gegen Widerstand am Bein außenrotiert wird

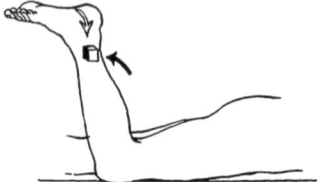

Abb. 9–44. *M. glutaeus medius und M. glutaeus minimus; M. tensor fasciae latae (L4, 5, S1; N. glutaeus superior)*. Prüfung der Innenrotation: Der Patient liegt auf dem Bauch, hat das Knie gebeugt und der Fuß wird gegen Widerstand nach lateral bewegt

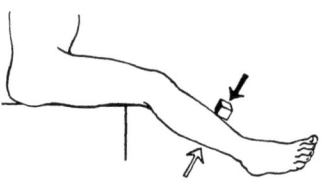

Abb. 9–40. *M. quadriceps femoris (L2–4; N. femoralis)*. Das Knie wird gegen Widerstand gestreckt

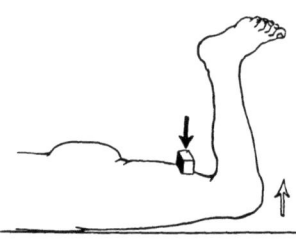

Abb. 9–45. *M. glutaeus maximus (L4, 5, S1, 2; N. glutaeus inferior)*. Der Patient liegt auf dem Bauch und der Oberschenkel wird von der Unterlage gegen Widerstand angehoben

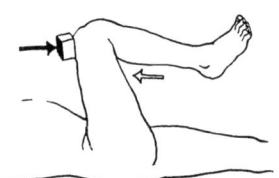

Abb. 9–41. *M. iliopsoas (L1–3; N. femoralis)*. Der Patient liegt auf dem Rücken. Der (um etwa 90°) gebeugte Oberschenkel wird gegen Widerstand gebeugt

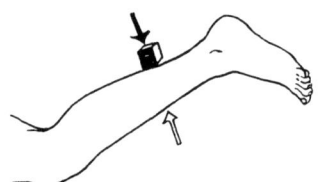

Abb. 9–46. *Kniebeuger (L4, 5, S1, 2; N. ischiadicus)*. Der Patient liegt auf dem Bauch und das Knie wird gegen Widerstand gebeugt

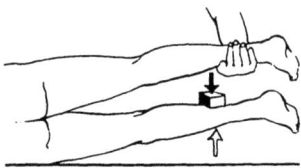

Abb. 9–42. *Adduktoren (L2, 4; N. obturatorius)*. Der Patient liegt auf der Seite und hat die Knie gestreckt. Der Untersucher hebt das obere Bein etwas an, und der Patient adduziert dann das darunterliegende Bein gegen Widerstand

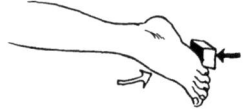

Abb. 9–47. *M. gastrocnemius (L5, S1, 2; N. tibialis)*. Der Patient liegt auf dem Bauch und der Fuß wird gegen Widerstand plantarflektiert

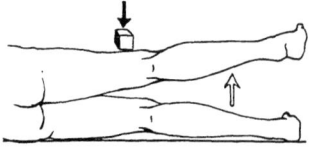

Abb. 9–43. *M. glutaeus medius und M. glutaeus minimus; M. tensor fasciae latae (L4, 5, S1; N. glutaeus superior)*. Der Patient liegt mit gestreckten Beinen auf der Seite, wobei das oben aufliegende Bein gegen Widerstand abduziert wird

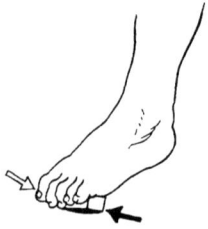

Abb. 9–48. *M. flexor digitorum longus (S1, 2; N. tibialis)*. Die Zehen werden gegen Widerstand plantarflektiert

Quantitative Bestimmung der Muskelkraft

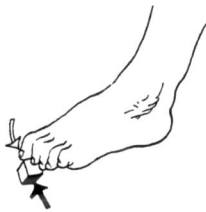

Abb. 9-49. *M. flexor hallucis longus (L 5, S 1, 2; N. tibialis)*, Die Großzehe wird gegen Widerstand plantarflektiert. Die zweite und dritte Zehe werden ebenfalls gebeugt

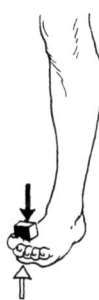

Abb. 9-50. *M. extensor hallucis longus (L 4, 5, S 1; N. peronaeus profundus)*. Die Großzehe wird gegen Widerstand dorsalflektiert

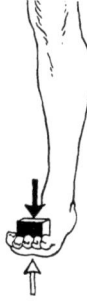

Abb. 9-51. *M. extensor digitorum longus (L 4, 5, S 1; N. peronaeus profundus)*. Die Zehen werden gegen Widerstand dorsalflektiert

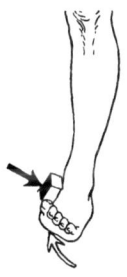

Abb. 9-52. *M. tibialis anterior (L 4, 5; N. peronaeus profundus)*. Der Fuß wird dorsalflektiert und invertiert. Widerstand wird dabei durch Umgreifen des Fußes ausgeübt

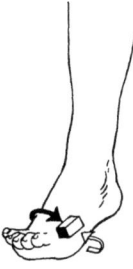

Abb. 9-53. *M. peronaeus longus und M. peronaeus brevis (L 5, S 1; N. peronaeus superficialis)*. Der Fuß wird gegen Widerstand evertiert, wobei der Untersucher den Fuß umfaßt

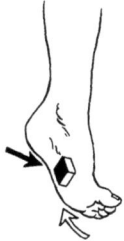

Abb. 9-54. *M. tibialis posterior (L 5, S 1; N. tibialis)*. Der plantarflektierte Fuß wird gegen Widerstand invertiert, wobei der Untersucher den Fuß umgreift

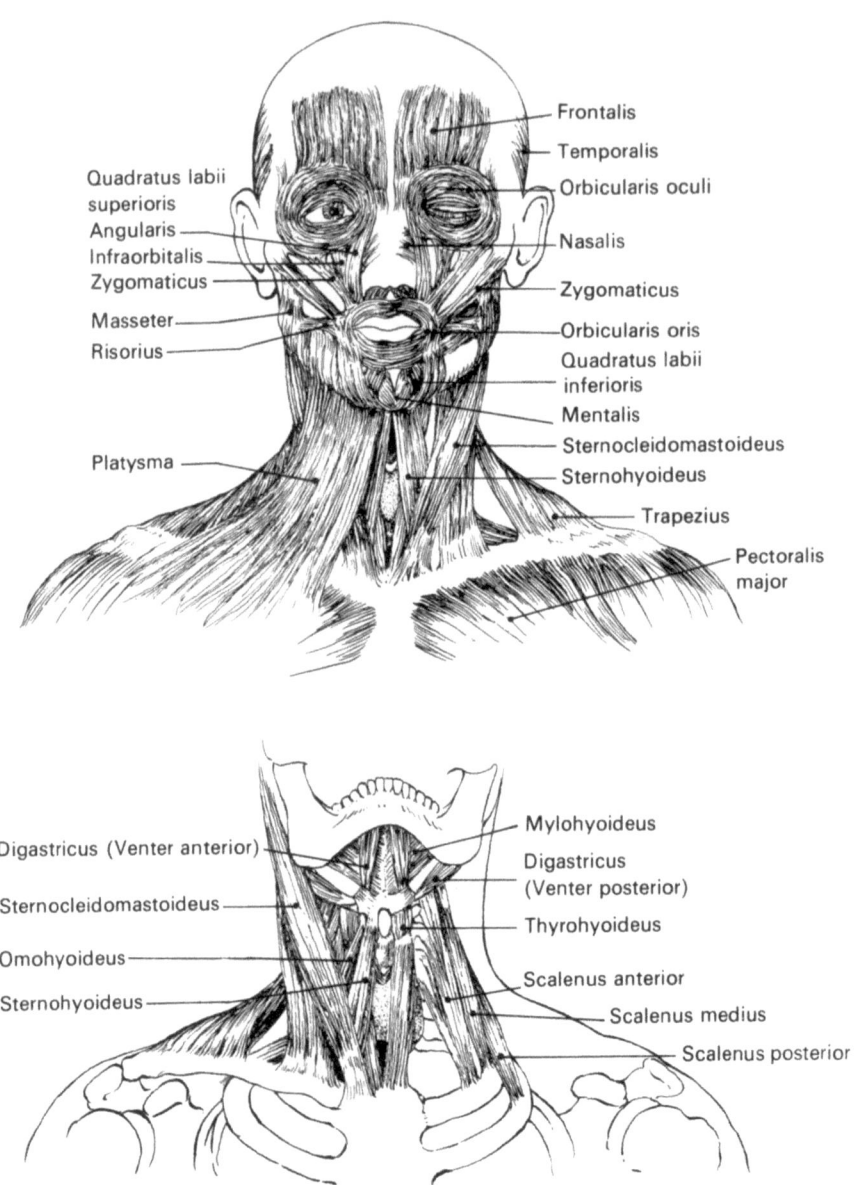

Abb. 9–55. *Oberflächliche Kopf- und Halsmuskeln*

Quantitative Bestimmung der Muskelkraft

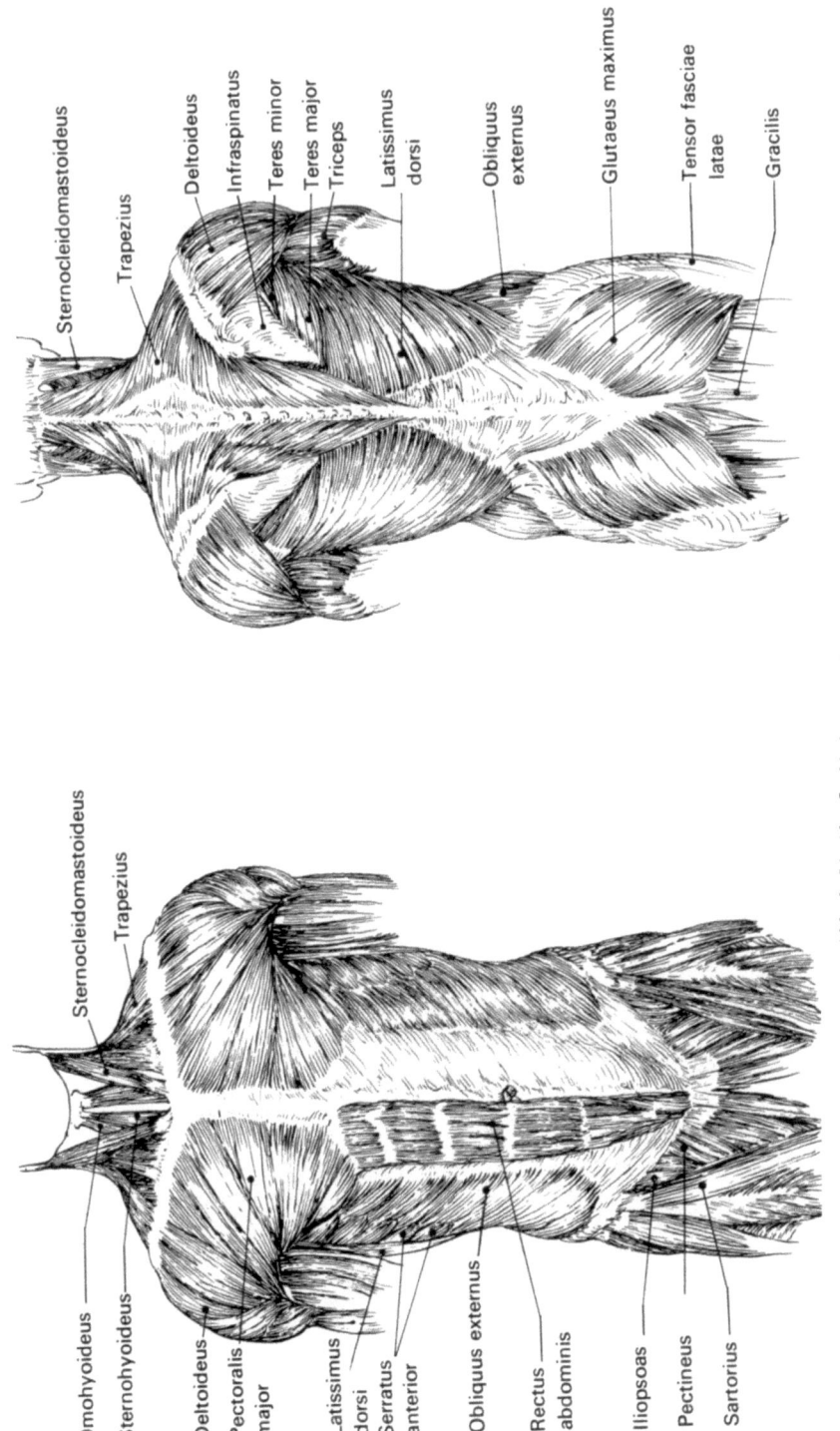

Abb. 9–56. *Oberflächliche Rumpfmuskeln*

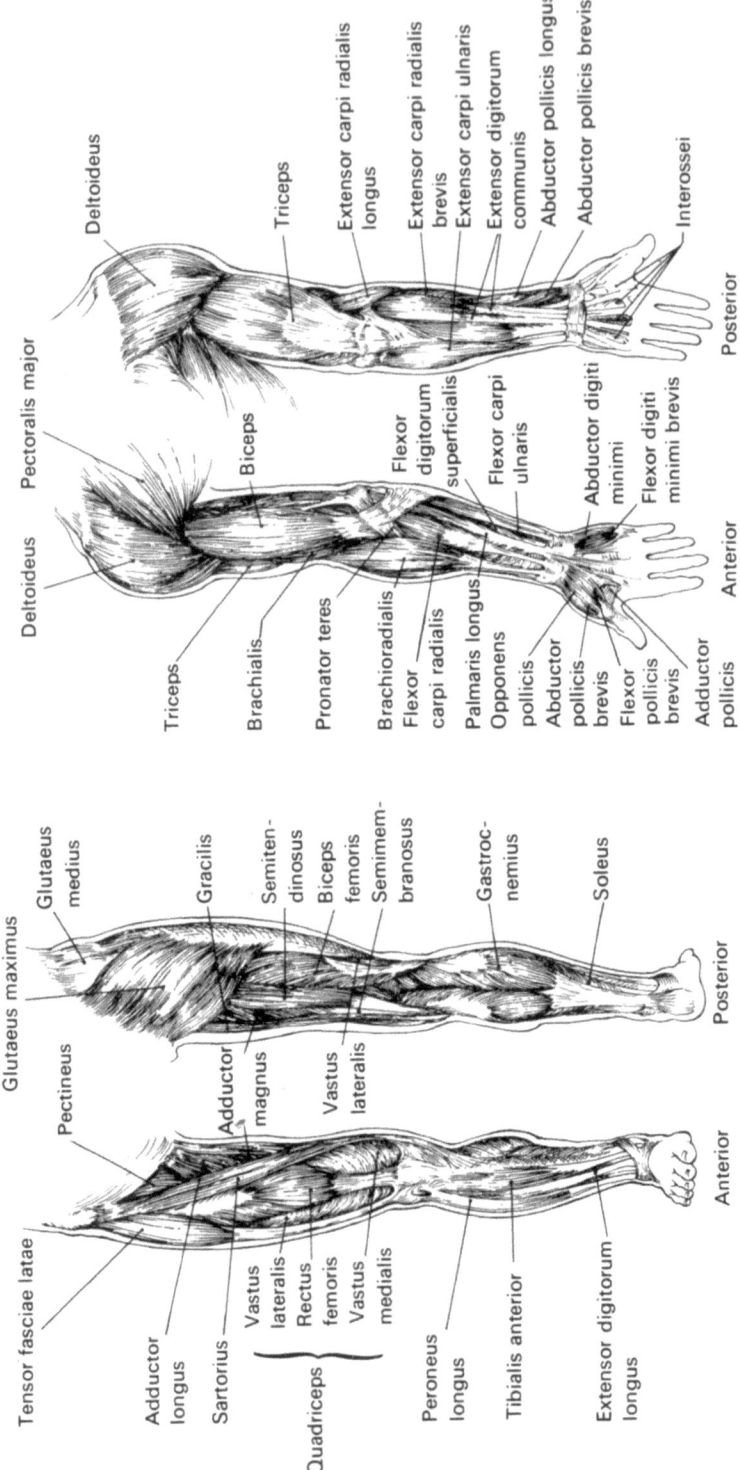

Abb. 9.-57. *Oberflächliche Muskeln des rechten Armes und rechten Beines*

Kapitel 10
Sensibilität

Bei der Prüfung der Sensibilität läßt sich folgende Unterscheidung treffen: Oberflächensensibilität, Tiefensensibilität und kombinierte Empfindungen. Zur Oberflächensensibilität gehören Berührungs-, Schmerz- und Temperaturempfindung, zur Tiefensensibilität werden Muskelempfindungen (Propriozeption), Lage- und Bewegungssinn der Gelenke, tiefer Muskelschmerz und Vibrationsempfindungen (Pallaesthesie) gerechnet. Für komplexere Wahrnehmungen wie Stereognosis (Wahrnehmen und Erkennen von Gegenständen durch Abtasten) sind ungestörte Oberflächen- wie auch Tiefensensibilität erforderlich. Stereognostische Leistungen haben außerdem einen funktionsfähigen Cortex zur Bedingung.

Bei der *Einteilung nach Head* werden epikritische und protopathische Sensibilität unterschieden, von denen jede durch unterschiedliche Neurone erbracht wird. Diese Schlußfolgerungen basieren auf Selbstversuchen mit Hautnervdurchtrennungen und anschließende Nervenregeneration. Die protopathische Sensibilität erscheint rasch (7–10 Wochen), während die epikritische Sensibilität für 1–2 Jahre gestört bleibt oder überhaupt nicht wiederkehrt. Die *epikritische* Sensibilität ist bei der Wahrnehmung von leichter Berührung, Zwei-Punkt-Diskrimination und geringen Temperaturunterschieden beteiligt, die *protopathische* Sensibilität bei der Schmerzempfindung und bei der Empfindung deutlicher Temperaturunterschiede.

Rezeptoren

Es ist seit langem bekannt, daß es für die Wahrnehmung verschiedener Reizqualitäten (verschiedener Energieformen) spezifische Rezeptoren gibt. Die Temperaturrezeptoren werden z. B. durch Kälte- oder Wärmereize erregt, Druckrezeptoren durch Druckreize usw. Bei höheren Reizenergien werden die Rezeptoren aber auch durch inadäquate Stimuli erregt, z. B. Schmerzrezeptoren durch starke Druckreize.

Nach Sherrington unterscheidet man je nach ihrer Beziehung zur Umwelt: (1) Exterozeptoren, (2) Propriozeptoren, (3) Enterozeptoren.

Exterozeptoren werden hauptsächlich durch äußere Umweltreize beeinflußt: Meißnersche-, Merkelsche Rezeptoren und Vater-Pacinische Rezeptoren für Druck, Berührung und Vibration, Krausesche Endkolben für Kältewahrnehmung und Ruffinische Körperchen für Wärme, dazu freie Nervenendigungen zur Schmerzwahrnehmung. Zu den *Propriozeptoren* zählen hauptsächlich Muskelspindeln und Golgi-Sehnen-Organe. *Enterozeptoren* reagieren auf Änderungen im Bereich der Eingeweide und der Blutgefäße. Bei Rezeptorreizung entsteht ein von der Reizstärke abhängiges Generatorpotential, welches in fortgeleitete Aktionspotentiale nach dem Alles-oder-Nichts-Gesetz umgesetzt wird. Die Reizstärke wird somit durch die Entladungsrate kodiert. Als Adaptation wird die Abnahme der Entladungsrate bei konstanter Reizung bezeichnet. Sie dient der optimalen Bereichseinstellung der Rezeptoren.

Die Hautrezeptoren werden für gewöhnlich in Mechanorezeptoren, Thermorezeptoren und Schmerzrezeptoren unterteilt. Zu den Mechanorezeptoren gehören Merkel-Rezeptoren und Meißnersche Körperchen, die die genaue Lokalisation von Druck und Berührungen melden, und die Vater-Pacinischen Körperchen, die im Subkutangewebe liegen und hauptsächlich auf Vibrationen ansprechen. Die Meißnerschen Körperchen adaptieren rasch. Sie kommen am zahlreichsten an den Fingern vor, am Rumpf sind sie dagegen relativ spärlich. Zwischen behaarter und unbehaarter Haut besteht ein deutlicher Unterschied in der Mechanorezeptor-Population.

Kalt- und Warmempfindungen werden über zwei verschiedene Rezeptorsysteme vermittelt: eines das — in bezug auf die Körpertemperatur — erhöhte Temperaturen und ein anderes, das erniedrigte Temperaturen meldet. Eine genaue Kartierung der Haut zeigt diskrete wärmeemp-

Tabelle 10-1. Die hauptsächlichen Sinnesmodalitäten. (Bei den ersten 11 handelt es sich um bewußte Sinneswahrnehmungen)

Sinnesmodalität	Rezeptor	Sinnesorgan
Sehen	Zapfen und Stäbchen	Auge
Hören	Haarzellen	Ohr (Cortisches Organ)
Geruch	olfaktorische Neurone	Riechschleimhaut
Geschmack	Geschmacksrezeptoren	Geschmacksknospen
Winkelbeschleunigung	Haarzellen	Canales semicirculares
Linearbeschleunigung	Haarzellen	Utriculus und Sacculus
Berührung	Nervenendigungen	Verschiedene
Wärme	Nervenendigungen	Verschiedene
Kälte	Nervenendigungen	Verschiedene
Schmerz	Freie Nervenendigungen	...
Gelenkslage und -bewegung	Nervenendigungen	Verschiedene
Muskellänge	Nervenendigungen	Muskelspindel
Muskelspannung	Nervenendigungen	Golgi-Sehnenorgane
arterieller Blutdruck	Nervenendigungen	Dehnungsrezeptoren im Carotissinus und Aortenbogen
Zentraler Venendruck	Nervenendigungen	Dehnungsrezeptoren in den Wänden der großen Venen, Vorhöfe
Lungendehnung	Nervenendigungen	Dehnungsrezeptoren im Lungenparenchym
Bluttemperatur im Kopf	Neurone im Hypothalamus	...
O_2-Partialdruck	Nervenendigungen	Glomus caroticum und Glomus aorticum
Liquor-pH	Rezeptoren an der ventralen Oberfläche der Medulla oblongata	...
Osmotischer Druck des Plasmas	Rezeptoren im vorderen Hypothalamus	...
Arterio-venöse Blutzuckerdifferenz	Zellen im Hypothalamus (Glukostaten)	...

Nach Ganong, W.F: Review of Medical Physiology, 7th ed. Lange, 1975

findliche und zahlreichere kälteempfindliche Punkte.
Als Schmerzrezeptoren werden freie Nervenendigungen angesehen, die sich in großer Anzahl in fast allen Geweben des Körpers finden. Als Afferenzen dienen dünne markhaltige (Aδ) und marklose (C) Fasern.
Propriozeptive Afferenzen von den Muskelspindeln und den Golgi-Sehnen-Organen gelangen zum Cerebellum und zu anderen Strukturen des ZNS. Entgegen früheren Annahmen weiß man heute, daß Muskelspindeln auch zur Großhirnrinde projizieren. Die Bedeutung der Muskelspindeln und der Sehenorgane für die Motorik wurde im Kapitel 8 näher ausgeführt.
Der Lagesinn der Extremitäten beruht, wie wir heute wissen, jedoch nicht auf Muskel- und Sehnenrezeptorenafferenzen, sondern wird durch Gelenkrezeptoren vermittelt. Die histologischen Strukturen, die dabei eine Rolle spielen, sind langsam adaptierende Nervenaufzweigungen, Golgi-Rezeptoren-ähnliche Strukturen und Ruffinische Körperchen in der Synovia und den Ligamenten.

Anatomische Grundlagen der Sensibilität

Die Zellkörper der peripheren sensiblen Neurone liegen in den Spinalganglien der Spinalwurzel und in den entsprechenden sensiblen Nervenganglien der Hirnnerven. Es handelt sich um pseudounipolare Zellen, bei denen der Dendrit mit dem Axon zu einer sensiblen Faser verschmolzen ist. Dadurch ist eine kontinuierliche Leitung vom Rezeptor über die Hinterwurzel ins Rückenmark möglich, wo synaptische Verbindungen mit sekundären Neuronen aufgenommen werden.

Zentrale Verbindungen

(s. S. 66-72)

Schmerz- und Temperaturfasern ziehen in enger Nachbarschaft. Die Schmerzfasern treten über die Hinterwurzel ins Rückenmark ein und bilden auf derselben Höhe synaptische Verbindungen mit den Strangzellen der Substantia gelatinosa. Die Fasern kreuzen dann innerhalb eines

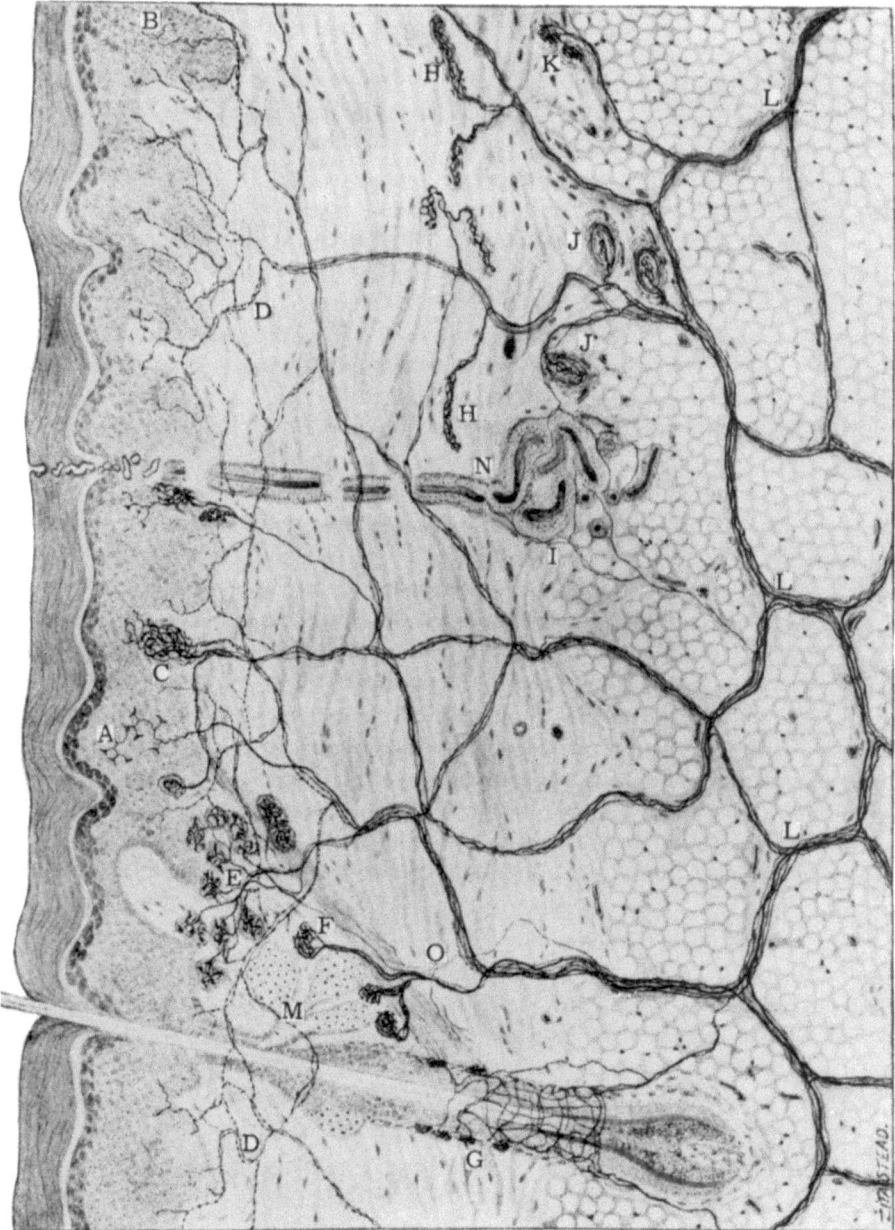

Abb. 10–1. *Zusammenfassende Darstellung der Innervation der menschlichen Haut.* (Nach Woollard, Weddell u. Harpman: J. Anat. 74:413, 1940)

A. Merkelsche Tastscheiben, Mechanorezeptor
B. Freie Nervenendigungen, Schmerzrezeptor
C. Meissnersche Tastkörperchen, Mechanorezeptor
D. Nervenfasern, Schmerzrezeptor
E. Krausesche Endkolben, Kälterezeptor
F. Ruffinische Nervenendigungen, Wärmerezeptor
G. Nervenfasern und -endigungen an den Haarfollikeln, Mechanorezeptor
H. Ruffinische Nervenendigungen, Druckrezeptor
I. Sympathische Nervenfasern zur Innervation der Schweißdrüsen
J. Pacinische Körperchen, Druckrezeptor
K. Golgi-Mazzonische Endigungen, Druckrezeptor
L. Nervenstamm mit dicken und dünnen Fasern
M. Talgdrüse
N. Schweißdrüse
O. Sympathische Fasern zur Versorgung des M. erector pili

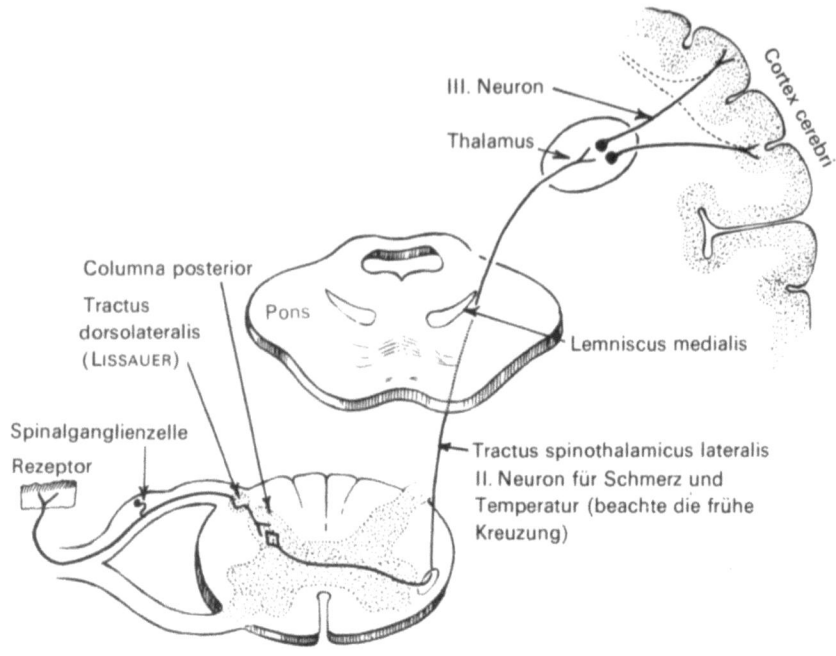

Abb. 10 2. *Schmerz- und Temperaturbahnen*

oder zweier Spinalsegmente und steigen als Tractus spinothalamicus lateralis im Rückenmark, Hirnstamm und Mittelhirn zum Nucleus posteroventralis des Thalamus auf. Dieser projiziert zum Gyrus postcentralis (Area 36) des Parietallappens (Abb. 10 2).

Propriozeptive Afferenzen von Muskeln, Sehnen, Ligamenten und Gelenken teilen sich nach Eintritt ins Rückenmark folgendermaßen auf:

(1) Einige laufen als direkte Fasern des Streckreflexbogens zu den α-Motoneuronen des Vorderhorns.

(2) Andere propriozeptive Fasern bilden Synapsen mit Zellen des Hinterhorns und steigen über die Tractus spinocerebellares auf. Der Tractus spinocerebellaris posterior läuft ungekreuzt über den Pedunculus cerebellaris inferior zum Cerebellum. Der Tractus spinocerebellaris anterior, der gekreuzte und ungekreuzte Fasern enthält, erreicht das Kleinhirn über den Pedunculus cerebellaris superior.

(3) Wieder andere propriozeptive Fasern steigen im Hinterstrang im Fasciculus gracilis und cuneatus auf, kreuzen im Lemniscus medialis und laufen zum Nucleus posteroventralis des Thalamus und von dort nach Umschaltung zum Gyrus postcentralis des Parietallappens (Abb.10 3).

Die Berührungsempfindung wird über zwei Bahnsysteme vermittelt, das Hinterstrangsystem und das Vorderseitenstrangsystem. Bei Hinterstrangschädigung ist der Lagesinn, die Zwei-Punkt-Diskrimination, das Druckempfinden und das Vibrationsempfinden gestört. Bei Vorderstrangschäden finden sich verminderte Berührungsempfindung und eine Störung der groben taktilen Lokalisation.

Fasern zur taktilen Diskrimination laufen in den Hintersträngen zu den ipsilateralen Nuclei gracilis und cuneatus und von dort wie die propriozeptiven Fasern, die oben näher beschrieben wurden. Fasern für leichte Berührung bilden Synapsen im Hinterhorn des Rückenmarks, kreuzen zum Vorderseitenstrang und steigen als Tractus spinothalamicus anterior im Rückenmark Hirnstamm, Mittelhirn zum Nucleus ventralis posterolateralis des Thalamus und von dort zum Gyrus postcentralis des Parietallappens auf (Abb. 10-4).

Diagnostik von Sensibilitätsstörungen

Diese Methoden erfordern die Kooperation des Patienten. Die *Berührungsempfindung* wird mit

Diagnostik von Sensibilitätsstörungen

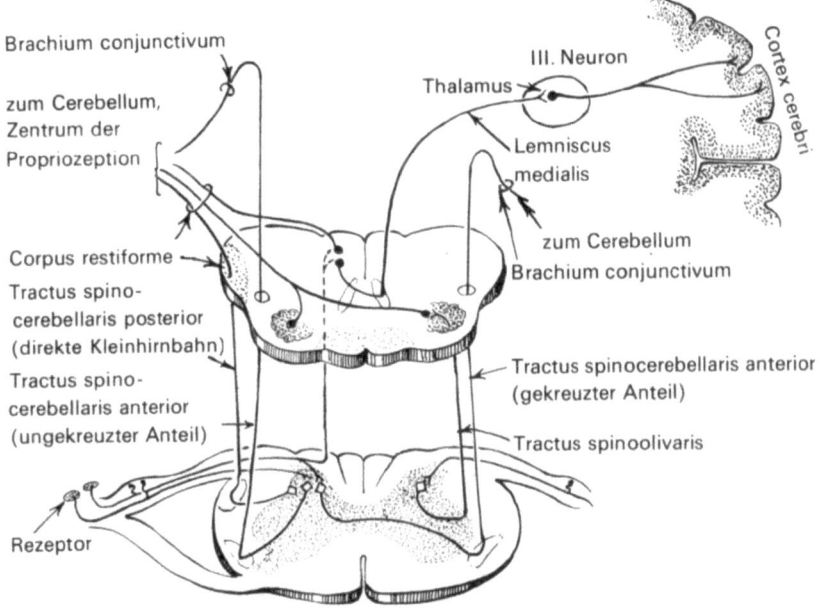

Abb. 10-3. *Propriozeption*

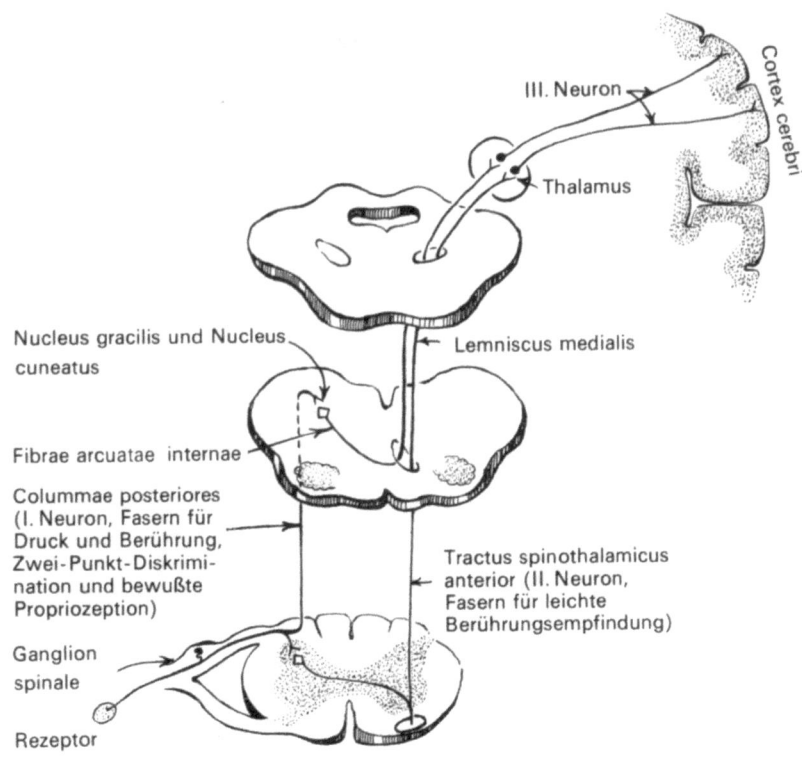

Abb. 10-4. *Druck und Berührung*

einem Pinsel oder einem Wattebausch geprüft. Dabei gibt der Patient an, ob an benachbarten Stellen die Empfindung gleich bleibt.
Druckempfindung wird mit dem stumpfen Ende eines Bleistifts geprüft. Die Unterscheidung zwischen Druck und Berührung ist klinisch nicht von Bedeutung.
Die *Temperaturempfindung* wird mit Reagenzröhrchen, die mit kaltem und warmem Wasser gefüllt sind, untersucht.
Zur Bestimmung der *Vibrationsempfindung* benutzt man eine neurologische Stimmgabel. Die schwingende Stimmgabel wird auf Knochenvorsprünge aufgesetzt (Fußknöchel, Beckenkamm, Spinalfortsätze, Fingerknöchel). Wie bei den meisten Sensibilitätsprüfungen sind Leerversuche zu empfehlen.
Lage- und Bewegungsempfindung. Bei geschlossenen Augen muß der Patient passive Bewegung der Zehen und Finger erkennen und ihre Richtung benennen. Bei starken Läsionen ist auch die Bewegungsempfindung im Fußgelenk und Handgelenk aufgehoben.
Die *Schmerzempfindung* wird geprüft, indem Nadelstiche appliziert werden oder eine Hautfalte gekniffen wird. Zur Bestimmung von sensiblen Grenzen wird am besten ein Nadelrad verwendet.
Zwei-Punkt-Diskrimination. Dabei wird ein Tastzirkel benutzt und die kleinste Distanz geprüft, bei der zwei Punkte getrennt wahrgenommen werden können. Meistens wird das räumliche Unterscheidungsvermögen durch das Zahlenerkennen untersucht. Bei geschlossenen Augen muß der Patient Zahlen erkennen, die auf die Haut geschrieben werden.

Schmerzsyndrome

Schmerzen können diffus oder eng lokalisiert sein, konstant oder intermittierend auftreten, brennend, einschießend, nagend, scharf, dumpf, messerscharf usw. Diese Qualitäten, Zeiten des Auftretens und Provokationsmethoden müssen festgehalten werden. Der Charakter der Schmerzen kann kennzeichnend für die zugrundeliegende Ursache sein. Bei peripheren Nervenläsionen ist der Schmerz für gewöhnlich auf das Versorgungsgebiet des betreffenden afferenten Nerven beschränkt. Der Schmerz ist brennend oder stechend, oftmals schlimmer bei Nacht und unabhängig von der Lage. Besonders in Nerven, die reich an vegetativen Fasern sind (N. medianus,

N. tibialis) kommt es bei Läsionen zu heftigen Schmerzen. Bei Trigeminusschmerzen und anderen Neuralgien sind häufig nur Teile des Innervationsgebietes betroffen, die durch einen Ast des betreffenden Nerven versorgt werden. Die Schmerzen sind für gewöhnlich sehr heftig, obwohl die einzelnen Schmerzattacken meist sehr kurz sind und mit blitzartigem Einschießen oder elektrisierendem Gefühl abrupt beginnen. Diese Attacken werden häufig durch periphere Reize in einer bestimmten Triggerzone ausgelöst.
Radikuläre Schmerzen sind für gewöhnlich auf das Dermatom der betreffenden Wurzel beschränkt. Diese Schmerzen können durch Husten, Niesen oder Pressen provoziert oder verschlimmert werden und führen oftmals zu Schlaflosigkeit. Manchmal tritt eine Erleichterung ein, wenn eine aufrechte Haltung eingenommen wird. Manöver, welche zu einer Dehnung der betreffenden Wurzeln führen, verschlimmern diese Schmerzen.
Thalamische Schmerzen bei Läsionen des ventralen Thalamuskernbereichs betreffen die kontralaterale Körperhälfte. Die Schmerzen sind ständig vorhanden und werden durch emotionellen Streß und Ermüdung verschlimmert. Für gewöhnlich werden sie als brennend, ziehend mit Schwellungsgefühl und Spannung beschrieben. Außerdem sind dabei häufig epikritische Sensibilitätsstörungen festzustellen.
Nach einem Schmerzreiz können bei genauer Beobachtung zwei getrennte Schmerzempfindungen wahrgenommen werden: ein scharf lokalisierter Schmerz, der kurz darauf von einem dumpferen, mehr diffusen Schmerz gefolgt ist. Diese zwei Empfindungen werden manchmal als schneller und als langsamer Schmerz bezeichnet. Je weiter entfernt in der Peripherie der Schmerzreiz gesetzt wird um so deutlicher ist die zeitliche Separierung dieser zwei Komponenten, die als physiologisches Korrelat die Leitung in Aδ- und C-Fasern haben.
Anders als Oberflächenschmerzen sind Tiefenschmerzen nur schlecht lokalisierbar, führen zu Übelkeit und können mit Schweißausbruch und Blutdruckveränderungen einhergehen. Schmerzen, die durch Kochsalzinjektionen ins Periost oder in Ligamente verursacht werden, können zu reflektorischen Kontraktionen der benachbarten Skeletmuskeln führen. Dauernde Muskelkontraktionen und dadurch bedingte Ischämie löst starke Muskelschmerzen aus.
Schmerzen von Eingeweidestrukturen sind für gewöhnlich nur unscharf lokalisiert und unlust-

betont. Sie gehen mit Übelkeit und autonomen Symptomen einher und strahlen oftmals in andere Gebiete aus. Die Reizung von bestimmten inneren Organen führt zu Schmerzen, die in ein entferntes somatisches Gebiet projiziert werden (Headsche Zonen). Die Schmerzen werden für gewöhnlich zu Hautbezirken fortgeleitet, die sich aus demselben embryonalen Segment oder Dermatom entwickelt haben (Dermatomregel). Pathophysiologisch liegt diesem "referred pain" ein viszerokutaner Reflex zugrunde.

Überlappung

Bei peripheren Nervenläsionen entspricht die Zone der gestörten Berührungsempfindung besser der anatomischen Verteilung des betreffenden Nerven, als die Zone der gestörten Schmerzwahrnehmung, welche weniger ausgedehnt ist.

Symptome bei Sensibilitätsstörungen

Anästhesie. Vollständiger Verlust der sensiblen Empfindungen.
Dissoziierte Sensibilitätsstörung. Bei Schädigung des Tractus spinothalamicus tritt kontralateral eine dissoziierte Sensibilitätsstörung mit verminderter bzw. aufgehobener Schmerz- und Temperaturempfindung ohne Beeinträchtigung der Berührungsempfindung auf.
Hypästhesie. Verminderte Sensibilität, z. B. taktile Hypästhesie, Thermhypästhesie, Pallhypästhesie.
Hyperästhesie. Überempfindlichkeit, meist auf Berührungsreize.
Parästhesie. Dabei treten Kribbeln, Ameisenlaufen, Brennen oder ein taubes Gefühl auf. Bei Polyneuropathien sind die Extremitätenenden handschuh- oder strumpfförmig betroffen. Parästhesien werden auch bei sensiblen Jacksonanfällen gesehen.
Analgesie. Aufhebung der Schmerzempfindung.
Stereoagnosie (Astereognosie). Unfähigkeit, bekannte Gegenstände durch Abtasten zu erkennen, ohne daß eine Sensibilitätsstörung vorliegt. Eine Astereognosie kommt bei Läsionen des parietalen Cortex vor. Meist liegt der Herd im Bereich des Gyrus circumflexus.
Autotopagnosie. Orientierungsstörung am eigenen Körper; ebenso wie andere Raumorientierungsstörungen durch Parietallappenschädigungen bedingt.
Baragnosie. Unfähigkeit, zwischen zwei verschiedenen Gewichten zu unterscheiden.
Extinktion. Bei zwei simultanen Reizen wird der eine gut lokalisiert, der andere dagegen kaum bzw. überhaupt nicht wahrgenommen.
Reizverschiebung (Displacement). Bei zwei gleichzeitigen Reizen wird ein Reiz gut lokalisiert, der andere wird an anderer Stelle wahrgenommen.

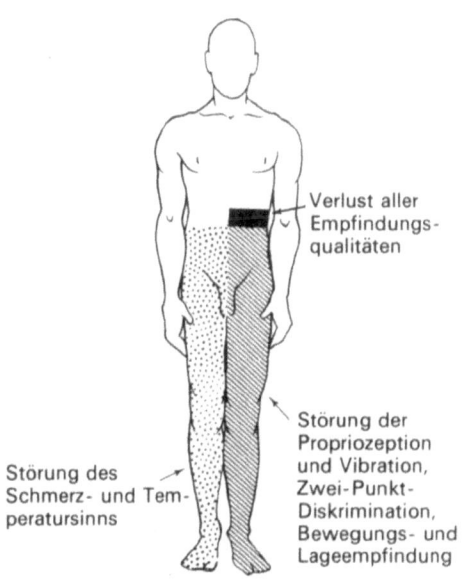

Abb. 10-5. *Brown-Séquard-Syndrom mit Läsion in Höhe des 10. Thorakalsegments links*

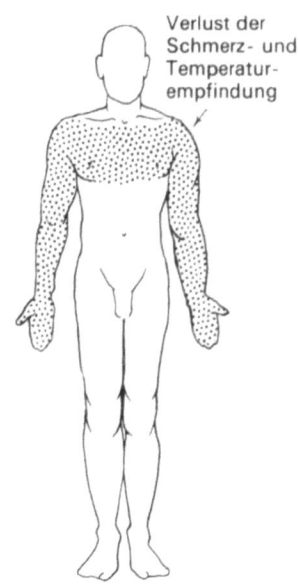

Abb. 10-6. *Syringomyelie*

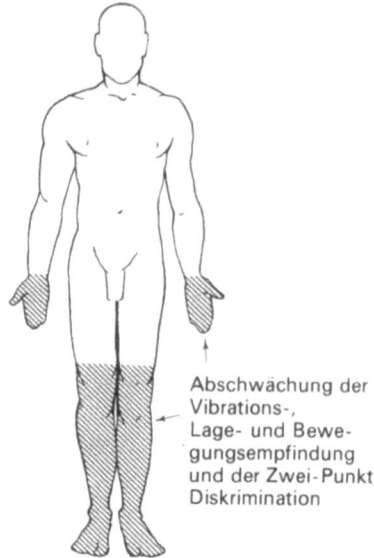

Abb. 10-7. *Funikuläre Myelose*

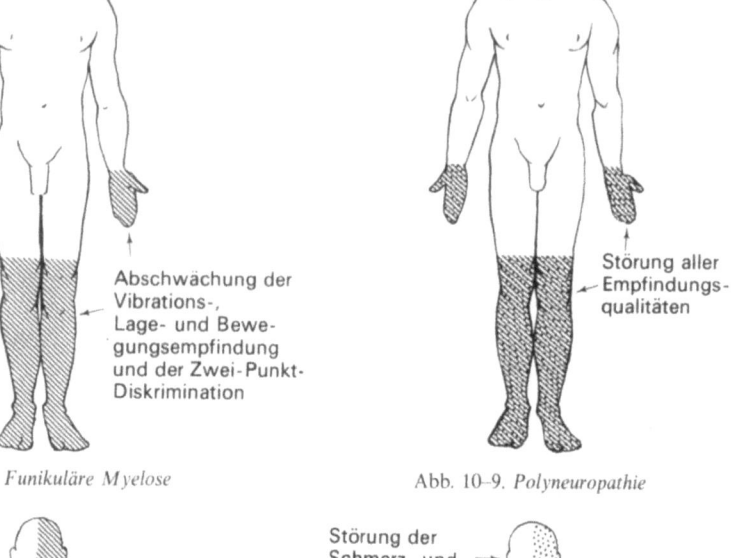

Abb. 10-9. *Polyneuropathie*

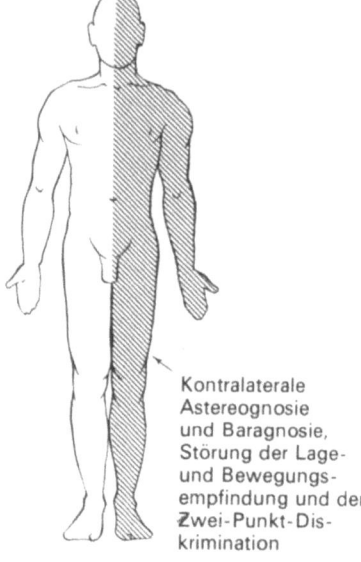

Abb. 10-8. *Läsion im Bereich der Hirnrinde im rechten Parietallappen (siehe Déjérine-Syndrom)*

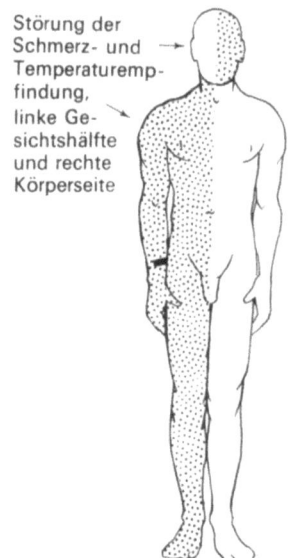

Abb. 10-10. *Dorsolaterales Oblongata-Syndrom (Wallenberg-Syndrom). Verschluß der linken A. cerebelli inf. post.*

Diese Tatsache ist durch die überlappende Schmerzinnervation aus benachbarten peripheren Nerven zu erklären. Bei Hinterwurzelläsionen jedoch entspricht umgekehrt die Zone der aufgehobenen Schmerzempfindung besser der anatomischen Verteilung der Hinterwurzel als die Berührungsempfindung, welche wegen der Überlappung durch benachbarte Wurzeln großteils erhalten ist.

Erkrankungen mit sensiblen Störungen

Komplette periphere Nervendurchtrennungen

Diese sind — neben den motorischen Ausfällen — durch einen Sensibilitätsverlust für alle Qualitäten im innervierten Gebiet charakterisiert. Die aufgehobene Berührungsempfindung ist der auffallendste Befund und entspricht am besten der anatomischen Verteilung des Nerven.

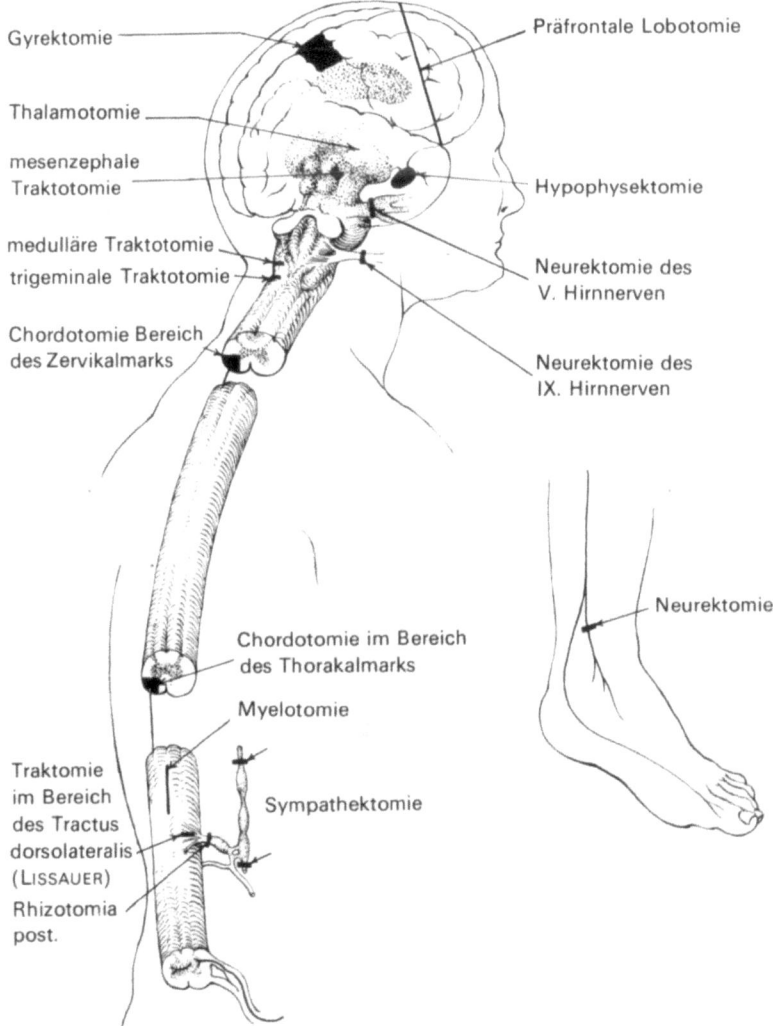

Abb. 10–11. *Schematische Darstellung verschiedener operativer Maßnahmen zur Schmerzlinderung.* (Nach MacCarty: Proc. Staff. Meet. Mayo Clin. 31:208–214, 1956)

Bei *inkompletten peripheren Nervenläsionen* finden sich Sensibilitätsminderung, oftmals Parästhesien und neuralgische Schmerzen.

Neuritis

Eine Entzündung des peripheren Nerven ist charakterisiert durch Schmerzen, Parästhesien und Hyperpathie im Verteilungsgebiet des Nerven. In schweren Fällen sind motorische und sensible Funktionen vollständig aufgehoben.

Neuralgie

Der neuralgische Schmerz tritt attackenweise auf, oftmals durch zufällige Reizung einer Triggerzone. Er wird als reißend, brennend beschrieben und ist auf das Versorgungsareal eines Nerven, eines Plexusanteils oder einer Wurzel beschränkt. Für gewöhnlich zeigen sich keine pathologischen Veränderungen.

Bei der Trigeminusneuralgie (tic douloureux) treten die Attacken im Verteilungsgebiet eines der Hauptäste auf. Die Attacken dauern meist nur einige Sekunden. Manchmal wird neben dem Schmerzsyndrom eine Hypästhesie beobachtet.

Kausalgie

Kausalgie ist charakterisiert durch unangenehme, schmerzvolle und brennende Empfindungen,

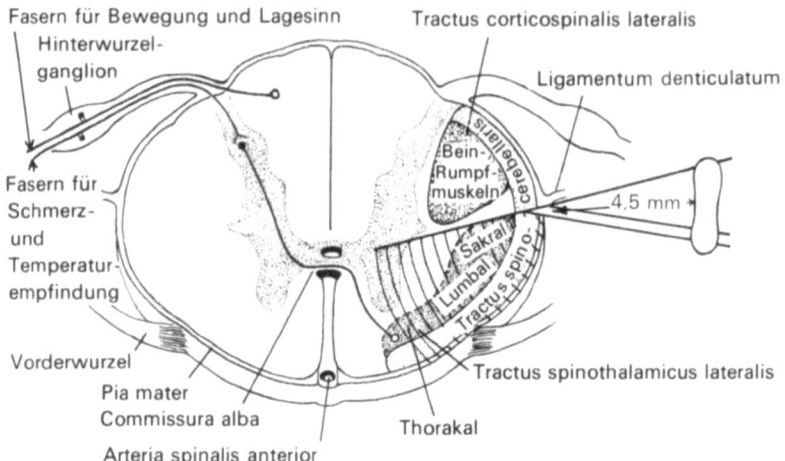

Abb. 10-12. *Chordotomie im Bereich der oberen Rückenmarkssegmente.* Operative Durchtrennung des Tractus spinothalamicus lateralis zur Beseitigung unerträglicher Schmerzen in der gegenüberliegenden Körperhälfte kaudal des operierten Segments. (Nach Kahn u. Rand: J. Neurosurg. 9:611–619, 1952)

sehr häufig im Versorgungsgebiet des N. medianus oder des N. tibialis, die zahlreiche vegetative Fasern führen. Dabei kommt es dann auch häufig zu trophischen Störungen der Haut und der Nägel. Feuchte Umschläge bringen bei vielen Patienten Linderung. Die Kausalgie wird durch partielle Nervenläsionen verursacht, wobei sich dann ephaptische Verbindungen unter den einzelnen Nervenfasern bilden. Sie kann häufig durch Sympathicusblockade oder Sympathektomie gelindert werden.

Phantomschmerzen

Nach Gliedmaßenamputationen bleibt die Empfindung für das fehlende Glied noch längere Zeit erhalten. Diese Phantomglieder werden meist im Laufe der Zeit kürzer. In diesen Phantomgliedern können sehr heftige Schmerzen empfunden werden. Heutzutage werden zur Behandlung DCS-Geräte (dorsal-column-stimulator) benutzt, die die Hinterstränge reizen.

Akroparästhesie

Akroparästhesie ist charakterisiert durch Taubheit, Stechen oder Kribbelgefühl in den Fingerspitzen und Zehen. Sie wird zu den vasomotorisch-trophischen Erkrankungen gerechnet, bei denen wahrscheinlich auch die Nervenendigungen oder Nervenendorgane betroffen sind.

„*Restless-legs-Syndrom*"

Bei diesem Syndrom, das häufiger bei Frauen auftritt, klagen die Patienten über unangenehme Empfindungen in den Oberschenkeln und Waden mit Ermüdung der unteren Extremitäten. Ausgesprochene Schmerzen oder Parästhesien sind dabei weniger zu beobachten. Diese Beschwerden treten schubweise auf. Ihre Ursache ist bisher unbekannt. Die Mißempfindungen werden zeitweise erleichtert, wenn der Patient seine Beine — auch wenn er im Bett liegt — ständig in Bewegung hält.

„*Wurzelschmerzen*"

Radikuläre Schmerzen sind in ihrer Verteilung segmental und kommen bei verschiedenen Reizzuständen der Dorsalwurzel z.B. bei spinalen Tumoren, Frakturen, Bandscheibenvorfällen oder bei entzündlichen Wirbelerkrankungen vor. Die Schmerzen sind scharf, schießen blitzartig ein und werden durch Dehnung der Spinalwurzeln verstärkt.

Herpes zoster

Herpes zoster (Gürtelrose) wird durch eine Virusinfektion der Spinalganglien verursacht. Neben Bläschenbildung mit segmentaler Verteilung kommt es zu heftigen Schmerzen der betroffenen Wurzeln. Außerdem finden sich oft sensible Störungen, auch wenn die Krankheit zu einem Stillstand gekommen ist und die Entzündung abgeklungen ist. In späteren Erkrankungsphasen treten schmerzhafte persistierende Parästhesien auf, die sehr hartnäckig gegenüber Behandlung sind (postherpetische Neuralgie).

Brown-Séquard-Syndrom

Es wird durch eine halbseitige Querschnittsläsion des Rückenmarks, durch Syringomyelie, spinale Tumoren, Hämatomyelie, Schuß- oder Stichverletzungen usw. verursacht und ist charakterisiert durch: (1) Ipsilaterale schlaffe Parese im Segment der Läsion. (2) Ipsilaterale spastische Parese unterhalb der Läsionsebene. (3) Ipsilaterale Zone von Anästhesie im Segment der Läsion. (4) Ipsilaterale Hyperästhesie unterhalb der anästhetischen Zone. (5) Ipsilaterale Störung von Lage-, Bewegungs- und Vibrationsempfindung sowie Störungen der epikritischen Sensibilität unterhalb der Läsionsebene. (6) Kontralateraler Verlust der Schmerz- und Temperaturempfindung (s. Abb. 10-5).

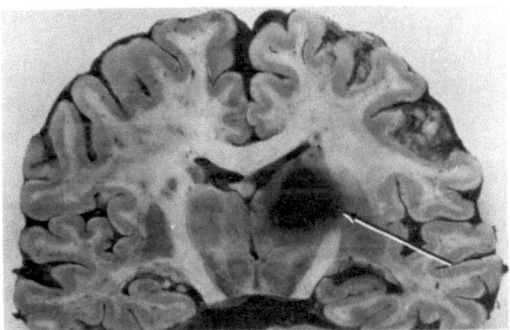

Abb. 10-13. *Thalamusblutung.* Blutung im rechten hinteren Abschnitt des Thalamus bei einer 64jährigen Frau

Tabes dorsalis

Tabes dorsalis ist charakterisiert durch eine deutliche Ataxie aufgrund des Verlusts der propriozeptiven Informationen (Hinterwurzeln und Hinterstränge). Subjektive sensible Störungen, welche als tabische Krisen bezeichnet werden, bestehen in schweren, krampfartigen Schmerzen im Abdomen, im Larynx und in anderen Eingeweideorganen.

Syringomyelie

Charakteristisch für die Syringomyelie, eine dysraphische Störung des Rückenmarks mit tumorhaftem Wachstum von liegengebliebenem Keimgewebe, ist eine dissoziierte Sensibilitätsstörung. Schmerz- und Temperaturempfinden fallen meist im Hals- und Armbereich aufgrund einer Unterbrechung der kreuzenden spinothalamen Fasern aus. Die Hinterstrangqualitäten bleiben länger erhalten (Abb. 10-6). Außerdem sind bei fortgeschrittenen Stadien ein Horner-Syndrom, peripher-atrophische Paresen an den oberen und zentrale Paresen an den unteren Extremitäten sowie trophische Störungen festzustellen (S. 331).

Funikuläre Myelose

Bei B12-Avitaminosen tritt oftmals unabhängig von hämatologischen Symptomen eine kombinierte Degeneration der Hinter- und Vorderseitenstränge des Rückenmarks auf. Als erste Symptome stellen sich Parästhesien und Schmerzen besonders an den Beinen ein. Durch Degeneration der Kleinhirnseitenstränge sind auch ataktische Zeichen zu beobachten.

Multiple Sklerose

Obwohl die multiple Sklerose eine vielgestaltige Ausprägung haben kann, sind Sensibilitätsstörungen fast immer vorhanden und treten meistens sogar als Initialsymptome in Erscheinung. Die Patienten klagen über Taubheitsgefühl und Parästhesien. Später kommt es dann zu sensiblen Ausfällen und motorischen Störungen, die durch disseminierte demyelinisierende Plaques im Rückenmark und im Gehirn erklärt werden.

Thalamusläsionen

Das Thalamussyndrom ist charakterisiert durch schwere, unscharf lokalisierbare Schmerzen (thalamischer Schmerz), die durch Stress und optisch-akustische Reize verschlimmert werden. Bewegungs- und Lagesinn sowie die Oberflächensensibilität sind vermindert. Leichte Reize können schwere Schmerzen oder sehr unangenehme Empfindungen hervorrufen (thalamische Hyperpathie). Die weiteren Symptome wurden auf S. 20 beschrieben.

Kortikal-sensibles Syndrom nach Déjérine

Bei Läsionen des sensorischen parietalen Cortex mit Beteiligung des Gyrus angularis kommt es zu einer kontralateralen Stereoagnosie, Unfähigkeit zum Zahlenerkennen, Schwierigkeit in der Einschätzung von Gewichten und Unfähigkeit, verschiedene Gewebe durch Berührung zu unterscheiden (Abb. 10-8). Schmerz-, Temperatur-, Lage- und Vibrationsempfinden sind dabei ungestört.

Kapitel 11
Hautinnervation

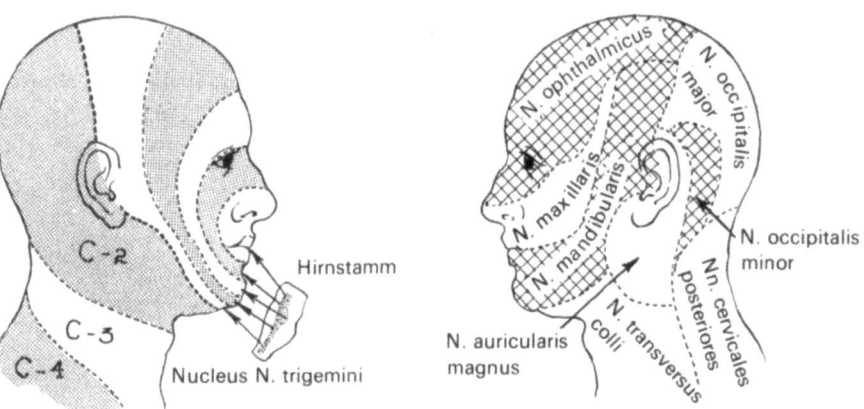

Abb. 11-1. *Segmentale sensible Versorgung im Bereich des Kopfes*

Abb. 11-2. *Sensible Versorgung des Kopfes durch periphere Nerven*

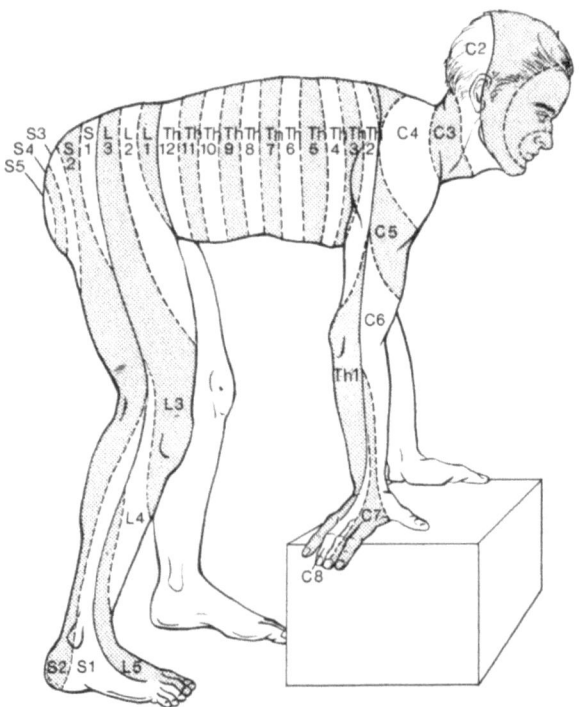

Abb. 11-3. *Segementale sensible Verteilung, dargestellt in Vierfüßlerstellung*

Hautinnervation

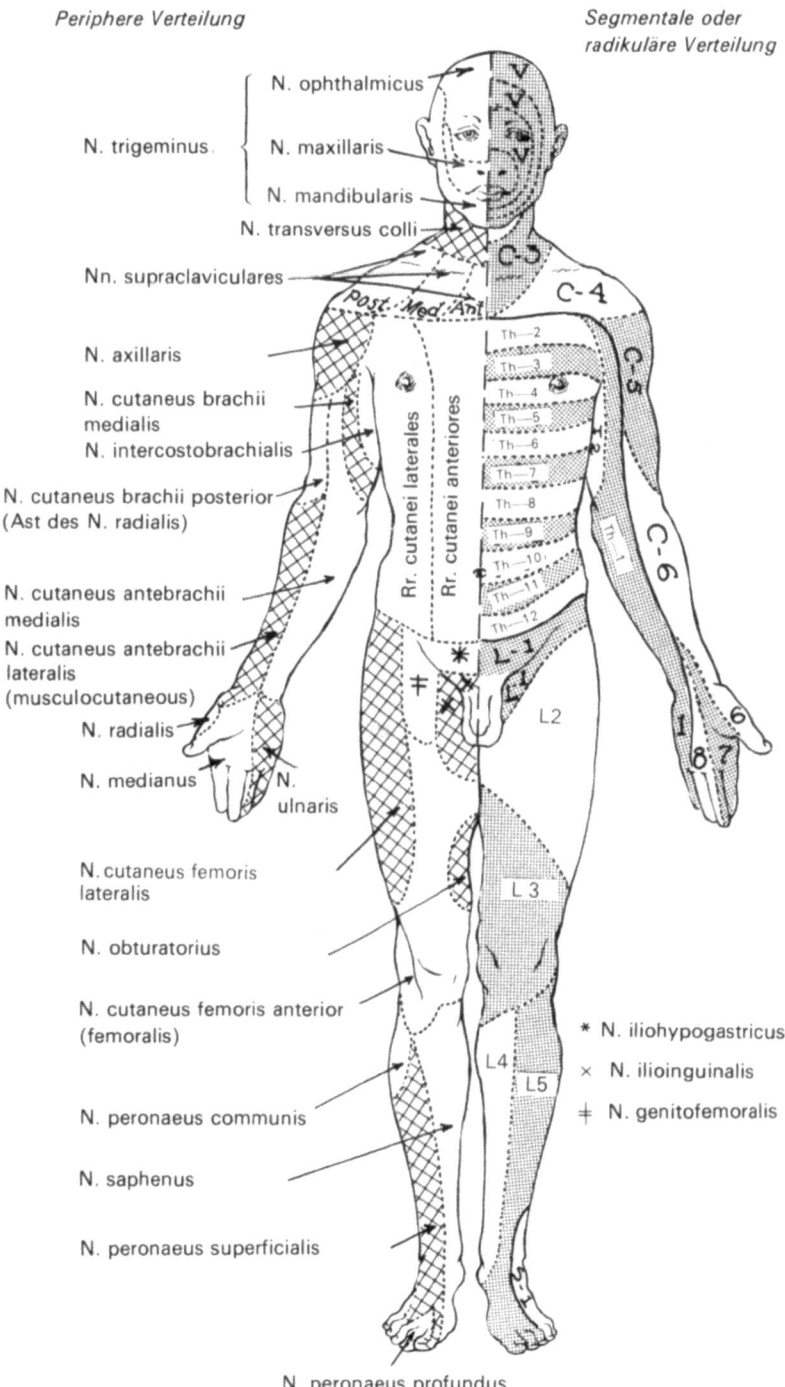

Abb. 11-4. *Sensible Hautinnervation* (Vorderansicht)

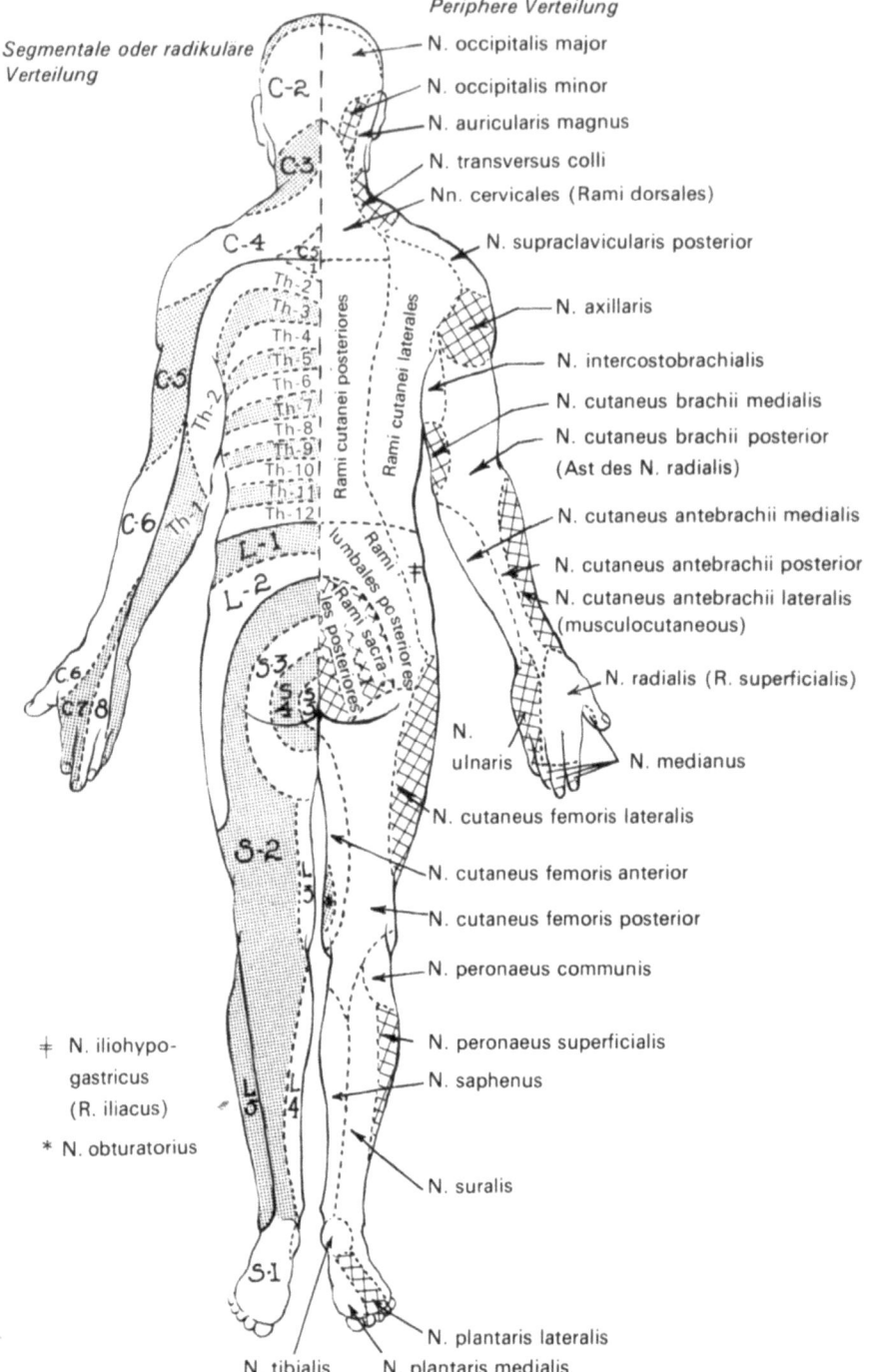

Abb. 11-5. *Sensible Hautinnervation* (Dorsalansicht)

Hautinnervation

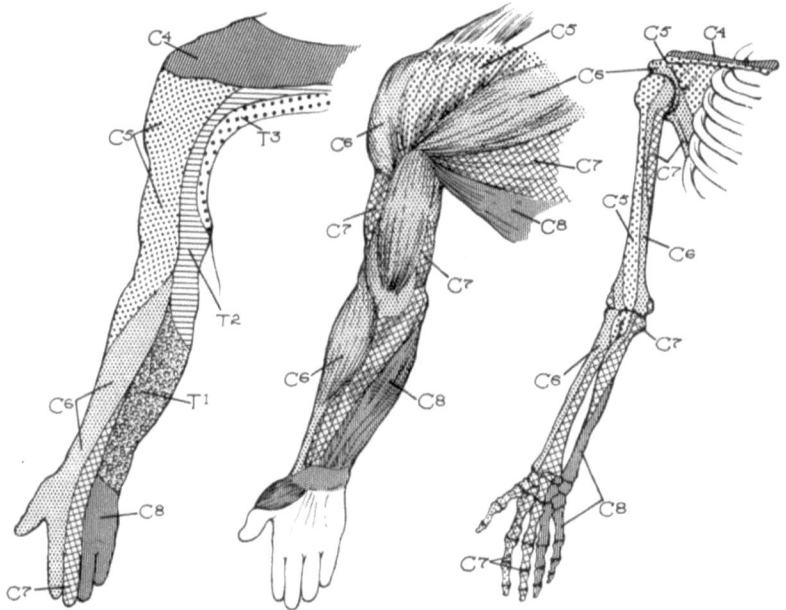

Abb. 11-6. *Segmentale Innervation des rechten Armes in der Ansicht von vorne.* (Nach Inman, V.T., Saunders, J. B. de C. M.: Referred pain from skeletal structures. J. Nerv. Ment. Dis. 99:660–667, 1944)

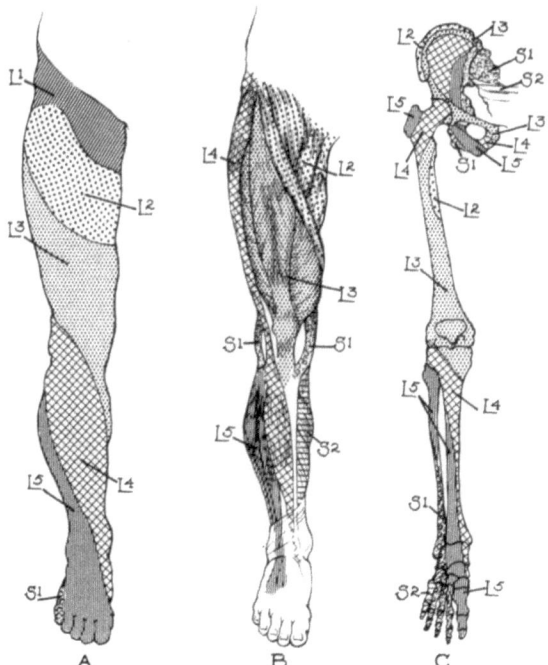

Abb. 11-7. *Segmentale Innervation des rechten Beines in der Ansicht von vorne.* (Nach Inman, V.T., Saunders, J. B. de C. M.: Referred pain from skeletal structures. J. Nerv. Ment. Dis. 99:660–667, 1944)

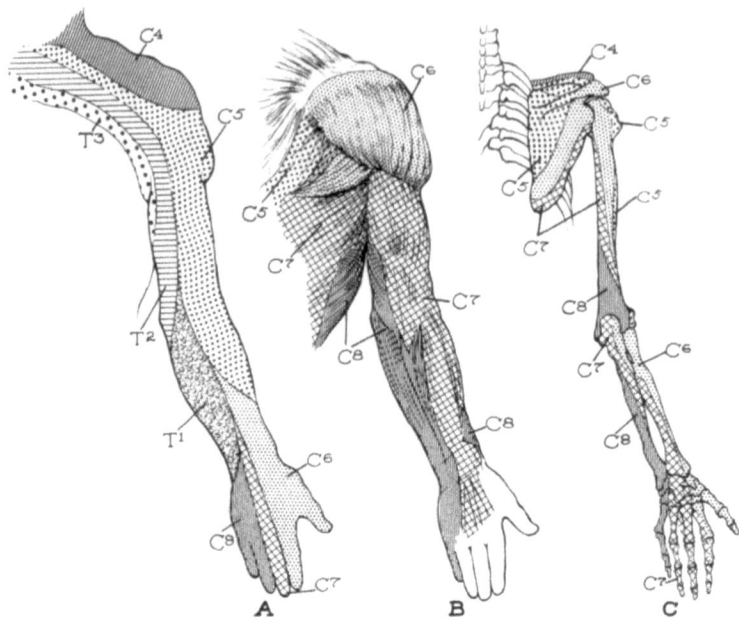

Abb. 11-8. *Segmentale Innervation des rechten Armes in der Ansicht von hinten.* (Nach Inman, V.T., Saunders, J.B.de.C.M.: Referred pain from skeletal structures. J. Nerv. Ment. Dis. 99:660–667, 1944)

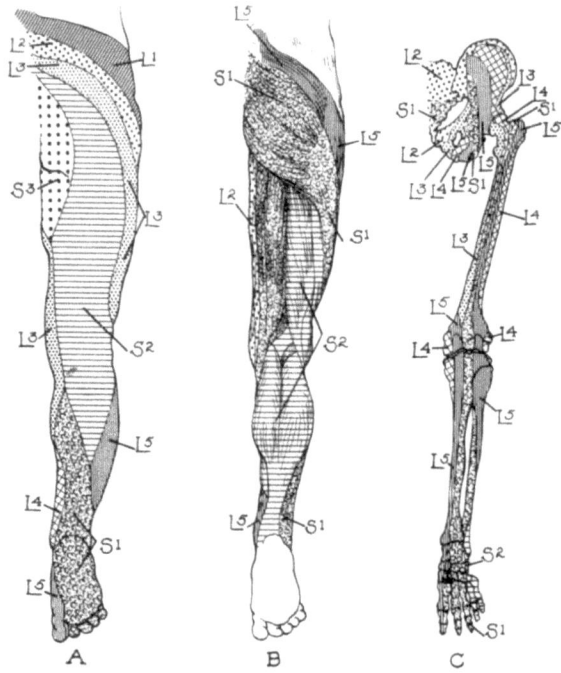

Abb. 11-9. *Segmentale Innervation des rechten Beines in der Ansicht von hinten.* (Nach Inman, V.T., Saunders, J.B.deC.M.: Referred pain from skeletal structures. J. Nerv. Ment. Dis. 99:660–667, 1944)

Hautinnervation

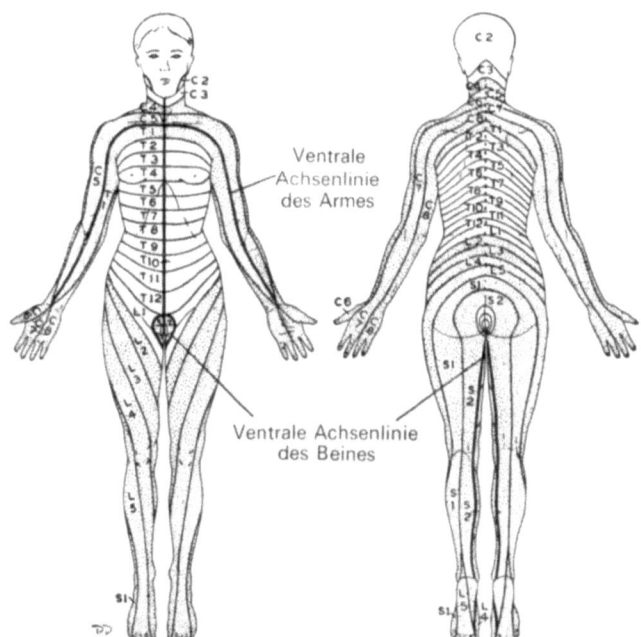

Abb. 11-10. *Dermatome nach Keegan.* Bestimmung nach der Hypalgesie-Methode, bei Kompressionssyndromen einzelner Wurzeln. (Nach Keegan u. Garrett: Anat. Record 102:4, 409–438, 1948)

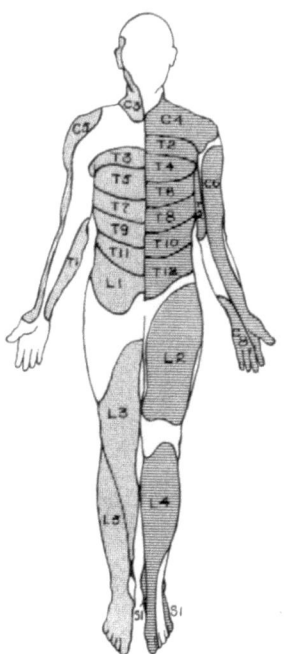

Abb. 11-11. *Dermatome nach Foerster.* Bestimmung nach der Methode der Restsensibilität

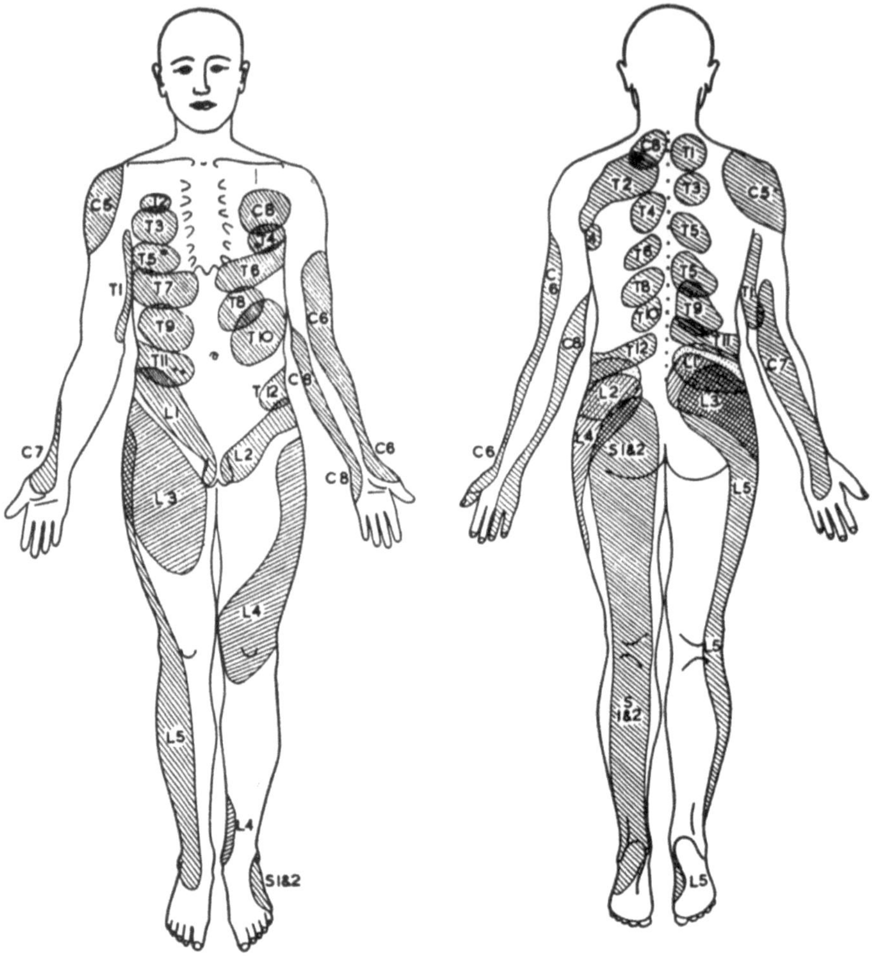

Abb. 11-12. *Die segmentalen Tiefenschmerz-Areale.* Sie ergaben sich nach Injektion einer 6%igen Salzlösung in die entsprechenden Ligamenta interspinalia. Schemazeichnungen rekonstruiert nach Befunden von Kellgren. (Nach Lewis: Pain. Macmillan, 1942)

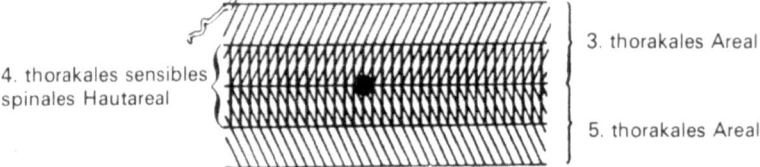

Abb. 11-13. *Schematische Darstellung der Lage der Brustwarze in den sensiblen Hautarealen der 3., 4. u. 5. spinalen Thorakalwurzeln.* Beachte die Überlappung der Hautareale. (Sherrington). (Nach Ranson, S.W., Clark, S.L.: The Anatomy of the Nervous System. 10th ed. Saunders, 1959)

Kapitel 12
Reflexe

Die Prüfung der Reflexe ist ein wichtiger Bestandteil der neurologischen Untersuchung. Es ist ein Vorteil dieser Untersuchungstechnik, daß sie weniger von der Aufmerksamkeit, Kooperation und Intelligenz des Patienten abhängt als andere Untersuchungen. Für die Auslösung normaler Reflexantworten ist ein funktionierendes motorisches und somatosensibles System Voraussetzung.

Reflexbogen

Der einfachste Reflexbogen besteht aus einem afferenten sensiblen und einem motorischen Neuron. Folgende Strukturen sind beim Reiz-Antwort-Schema eines Reflexes beteiligt:
1. Ein Rezeptor (z. B. Hautendorgan oder Muskelspindel), der den physikalischen Reiz in elektrische Entladungen umsetzt.
2. Das afferente (oder sensible) Neuron, welches die Impulse über den peripheren Nerven dem ZNS zuleitet.
3. Zwischengeschaltete Neurone, welche die afferenten Impulse erhalten und zum efferenten Nerven übertragen. Beim monosynaptischen Reflex wird die Information direkt an das motorische Neuron weitergeleitet.
4. Das efferente (oder motorische) Neuron.
5. Der Effektor, wie z. B. Muskel oder Drüse, welcher die Reflexantwort hervorbringt.

Eine Unterbrechung des Reflexbogens an irgendeiner Stelle führt zur Aufhebung der Antwort.

Einteilung der Reflexe

Vom physiologischen Standpunkt unterscheidet man Eigenreflexe und Fremdreflexe. Beim Eigenreflex liegt der Rezeptor (Muskelspindel) im Erfolgsorgan selbst. Die Physiologie des Eigenreflexes wurde auf S. 76 näher beschrieben. Bei Fremdreflexen liegen die Rezeptoren nicht in den reagierenden Muskeln. Der Fremdreflex verläuft im Gegensatz zum Eigenreflex über viele Interneurone (polysynaptisch), die ihrerseits wieder vielen Einflüssen unterliegen. Als Rezeptoren dienen Extero (Haut)- und Enterorezeptoren.

Mittels einer anderen Einteilung können Reflexe nach der Ebene ihrer zentralen Repräsentation unterschieden werden, so z. B. als spinale, bulbäre (Haltungs- oder Stellreflexe), Mittelhirn- oder Kleinhirnreflexe.

Eigenreflexe:

1. Masseterreflex. Dabei wird der Finger auf das Kinn des Patienten gelegt und mit dem Reflexhammer von vorne oben darauf geklopft. Eine andere Möglichkeit ihn auszulösen besteht darin, daß ein auf die untere Zahnreihe gelegter Spatel beklopft wird. Als Reflexantwort ist eine Kontraktion des M. masseter und M. temporalis festzustellen. Der Reflex ist bei hochsitzenden Läsionen von pseudobulbärparalytischem Charakter gesteigert. Ein Seitenvergleich ist bei diesem Reflex nicht möglich.

2. Bicepsreflex (C5, C6). Der Arm des Patienten ist im Ellbogen leicht gebeugt. Es wird ein Finger auf die Sehne gelegt. Beim Schlag auf diesen Finger spürt man die Reflexantwort.

3. Tricepsreflex (C7, C8). Schlag auf die Tricepssehne führt zu leichter Extension im Ellbogen.

4. Radius-Periost-Reflex (Brachioradialisreflex, C5, C6). Flexion und Supination des Unterarms bei Hammerschlag auf den Processus styloideus des Radius.

5. Handgelenkreflexe (C6-C8). Beugung bzw. Streckung im Handgelenk bei Schlag auf die Beuge- bzw. Streckersehnen im Handgelenk.

6. Pronatorreflex (C6). In Mittelstellung zwischen Pronation und Supination wird auf den Radius an der Beugeseite geklopft. Als Reflexantwort folgt eine leichte Pronation, die meist nur sehr schwach ist.

7. Pectoralisreflex (C5-Th1). Der Untersucher legt seinen Finger so nahe wie möglich an die Insertionsstelle des M. pectoralis major und

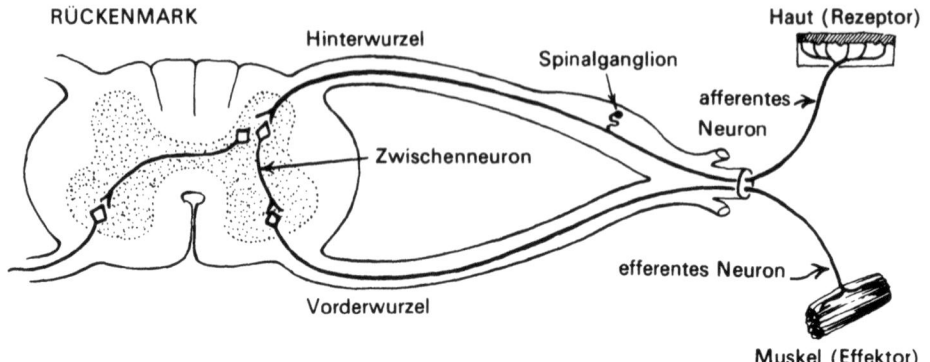

Abb. 12-1. *Monosynaptischer Reflexbogen*

klopft darauf. Die Reflexantwort (Adduktion und Innenrotation) ist leichter zu tasten als zu sehen.

8. *Patellarsehnenreflex (L2–L4)*. Kontraktion des M. quadriceps bei Schlag auf die Patellarsehne. Die Aufhebung dieses Reflexes wird als Westphalsches Zeichen bezeichnet. Wenn der Reflex nicht ausgelöst werden kann, sollte der Jendrassiksche Handgriff versucht werden. Dabei zieht der Patient die verschränkten Hände mit Kraft auseinander.

Bei stark gesteigertem Patellarsehnenreflex (PSR) kann es zu einem Patellarklonus und zu einer gleichzeitigen Adduktion kommen. Außerdem ist dann die Reflexzone verbreitert.

9. *Achillessehnenreflex (L5–S2)*. Plantarflexion des Fußes bei Schlag auf die Achillessehne. Der Reflex kann durch leichte aktive Plantarflexion gebahnt werden. Er läßt sich außerdem besser auslösen, wenn der Patient auf dem Bett kniet und die Füße einen rechten Winkel bilden. Bei starker Reflexsteigerung läßt sich ein Fußklonus auslösen.

10. *Tibialis-posterior-Reflex (L5)*. Hammerschlag auf die Sehne des M. tibialis posterior hinter dem medialen Knöchel führt zu einer Inversion des Fußes. Der Reflex ist bei Normalpersonen oftmals nicht auszulösen. Eine pathologische Bedeutung kommt ihm nur zu, wenn er auf einer Seite aufgehoben ist.

Bedeutung von pathologischen Reflexantworten

Verminderung oder Aufhebung der Eigenreflexe kann durch Läsionen, welche den Reflexbogen betreffen, hervorgerufen werden, z. B. durch periphere Nervenerkrankungen (Polyneuritis, Radikulitis), Beteiligung der Hinterhörner des

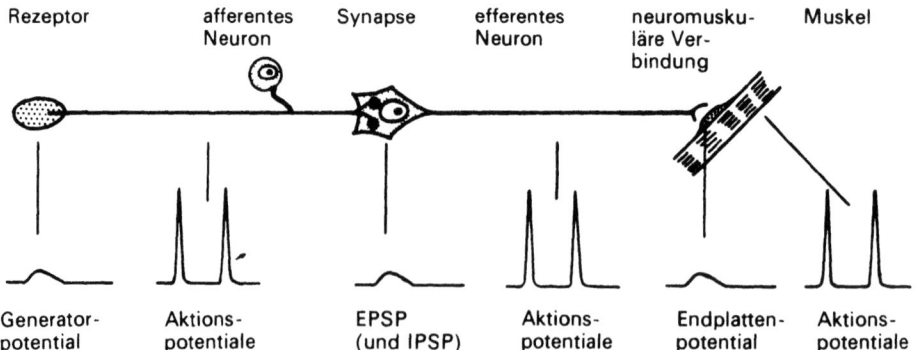

Abb. 12-2. *Reflexbogen*. Am Rezeptor und an jeder der Verbindungen des Reflexbogens besteht eine nichtpropagierte abgestufte Reizbeantwortung, die der Größe des Reizes proportional ist, während in den zur Transmission bestimmten Teilen (Axone, Muskelmembran) die Reizbeantwortung „Alles-oder-Nichts"-Charakter besitzt. (Nach Ganong: Medizinische Physiologie, 2. neubearbeitete Auflage, Springer-Verlag, Berlin, Heidelberg, New York, 1972)

Tabelle 12-1. Tabellarische Zusammenfassung der wichtigsten Reflexe

Reflexe	Afferenz	Zentrum	Efferenz
Fremdreflexe			
Kornealreflex	Hirnnerv V	Pons	Hirnnerv VII
Niesreflex	Hirnnerv V	Hirnstamm und oberes Rückenmark	Hirnnerven V, VII, IX, X und Spinalnerven für die Exspiration
Würgreflex	Hirnnerv IX	Medulla oblongata	Hirnnerv X
Oberer Bauchhautreflex (BHR)	Th 7, 8, 9, 10	Th 7, 8, 9, 10	Th 7, 8, 9, 10
Unterer Bauchhautreflex	Th 10, 11, 12	Th 10, 11, 12	Th 10, 11, 12
Babinski-Zeichen	N. tibialis	S 1, 2	N. peroneus
Analreflex	N. pudendus	S 4, 5	N. pudendus
Eigenreflexe			
Masseterreflex	Hirnnerv V	Pons	Hirnnerv V
Bicepsreflex	N. musculocutaneus	C 5, 6	N. musculocutaneus
Tricepsreflex	N. radialis	C 6, 7	N. radialis
Radiusperiostreflex	N. radialis	C 6, 7, 8	N. radialis
Patellarsehnenreflex	N. femoralis	L 2, 3, 4	N. femoralis
Achillessehnenreflex	N. tibialis	S 1, 2	N. tibialis
Viszerale Reflexe			
Lichtreflex	Hirnnerv II	Mittelhirn	Hirnnerv III
Akkomodationsreflex	Hirnnerv II	Okzipitale Hirnrinde	Hirnnerv III
Ciliospinaler Reflex	sensibler Nerv	Th 1, 2	Zervikaler Sympathicus
Okulokardialer Reflex	Hirnnerv V	Medulla oblongata	Hirnnerv X
Carotissinusreflex	Hirnnerv IX	Medulla oblongata	Hirnnerv X
Bulbokavernosusreflex	N. pudendus	S 2, 3, 4	vegetative Beckengeflechte
Blasen- und Rektumreflexe	N. pudendus	S 2, 3, 4	N. pudendus und autonome Nerven

Rückenmarks (Tabes dorsalis), bei zerebellären Erkrankungen und bei Erkrankungen des efferenten Schenkels. Die Eigenreflexe sind außerdem im Koma und in Narkose abgeschwächt und fehlen beim Adie-Syndrom. Da die Eigenreflexe normalerweise unter teilweiser Hemmung von höheren Zentren stehen, führen Läsionen des motorischen Cortex oder der Pyramidenbahn (oberes Neuron) gemeinsam mit Schäden an extrapyramidalen Bahnen zu gesteigerten Eigenreflexen und zu spastischer Erhöhung des Muskeltonus. Gesteigerte Reflexe kommen auch bei Strychninvergiftung, bei Hyperthyreose, bei Tetanus und bei einigen anderen Erkrankungen vor.

Fremdreflexe

Hautreflexe

A. Auslösung durch Schleimhautreizung
1. Korneal- (oder Konjunktival-) Reflex. Augenschluß nach leichter Reizung der Cornea oder der Konjunktiva mit einem Wattebausch. Dieser Reflex ist bei Schädigung des V. oder VII. Hirnnerven aufgehoben, ebenso bei Schädigung der zentralen Verbindungen in der Pons. Es treten dann korneale Ulzerationen wegen des fehlenden Schutzreflexes auf.
2. Niesreflex. Niesen bei Reizung der nasalen Schleimhaut hängt von den Trigeminusafferenzen und den zentralen Verbindungen zu den motorischen Kernen des V. bis X. Hirnnerven und den oberen Zervikalnerven ab.
3. Würgereflex (Rachenreflex). Der durch Berührung des Pharynx ausgelöste Würgereflex ist bei Läsionen des IX. oder X. Hirnnerven bzw. ihrer Kerne aufgehoben. Bei Hysterie kann er ebenfalls fehlen.
4. Uvula- oder Gaumenreflex. Das Anheben der Uvula bei Phonation oder bei Reizung des weichen Gaumens ist an einen funktionsfähigen IX. und X. Hirnnerven gebunden.

B. Auslösung durch Hautreizung
1. Interscapularreflex. Einwärtsdrehen der Scapula bei Reizung der Haut im Interscapularbereich.

2. *Bauchhautreflexe (BHR)*. Zur Auslösung wird am besten ein Nadelrad von lateral zur Mittellinie über die Bauchhaut geführt. Es kommt dabei zu einer raschen Kontraktion der Bauchmuskeln auf der Reizseite. Die BHR werden im Seitenvergleich auf drei Etagen (oben, Mitte, unten) geprüft. Bei schlaffen oder adipösen Bauchdecken können die BHR fehlen. Einseitige Abschwächung oder Aufhebung gilt als Pyramidenzeichen, ebenso wenn sie auf einer Seite rascher erschöpflich sind. Die BHR dienen auch zur Höhenlokalisation (Th6–L1).
3. *Cremasterreflex*. Anheben des Hodens bei Bestreichen der Innenseite des Oberschenkels.
4. *Gluteatreflex*. Kontraktion der Gesäßbacken bei Reizung der Haut in diesem Bereich.
5. *Plantarreflex*. Plantarflexion der Zehen bei Reizung der Fußsohle. Bei Kindern kommt es gewöhnlich auch zu einem Zurückziehen des Fußes.
6. *Analreflex*. Kontraktion des Sphincter ani bei Reizung der perianalen Gegend oder bei Einführen des Fingers ins Rectum.

Pupillenreflexe

1. *Lichtreflex*. Verengung der Pupille bei Beleuchtung. Die Bahn des Lichtreflexes läuft von der Retina über den N. opticus zum Westphal-Edinger-Kern und gelangt zum M. sphincter pupillae. Die lichtstarre Argyll-Robertson-Pupille wird auf S. 93 näher beschrieben. Mit Lichtstarre wird leicht die harmlose Pupillotonie verwechselt. Erweiterung und Verengung dauern dabei über zehn Minuten.
2. *Konsensuelle Lichtreaktion*. Verengung der Pupille bei Beleuchtung des kontralateralen Auges. Die doppelseitige Pupillenreaktion ist auf die symmetrische Efferenz des Lichtreflexes zu beiden Sphinkteren zurückzuführen.
3. *Akkomodationsreflex*. Verengung der Pupille bei Konvergenz auf nahe Objekte. Lichtreaktion und Konvergenzreaktion können unabhängig voneinander ausfallen.
4. *Ziliospinaler Reflex*. Erweiterung der Pupille bei schmerzhafter Reizung; gewöhnlich durch Kneifen am Hals ausgelöst. Diese Reaktion ist abhängig von der Funktionsfähigkeit des Halssympathicus. Beim Horner-Syndrom ist sie daher aufgehoben (s. S. 169).
Blinkreflex nach Descartes. Rasche und unvermutete Annäherung eines Objektes an die Augen verursacht Lidschluß und Zwinkern.

Viszerale Fremdreflexe

1. *Okulokardialer Reflex*. Verminderung der Herzfrequenz bei Druck auf die Augäpfel. Dieser Reflex läuft über die Hirnnerven V und X.
2. *Carotis-Sinus-Reflex*. Verlangsamung der Herzfrequenz und Blutdruckabfall (Vasodilatation) wird durch Druck auf den Carotis-Sinus im Halsbereich ausgelöst. Dieser Reflex ist bei Läsionen der Hirnnerven IX und X aufgehoben und andererseits bei gewissen Personen mit deutlicher vasomotorischer Instabilität überaktiv. Bei ihnen kommt es dann schon bei leichter Reizung zu Synkopen (Carotis-Sinus-Synkopen).
3. *Bulbocavernosusreflex*. Kontraktion des M. bulbocavernosus bei Berührung des Dorsum der Glans penis oder nach Kneifen oder Stechen der Glans penis.
4. *Blasen- und Rektumreflexe*. Die normale Sphinkterkontrolle für Urin- und Mastdarmentleerung ist von diesen Reflexen abhängig. Eine Unterbrechung der motorischen Fasern resultiert in Inkontinenz. Die Unterbrechung der afferenten Fasern (wie bei Tabes dorsalis) führt zu einer Aufhebung des Miktions- oder Defäkationsdranges, Überlaufblase und zu Dilatation des Mastdarms.
5. *Massenreflexe (nach Riddoch)*. Dieser spinale Fluchtreflex, der bei kompletten Läsionen des Rückenmarks durch Hautreizung unterhalb der Läsionsebene ausgelöst wird, wird auch bei einigen normalen Kindern gesehen. Bei ihnen sind die supraspinalen Kontrollen nicht so stark; wahrscheinlich ist das die Ursache der plötzlichen Blasen- und Mastdarmentleerung, Beugung der unteren Extremitäten und Schwitzen nach Hautreizung unter emotionaler Belastung.

Klinische Bedeutung abgeschwächter Fremdreflexe

Fremdreflexe haben zusätzlich zu ihren spinalen einen supraspinalen Reflexbogen. Die Afferenzen projizieren zum Hirnstamm und von dort zu motorischen Arealen des Cortex. Die Efferenzen dieser Bahn laufen mit der Pyramidenbahn oder in enger Nachbarschaft dazu. Die Reflexabschwächung ist daher kontralateral zur Herdseite, wenn die Läsion oberhalb der Pyramidenkreuzung liegt und ipsilateral, wenn der Herd darunter liegt.

Fremdreflexe sind beim Parkinson-Syndrom oder anderen extrapyramidalen Störungen oftmals gesteigert.

Untere Extremität

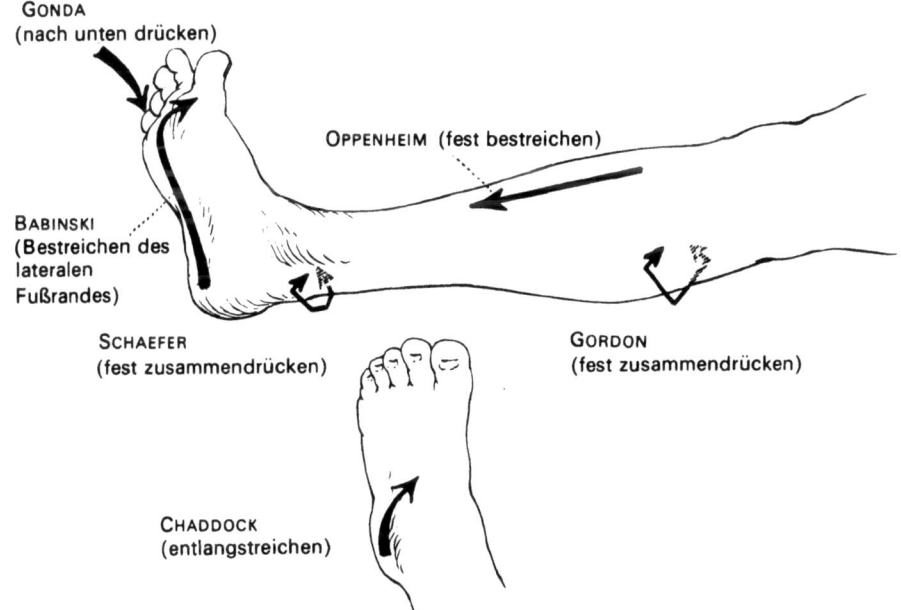

Abb. 12-3. *Methoden zur Prüfung einiger pathologischer Reflexe, die bei Pyramidenbahnschädigung auftreten*

Pathologische Reflexe

In dieser Gruppe finden sich gewisse primitive Abwehrreaktionen, welche nur nach Pyramidenbahnläsionen auftreten. Normalerweise werden sie durch zerebrale Hemmung unterdrückt. Bei Kindern sind sie bis zum 5.–7. Monat auslösbar. Die wichtigsten pathologischen Reflexe sind im folgenden aufgeführt:

A. *Untere Extremität*
1. Babinski-Zeichen. Extension der Großzehe mit Spreizung der anderen Zehen bei Reizung der Plantarfläche des Fußes. Von manchen Untersuchern wird empfohlen, gleichzeitig mit der üblichen Plantarreizung die zweite bis fünfte Zehe stark nach unten zu beugen. In schweren Fällen trifft man zuweilen auf einen spontanen Babinski-Reflex.
2. Chaddock-Zeichen. Babinski-Antwort, welche durch Schlag auf den lateralen Knöchel erhalten wird. Sie soll spezifisch für Area-4-Läsionen sein.
3. Gordon-Zeichen. Babinski-ähnliche Antwort bei Kneten der Wadenmuskulatur.
4. Oppenheim-Zeichen. Babinski-ähnliche Antwort, welche durch kräftigen Druck entlang der Tibia und dem M. tibialis anterior ausgelöst wird.
5. Gonda-Reflex. Aufwärtsbewegung der Großzehe, wenn eine andere Zehe (meist die vierte Zehe) nach unten gedrückt wird und dann ruckartig schnellend losgelassen wird.
6. Schaefer-Zeichen. Babinski-ähnliche Antwort bei Kneifen der Achillessehne.
7. Stransky-Reflex. Dorsalflexion der Großzehe, ausgelöst durch eine kräftige Abduktion der Kleinzehe für 1–2 sec mit anschließendem plötzlichem Loslassen.
8. Rossolimo-Reflex. Kurze Plantarflexion der Zehen bei Beklopfen der Zehenballen.
9. Mendel-Bechterew-Zeichen. Kurze Plantarflexion der vier äußeren Zehen nach Schlag auf den lateralen Fußrücken vor dem Knöchel.
10. Hirschberg-Zeichen. Adduktion und Inversion des Fußes bei Schlag auf die Innenkante des Fußes (Kontraktion des M. tibialis posterior).
11. Fußklonus. Fortgesetzte schnelle Extension und Flexion des Fußes, welche durch schnelle passive Dorsalflexion des Fußes bei Fixierung des Beins durch den Untersucher erzielt wird. Ein rasch erschöpflicher Klonus kann auch bei Gesunden vorhanden sein.
12. Patellarklonus. Rasche Auf- und Abbewegung der Patella, wenn sie mit einem schnellen Ruck nach unten gezogen wird und dabei das Bein in gestreckter, entspannter Lage liegt.

13. *Grasset- und Gausel-Zeichen.* Wenn der Patient am Rücken liegt, kann er jedes Bein einzeln hochheben, nicht jedoch beide gleichzeitig. Wird das paretische Bein hochgehoben, so fällt es schwer auf die Unterlage, sobald der Untersucher das gesunde Bein hochhebt.
14. *Hoover-Zeichen.* Bei einem Patienten mit Hemiparese legt der Untersucher die Handflächen unter die Fersen des Patienten und fordert ihn auf, die Fersen nach unten zu drücken. Man spürt unter beiden Fersen einen gewissen Druck. Dann nimmt der Untersucher die Hand unter der Ferse des gesunden Beins und legt sie auf den Fußrücken und fordert den Patienten auf, das gesunde Bein gegen seinen Widerstand zu heben. Wenn der Patient eine echte organische Parese hat, so wird kein zusätzlicher Druck unter der Ferse des paretischen Beins bemerkt. Wenn der Patient jedoch eine funktionelle Parese hat, wird die Ferse des angeblich paretischen Beins nach unten gegen die Hand des Untersuchers gedrückt, sobald das gesunde Bein angehoben wird.
15. *Huntington-Hustenzeichen.* Flexion in der Hüfte, Streckung im Knie und dadurch Anhebung des betroffenen paretischen Beins beim Husten und Pressen.
16. *Marie- und Foix-Retraktionszeichen.* Wenn die Zehen nach unten gedrückt werden, folgt eine Beugung von Knie und Hüfte. Dieser Fluchtreflex läßt sich auch durch verschiedene schmerzhafte Reize am Fuß auslösen.
17. *Neri-Zeichen.* Bei alternierendem Anheben der Beine in liegender Position wird das Knie des paretischen Beins gebeugt, während das andere gestreckt bleibt. Bei Rumpfbeuge nach vorne wird das paretische Bein gebeugt, während das normale gestreckt bleibt.
18. *Raimiste-Zeichen.* Der Patient liegt, hat die Beine leicht abduziert und versucht gegen den Widerstand des Untersuchers das gesunde Bein zu abduzieren oder adduzieren. Im paretischen Bein wird eine Bewegung durchgeführt, die der intendierten Bewegung des normalen Beins ähnlich ist (Adduktion oder Abduktion).
19. *Strümpell-Zeichen.* Der Patient versucht gegen Widerstand in liegender Position den Oberschenkel zu beugen. Im paretischen Bein ist dabei eine Dorsalflexion und Adduktion des Fußes festzustellen.
20. *Gekreuzter Streckreflex.* Beim liegenden Patienten mit gebeugtem Oberschenkel kommt es bei Reizung der Fußsohlen zur Extension des kontralateralen Beins.

21. *Extensor-Stoß.* Streckung des gebeugten Beins, wenn die Fußsohle nach oben gedrückt wird.

B. *Obere Extremität.*
1. *Knips-Reflex (Hoffmann-Zeichen).* Beugezuckung der Finger, die durch Knipsen der distalen Phalanx des Zeigefingers ausgelöst wird. Dabei wird auch der Daumen gebeugt.
2. *Trömner-Reflex.* Ein schneller Schlag auf die Kuppen der gebeugten Finger führt zu einer raschen Beugezuckung der Finger.
3. *Gordon-Zeichen.* Extension der gebeugten Finger oder des Daumens und des Zeigefingers, wenn über dem Os pisiforme Druck ausgeübt wird.
4. *Chaddock-Handgelenkzeichen.* Beugung im Handgelenk mit Strecken und Spreizen der Finger bei Schlag auf die Ulnarseite des Unterarms nahe dem Handgelenk.
5. *Babinski-Pronationszeichen.* Der Patient hält seine Arme mit den Handflächen supiniert nach vorne, der Untersucher klopft einige Male mit seinen eigenen Händen von unten. Die latent paretische Hand dreht sich in Pronationsstellung, während die gesunde Hand horizontal bleibt.
6. *Bechterew-Zeichen.* Der Patient beugt und entspannt anschließend beide Unterarme. Der paretische Unterarm fällt langsamer und „sakkadierter" zurück, auch wenn keine Kontrakturen bestehen.
7. *Klippel- und Weil-Daumenzeichen.* Werden die gebeugten Finger des Patienten durch den Untersucher schnell gestreckt, so kommt es zur Beugung und Adduktion des Daumens.
8. *Leri-Zeichen.* Fehlen der normalen Beugung im Ellbogen bei kräftiger passiver Beugung des Handgelenks und der Finger.
9. *Mayer-Zeichen.* Fehlen der normalen Adduktion und Opposition des Daumens bei passiver kräftiger Beugung der proximalen Phalangen besonders des dritten und vierten Fingers der supinierten Hand.
10. *Soques-Zeichen.* Bei dem Versuch, den paretischen Arm zu heben, werden unwillkürlich die Finger überstreckt und gespreizt und bleiben in dieser Stellung.
11. *Sterling-Zeichen.* Man sieht eine Adduktion des paretischen Arms bei kräftiger aktiver Adduktion des gesunden Arms gegen Widerstand.
12. *Strümpell-Pronationszeichen.* Bei Beugung des Unterarms zeigt der Handrücken anstelle der Handfläche zur Schulter.

13. Zwangsgreifen. Kräftiges radialwärts gerichtetes Bestreichen der Handfläche führt zu einer Greifreaktion der Hand.
14. Kleist-Hakenzeichen. Reaktive Beugung der Finger der betroffenen Hand bei Druck auf die Beugeseite der Fingerspitzen.

C. *Kopf*
1. Babinski-Platysma-Zeichen. Beim Gesunden ist eine Kontraktion des Platysmas zu sehen, wenn der Mund weit geöffnet oder das Kinn gegen den Widerstand des Untersuchers gegen die Brust gedrückt wird. Bei Pyramidenbahnschädigung kontrahiert sich nur das Platysma der gesunden Seite.
2. Nasopalpebral-Reflex (McCarthy-Zeichen, Glabella-Reflex). Beklopfen des Supraorbitalwulstes oder der Nasenwurzel führt zu einer Reflexantwort des M. orbicularis oculi. Beim Gesunden tritt rasch eine Habituation dieses Reflexes ein; bei extrapyramidalen Erkrankungen (Parkinson-Syndrom) ist er gesteigert und unerschöpflich.

3. Schnauzreflex. Beklopfen der mittleren Partie der Oberlippe führt zu einer Reflexkontraktion und Vorstülpen der Lippen.
4. Palmomentalreflex (Marinesco-Radovici). Kontraktion des M. mentalis mit Verziehung des Mundwinkels bei Schlag auf den Thenar der Hand oder Kneifen der Thenarmuskulatur. Dieser Reflex kommt bei Pyramidenbahnschädigung aber auch bei Frontalhirnverletzungen und hirnatrophischen Prozessen vor.

Kapitel 13
Aphasie, Apraxie und Agnosie

Aphasie

Unter Aphasie versteht man motorische und sensorische Sprachstörungen, die nicht auf Lähmungen der Sprechmuskulatur oder auf Hörstörungen beruhen. Vielmehr sind bei Aphasien Sprachverständnis und Sprachverhalten durch Läsionen bestimmter Hirnregionen in der dominanten Hemisphäre gestört. Die für die Klinik wichtigsten Formen der Aphasie sind: motorische, sensorische, amnestische und Leitungsaphasie.

Motorische Aphasie

Aufgrund seiner pathologisch-anatomischen Untersuchungen folgerte Broca, daß am Fuß der dritten Frontalwindung der dominanten Hemisphäre (Area 44) ein motorisches Sprachzentrum gelegen ist, in dem Wortinnervationsmuster gespeichert sind. Bei Schädigungen in diesem Bereich ist das klinische Bild einer motorischen Aphasie zu beobachten. Dabei ist die Spontansprache ganz oder großteils aufgehoben (Wortstummheit) und der Sprachantrieb ist vermindert. Bei Patienten mit geringeren Ausfällen ist die Ausdrucksweise auf einen „Telegrammstil" verkürzt.

Beim Versuch zu sprechen sieht man dem Patienten die Mühe an, die es ihm bereitet, einzelne Wörter oder Satzbrocken zu produzieren, wobei sich häufig falsche Wortgruppen aufdrängen. Mimik und Mitbewegungen des Patienten zeigen, daß er sich der eigenen sprachlichen Fehler bewußt ist. Das Sprachverständnis ist beim motorisch-aphasischen Patienten weniger gestört. Mündlichen Aufforderungen kann er nachkommen, ebenso versteht er schriftliche Mitteilungen.

Bei einer Besserung des Sprechens kommen Namen und eingeschliffene sprachliche Äußerungen (Höflichkeitsfloskeln, Füllwörter, Verse usw.) zuerst wieder. Weniger gestört als andere sprachliche Funktionen sind — wie bei allen Aphasien — affektive Äußerungen.

Nach Hughling Jackson ist es das Kennzeichen der Sprache „Aussagen zu machen" („to speak is to propositionize"). Daneben gibt es noch emotionale Äußerungen in Form von automatisierten Sprachantworten, die auch bei aphasischen Patienten vorkommen können.

Zur motorischen Aphasie gehören weiterhin Schreibstörungen mit Buchstabenparagraphien bei gut erhaltenem Schriftbild. Patienten mit motorischer Aphasie haben meist eine Hemiparese rechts; man läßt sie in diesem Fall mit der linken Hand schreiben.

Die motorische Aphasie entspricht etwa der „verbalen Aphasie" nach Henry Head.

Sensorische Aphasie

Der Begriff des sensorischen Sprachzentrums und der sensorischen Aphasie geht auf Wernicke zurück, der bei einer Läsion der ersten Temporalwindung (Gyrus temporalis superior) eine Störung der Wortklangbilder und daher des Sprachverständnisses annahm. Im Gegensatz zur motorischen Aphasie ist bei der sensorischen Aphasie der Sprachantrieb bis zur Logorrhoe gesteigert. Bei schweren Störungen spricht der Patient ein unverständliches Kauderwelsch („Jargon-Aphasie"). Die Sprachmelodie und der Wechsel von Rede und Gegenrede sind dabei jedoch erhalten. Wegen des fehlenden Sprachverständnisses wird der eigene Defekt vom Patienten nicht wahrgenommen. In leichteren Fällen kommt es zu Paraphasien (Verwechslung von Worten und Silben). Lesen, Nachsprechen, nach Diktat schreiben sind unmöglich oder schwer gestört. Die Patienten sind jedoch in der Lage, Texte abzuschreiben und Wortreihen (z. B. Monate) nachzusprechen, da hierfür ein Wortverständnis nicht erforderlich ist.

Leitungsaphasie

Man nimmt in der klassischen Aphasielehre (Lichtheim) an, daß dabei die Verbindungen zwischen motorischer und sensorischer Sprach-

Tabelle 13-1. Verschiedene klassische Einteilungen der Aphasie. (Nach Weisenburg u. McBride)

Broca	Wernicke	Marie	Pick	Goldstein	Head
Aphemie	Motorische Aphasie	Anarthrie		Periphere Form der motorischen Aphasie	
		Broca-Aphasie	expressive Aphasie	transkortikale Form der motorischen Aphasie	
				zentrale Form der motorischen Aphasie (kortikal motorisch)	verbale Aphasie
Verbale Amnesie	Sensorische Aphasie	Wernicke- oder „eigentliche" Aphasie	impressive Aphasie	„reine Worttaubheit"	
	Leitungsaphasie			sensorische Aphasie (kortikal sensorisch) zentrale Aphasie amnestische Aphasie	nominale, syntaktische und semantische Aphasie
			amnestische Aphasie		
	totale Aphasie		totale Aphasie		

region unterbrochen sind. Wegen der unterbrochenen Leitung zwischen rezeptivem und expressivem Areal kommt es zu einer Störung des Nachsprechens. Das Sprachvermögen ist bei leicht gestörter Spontansprache mit Paraphasien erhalten.

Amnestische Aphasie

Bei dieser Sprachstörung haben die Patienten Schwierigkeiten, Gegenstände zu benennen oder Namen zu finden. Sie ist häufig als Residualzustand anderer Aphasieformen anzutreffen. Über seine Wortfindungsstörungen hilft sich der Patient mit Umschreibungen, Füllwörtern oder auch mit Gesten hinweg.

Differentialdiagnose der Aphasie

Von Aphasien müssen dysarthrische Störungen unterschieden werden. Dabei handelt es sich um artikulatorische Störungen durch Lähmungen oder beeinträchtigte Koordination der am Sprechen beteiligten Muskeln, z.B. bei Erkrankungen des Kleinhirns, der Basalganglien, der Medulla oder der motorischen Hirnrinde.
Bei der *Bulbärparalyse* ist die Sprache näselnd, heiser. Die Aussprache der Labiallaute ist besonders erschwert. Ursache sind Gaumensegel-, Zungen- und Stimmbandparesen.

Bei *zerebellären Erkrankungen* ist die Stimme skandierend. Diese Störung beruht auf einer Koordinationsstörung der Sprechmuskulatur. Dadurch wirkt die Sprache nicht flüssig sondern abgehackt. Im Falle einer zerebellären Mitbeteiligung findet sich diese Form auch häufig bei multipler Sklerose.
Parkinson-Patienten haben typischerweise eine leise, monotone Stimme. Sie ist Ausdruck der allgemeinen Akinese.
Stottern und Stammeln sind häufig psychogen, kommen jedoch auch bei frühkindlichen Hirnschäden und anderen neurologischen Erkrankungen vor.

Untersuchungsmethoden bei aphasischen Störungen

1. Spontansprache. Dabei wird auf Flüssigkeit, Artikulation, Sprachmelodie, Wortwahl, Sprachtempo, Sprachanstrengung, Neubildungen und Satzbau geachtet. Der Patient soll möglichst unbefangen sprechen können.
2. Sprachverständnis. Der Patient erhält einfache mündliche Aufforderungen. Außerdem muß er einfache Fragen beantworten oder falsche Sätze erkennen („Der Hase schießt den Jäger"). Für leichtere Störungen müssen die Fragen schwieriger gestaltet werden, um den Defekt nachweisen zu können.
3. Lesen. Dabei muß der Patient laut vorlesen und nachher Fragen über den gelesenen Text

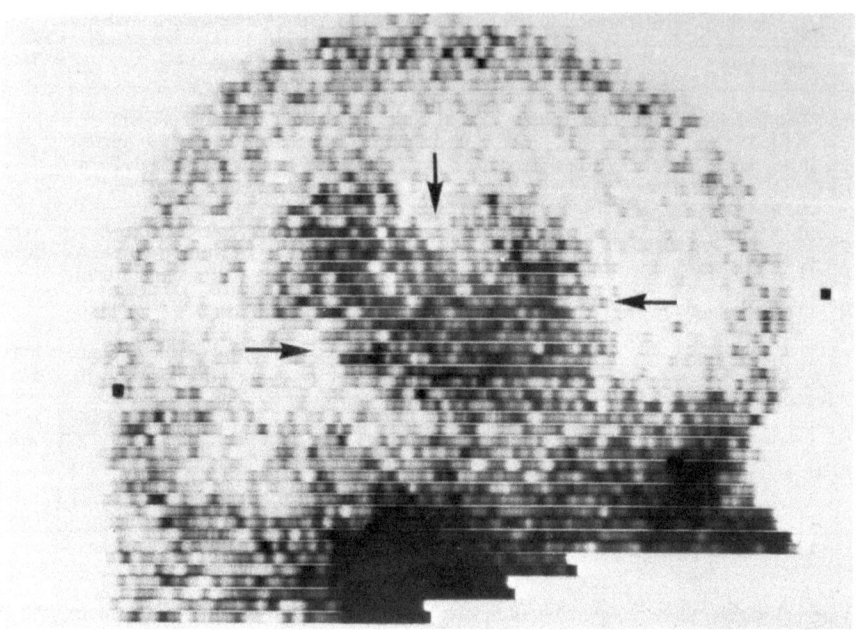

Abb. 13-1. *Hirnszintigramm mit Anreicherung im linken fronto-parieto-temporalen Bereich drei Wochen nach akut auftretender globaler Aphasie bei einem 56jährigen Patienten mit Thrombose im Halsteil der linken A. carotis interna*

beantworten. Wenn das Sprachvermögen gestört ist, werden schriftliche Aufforderungen gezeigt, die der Patient ausführen soll.
4. Schreiben. Der Patient wird gebeten, einige Sätze zu schreiben, die ihm einfallen. Außerdem wird nach Diktat geschrieben und vom Blatt abgeschrieben.
5. Nachsprechen. Es kommt darauf an, daß wörtlich nachgesprochen wird.
6. Reihensprechen. Wochentage oder Monatsnamen werden vorwärts und rückwärts geprüft.
7. Benennen. Es werden Gegenstände aus dem Alltag des Patienten gezeigt (Münzen, Uhr, Taschenmesser, Körperteile).
8. Händigkeit. Der Patient wird gefragt, mit welcher Hand er feinmotorische Aufgaben (Schreiben, Schneiden, Nähen) ausführt.
Die gewonnenen Ergebnisse sollen zur Verlaufsprüfung schriftlich festgehalten werden. Oftmals ist es hilfreich, Tonbandaufnahmen zu machen.
Amytal-Aphasie-Test. In Fällen, bei denen chirurgische Eingriffe erforderlich werden, muß manchmal die dominante Hemisphäre in Bezug auf die Sprache bestimmt werden. Dabei wird Amobarbital in die Carotis injiziert, während der Patient laut zählt und rasch alternierende Bewegungen der Finger durchführt. Wurde auf der dominanten Seite injiziert, so kommt es zu einer stärkeren und längeren Störung der Sprachfunktion als nach einer ähnlichen Injektion auf der anderen Seite.

Apraxie

Unter Apraxie versteht man die Unfähigkeit, komplexe erlernte Handlungen auf Aufforderung hin auszuführen, obwohl keine Paresen, Ataxie, sensiblen Ausfälle oder Verständnisstörungen vorliegen.

Ideatorische Apraxie

Dabei ist das Entwerfen eines gewünschten Handlungsablaufs gestört. Einfache Teilhandlungen (z. B. das Knöpfen beim Ankleiden) werden richtig ausgeführt, ihre Aneinanderreihung ist jedoch fehlerhaft oder Gegenstände werden dabei verwechselt („nimmt den Rasierpinsel zum Kämmen"). Ideatorische Apraxie kommt bei diffusen Hirnerkrankungen (z. B. zerebrale Arteriosklerose) vor. Meist ist die parieto-temporo-okzipitale Übergangsregion besonders betroffen.

Ideatorische Apraxie

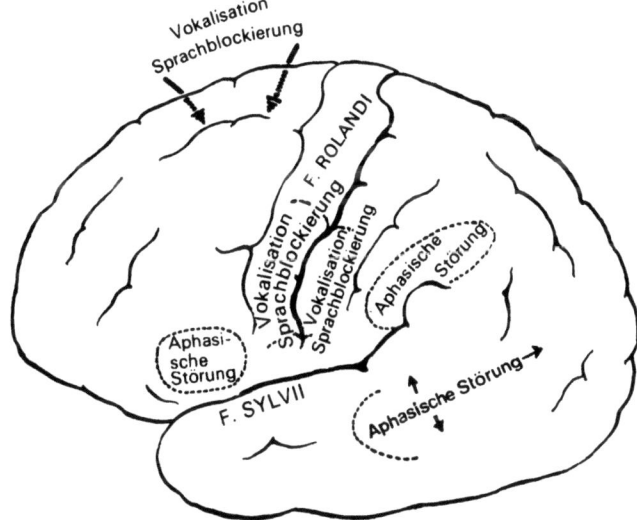

Abb. 13-2. *Zusammenfassende Darstellung der dominanten Hemisphärenareale, deren Reizung die Sprachbildung und Vokalisation beeinflußt.* Beeinträchtigung der Sprachproduktion nach Reizung des mittleren Frontalbereichs in der Fissura longitudinalis ähnelt eher einer aphasischen Störung als einer Sprachblockierung. Dieser Befund ist noch nicht eindeutig zu erklären. (Nach Penfield u. Rasmussen: The Cerebral Cortex of Man. Macmillan, 1950)

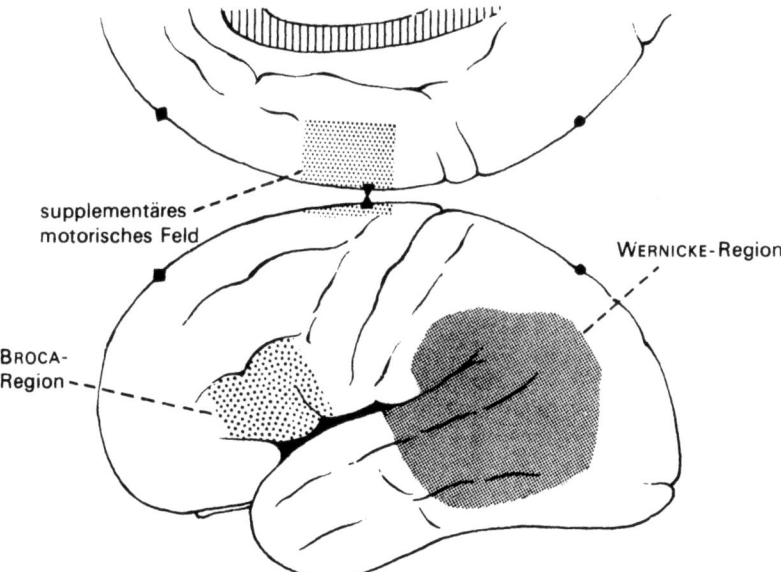

Abb. 13-3. *Drei Sprachareale der dominanten Großhirnhemisphäre.* (*1*) Das parietotemporale Gebiet (Wernicke); (*2*) das frontale Sprachfeld (Broca); (*3*) das supplementäre motorische Feld. (Aus Penfield u. Roberts: Speech and Brain-Mechanisms. Princeton, 1959)

Gliedkinetische Apraxie (motorische Apraxie)

Dabei können die Patienten ziemlich einfache Bewegungen nicht ausführen, obwohl keine Lähmungen vorliegen. Ursache ist eine Störung in Gebieten vor der Zentralregion. Im Unterschied zur ideatorischen Apraxie kann die gliedkinetische Apraxie auf bestimmte Körperteile beschränkt sein.

Ideomotorische (ideokinetische) Apraxie

Der Patient wird aufgefordert, einfache Handlungen (Winken, mit der Faust drohen, Bügeleisen benutzen usw.) auszuführen. Die dazugehörigen Bewegungen gelingen nur unvollständig oder überhaupt nicht, obwohl er im Unterschied zur Gliedaparaxie über Bewegungen in dem jeweiligen Körperteil verfügt. Im Unterschied zur ideatorischen Apraxie gelingen bei der ideomotorischen Apraxie auch imitierte Handlungen nicht. Diese Störung wird durch Läsionen im Gyrus supramarginalis der dominanten Hemisphäre verursacht.

Konstruktive Apraxie (Kleist)

Dabei bestehen visuell-räumliche Störungen, die besonders beim Zeichnen und Figurenlegen deutlich werden (z. B. Uhrzeiger wird außerhalb der Uhr gezeichnet). Die einzelnen Bewegungen sind ungestört.
Bei der Untersuchung auf Apraxie werden zunächst einfache Bewegungen geprüft (Zunge zeigen, Backen aufblasen, mit der Faust drohen, Klatschen usw.). Dann wird der Gebrauch von Gegenständen beobachtet (Zahnbürste, Feuerzeug). Schließlich werden komplexere Handlungen geprüft (Brief schreiben, falten, in den Umschlag stecken und in den Briefkasten werfen). Solche Handlungen sollen auch als Pantomime durchgeführt werden. Außerdem soll der Patient einfache Zeichnungen anfertigen (Kirche, Fahrrad) und geometrische Figuren kopieren.

Agnosie

Bei Agnosien handelt es sich um Störungen des Erkennens, obwohl die Wahrnehmung durch die Sinnesorgane intakt ist. Gegenstände können zwar richtig beschrieben, jedoch nicht identifiziert werden. Die Agnosien beschränken sich häufig auf ein Sinnessystem. Von klinischer Bedeutung sind hauptsächlich die optischen Agnosien. Dabei können dann Objekte durch ein anderes Sinnessystem richtig erkannt werden.

Optische Agnosien

Bei Herden in der visuellen Assoziationsrinde ist das visuelle Erkennen von Bildern, Gegenständen, Personen und räumlichen Beziehungen erschwert.
Bei Farbagnosie versagen die Patienten, wenn sie bunte Wollfäden sortieren sollen.
Eine isolierte Erkennungsstörung von Gesichtern, selbst der nächsten Verwandten, wird als Prosopagnosie bezeichnet. Optisch-räumliche Agnosien führen dazu, daß sich Patienten auf Station nicht zurechtfinden und selbst einfache Skizzen des Zimmers nicht mehr anfertigen können.

Stereoagnosie

Es handelt sich um Störungen, Objekte taktil zu erkennen, obwohl Berührungs- und Lageempfinden weitgehend intakt sind.

Autotopagnosie

Die Orientierung am eigenen Körper ist dabei gestört. Die Patienten erkennen die einzelnen Körperteile nicht mehr.

Rechts-Links-Agnosie

Diese Störung findet sich meist in Kombination mit anderen Agnosien. Die Patienten sind dabei nicht mehr in der Lage, z. B. den rechten Zeigefinger zum linken Ohr zu führen.

Anosognosie

Krankhafte Veränderungen oder Ausfälle (Lähmungen, Blindheit) werden vom Patienten nicht erkannt.
Das *Charcot-Wilbrand-Syndrom* besteht in einer optischen Agnosie und der Unfähigkeit, sich an

Bilder zu erinnern. Dieses Syndrom tritt oft bei Verschluß der A. cerebri posterior der dominanten Hemisphäre auf.

Das *Anton-Syndrom* ist eine Form der Anosognosie, bei der die Patienten die eigene Blindheit nicht erkennen. Der Patient konfabuliert für gewöhnlich und gibt an, Objekte im blinden Gesichtsfeld zu erkennen.

Das *Gerstmann-Syndrom* ist charakterisiert durch eine Rechen-Störung (Akalkulie), Fingeragnosie, Rechts-Links-Störungen und Agraphie. Es soll bei Läsionen im Bereich des Gyrus angularis der dominanten Hemisphäre auftreten.

Bei der Prüfung auf Agnosie müssen Störungen in der Sinneswahrnehmung vorher ausgeschlossen werden (Skotome, Lagesinnstörung usw.). Der Patient erhält folgende Aufgaben: Finger, Augen usw. zu benennen, rechts-links zu unterscheiden, geographische Skizzen zu machen, Uhrzeit abzulesen und einzustellen, Farben zu benennen, zu schreiben und zu rechnen.

Kapitel 14
Trophische Störungen

Viele neurologische Erkrankungen gehen mit trophischen Veränderungen einher. Sie können sich an Haut, Nägeln, Subkutangewebe, Muskeln, Knochen oder Gelenken manifestieren.
Bei der Inspektion der *Haut und Nägel* wird geachtet auf: glänzende glatte Haut (Pergamenthaut); Hyperhidrose (exzessive Schweißsekretion), Hypohidrose oder Anhidrose (reduzierte oder aufgehobene Schweißsekretion); weiße lederartige Haut; Zyanose oder Verfärbung, Hypertrichose (vermehrte Behaarung), Hypotrichose (verminderte Behaarung), Hautödeme, brüchige Nägel mit Rillen, trophische Ulzera mit schlechter Heilungstendenz.
Bei neurologischen Erkrankungen finden sich am *Muskel- und Skeletsystem* häufig: sekundäre Gelenkveränderungen mit Knorpeldestruktion, Läsionen des Bänderapparates, vermehrte Produktion von Synovialflüssigkeit; Knochenatrophien und Osteoporosen, ebenfalls meist durch sekundäre Prozesse.
Muskelatrophien werden im Kapitel 34 näher beschrieben.

Ursachen der trophischen Veränderungen

Neben neurologischen Ursachen spielen bei der Auslösung von trophischen Veränderungen noch andere Faktoren eine wichtige Rolle. Dazu gehören Schonung oder Belastung, Blutversorgung, Ernährung, Vitaminzufuhr, Lymphdrainage und endokrine Störungen.

A. Inaktivität. Schonatrophien der Muskulatur kommen bei längerer Ruhigstellung vor und sind gekennzeichnet durch Abnahme des Sarkoplasmavolumens ohne Verlust der Querstreifung, ohne Degeneration der Muskelfasern oder Veränderung der elektrischen Antwort. Eine Degeneration der Muskelnerven oder der intramuskulären Endigungen tritt dabei nicht auf. Es kommt jedoch bei längerer Inaktivität zu sekundären Atrophien einschließlich der Knochen.

B. Neurogene trophische Funktion. Denerviertes Gewebe verliert bald die Vitalität von normalem Gewebe; in der Muskulatur kommt es zusätzlich zur Verminderung des Sarkoplasmavolumens, zu einem Verlust der Querstreifung und zu einer Änderung der elektrischen Erregbarkeit. Gerard nahm „neurogene Metaboliten" an, die entlang den Axonen transportiert werden und trophische Funktionen besitzen. Die *motorischen Axone* (von Vorderhornzellen des Rückenmarks) sind erforderlich, um den normalen Muskelstoffwechsel aufrechtzuerhalten.
Bei ihrer Degeneration wird ein rascher Verlust der motorischen Endplatten und der Querstreifung beobachtet. Die *sympathischen Nerven* (von Zellen des Nucleus intermediolateralis) beeinflussen den trophischen Zustand von Geweben über ihre vasomotorische Aktivität und üben wahrscheinlich außerdem einen spezifischen Effekt auf den Metabolismus von Muskeln und anderen Geweben aus. Bei Poliomyelitis, die durch deutliche trophische Störungen der betroffenen Gewebe charakterisiert ist, findet sich eine Läsion sowohl des motorischen als auch des sympathischen Neurons.
Es gibt kaum einen Anhalt dafür, daß die Fasern der *sensiblen Nerven* (Zellsomata in den Dorsalganglien) irgendeinen trophischen Einfluß besitzen. Eine gestörte Schmerzempfindung führt jedoch leichter zu Ulzerationen nach Traumata und Verbrennungen. Solche schlecht heilenden Ulzera finden sich häufig an analgetischen Extremitäten, z.B. bei Syringomyelie oder bei peripheren Nervenverletzungen. Bei Herpes zoster treten die Hautläsionen im Verteilungsgebiet der durch den Entzündungsprozeß betroffenen Spinalwurzeln auf.

C. Blutversorgung. Für die Ernährung und Sauerstoffversorgung von Geweben ist eine ausreichende Blutversorgung erforderlich. Regionale Durchblutungsstörungen, z.B. bei der ischämischen Kontraktur nach Volkmann, schwere Störungen der betroffenen Muskeln und anderer Gewebe.

Trophische Haut- und Nagelveränderungen sind wahrscheinlich häufig Folge von Innervationsstörungen der Blutgefäße.

D. Andere trophische Einflüsse

1. Diät. Hinreichende Nahrungsaufnahme, um den Gewebsabbau auszugleichen und um eine Kachexie und allgemeinen Gewichtsverlust zu verhindern. Avitaminosen führen zu spezifisch trophischen Veränderungen, wie z. B. bei Beri-Beri, Pellagra, Skorbut, Xerophthalmie usw.

2. Endokrine Störungen. Schilddrüsenunterfunktion führt zu Myxödem mit teigiger Haut. Hypophysendysfunktionen sind die Ursache für selten auftretende Wachstumsstörungen, Akromegalie, Hypophysenkachexie und möglicherweise für Adipositas dolorosa.

3. Lymphdrainage. Die trophische Bedeutung des Lymphstroms ist noch nicht vollständig geklärt. Abflußsperren führen zu Ödemen und Hautveränderungen, wie z. B. bei Elephantiasis.

Neurologische Erkrankungen mit trophischen Veränderungen

A. Syringomyelie. Syringomyelie geht mit trophischen Veränderungen der Haut, des Subkutangewebes, der Knochen, hauptsächlich an den oberen Extremitäten einher. Die Haut ist rauh

Tabelle 14–1. Bekannte und vermutete synaptische Übertragersubstanzen und „Neurohormone"

Substanz	Orte, an denen die Substanz sezerniert wird	
	bekannt	vermutet
Acetylcholin	neuromuskuläre Verbindung präganglionäre autonome Endigungen postganglionäre parasympathische Endigungen postganglionäre Schweißdrüßen- und Muskelvasodilatoren-Endigungen viele Hirnregionen	Retina
Noradrenalin	postganglionäre sympathische Endigungen zerebraler Cortex, Hypothalamus, Hirnstamm, Kleinhirn, Rückenmark	
Dopamin	Nucleus caudatus, Putamen, Hypothalamus, limbisches System, zerebraler Cortex	Retina
Adrenalin		Hypothalamus
Serotonin	Hypothalamus, limbisches System, Kleinhirn, Rückenmark	Retina
Substanz P		Hypothalamus, Substantia nigra, Retina, Darm
Histamin		Hypothalamus
Vasopressin	Hypophysenhinterlappen	
Oxytocin	Hypophysenhinterlappen	
Releasing und Inhibiting Factors (CRF, TRF, LRF, STHRF, FSHRF, PIF)	Eminentia mediana des Hypothalamus	andere Hirnregionen
Glycin		direkte Hemmungsüberträger im Rückenmark
γ-Aminobuttersäure (GABA)		Zerebraler Cortex; Überträger der präsynaptischen Hemmung im Rückenmark; Retina
Glutaminsäure (Glutamat)		Erreger vieler Neurone

Nach Ganong, W. F.: Review of Medical Physiology, 7th ed. Lange, 1975

und hat tiefe Risse. Nagelveränderungen gehören ebenfalls dazu sowie eine an den kleinen Handmuskeln beginnende und allmählich auf die Arm- und Schultermuskeln fortschreitende Atrophie. An den analgetischen Fingern und Händen können perforierende Ulzerationen vorkommen. Gelenkveränderungen werden häufig beobachtet (s. auch S. 171 u. 331: Morvan-Syndrom).

B. *Tabes dorsalis*. Frei bewegliche, verdickte und schmerzlose Charcot-Gelenke werden häufig im späten Verlauf von Tabes dorsalis beobachtet (Genu recurvatum). Ulzerationen an Fußballen und deutliche muskuläre Hypotonie gemeinsam mit geringer Schonatrophie kommen für gewöhnlich vor.

C. *Herpes zoster*. Beim Herpes zoster treten im Hautverteilungsgebiet der sensorischen Wurzeln, die durch die Virusentzündung betroffen sind, Bläschenbildung und Schmerzen auf. Diese Gebiete können später analgetisch werden.

D. *Erkrankungen des spinalen Motoneurons*. Bei Erkrankungen des Vorderhorns oder der peripheren Nerven kommt es zu deutlichen Atrophien der gelähmten Muskeln, der Knochen und der Haut. Zu dieser Gruppe gehören Poliomyelitis, amyotrophe Lateralsklerose, spinale Muskelatrophien und periphere Nervenläsionen. Bei Polyneuropathien sind die trophischen Änderungen meist sehr ausgeprägt.

E. *Kausalgie*. Kausalgie (s. S. 171) ist häufig bei Läsionen des N. medianus, N. ischiadicus oder N. tibialis anzutreffen und führt zu trophischen Veränderungen von Haut und Nägeln. An der betroffenen Extremität ist ebenfalls häufig eine Osteoporose zu beobachten.

F. *Neurogene Arthropathie (Charcot-Gelenk)*. Gelenkdestruktionen können Ursache gestörter Propriozeption, Schmerz- und Temperaturempfindung sein. Obwohl klinisch am häufigsten bei Tabes dorsalis zu beobachten, kann ein Charcot-Gelenk ebenfalls bei diabetischer Neuropathie, Syringomyelie, Rückenmarkserkrankungen und peripheren Nervenverletzungen vorkommen. Langdauernde intraartikuläre Verabreichung von Cortison-Präparaten kann zu ähnlichen Atrophien führen. Die Behandlung besteht in einer mechanischen Entlastung des Gelenks, um eine weitere Destruktion zu verhindern.

Vaskuläre Erkrankungen mit trophischen Störungen

Verschiedenen Erkrankungen der Blutgefäße, wie z.B. Endangiitis obliterans (M. Buerger), Arteriosklerose, Varikosis und M. Raynaud können trophische Ulzera, Hautveränderungen und Gangrän in den versorgten Geweben verursachen.

Trophoneurosen

Diese stellen sich aufgrund einer Dysfunktion der sympathischen Innervation ein und werden auf S. 170 beschrieben.
Trophische Störungen bei Läsionen der Hypothalamusregion sind durch die zentrale Kontrollfunktion dieses Hirnareals auf das autonome Nervensystem zu erklären.

Andere trophische Störungen

Trophische Störungen in Zusammenhang mit verschiedenen Hautinfektionen, malignen Prozessen, endokrinen Störungen usw. liegen nicht im Bereich der Neurologie und sollen nicht näher behandelt werden.

Schweißsekretion

Die Schweißsekretion steht unter dem Einfluß des Sympathicus. Es wurden folgende Bahnen der thermoregulatorischen Schweißproduktion beschrieben (Abb. 14-1): Gekreuzte und ungekreuzte Fasern vom Hypothalamus laufen über das Tegmentum der Pons und die laterale Formatio reticularis der Medulla zum unteren Hirnstamm und zum zervikalen Rückenmark. Sie steigen dann als ungekreuzte Fasern im Vorderseitenstrang des Rückenmarks zum Nucleus intermediolateralis des Rückenmarks ab. Hier entspringen Fasern, die über die Vorderwurzeln laufen und Verbindung mit dem Grenzstrang des Sympathicus und den peripheren Nerven aufnehmen. Die meisten Fasern für Rumpf und Extremitäten laufen über das thorakolumbale sympathische Nervensystem. Sie sind jedoch cholinerg. Im Gesichtsbereich sind wahrscheinlich auch parasympathische Fasern an der Schweißsekretion beteiligt.

Schweißsekretion

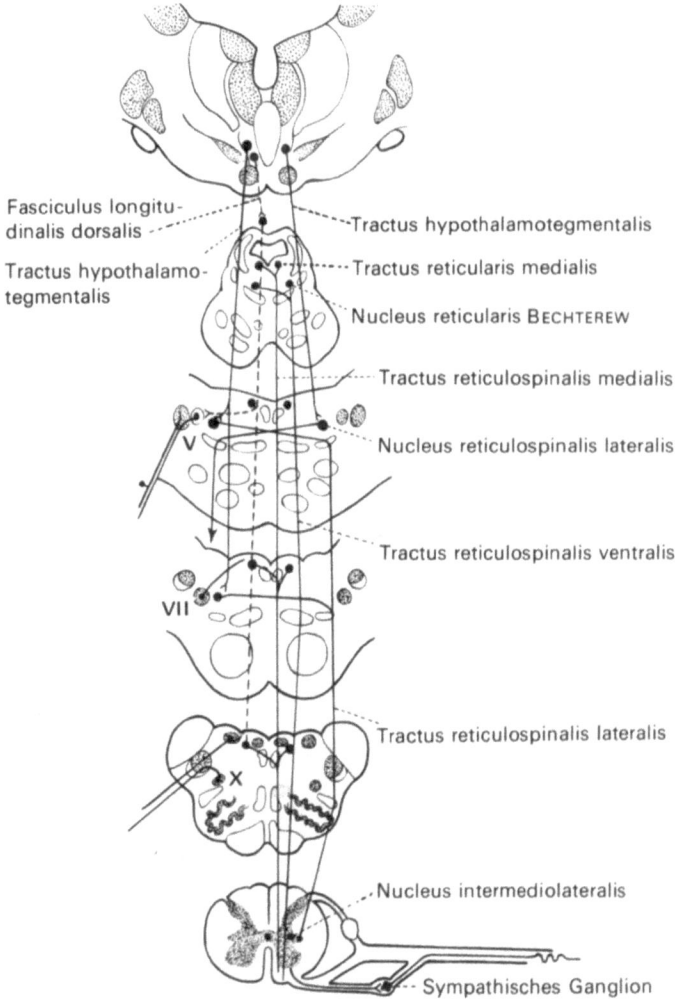

Abb. 14-1. *Schematische Darstellung der Bahnen für die thermoregulatorische Schweißsekretion (hypothalamotegmentale und retikulospinale Verbindungen).* (Aus List u. Peet: Sweat secretion in man. Arch. Neurol. Psychiat. 42:1098, 1939)

Schwitzen dient der Thermoregulation. Es wird durch warme Umgebung, Flüssigkeitszufuhr und Antipyretika ausgelöst. Daneben gibt es eine emotional ausgelöste Schweißsekretion. Sie tritt an der Beugeseite der Hände und Füße und in der Axilla auf. Medikamente wie Pilocarpin und Mecholyl können verschieden starkes Schwitzen durch ihren Effekt auf die Schweißdrüsen oder auf die cholinergen Nervenendigungen auslösen. Bei Normalpersonen kommt es nach gewürzten Speisen zu leichtem Schwitzen im Gesicht (gustatorische Schweißproduktion).

Unter pathologischen Bedingungen kann diese gustatorische Schweißsekretion sehr stark werden.
Bei Patienten mit Querschnittsverletzungen des Rückenmarks kommt es bei Applikation eines Stimulus unterhalb der Läsionsebene zu einer automatischen Reflex-Schweißproduktion als Teil einer Massenreflexantwort (Sudomotor-Reflexe). Bei Zerstörung des Grenzstrangs schwitzen die entsprechenden Hautabschnitte nicht mehr auf zentrale sudomotorische Erregung hin. Die Schweißproduktion auf chemische Reizung (Pilocarpin) ist jedoch erhalten.

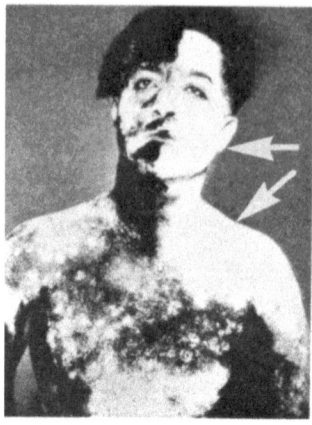

Abb. 14-2. *Schweißtest bei einem Patienten mit Läsion des linken Halssympathikus.* Im linken Gesichts- und Halsbereich bleibt die Schweißbildung aus, sichtbar an den weißen Flächen. (Nach List u. Peet: Sweat secretion in man. Arch. Neurol. Psychiat. 40:27, 1938)

schwarze Verfärbung in den Gebieten der Schweißsekretion.
Bei Läsionen des sympathischen Nervensystems kommt es zu einem lokalen Verlust der thermoregulatorischen Schweißproduktion. Die unmittelbar angrenzenden Hautareale können gesteigerte Schweißproduktion aufweisen.

Untersuchungsmethoden bei Läsionen des sympathischen Nervensystems

A. *Minor-Schweißtest.* Das thermoregulatorische Schwitzen, das von einem intakten thorakolumbalen sympathischen System abhängt, kann Läsionen des sympathischen Nervensystems aufzeigen. Beim Schweißtest nach Minor (Abb. 14-2) nimmt die Versuchsperson 30 min vor dem Test 0.5 g Acetylsalicylsäure. Die Haut wird dann mit einer Jodlösung bestrichen und, nachdem sie trocken ist, mit feinem Reisstärkepuder bestreut. Die Versuchsperson trinkt dann große Mengen von heißem Tee und wird unter einen Lichtbogen mit guter Wärmeproduktion gelegt. An beiden Seiten werden über einen Rahmen Tücher gelegt und der Patient so zugedeckt. Die Feuchtigkeit der Schweißsekretion führt zu einer Jod-Stärke-Reaktion und erzeugt eine grau-

B. *Ninhydrintest.* Dieser Test ist einfacher als der *Minor*-Test durchzuführen. Die Handflächen werden auf frisches Schreibmaschinenpapier gedrückt und die Umrisse mit Bleistift aufgezeichnet. Das Papier wird dann in eine Lösung von 1% Ninhydrin in Aceton (mit einigen Tropfen Eiswasser versetzt) getaucht. Danach wird der Papierbogen kurz bei 110°C getrocknet. Mit dieser Methode werden Aminosäuren im Schweiß nachgewiesen, die sich violett anfärben.

C. *Hautwiderstand gegenüber elektrischem Strom.* Der elektrische Hautwiderstand hängt von der Aktivität der Schweißdrüsen ab. Areale mit verminderter oder aufgehobener autonomer Nervenversorgung zeigen deutlich erhöhten elektrischen Hautwiderstand, während bei Schweißdrüsenaktivität der Hautwiderstand niedrig ist.

D. *Untersuchung der Piloarrektion.* Die kleinen Pilomotormuskeln sind sympathisch innerviert. Ihre Kontraktion bei Kältereizen führt zu einer „Gänsehaut". Diese Pilomotor-Reaktion kann auch durch Kneifen am Trapeziusrand an der Schulter oder durch Kneifen in der Leistenbeuge ausgelöst werden. Bei gestörter Sympathicusinnervation fehlt die Piloarrektion. Durch diese Untersuchung können — ebenso wie durch Schweißtests — periphere Nervenläsionen von Wurzelschäden unterschieden werden.

Kapitel 15
Liquor

Der normale Liquor ist klar, farblos und geruchlos. Einige der wichtigsten durchschnittlichen Normalwerte sind im folgenden aufgeführt:
Spezifisches Gewicht: 1,007
pH: 7,35
Chloride (als NaCl): 120–130 mEq/l
Glukose: ca. 65 mg/100 ml
Gesamtprotein:
Lumbal: 15–45 mg/100 ml
Cisternal: 10–25 mg/100 ml
Ventrikulär: 5–15 mg/100 ml
Eiweißfraktionen im Liquor
Vorfraktion 4,3 % ± 3,0
Albumine 62,3 % ± 13,2
α_1-Globulin 4,9 % ± 0,2
α_2-Globulin 5,4 % ± 2,5
β-Globulin 8,6 % ± 2,4
τ-Globulin 5,9 % ± 2,9
γ-Globulin 9,5 % ± 3,7
(Nach H. Bauer)
Zelluläre Bestandteile:
0/3 bis 12/3 Zellen, hauptsächlich lymphozytäre Rundzellen.

Liquorbildung

Nach allgemeiner Auffassung wird der Liquor in den Plexus chorioidei durch aktive Sekretion gebildet. Geringe Mengen von Liquorflüssigkeit können wahrscheinlich auch mittels Diffusion an den ependymalen und pialen Gefäße gebildet werden. Es wird geschätzt, daß 95 % des Volumens in den Seitenventrikeln produziert wird.

Die Plexuskapillaren üben eine Schrankenfunktion aus, indem sie einige Stoffe in den Liquor übertreten lassen, andere aber zurückhalten (Blut-Liquor-Schranke). Änderungen des osmotischen Drucks im Blut spiegeln sich im osmotischen Druck des Liquors wieder.

Das täglich gebildete Liquorvolumen wurde auf 10–20 ml/Tag geschätzt, schwankt jedoch sehr stark. Vor allem Hirnstoffwechsel, hydrodynamische Kräfte des Blutflusses und Veränderungen des osmotischen Druckes im Blut sind die Faktoren, die die Austauschgeschwindigkeit des Liquors beeinflussen. Es gibt jedoch eine minimale Liquorproduktion, die vom arteriellen Blutdruck abhängt und die nicht unterschritten werden kann.

Liquorzirkulation

Dadurch, daß der Liquor in den Seitenventrikeln gebildet und in den Pacchionischen Granulationen resorbiert wird, entsteht eine kontinuierliche Liquorzirkulation. Nach diesem Konzept strömt der Liquor von den Seitenventrikeln durch die Foramina interventricularia in den dritten Ventrikel und über den Aquaedukt in den vierten Ventrikel. Hier kommt es zum Austritt über die seitlichen Foramina Luschkae und das mediale Foramen Magendii des vierten Ventrikels in den Subarachnoidalraum, von wo die Ausbreitung über das Gehirn und das Rückenmark erfolgt. Atmung und Kreislaufveränderungen sowie die Schwerkraft bei verschiedenen Körperhaltungen führen zu Änderungen in diesem geschlossenen System und fördern die Durchmischung des Liquors. Dennoch bestehen Unterschiede in der Zusammensetzung des ventrikulären (eiweißärmer), zervikalen und lumbalen Liquors (eiweißreicher).

Resorption

Die Resorption des Liquors geschieht hauptsächlich in den Arachnoidalzotten, welche sich in die Sinus venosis einstülpen. Die Pacchionischen Granulationen sind besonders große Arachnoidalzotten, welche entlang des Sinus longitudinalis superior verteilt sind. Resorption findet auch an Piavenen statt.

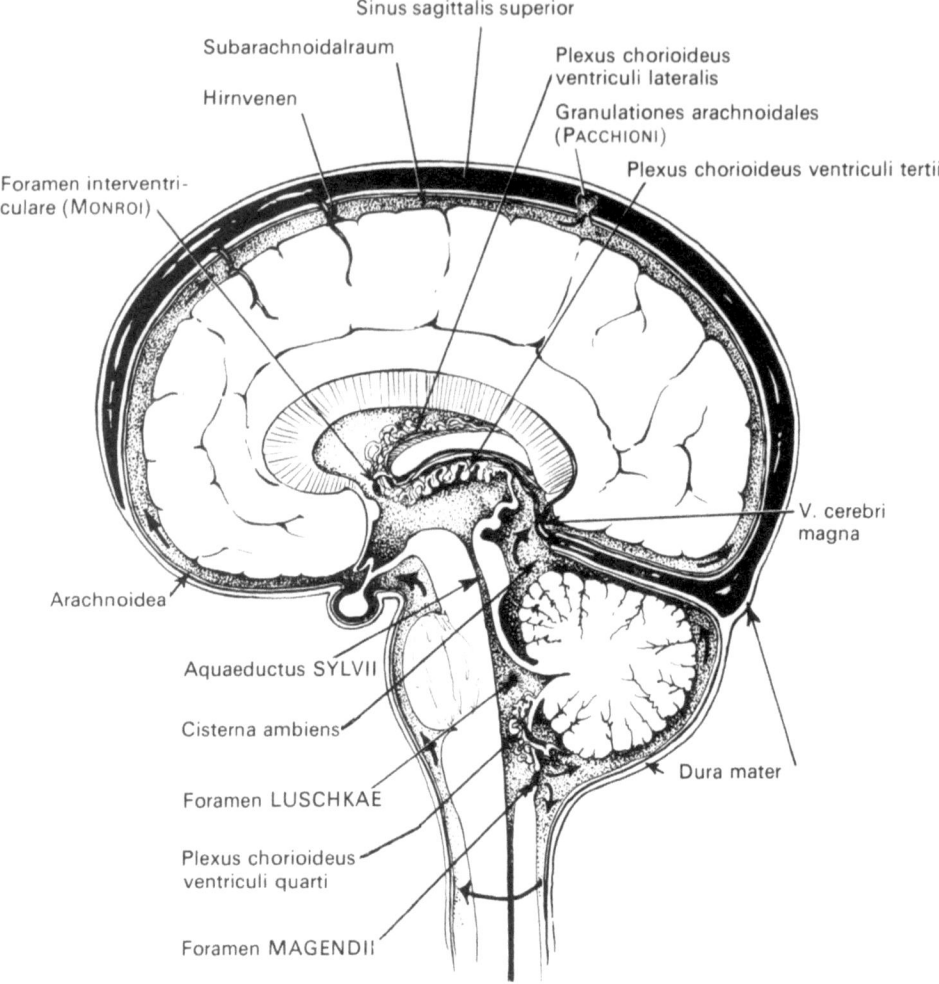

Abb. 15-1. *Liquorzirkulation.* (Nach Frank H. Netter, MD, in Ciba Clinical Symposia © 1950)

Funktion

Dadurch daß der Liquor das gesamte Nervensystem ausfüllt und gleichzeitig umgibt, kann er als Druckkissen und Puffer für das Gehirn wirken. Seine Rolle im Stoffwechsel ist noch unklar. Im Liquor könnten Nährstoffe zum ZNS gelangen und Metaboliten abtransportiert werden. Veränderungen des intrakraniellen Volumens werden teilweise durch verminderte oder erhöhte Liquorproduktion kompensiert. Der rasche Austausch von Wasser zwischen zerebralen Kompartimenten gewährleistet eine Isotonie des extrazellulären Raums im Vergleich zu anderen Körperflüssigkeiten.

Hydrodynamik

Der Liquor befindet sich innerhalb eines geschlossenen Systems der knöchernen Wirbelsäule und des Schädels. Daher führt eine Erhöhung des Liquorvolumens auch zu einer Liquordruckerhöhung. Das ist z. B. bei Plexushypertrophie und bei Reizzuständen des Plexus der Fall. Venöse Abflußstörungen in den Sinus blockieren die Resorption und führen damit ebenfalls zu einer Liquordruckerhöhung. Anästhetika können primäre oder sekundäre Veränderungen des Liquordrucks herbeiführen. Wenn es dabei zu einer CO_2-Retention kommt, so folgt daraus eine Liquordruckerhöhung. Dieser Effekt kann durch vorausgegangene Hyperventilation verhindert werden. Barbiturat-Anästhesie führt zu einem erniedrigten Liquordruck, Halothan zu einer Erhöhung.

Lumbalpunktion

Die Lumbalpunktion wird für gewöhnlich beim liegenden Patienten ausgeführt. In dieser Haltung ist der Liquordruck normalerweise 70–200 mm Wassersäule (im Mittel 125 mm Wassersäule). Wenn die Punktion am sitzenden Patienten durchgeführt wird, steigt die Flüssigkeit im Steigrohr normalerweise bis zur Höhe des mittleren Zervikalmarks an. Husten oder Pressen führt zu einem schnellen Anstieg und nachfolgendem Abfall des Liquordrucks. Der Anstieg ist durch die Stauung in den Spinalvenen und der daraus resultierenden Druckerhöhung im Subarachnoidalraum zu erklären.

Technik

Die Punktion erfolgt etwa in Höhe von L4. Zuerst wird der Ausgangsdruck bestimmt. Danach werden drei bis vier Proben von je zwei bis drei ml in sterilen Röhrchen für mikrobiologische Laboruntersuchungen gewonnen. Kulturen und spezielle Testuntersuchungen, wie z. B. für Zucker und Chloride, werden durchgeführt, wenn es vom klinischen Bild her indiziert ist. Bei der Routineuntersuchung werden gewöhnlich die Zellzahl, das Gesamtprotein, die Mastixkurve und die Wassermann-Reaktion bestimmt; auch Differentialzellbild und Elektrophorese gehören heute meist zu den Routineuntersuchungen. Der Druck wird am Ende nochmals gemessen. Bei Fällen von spinalem subarachnoidalem Block kommt es bei normalem Anfangsdruck zu einem deutlichen Abfall nach Ableiten von 7–10 ml der Flüssigkeit.

Der *Ayala-Index* ist angeblich bei der Diagnose des Subarachnoidalblocks, Hydrozephalus usw. von Bedeutung:

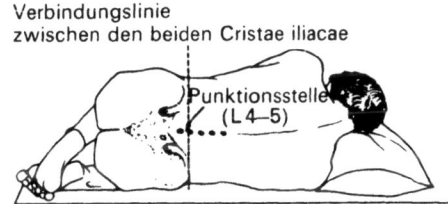

Abb. 15-2. *Lagerung zur Lumbalpunktion.* (Nach Krupp, M. A., et al.: Physician's Handbook, 18th ed. Lange, 1976)

Komplikationen

Nach einer Lumbalpunktion können heftige Kopfschmerzen auftreten. Diese postpunktionellen Liquorunterdruckbeschwerden (Kopfschmerzen, Erbrechen) sind dadurch charakterisiert, daß sie sich im Liegen bessern und beim Aufrichten verschlimmern. Intravenöse Infusionen von isotoner Kochsalzlösung führen zu einer Besserung.

Kontraindikationen

Es gibt nur wenige Kontraindikationen gegen die Lumbalpunktion. Bei Hirntumoren, besonders der hinteren Schädelgrube, und Stauungspapillen sollte die Punktion unterlassen werden, da es zur Einklemmung von Kleinhirn und Hirnstamm im Foramen occipitale magnum und im Tentoriumschlitz kommen kann.

Queckenstedt-Versuch

Dabei werden die Venae jugulares beidseits während der Lumbalpunktion komprimiert. Normalerweise findet sich ein rascher Druckanstieg und nach Kompressionsende ein rascher Abfall („Queckenstedt durchgängig"). Bei verzögertem Druckanstieg und -abfall kann eine Behinderung der Liquorpassage zwischen Hinterhauptsloch und Punktionsstelle angenommen

$$\text{Ayala-Index} = \frac{\text{Menge der abgelassenen Flüssigkeit [in ml]}}{10} \times \frac{\text{Enddruck}}{\text{Ausgangsdruck}}.$$

Ein normaler Ayala-Index liegt zwischen 5,5 und 6,5. Ein Index, der größer als 7,0 ist, deutet auf ein großes Reservoir hin, wie beim Hydrozephalus oder bei seröser Meningitis. Ein Index kleiner als 5,0 deutet auf ein kleines Reservoir, wie z. B. bei Subarachnoidalblock hin.

werden. Ein aufgehobener Druckanstieg bei einseitiger Kompression einer Jugularvene kann durch Thrombose des Sinus lateralis derselben Seite bedingt sein.

Fehlender Druckanstieg oder langsamer Anstieg und langsamer Abfall bei der Kompression bei-

Tabelle 15-1. Liquorbefunde

Erkrankung	Aussehen des Liquor	Druck (in mm H$_2$O)	Zellen	Eiweiß	Verschiedene Liquorbefunde
Normalwerte:					
Lumbal	klar und farblos	70–200	0/3–12/3	15–45 mg/100 ml	Glukose 50–75 mg/100 ml; Wassermann negativ; normale Mastixkurve
Ventrikulär	klar und farblos	70–190	0/3–12/3 (Lymphozyten)	5–15 mg/100 ml	
Artifiziell-blutige Punktion	blutig; nach Zentrifugieren klar	normal	Erythrozyten	4 mg/100 ml Eiweißerhöhung pro 5000 Erythrozyten	blutig; nach Zentrifugieren klar
Hirnblutung					
Ventrikulär Subarachnoidal	blutig; nach Zentrifugieren xanthochrom (ab 4 Std nach Blutung)	leicht erhöht	Erythrozyten, Siderophagen	wie oben	blutige Tingierung in allen Fraktionen gleichbleibend
Meningitis					
akut eitrig	klar, trüb, milchig oder gelblich	stark erhöht (250–700)	Polymorphkernige Zellen, gewöhnlich über 3000/3	erhöht	frühe Glukoseverminderung, späterer Chloridabfall. Keimnachweis im Ausstrich und in der Kultur
Meningitis akut tuberkulös	milchig bis trübe; feine Fibrinfäden (Spinnwebengerinnsel)	mäßig erhöht (200–450)	30/3–1500/3 (Lymphozyten)	erhöht	frühe Chloridabnahme, Glukoseverminderung; Ausstrich, Kulturen und Tierversuch zum Erregernachweis
akut syphilitisch	klar bis trübe; Fibrin	mäßig erhöht (200–350)	300/3–3000/3 (meist Lymphozyten)	leicht erhöht	Wassermann positiv
Syphilis meningovaskulär parenchymatös	klar und farblos	normal	normal oder erhöht	leicht erhöht	Wassermann positiv; Mastix-Linkskurve
Hirntumor	gewöhnlich klar und farblos	normal oder erhöht	normal oder erhöht	erhöht (besonders bei Neurinomen)	Befunde sind abhängig von Art und Lokalisation des Tumors
Hirnabzess	klar und farblos	oft stark erhöht	Polymorphkernige Zellen normal oder erhöht	erhöht	Liquordruck kann auf 600–700 mm H$_2$O steigen
Subduralhämatom	klassischerweise gelb, oft aber klar und farblos	gewöhnlich erhöht	normal	normal oder leicht erhöht	...
Enzephalitis	klar und farblos	normal	normal oder erhöht (meist Lymphozyten)	normal oder leicht erhöht	Serologische Untersuchungen und Virusisolierung zum Erregernachweis
Bleienzephalopathie	klar oder leicht getrübt	normal oder leicht erhöht	geringe Zellzahlerhöhung (Lymphozyten)	normal oder leicht erhöht	Blei im Liquor
Hypertonie	klar	normal oder erhöht	normal	normal oder leicht erhöht	

Tabelle 15-1 (Fortsetzung)

Erkrankung	Aussehen des Liquors	Druck (in mm H$_2$O)	Zellen	Eiweiß	Verschiedene Liquorbefunde
Epilepsie (idiopathisch)	normaler Liquorbefund	normal	normal	normal	...
Multiple Sklerose	normal	normal oder erniedrigt	normal oder erhöht (mit Plasmazellen und Lymphozyten)	normal oder erhöht (γ-Globulin erhöht)	oft Mastix-Linkszacke Serologie negativ
Akute Poliomyelitis	meist klar	leicht erhöht	erhöht	leicht erhöht (für einige Wochen)	präparalytisches Stadium, 80% polymorphkernige Zellen; paralytisches Stadium, mononukleäre Zellen
Rückenmarkstumor Partieller Block	klar und farblos	normal	normal	mäßig erhöht	*Queckenstedt*-Versuch: verzögerter Druckanstieg
Totaler Block (Froin-Syndrom)	gelb	normal oder erniedrigt	leicht erhöht	deutlich erhöht (200–600 mg/ 100 ml)	gelegentlich Koagulation Beim *Queckenstedt*-Versuch: kein Druckanstieg

der Jugularvenen deutet auf einen kompletten oder partiellen Block im spinalen Subarachnoidalraum hin. Weitere Untersuchungen, wie z.B. Myelographie sind dann indiziert.

Subokzipitalpunktion

Beim sitzenden Patienten, der den Kopf nach vorn beugt, wird knapp unterhalb der Protuberantia occipitalis und oberhalb des ersten Dornfortsatzes eingestochen. Trifft man auf die Okzipitalschuppe, so wird die Nadel etwas zurückgezogen und etwas tiefer gerichtet. Meist spürt man am Nachgeben das Durchstechen der Membrana atlantooccipitalis. Die Nadel befindet sich dann in der Cisterna cerebellomedullaris. Die Tiefe des Einstichs beträgt meist 4–6 cm, bei starkem Nacken auch mehr. Die Subokzipitalpunktion ist wegen der Nachbarschaft der Medulla nicht ganz ohne Risiko; so können z.B. Arachnoidalgefäße verletzt werden. Nach einer Subokzipitalpunktion treten seltener Kopfschmerzen auf als nach Lumbalpunktion, da wegen des geringeren Druckes in Zervikalhöhe nur unbedeutende Liquormengen in den Stichkanal sickern.

Liquoruntersuchungen

Schon bei der Punktion wird das Aussehen des Liquors geprüft. Blutiger Liquor kann durch Subarachnoidalblutung oder artifiziell durch Anstechen eines Gefäßes bedingt sein. Bei der artifiziellen Blutbeimengung ist der abtropfende Liquor nur schlierenförmig gefärbt. Nach Zentrifugieren ist er klar im Unterschied zum xanthochromen Liquor bei Subarachnoidalblutung.
Während der Punktion wird außerdem der Eiweißgehalt durch die Pandy-Reaktion semiquantitativ bestimmt. Man läßt drei Tropfen Liquor in eine Uhrglasschale mit Pandy-Reagens (1% Carbolsäure) tropfen. Bei Eiweißvermehrung tritt eine Trübung ein. Die Zellzahl wird in einer Zählkammer nach Fuchs-Rosenthal (3,2 µl) bestimmt. In Deutschland ist es üblich, die Gesamtzellzahl der Kammer als Bruch mit dem Nenner 3 anzugeben (z.B. normale Zellzahl 0/3 bis 12/3 Zellen).
Nach Färbung und Fixierung wird eine zytologische Diagnostik vorgenommen. Im normalen Liquor finden sich nur Lymphozyten. Bei chronisch entzündlichen Prozessen sieht man Plasmazellen, eosinophile Zellen bei Zystizerkose und

anderen parasitären Erkrankungen. Nur selten werden Tumorzellen beobachtet (bei Karzinomen und beim Medulloblastom).

Die Eiweißzusammensetzung gibt Aufschluß über die zugrundeliegenden Erkrankungen. Globulinvermehrungen werden bei der multiplen Sklerose, luischen Nervenerkrankungen und bei der Leukenzephalitis gefunden. Albuminvermehrungen treten bei allen Erkrankungen auf, die zu einer Störung der Blut-Liquor-Schranke führen (Hirntumoren, Gefäßprozesse, bakterielle und virale Meningitiden).

Die Eiweißzusammensetzung wird durch Kolloidreaktionen und durch die Papierelektrophorese untersucht.

Kolloidreaktionen: Bei der gebräuchlichen Normomastix-Reaktion wird zu einer kolloidalen Lösung ein Aliquot Liquor hinzugegeben. Albumine sind als Schutzkolloide wirksam und verhindern die Ausfällung, Globuline fördern sie. Wird eine Verdünnungsreihe hergestellt, so ergibt sich eine charakteristische Kurve nach dem Grad der Trübung. Normalerweise findet sich bei dieser Reaktion nur in den ersten Röhrchen eine leichte Trübung. Stärkere Trübungen oder Flockung weisen auf eine Globulinvermehrung hin; in der Kurve wird sie als sog. Linkszacke sichtbar. Tiefe Linkszacken findet man bei Leukenzephalitis, bei luischen Nervenerkrankungen, bei multipler Sklerose und bei Enzephalitiden.

Heute wird fast immer die elektrophoretische Bestimmung der Eiweißfraktionen durchgeführt.

Da der Liquor aus dem Blutserum gebildet wird, äußern sich Veränderungen im Serumeiweiß auch im Liquor; deshalb wird gleichzeitig mit der Liquorelektrophorese auch eine Serumelektrophorese durchgeführt.

Ähnliches gilt für die Bestimmung des Zucker- und Chloridgehaltes im Liquor. Bei normalem Blutzuckerspiegel (ca. 100 mg %) liegt der Liquorzucker bei etwa 60 mg %, da er meist 60 % des Blutzuckers ausmacht. Eine Verminderung des Liquorzuckers wird bei bakteriellen Meningitiden, besonders bei tuberkulöser Meningitis beobachtet, Erhöhung manchmal bei Enzephalitiden. Chloridverminderung tritt insbesondere bei tuberkulöser Meningitis auf.

Liquorsyndrome

Guillain-Barré-Syndrom: Dabei kommt es zu Eiweißerhöhung auf hohe Werte (100 mg % und darüber) bei fast normaler Zellzahl. Diese „dissociation albuminocytologique" findet sich vorwiegend bei der serösen Polyradikulitis. Elektrophoretisch fehlt dabei die Vorfraktion.

Froin-Syndrom: Gelblicher Liquor mit hohem Eiweißgehalt (über 200 mg %) mit relativer Albuminvermehrung und ohne Zellerhöhung. Der Liquor koaguliert rasch nach der Punktion, wenn er mit Außenluft in Berührung kommt. Diese Veränderung tritt bei spinalen Raumforderungen auf (Sperrliquor).

Kapitel 16
Elektroenzephalographie (EEG)

Seit Berger 1929 nachwies, daß von der Kopfhaut elektrische Hirnaktivität abgeleitet werden kann, hat das von ihm so benannte Elektroenzephalogramm (EEG) eine große klinische Bedeutung erlangt. Wichtige diagnostische und lokalisatorische Hinweise können dadurch bei Epilepsien, Tumoren, Hirnverletzungen, Entzündungen oder Gefäßkrankheiten erhalten werden.
Die abgeleiteten Potentialschwankungen (Amplituden ca. 5 µV bis mehrere 100 µV; Frequenzen ca. 1–35 Hz) entstehen in der Hirnrinde durch synchronisierte Aktivität großer Neuro-

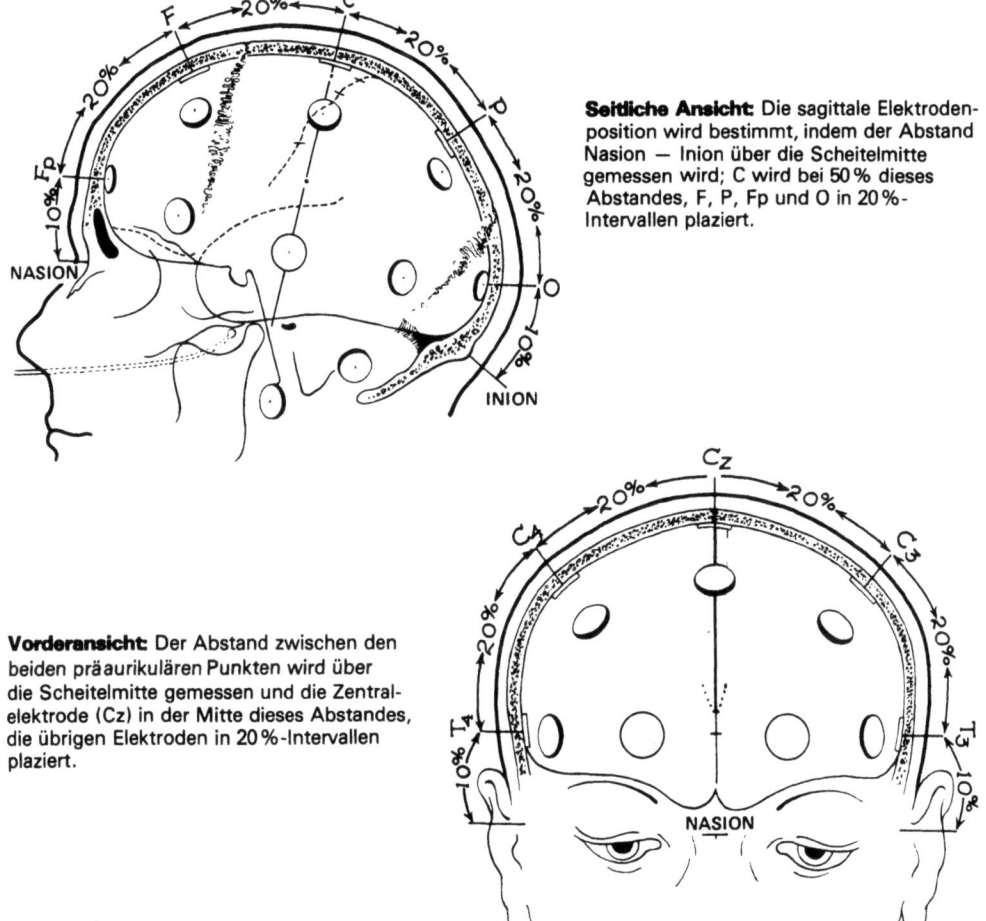

Seitliche Ansicht: Die sagittale Elektrodenposition wird bestimmt, indem der Abstand Nasion — Inion über die Scheitelmitte gemessen wird; C wird bei 50 % dieses Abstandes, F, P, Fp und O in 20 %-Intervallen plaziert.

Vorderansicht: Der Abstand zwischen den beiden präaurikulären Punkten wird über die Scheitelmitte gemessen und die Zentralelektrode (Cz) in der Mitte dieses Abstandes, die übrigen Elektroden in 20 %-Intervallen plaziert.

Abb. 16–1. *Elektrodenschema nach Jasper.* (*Fp* frontopolar; *F* frontal; *C* zentral; *P* parietal; *O* okzipital.) (Aus EEG Clin. Neurophysiol. 10:372, 1958)

nenverbände. Potentialschwankungen von subkortikalen Strukturen lassen sich im EEG nicht direkt nachweisen, doch können auch subkortikale Herde indirekt durch veränderte Cortexprojektion EEG-Veränderungen machen.

Technik

Die Potentialschwankungen werden über Elektroden von der Kopfhaut abgeleitet und nach geeigneter Verstärkung mit einem Mehrkanal-Registriergerät, meist einem Tintenschreiber, aufgezeichnet.
Ein international gebräuchliches Ableiteschema nach Jasper verwendet fronto-polare, frontale, zentrale, parietale, okzipitale und temporale Elektroden (Abb. 16-1). In Deutschland wird meistens die Standardableitung nach Jung benutzt mit doppelseitig symmetrischen Elektrodenpositionen: frontal, präzentral, parietal, okzipital und temporal (s. Abb. 16-2).
Diese Elektroden können in verschiedener Weise miteinander verschaltet werden. Bei der *unipolaren* Ableitung gegen ein Ohr als Referenzelektrode können größere Amplituden abgegriffen werden, als bei der *bipolaren* Reihenschaltung, bei der zwischen zwei Elektroden an der Schädelkonvexität abgeleitet wird. Seitendifferenzen mit einem Herd in Ohrnähe werden deshalb schon in den unipolaren Ableitungen gesehen. Eine genauere Lokalisation ist jedoch sicherer nach bipolaren Reihenableitungen zu erhalten, die durch Potentialumkehr den Ort der größten Elektrizitätsproduktion anzeigen.
Das deutsche Ableitungsschema, das sich für Routineuntersuchungen bewährt hat, ist in Abb. 16-3 wiedergegeben (unipolare Ableitungen a, b, c; Reihenableitungen d, e, f).
Die Ableitung wird im Sitzen bei geschlossenen Augen durchgeführt. Der Einfluß der Aufmerksamkeit und die Blockierung der Hirnrhythmen durch Sehreize wird durch kurzzeitiges Augenöffnen geprüft. Bei Verdacht auf Epilepsie werden zusätzlich Belastungsmethoden benutzt, um pathologische EEG-Muster zu provozieren. Dazu gehören forcierte Hyperventilation für drei Minuten während der Ableitung, Flackerlichtreizung und EEG-Ableitung nach Schlafentzug.
Die Frequenzbereiche des EEG werden eingeteilt in:

α-Wellen	8–13/sec
β-Wellen	14–30/sec
ϑ-Wellen	4–7/sec
(Zwischenwellen)	
δ-Wellen	1–3,5/sec

(s. Abb. 16-4) (nach Jung).

Die α-Wellen haben in der Okzipitalgegend die höchste Amplitude. Bei Augenöffnen oder bei Beanspruchung der Aufmerksamkeit und Konzentration z. B. beim Rechnen verschwinden sie (α-Blockierung). Es treten dann kleinere β-Wellen auf, die am deutlichsten in der Präzentralregion ausgeprägt sind. Die langsameren δ-Wellen finden sich nur in bestimmten Schlafstadien und beim Kleinkind. Zwischenwellen sind im Kindesalter häufig.
Beim Erwachsenen sind sie im Ermüdungszustand deutlich nur durch Frequenzanalyse erkennbar, aber latent als kleine überlagernde Wellen vorhanden.

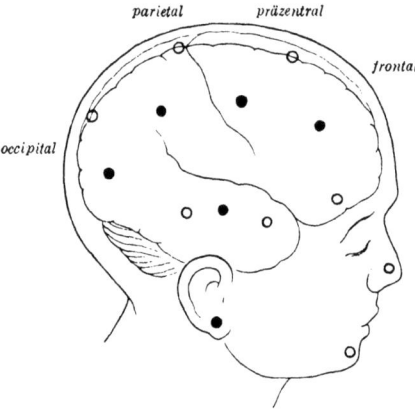

Abb. 16-2. *Standardableitungspunkte des EEG und ihre Beziehungen zu verschiedenen Hirnregionen.* Die 5 Ableitungspunkte der Konvexität *frontal, präzentral, parietal, okzipital* und *temporal* und die *Ohrableitung*, die *in jedem Falle* erfaßt werden müssen, sind als schwarze Punkte eingetragen. Die entsprechende Elektrodenkombination der verschiedenen Ableitungen zeigt Abb. 16-3. Durch andere Ableitungen können weitere Punkte erfaßt werden, insbesondere die vordere und hintere Temporalregion und die Mittellinie durch Querableitung (vgl. Abb. 16-3e). Weitere Bezugselektroden für die sog. unipolare Ableitung sind Nase und Kinn. (Nach Jung, R.: Neurophysiologische Untersuchungsmethoden. In: Handbuch der inneren Medizin. 4. Aufl. Bd. V/Neurologie Teil I. S. 1206–1420. Springer-Verlag, 1953)

EEG-Typen beim Erwachsenen

Beim gesunden Erwachsenen können mehrere EEG-Typen unterschieden werden:

— α-Typ mit gut ausgeprägtem α-Rhythmus, wobei die Frequenz des α-Rhythmus nicht mehr als 1,5/sec schwankt;
— β-Typ mit vorherrschenden β-Wellen;
— flaches EEG mit wenigen kleinen α-Wellen. Die β-Wellen sind meist so klein, daß sie im Kurvenbild verschwinden.
— unregelmäßiges EEG, bei dem die Hauptfrequenzen zwischen 6 und 11/sec schwanken. Die Amplituden sind bei diesem Typ frontal oft größer als okzipital und gehen in Zwischenwellen über.

Beim *Davis-System* der Beurteilung wird die Frequenzstabilität des EEG mit den Ziffern 1 (sehr stabil) bis 5 (arhythmisch) und die Form mit A (α-Typ), B (β-Typ), M (mixed = α-, β- und langsame Wellen), MF (α- und schnellere Wellen), MS (α- und langsamere Wellen) bewertet. In der Klinik wird meist die oben angegebene Einteilung nach Jung verwendet.

Schlaf-EEG

Während des Schlafs treten im EEG starke Veränderungen auf. Man unterscheidet die aufeinanderfolgenden Stadien A, B, C, D und E. Im A-Stadium gehen die α-Wellen präzentral und zentral oft in Zwischenwellen über. Im B-Stadium verschwinden die α-Wellen, das Kurvenbild wird flach mit einigen kleinen Zwischenwellen. In diesem Einschlafstadium führen Sinnesreize zu einer Aktivierung des α-Rhythmus (im Gegensatz zum Blockierungseffekt während des Wachzustandes). Im C-Stadium treten alle 10–20 sec „Schlafspindeln" auf, Wellen von etwa 14 Hz. Mit zunehmender Schlaftiefe (D-Stadium) herrschen δ-Wellen und Zwischenwellen vor und die Spindeln werden langsamer (13–12/sec). Im E-Stadium sind fast ausschließlich langsame δ-Wellen 0,5–2/sec abzuleiten.

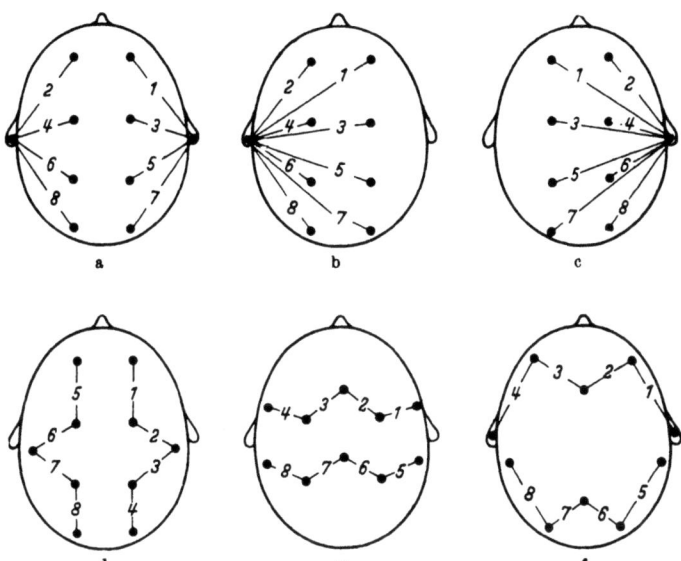

Abb. 16-3a–f. *Schema der wichtigsten Ableitekombinationen für ein 8faches EEG-Gerät.* (a) „*Unipolare Ableitung*" von symmetrischen Punkten der oberen Schädelkonvexität links und rechts jeweils *gegen das gleichseitige Ohr*. Mit dieser Ableitung erhält man bereits einen guten Überblick über die wichtigsten EEG-Veränderungen, da das Ohr als Ableitung für die untere Temporalregion gelten kann. (b) Dieselben Ableitungen, sämtlich gegen das *linke Ohr* geschaltet. (c) Dieselben Ableitepunkte in umgekehrter Reihenfolge, links jeweils in der oberen Kurve (statt wie bei a und b in der unteren Kurve), sämtlich gegen das *rechte Ohr*. (d) *Reihenableitung* jeweils von frontal über präzentral, temporal, parietal bis okzipital in den oberen 4 Kurven rechts, in der unteren 4 Kurven links. (e) 2 *Querreihen* vorne und hinten, die jeweils von temporal rechts bis temporal links reichen und 2 Mittellinienelektroden in der Präzentral-Parietalregion enthalten. (f) Die vordere Querreihe bis zum Ohr, die hintere Querreihe bis temporal. Die neuen Elektrodenlagen können noch durch eine weitere unipolare Schaltung kontrolliert werden. Wesentlich ist bei diesen Ableitungen, daß *alle Punkte in verschiedener Kombination mehrfach vorkommen* und daß man konstante Befunde dadurch von unsicheren einzelnen Abweichungen und Artefakten besser unterscheiden kann. (Nach Jung, R.: Neurophysiologische Untersuchungsmethoden. In: Handbuch der inneren Medizin. 4. Aufl. Bd. V/Neurologie Teil I, S. 1206–1420. Springer-Verlag, 1953)

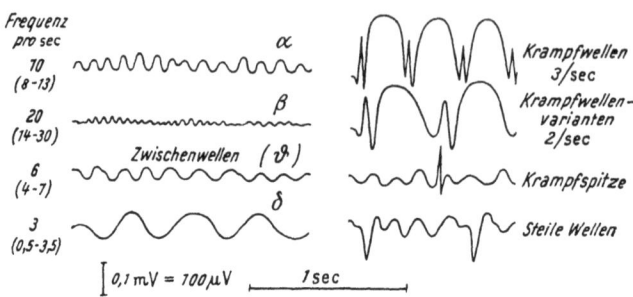

Abb. 16-4. *Die Hauptformen des EEG. Links die verschiedenen Wellenarten, die bei Gesunden im Wach- und Schlafzustand vorkommen können.* Im Wachzustand sind normalerweise nur α- und β-Wellen erkennbar. Deutliche langsame δ-Wellen finden sich nur bei Kindern und im Schlaf. Wenn sie beim Erwachsenen im Wach-EEG vorkommen, sind sie meistens Zeichen einer Hirnerkrankung. Zwischenwellen von 4-7/sec können gelegentlich auch beim gesunden Erwachsenen in der Ermüdung beobachtet werden. *Rechts die Krampfpotentiale, die vor allem bei Epilepsie vorkommen. Krampfwellen von 3/sec* (spike and wave, petit mal) mit Abfolge von raschen und langsamen Abläufen mit großer Amplitude bis 1 mV sind charakteristisch für genuine Epilepsie im jüngeren Alter mit kleinen Anfällen und für Pyknolepsie. *Krampfwellenvarianten von 2/sec* (petit mal variant) finden sich vor allem bei residualer Epilepsie. Einzelne *Krampfspitzen* (spikes) kommen über epileptischen Foci vor allem bei symptomatischer Epilepsie vor. *Steile Wellen* (sharp waves) finden sich sowohl bei genuiner wie bei symptomatischer Epilepsie, besonders temporal. Sie sind ebenso wie die *paroxysmale Dysrhythmie* charakteristisch für Dämmerattacken (psychomotorische Anfälle). (Nach Jung, R.: Psychiatrie der Gegenwart, Bd. I/1a. Springer-Verlag, 1967)

Das EEG im Kindesalter

Die Variationsbreite des EEGs bei Kindern ist noch größer als die bei Erwachsenen. Im Vergleich zum Erwachsenen zeigt das EEG von Kindern meist niedrigere Frequenzen, die sich mit dem Lebensalter vom 1.-6. Lebensjahr zur α-Frequenz des Erwachsenen beschleunigen, höhere Amplituden und eine ausgeprägte Labilität gegenüber verschiedenen Einflüssen (z. B. Hyperventilation). Im Verlauf der Entwicklung nimmt die dominierende Frequenz zu und das Kurvenbild zeigt schließlich eine zunehmende Stabilität. Die Angleichung an das Erwachsenen-EEG erfolgt etwa im Alter von 16-17 Jahren. Wegen der starken Veränderlichkeit des kindlichen EEG und der größeren Streuung der Normwerte, müssen sonst pathologisch zu bewertende Befunde (Allgemeinveränderung, Dysrhythmie) zurückhaltend interpretiert werden.

Das pathologische EEG

Man unterscheidet pathologische Veränderungen, die in allen Ableitungen anzutreffen sind (Allgemeinveränderung), von solchen, die auf einzelne Regionen beschränkt sind (Herdbefund).

Allgemeinveränderung

Es wird in der Praxis zwischen leichter, mäßiger, schwerer und wechselnder Allgemeinveränderung unterschieden. Leichte Allgemeinveränderungen mit verlangsamtem α-Rhythmus und eingestreuten Zwischenwellen sind nicht immer pathologisch zu werten, sie finden sich in 5-10% auch bei Normalpersonen. Mäßige Allgemeinveränderungen mit dominierenden Zwischenwellen 4-7/sec und einzelnen δ-Wellen kommen bei Epilepsien im Intervall, bei Hirntumoren mit Hirndruck, nach Hirntraumen und diffusen organischen Hirnerkrankungen vor. Schwere Allgemeinveränderungen mit vorherrschenden δ-Wellen findet man bei bewußtlosen Patienten, bei Meningitiden, nach schwerer Hypoxie und bei starkem Hirnödem.
Zu den Allgemeinveränderungen zählen auch die Dysrhythmien. Sie sind gekennzeichnet durch Größenänderungen der Amplituden, steile Wellen, Unregelmäßigkeiten in der Frequenz mit eingestreuten Zwischenwellen und δ-Wellen.

Herdbefunde

Zu den Herdbefunden zählen α-Verminderung, α-Aktivierung, δ-Fokus, Zwischenwellenfokus, fokale Dysrhythmie und fokale Krampfpotentiale.

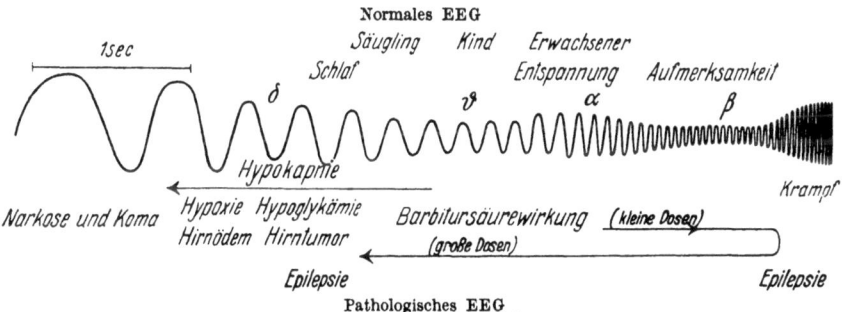

Abb. 16–5. *Pathologisches EEG. Frequenzband der Hirnrhythmen.* Beziehung verschiedener Zustände des normalen und pathologischen EEG zur Frequenz des Grundrhythmus. Im allgemeinen haben die langsamen Wellen größere Amplituden, die schnellen Frequenzen kleinere Amplituden. Ausnahmen sind die großen Wellen des normalen α-Rhythmus und die pathologische Aktivität schneller Krampfpotentiale, doch variieren die Amplituden im EEG sehr viel mehr als die Frequenzen. (Nach Jung, R.: Neurophysiologische Untersuchungsmethoden. In: Handbuch der inneren Medizin. 4. Aufl. Bd. V/Neurologie Teil I, S. 1206–1420. Springer-Verlag, 1953)

Leichteste Form eines Herdbefundes ist die lokale α-Verminderung, die oft mit einer Frequenzerniedrigung einhergeht.

Ob eine α-Verminderung der einen Seite oder eine α-Aktivierung der anderen Seite vorliegt, ist durch die langsamere Frequenz zu entscheiden: als pathologische Seite gilt immer die mit den langsameren Wellen. Der häufigste Herdbefund bei Hirntumoren, Abszessen und Blutungen oder frischen Gefäßthrombosen ist der δ-Fokus mit Phasenumkehr in den benachbarten Ableitungen bei der bipolaren Reihenableitung (Abb. 16–6).

Das EEG bei neurologischen Erkrankungen

Epilepsien. Während eines epileptischen Anfalls verändert sich das EEG je nach Anfallstyp in charakteristischer Weise. Die große Bedeutung des EEG bei Anfallsleiden besteht jedoch darin, daß bei etwa 50% der Patienten auch im anfallsfreien Intervall, neben uncharakteristischen Veränderungen, epilepsie-spezifische Kurvenanomalien auftreten. Zu diesen spezifischen epileptischen EEG-Veränderungen zählen:

— spikes (Spitzenpotentiale von hoher Amplitude und kurzer Dauer, ca. 80 msec);
— steile Wellen: ähnlich wie die Spitzenpotentiale, jedoch mit längerer Dauer (80–200 msec).
— spike and wave: Kombination von Spikes mit langsamen hohen Wellen. Sie treten in einer Frequenz von 3/sec auf und sind typisch für pyknoleptische Absencen.

— polyspike-wave-Komplex: mehrere Spikes mit darauf folgender langsamer Welle; typische Muster des Impulsiv-petit-mal.
— Hypsarhythmie: langsame Wellen mit hoher Amplitude, darin eingestreute Spikes und steile Wellen. Dieses Muster wird bei Kleinkindern mit BNS-Krämpfen beobachtet.

Hirntumoren. Rindennahe Tumoren der Großhirnhemisphären machen die deutlichsten Veränderungen im EEG. Bei tiefsitzenden Tumoren oder Geschwülsten der hinteren Schädelgrube ist dagegen oft ein normales EEG abzuleiten. Der wichtigste Befund, der für einen Tumor spricht, ist ein lokalisierter δ-Herd mit Phasenumkehr in der Reihenschaltung (Abb. 16–6). Neben diesen Herdzeichen können aber auch — besonders in frühen Stadien — andere Herdzeichen gemeinsam mit einer Allgemeinveränderung vorkommen.

Hirnabszesse. Dabei sind ähnliche Herdbefunde wie bei Tumoren zu beobachten; stärker ausgeprägt ist meist die Allgemeinveränderung.

Meningitiden und Enzephalitiden. Im akuten Stadium sind meist starke Allgemeinveränderungen mit Herdbefunden zu sehen. Wichtig für die Prognose ist der EEG-Verlauf. Langdauernde Herd- und Allgemeinbefunde bestehen meist bei anhaltenden klinischen Ausfällen. Wenn nach Abklingen der Erkrankung Krampfpotentiale im EEG auftreten, so ist die Entwicklung einer Residualepilepsie zu befürchten.
Bei der subakuten sklerosierenden Leukenzephalitis findet sich ein typisches EEG-Muster. Es kommt zu einer fast völligen Abflachung der EEG-Registrierung. Aus dieser „elektrischen

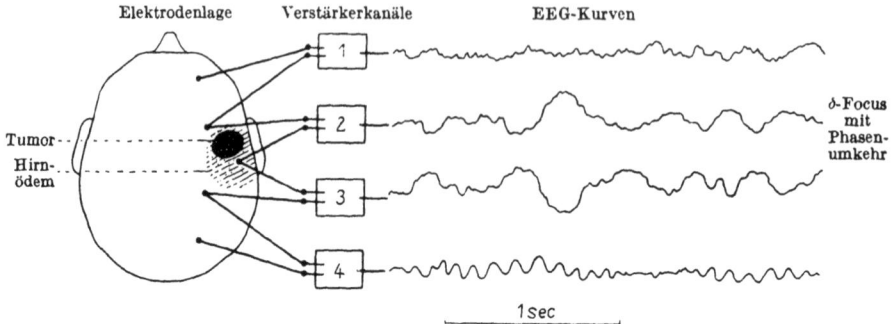

Abb. 16-6. *Lokalisation eines δ-Focus mit Phasenumkehr bei der Reihenableitung.* Die über dem Hirnödem eines Temporaltumors entstehenden unregelmäßigen langsamen Wellen gehen von der gemeinsamen Elektrode des 2. und 3. Verstärkerkanals aus, so daß sie in diesen beiden Registrierungen umgekehrte Phasenrichtung zeigen. (Nach Jung, R.: Neurophysiologische Untersuchungsmethoden. In: Handbuch der inneren Medizin. 4. Aufl. Bd. V/Neurologie Teil I, S. 1206-1420. Springer-Verlag. 1953)

Stille" ragen bi-, tri- oder polyphasische steile Wellen mit nachfolgenden langsamen Wellen heraus (Rademecker-Komplexe), die zeitlich mit den dabei auftretenden Myoklonien korreliert sind.

Schädelhirntraumen. Bei einer Commotio cerebri finden sich schon nach etwa 30 min keine EEG-Veränderungen mehr. Nach einer Contusio cerebri treten abhängig von der Schwere des Traumas mäßige oder starke Allgemeinveränderungen auf. Bei Bewußtlosigkeit beherrschen δ-Wellen das Kurvenbild; mit zunehmender Aufklarung bildet sich die Allgemeinveränderung mehr oder minder gut zurück. Die Herdsymptome der Contusio bilden sich ebenfalls vom δ-Fokus über fokale Dysrhythmien zu einer fokalen α-Verminderung zurück. Die lokalisierte α-Verminderung ist der häufigste Herdbefund bei älteren Hirnverletzungen.

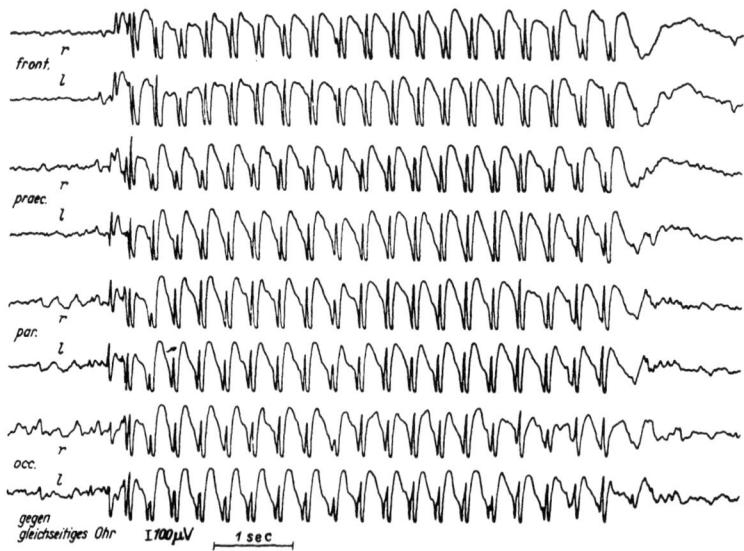

Abb. 16-7. *Absence bei Pyknolepsie.* Typischer kleiner Anfall von 7 sec Dauer. 3/sec-Krampfwellen von 500 μV über allen Hirnregionen. (7jähriges Kind. Seit 1 2 Jahr häufig kleine Anfälle bis zu 15 am Tag.) (Nach Jung, R.: Neurophysiologische Untersuchungsmethoden. In: Handbuch der inneren Medizin. 4. Aufl. Bd. V/Neurologie Teil I, S. 1206-1420. Springer-Verlag, 1953)

Zerebrovaskulärer Insult. Im akuten Stadium zeigt das EEG neben Allgemeinveränderungen einen δ-Herd auf der betroffenen Seite. Der Herdbefund bildet sich meist innerhalb weniger Tage zurück und geht wie bei Kontusionen in eine α-Verminderung über. Die Rückbildung des Herdbefundes ist differentialdiagnostisch wichtig gegenüber Hirntumoren. Der EEG-Verlauf beim Insult erlaubt prognostische Schlüsse. Sind noch eindeutige Herdbefunde im EEG festzustellen, so ist eine klinische Besserung noch möglich. Hat sich jedoch der Herdbefund vollständig rückgebildet — bei fehlender Besserung im klinischen Bild — so besteht nicht mehr viel Aussicht auf Besserung z. B. der Hemiparese.

Medikamentenwirkungen und Intoxikationen

Barbiturate führen zu einer vermehrten β-Aktivität. Bei höheren Dosen oder Intoxikationen treten zunehmend δ-Wellen auf.

Bei Tranquilizern und Thymoleptika kommt es ebenfalls zu einer Zunahme der β-Wellen mit hohen Frequenzen (bis 30/sec).

Neuroleptika und Alkohol führen dagegen nicht zu einer β-Vermehrung, sondern zu einer Verlangsamung. Bei geringeren Dosen kommt es zu einer besseren Ausprägung des α-Rhythmus mit Amplitudenerhöhung. Bei höheren Alkoholdosen sieht man eine leichte bis mäßige Allgemeinveränderung mit auftretenden Zwischenwellen.

Kapitel 17
Elektromyographie (EMG)

Bei der Elektromyographie wird die elektrische Aktivität der Muskeln untersucht, und zwar mit Hilfe von Oberflächen- oder mit Nadelelektroden, die in den jeweiligen Muskel eingestochen werden. Die Ableitung erfolgt bei erschlafftem Muskel und bei verschiedenen Kontraktionsbedingungen. Auf einem Kathodenstrahloszillographen wird die elektrische Aktivität visuell dargestellt und gleichzeitig akustisch über einen Lautsprecher wiedergegeben.

Die Muskelfasern, die gemeinsam von einer einzelnen Vorderhornzelle innerviert werden, faßt man als motorische Einheit zusammen. Motorische Einheiten können aus wenigen Muskelfasern bestehen (z. B. Augenmuskeln, die fein abgestimmte Bewegungen ausführen) oder aus mehreren Hunderten (z. B. Rückenmuskeln, die wenig differenzierte Haltearbeit leisten). Alle Fasern einer motorischen Einheit antworten bei überschwelliger Reizung nach dem Alles-oder-Nichts-Gesetz. Durch Interaktion der vielen motorischen Einheiten, aus denen ein quergestreifter Muskel besteht, kommt eine ziemlich glatte Kontraktion zustande. Zur Erhöhung der Kontraktionskraft stehen zwei Mechanismen zur Verfügung, einmal die Rekrutierung einer größeren Anzahl von motorischen Einheiten, zum anderen die Erhöhung der Entladungsfrequenz der aktiven Einheiten.

Das Aktionspotential (AP) entsteht in normalen Muskelfasern an der neuromuskulären Endplatte. Von da aus breitet es sich über die gesamte Muskelfaser aus und bewirkt durch einen komplizierten Prozeß — den man als elektromechanische Kopplung zusammenfaßt — die Kontraktion des Muskels.

Mit aufgeklebten Oberflächenelektroden wird das Summenaktionspotential des Muskels von

IN RUHE

Normal	Komplett denerviert	Partiell denerviert
	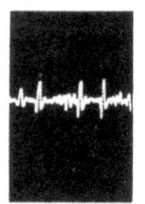	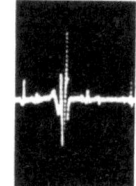
Keine Ruheaktivität	Fibrillationspotentiale	Fibrillations- und/oder Faszikulationspotentiale

BEI WILLKÜRAKTIVITÄT

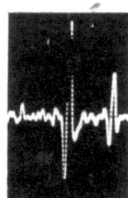	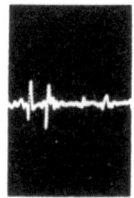	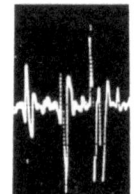
Einzelpotential	Fibrillationspotentiale	Einzelpotential und/oder Polyphasisches Potential

Abb. 17-1. *Elektromyogramm (EMG) mit typischen Potentialen vom normalen und pathologischen Muskel.* (Nach Golseth: Diagnostic contribution of the electromyogram. California Med. 73:355, 1950)

sehr vielen motorischen Einheiten abgeleitet. Mit konzentrischen Nadelelektroden werden bei schwacher Willkürinnervation Potentiale einzelner motorischer Einheiten abgeleitet. Bei stärkerer Kontraktion ist es mit konzentrischen Nadelelektroden nicht mehr möglich, einzelne motorische Einheiten zu verfolgen, weil das abgeleitete Gebiet bei ihnen zu groß ist. Für solche Fragestellungen wurden Mikroelektrodentechniken entwickelt. Die AP-Amplitude einer einzelnen motorischen Einheit variiert zwiiischen 20 und 2000 µV. Die Form ist biphasisch oder triphasisch. Potentiale, die die Grundlinie mehr als viermal schneiden, werden als polyphasisch bezeichnet. Beim normalen Muskel sind nur etwa 5% der abgeleiteten Potentiale polyphasisch. Die AP-Dauer liegt gewöhnlich zwischen 3 msec und 15 msec. Die Entladungsfrequenz bei Willkürinnervation liegt zwischen 6 und 30/sec, je nach Spannungsentwicklung. Die Entladungsfrequenz und die Dauer der APs läßt sich in der akustischen Darstellung über den Lautsprecher sehr gut beurteilen. Klinische Untersuchungen zeigen, daß im normalen Muskel bei Ruhe keine Spontanaktivität vorkommt.

Bei leichter Kontraktion werden mit konzentrischen Nadelelektroden Aktionspotentiale einzelner motorischer Einheiten registriert (Einzelentladung), bei stärkerer Kontraktion kommen mehrere motorische Einheiten dazu. Bei dieser als *Übergangsmuster* bezeichneten Entladungsart ist die isoelektrische Linie noch zu erkennen. Noch stärkere Willkürinnervation führt zum sog. *Interferenzmuster*, bei dem die einzelnen Aktionspotentiale kaum noch voneinander zu trennen sind. Passive Dehnung führt ebenfalls zu Entladungen im gedehnten Muskel.

Für die klinische Beurteilung der Aktionspotentiale ist die Form, die Dauer und die Amplitude der APs von Bedeutung. Die Mehrzahl der Potentiale ist biphasisch oder triphasisch mit Amplituden von 0,5–2 mV und einer Dauer von 3–15 msec. Kleinere Potentiale werden bei Ableitungen aus Gesichtsmuskeln, Kehlkopfmuskeln und äußeren Augenmuskeln gefunden; jedoch hängt die Amplitude stark von der Entfernung der Nadelspitze von den aktiven Muskelfasern ab.

Methode

Bei Nadelableitungen wird die konzentrische Nadelelektrode oder eine monopolare bis auf die Spitze isolierte Stahlelektrode in den Muskel eingestochen und schrittweise tiefer geschoben. Mit Multielektroden können gleichzeitig Ableitungen aus verschiedenen Arealen durchgeführt werden. In jedem Gebiet wird auf folgendes geachtet: (1) auf Potentiale beim Einstich oder bei Nadelbewegungen (Einstichaktivität); (2) auf Spontanaktivität bei ganz entspanntem Muskel; (3) auf die elektrische Aktivität bei Willkürinnervation (dabei wird der Patient aufgefordert, den Muskel verschieden stark zu kontrahieren). Eine ausreichende Beurteilung ist nur möglich bei mehrfachen Ableitungen in verschiedenen Gebieten eines Muskels. Auch dabei können noch fleckförmige Läsionen des Muskels übersehen werden (Stecknadel im Heuhaufen!). Die Potentiale zwischen der Nadelspitze und der Referenzelektrode (am Patienten befestigte Metallplatte) werden verstärkt und auf einem Kathodenstrahloszillograph wiedergegeben. Sie werden entweder direkt ausgewertet (Speicheroszillograph) oder besser auf Film oder Magnetband für eine spätere Auswertung gespeichert. In neuerer Zeit werden telemetrische Ableitungen zur myographischen Analyse von natürlichen Bewegungsabläufen durchgeführt.

Pathologische Veränderungen

Einstichaktivität. Beim Einstechen und Verschieben der Nadel kommt es zu einer kurzen Entladungssalve, die als Einstichaktivität bezeichnet wird. Eine längere Dauer dieser Entladungen (mehrere Sekunden) ist Zeichen einer Übererregbarkeit der Muskelfasern. Eine verlängerte Einstichaktivität ist ein unspezifisches Zeichen, da sie sich nach Denervierung aber auch bei myogenen Prozessen findet.

Spontanaktivität. Spontanaktivität kann durch Erkrankungen des peripheren Nerven, des Vorderhorns und des Muskels bedingt sein und ist als Denervierungszeichen von Bedeutung. Bei Läsionen des peripheren Axons aber auch bei Vorderhornprozessen treten schon nach etwa zwei Wochen kurze biphasische *Fibrillationspotentiale* (Dauer 0,5–3 msec, Amplitude kleiner als 200 µV) und *positive scharfe Wellen* (positive sharp waves) auf. Fibrillieren entsteht durch vorübergehende Übererregbarkeit der denervierten Muskelfaser. Es ist äußerlich am Muskel nicht sichtbar. Fibrillationspotentiale erzeugen ein helles Klicken im Lautsprecher und sind von Aktionspotentialen normaler motorischer Einheiten durch ihre geringe Amplitude, die kurze

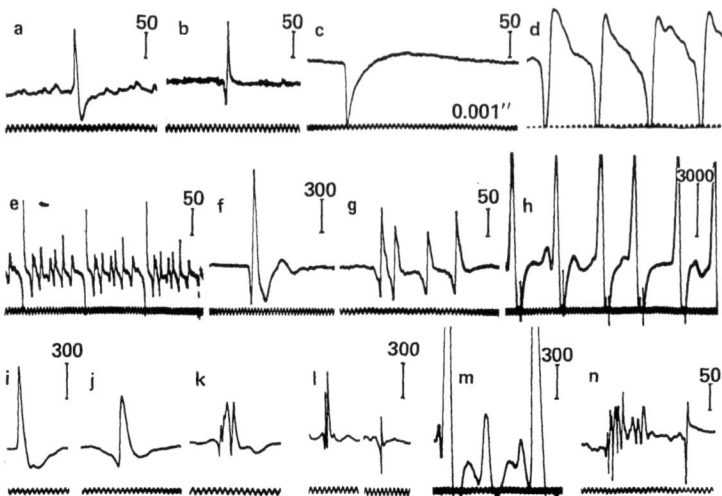

Abb. 17-2. *Aktionspotentiale im Elektromyogramm (EMG)*. (a) Endplattenpotential beim normalen Muskel; (b) Fibrillationspotential und (c) positive scharfe Welle vom denervierten Muskel; (d) hochfrequente Entladung bei Myotonie; (e) bizarre hochfrequente Entladung; (f) einzelnes Faszikulationspotential; (g) repetitive oder gruppierte Faszikulationspotentiale; (h) synchrone repetitive Entladung beim Crampus; (i) biphasische, (j) triphasische und (k) polyphasische Einzelentladung vom normalen Muskel; (l) verkürztes Aktionspotential bei progressiver Muskeldystrophie; (m) Riesenpotential bei progressiver Muskelatrophie; (n) hochpolyphasisches Einzelpotential und verkürztes Einzelpotential bei Reinnervation. Eichung in µV, Zeiteichung 1000 Hz. Eine Potentialauslenkung nach oben entspricht einer Negativität an der Nadelelektrode. (Aus Clinical Examinations in Neurology, 3rd ed. Members of the Sections of Neurology and Section of Physiology, Mayo Clinic and Mayo Foundation for Medical Education and Research, Graduate School, University of Minnesota, Rochester, Minnesota. Saunders, 1971)

Dauer und den hellen, scharfen Klang deutlich zu unterscheiden. *Faszikulationspotentiale* treten bei Vorderhornerkrankungen auf und sind auf Spontanentladungen von Motoneuronen zurückzuführen. Spontanes Faszikulieren ist daher ein wichtiger diagnostischer Hinweis bei Poliomyelitis, bei Vorderwurzelerkrankungen und bei amyotropher Lateralsklerose aber auch bei radikulären Prozessen. Im Unterschied zum Fibrillieren kann es von außen gesehen, getastet oder auch mit dem Stethoskop gehört werden. Das sog. benigne Faszikulieren ohne erkennbare neurologische oder muskuläre Erkrankung und ohne sonstige Denervierungszeichen ist dagegen immer harmlos.

Willküraktivität. Bei neurogenen Läsionen kommt es zum Untergang von ganzen motorischen Einheiten. Durch diese Verminderung sieht man auch bei maximaler Innervation kein Interferenzmuster sondern — bei schweren Paresen — nur Einzelaktionspotentiale oder — bei mäßigen Paresen — ein sog. Übergangsmuster. Die Aktionspotentiale sind polyphasisch, haben eine etwas längere Dauer bei geringgradiger Erhöhung der Amplitude. Bei Vorderhornprozessen ist die Amplitude der Aktionspotentiale meist erhöht.

Bei *myogenen* Schädigungen gehen einzelne Muskelfasern unabhängig von ihrer Innervation zugrunde. Die Anzahl der motorischen Einheiten bleibt erhalten. Bei Willkürinnervation kommt es schon bei leichter Kraftentwicklung zu vorzeitiger Interferenz, da mehr motorische Einheiten aktiviert werden müssen. Die Amplitude der einzelnen Aktionspotentiale ist vermindert, sie sind stark polyphasisch und haben eine kurze Dauer.

Klinische Anwendung

Das EMG ist ein wichtiges Hilfsmittel in der Diagnostik von peripheren Nervenläsionen, Muskelerkrankungen oder spinalen Systemerkrankungen. Anhand von EMG-Befunden lassen sich z. B. neurogene Paresen, Inaktivitätsatrophien, psychogene Lähmungen und eine schmerzhafte Ruhigstellung unterscheiden. Aus

Motorische Nervenleitungsgeschwindigkeit (NLG)

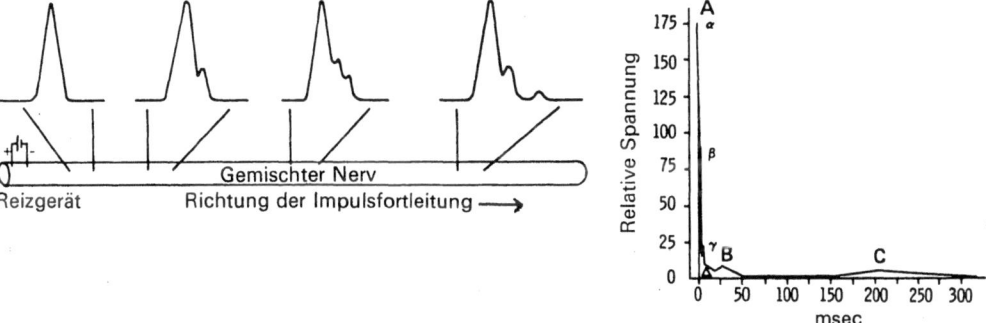

Abb. 17-3. *Zusammengesetztes Nervenaktionspotential. Links:* Ableitung von einem gemischten Nerven in verschiedenem Abstand vom Reizort. Beachte die zunehmende Auftrennung in die Potentialkomponenten bei zunehmendem Abstand von der Reizelektrode. *Rechts:* Wiedergabe eines zusammengesetzten Nervenaktionspotentials, um die relativen Größen- und Zeitverhältnisse der einzelnen Komponenten zu demonstrieren. (Nach Erlanger u. Gasser: Electrical Signs of Nervous Activity. Univ. of Pennsylvania Press, 1937)

dem EMG-Verlauf sind außerdem prognostische Aussagen möglich (z. B. über Reinnervation).

Myopathien. Bei den verschiedenen Formen der Muskeldystrophien finden sich die für eine myogene Schädigung typischen Veränderungen. Neben diesem myopathischem Muster kommt es bei den Myotonien (Myotonia congenita Thomsen, myotonische Dystrophie Curschmann-Steinert) zu hochfrequenten Entladungen, die im Lautsprecher das sog. „Sturzkampfbombergeräusch" erzeugen. Diese Entladungssalven setzen meist abrupt ein oder schließen sich an Willkürbewegungen an. Außerdem sieht man bei Myotonien nach Willküraktivität länger dauernde Nachentladungen. Bei der McArdle-Erkrankung kommt es zu schmerzhaften Muskelkontrakturen nach Anstrengungen. Während dieser Kontrakturen herrscht im EMG elektrische Stille. Ebenfalls ein stummes EMG wird nach ischämischen Muskelläsionen (z. B. Tibialis-anterior-Syndrom) abgeleitet.

Neuropathien. Im partiell denervierten Muskel lassen sich folgende Veränderungen feststellen: Fibrillationspotentiale, positive scharfe Wellen, einzelne Faszikulationspotentiale. Die Willkürpotentiale sind polyphasisch, etwas verlängert und haben eine größere Amplitude; die Interferenz ist gelichtet. Diese Befunde lassen sich bei Polyneuropathien verschiedener Genese erheben.

Vorderhornprozesse. Neben dem typischen neuropathischen Muster sind diese Erkrankungen durch häufige Faszikulationspotentiale gekennzeichnet. Durch den Ausfall kompletter motorischer Einheiten kommt es schon früh zur Interferenzlichtung. Die Aktionspotentiale haben oft eine größere Amplitude. Die *Riesenpotentiale* sind auf Aussprossen von Kollateralen und damit die Ausbildung größerer motorischer Einheiten zurückzuführen. Nukleäre Schädigungsmuster finden sich z. B. bei der Poliomyelitis, bei spinalen Muskelatrophien, der amyotrophen Lateralsklerose oder der Syringomyelie.

Motorische Nervenleitungsgeschwindigkeit (NLG)

Die Extremitätennerven werden an zwei Stellen elektrisch über Oberflächenelektroden gereizt. Das Summenpotential wird von einem innervierten Muskel ebenfalls über Oberflächenelektroden abgeleitet. Die Nervenleitungsgeschwindigkeit ergibt sich aus der Differenz der Latenzzeiten bei Reizung des proximalen und des distalen Reizpunktes und aus dem Abstand dieser Punkte.

Die Normalwerte der NLG für motorische Fasern betragen (nach Mumenthaler):

N. medianus   ca. 56 m/sec
N. ulnaris   ca. 56 m/sec
N. radialis   ca. 62 m/sec
N. peroneus   ca. 46 m/sec
N. tibialis   ca. 46 m/sec.

Da die NLG auch beim Gesunden schwankt und Meßfehler berücksichtigt werden müssen, sind nur größere Abweichungen von den Normwerten pathologisch zu bewerten. Bei Polyneuropathien verschiedener Genese ist die NLG herabgesetzt. Außerdem kommt es zu einer Amplitudenreduktion, einer Verbreiterung und Aufsplitterung des Summenaktionspotentials.

Mit der beschriebenen Methode der NLG-Bestimmung können auch umschriebene Leitungsstörungen bei den Kompressionssyndromen als „Latenzsprung" erfaßt werden (z. B. Sulcus-ulnaris-Syndrom, Pronatorsyndrom, Karpaltunnelsyndrom, Tarsaltunnelsyndrom).

Sensible Nervenleitungsgeschwindigkeit

Durch distale elektrische Hautreizung und Oberflächenableitung über dem Nervenstamm kann — in ähnlicher Weise wie die motorische NLG — die sensible NLG bestimmt werden. Das Nervenaktionspotential ist allerdings schwieriger abzuleiten. Mit dieser Methode können Sensibilitätsstörungen objektiviert werden.

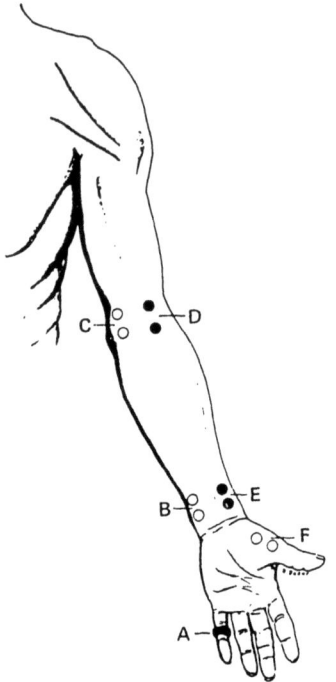

Abb. 17–4. *Untersuchung der Nervenleitungsgeschwindigkeit (NLG)*. A–C Sitz der Elektroden zur Bestimmung der sensiblen NLG des N. ulnaris; A ist eine ringförmige Reizelektrode; B und C sind Ableitelektroden. D–F Sitz der Elektroden zur Bestimmung der motorischen NLG des N. medianus; bei D und E handelt es sich um Reizelektroden, bei F um Ableitelektroden. (Aus Samaha, F. J.: Electrodiagnostic studies in neuromuscular disease. New England J. Med. 285:1244–1249, 1972)

Neuromuskuläre Überleitung

Bei gestörter neuromuskulärer Impulsübertragung wie etwa bei der Myasthenia gravis kann das rasch abnehmende Muskelsummenpotential bei repetitiver Nervenreizung (3/sec) nachgewiesen und registriert werden. Das Nervenaktionspotential und die Leitungsgeschwindigkeit bleiben dagegen unverändert.

Kapitel 18
Elektrodiagnostische Untersuchung

Die elektrische Muskel- und Nervenreizung ist eine einfache und zuverlässige Methode zur Diagnose und Prognose von Erkrankungen des motorischen Systems. Bei der elektrischen Untersuchung werden zwei Reizarten verwendet: „galvanischer Strom" (Gleichstrom) und „faradische Ströme" (Wechselströme oder zerhackter Gleichstrom; Impulsdauer ca. 1 msec).

Bei *galvanischer Reizung* wird die große indifferente Elektrode am besten in der Nähe des Muskelursprungs befestigt. Mit der differenten Reizelektrode wird der „motorische Punkt" des Muskels gereizt. Durch diese Elektrodenanordnung erzielt man großteils eine Reizung in den Muskel eintretenden Nervenäste und damit den besten Reizeffekt. Bei dieser sog. *direkten* Prüfung sind normale Muskeln am motorischen Punkt zu reizen, weil an den Nervenenden die Erregbarkeit am größten ist. Dagegen müssen denervierte Muskeln durch Längsdurchströmung gereizt werden, wobei die Kathode auf das Sehnenende, die Anode in die Nähe des Ursprungs gesetzt wird. Für gewöhnlich wird die differente Reizelektrode als Kathode geschaltet. Galvanische Reizung führt beim Schließen des Stromkreises normalerweise zu einer kurzen schnellen Kontraktion des Muskels. *Faradische* Muskelreizung führt am gesunden Muskel zu einer tetanischen Dauerkontraktion. Neben der beschriebenen Muskelreizung (direkte Reizung) verwendet man bei der elektrischen Untersuchung die Nervenreizung (indirekte Reizung).

Bei der *indirekten* Reizung benutzt man faradische Ströme. Die Stromstärke wird dabei allmählich gesteigert, bis in den zugehörigen Muskeln Kontraktionsantworten auftreten. Mit dieser Prüfung wird die Kontinuität der motorischen Fasern vom Reizpunkt zum Muskel geprüft. Bei Unterbrechung der Axone ist keine Kontraktion zu erhalten. Ist ein Großteil der motorischen Fasern degeneriert, so fällt die Kontraktionsantwort kleiner aus, und die Schwelle ist erhöht. Dabei wird im Seitenvergleich untersucht.

Pflügersche Zuckungsregel

Bei Gleichstromreizung führen nur Änderungen des Stromflusses, d. h. Schließen oder Öffnen des Stromkreises zu Reizantworten. Gewöhnlich werden nur Schließungszuckungen (Kathodenschließungszuckung KSZ und Anodenschließungszuckung ASZ) untersucht, da nach der Pflügerschen Zuckungsregel die hierfür notwendigen Reizströme geringer sind als für die Öffnungszuckungen (AÖZ und KÖZ). Nach dieser Regel besteht klinisch für den normalen Nerv folgende charakteristische Reihenfolge der erregenden Reizintensitäten:

$$KSZ < ASZ < AÖZ < KÖZ.$$

Bei Schädigung und Degeneration der Nervenfasern ändert sich diese Reihenfolge in:

$$AÖZ < KÖZ < KSZ < ASZ.$$

Entartungsreaktion (EAR)

Die charakteristischen elektrischen Veränderungen bei Schädigung des peripheren Nerven werden als „Entartungsreaktion" (EAR) bezeichnet. Je nach dem Grad der Läsion werden partielle und totale EAR unterschieden. Sie tritt erst 2–3 Wochen nach der Verletzung auf, da es so lange dauert bis die Degeneration des verletzten Nerven bis zum Muskel reicht. Bei der partiellen EAR ist auf faradische Nervenreizung hin der Muskel noch erregbar. Es ist jedoch eine höhere Reizstärke im Vergleich zur gesunden Seite erforderlich.

Bei direkter galvanischer Reizung beobachtet man eine gemischte träge Zuckung, die durch Überlagerung der trägen Zuckung und der schnellen Zuckung der intakten motorischen Einheiten zustande kommt. Bei totaler EAR erhält man nach galvanischer oder faradischer Reizung des Nerven keine Muskelkontraktion. Die Kontraktion bei direkter faradischer Reizung ist ebenfalls aufgehoben; nur die direkte galvani-

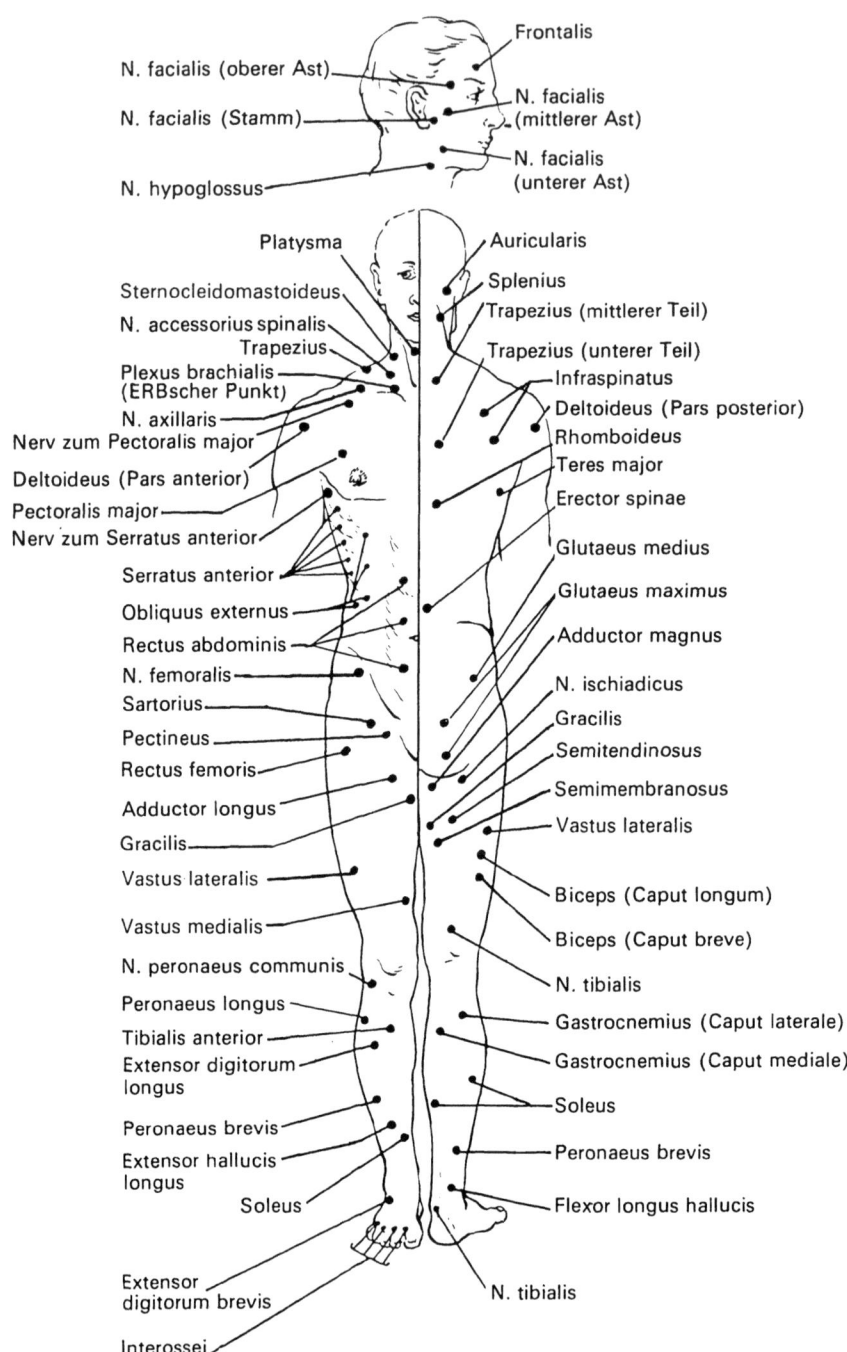

Abb. 18-1. *Elektrische Muskel- und Nervenreizpunkte*

Entartungsreaktion (EAR)

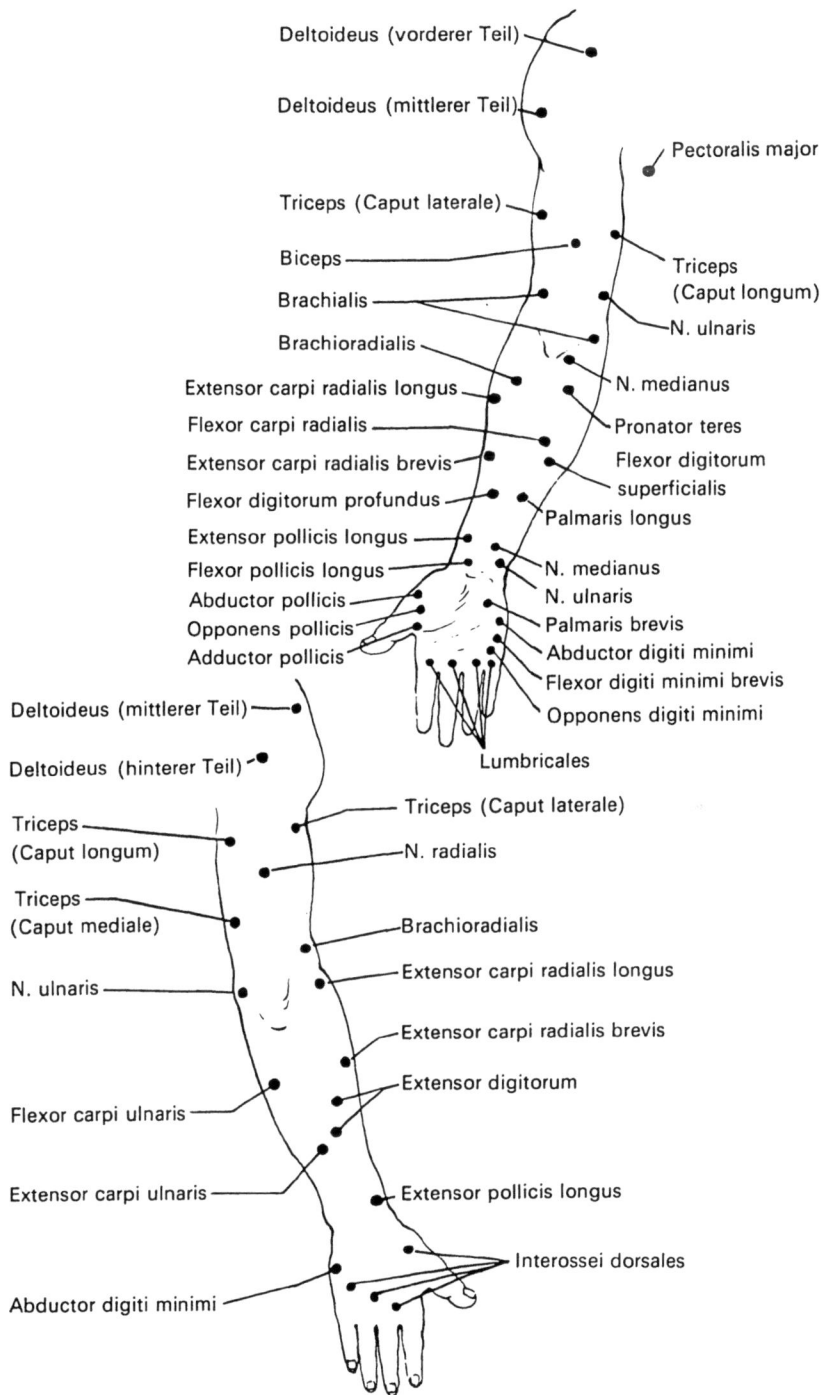

Abb. 18-2. *Elektrische Muskel- und Nervenreizpunkte am Arm*

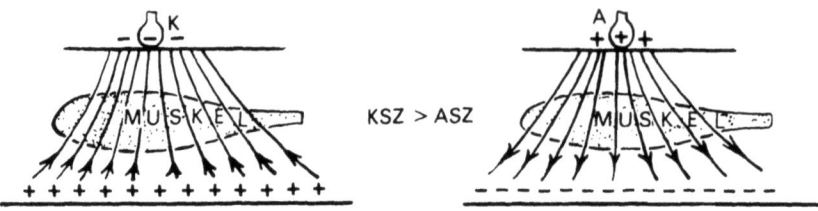

Abb. 18-3. *Normale Zuckungsformel*

sche Reizung des Muskels führt zu einer trägen, wurmförmigen Zuckung. Außerdem ist die Anodenschließungszuckung oft größer als die Kathodenschließungszuckung.

Prognostische Bedeutung der EAR: Änderungen in der Entartungsreaktion wurden zeitweise als prognostisches Zeichen der Reinnervation angesehen. Die Erfahrung hat gezeigt, daß dies nur von beschränktem Wert ist. Die faradische Erregbarkeit des Muskels kann sich sehr viel später wieder einstellen als die Rückbildung der Fibrillationspotentiale im EMG und tritt zuweilen erst auf, wenn Willkürkontraktionen möglich sind.

Diagnostische Bedeutung der EAR. Die EAR fehlt bei zentralen oder bei funktionellen Paresen; sie tritt nur bei peripheren Paresen auf. Motorische Ausfälle aufgrund durchtrennter Sehnen können dadurch von Ausfällen peripherer Nervenläsionen unterschieden werden.

Chronaxie

Die geringste Reizstärke, die bei einem Nerven oder Muskel nach langdauernder Reizung zu einer Antwort führt, wird als *Rheobase* bezeichnet. Die kürzeste Zeit, die ein Reiz von doppelter Rheobasenstärke andauern muß, um eine Erregung auszulösen, wird *Chronaxie* genannt (Abb. 18-5). Ihre obere Normgrenze beträgt für den normalen Muskel 0,7 sec.

Die Chronaxie des denervierten Muskels ist meist deutlich verlängert. Nach Durchtrennung eines motorischen Nerven bleibt die Chronaxie bei Reizung des distalen Nervenanteils und des Muskels für etwa zwei Tage normal. Ungefähr vom dritten Tag an erhält man bei Nervenreizung keine Antwort mehr. Die Chronaxie bei Reizung des motorischen Punktes des Muskels ist schon verlängert, wenn die Muskelantwort noch normal erscheint, mit prompter Kontraktion und Dekontraktion.

Danach steigt die Chronaxie noch weiter an. Etwa eine Woche nach der Verletzung wird eine trägere Dekontraktion sichtbar und nach ungefähr einem Monat kann die Chronaxie bei direkter Muskelreizung etwa 100fach verlängert sein. Bei Reinnervierung kommt es dagegen zu einer zunehmenden Chronaxieverkürzung.

Reizstärke-Reizdauer-Kurven

Die Erregbarkeit von Nerv und Muskel kann mit Reizgeräten näher untersucht werden, die Impulse von 0,05 msec–1 sec liefern. Je kürzer die Reizdauer, umso höher ist im allgemeinen die Reizstärke, die zur Schwellenentladung führt. Eine Reizstärke-Reizzeit-Kurve kann auf-

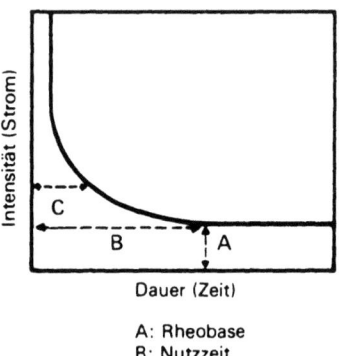

A: Rheobase
B: Nutzzeit
C: Chronaxie

Abb. 18-5. *Reizstärke-Reizdauer-Kurve. Korrelation zwischen Reizgröße und wirksamer Reizdauer.* (Nach Ganong,W.F.: Review of Medical Physiology, 7th ed. Lange, 1975)

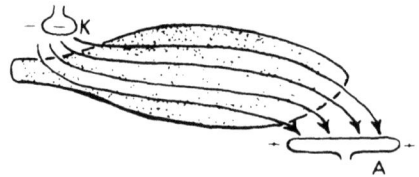

Abb. 18-4. *Längsdurchströmung*

gestellt werden, um die Zeitabhängigkeit einer Erregung und die Chronaxie eines bestimmten Punktes zu bestimmen. Diese Methode ist sehr zeitraubend und weniger empfindlich als das EMG mittels Nadelableitungen. Es können dennoch Denervierungen nach Nervenverletzungen oder bei chronischen Erkrankungen des peripheren Neurons schon nachgewiesen werden, wenn Fibrillationspotentiale noch schwierig abzuleiten sind. Beim normalen Muskel sind die Nervenendigungen der am leichtesten erregbare Anteil und die Kurve spiegelt daher die Reizstärke-Reizzeit-Bedingungen des Nerven wider.

Beim denervierten Muskel dagegen gibt die Kurve die Erregungsbedingungen des Muskels an. Partielle Denervierungen bzw. Reinnervierungen sind durch Knickbildung in der Kurve gekennzeichnet.

Pathologische Veränderungen der elektrischen Reaktion

Außer der beschriebenen Entartungsreaktion bei Nervenschädigung finden sich qualitativ veränderte Antworten, die bestimmten Krankhei-

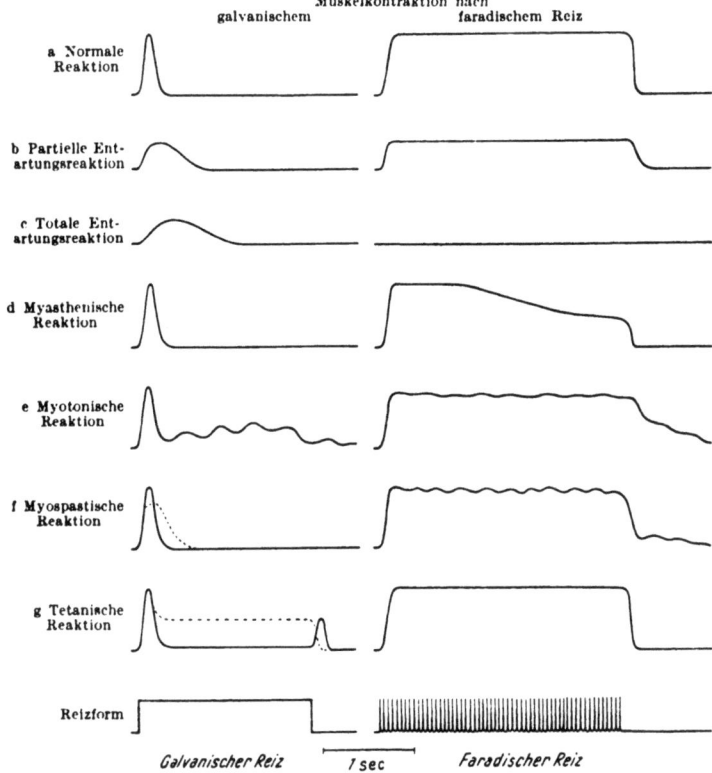

Abb. 18 6. *Schema der normalen und pathologischen Muskelkontraktionen nach elektrischer Reizung.* (a) *Bei intaktem Nerv und Muskel* erzeugt der galvanische Reiz eine kurze blitzartige Kathodenschließungszuckung und eine kräftige Dauerkontraktion bei faradischem Reiz. (b) *Partielle Entartungsreaktion* nach Teilschädigung eines Nerven ergibt eine gemischte, verlangsamte Zuckung der KSZ und eine verminderte Kontraktion bei faradischem Reiz. (c) *Totale Entartungsreaktion* macht träge wurmförmige Zuckung, in manchen Fällen stärker bei anodischer als bei kathodischer Reizung. Keine Reaktion auf faradischen Reiz. (d) *Myasthenische Reaktion*: normale KSZ nach Einzelreiz, allmähliche Verminderung der Kontraktion nach faradischen Serienreizen. (e) *Myotonische Reaktion*: wellenförmige Kontraktionen nach prompter KSZ während des galvanischen Reizes der Muskulatur. Kontraktionsnachdauer mit geringerer Wellenbildung nach faradischem Reiz. (f) *Myospastische Reaktion*: normale oder bei Nervenschädigung leicht verlangsamte KSZ. Muskelwogen und mehr oder weniger starke Kontraktionsnachdauer bei faradischer Reizung. (g) *Tetanische Reaktion*: Kathodenöffnungszuckung oder Kathodenschließungstetanus (gestrichelt) bei galvanischem Reiz, normale Kontraktion bei faradischem Reiz. (Nach Jung, R.: Neurophysiologische Untersuchungsmethoden. In: Handbuch der inneren Medizin. 4. Aufl. Bd. V Neurologie Teil I. S. 1206–1420. Springer-Verlag. 1953)

ten zuzuordnen sind; dazu gehören die myasthenische Reaktion, die myotonische Reaktion, die tetanische Reaktion und die totale Unerregbarkeit des Muskels.
Myasthenische Reaktion nach Jolly. Bei Myasthenia gravis und selten bei einigen anderen neuronalen Beteiligungen kommt es zu rascher Ermüdbarkeit der Muskulatur bei repetitiver faradischer Muskelreizung, wobei schließlich die betroffenen Muskeln überhaupt nicht mehr antworten. Die Erregbarkeit kehrt nach einer Reizpause zu Normalwerten zurück. Die myasthenische Reaktion ist auch durch repetitive Nervenreizung auslösbar. Sie spiegelt dann die abnorme Ermüdbarkeit des neuromuskulären Systems wider. Das Muskelaktionspotential kann dabei als Maß der Übertragungseigenschaften registriert werden. Bei Myasthenia gravis ist der Effekt am deutlichsten an den hauptsächlich betroffenen Muskeln zu sehen. Die Einzelzuckung bei galvanischer Reizung ist meist normal (s. Abb. 18 6d).
Myasthenisches Syndrom nach Eaton-Lambert. Dieses Syndrom wird häufig beim kleinzelligen Lungenkarzinom beobachtet und ist durch Schwäche des proximalen Muskels, leichte Ermüdbarkeit und verminderte Eigenreflexe charakterisiert. Es findet sich eine deutliche Bahnung und eine in der Amplitude zunehmende Muskelantwort bei repetitiver Reizung mit höheren Frequenzen. Der Tensilon-Test ist negativ und die Empfindlichkeit gegenüber Curare ist deutlich gesteigert. Eine Besserung tritt bei Guanidinhydrochlorid-Gaben ein.
Myotonische Reaktion. Bei Störungen mit Myotonie (Myotonia congenita Thomsen oder dystrophischer Myotonie Curschmann-Steinert) zeigen die betroffenen Muskeln eine starke Kontraktionsnachdauer nach faradischem Reiz. Bei galvanischer Reizung finden sich während des Reizes wellenförmige Kontraktionen (Erbsche Wellen). Der Kontraktionsanstieg ist immer rasch. Bei mehrfacher Reizung wird die myotonische Reaktion schwächer (s. Abb. 18-6e).
Tetanische Reaktion. Die tetanische Reaktion beruht darauf, daß die Nerven übererregbar sind. Die Schwelle ist abnorm niedrig (Erbsches Zeichen). Bei stärkeren galvanischen Reizen erhält man eine Dauerkontraktion (Kathodenschließungstetanus) oder eine Kathodenöffnungszuckung (unter 5 mA Reizstrom) (s. Abb. 18 6g).
Unerregbarkeit des Muskels. Bei einer akuten Attacke der familiären periodischen Lähmung kann es zu totaler elektrischer Unerregbarkeit kommen. Nach den Episoden kehrt die normale Erregbarkeit wieder zurück.
Verschiedene andere Reaktionsformen. Muskeldystrophie ist oftmals gekennzeichnet durch die schwachen Muskelkontraktionen nach elektrischer Reizung bei gleichzeitig vorliegender Pseudohypertrophie.
Gefäßerkrankungen, die zu gestörter Blutversorgung führen (z. B. M. Buerger) können mitunter zu einer Verlängerung der Chronaxie in den betroffenen Muskeln führen. Bei Schonatrophie und bei Paresen, die nicht durch periphere Läsionen bedingt sind, ist die elektrische Reaktion und die Chronaxie an den motorischen Punkten des Muskels normal.
Myospastische Reaktion. Sie findet sich beim Crampussyndrom (nach leichter Polyneuropathie, partiellen Wurzelschädigungen, Gravidität) und im Regenerationsstadium nach Nervenverletzungen. Bei galvanischer Muskelreizung erfolgt eine normale Reaktion oder bei Nervenschädigung eine partielle EAR, bei faradischer Reizung sieht man ein „Wogen der Muskulatur" und eine Kontraktionsnachdauer, die gelegentlich in einen Crampus übergeht (s. Abb. 18 6f).

Kapitel 19
Radiologische Untersuchungen

Röntgendiagnostik des Schädels

Eine umfassende röntgenologische Untersuchung des Schädels erfordert sechs bis sieben verschiedene Aufnahmen. Für die meisten Routineuntersuchungen sind jedoch Aufnahmen in seitlicher und sagittaler (a-p) Projektion ausreichend. Manchmal ist zusätzlich noch eine halbaxiale oder eine Basisaufnahme erforderlich.

Auf der a-p Aufnahme finden sich immer geringe Asymmetrien: so ist der Sinus frontalis häufig von unterschiedlicher Form und Größe und das Nasenseptum etwas deviiert. Ebenso bestehen in Bezug auf die Nasennebenhöhlen geringe Seitendifferenzen.

Im seitlichen Strahlengang werden die Konvexität und Schädelgröße, das Verhältnis von Kalotte zum Gesichtsschädel, die Kalottendicke, Gefäßzeichnung, Suturen usw. beurteilt. Die Kalottendicke ist bei verschiedenen Individuen unterschiedlich und sie variiert auch in verschiedenen Kalottenbereichen. Sie schwankt zwischen 3-5mm (im Frontal-Parietal-Bereich) bis 15mm (im Gebiet der Protuberantia occipitalis). Die Kalottenzeichnung erscheint für gewöhnlich homogen oder fein gekörnt. Bei älteren Personen kann man mottenfraßähnlich aufgehellte Bezirke oder ausgeprägte, weitere osteoporotische Zeichen sehen. Die Sinus sphenoidales variieren oft beträchtlich hinsichtlich ihrer Größe und Ausdehnung. Das Os petrosum wird als dichte dreieckige Verschattung gesehen.

Die Suturen sind in der Regel leicht auf den Röntgenbildern zu beurteilen, besonders die Koronarnaht, die Sutura lambdoidea und die Sutura temporoparietalis. Gelegentlich verkalken die Suturen im späteren Leben und sind dann nur schwierig zu erkennen. Bei Kindern können Nahtlinien für Frakturlinien gehalten werden. Der Schädel des Neugeborenen zeigt häufig Suturen und Knochenstrukturen, die beim Erwachsenenschädel nicht mehr abzugrenzen sind.

Das Nativbild des Schädels läßt beim gesunden Erwachsenen mehrere Verkalkungen erkennen. Es handelt sich dabei um Kalkablagerungen im Corpus pineale, in der Falx cerebri, dem Tentorium cerebelli, den Plexus chorioidei, den Pacchionischen Granulationen und der Commissura habenularum.

Röntgenaufnahmen des Schädels können pathologische Zeichen aufweisen, die auf verschiedene neurologische Erkrankungen hindeuten. Im Folgenden sind die wichtigsten zusammengefaßt:

1. Schädeldeformitäten und Entwicklungsanomalien. Dazu gehören Defektbildungen wie Schädellücken, Hydrozephalus, Mikrozephalus, Turmschädel, starke Asymmetrien. Außerdem gehören Anomalien im atlantookzipitalen Übergangsbereich dazu. Es kommt zu einer Einstülpung der Randpartien des Foramen magnum mit gelegentlicher Atlasassimilation. Zur Diagnose einer basilären Impression dienen verschiedene Normallinien:
Die Chamberlainsche (palatookzipitale) Linie im seitlichen Strahlengang und die Fischgold-Metzger-Bimastoidlinie im a-p Bild. Überragt der Dens epistropheus diese Linien um mehr als 2 bzw. 5mm, dann handelt es sich um eine basiläre Impression.

2. Schädelverletzungen. Frakturlinien oder Fissuren können mit Schädelnähten oder Gefäßkanälen verwechselt werden. Frakturlinien sind jedoch meist schärfer, kontrastreicher und haben einen geradlinigen Verlauf. Ferner ist auf Nahtsprengungen, Splitterbrüche und Impressionsfrakturen zu achten. Bei Schädelbasisbrüchen sind Spezialaufnahmen nach Rhese, Stenvers oder Schichtaufnahmen erforderlich.

3. Knochenerkrankungen des Schädels. Osteomyelitis, Hyperostosen, Osteome, Fibrome, Dermoide, Osteoporose. Maligne Tumoren sind meist durch osteolytische Herde zu erkennen.

4. Systemerkrankungen. Xanthomatosis, Ostitis deformans (Paget), Marmorknochenerkrankung (marble bone), Ostitis fibrosa generalisata cystica (v. Recklinghausen), Hyperparathyreoidismus, Rachitis, Chondrodystrophie, Erythroblastenanämie und tuberöse Sklerose.

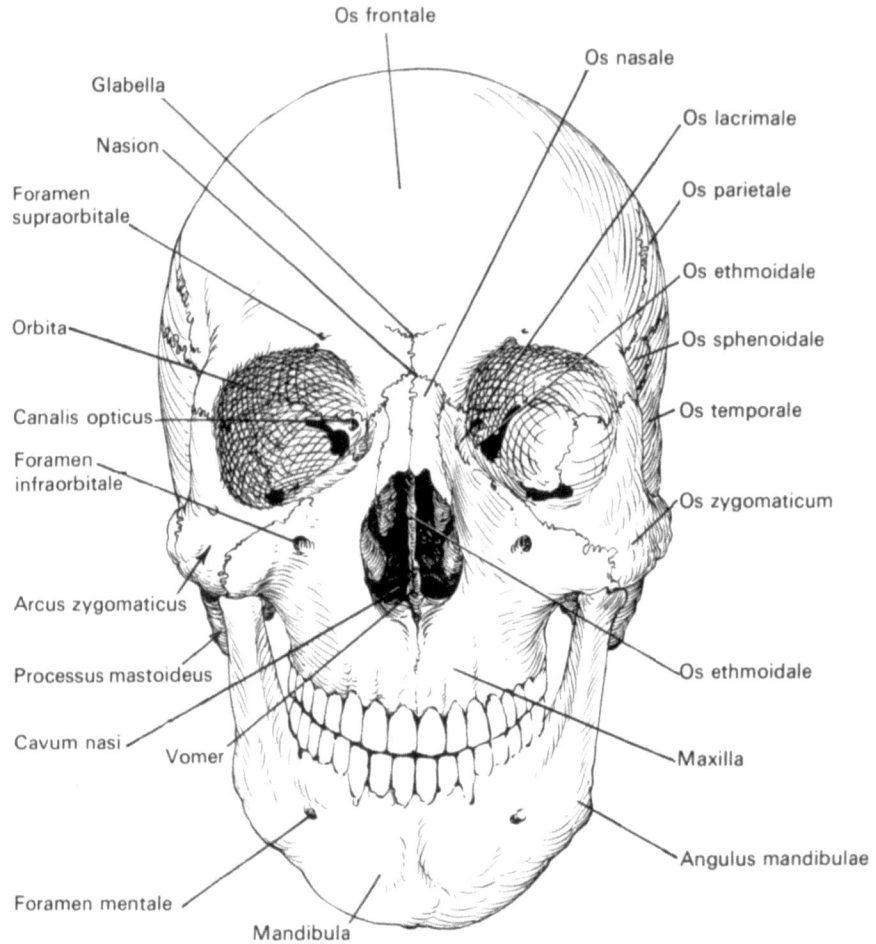

Abb. 19-1. *Schädel in der Ansicht von vorne*

5. *Pathologische Verkalkungen.* Toxoplasmose, Zystizerkose, Sturge-Weber-Syndrom oder Tumorverkalkungen (besonders Meningeome, Oligodendrogliome und Kraniopharyngeome). Vaskuläre Verkalkungen treten häufig bei zerebraler Arteriosklerose auf und liegen am häufigsten in der A. carotis interna (Siphonbereich) in ihrem Verlauf durch den Sinus cavernosus. Die Wände eines zerebralen Aneurysmas zeigen gelegentlich zirkuläre oder sichelförmige Verkalkungen.
Verkalkungen der Basalganglien können bei Hypoparathyreoidismus oder Pseudohypoparathyreoidismus vorkommen. Beim Sturge-Weber-Syndrom sieht man typische Eisenbahnschienen-ähnliche Verkalkungen (railroad track) mit Doppelkonturbildung. Diese sind auf Verkalkung kapillär-venöser Gefäßmißbildungen der kortikalen Pia zurückzuführen.
Intrakranielle Verkalkungen bei der tuberösen Hirnsklerose sind meist subkortikal und paraventrikulär und treten nach der Pubertät verstärkt in Erscheinung.

6. *Intrakranielle Drucksteigerung.* Bei direktem Tumordruck auf den Knochen kommt es zu umschriebenen Hyperostosen, Knochenverdünnungen oder zu Vorwölbungen. Außerdem findet man erweiterte oder in ihrem Verlauf abnorme Gefäßfurchen und Usuren (besonders beim Meningeom). Durch Druckeinwirkung kann eine Ballonsella mit Destruktion des Dorsum sellae entstehen. Andere Druckwirkungen sind

Technik

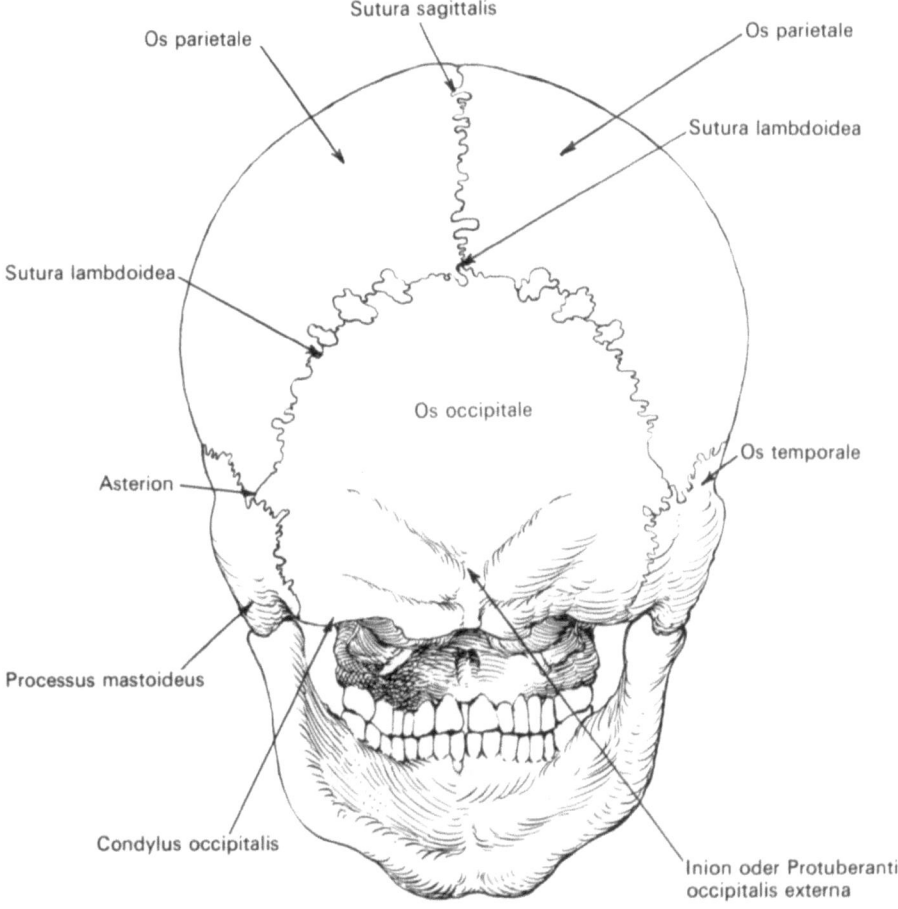

Abb. 19-2. *Schädel in der Ansicht von hinten*

verstärkte Impressiones gyrorum (Wolkenschädel). Erweiterungen der Gefäß- und Nervenaustrittskanäle (Canalis n. optici beim Optikusgliom, Ausweitung des Meatus acusticus internus beim Akustikusneurinom usw.). Nahtsprengung oder hydrozephale Schädelvergrößerung beim Kind. Durch gleichzeitige Massenverschiebungen kommt es zu einer Verlagerung der verkalkten Epiphyse. Diese Hirndruckzeichen treten bei Tumoren, Liquorzirkulationsstörungen und intrakraniellen Hämatomen auf.

Pneumenzephalographie

Bei der Pneumenzephalographie werden die Liquorräume (Ventrikelsystem und Subarachnoidalräume) mit gasförmigen Kontrastmitteln, meist Luft, dargestellt. Die pneumenzephalographischen Bilder geben Auskunft über Größe, Form, Seitendifferenz, Verlagerungen und Füllungsdefekte der Liquorräume.

Technik

Am häufigsten wird die lumbale, fraktionierte Pneumenzephalographie nach Robertson durchgeführt. Beim sitzenden Patienten werden zuerst 5 ml Luft langsam in den Liquorraum injiziert. Die Luft steigt auf und tritt am leichtesten (über das Foramen Magendii) in den 4. Ventrikel über, wenn der Kopf etwas nach vorne gebeugt ist. Die Füllung der Ventrikelräume und der Zisternen wird über den Bildwandler kontrolliert.

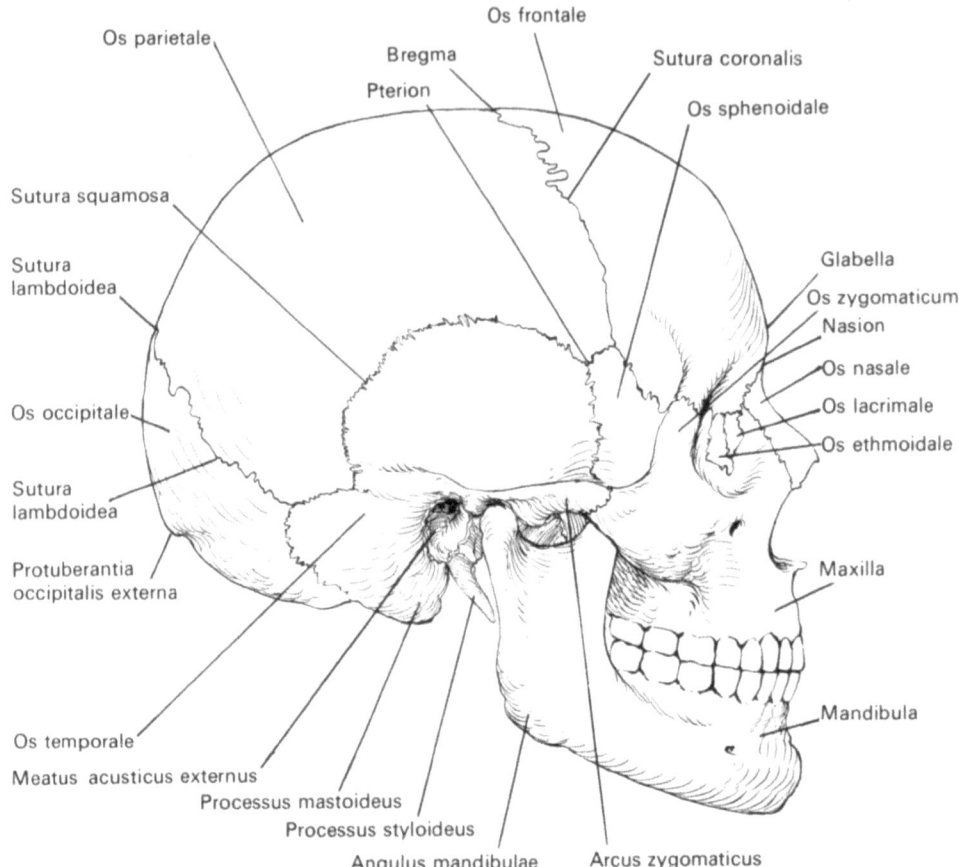

Abb. 19-3. Schädel in seitlicher Ansicht

Röntgenaufnahmen im seitlichen und sagittalen Strahlengang oder auch tomographische Aufnahmen werden ausgeführt, wenn sich Luft im 4. Ventrikel, im Aquädukt und im 3. Ventrikel zeigt. Durch weiteres fraktioniertes Eingeben von Luft bei gleichzeitiger Änderung der Kopfstellung können auch die Seitenventrikel, die basalen Zisternen und der Subarachnoidalraum über den Hemisphären dargestellt werden. Das wechselweise Ablassen von Liquor und Einbringen von Luft wird solange wiederholt bis eine ausreichende Darstellung der Ventrikelräume erreicht ist. Unter normalen Bedingungen reichen 20 ml, um die Ventrikel ausreichend zu füllen.

Es werden dann zur gesamten Darstellung der Liquorräume Aufnahmen in Stirnlage, Hinterhauptslage und Seitenlage (Abb. 19-9 u. Abb. 19-10) jeweils in zwei Ebenen angefertigt. Bei pathologischen Prozessen der hinteren Schädelgrube sind außerdem Aufnahmen in Kopfhängelage erforderlich. Bei subokzipitaler Pneumographie ist eine geringere Austauschmenge von Liquor gegen Luft erforderlich. Außerdem sind auch die postpunktionellen Beschwerden geringer. Falls Hirndruckzeichen vorliegen und daher eine Lumbal- oder Subokzipitalpunktion kontraindiziert sind, wird eine Ventrikulographie mit Lufteingabe nach direkter Ventrikelpunktion durchgeführt. Bei Kleinkindern kann dabei durch die Stirnfontanelle punktiert werden, bei Erwachsenen ist eine Trepanation erforderlich.

Das normale Pneumenzephalogramm

Röntgenologisch unterscheidet man an den Seitenventrikeln folgende Bereiche (Abb. 19-8):

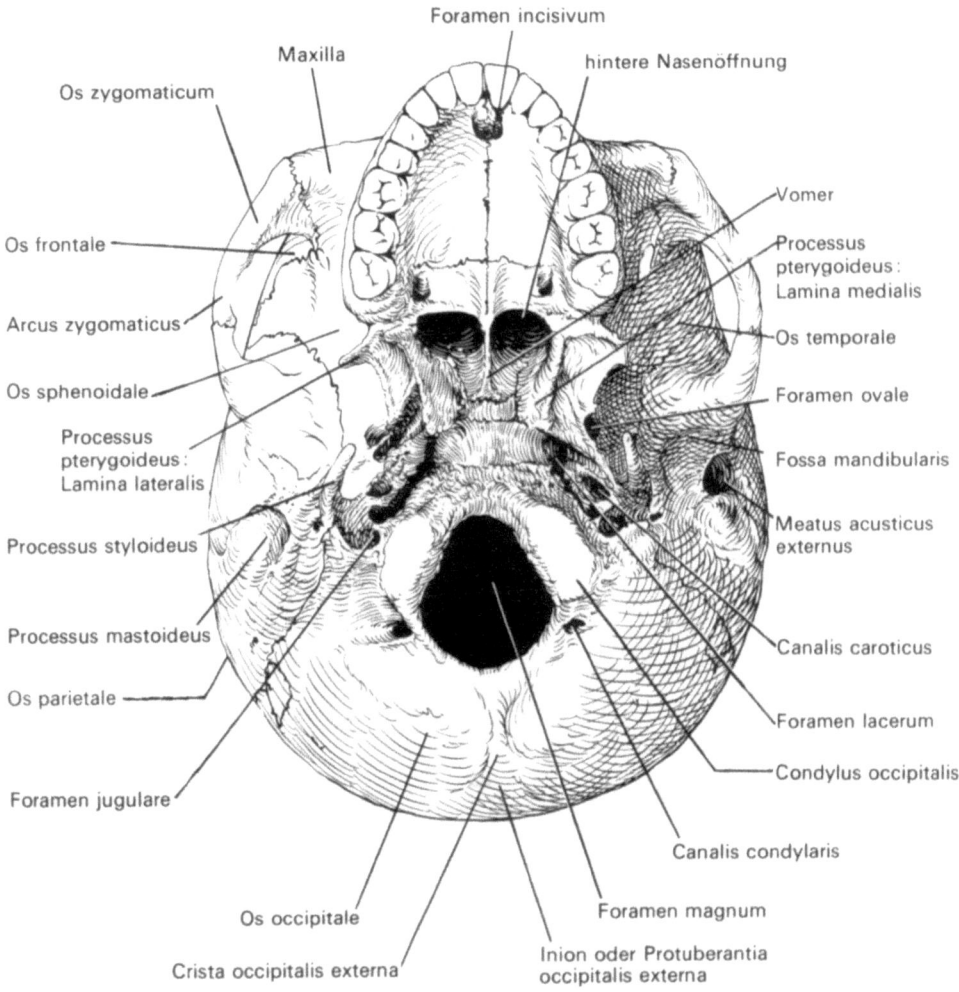

Abb. 19 4. Ansicht des Schädels von basal

1. Vorderhornspitze: sie reicht bis zum Ansatz des Septums am Balken.
2. Vorderhorn-Hauptteil, der bis zum Foramen Monroi reicht.
3. Cella media: bis zum Vorderrand des Trigonums.
4. Trigonum: von hier gehen Hinterhorn, Temporalhorn und Cella media aus.
5. Hinterhorn.
6. Temporalhorn.

Die Seitenventrikel sind im sagittalen Bild symmetrisch angeordnet. Der 3. Ventrikel ist spaltförmig und liegt in der a-p Projektion zwischen und unter den Seitenventrikeln. In der seitlichen Aufnahme sind die verschiedenen Recessus des 3. Ventrikels zu beobachten (Recessus infundibuli, R. chiasmatis, R. supra- und infrapinealis). Nach kaudal folgt der leicht bogenförmige Aquädukt, der in den dreieckigen 4. Ventrikel mündet (Abb. 19 6).

Klinische Anwendung

Wenn auch die Indikationen heute enger gestellt sind, so ist die Pneumenzephalographie noch immer eine wichtige Zusatzuntersuchung bei der

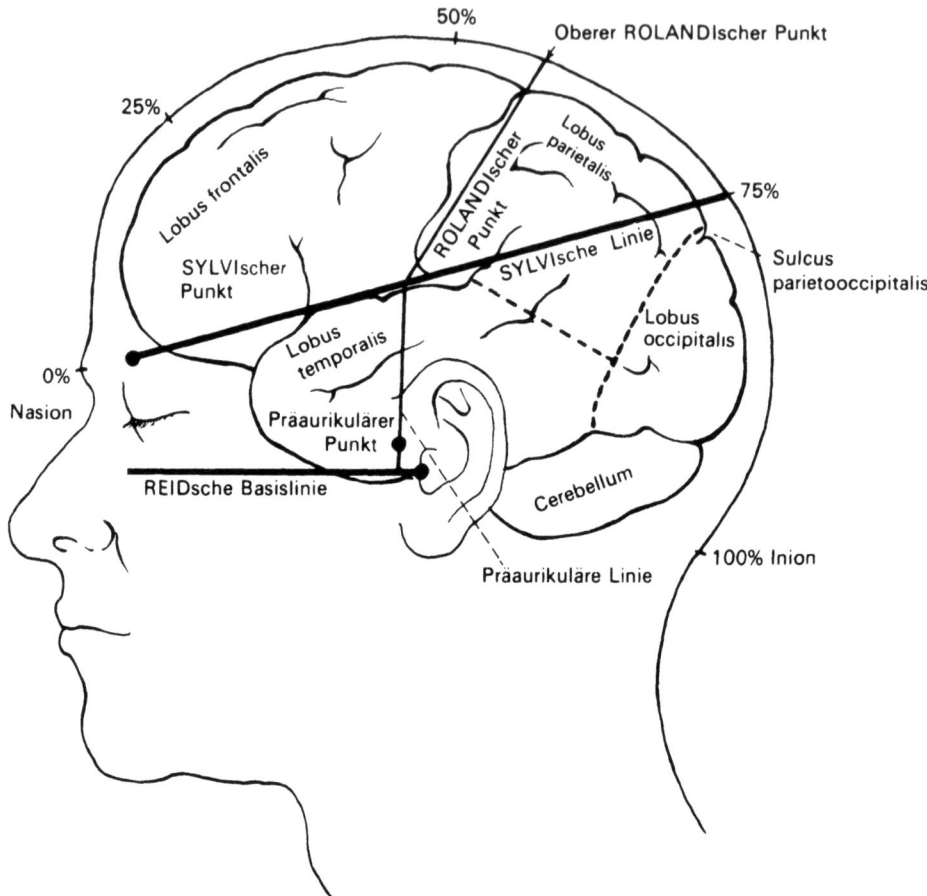

Abb. 19-5. Bestimmung des Sulcus centralis Rolandi und des Sulcus cerebri lateralis Sylvii. (Nach Taylor u. Haughton: Tr. Roy. Acad. Med. Ireland 18:511, 1900)

Diagnostik von hirnatrophischen Prozessen, kongenitalen Hirnmißbildungen, posttraumatischen Störungen und Liquorzirkulationsstörungen.

Hirntumoren führen zu relativ charakteristischen Ventrikelveränderungen, die auf die Lokalisation und zuweilen auf die Artdiagnose schließen lassen. Diese Tumoren werden aufgrund der pneumenzephalographischen Befunde folgendermaßen eingeteilt:

A. Supratentoriell

1. Laterale Tumoren führen zu Verlagerungen des Septum pellucidum und des 3. Ventrikels zur kontralateralen Seite. Eine Abschätzung hinsichtlich Größe, Tiefe und Lokalisation ist meist möglich.

2. Mittelliniennahe Tumoren. Dazu gehören Tumoren des Corpus callosum, Septum pellucidum, des 3. Ventrikels und benachbarter Regionen. Suprasellär Tumoren gehören ebenfalls zu dieser Gruppe und umfassen Kraniopharyngeome, suprasellär reichende Hypophysenadenome, Tuberculum-sellae-Meningeome, Chiasma-Gliome und Aneurysmen.

B. Infratentoriell. Wichtige radiologische Referenzpunkte und Zeichen für diese Gruppe sind:

1. Twiningscher Punkt. Der Mittelpunkt einer Linie, die das Tuberculum sellae mit der Protuberantia occipitalis interna verbindet, liegt im seitlichen Bild normalerweise im 4. Ventrikel.

2. Lysholmsche Linie. Eine Senkrechte auf dem Clivus errichtet, die von den Sella-Fortsätzen

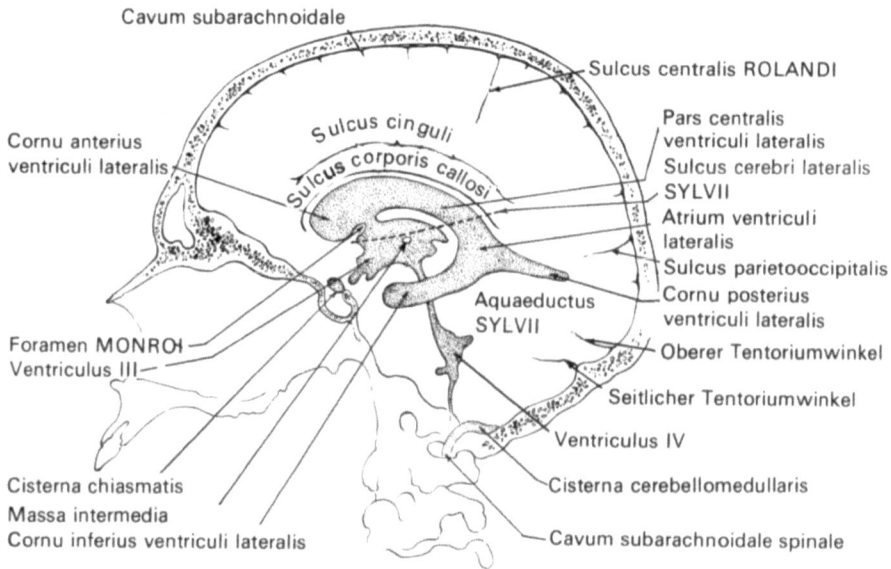

Abb. 19 6. *Pneumenzephalogramm im seitlichen Strahlengang*

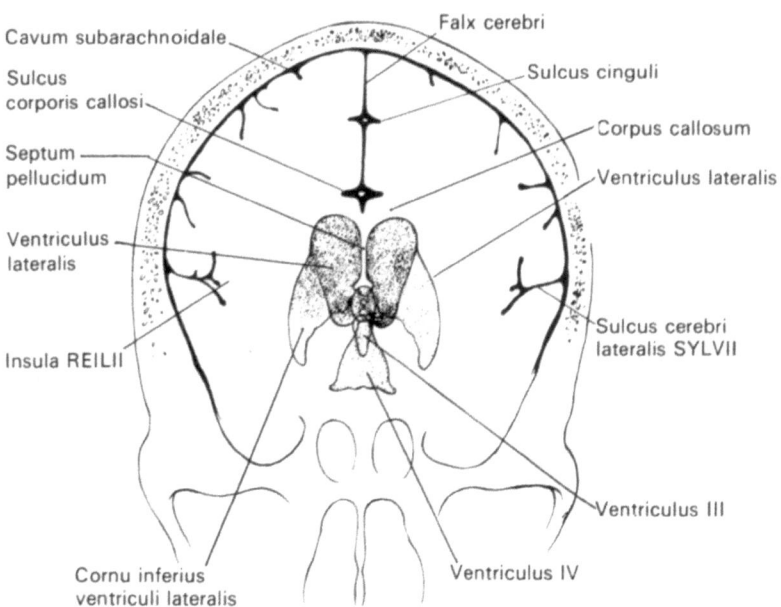

Abb. 19-7. *Pneumenzephalogramm im antero-posterioren Strahlengang*

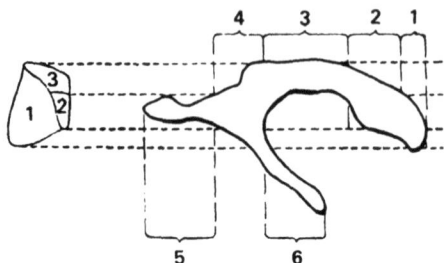

Darstellung des Seitenventrikels; *links:* im a-p-Strahlengang bei Hinterhauptslage; *rechts:* zusammenfassende Darstellung des Seitenventrikels mit seinen verschiedenen Anteilen in seitlicher Projektion: 1 = Vorderhorn; 2 u. 3 = Cella media; 4 = Trigonum; 5 = Hinterhorn; 6 = Unterhorn.

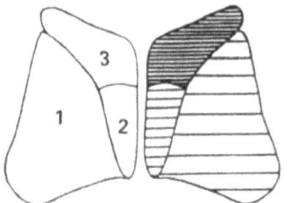

Seitenventrikel im a-p-Strahlengang bei Hinterhauptslage.

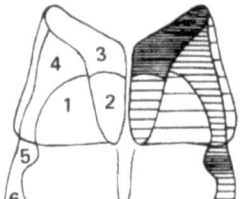

Sagittale Übereinanderprojektion der einzelnen Abschnitte der Seitenventrikel.

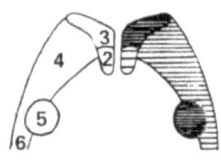

Seitenventrikel im p-a-Strahlengang bei Stirnlage.

Abb. 19 8. *Normales Pneumenzephalogramm der Seitenventrikel und ihrer Anteile.* (Aus Peele: The Neuroanatomical Basis for Clinical Neurology. Blakiston. 1954)

gegen den Parietalschädel zieht. Der Aquädukt kreuzt etwa den basisnahen Drittelpunkt.

Hirnatrophische Prozesse unterschiedlicher Ätiologie äußern sich als Erweiterung der inneren und äußeren Liquorhohlräume. Die Pneumenzephalographie wird außerdem bei den verschiedenen Hydrozephalusformen angewendet.

Resorption der Luft

Die Luft wird besonders rasch von den Subarachnoidalräumen über der Konvexität der Hemisphären resorbiert, häufig innerhalb von 24 Std. Luft in den Zisternen verschwindet innerhalb von 48 Std, in den Ventrikeln innerhalb von 72 Std.

Komplikationen

Kopfschmerzen, Übelkeit und Erbrechen sind relativ harmlose Komplikationen nach einer Pneumenzephalographie. Eine Besserung wird durch die übliche symptomatische Therapie und strikte Bettruhe bei flacher Lagerung erreicht. Veränderungen des intrakraniellen Drucks mit beginnenden Tentorium- oder medullären Einklemmungserscheinungen führen zu schwerwiegenden Konsequenzen. Eine rasche neurochirurgische Intervention ist bei diesen Komplikationen erforderlich. Bei erhöhtem intrakraniellem Druck ist die Durchführung einer Pneumenzephalographie gefährlich und daher kontraindiziert. Wenn nur geringe Luftmengen verwendet werden und eine rasche Operationsmöglichkeit besteht, kann sie in Ausnahmefällen dennoch versucht werden.

Angiographie

Durch die Kontrastdarstellung der Hirngefäße, die Moniz 1927 einführte, lassen sich aufgrund von Verlagerungen von Arterien und Venen raumfordernde Prozesse nachweisen. Außerdem können durch die übliche Serienangiographie Strömungsverhältnisse, pathologische Gefäß-

Angiographie

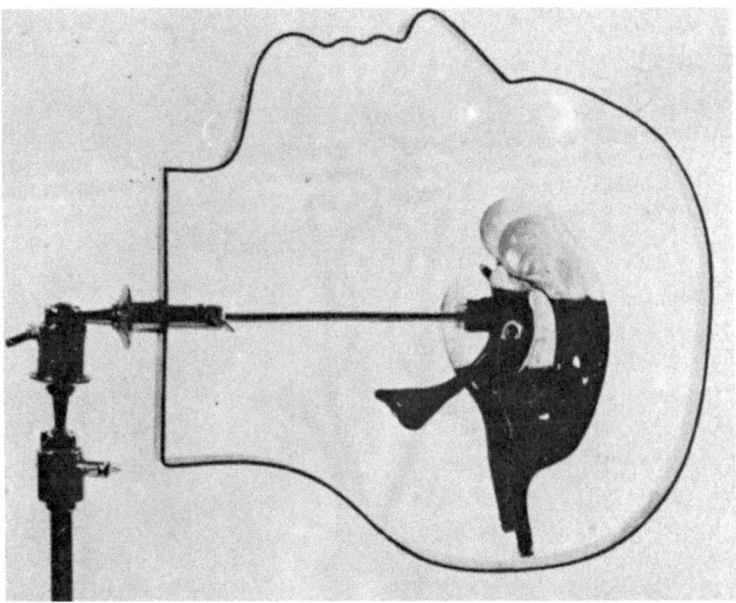

Abb. 19-9. *Darstellung des Ventrikelsystems mit teilweiser Luftfüllung an einem Modell in Hinterhauptslage.* (Nach De Vet: Translucent glass model of the cerebral ventricular system. J. Neurosurg. 8:454, 1951)

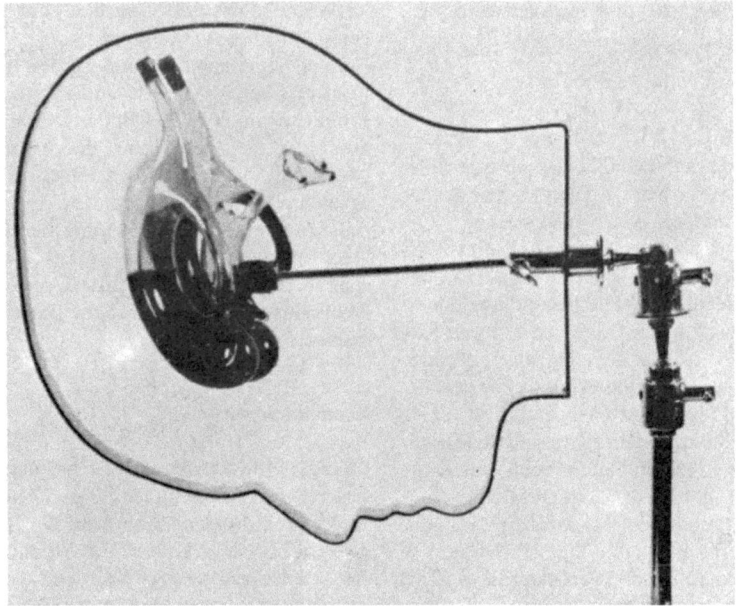

Abb. 19-10. *Darstellung des Ventrikelsystems mit teilweiser Luftfüllung an einem Modell in Stirnlage.* (Nach De Vet: Translucent model of the ventricular system. J. Neurosurg. 8:454, 1951)

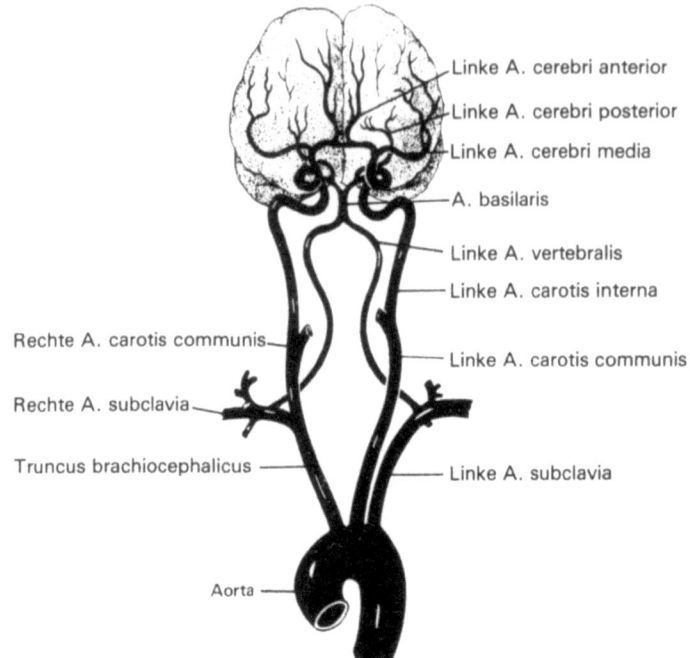

Abb. 19-11. *Hirnarterien*

neubildungen, Gefäßveränderungen (Stenosen, Verschlüsse) und Gefäßmißbildungen (Angiome, Aneurysmen) beurteilt und nachgewiesen werden.

Technik

Je nach dargestelltem Gefäßbezirk unterscheidet man Angiographien der A. carotis interna, der A. vertebralis und der A. carotis externa.
Die Injektion des Kontrastmittels erfolgt nach perkutaner Punktion der A. carotis interna oder der A. carotis communis. Die Darstellung der A. vertebralis geschieht heute entweder durch Katheterisierung von der A. femoralis her oder mittels Gegenstromangiographie von der A. brachialis her. Dabei wird nach Punktion der A. brachialis das Kontrastmittel mit 4-6 atü Druck injiziert. Auf der rechten Seite erreicht das Kontrastmittel retrograd die A. vertebralis und die A. carotis communis. Bei Injektion in die linke A. brachialis erfolgt nur die Darstellung der A. vertebralis, da die A. carotis auf der linken Seite direkt aus dem Aortenbogen entspringt.
Als Kontrastmittel werden trijodierte organische Verbindungen verwendet. Nach Injektion tritt kurzzeitig ein Wärmegefühl im Kopf auf. Bei Jodallergien sollte eine Angiographie — wenn unbedingt erforderlich — nur im Beisein eines Anästhesisten erfolgen.
Bei der Serienangiographie werden Aufnahmen in zwei Ebenen (seitlich und sagittal) in einer Frequenz von etwa 2-3 Bilder sec gemacht. Dadurch ist die Beurteilung der arteriellen, der kapillären und der venösen Phase möglich. Für besondere Fragestellungen wird die Vergrößerungsangiographie (Beurteilung der feinen Gefäße) herangezogen oder — bei störenden Knochenüberlagerungen — bei der Auswertung der Aufnahmen eine photographische Subtraktionsmethode verwendet.

Komplikationen

Wird die Intima der Arterie bei der Punktion verletzt, so kann es unter Umständen zu einem Aneurysma dissecans kommen. Bei Injektion in die Arterienwand besteht die Möglichkeit, daß die Arterie „zugespritzt" wird, und daß dadurch in der Regel vorübergehende Durchblutungsstörungen entstehen. Durch die Punktion kann es außerdem zu Thrombenbildung kommen,

Komplikationen

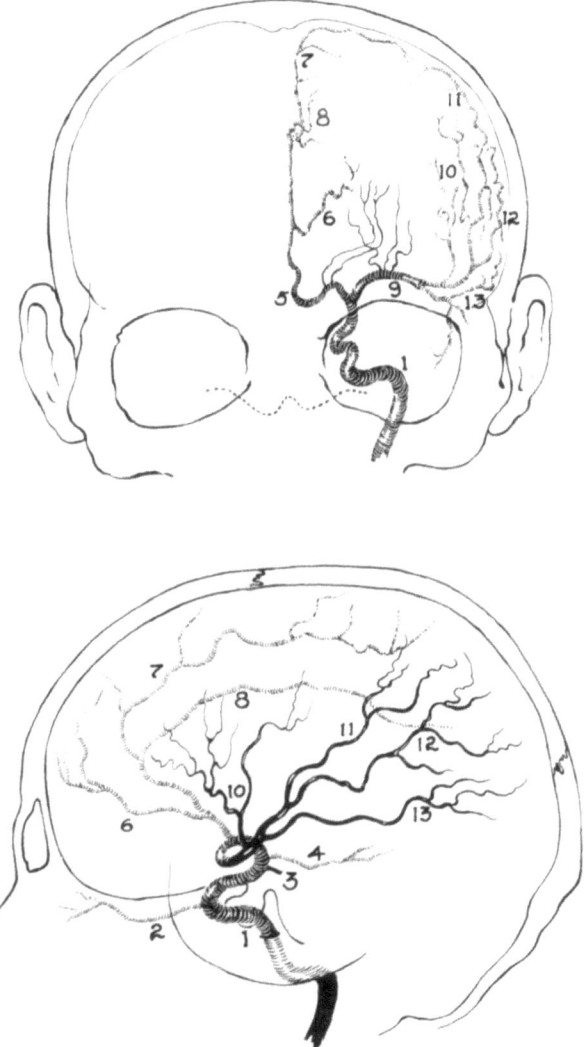

1. A. carotis interna
2. A. ophthalmica
3. A. communicans posterior
4. A. chorioidea anterior
5. A. cerebri anterior
6. A. frontopolaris
7. A. callosomarginalis
8. A. pericallosa
9. A. cerebri media
10. A. frontoparietalis ascendens
11. A. parietalis posterior
12. A. angularis
13. A. temporalis posterior

Abb. 19-12. *Schematische Darstellung eines normalen Arteriogramms der A. carotis interna. Oben:* im anteroposterioren Strahlengang. *Unten:* im seitlichen Strahlengang. (Aus List et al.: Intracranial angiography. Radiology 45:1-14, 1945)

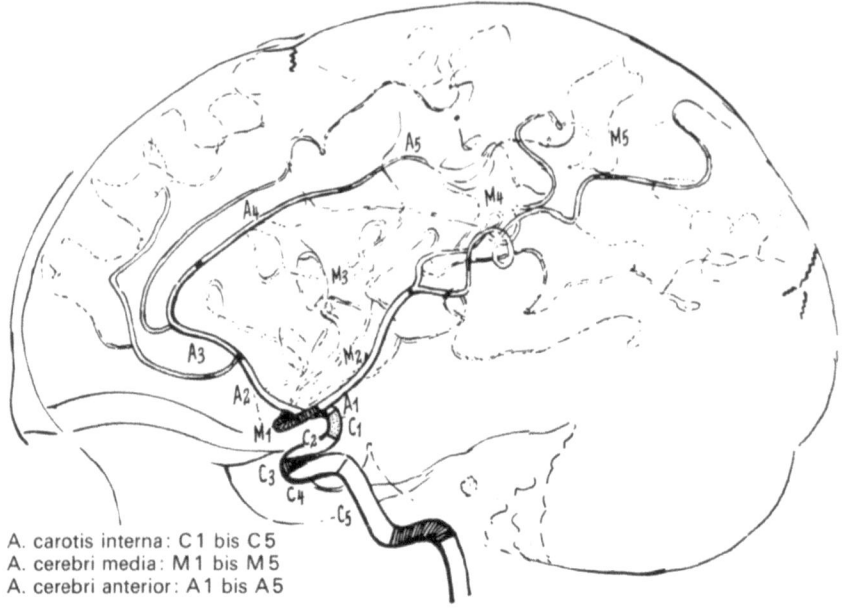

A. carotis interna: C 1 bis C 5
A. cerebri media: M 1 bis M 5
A. cerebri anterior: A 1 bis A 5

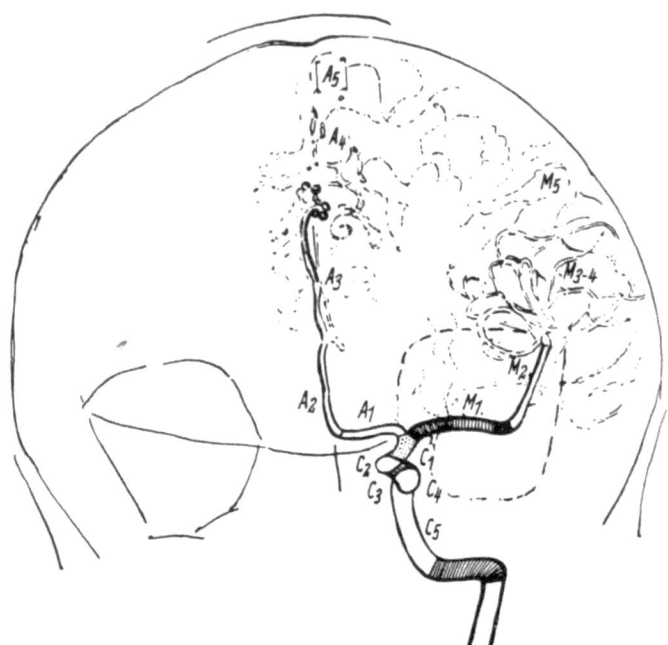

Abb. 19–13. *Arteriogramm der A. carotis interna im seitlichen (oben) und sagittalen (unten) Strahlengang.* (Nach Fischer: Zbl. Neurochir. 3:300. 1938)

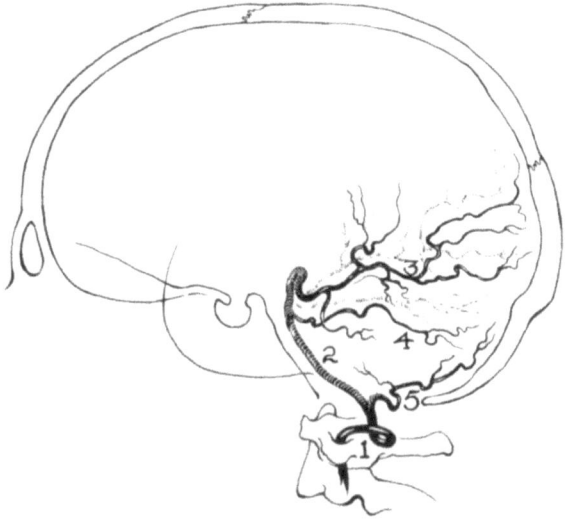

1. A. vertebralis
2. A. basilaris
3. A. cerebri posterior
4. A. cerebelli superior
5. A. cerebelli inferior posterior

Abb. 19-14. *Schematische Darstellung eines normalen Vertebralisarteriogramms im seitlichen Strahlengang.* (Aus List et al.: Intracranial angiography. Radiology 45:1, 1945)

oder es können arteriosklerotische Plaques gelöst werden. Auf Kontrastmittelunverträglichkeiten wurde schon hingewiesen. Jeder Patient soll über die Komplikationsrate aufgeklärt werden (ca. 0,2% bei geübten Untersuchern) und sein schriftliches Einverständnis geben.

Karotisangiographie

Die A. carotis interna kann auf der seitlichen Aufnahme bei ihrem Durchtritt durch den Schädel an der S- oder Doppel-S-Schleife identifiziert werden. Die A. ophthalmica ist der erste Hauptast und tritt durch den Canalis opticus in die Orbita. Die A. communicans posterior wird nur selten gesehen. Die kleine A. chorioidea anterior läuft nach dorsal, um die Plexus chorioidei der Temporalhörner zu versorgen. Die A. cerebri anterior läuft nach vorne medial und windet sich in der Mittellinie aufsteigend um das Genu corporis callosi. Ein Ast von ihr, die A. frontopolaris, zieht zum Frontalpol. Die A. callosomarginalis läuft meist im Sulcus cinguli nach dorsal, zieht mit ihren Endästen zur Mantelkante und versorgt die mediale Fläche des Stirnhirns im Bereich oberhalb des Balkens.

Die A. cerebri media ist im normalen Angiogramm leicht zu identifizieren. Sie verläuft nach hinten oben in der Fissura cerebri lateralis (Sylvii). Die aufsteigende A. frontoparietalis ist ein Ast, welcher den unteren frontoparietalen Bereich versorgt. Die Endäste der A. cerebri media werden als Sylvische Gruppe zusammengefaßt: dazu gehören die A. parietalis posterior, die A. angularis, welche den Gyrus angularis und die benachbarten parietookzipitalen Gebiete versorgt, und die A. temporalis posterior, welche die hinten gelegenen, oberen Anteile des Temporallappens versorgt.

Vertebralisangiographie

(Abb. 19-14)

Durch die Vertebralisangiographie wird die Versorgung der hinteren Schädelgrube und der hinteren Hemisphärenanteile dargestellt. Nach dem Verlauf durch die Foramina costotransversaria treten beide Aa. vertebrales durch das Foramen occipitale magnum in den Schädel ein.
Die A. cerebelli inferior posterior ist der erste intrakranielle Ast und versorgt die ventrolateralen Kleinhirn- und Medullaanteile. Die A. basi-

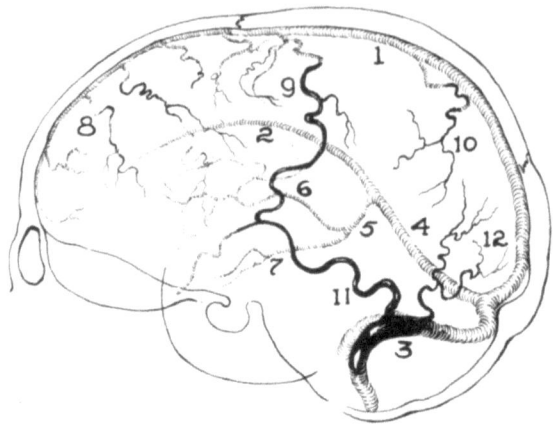

1. Sinus sagittalis superior
2. Sinus sagittalis inferior
3. Sinus transversus
4. Sinus rectus
5. V. cerebri magna GALENI
6. V. cerebri interna
7. V. basalis ROSENTHAL
8. V. frontalis ascendens
9. V. frontoparietalis TROLARD
10. V. parietalis ascendens
11. V. temporooccipitalis LABBÉ
12. V. temporooccipitalis descendens

Abb. 19 15. *Schematische Darstellung eines normalen Karotisphlebogramms im seitlichen Strahlengang.* Die oberflächlichen Venen sind dunkler gezeichnet als die Sinus und die tiefen Hirnvenen. (Aus List et al.: Intracranial angiography. Radiology 45:1, 1945)

laris entsteht aus der Vereinigung der beiden Vertebralarterien am Übergang von der Pons zur Medulla. Knapp oberhalb des Zusammenflusses der beiden Aa. vertebrales gibt die A. basilaris beidseits die A. cerebelli inferior anterior ab, die manchmal röntgenologisch nur schwer zu sehen ist. Im weiteren Verlauf gibt die A. basilaris neben kleineren Ästen die Aa. cerebelli superiores ab, welche den dorsalen Anteil des Kleinhirns und der Medulla versorgen. Die beiden Aa. cerebri posteriores versorgen als Endäste der A. basilaris die Basalregionen des Temporal- und Okzipitallappens.

Venensystem
(s. S. 50)
(Abb. 19 15)

Die Darstellung des venösen Abflusses zeigt drei Hauptabflußsysteme: (1) Die oberflächlichen Hirnvenen die hinsichtlich ihrer Zahl variieren und in den Sinus sagittalis superior und den Sinus transversus drainieren. (2) Die tiefen Hirnvenen die den Abfluß aus den Basalganglien übernehmen. Die Vena cerebri interna, in der Tela chorioidea an der Dorsalfläche des Thalamus gelegen, übernimmt den Abfluß aus der Rosenthalschen Vene, welche von den Hirnschenkeln an der Hirnbasis ausgeht. Aus der Vereinigung der beiden Vv. cerebri internae bildet sich die Vena cerebri magna (Galen), ein kurzes mittelständiges Gefäß, welches in den Sinus rectus mündet. (3) Als Venensinus der Sinus sagittalis superior, welcher am Confluens sinuum sich mit dem Sinus transversus und dem Sinus rectus vereinigt, und der Sinus sagittalis inferior, der am unteren Falxrand verläuft und den Sinus rectus durch Vereinigung mit der V. cerebri magna (Galen) bildet.

Pathologische Befunde

Im zerebralen Angiogramm lassen sich folgende pathologische Veränderungen feststellen:
— Gefäßverlagerungen, die auf einen raumfordernden Prozeß hinweisen;
— Formveränderungen der Gefäße (Erweiterungen, Stenosen, Verschlüsse);
— Fehlbildung und Neubildung von Gefäßen.
Aufgrund der Angiographie läßt sich — abgesehen von der Lokalisation — oftmals schon die Art eines Hirntumors bestimmen.
Tumoren der Hemisphären verdrängen die Anterior meist zur Gegenseite. Ausgespannte Arterien am Tumorrand weisen auf den genauen Sitz hin. Durch charakteristische Veränderungen und Verdrängungen der tiefen Hirnvenen kön-

nen auch mittelliniennahe Prozesse und solche der Basalganglien diagnostiziert werden. Stark vaskularisierte Tumoren wie Glioblastoma multiforme, Meningeome und Metastasen können aufgrund der Tumoranfärbung gesehen werden.
Meningeome erhalten ihre Gefäßversorgung hauptsächlich von Ästen der A. carotis externa und werden als Tumoranfärbung am besten in der venösen Phase gesehen. *Gliome* besitzen zusätzlich zu ihren Verdrängungszeichen typische Gefäßmuster. Frontale Gliome verdrängen die A. cerebri anterior in weitem Bogen zur gegenüberliegenden Seite und führen zu einer Herabdrängung der Sylvischen Gefäßgruppe. Parietale Gliome können die A. cerebri anterior zur Gegenseite verdrängen. Gelegentlich verlagern sie die terminalen Anteile der A. cerebri anterior nach unten und drängen die Mediaäste auseinander. Gliome im basalen Temporallappen drängen die Sylvische Gefäßgruppe nach oben, besonders wenn sie im Bereich des temporalen Pols liegen. Vermehrte Vaskularisierung wird typischerweise beim Glioblastoma multiforme und bei metastasierenden Karzinomen angetroffen. Hämatome sind durch avaskuläre Bezirke mit Verdrängung der benachbarten Gefäße charakterisiert. Beim subduralen Hämatom ist die Abdrängung der Gefäße von der Schädelkalotte mit avaskulärem Bezirk typisch.
Pathologische Veränderungen der intra- und extrakraniellen Gefäße wie etwa Aneurysmen, Verschlüsse, Stenosen, Schlingenbildung, Verdrängung, Malformation, anomale Verläufe und Aufzweigungen werden in der Angiographie sichtbar.
Eine Stenosierung der A. carotis interna tritt am häufigsten am Abgang von der A. carotis communis auf und ist in der Halsserie leicht zu erkennen. Kollateralkreisläufe zwischen der A. ophthalmica und A. carotis externa (über die A. maxillaris) kommen in solchen Fällen vor.
Durch die Darstellung der A. vertebralis wird der Nachweis von Raumforderungen und vaskulären Läsionen im Bereich der hinteren Schädelgrube ermöglicht. Typische Anfärbungen findet man bei Hämangioblastomen (Lindau-Tumoren) oder Meningeomen der hinteren Schädelgrube.

Spezielle angiographische Untersuchungsmethoden

Nachdem die Kathetertechniken zur Darstellung der A. vertebralis schon länger durchgeführt werden, haben in den letzten Jahren diese Methoden an Bedeutung gewonnen. So werden heute selektive Darstellungen der A. carotis externa und superselektive Darstellungen ihrer Äste erzielt. Kathetermethoden werden zusehends auch zur Embolisationstherapie von Aneurysmen angewendet.

Röntgenuntersuchung der Wirbelsäule

Röntgenleeraufnahmen der Wirbelsäule sind häufig bei der Untersuchung verschiedener neurologischer Erkrankungen indiziert, z. B. bei Verdacht auf Rückenmarks- und Wurzelkompressionen, Schulter-Arm-Beschwerden usw. Hinweise für die Krankheitsursache ergeben sich bei kongenitalen Fehlbildungen wie Spina bifida, Klippel-Feil-Syndrom, atlantookzipitalem Übergangswirbel, kongenitaler Halbwirbelbildung und Knochendystrophien, außerdem bei Wirbelsäulentuberkulose, primären oder sekundären Neoplasmen und Verletzungen der Wirbelsäule. Intraspinale Tumoren werden direkt oder indirekt nachgewiesen durch Einschmelzung der Bogenwurzeln, Erweiterung der Foramina intervertebralia, lokale Destruktion der hinteren Wirbelkörperanteile oder durch benachbarte paravertebrale Tumormassen.
Hinweis für Bandscheibenerkrankungen ist auf den Leeraufnahmen eine Verschmälerung der Zwischenwirbelräume, häufig mit Randzackenbildung. Zuweilen kann eine Verkalkung der Bandscheibe nachgewiesen werden. Ein weiterer Hinweis ist die umschriebene Schonhaltung der Wirbelsäule.
Verletzungszeichen der Wirbelsäule auf den Leeraufnahmen sind: Wirbelkörperkompression, Luxationen, Wirbelfrakturen, Veränderung der physiologischen Wirbelsäulenkrümmung und gelegentlich eine Einengung der Foramina intervertebralia.

Myelographie

Um den spinalen Subarachnoidalraum darzustellen, werden negative (Luft) oder positive Kontrastmittel durch Lumbal- oder Subokzipitalpunktion in den Spinalkanal injiziert. Luft als Kontrastmittel wird hauptsächlich bei Untersuchungen im zervikalen Bereich bei gleichzeitiger Tomographie verwendet. Bei den positiven Kontrastmitteln unterscheidet man ölige bzw. ölähnliche (z. B. Pantopaque, Duroliopaque) und wässrige (z. B. Dimer-X).

Technik

Bei der Myelographie des lumbalen Spinalkanals wird nach hoher Lumbalpunktion beim sitzenden Patienten wasserlösliches Kontrastmittel (Dimer-X, Amipaque) in den Subarachnoidalraum injiziert. Es werden dann in rascher Folge Röntgenaufnahmen in sagittaler, seitlicher und verschiedenen schrägen Positionen angefertigt. Der Patient sollte auch nach der Myelographie noch 4-6 Std mit aufrechtem Oberkörper gelagert werden, um ein Aufsteigen des Kontrastmittels zu verhindern.
Bei zervikalen, thorakalen oder hohen lumbalen Prozessen wird nach Lumbalpunktion ein wasserunlösliches Kontrastmittel (Pantopaque, Duroliopaque) injiziert und der Patient auf einem Kipptisch verschieden stark gekippt. Auf einem Bildwandler kann man den Abfluß des Kontrastmittels nach kranial beobachten und einen etwaigen Stop oder Abflußverzögerungen feststellen. Die Kontrastmittelausbreitung wird durch Röntgenaufnahmen möglichst lückenlos dokumentiert. Nach Beendigung der Untersuchung wird das Kontrastmittel über die liegende Kanüle wieder entfernt. Liegt ein vollkommener Kontrastmittelstop vor, so muß man zur Bestimmung der oberen Grenze des pathologischen Prozesses noch eine Myelographie nach subokzipitaler Kontrastmitteleingabe anschließen.

Klinische Anwendung

Die myelographischen Befunde sollten immer im Zusammenhang mit den übrigen klinischen Befunden beurteilt werden. Oftmals können schon geringe oder minimale Füllungsdefekte in der betreffenden Höhe von Bedeutung sein. Bei Bandscheibenprozessen oder -prolapsen können die myelographisch dargestellten Aussparungen medial oder lateral liegen, meist in Höhe einer Bandscheibe.
Zu einem totalen Kontrastmittelstop kommt es durch Tumoren, Knochenerkrankungen oder sequestrierte Bandscheiben. Bei spinalen Tumoren liefert die Myelographie Informationen über Sitz, Art und anatomische Beziehungen. Intramedulläre Tumoren zeigen eine diffuse Erweiterung des Rückenmarks bei der Myelographie, besonders deutlich beim Ependymom und bei Syringomyelie. Extramedullär und intradural gelegene Raumforderungen führen typischerweise zu einer Verdrängung und einem Abweichen des Rückenmarks durch den Tumor. Extramedullär und extradural gelegene Tumoren (z. B. Metastasen) zeigen einen scharfen Kontrastmittelabbruch mit einer irregulären, bürstenartigen Grenze.
Angiome des Rückenmarks können sich als wurmförmige Kontrastmittelaussparungen darstellen.
Eine Vielzahl anderer Läsionen, die zu einer Rückenmarkskompression führen, können in der Myelographie nachgewiesen werden. Dazu gehören Rückenmarksabszesse, Skoliosen und Kyphosen der Wirbelsäule, arachnitische Verklebungen, Wirbelkörperkompression, -fraktur oder -luxation.

Radioisotopen-Enzephalographie (Hirnszintigraphie)
(Abb. 19-16)

Durch methodische Verbesserungen und neuentwickelte radioaktive Substanzen haben Radioisotopenverfahren für die neurologische Diagnostik an Bedeutung gewonnen. Während früher hauptsächlich Chlormerodrin ^{203}Hg und ^{197}Hg verwendet wurden, hat sich heute Technetium ^{99m}Tc (10-15 mCi i. v. als Na-Pertechnetat) für die Hirnszintigraphie durchgesetzt. Die abgegebene γ-Strahlung wird durch bewegte Detektoren (Scanning-Verfahren) oder durch eine stehende γ-Kamera registriert.
Bevor Technetium ^{99m}Tc intravenös appliziert wird, erhält der Patient Lugolsche Lösung oder Na-Perchlorat, um die ^{99m}Tc-Aufnahme in die Plexus chorioidei, die Speicheldrüsen und in die Schilddrüse zu blockieren. Eine Stunde nach Injektion des Isotops werden Szintigraphien in mehreren Ebenen angefertigt. Mit dieser Methode können Herde diagnostiziert werden, wenn sie mehr als 1-2 cm Durchmesser haben und gegenüber der Umgebung dreifache Anreicherung zeigen. Läsionen in der Umgebung normaler Gefäßstrukturen — besonders in der mittleren und hinteren Schädelgrube — können durch die Hintergrundaktivität verdeckt sein.
Während der Untersuchung wird der Kopf des Patienten fixiert. Geeignete Markierungspunkte (Nasion, äußere Gehörgänge, Vertex und Glabella) werden auf der Registrierung eingetragen. Szintigraphien werden in anterior-posterior (a. p.), lateraler und posterior-anterior (p. a.) Projektion angefertigt. Herdförmige Speicherungen

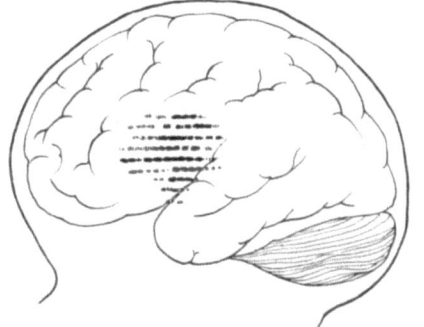 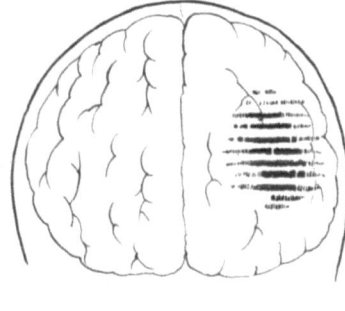

Abb. 19-16. *Hirnszintigramm (Radioisotopen-Enzephalogramm) mit radioaktivem Quecksilber bei einem Meningeompatienten.* (Nach Overton et al.: JAMA 192:747, 1965)

werden um so besser dargestellt, je näher sie am Detektor liegen. Sie entstehen durch (1) Störungen der Blut-Hirnschranke, (2) durch pathologische Gefäßerweiterungen (z. B. Angiome), (3) durch veränderte zerebrale Durchblutung.
Herdförmige Aktivitätsanreicherungen erhält man bei Hirntumoren, Subduralhämatomen, Hirnabszessen und Hirninfarkten (Abb. 33-1).
Die Wiederholung der Szintigraphie 3-4 Std nach der Isotopeninjektion führt bei manchen Prozessen, besonders bei Hirntumoren, zu einer besseren Darstellung.

Radioisotopen-Zisternographie

Durch diese Methoden können die Strömungsverhältnisse und die Resorption des Liquors näher untersucht werden.
Nach intrathekaler Injektion, meist von 100 mCi radioaktivem Jod (^{131}J)-Serum-Albumin (Rihsa) in den lumbalen Subarachnoidalraum, wird die Radioaktivität über dem Kopf 4, 24 und 48 Std nach Applikation gemessen.
Normalerweise ist die Aktivität in den ersten 4-6 Std vom Lumbalbereich bis zum Kopf aufgestiegen und erscheint in der Cisterna magna, den basalen Zisternen und in den subtentoriellen Subarachnoidalräumen.
Nach 24-48 Std ist nur noch geringe Radioaktivität über den Großhirnhemisphären mit geringer Anreicherung in der Mittellinie und parasagittal zu registrieren. Bei normalen Liquorzirkulationsverhältnissen verteilt sich das Isotop über der Konvexität ohne in die Ventrikel einzutreten.

Ein Hindernis in der Liquorzirkulation führt zu einer verzögerten Aktivitätsausbreitung in Höhe des pathologischen Prozesses. Bei Patienten mit kommunizierendem Hydrozephalus („normal pressure hydrocephalus") ist die parasagittale Liquorresorption aufgehoben. Es findet sich dabei keine Aktivität über den Hemisphären, sondern ein Übertritt in die Ventrikel, wo sie sich 48 Std und länger nachweisen läßt.

Computer-Tomographie
(Abb. 19-17)

(Computerized axial tomography CAT; CT; EMI-Scan; Siretom)

Diese erst seit kurzem eingeführte Computer-Röntgenmethode erwies sich schon als entscheidende Verbesserung der neurologischen Diagnostik. Die Untersuchung bringt für den Patienten keine Belastung, ist einfach und rasch durchzuführen und daher auch für ambulante Patienten geeignet.
Mit fokussierten und kollimierten Röntgenstrahlen wird der Kopf in aufeinanderfolgenden Schichten abgetastet. Die Röntgenabsorption wird gemessen und mittels eines Computers dann aus den Absorptionsdaten ein Bild der betreffenden Schicht rechnerisch aufgebaut.
Beim EMI-Scanner werden pro Winkelgrad 160 Röntgenabsorptionswerte bestimmt. Für einen Winkelbereich von 180° bilden 28 800 Meßwerte die Grundlage für die Berechnung des Computers, der schließlich die Absorptionskoeffizienten bestimmt.

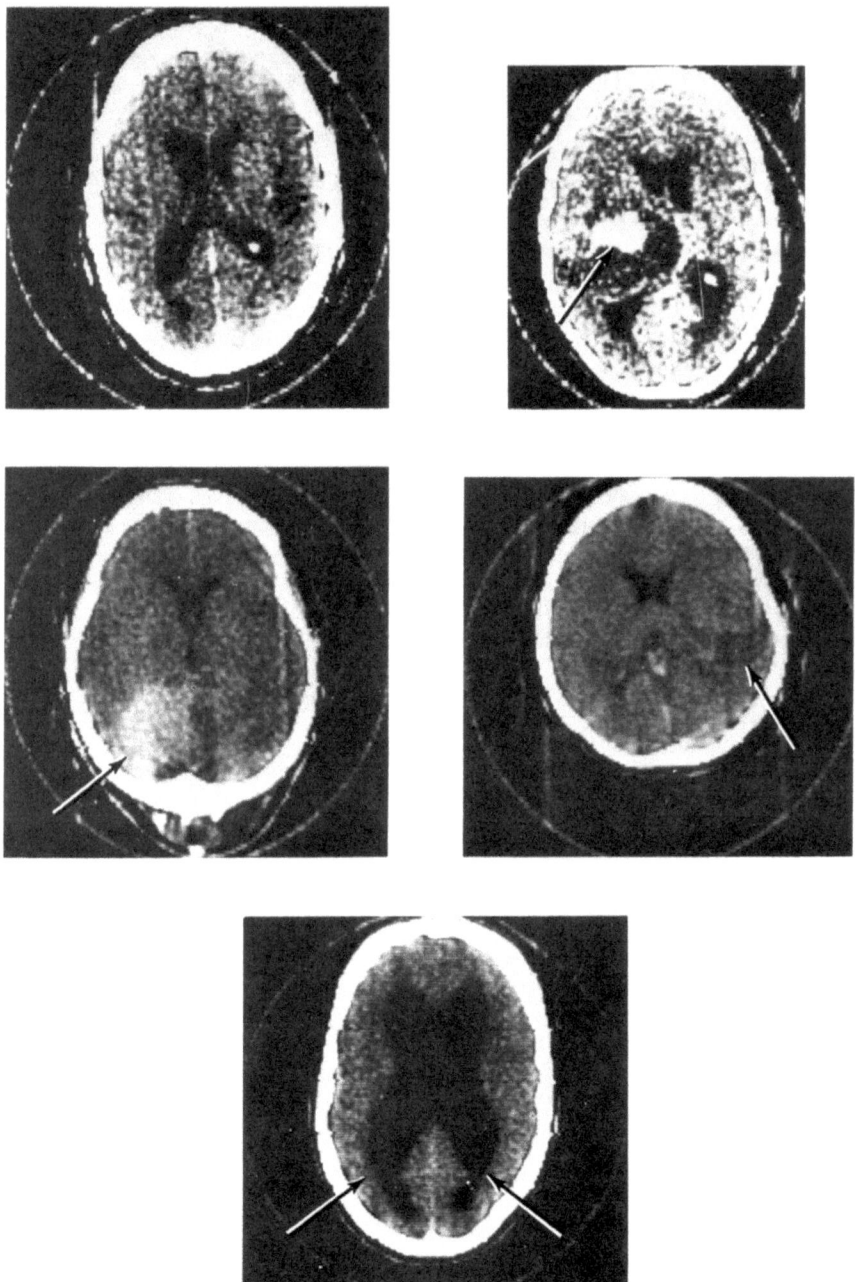

Abb. 19-17. *Typische Beispiele von Computer-Tomogrammen* (EMI-Scan). *Oben links:* Alzheimersche Krankheit. Erweiterung der Ventrikel und Hirnfurchen bei einem 59jährigen Patienten mit progressiver Demenz. *Oben rechts:* Hirntumor. Linksseitiges Gliom bei einer 21jährigen Frau mit progredienter spastischer Hemiparese rechts und homonymer Hemianopsie nach rechts. *Mitte links:* Hirntumor. Meningeom in der linken hinteren Schädelgrube bei einer 33jährigen Frau mit Ataxie, Dysmetrie, Kopfschmerzen und Stauungspapillen. *Mitte rechts:* Zyste nach Enzephalomalazie. Zyste im Temporoparietalbereich rechts bei einer 48jährigen Hypertonikerin mit Zustand nach akuter linksseitiger Hemiparese. *Unten:* Hydrocephalus communicans. Ventrikelerweiterung bei einem 44jährigen Patienten mit leichtem organischen Psychosyndrom

Die Werte werden für Gewebsbezirke mit den Abmessungen 3 x 3 x 13 mm errechnet. Die Darstellung der Absorptionskoeffizienten für die 6400 Gewebsblöcke erfolgt durch Digitalausdruck und auf einem Oszillographen, wobei die Helligkeit der einzelnen Bezirke zu den Absorptionswerten proportional ist.

Aus diesen Daten kann daher ein Bild der intrakraniellen Strukturen konstruiert werden, welches Form, Größe, Lage und Dichteänderungen als Hinweis für pathologische Prozesse wiedergibt.

Für die klinische Anwendung wird eine Reihe von Oszillographen-Bildern auf Polaroidfilm festgehalten. Die Werte können auch auf Bändern gespeichert werden. Die Untersuchung kann in weniger als 30 min durchgeführt werden. Während die 4–5 Schichten (scans) gemessen werden, muß der Patient ruhig liegen.

Im normalen Computer-Tomogramm stellen sich Ventrikelsystem, Hirnwindungen und Furchen, Corpus striatum, Capsula interna, Corpus pineale, Plexus chorioidei und die basalen Zisternen dar. Die verschiedensten intrakraniellen Veränderungen können mit dieser Methode nachgewiesen werden. Dazu gehören Neoplasmen, Hirninfarkte, Hydrozephalus, Hirnatrophien, intrazerebrale Blutungen, Hirnabszesse usw. Gleichzeitige intravenöse Injektion von üblichen Kontrastmitteln verbessert oftmals die Darstellung pathologischer Prozesse („enhancing"). Die Differentialdiagnose verschiedener Hirnatrophien und Hydrozephalus-Formen ist ebenso möglich wie oft die Artdiagnose von intrakraniellen Tumoren. Ein begleitendes Hirnödem, Verkalkungen, Gefäßneu- oder -mißbildungen, Zystenbildung und Massenverlagerungen können durch die Methode erkannt werden. Obwohl akute extrazerebrale Hämatome und Hygrome leicht zu diagnostizieren sind, bereitet es manchmal Schwierigkeiten, chronische Subduralhämatome zu erkennen.

Die Ergebnisse, die von der hinteren Schädelgrube gewonnen werden, sind aufgrund der benachbarten dichten Knochenstrukturen und der kleinen Abmessungen in diesem Bereich etwas weniger aussagekräftig.

Ultraschalldiagnostik
Echoenzephalographie

Die Ultraschall-Echoenzephalographie ist eine rasche, ungefährliche Methode, um Massenverlagerungen infolge raumfordernder Prozesse oder Ventrikelerweiterungen zu erkennen.

Zur Durchschallung des Schädels werden Ultraschallimpulse im Frequenzbereich von 1–6 MHz verwendet. Der Schallkopf, der ca. 4–5 cm oberhalb des äußeren Gehörgangs auf das Os temporale gesetzt wird, sendet diese gepulsten Ultraschallwellen aus und registriert die reflektierten Anteile. Als Übertragungsmittel zwischen Schallkopf und Schädeloberfläche dient meist Elektrodenpaste. Ultraschallwellen werden an Grenzflächen verschiedener Dichte reflektiert. Im Gehirn geschieht dies an Mittellinienstrukturen, wie z. B. Epiphyse, III. Ventrikel (Mittelecho) und am gegenüberliegenden Knochen (Endecho). Die reflektierten Ultraschallwellen werden auf einem Oszillographen mit Zeitablenkung dargestellt, so daß aus dem Auftreten eines Gipfels die Laufzeit und damit die Entfernung der reflektierenden Grenzfläche vom Schallkopf bestimmt werden kann. Die Untersuchung erfolgt von beiden Seiten. Unter normalen Verhältnissen sind dabei das Mittelecho und das Endecho symmetrisch für beide Durchschallungsrichtungen.

Eine Verlagerung des Mittelechos findet sich bei raumfordernden Tumoren oder Blutungen durch Massenverlagerungen. Die Verlagerung der Hirnstrukturen in mm erhält man, indem man den Abstand der beiden Mittelechozacken halbiert (die reflektierten Ultraschallwellen legen immer den doppelten Weg zurück verglichen mit der Entfernung der reflektierenden Grenzfläche). Bis zu 1 mm Mittelechoverschiebung liegt im Rahmen des Meßfehlers und ist noch nicht pathologisch zu bewerten. Seltene doppelseitige Raumforderungen, wie z. B. doppelseitige Subduralhämatome führen zu keiner seitlichen Verlagerung und damit zu keiner Mittelechoverschiebung. Frontale Raumforderungen lassen sich oft nicht darstellen.

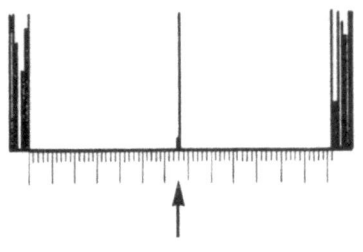

Abb. 19-18. *Echoenzephalogramm. Normaler „A"-Scan*

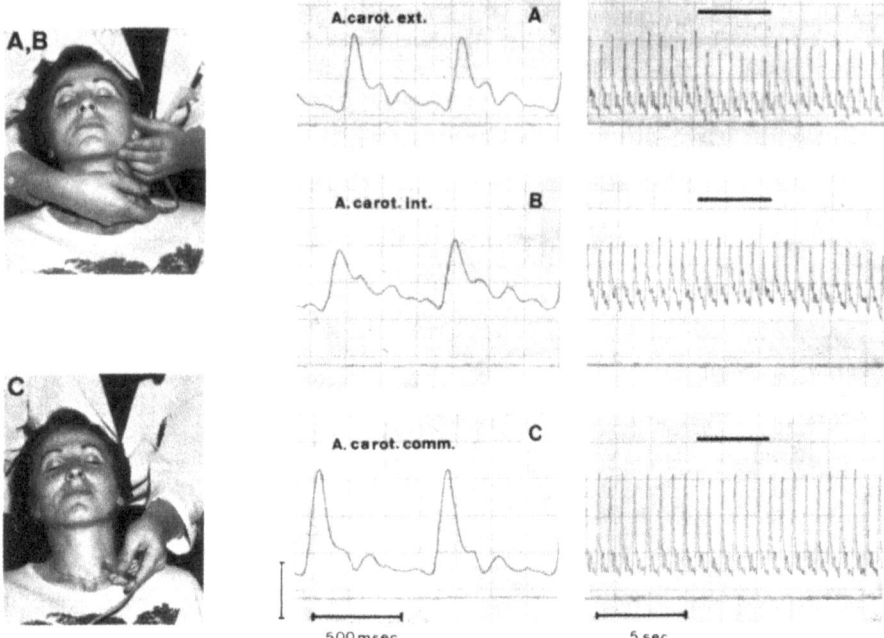

Abb. 19-19. *Schallkopfposition und Doppler-Pulskurven bei Beschallung der linken A. carotis externa (A), interna (B) und communis (C) bei einer gesunden Versuchsperson.* Dauer der Kompression der A. temporalis superficialis und A. facialis ist durch Balken über den Pulskurven markiert. Ein deutlicher Kompressionseffekt ist nur bei Beschallung der A. carotis externa zu sehen (A). Die durchgezogene Linie unter den Pulskurven entspricht der Strömungsgeschwindigkeit 0. (Nach Büdingen et al.: In: Arch. Psychiat. Nervenkr. 222, 177-190 (1976). Springer-Verlag, 1976)

Geübteren Untersuchern ist es möglich, die Weite des III. Ventrikels und der Temporalhörner der Seitenventrikel durch — an diesen Grenzflächen reflektierte — Ventrikelechos zu bestimmen.

Ebenso finden sich Reflexion von Tumoren, Zysten, sub- und epiduralen Hämatomen (Hämatomecho), welche jedoch nicht immer sicher von Reflexionen durch Normstrukturen abzugrenzen sind.

Die Echoenzephalographie ist eine wichtige Methode zur raschen Diagnostik von Massenverlagerungen. Sie hat sich als Notfalldiagnostik besonders bei Hirntumoren und extrazerebralen Blutungen bewährt.

Neben diesem oben beschriebenen *A-Scan*, wurden in den letzten Jahren zweidimensionale Echoenzephalographie-Methoden *(B-Scan)* mit flächenhafter Darstellung entwickelt, z.B. elektronischer *Sector-Scan*, die zuverlässigere Aussagen etwa über die Ventrikelweiten ermöglichen.

Doppler-Sonographie
(Abb. 19-19 u. 19-20)

Mit der direktionellen Doppler-Sonographie (kontinuierliche Schallemission) werden die relative Strömungsgeschwindigkeit und die Strömungsrichtung in oberflächlich gelegenen Gefäßen bestimmt. Die Methode beruht auf dem physikalischen „Doppler-Effekt", nämlich Frequenzerhöhung bei Annäherung und Frequenzerniedrigung bei Entfernung von Schallsender und Schallempfänger.

Die Schallsonde wird in einem Winkel zwischen 30-70° über dem Gefäß auf die Haut gesetzt. Die Ultraschallwellen werden an den strömenden Blutpartikeln reflektiert und die empfangene Frequenz gemäß dem Doppler-Effekt und entsprechend der Strömungsgeschwindigkeit verändert. Da der Beschallungswinkel nicht genau bekannt ist, kann die Strömungsgeschwindigkeit nicht quantitativ sondern nur qualitativ beurteilt werden. Auch sind nach den herkömm-

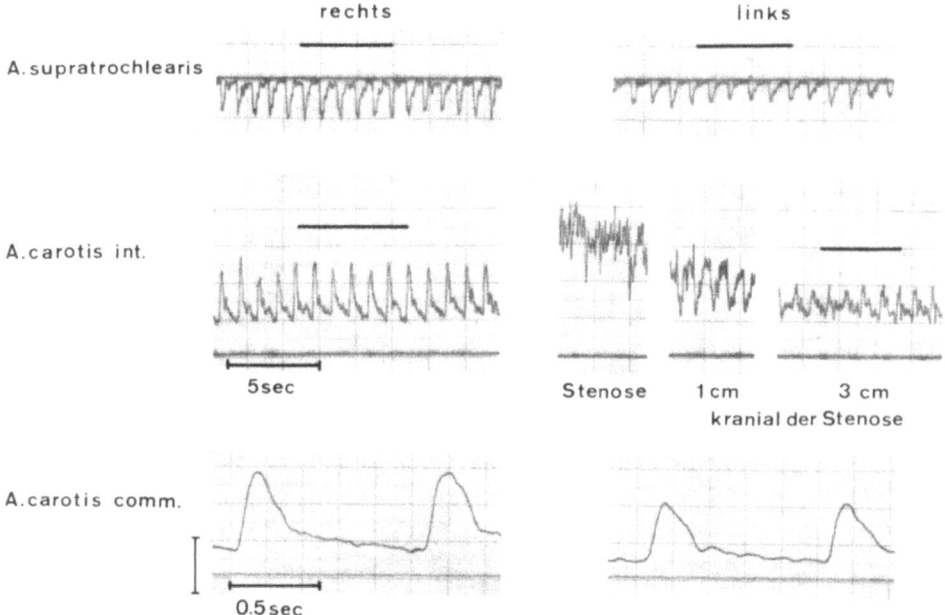

Abb. 19–20. *Doppler-Pulskurven der A. supratrochlearis, A. carotis interna und A. carotis communis bei einem 64jährigen Patienten mit hochgradiger Stenose der A. carotis interna an der Karotisbifurkation links.* Im Bereich der Stenose hochfrequentes, gering amplitudenmoduliertes Signal, poststenotisch Amplitudenminderung. Als Zeichen der Strömungsbehinderung auch verminderte Amplitude der Pulskurve der A. carotis communis und der A. supratrochlearis. (Nach von Reutern et al.: In: Arch. Psychiat. Nervenkr. 222, 191–207 (1976). Springer-Verlag, 1976)

lichen Verfahren keine Angaben über das Strömungsvolumen möglich. Die Strömungsrichtung kann durch weitere elektronische Hilfsmittel sichtbar gemacht werden.
In der Neurologie findet diese unblutige Methode zusehends Anwendung bei der Diagnose von Verschlüssen oder Stenosen der Halsgefäße. Mit hoher Treffsicherheit können Aussagen über Lokalisation der Stenosen/Verschlüsse, über Kollateralversorgung und Ausmaß der Strömungsbehinderung gemacht werden.
Durch dopplersonographische Untersuchung der A. supratrochlearis am inneren Augenwinkel können hochgradige Stenosen bzw. Verschlüsse der A. carotis interna nachgewiesen werden, wobei die Lokalisation und die Unterscheidung Stenose/Verschluß nicht möglich ist.
Genauere Aussagen sind durch Untersuchung über den Halsgefäßen möglich. Die A. carotis communis, die Aa. carotis interna und externa lassen sich aufgrund ihrer Pulskurvencharakteristika durch den geübten Untersucher unterscheiden. Durch Kompressionstests (z. B. durch Abdrücken der A. temporalis superficialis oder der A. facialis am Unterkiefer) lassen sich auch Äste der A. carotis externa ziemlich sicher identifizieren. Die genaue Untersuchung im Bifurkationsgebiet hat besondere Bedeutung, weil ca. 50% aller Strömungsbehinderungen der hirnversorgenden extrakraniellen Gefäße hier lokalisiert sind. Neben den Carotisästen wird die A. vertebralis in Höhe des Atlasquerfortsatzes, wo sie relativ oberflächlich liegt, aufgesucht.
Eine *Stenose der A. carotis interna im Halsbereich* stellt sich als umschriebene Strömungsbeschleunigung mit poststenotisch verminderter Amplitude des Strömungssignals dar. Bei hochgradigen Stenosen sind die poststenotischen Turbulenzen ein wichtiges diagnostisches Kriterium.
Eine *Stenose der A. carotis interna im Schädelbasisbereich vor dem Abgang der A. ophthalmica* aus dem Carotissiphon äußert sich in einem pathologischen Befund an der A. supratrochlearis bei verminderter Amplitude des Strömungssignals der A. carotis communis und A. carotis interna.

Ein *Totalverschluß der A. carotis interna* liegt vor, wenn sich kranial von der Carotisbifurkation nur Äste der A. carotis externa nachweisen lassen.

In einigen Fällen lassen sich auch intrakranielle Gefäßverschlüsse, Angiome oder Carotis-Sinuscavernosus-Fisteln diagnostizieren. Durch ähnlich differenzierte Untersuchungen kann auch das subclavian-steel-Syndrom sicher erkannt werden.

Die direktionelle Doppler-Sonographie eignet sich gut zur Diagnostik hämodynamisch relevanter Gefäßveränderungen der extrakraniellen hirnversorgenden Arterien, löst allerdings die Angiographie in den Fällen noch nicht ab, bei denen eine Operation in Frage kommt. Aber gerade in diesen Fällen wird die Fragestellung an die Angiographie präzisiert und damit deren Qualität verbessert.

Neuere Entwicklungen wie z. B. gepulste Dopplersysteme und Kombinationen von Ultraschall-B-Scan mit Doppler versprechen genaueren Einblick in die Strömungsprofile und quantitative Flußmessungen, befinden sich aber noch im Stadium der Entwicklung.

Kapitel 20

Zystometrie (Blasenfunktionsprüfung)

Wird die Harnblase über einen Katheter mit zunehmenden Flüssigkeitsmengen gefüllt, kontrahiert sich die Detrusormuskulatur und erzeugt dadurch eine meßbare intravesikale Druckerhöhung. Die Blase wird mit Volumina von jeweils 50 ml schrittweise gefüllt. Dabei werden folgende Reaktionen des Patienten registriert: (1) die Fähigkeit, die Temperatur der Flüssigkeit und die Füllungszunahme wahrzunehmen, (2) das Füllungsvolumen, bei dem ein Miktionsdrang auftritt und (3) das Füllungsvolumen, bei dem Schmerzen oder starkes Unbehagen auftreten.

Die Füllung und Leerung der Harnblase ist normalerweise ein automatischer Vorgang, der durch zunehmende Dehnung zu immer stärkeren Blasenkontraktionen führt bis eine heftige Kontraktion die Entleerung einleitet. Beim gesunden Erwachsenen wird dieser reflektorische Vorgang durch höhere Zentren kontrolliert und hinausgeschoben.

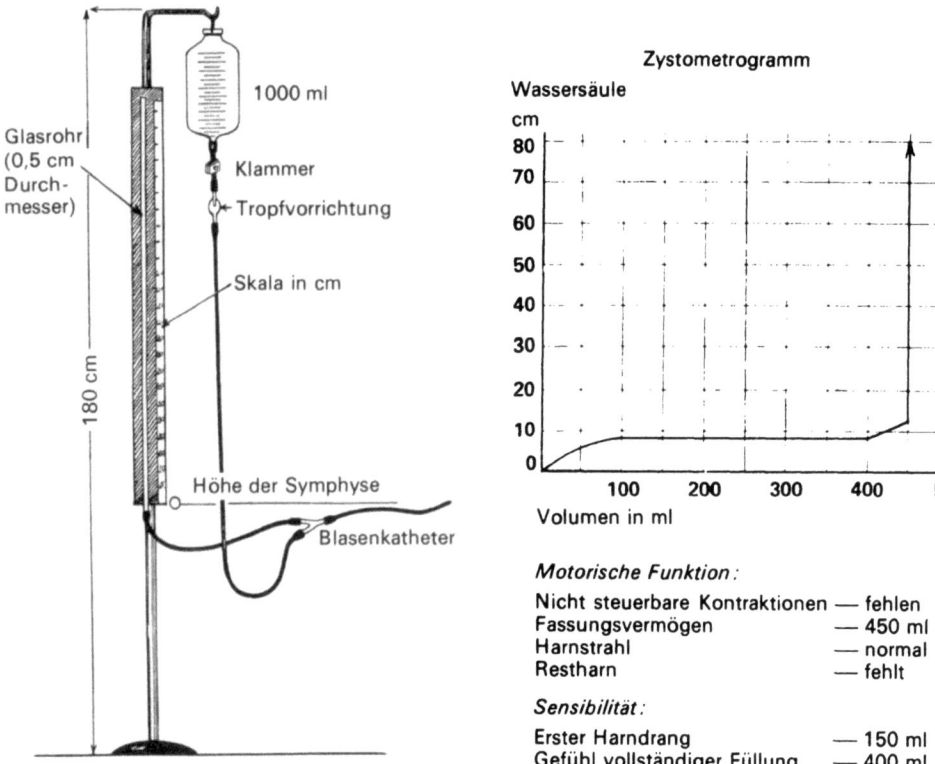

Abb. 20–1. *Zystometer und normales Zystometrogramm.* In der normalen Blase bleibt der Druck bei etwa 11–21 mm Hg (8–15 cm Wassersäule) konstant, bis bei einem Füllungsvolumen von 350–500 ml der intravesikale Druck steil auf 71 mm Hg (100 cm Wassersäule) oder darüber ansteigt. (Aus Smith, D. R.: General Urology, 8th ed. Lange, 1975)

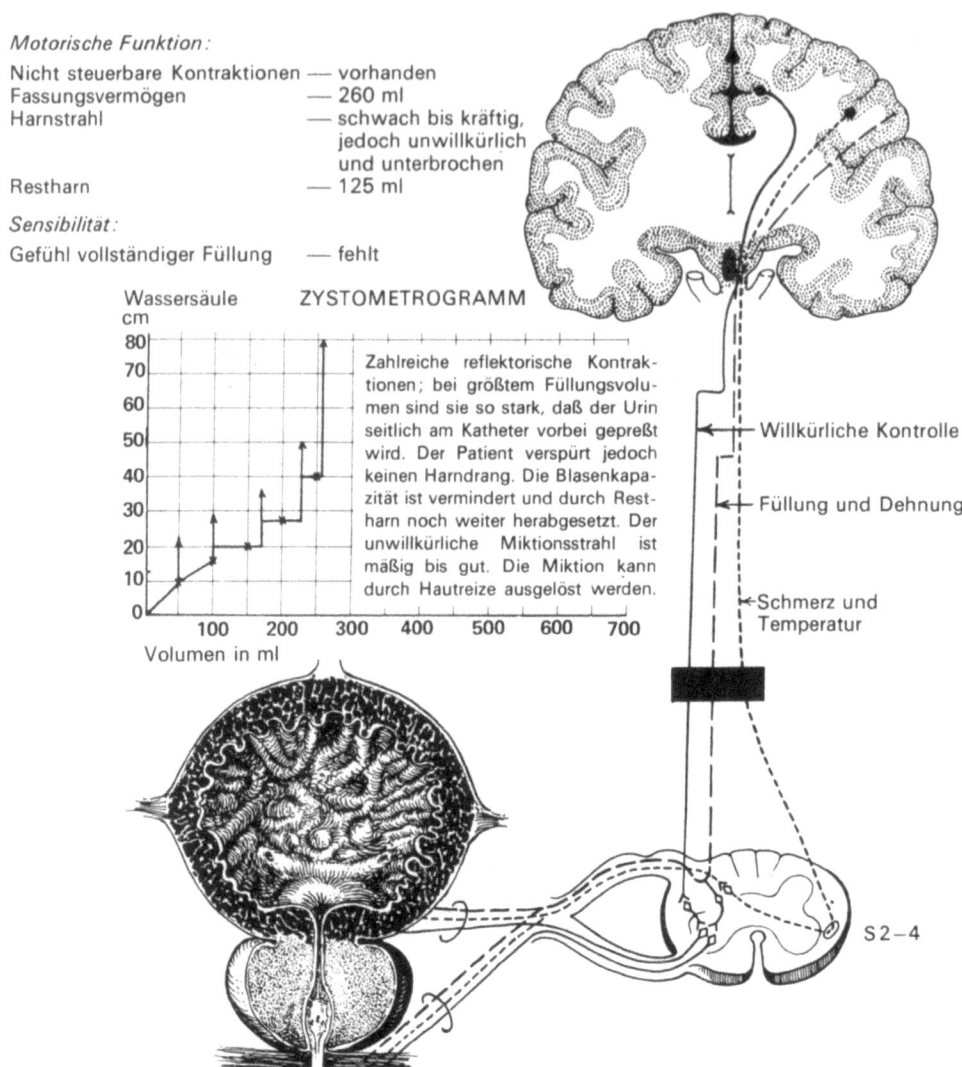

Abb. 20-2. *Hypertone neurogene Blase.* Nach partiellem oder komplettem Querschnitt oberhalb von S 2. Zystometrogramm eines typischen Falls mit Rückkehr der Blasenfunktion nach spinalem Schock. (Nach Nesbit et al.: Fundamentals of Urology. Edwards, 1953)

Zystometrische Untersuchung (Abb. 20-1). Ein normales Druck-Volumendiagramm zeigt keinen oder nur einen geringen Ausgangstonus. Wird schrittweise mit 50 ml Portionen gefüllt, steigt der intravesikale Druck anfangs etwas an und bleibt dann bei 8-15 cm Wassersäule, bis die Blase mit etwa 350 ml Flüssigkeit gefüllt ist. Bei diesem Flüssigkeitsvolumen erfolgt dann eine deutliche Kontraktion und ein deutlicher Druckanstieg auf höhere Werte. Bei intakter Blasenfunktion wird gewöhnlich schon das Einbringen der ersten Flüssigkeitsportion wahrgenommen. Die Temperaturwahrnehmung ist ebenfalls möglich. Ein Miktionsdrang — wahrscheinlich ein Muskeldehnungsphänomen — tritt bei einem Füllungsvolumen von 200 ml, Unbehagen bei 400 ml auf. Starke Schmerzen werden bei 500 ml empfunden.

Es gibt zwei Formen neurogener Blasenstörungen:

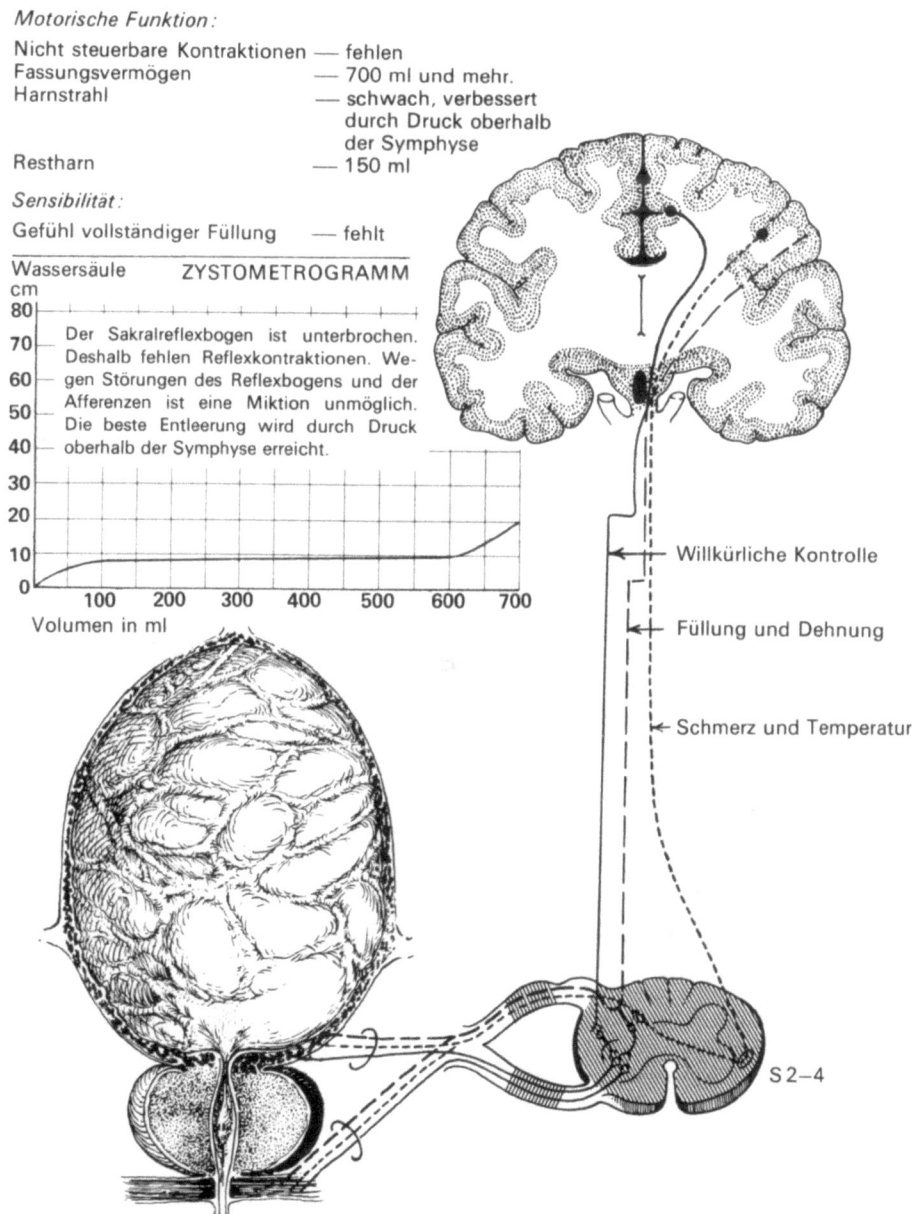

Abb. 20–3. *Hypotone neurogene Blase.* Nach Läsionen im Sakralmark oder im Bereich der Cauda equina. Zystometrogramm eines typischen Falls mit Rückkehr der Blasenfunktion nach spinalem Schock. (Nach Nesbit et al.: Fundamentals of Urology. Edwards, 1953)

(1) hypertone Blase mit geringer Kapazität (wahrscheinlich aufgrund aufgehobener Inhibition von höheren Zentren auf die tiefer gelegenen Rückenmarkssegmente) und (2) hypotone Blase mit großer Kapazität.

A. *Hypertone (spastische) neurogene Blase (Abb. 20-2).* Patienten mit einer hypertonen neurogenen Blase haben schon bei der ersten oder zweiten zugeführten Flüssigkeitsportion einen Miktionsdrang (50–100 ml), und ver-

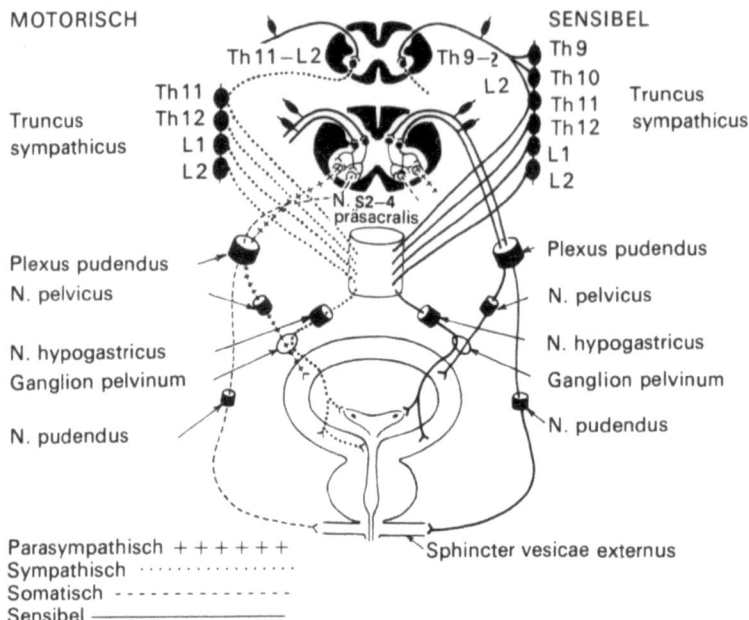

Abb. 20-4. *Segmentale und periphere Innervation der Harnblase.* (Nach Bors: J. Nerv. Ment. Dis. 116:572, 1952)

gleichsweise geringe Blasendehnung verursacht schon starke Schmerzen. Diese Art der Blasenstörung ist gewöhnlich bei Pyramidenbahnläsionen anzutreffen.

Einseitige Pyramidenläsionen führen nach Ansicht mancher Autoren ebenfalls zu einer hypertonen Blase. Der Sphincter internus zeigt eine Tonuserhöhung, die jedoch nicht stark genug ist, um der Tonuserhöhung der Blasenmuskulatur Widerstand zu leisten. Bei Rückenmarksläsionen oberhalb des Sakralmarks bildet sich bei erhaltenem spinalem Reflexbogen eine Reflexblase aus mit Entleerungsintervallen von 3–6 Std. Die Miktion kann zwar nicht willkürlich eingeleitet werden, erfolgt jedoch bei bestimmten Manipulationen.

B. Hypotone neurogene Blase (Abb. 20-3). Patienten mit afferenter (schlaffer) neurogener Blasenstörung können Füllungen bis zu zwei Liter (in 50 ml Portionen zugeführt) tolerieren. Miktionsdrang, Unbehagen und Schmerzen werden nur bei ungewöhnlich großen Volumina beobachtet. Die Sensibilität ist vermindert oder aufgehoben. Der Tonus des M. sphincter internus bleibt trotz hypotonem Detrusormuskel normal. Die Mithilfe der willkürlich innervierten Bauchmuskeln ist deshalb für die Blasenentleerung häufig notwendig. Diese Blasenstörung tritt bei Läsionen der afferenten Bahnen (Rezeptoren, Hinterwurzeln, Hinterstränge) auf. Wegen der Sensibilitätsminderung erfolgen keine reflektorischen Kontraktionen. Das Ergebnis ist eine sog. Überlaufblase mit Atrophie der Detrusormuskulatur durch langdauernde Überdehnung.

Eiswassertest nach Bors

60 ml steriles Eiswasser werden über einen Katheter in die leere Harnblase eingebracht. Bei einer hypertonen Blasenstörung (Läsionen des oberen motorischen Neurons) werden das Eiswasser und sogar der Katheter in wenigen Sekunden herausgedrängt. Bei afferenter neurogener Blasenstörung (Läsionen des unteren motorischen Neurons) erfolgt keine Reaktion.

Kapitel 21
Ophthalmologische Untersuchungsmethoden

Sehschärfe

Die zentrale Sehschärfe wird für jedes Auge getrennt bestimmt. Die Prüfung des Fernvisus erfolgt mit Hilfe von Sehtafeln in einer Entfernung von 5 m. Personen mit normalem Visus können die Sehproben beim angegebenen Abstand erkennen. Bei den Sehzeichen nach Snellen ist in jeder Zeile am Rand der Abstand angegeben, in welchem die Strichdicke der Buchstaben unter einem Winkel von 1 Bogenminute erscheint.
Die ermittelte Sehschärfe wird gewöhnlich als Bruch angegeben, bei dem im Zähler die Ist-Entfernung und im Nenner die Soll-Entfernung (Abstand, in dem das zu erkennende Zeichen hätte gelesen werden müssen) steht. Die Entfernungen werden meist in Meter angegeben (5 m). Ein normaler Visus wird daher mit 5/5 oder 1/1 beschrieben. Bei Brillenträgern kann der Test ohne (sine correctione) oder mit Gläsern (cum correctione) durchgeführt werden. Die Snellensche Testtafel wird meist in einer Entfernung von 5 m bei gleichmäßiger Beleuchtung verwendet. Eine Verminderung der Sehschärfe kann oft durch korrigierende Gläser verbessert werden.
Der Nahvisus kann mit Hilfe von Lesekarten z. B. nach Jäger oder Nieden geprüft werden. Diese Karten werden im Abstand von 30 cm gehalten und es wird die Zeile mit den gerade noch lesbaren Buchstaben festgestellt. Normalerweise können Buchstaben der Zeile 1 noch in 30 cm Entfernung gelesen werden.

Pupillenreaktion

Die Pupillen werden hinsichtlich Größe, Form, Gleichheit, Reaktion auf Licht und Konvergenz und hinsichtlich der konsensuellen Reaktion näher untersucht. Fällt Licht in ein Auge, so führt das zu einer Pupillenverengung in beiden Augen. Die Lichtreaktion wird am besten in einem abgedunkelten Raum geprüft. Helle Beleuchtung, Erkrankungen des ZNS, Narkotika oder Parasympathikomimetika können zu einer deutlichen Verengung der Pupillen führen.
Anisokorie (ungleiche Pupillen) findet man gelegentlich auch bei Gesunden, sie kann jedoch auch auf eine organische Nervenerkrankung hinweisen (s. S. 91–99).

Ophthalmoskopie

Beim Augenspiegeln im aufrechten Bild ist es meist nicht notwendig, die Pupillen pharmakologisch zu erweitern, man erhält auch so befriedigende Ergebnisse, sofern die brechenden Medien (Kammerwasser, Linse, Glaskörper) klar sind. Die Untersuchung sollte in einem abgedunkelten Raum erfolgen. Der Patient wird aufgefordert, in eine bestimmte Richtung zu blicken, und zwar in Abhängigkeit von der Netzhautpartie, die untersucht werden soll. Untersucher und Patient sitzen sich gegenüber. Soll das rechte Auge gespiegelt werden, wird das Ophthalmoskop mit der rechten Hand gefaßt und mit dem rechten Auge einäugig gespiegelt.
Zuerst wird eine Konvexlinse (+10 oder +12 dpt.) in den Strahlengang gebracht, so daß die vergrößerten Details des vorderen Augenabschnittes (Cornea, Iris und Linse) sichtbar werden. Die Stärke der Konvexlinse wird dann schrittweise vermindert, wobei sich der Fokus durch den Glaskörper nach hinten verlagert bis retinale Einzelheiten sichtbar werden.
Am Augenhintergrund sieht man die Eintrittsstelle des Sehnerven, die Papille. Da pathologische Prozesse häufig zu einer Änderung der Farbe, Form, scharfen Begrenzung und physiologischen Exkavation führen, werden diese Einzelheiten festgehalten. Vorwölbungen der Papille (Stauungspapille) werden durch die verschiedenen Linsenstärken, die notwendig sind, um die zentralen Gefäße und die Randbezirke scharf darzustellen, quantitativ erfaßt. Die Tiefe der Exkavation kann gleichermaßen bestimmt werden. Neben der Papille wird die Makularegion und die Netzhautperipherie näher untersucht.

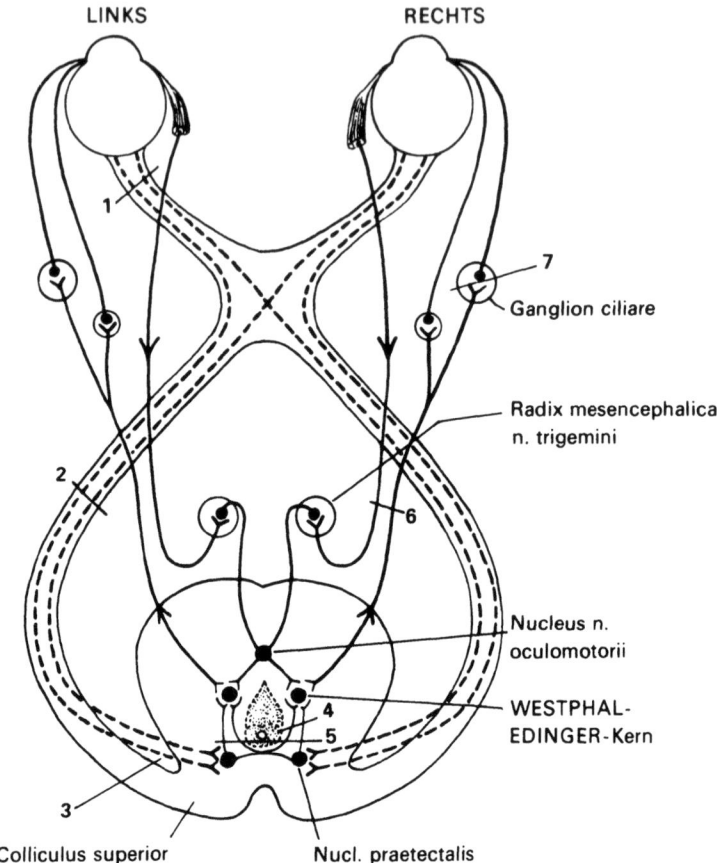

Abb. 21-1. *Bahnen für Licht- und Konvergenzreaktion.* Durchgezogene Linien = Efferenzen. Gestrichelte Linien = Afferenzen. (Aus Vaughan, D., Asbury, T.: General Ophthalmology, 7th ed. Lange, 1974. Nach Duke-Elder, S.: Textbook of Ophthalmology. Vol. 4. Mosby, 1959).

1. Läsion des N. opticus. Aufhebung der direkten und konsensuellen Lichtreaktion, Konvergenzreaktion erhalten.
2. Läsion des Tractus opticus. Kontralaterale Hemianopsie.
3. Läsion des Tractus opticus distal von dem Punkt, an dem die Pupillenafferenzen vom Tractus opticus abzweigen. Pupillenreflex erhalten (homonyme Hemianopsie nach rechts).
4. Läsion zwischen der Decussatio und dem Westphal-Edinger-Kern. Aufhebung der ipsilateralen direkten und konsensuellen Lichtreaktion. Konvergenzreaktion erhalten (unilaterale Argyll-Robertson-Pupille).
5. Läsion aller Fasern vom Nucleus praetectalis zum Westphal-Edinger-Kern. Verlust der Lichtreaktion, Konvergenzreaktion erhalten (beidseitige Argyll-Robertson-Pupille).
6. Läsion des III. Hirnnerven. Vollständige ipsilaterale Pupillenlähmung.
7. Läsion des Ganglion ciliare. Ipsilateraler Verlust der Lichtreaktion bei erhaltener Konvergenzreaktion (unilaterale Argyll-Robertson-Pupille)

Auf die Dicke und Regelmäßigkeit der Netzhautgefäße sowie etwaige Blutungen, Exsudate, Pigmentierungen oder andere Unregelmäßigkeiten wird dabei geachtet.

Augenbewegungen

Der Patient wird aufgefordert, in die sechs Hauptrichtungen zu blicken (nach rechts, nach links; und aus einer temporalen und nasalen Augenstellung jeweils nach oben und unten). Außerdem soll er auf einen nahe gelegenen Gegenstand konvergieren (s. S. 91–95). Durch monokuläre und binokuläre Prüfung können auf diese Weise Paresen eines oder mehrerer Muskeln, Störungen der konjugierten Augenbewegungen und ein Blickrichtungsnystagmus festgestellt werden. Die Funktion der einzelnen Au-

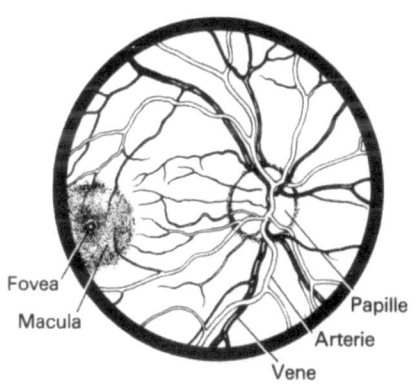
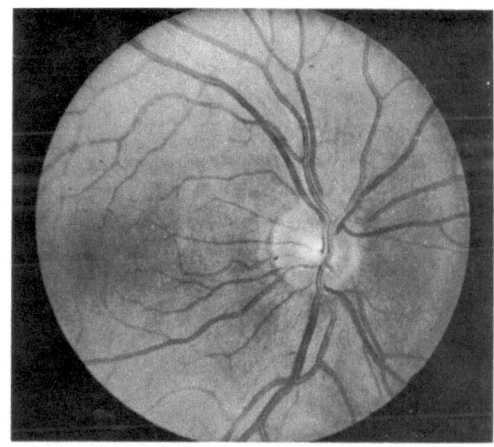

Abb. 21-2. *Normaler Augenhintergrund.* Die wichtigsten Strukturen der Photographie rechts sind in der Schemazeichnung links verdeutlicht. (Photographie von Diane Beeston; aus Vaughan, D., Asbury, T.: General Ophthalmology, 7th ed. Lange, 1974)

genmuskeln wird am besten in ihrer Hauptwirkungsrichtung untersucht.

Bei Blick zur Seite wird das abduzierte Auge durch den M. rectus superior gehoben und durch den M. obliquus inferior gesenkt. Das adduzierte Auge wird durch den M. obliquus inferior gehoben und durch den M. obliquus superior gesenkt.

Bei Doppelbildern ohne größere Augenabweichungen wird ein rotes Glas oder ein Maddox-Stab vor ein Auge gehalten und eine kleine Lichtmarke in 0,5–1 m Abstand dargeboten. Durch Verschieben des Lichtreizes in jedem der Quadranten des Gesichtsfeldes bestimmt man die Richtung der größten Doppelbildseparation. Auf diese Weise können Diplopie-Felder aufgetragen werden, welche die Position des echten Bildes und des Doppelbildes wiedergeben (Abb. 21-3).

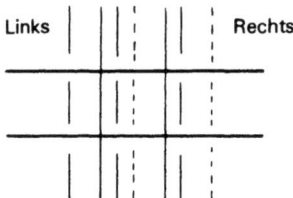

Abb. 21-3. *Schematische Darstellung der relativen Lage des echten (dem gesunden Auge entsprechenden) und des falschen (dem paretischen Auge entsprechenden) Bildes bei Lähmung des rechten M. rectus externus (lateralis).* Durchgezogene Linie: Lage des Bildes vom gesunden Auge; unterbrochene Linie: Lage des Bildes vom paretischen Auge

Bei der Testung auf Doppelbilder sollte der Kopf gut fixiert werden. Doppelbilder entstehen in solchen Augenpositionen, die eine Kontraktion des paretischen Muskels erfordern. Das falsche Bild ist meist weniger deutlich und wird in die Zugrichtung des paretischen Muskels projiziert.

Augenmuskelparesen können durch Schädigung des N. oculomotorius, N. trochlearis oder des N. abducens bedingt sein, durch Unterbrechung der supranukleären Verbindungen oder durch Störungen der äußeren Augenmuskeln wie bei Myasthenia gravis. Intraorbitale Tumormassen, Traumen, Entzündungen usw. können die Beweglichkeit der Augen ebenfalls einschränken.

Eine Vielzahl von Lidmitbewegungen sind bei der Remission von Oculomotoriusparesen zu beobachten, z. B. Retraktion des Oberlids bei intendierter Augenbewegung nach unten, Elevation eines ptotischen Lids bei Adduktion oder Hebung des betroffenen Auges oder bei passivem Schließen des gesunden Auges. Konvergenzparese — charakterisiert durch die Unfähigkeit, auf einen nahen Punkt zu konvergieren bei funktionsfähigem M. rectus medialis — tritt bei Schädigungen des Oculomotoriuskerns (Perlia-Kern) auf.

Läsionen der frontalen Blickzentren am Fuß der zweiten Stirnwindung (Area 8α, β, δ) führen zu einer vorübergehenden Blickabweichung zur Herdseite und zu einer Aufhebung von willkürlichen Blickbewegungen zur Gegenseite. Reflek-

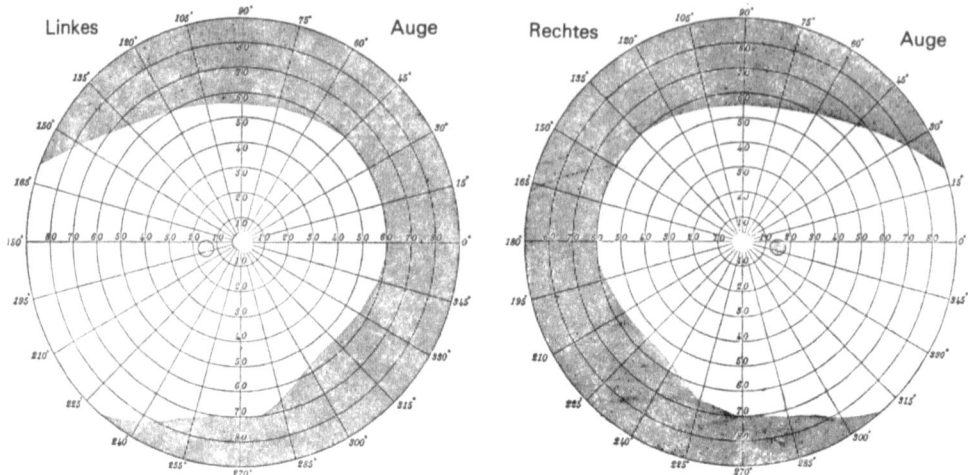

Abb. 21-4. *Gesichtsfeldbestimmung*. Bei der Gesichtsfeldbestimmung wird eine weiße Testmarke (Größe 1˙ oder 0,5˙) langsam vom Fixationspunkt in die Peripherie und wieder zurück bewegt. Für jedes Auge werden auf diese Weise die Gesichtsfelder getrennt bestimmt. Je kleiner die Testmarke, um so empfindlicher ist die Kartierung. Für rote Testmarken ist das Gesichtsfeld am kleinsten. Zentrale Gesichtsfeldausfälle werden mit Hilfe eines Bjerrum-Schirms kartiert. Bei der Gesichtsfeldbestimmung muß darauf geachtet werden, daß der Patient fixiert

torisch gesteuerte Blickbewegungen sind dagegen noch möglich. Auch bei Schädigungen im Okzipitallappen kommt es zu einer vorübergehenden Blickabweichung zur Herdseite. Dabei sind die reflektorisch induzierten Spähbewegungen allerdings aufgehoben, während willkürliche Blickbewegungen, die vom frontalen Blickfeld gesteuert werden, noch möglich sind. Bei Reizzuständen in diesen kortikalen Gebieten ist eine konjugierte Augendeviation zur Herdgegenseite zu beobachten.

Eine Déviation conjuguée zur Gegenseite mit Blickparese zur ipsilateralen Seite findet man bei pontinen Herden. Eine vertikale Blickparese bei mesenzephalen Schädigungen betrifft viel häufiger den Blick nach oben. Ursachen sind oft Tumoren der Epiphysenregion, vaskuläre Erkrankungen oder eine Enzephalitis.

Perimetrie

Die Untersuchung des Gesichtsfeldes ist bei Patienten mit neurologischen Erkrankungen besonders wichtig und manchmal läßt sich der wahrscheinliche Sitz einer Läsion schon aufgrund der Gesichtsfeldveränderungen bestimmen (s. S. 92-95). Als Gesichtsfeld wird das Wahrnehmungsfeld beim unbewegten Geradeausblick bezeichnet. Bei der klinischen Perimetrie kann das Gesichtsfeld als innere Fläche einer Halbkugel aufgefaßt werden, in der das Sehvermögen durch Gegenstände verschiedener Größe und Farbe geprüft wird, die in verschiedenen Abständen vom Fixationspunkt eingebracht werden. Als Isoptere bezeichnet man eine Linie, die die Punkte, an denen ein Gegenstand gerade noch erkannt wird, verbindet. Je nach Testobjekt verlaufen die Isopteren unterschiedlich. Zur genaueren Untersuchung werden Perimetergeräte mit Bogenmaß in den verschiedenen Meridianen verwendet, welche Winkel bis zu 90˙ zu messen gestatten.

Bei der Prüfung wird zunächst ein weißes Testobjekt vom Fixationspunkt ausgehend nach außen verschoben bis es verschwindet und dann wieder ins Gesichtsfeld zurückgeschoben. Der Punkt, an dem es wieder wahrgenommen werden kann, wird als Gesichtsfeldgrenze für dieses Objekt eingezeichnet. Bei vermindertem Sehvermögen werden größere Testmarken verwendet.

Bei der Untersuchung werden mindestens 12 Radiale geprüft. Zusätzlich zur Feststellung der peripheren Gesichtsfeldgrenzen wird das Gesichtsfeld auf Skotome untersucht, d. h. auf umschriebene Bezirke aufgehobenen oder verminderten Sehvermögens.

Die Verwendung von farbigen Testmarken (qualitative Perimetrie) kann bei der Differentialdiagnose Retinafunktionsstörung (größerer Ausfall für blaue Farbe) und Unterbrechung der Sehbahn (größerer Ausfall für rote Farbe) von Bedeutung sein. Farbige Testmarken sind bei der Kartierung von Zentralskotomen ebenso von Bedeutung.

Die Gesichtsfelder werden in der Weise eingezeichnet, wie die Versuchsperson das Gesichtsfeld sieht. Daher ist auf der Gesichtsfeldaufzeichnung für das rechte Auge die Temporalregion auf der rechten Seite und die nasale Region auf der linken Seite. Die Reizbedingungen werden durch einen Bruch wiedergegeben, wobei die Größe des Testobjekts in mm im Zähler und die Entfernung in mm im Nenner steht. Daher bedeutet z. B. 3/330, daß ein 3 mm Testobjekt in einer Entfernung von 330 mm verwendet wurde.

Ein Tangentenschirm wie der Bjerrum-Schirm erlaubt die genaue Untersuchung der zentralen Regionen des Gesichtsfeldes bis zu 30° in die Peripherie. Er ist in einer Entfernung von 1–2 m vom Auge des Patienten aufgebaut. Die verschiedenen Isopteren können mit dunkelgefärbter Kreide direkt auf dem schwarzen Filz, der den Tangentenschirm bedeckt, eingezeichnet werden. Ein 1 mm weißes Testobjekt wird normalerweise über dem ganzen Tangentenschirm in einer Entfernung von 1 m wahrgenommen mit Ausnahme des physiologischen blinden Flecks. Ein Defekt, der mit einem kleinen Testobjekt festgestellt wird, sollte mit größeren Objekten nachuntersucht werden. Das größte Testobjekt, welches im Gesichtsfeldausfall nicht mehr wahrgenommen werden kann, gibt einen Hinweis auf das Ausmaß des Defekts. Bei stark verminderter zentraler Sehfähigkeit ist die Fixation meistens unbefriedigend und die Testperson kann dann aufgefordert werden, das Zentrum eines Kreises oder den Kreuzungspunkt zweier Linien zu fixieren.

Charakteristische Gesichtsfeldausfälle und die Lokalisation der dazu gehörenden Schädigung wurden auf S. 94 beschrieben.

Wenn eine ausführliche perimetrische Untersuchung nicht möglich ist, können einfachere Verfahren benutzt werden. Ein Bleistift mit weißem Radiergummi oder ein Stecknadelkopf können dabei als Testobjekt verwendet werden.

Untersucher und Patient stehen sich dabei im Abstand von etwa einer Armlänge gegenüber. Der Patient bedeckt mit seiner Hand sein linkes Auge und blickt mit dem rechten Auge in das linke Auge des Untersuchers, welcher das Testobjekt zwischen sich und dem Patienten möglichst weit peripher hält. Danach wird das Testobjekt langsam ins Zentrum gebracht und der Patient aufgefordert anzugeben, wann er das Testobjekt erkennt. Dieses Verfahren wird in Intervallen von 30–40° ringsherum durchgeführt und das Gesichtsfeld des Patienten mit dem des Untersuchers verglichen (wobei angenommen wird, daß das Gesichtsfeld des Untersuchers normal ist). In gleicher Weise wird der Test für das andere Auge durchgeführt.

Mit diesem Konfrontationstest kann ebenso die Fähigkeit, kleine Bewegungen in jedem Gesichtsfeldquadranten zu erkennen, untersucht werden. Das Erkennen von Bewegungen im Gesichtsfeld ist der gröbste Test. Diese Fähigkeit bleibt bis zuletzt erhalten und kehrt bei Restitution zuerst wieder. Durch bilaterale Simultanuntersuchung von Gesichtsfeldquadranten kann man im sonst normalen Gesichtsfeld ein Extinktionsphänomen feststellen.

Ophthalmodynamometrie

Durch die Ophthalmodynamometrie erhält man ein ungefähres Maß des relativen Drucks in der A. centralis retinae. Bei der Verwendung eines Instrumentes nach Baillart wird mit einer Feder Druck auf die Sklera des Augapfels ausgeübt, während die Gefäße des Augenhintergrunds gleichzeitig mit einem Ophthalmoskop untersucht werden. Der Druck wird schrittweise solange erhöht bis die A. centralis retinae gerade zu pulsieren beginnt. Der dabei abgelesene Druck stellt den diastolischen Druck der A. ophthalmica dieses Auges dar und ist ungefähr halb so hoch wie der diastolische Druck an der A. brachialis. (Wenn der intraokuläre Druck weiter erhöht wird bis er den systolischen Druck erreicht oder überschreitet, dann hört die Pulsation auf und die Gefäße kollabieren). Diese Untersuchung wird auf beiden Augen im Seitenvergleich durchgeführt und die Ergebnisse beider Augen im mm Hg an der Skala des Ophthalmodynamometers abgelesen. Die Untersuchung mit dem Ophthalmodynamometer nach Baillart kann ohne Anästhesie durchgeführt werden, wobei der Patient aufrecht mit einer Kopfstütze sitzt.

Ein Unterschied von etwa 15 % im systolischen und 20 % im diastolischen Druck in beiden Augen ist ein Hinweis auf eine Stenose im Bereich der A. carotis interna. Ein verminderter Druck kann jedoch ebenso durch eine Stenose der A. ophthalmica oder ihrer terminalen Äste bedingt sein (Thrombosen, Arteriosklerose, Tumormassen usw.).

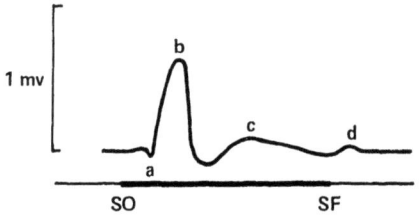

Abb. 21–5. *Elektroretinogramm (ERG)*. Belichtung des Auges ("on"-Reiz) führt zu charakteristischen Potentialschwankungen (a-, b- und c-Welle). Abschaltung des Lichtreizes löst eine "off"-Schwankung aus (d-Welle). (Aus Ganong, W.F.: Review of Medical Physiology, 2nd ed. Lange, 1965. Nach Ziv: Electroretinography. New England J. Med. 264:5, 1961)

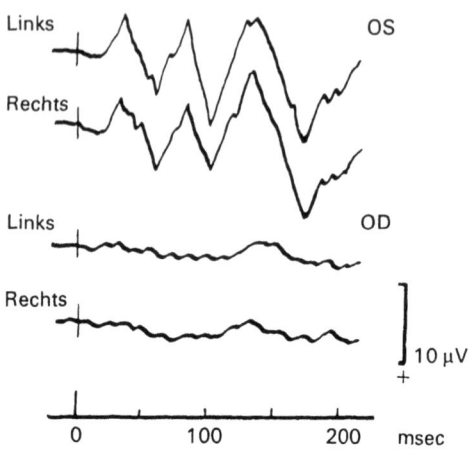

Abb. 21–6. *Visuell evozierte Potentiale, vollständige Läsion des rechten N. opticus*. Keine Reizantwort (evoziertes Potential, EP) des okzipitalen Cortex nach Reizung des rechten Auges (OD), jedoch gute Reizantwort nach Reizung des linken Auges (OS). (Aus Vaughan, D., Asbury, T.: General Ophthalmology, 7th ed. Lange, 1974)

Elektroretinographie
(Abb. 21–5)

Durch die Elektroretinographie sind Aussagen über die Netzhautfunktion möglich. In Ruhe besteht eine experimentell nachgewiesene Spannungsdifferenz von 6 mV zwischen der Elektrode an der Kornea und einer anderen an der Augenrückseite oder der Kopfhaut, wobei die Kornea positiv ist. Bei plötzlicher Beleuchtung des Auges wird eine charakteristische Potentialänderung, Elektroretinogramm (ERG), abgeleitet. Die a-, b- und c-Wellen sind Antworten auf das Einschalten des Stimulus, während die d-Welle eine zusätzliche Antwort darstellt, die bei Abschalten des Reizes entsteht. Beim Affen beruht die a-Welle wahrscheinlich auf der Aktivität der äußeren Segmente der Netzhautrezeptoren; die b-Welle entsteht in den inneren Schichten der Retina und die c-Welle wahrscheinlich im Pigmentepithel unter der Retina.

Beim Menschen wird das Elektroretinogramm durch kurze Beleuchtung mit einem Licht hoher Intensität (Stroboskop) als Potentialdifferenz zwischen einer Kontaktlinsenelektrode und einer indifferenten Haut- oder Kopfelektrode abgeleitet. Im normalen ERG des Menschen sieht man eine kurze kleine negative Welle (a-Welle), gefolgt von einer größeren, länger dauernden positiven Welle (b-Welle). Längere Reize führen zu einer langen c-Welle und einer kurzen d-Welle (off-effect). Bei Störungen, welche die Zapfen und Stäbchen diffus betreffen (Retinaablösung, Retinitis pigmentosa usw.) kann die Spannung des ERG stark reduziert oder aufgehoben sein.

Visuell evozierte Potentiale (VEPs)
(Abb. 21–6)

Bei visueller Reizung mit repetitiven Lichtblitzen oder Verschiebungen eines Schachbrettmusters können über dem okzipitalen Cortex visuell evozierte Potentiale abgeleitet werden, die durch Mittelwertrechner (averager) nach wiederholter Reizpräsentation (50–100 mal) von der Hintergrundaktivität abgegrenzt werden können.

Läsionen im visuellen System (z.B. Optikusneuritis, Entmarkungsherde) stellen sich durch deutliche Potentialminderung im Seitenvergleich, vor allem aber als Latenzverlängerung oder Aufsplitterung und Verbreiterung der Potentiale dar. Mit Hilfe dieser Methode können auch Entmarkungsherde festgestellt werden, die klinisch noch nicht als Retrobulbärneuritis oder Visusminderung in Erscheinung treten. Gerade für diese Fälle hat sich die neuerdings eingeführte visuelle Reizung mit einem Schachbrettmuster bewährt.

Kapitel 22

Untersuchung des Hörvermögens und der Vestibularisfunktionen

Hörprüfungen

Die Bestimmung der Hörschwelle spielt in der Klinik für die Diagnostik von Hörschäden und ihrer Ursachen eine große Rolle. Schallwellen sind für das Hörorgan der adäquate Reiz. Bei einer reinen Sinusschwingung spricht man von einem Ton. Ein Klang setzt sich aus Grundton und harmonischen Obertönen zusammen, während bei Geräuschen viele verschiedene Frequenzen beteiligt sind. Die Tonhöhe hängt von der Frequenz der Schwingung ab, die Lautstärke von der Schwingungsamplitude: je höher die Amplitude, um so lauter der Schall.
Der Hörbereich des Menschen reicht von ungefähr 16–16000 Hz. Personen, welche die Frequenzen zwischen 500 und 2000 Hz deutlich wahrnehmen, haben ein ausreichendes Hörvermögen für die normale Sprachkommunikation, obwohl sie die volle Klangfülle nicht wahrnehmen können. Ein Hörverlust wird zur einschneidenden Behinderung, wenn eine Kommunikation über die Sprache erschwert ist. Als beginnende Hörstörung wird ein durchschnittlicher Hörverlust von 16 Dezibel bei den Frequenzen 500, 1000 und 2000 Hz definiert, als Taubheit, wenn die durchschnittliche Hörminderung dieser drei Frequenzen bei 82 Dezibel oder darüber liegt. Frühe Anzeichen einer Hörminderung beginnen häufig bei 4000 Hz, das gilt sowohl für Kinder mit Schalleitungsstörungen wie für Erwachsene mit Presbyakusis.
Die Häufigkeit einer Hörminderung steigt mit zunehmendem Alter steil an und scheint für hohe Töne im Alter physiologisch zu sein. Eine Hörminderung tritt jedoch auch bei jüngeren Leuten häufig auf. Häufigste Ursache einer Hörminderung im Erwachsenenalter ist die Otosklerose, welche oft schon in der späten Adoleszenz beobachtet wird und bevorzugt bei Frauen auftritt, obwohl insgesamt häufiger Männer von Hörstörungen betroffen werden. Ständige Lärmexposition führt zu einer dauernden Schädigung des Innenohrs. Bei Kindern ist eine schwere Hörminderung oder totale Taubheit meist durch hereditäre Nervenerkrankungen, Geburtstraumen, Hirndefekte, zerebrospinale Meningitis oder zuweilen durch andere frühkindliche Infekte bedingt (s. S. 107).

Klinische Methoden

Eine orientierende Prüfung des Hörvermögens für gesprochene oder geflüsterte Umgangssprache erlaubt eine schnelle, grobe Einschätzung von Hörstörungen. Diese Sprachtests sind jedoch ungenau, da die Lautstärke der Stimme beträchtlichen Schwankungen unterliegt, selbst wenn Testwörter von geschultem Personal ver-

Tabelle 22-1. Unterscheidung zwischen Schallwahrnehmungs- und Schalleitungsschwerhörigkeit. (LL = Luftleitung; KL = Knochenleitung)

	Schalleitungsschwerhörigkeit	Schallwahrnehmungsschwerhörigkeit
Stimme des Patienten	spricht leise	spricht laut
Auswirkung von Hintergrundsgeräuschen	hört relativ gut	hört schlecht
Sprachdiskriminierung	gut	schlecht
Hören am Telefon	gut	schlecht
Weber-Versuch: Lateralisierung	in das kranke Ohr	in das gesunde Ohr
Rinne-Versuch	negativ (LL = KL)	positiv (LL > KL)

Aus Krupp, M.A, Chatton,M.J. (editors): Current Medical Diagnosis and Treatment 1976, Lange, 1976

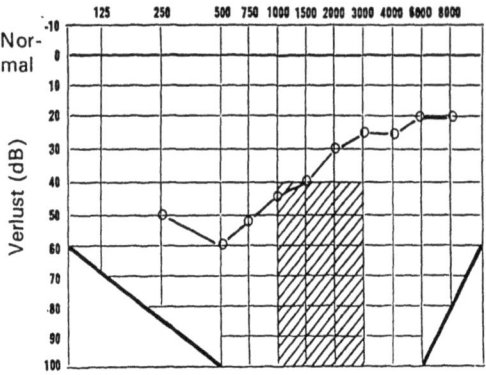

Abb. 22-1. *Mittelohr- oder Schalleitungsschwerhörigkeit.* Typische Kurve für Luftleitung. Die Schwelle für reine Töne ist stark erhöht besonders bei niedrigen Frequenzen

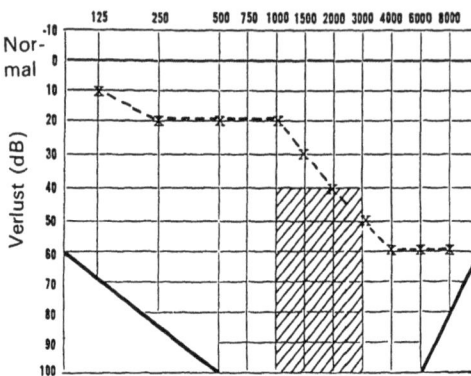

Abb. 22-2. *Innenohr- oder Schallwahrnehmungsschwerhörigkeit.* Typische Kurve für Knochenleitung. Schwellenerhöhung für reine Töne im Bereich höherer Frequenzen

wendet werden. Bei einseitigem Hörverlust sollte das bessere Ohr durch Geräusche vertäubt werden. Das wird am einfachsten durch den Wagnerschen Schüttelversuch erreicht, wobei der Tragus auf den Gehörgang gedrückt und gleichzeitig gerieben wird.

Bevor elektroakustische Geräte zur genaueren Prüfung zur Verfügung standen, waren Stimmgabeln, deren Vibration allmählich abnimmt und die ohne Obertöne schwingen, die exaktesten Untersuchungsmethoden bei Hörstörungen. Sie sind auch heute noch zur raschen Unterscheidung von Innenohr- und Mittelohrschwerhörigkeiten von Bedeutung.

A. *Weber-Test.* Bei normalem Hörvermögen findet keine Lateralisation zu einem Ohr statt, wenn der Fuß der vibrierenden Stimmgabel in der Mittellinie auf den Schädel aufgesetzt wird. Bei Innenohrschwerhörigkeit wird sie ins bessere, bei Mittelohrschwerhörigkeit ins schlechtere Ohr lateralisiert.

B. *Schwabach-Test.* Die Hördauer einer auf den Warzenfortsatz aufgesetzten Stimmgabel mittels Knochenleitung wird mit der des normal hörenden Untersuchers verglichen und die Zeit in Sekunden gemessen.

C. *Rinne-Test.* Die Fähigkeit, die Stimmgabel mittels Luftleitung zu hören, wird mit der Hörfähigkeit durch Knochenleitung verglichen. Die Stimmgabel wird zuerst auf den Processus mastoideus aufgesetzt. Beim normalen Ohr wird eine vibrierende Stimmgabel von 256 oder 512 Hz bei Luftleitung ungefähr doppelt so lang gehört wie bei Knochenleitung (Rinne positiv). Bei Mittelohrschwerhörigkeit ist die Hördauer mittels Knochenleitung und Luftleitung gleich oder die Knochenleitung sogar länger (Rinne negativ).

Audiometrie

Durch diese Tests mit elektronischen Instrumenten ist die Reizung mit reinen Tönen und definierten Lautstärken möglich. Außerdem können mit einigen Instrumenten Sprachsignale live oder vom Band mit definierten Lautstärken dargeboten werden. Luftleitungs- und Knochenleitungsempfänger stehen dabei meist zur Verfügung.

Der Frequenzbereich, der gewöhnlich untersucht wird, reicht von 125–8000 Hz. Lautstärken werden in Dezibel angegeben, einer physikalischen Einheit, die auf der Schalldruckenergie basiert. Jede Dezibel-Einheit entspricht in Annäherung einer für ein normales Ohr gerade noch wahrnehmbaren Lautstärkeerhöhung. Die normale Lautstärke der Unterhaltungssprache liegt ungefähr bei 60 Dezibel (dB). Die durch Audiometrie gefundene *Hörschwelle für reine Töne* wird in ein Ordinatensystem eingetragen mit der Frequenz als Abszisse und der Intensität des Schalldrucks als Ordinate. Die Luftleitung wird meist mit Punkten, die Knochenleitung mit Häkchen eingezeichnet. Die Er-

gebnisse vom rechten Ohr werden grün, die Ergebnisse vom linken Ohr rot dargestellt.
Als *Recruitment* wird die Beobachtung bezeichnet, daß die wahrgenommene Lautstärke eines Tones sehr viel schneller ansteigt als seine Intensitätserhöhung, d.h. die Lautheitsempfindung von leise zu laut ist zu einem engeren Schallintensitätsbereich zusammengerückt. Ein Ton, der von einem Patienten bei 35 dB nicht gehört wird, kann bei 38 dB normal gehört werden und bei nur wenig erhöhter Intensität (45 dB) schmerzhaft sein. Positives Recruitment ist charakteristisch für Schädigungen der Cochlea.
Ein Recruitment wird durch einen subjektiven Vergleich der Lautheitsempfindung (loudness balancing) an beiden Ohren nachgewiesen. Reine Töne werden dabei eine Minute lang bei verschiedenen überschwelligen Intensitäten wechselweise jedem Ohr dargeboten. Die Interpretation hängt von der relativen Lautheitsempfindung an beiden Ohren bei schrittweise erhöhten Intensitäten ab.
Bei Läsionen des N. acusticus oder des Mittelohrs nimmt die Lautheitsempfindung gleichmäßig an beiden Ohren zu, während bei Innenohrschädigung die subjektive Lautstärke im betroffenen Ohr rascher zunimmt.
Der *„short increment sensitivity test" (SISI)* wird mit einem reinen Ton mit 20 dB über der Hörschwelle auf einem Ohr durchgeführt, wobei die Lautstärke in 5-Sekunden-Intervallen ungefähr 20mal jeweils um 1 dB erhöht wird. Bei Cochlealäsionen werden aufgrund des Recruitments 50–100% der schrittweisen Schallintensitätszunahmen wahrgenommen. Bei Mittelohrschäden, Läsionen des N. acusticus oder zentraler Bahnen werden weniger oder überhaupt keine Inkremente bemerkt.
Der *Békésy-Test* beruht auf einer vergleichenden Audiometrie und benutzt einen unterbrochenen und einen anhaltenden Ton. Der Ton nimmt an Lautstärke bis zur Hörschwelle des Patienten zu und nimmt danach wieder ab, bis er vom Patienten nicht mehr wahrgenommen wird. Dieses Testschema wird bei den verschiedenen Frequenzen wiederholt. Im so gewonnenen Békésy-Audiogramm lassen sich vier Kurventypen unterscheiden. Bei Typ I liegen die Kurven des kontinuierlichen und des unterbrochenen Tons aufeinander. Bei Typ II laufen die beiden Kurven bis etwa 1000 Hz parallel, bei höheren Tönen fällt dann die Kurve für den Dauerton unter die Kurve des unterbrochenen Tons. Dieser Typ II wird bei Cochleaschädigungen beobachtet.

Beim Typ III-Audiogramm verläuft die Kurve für den unterbrochenen Ton normal, die Kurve des Dauertons fällt jedoch bei höheren Frequenzen steil gegen Null ab. Typ III ist sehr charakteristisch für Akustikusläsionen. Typ IV-Audiogramme sind mit Typ II zu vergleichen, wobei die Kurve für den Dauerton jedoch im gesamten Frequenzbereich unter der des Kurztons liegt. Die Typ-IV-Kurve ist ein Hinweis auf schwere Cochleaschädigungen.
Der *Lautstärkeabnahmetest* (tone decay test) ähnelt der Békésy-Audiometrie mit dem Dauerton, jedoch wird dabei ein konventionelles Audiometer benutzt. Ein kontinuierlicher Ton — 5 dB über der Hörschwelle — wird einem Ohr dargeboten, während das andere Ohr vertäubt wird. Wenn der Patient den Ton wegen der Adaptation nicht mehr hört, wird die Intensität um 5 dB erhöht und der Test eine Minute lang wiederholt. Wie im Békésy-Test zeigt eine geschädigte Cochlea Ermüdung gegenüber einem Dauerton, erkennbar an der größeren Anzahl von 5 dB-Inkrementen. Bei einer normalen oder nur wenig geschädigten Cochlea muß die Intensität um 0–15 dB in 1 min erhöht werden. Bei mäßiger oder schwerer Cochleaschädigung muß um 15–30 dB erhöht werden. Wenn das erforderliche Inkrement höher als 30 dB ist, liegt wahrscheinlich eine Erkrankung des N. acusticus vor.
Mittels der *Sprachaudiometrie* wird die Hörfunktion des Ohres bei Frequenzen und Tönen oberhalb der Schwellenintensität getestet, da mit tonaudiometrischen Tests die Leistungsfähigkeit des Ohres nur für bestimmte Funktionen geprüft wird. So ergibt sich bei manchen Erkrankungen eine wesentlich stärkere Einschränkung der akustischen Aufnahmefähigkeit, als nach Hörschwellenprüfungen für Töne zu erwarten ist. Testwörter für die Bestimmung der Sprachwahrnehmungsschwelle sind Einsilber.
Als Schwelle des Sprachverständnisses wird die Intensität bezeichnet, bei der ein Individuum die Hälfte der Testwörter korrekt nachsprechen kann. Dies entspricht gewöhnlich der durchschnittlichen Hörschwelle für reine Töne bei den Sprachfrequenzen von 500, 1000 und 2000 Hz.
Die Resultate der Sprachaudiometrie werden folgendermaßen aufgetragen: die Intensität als Abszisse und der Prozentsatz der korrekt wiedergegebenen Wörter als Ordinate. Die Resultate dieses Tests korrelieren nicht immer gut mit den Ergebnissen der Schwellenuntersuchungen.

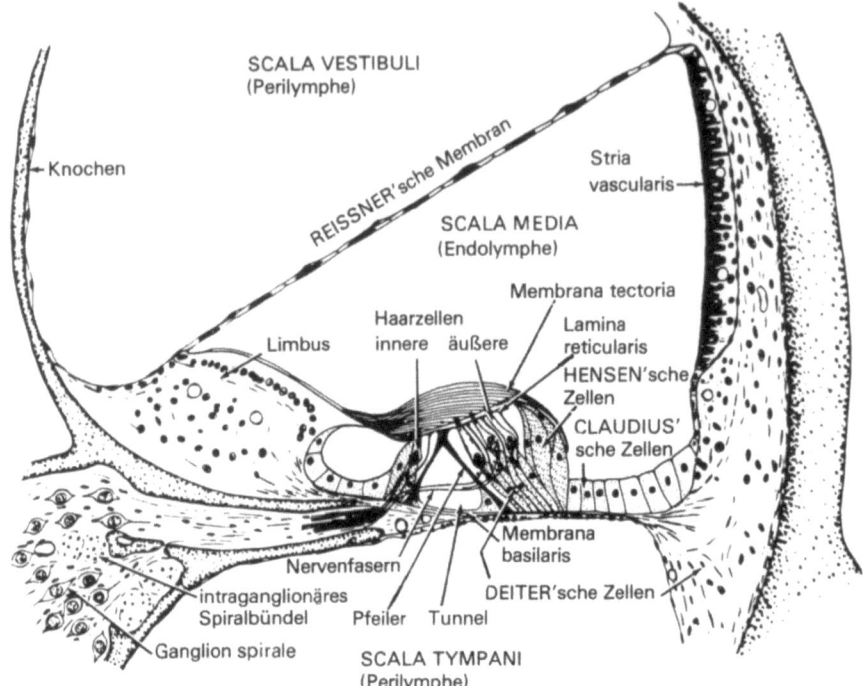

Abb. 22-3. *Querschnitt eines Schneckenganges beim Meerschweinchen.* (Aus Davis et al.: Acoustic trauma in the guinea pig. J. Acoustic Soc. Am. 25:1180, 1953)

Die Sprachdiskrimination kann bei Läsionen im akustischen System schwer behindert sein, während sie bei Schalleitungsschwerhörigkeit kaum betroffen ist. Es wurde versucht, den Sprachdiskriminationstest zu einem binauralen Hörtest zu entwickeln, dessen Ergebnisse mit denen von monoauralen Tests verglichen werden können. Dabei wird eine Liste von einsilbigen Wörtern jedem Ohr getrennt in einer Intensität angeboten, bei der ca. 50% korrekte Antworten erfolgen. Anschließend werden bei gleicher Intensität die Wörter binaural dargeboten. Wenn die zentralen Bahnen intakt sind, erhöht sich die Anzahl der korrekten Antworten, während bei zentralen Störungen, die mit Läsionen der Hörbahnen einhergehen, dieser Synergismus nicht vorhanden ist.

Charakteristische Hörstörungen

A. *Mittelohr- oder Schalleitungsschwerhörigkeit*
1. Luftleitung. Die Schwelle für reine Töne ist mäßig oder stark erhöht, besonders bei niedrigen Frequenzen, während bei höheren Frequenzen geringere Störungen vorliegen.
2. Knochenleitung. Ungefähr normale Audiogramm-Kurve.
3. Sprachwahrnehmungsschwelle. Die Einschränkungen zeigen ein ähnliches Ausmaß wie die Schwellenerhöhung für reine Töne im Bereich der Sprachfrequenzen.

B. *Schallwahrnehmungsschwerhörigkeit*
1. Luftleitung. Die Schwelle für Luftleitung reiner Töne ist erhöht, wobei das deutlichste Defizit im Hochfrequenzbereich liegt.
2. Knochenleitung. Die Hörschwelle für Knochenleitung zeigt ähnliche Veränderungen wie die für Luftleitung.
3. Sprachwahrnehmungsschwelle. Das Defizit ähnelt dem Schwellendefizit für reine Töne im Bereich der Sprachfrequenzen.

Vestibularisprüfungen

Die Orientierung des Körpers im Raum, die Eigenbewegungsempfindung sowie die Kontrol-

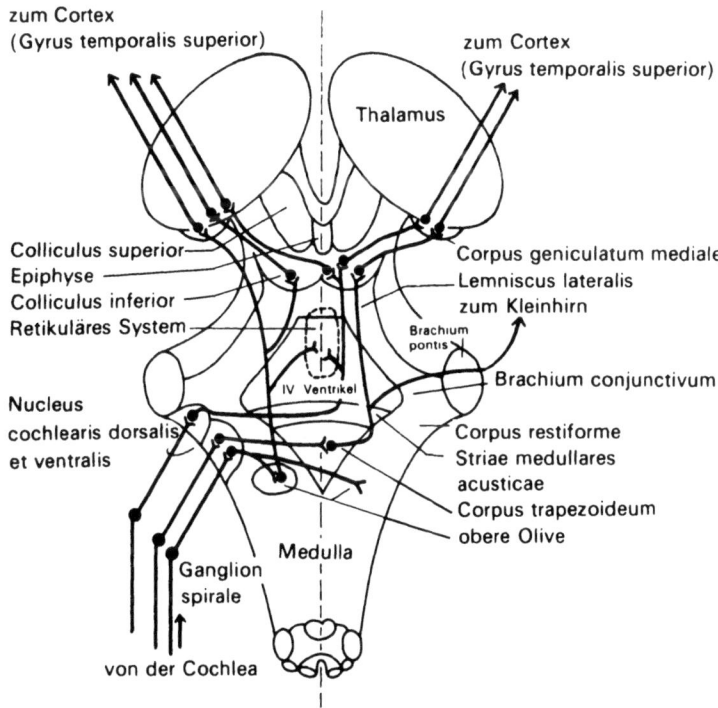

Abb. 22-4. *Vereinfachtes Schema der zentralen Hörbahn.* (Aus Ganong,W.F.: Review of Medical Physiology, 7th ed. Lange, 1975)

le der Blick- und Stützmotorik beruhen auf einer Integration von vestibulären (Bogengänge und Otolithen), visuellen (retinales Bild) und propriozeptiven (Muskelspindeln, Gelenk- und Hautrezeptoren) Informationen.

Störungen dieser Integration können peripher oder zentral bedingt sein und äußern sich als Schwindel, Standunsicherheit, Nystagmus oder in vegetativen Begleiterscheinungen.

Auf die neuroophthalmologischen Untersuchungsmethoden zur Bestimmung von Augenmuskelparesen mit Doppelbildern, Gesichtsfelddefekten, Blickparesen usw. wurde in Kapitel 21 näher eingegangen.

Störungen der propriozeptiven Afferenzen wurden im Rahmen der Sensibilitätsprüfung (Kap. 10) näher beschrieben. Im folgenden sind daher nur Funktionsprüfungen und charakteristische Störungen des vestibulären Systems aufgeführt.

Peripheres und zentrales vestibuläres System

Man unterscheidet zwei Arten von vestibulären Rezeptorsystemen: einmal die drei rechtwinklig zueinander stehenden Bogengänge für die Messung der Winkelbeschleunigung und zum anderen die Otolithen (Utrikulus und Sakkulus) für die Messung von Linearbeschleunigungen (z. B. der Schwerkraft).

Das periphere Rezeptorneuron wird in den Vestibulariskernen auf das sekundäre Neuron umgeschaltet. Von dort bestehen Verbindungen zu

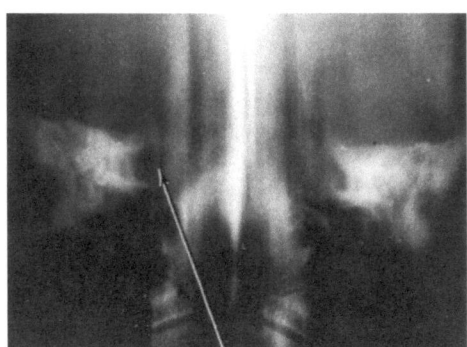

Abb. 22-5. *Erweiterter Meatus acusticus internus im Tomogramm eines Patienten mit Akustikusneurinom rechts*

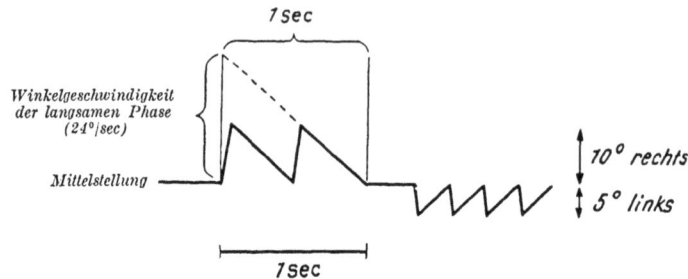

Abb. 22-6. *Die Meßwerte des Nystagmus bei objektiver Registrierung.* Amplitude in Winkelgraden. Frequenz je Sekunde. Schlagfeld auf der Seite der raschen Phase. Rechtsnystagmus Frequenz 2/sec Amplitude 10°; Linksnystagmus Frequenz 4/sec Amplitude 5°. Winkelgeschwindigkeit der langsamen Phase beiderseits etwas über 20°/sec. — Die Amplitude der Augenbewegung wird vor der Nystagmusregistrierung durch Eichung willkürlicher Blickbewegung über einen bestimmten Winkel gemessen. (Nach Jung, R.: Neurophysiologische Untersuchungsmethoden. In: Handbuch der inneren Medizin. 4. Aufl. Bd. V/Neurologie Teil I, 1206–1420. Springer-Verlag, 1953)

den Augenmuskelkernen (über den Fasciculus longitudinalis medialis MLF, und über die Formatio reticularis), zum Rückenmark (vestibulospinale, retikulospinale Bahnen s. S. 32/33) und zum Kleinhirn.

Ob Funktionsstörungen auf peripheren oder zentralen vestibulären Läsionen beruhen, kann am besten durch Untersuchungen des Nystagmus geklärt werden. In vielen Fällen ist dadurch bei zentralen Läsionen auch eine genauere Lokaldiagnostik möglich.

Die typische Nystagmusform (Rucknystagmus) besteht aus einer langsamen Phase und einer schnellen Phase in Gegenrichtung (Abb. 22–6). In seltenen Fällen (z. B. bei kongenitalem Nystagmus) liegt eine andere Form (Pendel-, Sattel-, Bogenform) vor. Die Richtung des Nystagmus wird beim Rucknystagmus nach der raschen Phase bezeichnet (Abb. 22–7).

Klinische Nystagmusprüfung

Zuerst wird mit der Frenzelbrille bei aufgehobener Fixation geprüft, ob ein Spontannystagmus vorliegt. Rotatorische oder dissoziierte Augen-

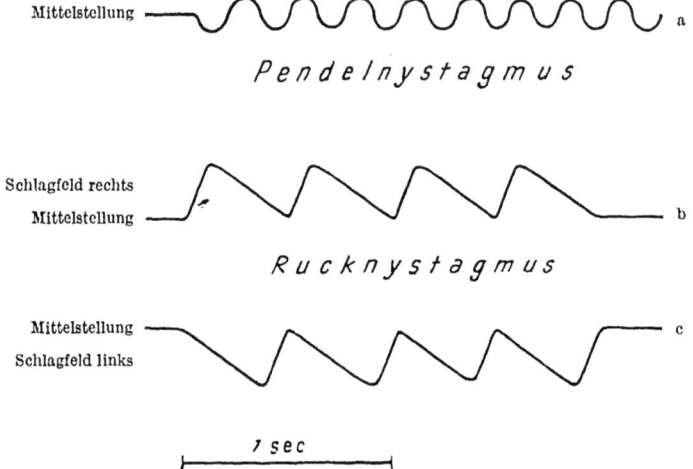

Abb. 22-7a–c. *Schematisches Bild des Pendelnystagmus und Rucknystagmus.* (a) Pendelnystagmus. Vorkommen beim hereditären Nystagmus, Albinismus. Augenerkrankungen und als Bergarbeiternystagmus. (b) Optokinetischer Nystagmus nach rechts. Die rasche Phase bestimmt das Schlagfeld (rechts). (c) Vestibulärer Nystagmus nach rechts. Die langsame Phase bestimmt das Schlagfeld (links). (Nach Jung, R.: Neurophysiologische Untersuchungsmethoden. In: Handbuch der inneren Medizin. 4. Aufl. Bd. V/Neurologie Teil I, 1206–1420. Springer-Verlag, 1953)

bewegungen werden nur bei dieser klinischen Prüfung erkannt und sind im ENG nicht sichtbar.

Danach wird nur mit einem Auge fixiert, um einen latenten kongenitalen Fixationsnystagmus zu provozieren. Bei der Fingerblickfolge in die Hauptblickrichtungen achtet man auf einen Blickrichtungsnystagmus, auf eine Sakkadierung der Folgebewegungen, auf Dissoziierung der Augenbewegungen.

Elektronystagmographie (ENG)

Für die genauere Diagnostik und die Verlaufsbeurteilung ist eine Registrierung mittels der Elektronystagmographie notwendig. Eine elektrische Ableitung der Augenbewegungen ist möglich, weil die Retina gegenüber der Kornea negativ geladen ist und die Augen dadurch bewegliche Dipole darstellen. Die Potentialänderung wird mit zwei temporal angebrachten Elektroden in der horizontalen Richtung und durch eine frontale und eine Ohrelektrode in vertikaler Richtung abgeleitet.

Bei der klinischen Routineuntersuchung wird bei offenen und geschlossenen Augen abgeleitet, die horizontale und vertikale Blickfolge und der optokinetische Nystagmus werden untersucht. Ferner wird das vestibuläre System durch Drehreize und kalorische Reize mittels Kalt- und Warmspülung erregt.

ENG-Befunde und ihre Deutung

Ein *Spontannystagmus (SPN)* ist sowohl bei peripheren Labyrinthschädigungen oder -reizungen als auch bei Hirnstammschädigungen abzuleiten. Er wird durch Fixation deutlich gemindert. Der hereditäre Nystagmus wird dagegen meist durch Fixation gebahnt und zeigt oft außergewöhnliche Schlagformen (kongenitaler Fixationsnystagmus).

Der *Blickrichtungsnystagmus* bei Blick zur Seite ist stets durch zentrale Schädigung ausgelöst oder durch Intoxikation bedingt. Die schnelle Phase schlägt stets in Blickrichtung.

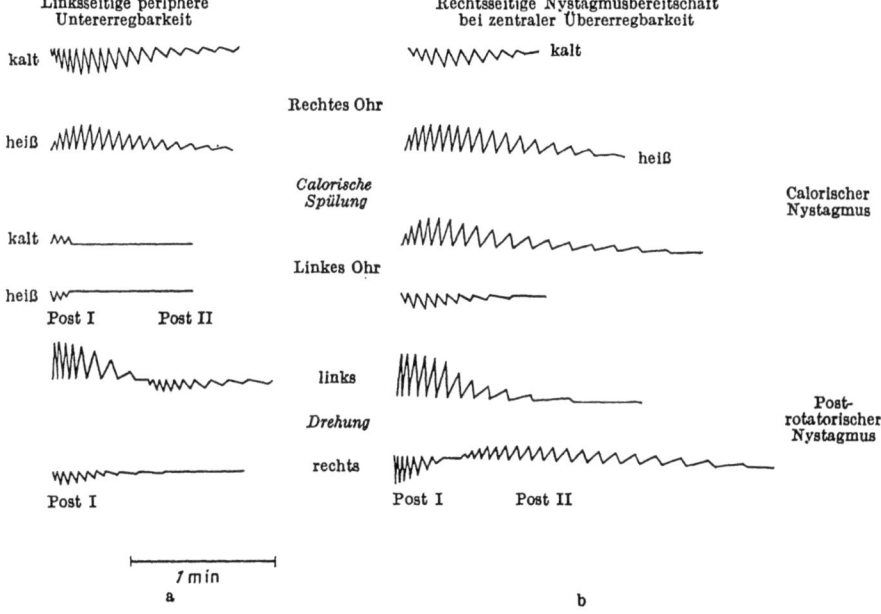

Abb. 22-8a u. b. *Ergebnisse der experimentellen Labyrinthprüfung bei peripheren und zentralen vestibulären Störungen.* Vestibulärer Rechtsnystagmus nach oben, Linksnystagmus nach unten gezeichnet. (a) Linksseitige Untererregbarkeit bei *peripherer* Labyrinthschädigung oder Vestibularschädigung links. (b) Rechtsseitige Übererregbarkeit bei *zentraler* Tonusdifferenz mit Nystagmusbereitschaft nach rechts. (Nach Jung, R.: Neurophysiologische Untersuchungsmethoden. In: Handbuch der inneren Medizin. 4. Aufl. Bd. V/Neurologie Teil I, 1206–1420. Springer-Verlag, 1953)

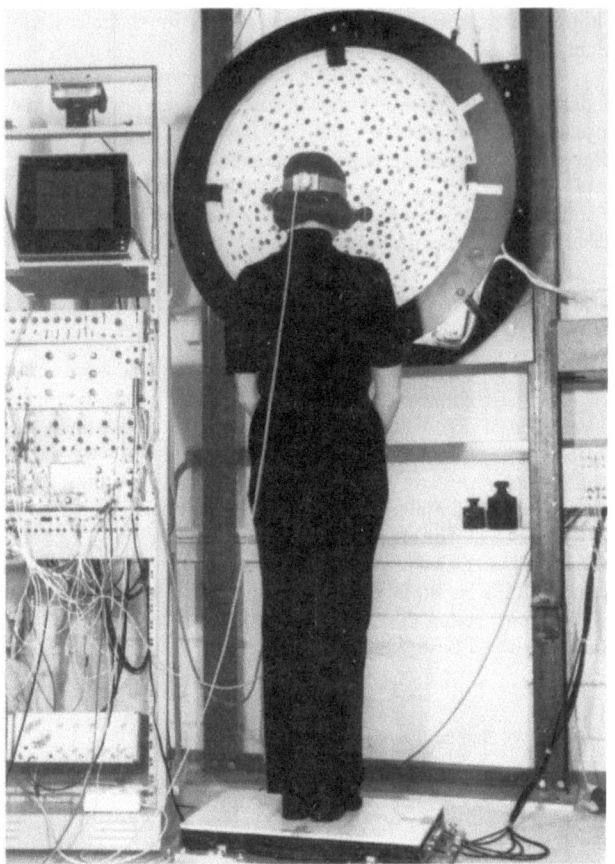

Abb. 22-9. *Untersuchung der Haltungsmotorik (Stabilometrie). Linkes Bild.* Die Patienten stehen auf einer Meßplattform, die die Wanderung des Schwerpunktes in anterior-posterior-Richtung und in seitlicher Richtung registriert. (Bei der gezeigten Apparatur besteht zusätzlich die Möglichkeit, den Patienten durch Rotation der mit Punkten versehenen Halbkugel visuell zu destabilisieren.) *Rechtes Bild.* Originalregistrierung und Auswertung der Schwerpunktwanderung in anterior-posterior-Richtung bei einer typischen Normalperson (links) und einem Patienten mit Spätatrophie der Kleinhirnrinde. In den Spektren der Fourier-Analyse zeigt sich ein für diese Patienten charakteristischer Gipfel bei einer Schwankfrequenz von 3 Hz. (Mauritz und Dichgans, nach Agressologie 1976, 17, C: 15-24)

Zum gröberen *blickparetischen Nystagmus* gibt es oft fließende Übergänge. Bei Blickparese in Richtung der schnellen Phase driften die Augen zur Mittellinie zurück und werden dann mit Anstrengung wieder in die intendierte Richtung gebracht.

Reaktion bei den Drehprüfungen

Nach unterschwelliger Andrehung bis auf eine Geschwindigkeit von 90°/sec wird plötzlich der Drehstuhl abgestoppt. Durch diesen vestibulären Reiz wird ein Nystagmus zur Gegenrichtung (postrotatorischer Nystagmus P_I) ausgelöst, der dann nach etwa 30-50 sec in den sog. zweiten postrotatorischen Nystagmus (P_{II}) übergeht.
Pathologische Befunde bei der Drehreizung sind vestibuläre Unter- oder Unerregbarkeit (zentrale oder periphere Läsionen, Ermüdung), deutliches Richtungsüberwiegen, Übererregbarkeit (zentral bedingt, häufig bei multipler Sklerose).

Optokinetischer Nystagmus (OKN)

Der optokinetische Nystagmus wird durch ein rotierendes Streifenmuster ausgelöst. Die schnelle Nystagmusphase schlägt dabei entgegen der Drehrichtung.
Eine einseitige Verminderung des horizontalen OKN tritt bei Großhirnläsionen zur Gegenseite, bei pontinen Läsionen zur Herdseite auf.
Beim kongenitalen Nystagmus ist eine OKN-Inversion zur Gegenseite festzustellen.
Vertikale OKN-Störungen sind auf mesenzephale Läsionen zurückzuführen, die häufig auch eine vertikale Blickparese verursachen.

Kalorische Prüfung

Für die Funktionsprüfung des peripheren Vestibularapparates ist die Warm- und Kaltspülung des äußeren Gehörgangs (44°C und 30°C) der wichtigste Test. Bei Warmspülung schlägt der

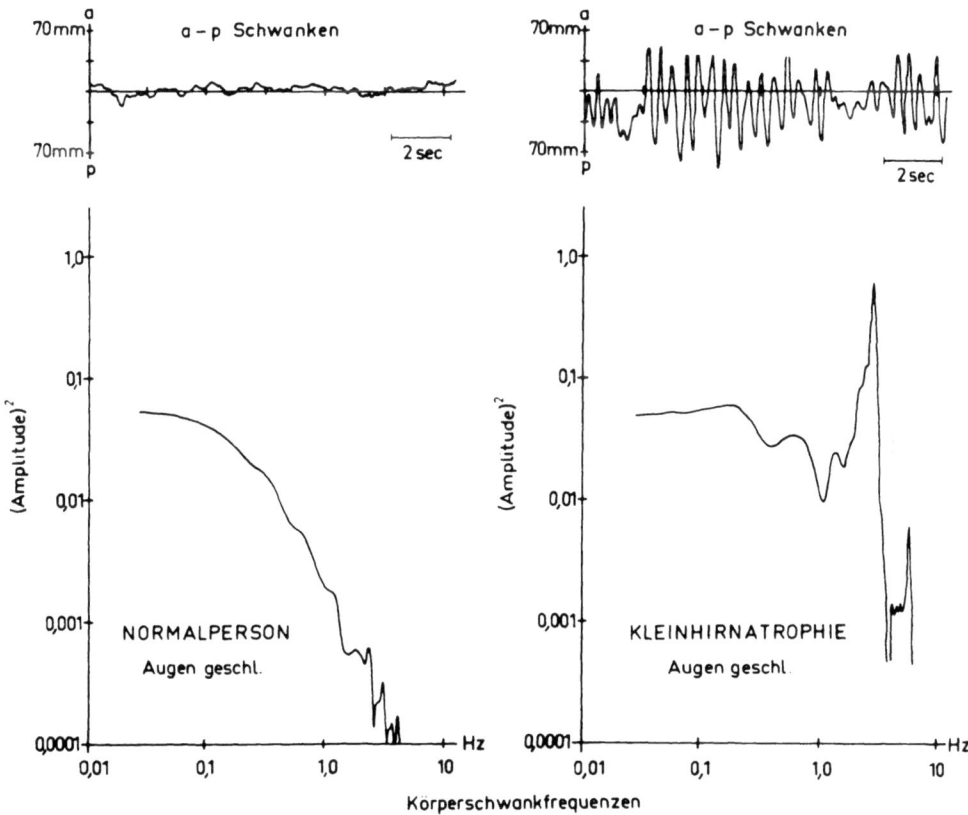

Nystagmus zum gespülten, bei Kaltspülung zum kontralateralen Ohr.
Bei Labyrinthläsionen kommt es zur Unter- oder Unerregbarkeit der betreffenden Seite.

Charakteristische Nystagmusbefunde bei vestibulären Störungen

Periphere Labyrinthläsion. Bei einer akuten Labyrinthläsion tritt ein deutlicher Spontannystagmus zur Gegenseite auf. Die Blickfolgebewegungen sind von diesem richtungsbestimmten SPN überlagert, der vestibulär durch Drehreize ausgelöste Nystagmus in Richtung des SPN verstärkt, in die Gegenrichtung abgeschwächt. Der OKN ist ebenfalls in die Gegenrichtung vermindert. Der Spontannystagmus bei peripheren Labyrinthläsionen verschwindet innerhalb von wenigen Wochen vollständig. Zurück bleibt eine einseitige kalorische Unter- oder Unerregbarkeit.

Periphere Labyrinthstörungen treten z. B. bei vaskulären Funktionsstörungen, bei Traumen, bei M. Menière, bei entzündlicher Hirnnervenbeteiligung oder beim Akustikusneurinom auf.

Funktionsstörungen des zentralen vestibulären Systems. Bei supranukleären Läsionen im Hirnstamm tritt eine sog. „zentrale Tonusdifferenz" auf, d. h. eine Nystagmusbereitschaft zur Gegenseite gleichzeitig mit einer Verminderung zur Herdseite in allen vestibulären Prüfungen. Bei der kalorischen Prüfung ergibt die Kaltspülung z. B. des linken Ohres und die Warmspülung des rechten Ohres einen stärkeren Nystagmus nach rechts. In Abb. 22-8 sind die Befunde bei einer zentralen Tonusdifferenz aufgrund einer zentralvestibulären Läsion wiedergegeben. Ebenso ist der Unterschied in den Nystagmusbefunden zwischen peripheren und zentralen vestibulären Störungen demonstriert. Zentral-vestibuläre Störungen sind am häufigsten durch vertebrobasiläre Durchblutungsinsuffizienz, Entmarkungsherde bei multipler Sklerose oder durch Tumoren der hinteren Schädelgrube bedingt.

Untersuchung der Haltungsregulation

Bedingt durch die physikalisch instabile Lage des aufrecht stehenden Menschen (kleine Unterstützungsfläche, Schwerpunkt ca. 1 m über dem Boden) ist eine komplizierte Haltungsmotorik notwendig, um den aufrechten Stand zu gewährleisten.
Visuelle, vestibuläre und somatosensible (Muskelspindeln, Gelenkrezeptoren) Afferenzen wirken bei der Haltungsstabilisierung mit. Störungen in der Interaktion dieser drei Systeme äußern sich als Stand- und Gangataxie, die sich in einfachen klinischen Tests nachweisen lassen. Beim Romberg-Versuch verstärkt sich bei geschlossenen Augen das physiologische Körperschwanken auch bei Normalpersonen. Patienten mit afferenten *somatosensiblen Störungen* (z. B. bei Tabes dorsalis oder Polyneuropathie) werden bei diesem Test so unsicher, daß sie bei geschlossenen Augen oft fallen. *Peripher-vestibuläre Störungen* führen im Romberg-Versuch zu einer Falltendenz zur Herdseite. Bei *cerebellären Läsionen* verstärkt Augenschluß die Kleinhirnataxie relativ gering.

Um die Standataxie quantitativ zu bestimmen und die verschiedenen Formen zu differenzieren (z. B. vestibuläre, zerebelläre, Hinterstrangsataxie), werden heute Registriermethoden (Stabilometrie) verwendet, bei denen die Patienten auf einer Meßplattform stehen. Dabei wird die Auslenkung des Schwerpunktes über dieser Plattform registriert.
Während im ENG Störungen der Blickmotorik und der visuo-vestibulären Interaktion registriert werden, ist durch die *Stabilometrie* die Beurteilung der *Stützmotorik* bzw. der visuovestibulo-somatosensiblen Interaktion und ihrer Störungen möglich.
Abbildung 22-9 gibt als Beispiel die Aufzeichnung und Auswertung der Körperschwankung eines Patienten mit Spätatrophie der Kleinhirnrinde mit einer für diese Krankheit typischen 3/sec-Schwankung wieder.

Kapitel 23
Psychometrische Untersuchung

Psychologische Tests werden bei bestimmten Fragestellungen verwendet, um die geistige Leistungsfähigkeit und die Persönlichkeit des neurologischen Patienten besser beurteilen zu können. Die Ergebnisse müssen im Zusammenhang mit der Anamnese und den Befunden des betreffenden Patienten beurteilt werden. Es werden am sinnvollsten mehrere psychologische Tests oder Testbatterien verwendet, um die Schwächen der einzelnen Tests auszugleichen. Die intellektuelle Leistungsfähigkeit ist häufig durch hirnorganische Erkrankungen vermindert, wobei jedoch das Ausmaß, besonders bei kleinen Läsionen, nicht notwendigerweise von der Schwere der organischen Erkrankung abhängt. Es gibt keine spezifischen Tests für hirnorganische Erkrankungen; Patienten mit Hirnverletzungen zeigen Einschränkungen der intellektuellen Leistungsfähigkeit und emotionale Labilität. Treten bei Prüfung des Gedächtnisses, der Schnelligkeit oder der Lernfähigkeit stärkere Einschränkungen zutage als bei Tests, die den Wortschatz und das Allgemeinwissen prüfen, so kann das als Hinweis auf eine Verschlechterung der intellektuellen Leistungsfähigkeit angesehen werden. Patienten mit eingeschränkter Hirnleistungsfähigkeit aufgrund organischer Erkrankungen zeigen auch eine Tendenz zu stereotypen Verhaltensweisen und bleiben bei ihren Gedankengängen am Konkreten haften. Sie schneiden bei solchen Tests schlechter ab, die eine Klassifizierung oder Einordnung verlangen.

Eine Vielfalt von Untersuchungsmethoden kann verwendet werden, um das Abstraktionsvermögen, den Symbolgebrauch und die Anwendung neuer Lerninhalte zu prüfen. Diffuse Hirnerkrankungen und solche mit bilateralen Frontallappenveränderungen gehen am häufigsten mit intellektuellen Leistungsstörungen einher. Der Patient zeigt ein vermindertes Auffassungsvermögen, kann das Wesentliche einer Situation sowie geringe Abweichungen oder Veränderungen nur mit Mühe erkennen, hat Schwierigkeiten, zwei oder mehrere Aufforderungen zu behalten und sie auszuführen, besitzt eine verminderte Aufmerksamkeitsspanne, eine verschlechterte Gedächtnisleistung und zeigt in schweren Fällen große Gedächtnislücken und Verwirrtheit.

Die Indikation für psychometrische Untersuchungen ergeben sich aufgrund der Anamnese und der übrigen Untersuchungsergebnisse. So offenbart z. B. eine einfache Prüfung der intellektuellen Leistungsfähigkeit während der neurologischen Untersuchung Gedächtnisausfälle, Rechenschwierigkeiten, fehlerhafte situative Einschätzung oder Lücken im Allgemeinwissen.

Zwei große Gruppen von psychometrischen Tests können unterschieden werden. *Objektive Tests* sind für einen repräsentativen Anteil der Bevölkerung standardisiert und werden für eine quantitative Beurteilung in Relation zu dieser Normalpopulation verwendet. Standardisierte Intelligenztests und Persönlichkeitsfragebogen sind typische Beispiele dafür. *Projektive Tests*, bei denen die Antworten des Patienten auf amorphe, zweideutige oder unstrukturierte Reize oder Aufgaben beurteilt werden, bilden die zweite Gruppe. Die Antworten sind bei diesen projektiven Verfahren von Persönlichkeitsmerkmalen der Versuchsperson beeinflußt. Obwohl die Antworten mit vorher festgelegten Auswertungsrichtlinien verglichen werden, spielt bei diesen Tests die subjektive Interpretation der Testergebnisse durch den Untersucher doch eine wichtige Rolle. Der Rorschach-Test oder der Thematische Apperzeptionstest (TAT) sind typische Beispiele für diese Gruppe.

Objektive Tests

Hamburg-Wechsler-Intelligenztest (HAWIE)

Der Hamburg-Wechsler-Test ist die auf deutsche Verhältnisse übertragene Fassung des Wechsler-Bellevue-Tests. Er wird zur Beurteilung der „allgemeinen Intelligenz" bei Erwachsenen häufig verwendet, weil Schulbildung und andere Erziehungseinflüsse nur einen geringen Einfluß auf das Testergebnis haben. Die Testlei-

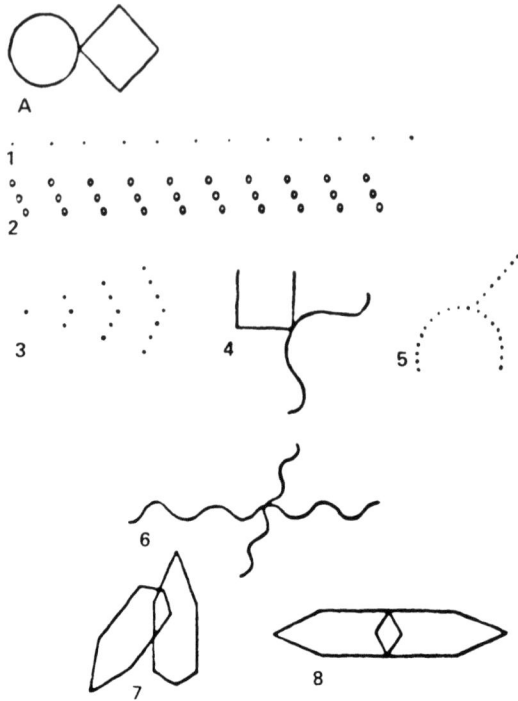

Abb. 23.1. *Testfiguren aus dem Bender-Gestalt-Test, die von der Versuchsperson kopiert werden sollen.* (Nach Bender, L.: A Visual-Motor Gestalt Test and Its Clinical Use. Research Monograph No. 3, American Orthopsychiatric Association, 1938. Copyright © by American Orthopsychiatric Association)

stung wird mit Leistungspunkten bewertet und diese werden direkt in die Maßwerte des Intelligenzquotienten (IQ) umgerechnet. Dabei ist zu berücksichtigen, daß das Lebensalter auf den IQ einen wichtigen Einfluß hat. Der HAWIE besteht aus elf Untertests und gliedert sich in einen Verbal- und einen Handlungsteil. Im Verbalteil werden Allgemeinwissen, allgemeines Verständnis, Zahlennachsprechen, rechnerisches Denken, Gemeinsamkeitenfinden und Wortschatz geprüft. Der Handlungsteil besteht aus einem Zahlensymboltest, Bilderordnen, Bilderergänzen, Mosaiktest und Figurenlegen. Der HAWIE ist für Altersstufen ab 10 Jahren gedacht, wird jedoch fast nur für Erwachsene verwendet. Eine Überarbeitung, bekannt als Wechsler-Intelligence-Scale for Children (WISC), wurde 1949 publiziert und auf deutsche Verhältnisse als HAWIK (Hamburg-Wechsler-Intelligenztest für Kinder) angepaßt.

Stanford-Binet-Intelligenztest

Er gehört zu den am häufigsten verwendeten Intelligenztests und ist besonders für Kinder geeignet. Er besteht aus einer Auswahl von kurzen Aufgaben für die Altersgruppe von 2-14 Jahren mit Schwierigkeitsgraden in Halbjahres- oder Jahresabständen ("Zeitäquivalente") und mit drei Erwachsenen-Schwierigkeitsgraden. Durch diesen Test wird ein breites Spektrum von psychologischen Funktionen geprüft, wobei verbale Funktionen vorherrschen. Die Testaufgaben variieren für die verschiedenen Altersstufen und sind bei den höheren Altersstufen schwieriger gestaltet. Der Intelligenzquotient errechnet sich aus Intelligenzalter und Lebensalter. Wegen seiner Standardisierung und der Gestaltung der Testfragen scheint der Test besonders für Kinder im Volksschulalter und für Heranwachsende geeignet.

Bender-Gestalt-Test

Nach allgemeiner Auffassung werden mit diesem sprachfreien Test visuo-motorische Funktionen geprüft. Bewertet werden die Antworten bei neun Standardfiguren. Die Testfiguren werden der Versuchsperson einzeln vorgelegt und

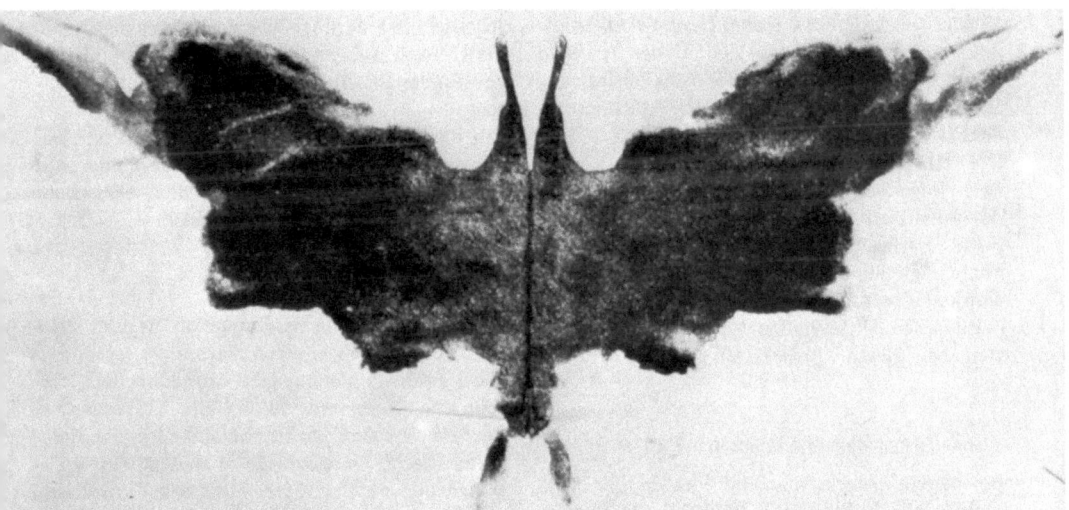

Abb. 23-2. *Karte V aus dem Rorschach-Test.* (Nach Huber,H.: Bern, Switzerland, publishers of Rorschach's Psychodiagnostics)

sie erhält die Aufgabe, die Figuren auf einem Blatt Papier zu kopieren.
Die Interpretation der Testergebnisse ist von vielen Faktoren abhängig; dazu gehören die Art und Weise, in der die Testfiguren reproduziert werden, ihre räumliche Beziehung, der räumliche Hintergrund und die zeitliche Ausführung. Mit diesem Test lassen sich nach Auffassung zahlreicher Autoren vorwiegend organisch bedingte Störungen erfassen.

Porteus-Labyrinth-Test

Bei diesem Test wird die Versuchsperson aufgefordert, einen Weg durch eine Reihe von Labyrinthen zu finden, eine Aufgabe, die je nach Alter der Versuchsperson verschiedene Schwierigkeitsgrade aufweisen kann. Das Abschneiden bei diesem Test scheint mit dem traditionellen Intelligenzquotienten zu korrelieren. Die Fähigkeit einer Versuchsperson wird nach der Schwierigkeit des Irrgartenmusters beurteilt, welches korrekt gelöst werden kann.

Goodenough-Mann-Zeichen-Test (MZT)

Dieser hauptsächlich bei Kindern verwendete Handlungstest besteht darin, daß die Versuchsperson einen Menschen zeichnen soll. Die Zeichnung wird nach bestimmten Standardkriterien beurteilt, zu denen die Genauigkeit der zeichnerischen Details und die Entwicklung der Abstraktion gehören. Außer der Intelligenz spielen emotionale und soziale Faktoren der kindlichen Persönlichkeit eine Rolle.

Minnesota Multiphasic Personality Inventory (MMPI)

Dieser weitverbreitete standardisierte objektive Persönlichkeitstest besteht aus mehreren hundert verschiedenen Testfragen („Items") über Gefühle, Familienprobleme, Verhaltensweisen, Ereignisse und Reaktionen, die die Versuchsperson mit „richtig", „falsch" oder „weiß nicht" in bezug auf die eigene Person beantworten muß. Ein Persönlichkeitsprofil kann auf der Basis von neun klinischen Kategorien erstellt werden: Hypochondrie, Depression, Hysterie, psychopathische Abweichungen, Männlichkeit-Weiblichkeit, Paranoia, Psychasthenie, Schizophrenie und Hypomanie. Der MMPI gilt vor allem wegen der Objektivität der Auswertung und der Quantifizierung zahlreicher Persönlichkeitsvariablen als sehr gutes psychodiagnostisches Hilfsmittel.

Projektive Tests

Rorschach-Test

Bei diesem Test werden dem Patienten zehn Standardkarten vorgelegt, von denen jede einen unstrukturierten Tintenklecks enthält. Dieses

Muster soll gedeutet werden. Dem Test liegt die Annahme zugrunde, daß sich in der Art und Weise wie der Proband das Muster auslegt, die Struktur und Dynamik seiner Persönlichkeit reflektiert.

Die Antworten der Versuchsperson werden nach folgenden Kriterien beurteilt: Beziehung des Inhalts zu dem Tintenklecks, Faktoren wie Form, Farbe, Schattierung und die Frage, ob nur ein Detail des Tintenkleckses interpretiert wurde. Es wurde wiederholt behauptet, daß bei organischen Hirnschäden typische Merkmalslisten bei diesem projektiven Test zu finden sind.

Thematischer Apperzeptionstest (TAT)

Bei diesem projektiven Test werden der Versuchsperson 20 Bildkarten vorgelegt, die je nach Alter und Geschlecht ausgewählt sind, und die Versuchsperson wird aufgefordert, eine Geschichte zu jedem Bild zu erzählen. Die Bilder variieren untereinander und sind in ihrer Aussage unklar und vieldeutig zu interpretieren. Für jedes Bild erfindet die Versuchsperson eine Geschichte, welche auf der eigenen Vorstellungskraft, den Erwartungen, Befürchtungen und den Erlebnissen, die die Persönlichkeit geprägt haben, beruht. Die Themen dieser Geschichten lassen Aussagen über tiefenpsychologische Vorgänge zu, da sie häufig eine Beziehung zu ähnlichen Themen im Leben der Versuchsperson aufweisen. Der Inhalt der Erzählungen ermöglicht Rückschlüsse darüber, wie eine Versuchsperson die Umwelt wahrnimmt, ferner über ihre Denkgewohnheiten, Ängste, Hoffnungen und Wünsche.

Für die Untersuchung von Kindern wurde eine abgewandelte Form entwickelt, der Children's Apperception Test (CAT), der dem deutschen Kinder-Apperzeptionstest entspricht.

Satzvervollständigungstest

Die Versuchsperson wird aufgefordert, eine Anzahl von unvollständigen Sätzen zu beenden. Die Vervollständigung gibt Aufschluß über die Wünsche, Nöte und Gefühle der Versuchsperson. Da verschiedene Persönlichkeitstypen charakteristische Unterschiede in diesem Test aufweisen und da er einfach, kurz und flexibel ist, wird er häufig zur Orientierung herangezogen.

Make-a-Picture-Story Test (MAPS)

Das Testmaterial besteht aus einer großen Anzahl von ausgeschnittenen Figuren und verschiedenen Hintergrundsmustern. Der Patient wird aufgefordert, Figuren auszusuchen und sie vor dem von ihm gewählten Hintergrund zu arrangieren. Er erhält dann die Aufgabe, eine Geschichte über das fertige Bild zu erzählen. Die Auswahl und die Anordnung des Materials sowie die Geschichte, die er erfindet, ermöglichen Aussagen über bewußte und unbewußte Wünsche und Gefühle des Patienten.

Teil IV
Erkrankungen der ZNS

Kapitel 24
Kongenitale Defekte

Eine kongenitale Anomalie oder Mißbildung des ZNS kann durch einzelne Faktoren oder durch das Zusammentreffen von verschiedenen Faktoren ausgelöst werden. Dazu gehören: (1) Pathologische Erbanlagen; (2) innere Ursachen, die in Entwicklungs- und Differenzierungsvorgänge eingreifen, z. B. chemisches und metabolisches Milieu bestimmter Gewebsabschnitte; (3) äußere schädigende Einflüsse auf den Feten, z. B. über den mütterlichen Organismus. Für eine normale Entwicklung ist eine normale Uterusschleimhaut, ausreichende Zirkulation und die richtige Temperatur notwendig. Das ZNS des Feten reagiert während der Entwicklung besonders anfällig auf Anoxie, ionisierende Strahlen und gewisse Infektionskrankheiten der Mutter (Röteln, Mumps). In kritischen Perioden der frühen Entwicklung von Geweben und Organen können geringe Störungen zu schweren Entwicklungsanomalien führen (z. B. Thalidomid-Fälle).
Bei den Erbkrankheiten, die nach den klassischen Mendelschen Erbgesetzen weitergegeben werden, liegt ein Defekt auf molekularer Ebene in der DNS vor. Sichtbare Strukturveränderungen des Chromosoms sind dabei nicht festzustellen.
Beim Menschen gibt es 22 Paare von nicht geschlechtsspezifischen Chromosomen, auch Autosomen genannt. Beim Mann kommt dazu ein Paar von Geschlechtschromosomen (Heterosomen) ungleicher Länge, nämlich das X- und das Y-Chromosom. Das X-Chromosom steht hinsichtlich seiner Größe an siebter Stelle, das Y-Chromosom ist meistens das größte in der Gruppe der kleinen Chromosomen. Die Frau besitzt ein Paar von X-Chromosomen. Die Chromosomen sind nach einer internationalen Nomenklatur in sieben Gruppen eingeteilt und sind numeriert.

Chromosomenaberrationen

Zwei Hauptgruppen von menschlichen Chromosomenaberrationen werden unterschieden: (1) eine abweichende Chromosomenzahl und (2) eine veränderte Struktur einzelner Chromosomen. Eine abweichende Chromosomenzahl liegt vor, wenn z. B. ein Paar fehlt oder wenn mehr als zwei Chromosomen von einem Paar vorhanden sind. Eine veränderte Struktur einzelner Chromosomen kommt bei Chromosomenbruch vor, wenn z. B. ein Schenkel vollständig abgebrochen ist und verloren geht, und bei den verschiedenen Formen des cross over (Deletion, Ringbildung, Translokation). Von Translokation spricht man, wenn ungleiche Fragmente zwischen zwei nicht-homologen Chromosomen ausgetauscht sind.
Autosomale Trisomie-Syndrome kommen vor, wenn drei anstelle von zwei Chromosomen eines bestimmten Autosomen-Paares vorhanden sind. Beim Down-Syndrom (Mongolismus) liegt eine Trisomie des Chromosoms 21 vor, so daß sich die Gesamtzahl der Chromosomen auf 47 anstelle von normalerweise 46 beläuft. Andere Trisomien mit Beteiligung der vierten Chromosomengruppe (Nummer 13, 14 und 15) gehen mit geistigen Defekten und multiplen kongenitalen Anomalien einher. Patienten mit Trisomie der Gruppe V (Nummer 17 und 18) zeigen Spastik, Ohrenmißbildungen, Beugestellung der Finger, deformierte Füße und kongenitale

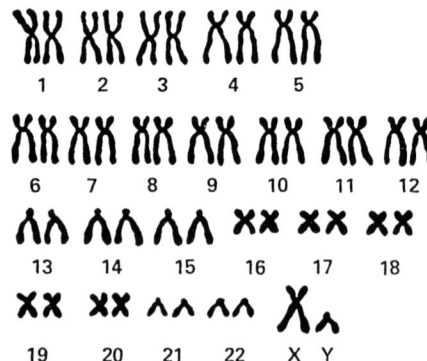

Abb. 24–1. *Normaler männlicher Karyotypus.* (Nach Krupp, M. A., et al.: Physician's Handbook, 18th ed. Lange, 1976)

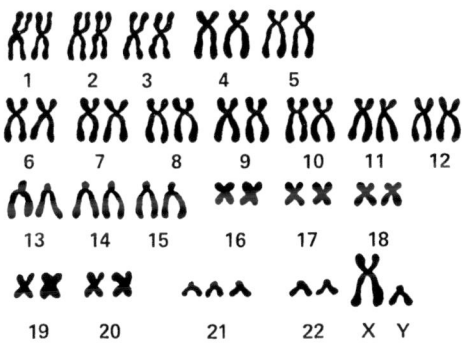

Abb. 24–2. *Down-Syndrom mit Trisomie des Chromosoms 21.* (Nach Krupp, M.A., et al.: Physician's Handbook, 18th ed. Lange, 1976)

Herzerkrankung. Sie überleben meist das späte Kindesalter nicht (s. Tabelle 24–2).
Neben diesen Störungen in der Ausstattung mit Autosomen kommen Anomalien der Geschlechtschromosomen vor. Das Klinefelter-Syndrom ist charakterisiert durch eine abweichende Anzahl von Chromosomen (47) mit einem zusätzlichen X-Chromosom, so daß die Geschlechtschromosomenausstattung XXY ist. Kleine Hoden, Sterilität, Eunuchoidismus und Gynäkomastie sind dafür typisch.
Patienten mit Turner-Syndrom besitzen 44 Autosomen und nur ein einzelnes X-Chromosom, insgesamt also 45 Chromosomen. Es handelt sich phänotypisch um kleine Frauen, die keine sekundären Geschlechtsmerkmale entwickeln und multiple kongenitale Defekte aufweisen (Pterygiumbildung am Hals, peripheres Lymphödem, Nagelhypoplasie und Aortenbogenmißbildung).
Geistig Behinderte mit XXX-Geschlechtschromosomen (insgesamt 47) oder mit XXXY (insgesamt 48 Chromosomen) wurden ebenso beschrieben. Die letzteren haben einen männlichen Phänotyp und ähneln den Patienten mit Klinefelter-Syndrom.
In letzter Zeit wurden auch andere ungewöhnliche Beispiele von Geschlechtschromosomen-Abweichungen beschrieben. Es handelt sich dabei um die Formen XXYY, XXXX und XXXXY (s. Tabelle 24–1).

Dysraphische Störungen

Dysraphische Störungen, wie z. B. die Spina bifida, entstehen durch fehlerhaften Schluß des Neuralrohrs und der Wirbel. Vorwiegend im lumbosakralen Bereich kommt es dabei zu einem sackförmigen Vorfall des Rückenmarks und seiner Hüllen durch den dorsalen Spalt der Wirbelsäule. Bei der Meningozele ist die Dura defekt und die übrigen Rückenmarkshäute sind vorgewölbt; bei der Meningomyelozele tritt auch das Rückenmark hernienartig vor. Zusammen mit dysraphischen Störungen finden sich häufig andere Entwicklungsanomalien, die das Rückenmark, den Hirnstamm, das Großhirn oder das Kleinhirn betreffen, wie z. B. kongenitale Tumoren, ein Hydrozephalus und andere körperliche Fehlentwicklungen. Da sich der knöcherne Wirbelkanal schon in der 12. Schwangerschaftswoche schließt, müssen diese Mißbildungen schon während der frühen uterinen Phase entstehen. Im allgemeinen werden zwei große Gruppen von Spaltbildungen im Bereich der Wirbelsäule unterschieden: (1) Spina bifida occulta, bei der nur eine Spaltbildung der Wirbel vorliegt; und (2) eine Spina bifida mit Meningozele oder Meningomyelozele, bei der die Meningen und auch die Haut hernienartig vorgewölbt sind. Anteile des Rückenmarks oder Nervenwurzeln können darunterliegen. Einfache Spaltbildung in einem oder mehreren Wirbelbögen im Lumbosakralbereich ist ein häufiger Nebenbefund bei Röntgen-Routineuntersuchungen oder bei Sektionen. Eine gewisse familiäre Häufung dieser Fehlentwicklung wurde beobachtet.

Spina bifida occulta

Die Spina bifida ist recht häufig. Der Knochendefekt, der gewöhnlich im Lumbal- oder Sakralbereich auftritt, entsteht dadurch, daß sich die Bögen der betroffenen Wirbel dorsal nicht schließen. Der Knochenspalt kann oftmals palpiert werden. Bei der körperlichen Untersuchung können lokale Hypertrichose, Fettansammlungen, Hauteinziehungen und Teleangiektasien der darüberliegenden Haut festgestellt werden. Neurologische Ausfälle können auf intraspinale Lipome, Adhäsionen, Knochenkanten oder auf Entwicklungsstörungen des Rückenmarks selbst zurückgeführt werden. Fehlstellungen und Mißbildungen der Füße (Pes valgus, Pes varus, Pes cavus) und eine Skoliose treten häufig gemeinsam mit einer Spina bifida auf.
Beschwerden treten manchmal erst spät auf und äußern sich durch Funktionsstörungen des Sa-

Tabelle 24–1. Aberrationen der Geschlechtschromosomen[a, b]

Phänotyp	Sexchromatin	Geschlechts-chromosomen	Chromosomen-anzahl	Klinisches Bild
Weiblich	positiv	XX	46	normale Frau
Weiblich	einige kleiner als normale Barr-Körperchen (7%)	Xx (partielle Deletion)	46	Gonaden sind angelegt. Keine sekundären Geschlechtsmerkmale. Amenorrhoe
Weiblich	negativ	XO	45	Turner-Syndrom
Weiblich	positiv für 2 Barr-Körperchen	XXX	47	meist normal aussehende Frau. Geistige Retardierung. Gelegentlich Menstruationsstörungen und Fehlen von sekundären Geschlechtsmerkmalen. (Triplo-X-Syndrom)
Weiblich	positiv für 3 Barr-Körperchen	XXXX	48	normale Frau mit Intelligenzminderung
Weiblich	positiv für 4 Barr-Körperchen	XXXXX	49	geistige Retardierung. Mongoloide Facies. Affenfurche (Vierfingerfurche). Skeletanomalien wie bei 49 XXXXY
Hermaphroditismus	positiv	XX	46	variabler Phänotyp. Hoden- und Ovarienstrukturen gleichzeitig vorhanden
Männlich	negativ	XY	46	normaler Mann
Männlich	positiv für 1 Barr-Körperchen	XXY	47	Klinefelter-Syndrom
Männlich	negativ	XYY	47	Hoden nicht deszendiert. Geistige Retardierung möglich. Gebißunregelmäßigkeiten. Hoher Körperwuchs. Radioulnare Synostose
Männlich	negativ	XYYY	48	leichte psychomotorische Retardierung, Leistenhernie, Hoden nicht deszendiert, Pulmonalstenose, Vierfingerfurchen, Gebißdysplasie
Männlich	positiv für 1 Barr-Körperchen	XXYY	48	Klinefelter-Syndrom
Männlich	positiv für 2 Barr-Körperchen		48	Klinefelter-Syndrom mit stärkerer geistiger Retardierung und Hodenatrophie
Männlich	positiv für 3 Barr-Körperchen	XXXXY	49	geistige Retardierung, hypoplastische äußere Genitalien und Skeletanomalien. Gesichtsausdruck wie beim Down-Syndrom

[a] Nach Krupp, M.A., Chatton, M.J. (editors): Current Medical Diagnosis and Treatment 1976. Lange, 1976
[b] Zum Vergleich sind die Werte für weibliche und männliche Normalpersonen angegeben

kralmarks und der Cauda equina als Blasen- und Mastdarmstörungen, radikuläre, motorische und sensible Symptome. Daneben kommen vasomotorische Störungen und Hautveränderungen mit einseitiger oder beidseitiger Atrophien der unteren Extremitätenmuskulatur und Änderungen der Sehnenreflexe vor. Der Röntgenbefund einer dorsalen Spaltbildung besagt jedoch nicht, daß die Beschwerden des Patienten auf diesem Defekt beruhen, zumal häufig andere Mißbildungen und Fehlentwicklungen in Zusammenhang damit vorkommen.

Tabelle 24–2. Aberrationen der Autosomen.[a,b]

Typ	Synonym	Symptome
Monosomie		
Monosomie 21–22	...	mäßige geistige Retardierung, antimongoloide Augenstellung, geblähte Nasenflügel, kleiner Mund, tiefer Ansatz der Ohren; breite, plumpe Hände
Trisomie		
Trisomie 8	...	leichte geistige Retardierung, Strabismus concomitans, Skeletanomalitäten, wie z. B. Klinodaktylie, Spina bifida
Trisomie 9	...	Mikrozephalus, ZNS-Anomalien; breite, plumpe Nase, tiefer Ohrenansatz, Skelet- und Herzanomalien
Trisomie 13	Trisomie D: „D"-Syndrom, Patau-Syndrom	schwere geistige Retardierung, Herzfehler (77%), Polydaktylie, Hirnmißbildungen, insbesondere Arhinenzephalie, Augenveränderungen, tiefer Ohrenansatz, Wolfsrachen, Hasenscharte, niedriges Geburtsgewicht, charakteristische Dermatoglyphen (hoher axialer Triradius)
Trisomie 18	Trisomie E: „E"-Syndrom, Edward-Syndrom	schwere geistige Retardierung; langer, schmaler Schädel mit ausladendem Hinterkopf, Herzfehler, Zeigefinger über Mittelfinger flektiert, hoher Augenbrauenbogen, tiefer Ohrenansatz, Lippen-Gaumen-Spalte, charakteristische Dermatoglyphen (Häufung von Bogenmustern an den Fingern, Vierfingerfurche), niedriges Geburtsgewicht
Trisomie 21	Down-Syndrom, Mongolismus	geistige Retardierung, Brachyzephalie, Epikanthus, helle Brushfield-Flecken an der Peripherie der Iris, breite eingesunkene Nasenwurzel, Herzfehler, muskuläre Hypotonie, Überstreckbarkeit der Gelenke, charakteristische Dermatoglyphen (Vierfingerfurche, hoher axialer Triradius)
Trisomie 22	...	geistige Retardierung, Minderwuchs, Mikrozephalie, tiefer Ohrenansatz, antevertierte Nasenlöcher, Gaumenspalte, Mißbildung des Daumens, Herzfehler
Translokationen		
15/21	Down-Syndrom, Mongolismus	wie Trisomie 21
21/21	Down-Syndrom, Mongolismus	wie Trisomie 21
22/21	Down-Syndrom, Mongolismus	wie Trisomie 21
Deletionen		
Kurzer Arm des Chromosoms 4 (4p-)	Wolf-Syndrom	schwere Gedeihstörung und geistige Retardierung, Mißbildungen in der Mittellinie des Schädels, Anfälle, Augenanomalien, spitze Nase, fischartiger Mund, Hypospadie
Kurzer Arm des Chromosoms 5 (5p-)	Cri-du-chat-Syndrom	Mikrozephalie, katzenähnlicher Schrei, Hypertelorismus, Epikanthus, tiefer Ohrenansatz, Mikrognathie, abnorme Dermatoglyphen (hoher axialer Triradius, unterbrochene Vierfingerfurche), niedriges Geburtsgewicht

[a] Aus Krupp, M.A., Chatton, M.J. (editors): Current Medical Diagnosis and Treatment 1975, Lange, 1975
[b] Nach Smith, D.W.: Recognizable patterns of Human Malformation. Saunders, 1970. (Vol. 7 in Major Problems in Clinical Pediatrics

Tabelle 24 2 (Fortsetzung)

Typ	Synonym	Symptome
Kurzer Arm des Chromosoms 9(9p-)	...	geistige Retardierung, Trigonozephalie mit prominenter Stirn und breitem, flachem Nasenrücken; antevertierte Nasenlöcher, breite Oberlippe, kurzer Hals, muskuläre Hypotonie, Ohrenmißbildungen, Herzfehler
Langer Arm des Chromosoms 13 (13q-)	...	Mikrozephalie, psychomotorische Retardierung, Augen- und Ohrenanomalien, dysplastische oder fehlende Daumen
Kurzer Arm des Chromosoms 18(18p-)	...	schwere geistige Retardierung, Hypertelorismus, tiefer Ohrenansatz, Flexionsdeformitäten der Finger
Langer Arm des Chromosoms 18(18q-)	...	schwere geistige Retardierung, Mikrozephalie, muskuläre Hypotonie, Herzfehler, Eindellungen an Ellenbogen, Schultern und Knien
Langer Arm des Chromosoms 22 (22q-)	Philadelphia-Chromosom	bei chronisch-myeloischer Leukämie
Chromosom 21	Antimongolismus G; Deletion-Syndrom I	Gedeihstörung und geistige Retardierung, Mikrozephalie, antimongoloide Lidachsenstellung, Hypertonie der Muskulatur, prominenter Nasenrücken, Skeletanomalien, Mikrognathie, Ohrenmißbildungen
Chromosom 22	Antimongolismus G; Deletion-Syndrom II	geistige Retardierung mit Mikrozephalie, tiefer Ohrenansatz, muskuläre Hypotonie, Epikanthus, Syndaktylie der Zehen

Der weitere Verlauf hängt vom Ausmaß der Schädigung und den gleichzeitig vorliegenden kongenitalen Defekten ab. Die Spina bifida occulta an sich ist mit einer normalen Lebensführung vereinbar.

Meningozele

Die hernienartige Vorwölbung der Meningen durch den Knochendefekt ist als weicher, durchscheinender, zystischer Tumor im Sakralbereich tastbar.

Meningomyelozele

Spinalwurzeln und Rückenmark sind durch den Knochendefekt vorgelagert und meist mit der Innenseite des Meningealsackes verwachsen. Neurologisch finden sich Blasen- und Mastdarminkontinenz, Impotenz, sensible und motorische Ausfälle im Bereich der betreffenden Nervenwurzeln und des Rückenmarksabschnitts. Wenn höhere Bereiche betroffen sind, dann ergibt sich das klinische Bild einer kompletten oder partiellen Querschnittslähmung, oder es treten kombinierte radikuläre Ausfälle und Rückenmarkssymptome auf, die einer Syringomyelie ähneln. Bei Meningozelen und Meningomyelozelen besteht die Gefahr einer Meningitis durch Ausbreitung von lokalen Infektionen. Ziel der operativen Therapie ist es, Rückenmarkssubstanz und Nervenwurzeln in den Spinalkanal zu reponieren und den Spalt zu schließen. Funktionsfähiges Nervengewebe ist dabei in jedem Fall zu schonen. Der Eingriff muß möglichst frühzeitig angestrebt werden.

Zephalozelen (Cranium bifidum)

Fusionsstörungen im Mittellinienbereich der Schädelknochen kommen hauptsächlich im Okzipitalbereich vor. Der Bruchsack enthält Meningen (Meningozele) oder Meningen und Ner-

Ätiologie

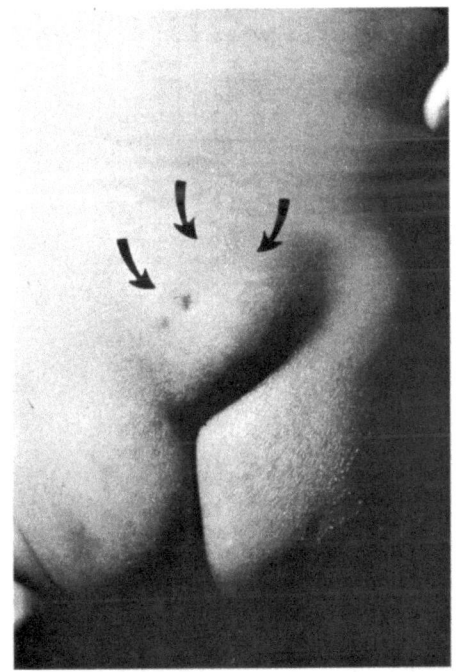

Abb. 24-3. *Spina bifida occulta.* Fettgeschwulst und eingezogene Hautpartie über einer Spina bifida occulta im Lumbosakralbereich bei einem Kind

vengewebe (Enzephalozele). Wenn sich der Knochendefekt im Okzipitalbereich befindet, dann tritt oftmals ein Hydrozephalus auf. Die Ausfälle und Symptome hängen davon ab, ob gleichzeitig ein Hydrozephalus oder andere Hemmungsmißbildungen vorhanden sind. Die operative Behandlung besteht meist in einer Exzision des Bruchsacks mit Inhalt (da das Hirngewebe im Bruchsack nur selten reponiert werden kann) und festem Verschluß der Dura, bzw. Durapla-

stik. Die Prognose ist ungünstig, wenn bei gleichzeitigem Hydrozephalus oder anderen schwerwiegenden Mißbildungen von Nervengewebe umfangreiche Gehirnteile vorgestülpt sind.

Konnataler Hydrozephalus

Eine Vergrößerung des Kopfes mit gleichzeitiger Zunahme der Liquormenge auf Kosten der Hirnsubstanz kann sich intrauterin oder postnatal entwickeln.

Einteilung

Bei Erweiterungen des Ventrikelsystems auf Kosten der Hirnsubstanz liegt ein Hydrocephalus internus vor, bei Erweiterung des Subarachnoidalraumes ein Hydrocephalus externus. Je nachdem ob eine freie Liquorpassage von den Ventrikeln in den Subarachnoidalraum möglich ist, unterscheidet man einen kommunizierenden Hydrozephalus und einen Okklusiv-Hydrozephalus. Zur Differentialdiagnose wird ein Farbstoff in den Seitenventrikel eingebracht, der beim kommunizierenden Hydrozephalus im Lumballiquor nachgewiesen werden kann (Indigokarminreaktion). Untersuchungsmethoden mit radioaktiven Substanzen erlauben eine Unterscheidung von Hydrocephalus communicans aresorptivus, Hydrocephalus hypersecretorius und Hydrocephalus occlusivus (Rhisa-Methode).

Ätiologie

Der sog. Mißbildungshydrozephalus ist eine häufige progressive Begleiterscheinung zerviko-okzipitaler Fehlbildungen oder einer Spina bifida aperta. Zu diesen Fehlanlagen gehören die

Tabelle 24-3. Einteilung dysraphischer Störungen [a]

Embryonales Ursprungsgewebe	Art der Dysplasie	Resultierender Zustand
Kutan: somatisch ektodermal	Haut	Hautdefekt, Hypertrichosis, Hypoplasie der Haut, Zystenbildung, kongenitaler Hautspalt
Mesodermal	Wirbelsäule	Fehlen und Spaltbildung der Dornfortsätze, Spaltwirbel, Rachischisis
	Dura	unvollständiger Verschluß der Dura mater
Neural: neuroektodermal	Neuralrohr	Myelodysplasie, intra- und extramedulläres Wachstum zusammen mit Dysraphie
	Neuralleiste	Ektopie von Spinalganglien

[a] Aus Lichtenstein: Spinal dysraphism. Arch. Neurol. Psychiat. 44: 792, 1940

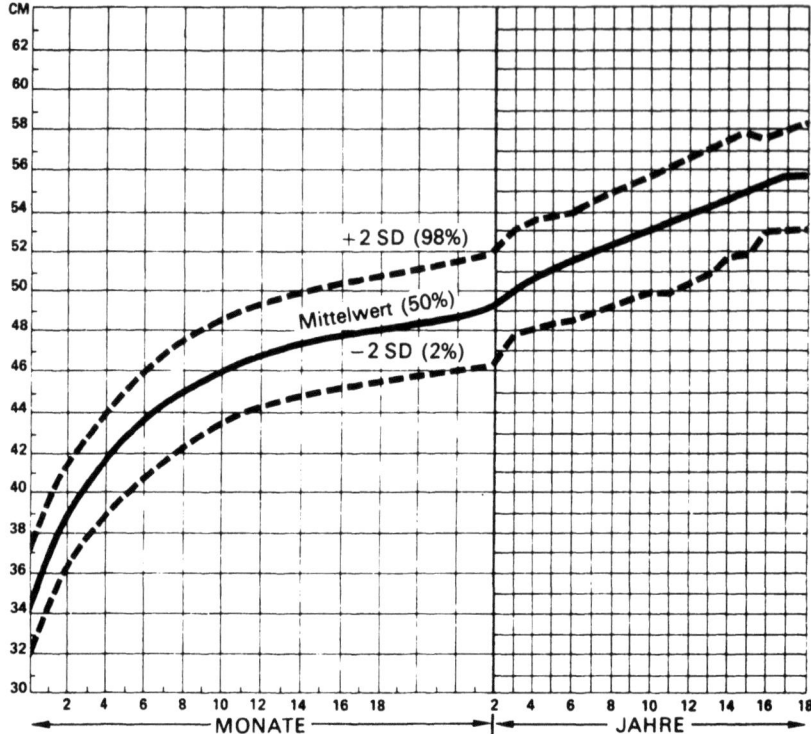

Abb. 24–4. *Kopfumfang bei Knaben von der Geburt bis zum 18. Lebensjahr.* (Nach Nellhaus. Aus Kempe, C. H., et al. (editors): Current Pediatric Diagnosis and Treatment, 4th ed. Lange, 1976)

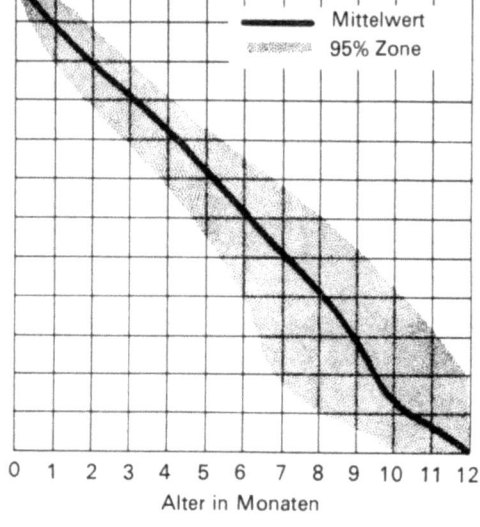

Lächeln: Erwidert das Lächeln eines Erwachsenen oder lächelt, wenn es seine Stimme hört.

Lautbildung: Lallsprache aus eigener Initiative oder nach Stimulierung.

Kopfkontrolle: Bei Hochziehen aus Rückenlage wird der Kopf mitgeführt und gehalten.

Handkontrolle: Greift mit einer oder mit beiden Händen nach Gegenständen, die über ihm baumeln.

Umdrehen: Aus der Rücken- in die Bauchlage.

Sitzt alleine: Einige Augenblicke.

Kriechen: Vorwärtsbewegungen auf dem Bauch oder Rücken.

Pinzettengriff: Ergreift kleine Dinge mit Daumen und Zeigefinger.

Hochziehen: Zum Stehen.

Gehen mit Unterstützung: Gehversuche im Laufställchen, an Möbeln oder an der Hand eines Erwachsenen

Freies Stehen: Steht einige Augenblicke ohne Hilfe.

Gehen: Geht mehrere Schritte allein.

Abb. 24–5. *Normwerte zur Beurteilung der Entwicklung.* (Nach Aldrich u. Norval: J. Pediat. 29: 304, 1946. Aus Kempe, C. H., et al. (editors): Current Pediatric Diagnosis and Treatment, 4th ed. Lange, 1976)

Tabelle 24-4. Kopfumfang von normalen Knaben und Mädchen (Nach Stuart u. Meredith)

Alter	Knaben, Prozentsatz			Mädchen, Prozentsatz		
	10	50	90	10	50	90
Geburt	33,5	35,3	37,0	33,4	34,7	36,0
3 Monate	39,2	40,9	42,1	38,5	40,0	41,7
6 Monate	42,7	43,9	45,4	41,4	42,8	44,5
9 Monate	44,5	46,0	47,1	43,2	44,6	46,3
12 Monate	45,5	47,3	48,4	44,3	45,8	47,7
18 Monate	47,0	48,7	49,9	45,5	47,1	49,0
24 Monate	48,0	49,7	51,0	46,4	48,1	50,1
36 Monate	48,9	50,4	51,9	47,5	49,3	51,1

Arnold-Chiari-Mißbildung und das Dandy-Walker-Syndrom, bei denen die Foramina Luschkae und Magendii eingeengt oder verschlossen sind. Als weitere Ursache eines konnatalen Hydrozephalus kommen verminderte Rückresorption des Liquors, entzündliche Verwachsungen der Meningen nach einer intrauterinen Meningitis, Tumoren und subdurale Hämatome in Frage.

Symptome

Den Hydrozephalus erkennt man am großen und rasch zunehmenden Kopfumfang (Tabelle 24-4). Meßpunkte sind die Hinterhauptsprotuberanz und die stärkste Stirnvorwölbung unterhalb des Haaransatzes. Bei der Geburt ist der durchschnittliche Kopfumfang $35 \pm 1{,}2$ cm. In den ersten vier Lebensmonaten nimmt er um 5 cm zu (ungefähr 1,2 cm pro Woche). Während der nächsten acht Monate nimmt er nochmals um 5 cm zu (d.h. 10 cm Umfangszunahme im ersten Jahr). Im Durchschnitt beträgt der Umfang mit zwei Jahren 49 cm, mit drei Jahren 50 cm, mit vier Jahren 50,5 cm, mit fünf Jahren 50,8 cm und mit sechs Jahren 51,2 cm.

Die Fontanellen wölben sich vor und die Nahtlinien der Schädelknochen weichen auseinander. Die Kopfschwarte erscheint dünn und ausgezogen, das Gesicht klein im Vergleich zum großen Schädel. Die Iris wird großteils vom Unterlid bedeckt (Symptom der untergehenden Sonne). Bei der Perkussion über dem Seitenventrikel ist ein tympanischer Klopfschall zu hören (Geräusch des gesprungenen Topfes).
Dieses *Macewensche Zeichen* findet sich auch bei Hydrozephalus-Kindern mit einem erhöhten intrakraniellen Druck. Es kommt zu einer verzögerten geistigen Entwicklung und einer zunehmenden spastischen Lähmung der Extremitäten. Da im vierten Lebensjahr sich die Schädelnähte schließen, treten danach Hirndruckzeichen, wie Opticusatrophie auf. Bei der Transillumination (Diaphanie) mit einer starken Lichtquelle, die dicht an den Schädel gehalten wird, leuchtet bei Hydrozephalus, Porenzephalie, Hydranenzephalus (Blasenhirn) und bei subduralem Hygrom der Schädel im dunklen Raum rötlich auf.

Therapie und Verlauf

Der Verlauf eines konnatalen Hydrozephalus ist meistens progressiv und führt zur Druckatrophie des Gehirns. Ohne Therapie sterben die Kinder innerhalb des ersten oder zweiten Lebensjahres an interkurrenten Infekten. In einigen Fällen kommt es zum Stillstand des Hydro-

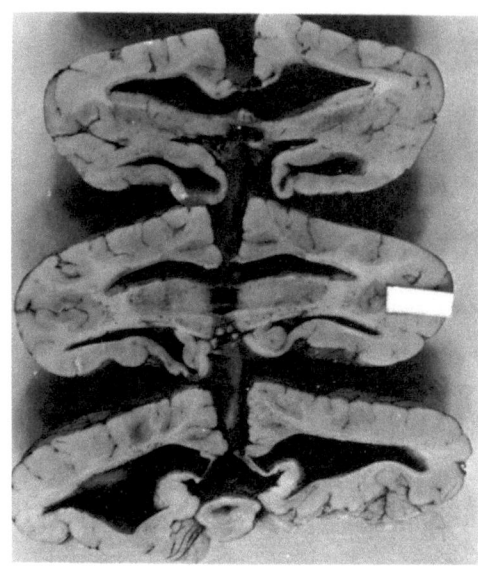

Abb. 24-6. *Frontalschnitt durch das Gehirn eines Kindes mit kongenitalem Hydrocephalus communicans zur Darstellung der symmetrischen Ventrikelerweiterung*

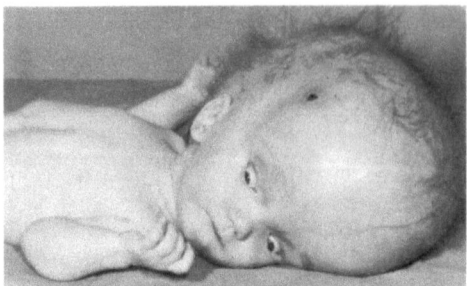

Abb. 24 7. *Hydrozephalus bei einem 14 Monate alten Kind*

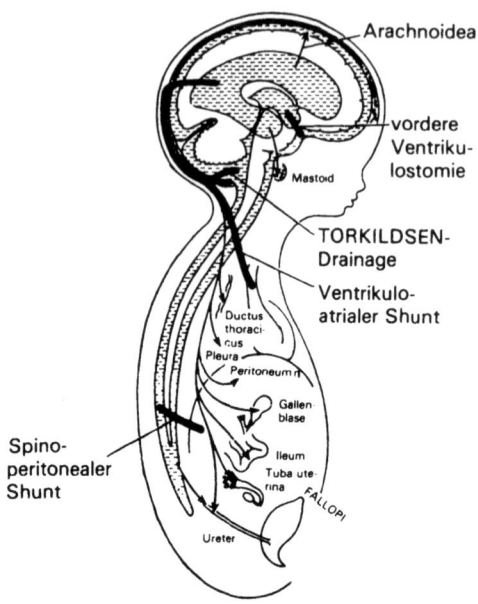

Abb. 24-8. *Verschiedene Drainage-Methoden zur Behandlung des Hydrozephalus.* (Nach Logue: In: Biochemical Aspects of Neurological Disorders, 3rd ed. Cumings, J. N., Kremer, M. (editors). Davis, 1968)

zephalus und die weitere Entwicklung des Kindes ist mit Ausnahme des größeren Kopfumfangs fast normal. Fast immer ist jedoch ein operativer Eingriff indiziert, wobei die erzielten Resultate auch davon abhängen, ob gleichzeitig andere Hemmungsmißbildungen vorhanden sind. Die Methode der Wahl besteht heutzutage in einer Drainage zwischen Seitenventrikel und rechtem Herzvorhof über die V. jugularis (ventrikulo-atrialer Shunt mit Ventilen nach Spitz-Holter oder Pudenz-Heyer).
Als Komplikationen können dabei Katheterverstopfung und Shunt-Infektionen auftreten. Beim Okklusiv-Hydrozephalus wird auch eine Torkildsen-Drainage zwischen Ventrikel und Cisterna magna gelegt. Andere chirurgische Methoden, wie Elektrokoagulation oder Resektion der Plexus chorioidei und spino-peritoneale Verbindungen werden kaum noch durchgeführt.

Zerebrale Kinderlähmung

(Morbus Little, Infantile Cerebral Palsy)

Zerebrale Kinderlähmung umfaßt neurologische Störungen, die durch frühkindliche Hirnschädigungen (intrauterin, Geburtsschäden und postnatal) bedingt sind. Sie sind auf Hemmungsmißbildungen, Geburtstraumen, Stoffwechselstörungen, Asphyxie, intrauterine Meningitis, Enzephalitis, Kernikterus oder Schwangerschaftsgestosen zurückzuführen.
Es werden gewöhnlich folgende Formen von zerebraler Kinderlähmung unterschieden: eine spastische, eine athetotische und eine ataktische Form sowie ein Krankheitsbild mit Rigor oder Tremor. Kombinationen dieser Formen sind häufig. Andere Störungen können ebenfalls gleichzeitig vorkommen, z. B. Sprachstörungen, Hemianopsie, Intelligenzdefekte oder Apraxie. Die Kinder fallen zuerst durch eine gewisse Lustlosigkeit, Trinkschwäche und Bewegungsarmut auf. Die motorische, intellektuelle und die sprachliche Entwicklung sind gewöhnlich verzögert und in vielen Fällen besteht eine Anfallsneigung. Andere Frühsymptome sind: Opisthotonushaltung, Adduktorenspasmus, gesteigerte Eigenreflexe, mangelhafte Kopfkontrolle. Eine Frühdiagnose ist wichtig, weil bei früh einsetzender Krankengymnastik die späteren motorischen Störungen wesentlich gemildert werden können. In leichteren Fällen wird der Defekt oft jahrelang nicht bemerkt, bis dann das Kind seinen Altersgenossen offensichtlich körperlich und geistig unterlegen ist.
Unterteilt nach den motorischen Störungen ergibt sich folgende Häufigkeit: spastische Formen 65%, athetotische Formen 25%, Formen mit Rigor, Tremor oder Ataxie 10%.
Die *spastische infantile Diplegie* ist die häufigste Form der zerebralen Kinderlähmung. Sie ist charakterisiert durch spastische Paresen beider Beine, bei geringerer Mitbeteiligung der Arme. Es finden sich Läsionen in den parasagittalen

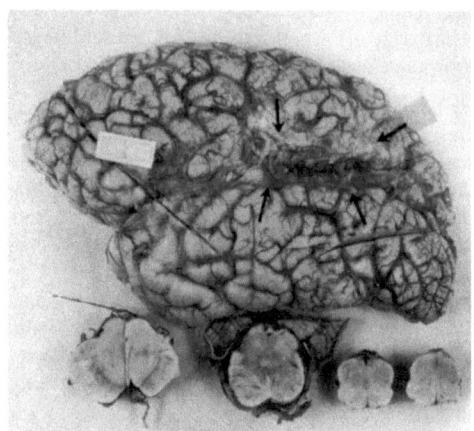

Abb. 24-9. *Zerebrale Kinderlähmung*. Linksseitige frontoparietale zystische Atrophie im Gehirn einer 33jährigen Frau mit seit der Geburt bestehender Hemiplegie rechts

Hirnbereichen in der Nachbarschaft der Einmündung der Hirnvenen in den Sinus sagittalis.
Bei der *infantilen spastischen Hemiplegie* finden sich im Pneumenzephalogramm oder im Computer-Tomogramm (CT) häufig riesige Atrophien der kontralateralen Hemisphäre (Porenzephalie). Die pränatale spastische Hemiplegie ist ziemlich selten (weniger als 5%) und beruht auf Mißbildung oder toxischen intrauterinen Schädigungen. Die spastische Hemiplegie wird am häufigsten durch Geburtstraumen verursacht (65%). Frühgeburt, überhöhtes Geburtsgewicht sowie allgemeine Schwäche des Neugeborenen spielen eine wichtige Rolle. Zangeneingriffe und normale Geburtshindernisse können während der Wehen zu Verletzungen am Kopf des Neugeborenen führen. Beckenverengungen oder forcierte Geburtseinleitung können physiologische Traumen verstärken.
Die häufigsten Ursachen für die postnatale infantile spastische Hemiplegie sind Kopftraumen, Infektionen und Gefäßprozesse. Eine motorische Aphasie kommt nur bei rechtsseitiger postnataler Hemiplegie vor.
Störungen der geistigen Entwicklung und Krampfanfälle sind bei allen Formen der infantilen spastischen Hemiplegie häufig. Die obere Extremität ist im Unterschied zur spastischen Diplegie meistens mehr betroffen als die untere. Die sensiblen Ausfälle sind unter Umständen störender und behindernder als die motorischen,

weil damit auch die Propriozeption und die taktile Formwahrnehmung aufgehoben sind.
Ataktische Formen. Dabei stehen Koordinationsstörungen mit Kopf-, Rumpf- und Extremitätenataxie im Vordergrund. Kopfkontrolle, Sitzen, Gehen und Sprechen sind stark verzögert. Im Luftenzephalogramm ist manchmal eine starke Erweiterung des vierten Ventrikels wegen Kleinhirnhypoplasie zu sehen.

Therapie.

Intensive Physiotherapie (z. B. nach Bobath oder Vojta) bringt gute Erfolge, sofern sie frühzeitig im Säuglingsalter begonnen wird. Es werden dabei Bewegungsmuster antrainiert, die Komponenten späterer motorischer Aktivitäten darstellen. Mit dieser Therapie können Kontrakturen und Deformitäten vermieden werden. Falls solche schon bestehen, sind orthopädische operative Eingriffe manchmal notwendig. Bei Krampfneigung ist eine antikonvulsive Therapie indiziert.

Oligophrenie
(s. Tabelle 30–1)

Oligophrenie ist charakterisiert durch verlangsamte und nur teilweise stattfindende intellektuelle Reifung von früher Kindheit an. Sie kann auf genetischen, toxischen, traumatischen oder anderen Faktoren beruhen und führt gewöhnlich zu sozialen Schwierigkeiten und Pflegebedürftigkeit. Die verminderte Fähigkeit zur Aufmerksamkeit, die Unfähigkeit, sich auf eine Aktivität zu konzentrieren, motorische Unruhe, Ablenkbarkeit und Angst verstärken neben den intellektuellen Schwierigkeiten die Anpassungsprobleme. Degenerative Stigmata oder Hinweise auf eine organische Hirnerkrankung sind teilweise vorhanden, wie z.B. Krampfanfälle, Lähmungen, Ataxien, Mißbildungen usw.
Das Ausmaß der Behinderung kann durch psychometrische Tests und klinische Beobachtung bestimmt werden und kann von Grenzfällen bis zu schwerer geistiger Behinderung reichen. Geistige Behinderung ist gegeben, wenn der Intelligenzquotient (IQ) unter 70 liegt. Als *debil* gilt, wer einen IQ zwischen 70 und 50 besitzt („morons") und damit hinsichtlich seiner Intelligenz einem durchschnittlichen 10jährigen Kind entspricht.
Diese Personen können schreiben und lesen lernen und ein weitgehend selbstständiges Leben

führen. *Imbezilität* ist bei einem IQ zwischen 50 und 20 gegeben. Diese Personen sind in ihrer Intelligenz einem durchschnittlich 7 Jahre alten Kind zu vergleichen. Sie sind beschränkt bildbar — entsprechend der ersten Klasse Volksschule — und können sich in mancher Hinsicht selbst versorgen. *Idioten* haben einen IQ von weniger als 20 und entsprechen in ihrer Intelligenz einem durchschnittlich 3 Jahre alten Kind. Sie stellen häufig ihr ganzes Leben lang ein großes Pflegeproblem dar. Sie erlernen kaum die Umgangssprache. Eine weitere Ausbildung mit Ausnahme auf praktischem Gebiet ist meist sinnlos. Asphyxie, Anoxie und zerebrale Blutungen während längerer Wehentätigkeit gemeinsam mit pränatalen Infektionen und Enzephalitiden in der Kindheit sind die Ursachen für einen großen Anteil dieser Gruppe. Bei anderen findet sich familienanamnestisch eine geistige Behinderung. Neurologische Syndrome wie tuberöse Hirnsklerose, Neurofibromatose, amaurotische Idiotie, Stoffwechselerkrankungen und Mongolismus sind häufig vorhanden.

Mit einer Oligophrenie leicht zu verwechseln ist die seltene Schizophrenie im Kindesalter oder der infantile Autismus. Dieser letztere Zustand entwickelt sich meist erst allmählich und das Kind zeigt oft schon längere Zeit ein auffälliges Verhalten bevor es zum Arzt gebracht wird.

Es verliert sein Interesse an Spielkameraden, Geschwistern, Eltern und an der Schule und scheint in seiner eigenen Welt zu leben, wobei es mutistisch und unbeteiligt stundenlang herumsitzt. Auffallend ist die emotionale Kälte und sein Unbeteiligtsein. Diese Kinder zeigen häufig motorische Auffälligkeiten, Manierismen, Gewohnheitszuckungen und die Stimme kann eine monotone, mechanische Qualität haben. Wenn solche Kinder älter werden, können sich Symptome einer Erwachsenen-Schizophrenie einstellen.

Bei manchen Erkrankungen mit intellektueller Reifungsstörung kann durch rechtzeitige Therapie die Prognose deutlich verbessert werden. So kann eine frühe chirurgische Behandlung der Kraniosynostose die dabei auftretende geistige Retardierung verhindern oder günstig beeinflussen. Die Früherkennung und die prompte Behandlung von metabolischen Störungen wie Phenylketonurie, Galaktosämie und Hypothyreose können die Ausbildung einer Oligophrenie

Tabelle 24-5. Störungen des Aminosäurenstoffwechsels, die zu erhöhten Blutspiegeln der betroffenen Aminosäuren führen und oft mit geistiger Behinderung einhergehen

Erkrankung	Erhöhter Aminosäurespiegel im Blut	Hauptsymptome bei Patienten mit diesem Stoffwechseldefekt
Phenylketonurie	Phenylalanin	Geistige Behinderung, Krämpfe, Ekzeme, blonde Haare, helle Haut, blaue Augen
Ahornsirupkrankheit	Valin, Leucin, Isoleucin	Geistige Behinderung, Spastik, Myoklonien
Tyrosinose	Tyrosin	Leberzirrhose, Knochenveränderungen
Hyperprolinämie	Prolin	Anomalien des Urogenitaltraktes, Nierenerkrankung, photogene Epilepsie
Hydroxyprolinämie	Hydroxyprolin	geistige Behinderung, Mikrohämaturie
Histidinämie	Histidin	Störung der Sprachentwicklung, geistige Behinderung
Citrullinämie	Citrullin	geistige Behinderung, Krämpfe, Erbrechen
Hyperglycinämie	Glycin	geistige Behinderung, Ketose, Neutropenie, Thrombozytopenie, Hypogammaglobulinämie
Homocystinurie	Methionin (Homocystin im Urin)	geistige Behinderung, Anfälle, Linsenektopie, Thromboembolien
Oasthouse-Krankheit	Valin, Leucin, Isoleucin, Methionin, Phenylalanin, Tyrosin	geistige Behinderung, weißes Haar, Ödeme, unangenehmer Geruch des Urins

Nach Efron, M.L. and others: Simple chromatographic screening test for detection of disorders of amino acid metabolism. New England J. Med. 270:1378–1383, 1964 (abgeändert in: Mental retardation: A handbook for the primary physician. JAMA 191:183–222, 1965)

bei diesen Patienten verhindern oder einer weiteren Verschlechterung vorbeugen.
Üblicherweise verwendet man folgende Screening-Tests im Urin:

1. Eisenchlorid-(FeCl₃)-Probe. Eine positive (grüne) Urinreaktion tritt bei Phenylketonurie, Tyrosinurie, Histidinämie und bei der Oasthouse-Krankheit auf. Eine verläßliche Probe für Phenylketonurie ist der *Guthrie-Test*, bei dem der Phenylalaninspiegel im Serum bestimmt wird.

2. Dinitrophenylhydrazin-(DNPH)-Reaktion. Positive Reaktion im Urin bei Phenylketonurie, Thyrosinurie, Histidinämie, Oasthouse-Krankheit, Ahornsirup-Krankheit, Hyperlipidämie, Hyperglykämie und beim Löwe-Syndrom.

3. Natriumnitroprussid-Reaktion. Positive Reaktion bei Homozystinurie, Zystinurie und Zystathionurie.

4. Benedikt-Probe. Positive Reaktion bei Galaktosämie, Fruktosämie und Fruktosurie, Oasthouse-Krankheit und Ahornsirup-Krankheit.

5. Ketyltrimethylammoniumbromid-Reaktion. Positive Reaktion bei Mukopolysaccharidosen, z. B. vom Pfaundler-Hurler-Typ oder Hunter-Typ.
Die Stoffwechselstörungen, die zu Schwachsinn führen, sind in den Tabellen 24–5 und 24–6 zusammengefaßt. Sie werden in Kapitel 30 näher beschrieben.

Laurence-Moon-Biedl-Syndrom

Dieses autosomal rezessiv vererbte Syndrom ist relativ selten und ist charakterisiert durch Oligophrenie, Dystrophia adiposogenitalis, fortschreitende retinale Pigmentdegeneration und Polydaktylie. Es wurde 1866 erstmals von Laurence und Moon beschrieben.

Sturge-Weber-Syndrom

Die charakteristischen Symptome sind Atrophien und Verkalkungen des zerebralen Cortex und ein ipsilateraler dunkelroter Nävus des Gesichts oder der Kopfhaut, der sich meist im Versorgungsgebiet des ersten Trigeminusastes befindet. Infolge der zerebralen Schädigung

Tabelle 24–6. Störungen des Aminosäurenstoffwechsels, die zu einer Anhäufung der betroffenen Aminosäuren im Urin, jedoch nur zu geringer oder keiner Erhöhung der Blutspiegel führen, und oft mit geistiger Behinderung einhergehen

Erkrankung	Erhöhte Aminosäureausscheidung im Urin	Wichtige klinische Symptome
Hartnup-Krankheit	neutrale Aminosäuren	geistige Behinderung, Ataxie, Pellagra-ähnliche Hautveränderungen
Joseph-Syndrom	Prolin, Hydroxyprolin, Glycin	Krämpfe, erhöhtes Liquoreiweiß
Argininsuccinacidurie	Argininsuccinsäure	geistige Behinderung, Krämpfe; schüttere, brüchige Haare, Ataxie
Cystathioninurie	Cystathionin	geistige Behinderung, kongenitale Anomalien, Psychosen, Hypophysenstörung
Hypophosphatasämie	Phosphoäthanolamin	Knochenerkrankung (Phosphatasemangel-Rachitis), Mangel an alkalischer Phosphatase im Gewebe und im Serum
Glycinurie mit Nephrolithiasis	Glycin	Nephrolithiasis (mit Glycin imprägnierte Oxalatsteine)
Galaktosämie	viele Aminosäuren	geistige Behinderung, Ikterus, Katarakt, Zirrhose
Cystinose	fast alle Aminosäuren	renale rachitisähnliche Osteodystrophie, Azidose, Erbrechen, Dehydratation, Tod meist im 3.–8. Lebensjahr

Nach Efron, M. L. and others: Simple chromatographic screening test for detection of disorders of amino acid metabolism. New England J. Med. 270:1378–1383, 1964 (abgeändert in: Mental retardation: A handbook for the primary physician. JAMA 191:183–222, 1965)

kommt es häufig zu geistiger Retardierung, kontralateraler Hemiparese oder Hemianopsie und zu Krampfanfällen. Im Röntgenbild des Schädels ist das Hirnwindungsrelief durch girlandenförmige Doppelkonturen zu sehen. Meist ist die okzipitale oder parietale Hirnregion betroffen. Die Therapie besteht in einer antikonvulsiven Medikation und in einzelnen Fällen in einer operativen Entfernung der intrakraniellen angiomatösen Mißbildung.

von Hippel-Lindau-Krankheit

Dabei finden sich Hämangioblastome der Kleinhirnhemisphären häufig in Verbindung mit einer Angiomatosis retinae, Gefäßgeschwülsten an inneren Organen sowie Zystennieren und Pankreaszysten. Eine familiäre Häufung ist bei diesem Krankheitsbild festzustellen. Die Symptome (Kopfschmerzen, Stauungspapillen, Kleinhirnsymptome) können oftmals erst im späten Erwachsenenalter auftreten. Die Patienten weisen häufig eine Polyglobulie auf. Die Therapie besteht in einer Entfernung des zystischen Tumors.

Down-Syndrom

(Mongolismus)

Diese relativ häufige körperliche und geistige Entwicklungsstörung ist durch eine Trisomie des Chromosoms 21 verursacht. Es gibt vom genetischen Standpunkt aus zwei Formen des Down-Syndroms. Bei der einen („regular Down-Syndrom") haben die Individuen drei Chromosomen Nr. 21, bei der anderen selteneren Form ist das dritte Chromosom 21 an ein Chromosom der Gruppe 13–15 angehängt („translocation Down-Syndrom"). Die betroffenen Kinder sind schwachsinnig und zeigen verschiedene Fehlbildungen des Schädels, des Rumpfes und der Extremitäten, wie z. B. Brachyzephalus, Abflachung des Gesichts mit verschmälerten und schlitzförmigen Lidspalten, Epikanthus, Makroglossie, kongenitale Skelet- und Eingeweideanomalien, körperlicher Minderwuchs sowie die typische Tatzenhand mit der Vierfingerfurche.

Wegen des Gesichtsausdruckes, der oberflächlich einem mongoloiden Habitus ähnelt, wurde früher die Bezeichnung Mongolismus verwendet. In jüngster Zeit wird häufiger der Begriff Down-Syndrom benutzt.

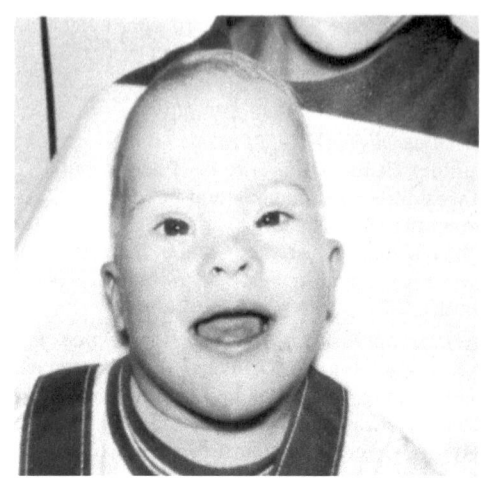

Abb. 24–10. *Gesichtsausdruck eines Kindes mit Down-Syndrom.* (Aus Kempe et al. (editors): Current Pediatric and Treatment, 4th ed. Lange, 1976)

Die Prognose quod vitam ist ungünstig. Der Tod erfolgt entweder aufgrund eines gleichzeitig bestehenden Herzfehlers oder wegen interkurrenter Infektionen.

Tuberöse Hirnsklerose

(Pringle-Bourneville-Syndrom)

Diese kongenitale und manchmal familiär auftretende Erkrankung beginnt in der frühen Kindheit und ist charakterisiert durch Knotenbildung in der Haut, im ZNS und in inneren Organen. Im Gehirn finden sich zahlreiche Gliaknoten an der Cortexoberfläche und in der weißen Substanz. Die Knötchen, die in das Ventrikelvolumen ragen, sind manchmal auf den pneumenzephalographischen Aufnahmen zu erkennen. Die Hauttumoren, welche einem Adenoma sebaceum (M. Pringle) ähneln, sind über den gesamten Körper verbreitet, am häufigsten jedoch im Gesicht. Es handelt sich dabei um kleine gelbe oder rotbräunliche Knötchen in einer schmetterlingsähnlichen Verteilung über der Nase und den Wangen. Die Krankheit führt zu Schwachsinn, epileptischen Anfällen und in wenigen Fällen auch zu neurologischen Herdzeichen. Die Prognose ist ungünstig mit rasch progredientem Verlauf. Die Anfälle nehmen zu und die fortschreitende Demenz führt zu vollständiger Pflegebedürftigkeit. Der Tod tritt meist vor dem 30. Lebensjahr aufgrund von Marasmus, Status epilepticus oder Nierenversagen ein. Abortive Fälle mit geringen geistigen Defekten und seltenen Krampfanfällen haben eine normale Lebenserwartung.

Kraniostenose

(Kraniosynostosis)

Prämaturer Nahtverschluß am Schädel führt zu Mißbildungen mit sekundären Auswirkungen auf Gehirn und Augen. Ein familiäres Auftreten und Entwicklungsdefekte in anderen Knochen (besonders an der oberen Extremität) werden beobachtet. Eine frühe Operation ist indiziert. Die Methode der Wahl ist eine lineare Kraniektomie parallel zu den Nähten, welche sich frühzeitig geschlossen haben, mit Einlagerung eines Polyäthylenfilms zwischen den Kanten, um eine erneute Nahtverbindung zu verzögern.

Oxyzephalie ist charakterisiert durch einen kurzen, hohen Schädel (Turmschädel, Turrizephalus), Exophthalmus, Opticusatrophie und geistige Entwicklungsverzögerung. Der hohe Schädel mit fliehender Stirn, schmalem, länglichem Gesicht und vorstehenden Augäpfeln beruht auf einer Hypoplasie der Schädelbasis und vorzeitigem Schluß der Kranznaht. Als Folge treten häufig Kopfschmerzen, Stauungspapillen durch intrakranielle Druckerhöhung und sekundäre Opticusatrophie auf. Gelegentlich werden auch Krampfanfälle und Taubheit beobachtet.

Ein *Skaphozephalus* (Kahnschädel) resultiert aus dem vorzeitigen Verschluß der Sagittalnaht. Die Schädelmißbildung ist charakterisiert durch eine laterale Abflachung, längliche Schädelform mit vergrößertem anteroposteriorem Durchmesser und vorgewölbter Stirn. Die klinischen Symptome sind ähnlich wie bei einem leichten Oxyzephalus.

Ein *Brachyzephalus* (Kurzschädel) resultiert aus dem vorzeitigen Verschluß der Koronarnaht, so daß der Schädel in anteroposteriorer Richtung abgeflacht ist und eine abnorm hohe Schädelwölbung besteht. Die Stirn ist breit, die Nase breitgedrückt und der Augenabstand erhöht. Klinisch findet sich ein ähnliches Bild wie beim Turmschädel.

Klippel-Feil-Syndrom

Bei dieser kongenitalen Fehlbildung kommt es zur Verschmelzung, Blockbildung und Verminderung der Anzahl der oberen Zervikalwirbel. Gleichzeitig werden ein abnorm kurzer Hals, ein niedriger Haaransatz und eine deutliche Einschränkung der Kopf- und Halsbewegungen beobachtet. Entwicklungsstörungen des Halsmarks führen zu den klinischen Symptomen, wie z.B. radikuläre Schmerzen und Lähmungen der oberen Extremität oder Syringomyelie.

Neurofibromatose

(Morbus Recklinghausen)

Diese dominant erbliche Erkrankung mit geringer Penetranz ist gekennzeichnet durch multiple Neurinome der Spinalnerven und Hirnnerven, durch Neurofibrome der Haut und Hautpigmentveränderungen. Die Hautveränderungen sind schon bei der Geburt vorhanden. Es handelt sich um gestielte oder aufsitzende polypenartige Fibrome, Café-au-lait-Flecken und dunkelrote oder anämische Nävi. Knochenveränderungen und lokale Gewebswucherung, die zu einer Hypertrophie der Zunge, des Gesichts und

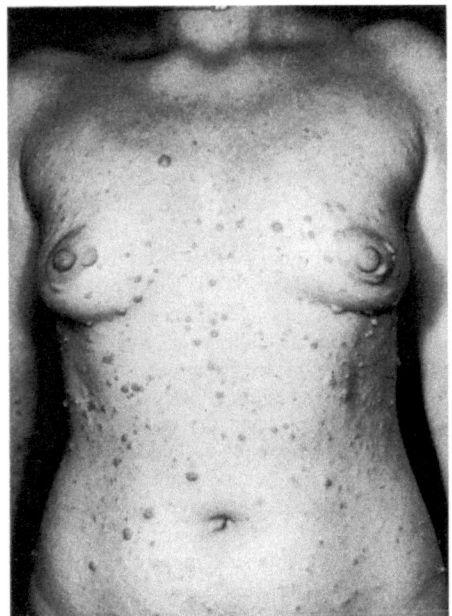

Abb. 24-11. *Neurofibromatose (Morbus Recklinghausen)*. Multiple Knötchen in der Haut und im Subkutangewebe

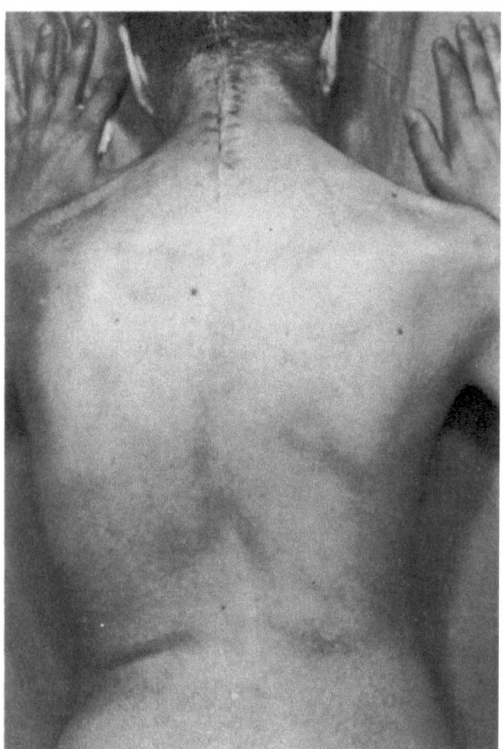

Abb. 24-12. *Arnold-Chiari-Hemmungsmißbildung bei einer 31 jährigen Frau.* Beachte die Skoliose und die Atrophie der Schultermuskulatur

der Extremitäten führen, werden beobachtet. Bei der zentralen Form finden sich an den Spinalwurzeln und intrakraniell Neurinome. Manchmal werden auch multiple Meningeome und Astrozytome festgestellt. Auch das autonome Nervensystem ist häufig betroffen. Die Anzahl der Knötchen kann zwischen wenigen und mehreren Tausend schwanken, ebenso die Größe zwischen stecknadelkopfgroß bis apfelgroß. Diese Tumoren verursachen — sofern sie in der Peripherie sitzen — oft nur geringe Beschwerden in Form von Druckschmerzhaftigkeit oder neuralgischen Schmerzen. Gelegentlich führen sie jedoch auch zu Paresen und Sensibilitätsverlust im Versorgungsgebiet des betreffenden Nerven.

Bei zentralen Tumoren treten je nach Lokalisation verschiedene Herd- und Allgemeinsymptome (z. B. Hirndruckzeichen) auf. Bei Wurzelneurinomen findet sich eine Eiweißerhöhung im Liquor.

Der Verlauf ist meist nur langsam progredient bei häufig normaler Lebenserwartung. Die Symptomatik ist durch die Lokalisation der peripheren oder zentralen Tumoren bestimmt. Bei Patienten mit Hirnnerven- oder Spinalwurzelbefall werden operative Eingriffe erforderlich.

Arnold-Chiari-Hemmungsmißbildung

Bei dieser Mißbildung sind Teile der Medulla und des Kleinhirns durch das Foramen magnum in den zervikalen Spinalkanal verschoben. Gleichzeitig werden häufig eine Spina bifida und ein Hydrozephalus beobachtet. Wahrscheinlich kommt es während der Fetalentwicklung zu einer Fixierung der unteren Rückenmarksanteile, oder die Nervenwurzeln üben möglicherweise einen Zug auf die oberen Zervikalanteile und den Hirnstamm aus, was zu einer Hernienbildung der Medulla und des Cerebellums durch das Foramen magnum führt. Andere Entwicklungsstörungen können gleichzeitig vorkommen, wie z. B. ein „Lückenschädel", Defekte der Wirbelsäule, des Rückenmarks und der Meningen.

Drei Typen der Arnold-Chiari-Hemmungsmißbildung wurden unterschieden: Beim Typ I ist das Kleinhirn und die Medulla nach unten verlagert. Beim Typ II ist zusätzlich dazu der vierte Ventrikel nach distal ins Rückenmark verlängert. Beim Typ III findet sich eine Hernienbildung des Kleinhirns durch einen Knochendefekt der zervikalen Spina bifida.

Die Symptome und Beschwerden treten meist in den ersten Lebensmonaten auf und werden durch den Hydrozephalus und die übrigen Malformationen des ZNS verursacht. Der Hydrozephalus wird auf eine Blockade der basalen Zisternen zurückgeführt. Die Kompression des Hirnstamms und die Dehnung der Hirnnerven und Zervikalnerven führen zu den jeweiligen Herdsymptomen. Die Prognose ist in diesen Fällen mit frühem Beginn schlecht.

In seltenen Fällen treten die ersten Symptome erst im Erwachsenenalter auf und lassen einen Tumor der hinteren Schädelgrube, eine Syringomyelie, multiple Sklerose oder Platybasie vermuten.

Die Therapie besteht bei Kindern in einer Dekompression der hinteren Schädelgrube und in einer Exzision des Bruchsacks der Spinalregion bei Spina bifida. Bei Erwachsenen wird eine Dekompression der hinteren Schädelgrube durchgeführt.

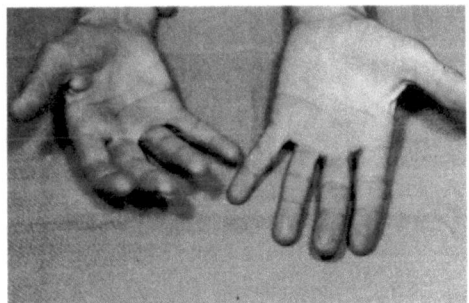

Abb. 24-13. *Atrophie der kleinen Handmuskeln bei einer Patientin mit Syringomyelie*

Syringomyelie

Die Syringomyelie ist eine langsam progrediente Erkrankung des Rückenmarks und des Hirnstamms ungeklärter Ursache, die zu Gliaproliferation und Höhlenbildung im Rückenmark und im Hirnstamm führt. Es handelt sich dabei um die Kombination einer dysraphischen Störung (Höhlenbildung) mit tumorartiger Wucherung von liegengebliebenem Keimgewebe (Stiftgliom) im zentralen Anteil des Rückenmarks um den Zentralkanal herum. Die wichtigsten Symptome sind nukleäre Paresen, dissoziierte Empfindungsstörungen, Läsionszeichen der langen Bahnen und trophische Störungen.
Es werden hauptsächlich die unteren Zervikalsegmente befallen, obwohl die Erkrankung ähnliche Symptome im Lumbalbereich und im Hirnstamm (Syringobulbie) verursachen kann. Andere Entwicklungsdefekte, wie z.B. Trichterbrust, Kyphoskoliose, Halsrippen, Spina bifida oder Hydrozephalus, sind häufig anzutreffen. Pathologisch-anatomisch findet sich eine zentrale Gliose der betroffenen Rückenmarkssegmente und häufig eine zystische Erweiterung mit dicker gelber Flüssigkeit.
Die klassische und am häufigsten anzutreffende Form befällt das zervikale Rückenmark. Durch zunehmende Ausweitung der zystischen Fehlbildung und der Gliaproliferation kommt es zum Auftreten der Symptome im zweiten bis dritten Lebensjahrzehnt.
Die dissoziierte Empfindungsstörung mit aufgehobener Schmerz- und Temperaturwahrnehmung bei erhaltener Berührungsempfindung ist häufig ein Frühsymptom. Sie wird dadurch verursacht, daß die zentral gelegene Läsion zuerst die Hinterhörner und die nahe dem Zentralkanal kreuzenden Schmerz- und Temperaturfasern schädigt. Dadurch kommt es zu zahlreichen Verbrennungen an Fingern und Unterarm, die vom Patienten nicht bemerkt werden.
Motorische Störungen mit Paresen und Atrophien hauptsächlich der kleinen Handmuskeln sind auf Schädigung der Vorderhörner im unteren Zervikalmark zurückzuführen. Ebenso kommt es gelegentlich zu Paresen und Atrophien der Schultergürtelmuskulatur. Wegen Mitbeteiligung der Pyramidenbahnen treten spastische Paresen der unteren Extremitäten auf. Durch diese Verteilung der Läsion kommt es auch zu einer Steigerung der Beineigenreflexe bei geminderten oder fehlenden Armeigenreflexen.
Das Horner-Syndrom und die vasomotorischen und trophischen Störungen an den Armen bei der Syringomyelie sind durch Zerstörung der Zellen im Nucleus intermediolateralis des Halsmarks bedingt. Verlust der Schmerz- und Temperaturempfindung in den Hals- und Thorakaldermatomen hat häufig eine schalähnliche Verteilung (s. Abb. 10–6). Erstreckt sich der Prozeß ins obere Halsmark und die Medulla, dann sind die dissoziierten Sensibilitätsstörungen im Gesichtsbereich zwiebelschalenförmig begrenzt (Trigeminus-Mitbeteiligung). Durch die Läsion der langen Bahnen kommt es neben der Spastik zu Ataxie der unteren Extremitäten und zu einer gestörten Blasenfunktion. Außerdem finden sich dabei häufig Charcot-Gelenke. Ein rotatorischer Nystagmus tritt bei Schädigung des medialen Längsbündels und der vestibulären Verbindungen auf.
Bei Beteiligung der Medulla (Syringobulbie) kommt es zu Atrophie und Fibrillieren der Zunge, Schmerz- und Temperaturverlust im Bereich des Gesichts, Nystagmus, Dysphonie und respiratorischem Stridor.
Nach einer anfänglichen schnellen Verschlechterung kommt es gewöhnlich zu einem langsam progredienten Verlauf, der sich über Jahre erstreckt. Neu auftretende klinische Symptome sind ein Hinweis für eine Ausweitung des Prozesses. Bei spinaler Lokalisation kommt es durch interkurrente Infektionen schließlich zum Tod. Bei der Syringobulbie sterben die Patienten innerhalb weniger Monate wegen der Zerstörung der medullären Kerne.
In der Myelographie zeigt sich in einigen Fällen ein partieller oder kompletter Stop in der von der Syringomyelie betroffenen Zone oder eine charakteristische Deformierung der Kontrast-

mittelsäule in diesem Bereich. Im Liquor ist gelegentlich eine geringe Eiweißerhöhung festzustellen. Die Behandlung erfolgt konservativ durch Krankengymnastik. Die Indikation für eine operative Therapie richtet sich nach dem Ausmaß der klinischen Symptome und nach dem myelographischen Bild. Laminektomie und Dekompression gleichzeitig mit Nadelaspiration oder Myelotomie durch die Fissura medialis posterior des Rückenmarks werden in seltenen Fällen ausgeführt. Eine Röntgenbestrahlung des Rückenmarks im Bereich der Gliose wurde vorgeschlagen. Die Ergebnisse einer solchen Therapie sind jedoch im allgemeinen unbefriedigend.

Platybasie und basiläre Impression

Platybasie ist eine Abflachung der hinteren Schädelgrube durch Mißbildung des Os occipitale. Sie ist häufig mit der klinisch bedeutsameren basilären Impression kombiniert, einer Einbuchtung des okzipito-zervikalen Übergangs in die hintere Schädelgrube. Zuweilen findet sich eine Verschmelzung des Atlas mit dem Os occipitale bei gleichzeitiger anormaler Entwicklung des Dens epistropheus. Kompressionssymptome der Medulla durch den zu hoch stehenden Dens epistropheus, eine komplette Behinderung der Liquorpassage und ein daraus resultierender Hydrozephalus können dabei vorkommen. Die Symptome treten im frühen Erwachsenenalter auf. Es handelt sich um anfallsweise Kopfschmerzen und bulbäre Zeichen wie Erbrechen, Tachykardie, Schwindel und Dyspnoe. Außerdem kann es zu Nystagmus und Strangsymptomen wie spastische Paresen, Ataxie und Sensibilitätsstörungen kommen. Differentialdiagnostisch kommen eine Syringomyelie, multiple Sklerose oder eine progressive spastische Spinalparalyse in Betracht.
In der seitlichen Röntgenaufnahme des Schädels erstreckt sich der Dens über die Chamberlainsche Linie (eine gerade Linie vom Hinterrand des Foramen magnum zum Hinterrand des harten Gaumens) nach oben. Im a-p-Bild überragt der Dens die Bimastoidlinie (Verbindungslinie zwischen den Mastoidfortsätzen). Wenn diese röntgenologischen Zeichen vorliegen, muß eine basiläre Impression angenommen werden. Eine chirurgische Dekompression des Foramen magnum mit Lösung von Adhäsionen und einer gelegentlichen Amputation der Kleinhirntonsillen ist in einigen Fällen indiziert.

Halsrippensyndrom und Skalenussyndrom

Der Plexus brachialis und die A. subclavia können im Halsbereich durch eine rudimentäre Halsrippe, fibröse Bänder, durch die erste Thorakalrippe oder durch einen zu stark kontrahierten M. scalenus komprimiert werden, was zu sensiblen, motorischen oder vaskulären Symptomen in einer oder in beiden oberen Extremitäten führt. Der Beginn der Symptome wurde von manchen Autoren auf den Tonusverlust der Schultergürtelmuskeln und das Absinken der Schulter beim Erwachsenen zurückgeführt. Ebenso wurde die Zug- und Druckwirkung durch schweres Heben oder Tragen als auslösende Ursache angeschuldigt.
Halsrippen, seien sie rudimentär oder voll entwickelt, kommen relativ häufig vor und führen in den meisten Fällen zu keinen Beschwerden. Obwohl sie häufig bilateral angelegt sind, kommt es meist nur zu einseitigen Beschwerden.
Halsrippen können als Vorwölbung im unteren Halsbereich oberhalb der Clavicula getastet werden. Ein Druck in dieser Region führt zu lokalen und fortgeleiteten Schmerzen, die in den Arm und die Hand ausstrahlen. Schmerzen und Parästhesien besonders im ulnaren Bereich der Hand und im Unterarm sind am häufigsten. Wird die A. subclavia komprimiert, so fühlt sich die betroffene Extremität kälter an und ist livide verfärbt. In vielen Fällen kann eine verminderte Pulsation der A. radialis und A. ulnaris bemerkt werden. Ein Horner-Syndrom ist durch Schädigung des zervikalen Sympathicus zu erklären. Das *Adson-Manöver* ist auf der betroffenen Seite positiv. Dabei atmet der Patient in sitzender Haltung mit den Händen auf den Oberschenkeln rasch tief ein, hält den Atem an, neigt den Kopf nach hinten und dreht seinen Kopf soweit wie möglich zuerst zu der einen und dann zu der anderen Seite. Dabei werden die Skaleni angespannt. Eine Verminderung des Pulses auf einer Seite ist ein positives Zeichen. Das *Scalenus-anterior-Syndrom* (Naffziger-Syndrom) ist gekennzeichnet durch Schmerzen im Arm, der Schulter, im Hals, zusammen mit Atrophie der kleinen Handmuskeln und Taubheitsgefühl im Ulnarbereich der Hand. Es ist auf eine Kompression des

untersten Plexusstrangs durch den M. scalenus anterior zurückzuführen.
Der klinische Verlauf ist sehr unterschiedlich. Häufige Remissionen oder ein langsam progredienter Verlauf kommen vor. Eine zeitweilige Besserung kann durch Tragen einer Armschlinge erreicht werden. Bettruhe, Extensionsbehandlung und Kopfkissen, welche die Schultern stützen, können von Nutzen sein. Eine Resektion der Halsrippen, Durchtrennung der fibrösen Bänder oder Durchtrennung des M. scalenus anterior sind bei motorischen Ausfällen indiziert und führen meist zu einer dauernden Besserung.

Kapitel 25
Gefäßerkrankungen und Gefäßsyndrome des ZNS

Zerebrale Arteriosklerose

Die zerebrale Arteriosklerose, die in geringem Umfang eine physiologische Alterserscheinung darstellt, ist oft nur Teilerscheinung einer generalisierten Arteriosklerose. Daneben gibt es aber auch Fälle, bei denen die Hirngefäße isoliert betroffen sind. Über den Zustand der Hirngefäße erhält man durch Untersuchung der Gefäße des Augenhintergrundes orientierenden Aufschluß. Für die Entstehung der Zerebralsklerose sind ähnliche Faktoren verantwortlich, wie man sie für die allgemeine Arteriosklerose herausgestellt hat. Dazu gehören neben konstitutionell-hereditären Faktoren auch exogene Einflüsse wie Stoffwechselstörungen, Hypertonie, Diätfehler, Nikotinabusus usw.

Pathologie

Atheromatöse Veränderungen der Arterien werden bei Sektionen häufig bei Patienten gefunden, die das mittlere Lebensalter erreicht haben. Gefäße aller Größen können betroffen sein.
Bei mikroskopischer Untersuchung sind gleichzeitig degenerative und proliferative Veränderungen in Intima und Media festzustellen. Als Folgeerscheinung werden multiple kleine Substanzdefekte, eine generalisierte Hirnatrophie oder senile Plaques gefunden.
Bei einer Auswertung von 1175 autoptischen Befunden wurden die häufigsten und schwersten arteriosklerotischen Veränderungen in vier Bezirken des Circulus Wilisii gefunden, nämlich im Gebiet:

a. der oberen und unteren Basilararterie;
b. der A. carotis interna an ihrer Dreiteilung;
c. des hinteren Drittels der A. cerebri media;
d. des ersten Teils des A. cerebri posterior.

Gefäßstenosen, die zu schweren Durchblutungsstörungen führten, kamen im Alter von 30-40 Jahren in 2% der Fälle und bei Patienten im Alter von 60-70 Jahren in 6-8% der Fälle vor.

Bei jüngeren Patienten waren die Gefäßverengungen häufiger im vorderen Bereich des Circulus Willisii, in der A. carotis interna und im proximalen Abschnitt der A. cerebri media lo-

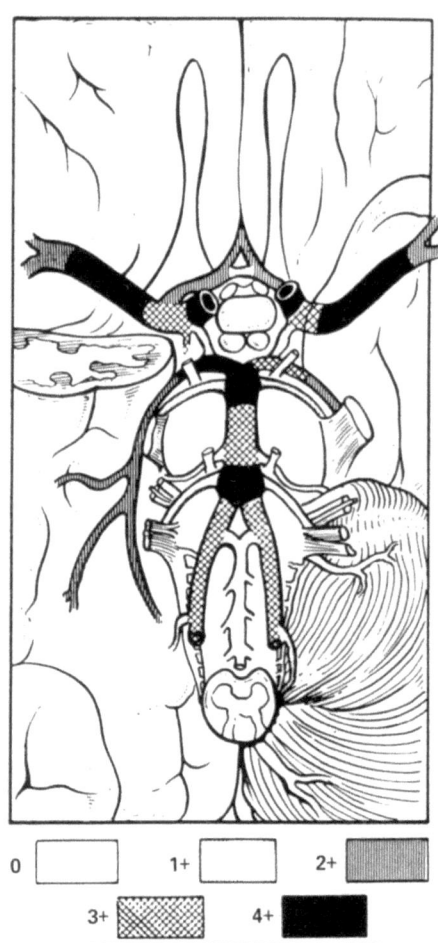

Abb. 25-1. *Verteilung degenerativer Gefäßveränderungen in den großen Arterien des Circulus Willisii aufgrund von 1175 Autopsiebefunden. Der Schweregrad der Läsion ist durch unterschiedlich starke Schattierungen wiedergegeben (dunkelste Schattierung-schwerste Veränderung).* (Nach Baker u. Iannone: Neurology 11:23, 1961)

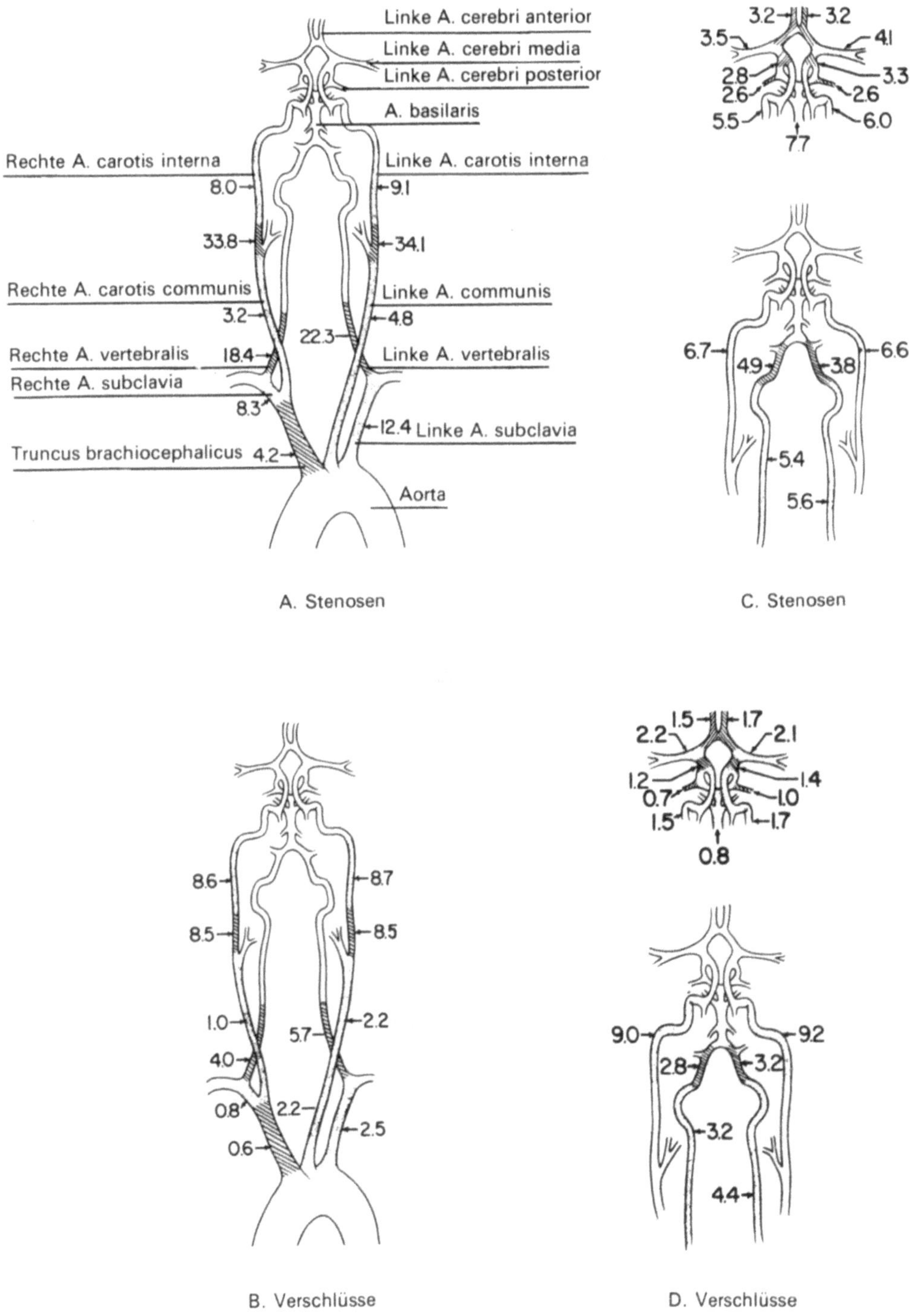

Pathologie

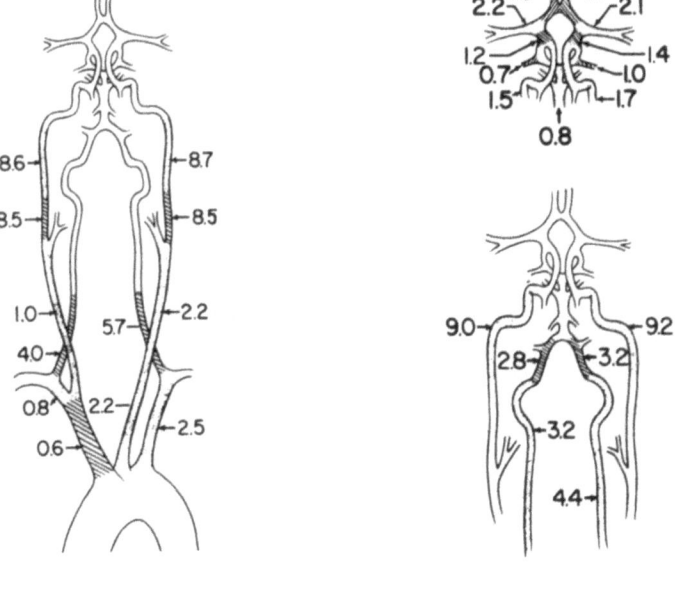

Abb. 25-2. *Häufigkeitsverteilung arterieller Gefäßveränderungen bei 4748 Patienten mit zerebrovaskulärer Insuffizienz.* Die extrakraniellen Gefäßveränderungen in den Abbildungen A und B können meist chirurgisch angegangen werden. (Nach Hass et al.: Joint study of extracranial occlusion. JAMA 203:961–968, 1968)

kalisiert. Bei älteren Patienten lagen die Stenosen fast ausschließlich im hinteren Abschnitt des Circulus Willisii, nämlich in der A. basilaris, den Aa. vertebrales und im proximalen Abschnitt der A. cerebri posterior.

Klinische Symptome

Die zerebrale Arteriosklerose führt einerseits zu Allgemeinsymptomen, wie z. B. Merkfähigkeitsstörungen, Antriebsstörungen und Reizbarkeit, die schließlich in eine senile Demenz einmünden können, andererseits zu zerebrovaskulären Insulten oder zu transienten Ischämien mit charakteristischen Herdsymptomen.

Diagnostische Hinweise

Gefäßverkalkungen stellen sich oft auf der Schädelleeraufnahme dar. In der Angiographie werden Stenosen, Kaliberschwankungen, vermehrte Gefäßschlängelung und Gefäßabbrüche sichtbar. Isolierte Stenosen im Bereich der großen Hirngefäße können heute oftmals durch die direktionelle Doppler-Sonographie festgestellt werden. Insulte stellen sich im EEG meist als Herdbefund dar.

Therapie und Prognose

Die Risikofaktoren müssen durch veränderte Lebensführung, internistische Therapie der Hypertonie, der Stoffwechselstörungen und diätetische Maßnahmen beseitigt werden. Über die zahlreichen auf Hirndurchblutung und Hirnstoffwechsel wirkenden Mittel, die heute im Handel sind, kann noch kein abschließendes Urteil abgegeben werden.

Hypertensive Enzephalopathie

Als hypertensive Enzephalopathie werden akute oder subakute zerebrale Störungen bezeichnet, die als Folge einer schweren fixierten Hypertonie, häufig bei Nierenerkrankungen (z. B. Glomerulonephritis) vorkommen.

Pathologie

Es werden die üblichen, bei zerebraler Arteriosklerose beobachteten Veränderungen, d. h. Verdickung und Hyalinisierung der Intima mit Verengung des Gefäßlumens und hyaline Ablagerungen unter dem Endothel, gefunden. Man nimmt an, daß auftretende arterielle Spasmen zu einer Störung der Blut-Hirnschranke und damit zu einem Hirnödem führen, bevor chronische arteriosklerotische Veränderungen auftreten. Neben dem Hirnödem werden viele kleine Infarkte und petechiale Blutungen gefunden.

Klinische Befunde

Erbrechen, Kopfschmerzen, Benommenheit, Krampfanfälle und Sehstörungen sind die häufigsten Symptome. Motorische und sensorische Herdzeichen kommen bei schweren Fällen hinzu. Folgende Fundusveränderungen sind bei der hypertensiven Enzephalopathie festzustellen: Arterienverengungen, Hinweise auf ältere oder neuere Netzhautblutungen, Stauungspapillen, Exsudate und arteriovenöse Kreuzungszeichen. Der Liquordruck ist meist erhöht, das Liquoreiweiß auf Werte bis zu 200 mg % vermehrt. Die harnpflichtigen Substanzen im Blut können normal oder nur leicht erhöht sein.

Therapie

Die Behandlung besteht in einer Blutdrucksenkung durch Antihypertonika, Sedativa, Salzeinschränkung und autonome Ganglienblocker.

Zerebrovaskulärer Insult

Zerebrovaskuläre Insulte sind auf verschiedene Ursachen zurückzuführen, die klinisch neurologisch nicht unterschieden werden können. Häufigste Ursache ist eine umschriebene Minderdurchblutung, die durch Stenosierung (arteriosklerotische Plaques, wandständige Thromben), Blutdruckabfall (nächtlicher Blutdruckabfall, Herzversagen usw.) oder andere hämodynamische Faktoren (z. B. rasche Viskositätszunahme des Blutes) bedingt ist. Lokale Minderdurchblutung wird auch durch Embolien z. B. bei Mitralvitien verursacht.
Zerebrovaskuläre Insulte werden außerdem in etwa 15 % der Fälle durch Massenblutung infolge einer Gefäßruptur ausgelöst.

Ischämischer Insult

In etwa 75 % der Fälle liegt einem apoplektischen Geschehen eine Mangeldurchblutung zu-

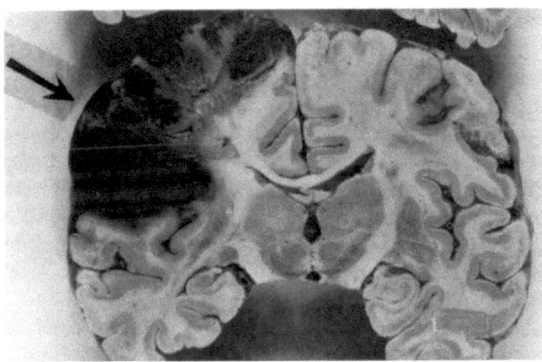

Abb. 25–3. *Hämorrhagischer (roter) Infarkt in der rechten Hemisphäre bei einem 67jährigen Hypertoniker*

grunde. Arteriosklerotische Gefäßveränderungen mit wandständigen Thromben, Plaques und Intimafibrose reduzieren den Blutstrom, der unter Normalbedingungen noch ausreicht. Kommt jedoch ein Blutdruckabfall hinzu (z. B. nachts, nach Mahlzeiten oder nach Belastungen), dann kommt es zur Ischämie und schließlich zum Infarkt. Besonders gefährdet sind dabei die Endausbreitungsgebiete der Hirngefäße, die „letzten Wiesen". Andere Ursachen für eine Ischämie sind Thrombangiitis obliterans, Periarteriitis nodosa, Polyzythämie und mechanische Gefäßkompression durch Tumormassen oder Hirnödem.

Die Größe der Hirnerweichung (Enzephalomalazie) hängt vom nachgeschalteten Versorgungsgebiet und vom Kollateralkreislauf ab. Im akuten Stadium besteht ein perifokales Ödem. Daher sind die neurologischen Ausfälle anfangs größer. Nach einigen Tagen bildet sich das Ödem zurück und der Infarktbezirk grenzt sich deutlicher ab *(weißer Infarkt)*. Das nekrotische Hirngewebe wird verflüssigt und durch Makrophagen abtransportiert. Eine Glia- und Gefäßnarbe ersetzt teilweise das zugrundegegangene Hirngewebe und führt zu einem Schrumpfen oder zur Bildung von kleinen gekammerten Zysten, welche mit klarer Flüssigkeit gefüllt sind. Gelegentlich kommt es zur lokalen Blutung in das nekrotische Gewebe und dadurch zu einem *roten Infarkt*. Eine solche Blutung tritt wahrscheinlich auf, wenn ein Embolus wandert und die Durchblutung des Infarktbezirkes wieder hergestellt wird. Es kommt dann zu einer Hämorrhagie durch die nekrotische Gefäßwand.

Massenblutung

Durch Ruptur arterieller Gefäße – bevorzugt auf dem Boden einer Hypertonie – kommt es zu intrazerebralen Blutungen. Dabei sind kleine Kugelblutungen hauptsächlich in der Großhirnrinde lokalisiert, mittelgroße Blutungen an der

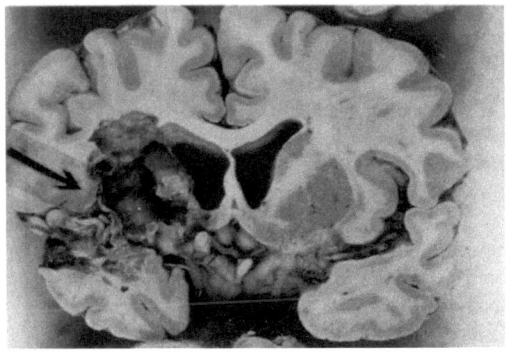

Abb. 25–4. *Zystenbildung in der rechten Hemisphäre nach Enzephalomalazie*

Grenze zwischen Mark und Rinde und große Massenblutungen im Bereich von Putamen, innerer Kapsel und Claustrum. Das am häufigsten betroffene Gefäß ist die A. lenticulostriata. Neben der Hypertonie führen kongenitale oder mykotische Aneurysmen, Gefäßschädigungen durch akute Infektionen, Blutgerinnungsstörungen (Antikoagulantien!) und Systemerkrankungen zu intrazerebralen Blutungen. Bei Traumen und supratentoriellen Hirntumoren kommt es häufig zu tiefen Blutungen im Pons- und Mittelhirnbereich.

Die Blutung führt zu einer Verdrängung des benachbarten Hirngewebes. Danach wird das angrenzende Hirngewebe meist erweicht. Bei großen Blutungen ist die Rupturstelle daher oftmals nicht zu lokalisieren. Wenn die Blutung überlebt wird, werden Blut und nekrotisches Hirngewebe durch Makrophagen abtransportiert. Das zerstörte Hirngewebe wird durch Bindegewebe, Glia und neue Blutgefäße unter Bildung von flüssigkeitsgefüllten Zysten ersetzt.

Eine hypertone Massenblutung führt zu einer initialen Bewußtlosigkeit und zu ausgeprägten vegetativen Symptomen (Atemstörung, Kreislaufstörungen, Temperaturanstieg usw.). Bei Blutungen im Stammganglienbereich kommt es zuweilen zum Ventrikeleinbruch mit Ausbreitung der Blutung in die Liquorräume. Die Prognose ist in diesem Fall immer ungünstig.

Hirnembolie

Bei der Hirnembolie kommt es zum plötzlichen Verschluß arterieller Gefäße durch einen Embolus verschiedener Herkunft (verschleppte wandständige Thromben, Fettgewebe, Luft, Bakterienhaufen, Geschwulstpartikel oder eine andere verschleppte Substanz). Die häufigste Ursache sind Herzerkrankungen wie rheumatische Endokarditis, Herzrhythmusstörungen, Herzinfarkt und Mitralstenose. Daneben spielen thromboembolische Prozesse an den extrakraniellen Gefäßen eine wichtige Rolle. Zu Luftembolien kommt es bei Lungenverletzungen. Fettembolie wird häufig im Anschluß an Frakturen der langen Röhrenknochen gesehen.

Durch den Embolus kommt es zum kompletten oder partiellen Verschluß mit nachfolgender Nekrose im Versorgungsgebiet des Gefäßes. Die meisten Hirnemboli sind steril, obwohl Emboli bei Patienten mit Pneumonie oder mit bakterieller Endokarditis Bakterien enthalten können und daher sekundär zu Enzephalitis, Abszess oder Meningitis führen.

Der infarzierte Bezirk führt in etwa der gleichen Weise zur Erweichung wie es beim thrombotischen Hirninfarkt der Fall ist. Ein embolisch verschlossenes Gefäß wird häufig durch Lyse und Fragmentation des Embolus wieder durchgängig. Dadurch kommt es oft zur Bildung von hämorrhagischen Infarkten. Wenn bei einer septischen Embolie die Infektion auf das Gefäß beschränkt bleibt, bildet sich ein mykotisches Aneurysma, das später platzen kann und zur Hirnblutung führt. Häufig treten multiple Embolien auf, wobei gleichzeitig Infarkte in den Lungen, der Milz, den Nieren und anderen Eingeweiden und peripheren Gefäßen beobachtet werden.

Ischämische Attacken

Rezidivierende transitorische ischämische Attacken (TIA) mit kurzdauernden neurologischen Störungen, die sich rasch wieder zurückbilden, sind Vorpostensignale eines drohenden Insults. Die Attacken dauern wenige Sekunden oder Minuten und treten selten auf, bei manchen Patienten dagegen sehr häufig. Sie scheinen in enger Beziehung zum Ausmaß der Arteriosklerose und der thrombotischen Stenosen zu stehen, und zeigen an, daß die lokale Hirndurchblutung sich in einem Stadium der Dekompensation befindet. Die Auslösung der Attacken ist wohl häufig auf einen vorübergehenden Blutdruckabfall zurückzuführen.

Progredienter Hirninsult

Es handelt sich um protrahiert verlaufende Insulte, bei denen die Ausfälle in den ersten beiden Tagen zunehmen. Ursache ist häufig eine Stenose der extrakraniellen Arterien, besonders der A. carotis interna nahe der Bifurkation. Post-mortem-Untersuchungen haben gezeigt, daß bei Patienten über 50 Jahre in ungefähr 40% der Fälle mindestens eine A. carotis oder eine A. vertebralis eine Lumeneinengung um mehr als die Hälfte aufweisen.

Neben konservativer Therapie (Infusion von niedermolekularem Dextran, Bekämpfung des Hirnödems mit Dexamethason, Stabilisierung der kardialen Situation, Antikoagulantientherapie) ist in seltenen Fällen bei akuter Thrombose der A. carotis am Hals eine sofortige Operation indiziert.

Klinische Symptome

Beim apoplektischen Insult kommt es mehr oder minder plötzlich zu Allgemeinsymptomen, wie z. B. Bewußtlosigkeit, Kopfschmerzen, Benommenheit, Verwirrtheit und zu Herdsymptomen je nach Lokalisation. Lokale Vorpostensymptome sind am häufigsten bei Thrombosen zu sehen. Neurologische Allgemeinzeichen wie Kopfschmerzen, Erbrechen, Krampfanfälle und Koma sind am häufigsten bei Hirnblutungen. Nackensteifigkeit beobachtet man bei intrazerebralen oder Subarachnoidalblutungen.
Wird die akute Phase eines Insults überlebt, so bilden sich in einer Periode der Rekonvaleszenz die Symptome teilweise zurück. Verschiedene Ausfälle können — je nach Lokalisation und Ausmaß des Schadens — bestehen bleiben. Die Rückbildung ist manchmal vollständig, so daß sogar mit neurologischen Sonderuntersuchungen (EEG, Angiographie, Psychometrie, Pneumenzephalographie usw.) keine Veränderungen mehr festzustellen sind. Im allgemeinen bleiben jedoch Restsymptome zurück (z. B. Restsymptome einer Hemiparese, Hypästhesie, Aphasie, Hemianopsie oder einer verminderten Hirnleistungsfähigkeit). Paresen führen in diesen späten Phasen zu spastischen Zeichen mit nur geringer Muskelatrophie, gesteigerten Eigenreflexen bei verminderten oder aufgehobenen Fremdreflexen und bestehenden pathologischen Reflexen (z. B. positives Babinski-Zeichen).

Pseudobulbärparalyse

Die Pseudobulbärparalyse wird durch multiple kleine Infarkte verursacht, die zu einer Schädigung der kortikobulbären Bahnen auf beiden Seiten führen. Dadurch kommt es zu einer Schwäche der Muskeln, die von der Medulla oblongata versorgt werden, und welche die Sprechmotorik, das Schlucken und die Zungenmotorik besorgen. Dysarthrie, Schlucklähmung, Zungenlähmung sind die Folge. Außerdem kommt es zu einem gesteigerten Masseterreflex und zu Affektinkontinenz mit Zwangslachen und Zwangsweinen. Muskelatrophien und Fibrillieren der Zunge fehlen im Unterschied zur echten Bulbärparalyse.

Differentialdiagnose

Es ist manchmal bei einer einzelnen Attacke nicht möglich festzustellen, ob ein ischämischer Insult, eine Massenblutung oder eine Embolie vorliegt. Folgende Kriterien können jedoch bei der Differentialdiagnose weiterhelfen:
1. Beginn: Ein relativ langsamer Beginn spricht für eine Thrombose, während ein schlagartiges Einsetzen der Symptome für eine Embolie spricht.
2. Auslösende Ursache: Wenn ein Apoplex während oder kurz nach einer körperlichen oder seelischen Belastung auftritt, so spricht das für eine zerebrale Blutung oder eine Subarachnoidalblutung.
3. Grunderkrankung: Eine bekannte Hypertonie spricht für Hirnblutung oder arteriosklerotische Stenosen. Bei bakterieller Endokarditis, Vorhofflimmern oder vorausgehendem Myokardinfarkt liegt fast immer eine Embolie vor.
4. Klinische Befunde: Ein vorhandener Meningismus spricht für eine Subarachnoidalblutung.
5. Laborbefunde: Massive Blutung in die Liquorräume spricht für Subarachnoidalblutung oder Hirnblutungen, die in die Liquorräume durchgebrochen sind.
6. Durch angiographische Untersuchungen ist die Differentialdiagnose zwischen Stenosen, Blutungen oder Embolien meist möglich.

Diagnostische Maßnahmen

Neben den üblichen neurologisch-klinischen Untersuchungsmethoden wie Liquordiagnostik, EEG und Echoenzephalographie sind bei Verdacht auf arterielle Verschlüsse die Doppler-Sonographie, Thermographie oder Ophthalmodynamometrie angezeigt. Weiterführende diagnostische Maßnahmen sind die Hirnszintigraphie, die Bestimmung der regionalen Hirndurchblutung (S. 52) und schließlich die Angiographie und die Computer-Tomographie.

Therapie und Prognose

Als Soforttherapie sind Bettruhe und allgemein pflegerische Maßnahmen angezeigt. Bei Erregung oder agitierten Zuständen sollten Tranquilizer (Valium) oder Neuroleptika in niedriger Dosierung verabfolgt werden (z. B. Haloperidol). Bei Bewußtlosigkeit oder Unfähigkeit zu Schlucken muß die Ernährung parenteral erfolgen.

Tabelle 25-1. Diagnose zerebrovaskulärer Störungen

	Intrazerebrale Blutung	Ischämischer Insult	Hirnembolie	Subarachnoidalblutung	Gefäßmißbildung und intrakranielle Blutung
Beginn	im allgemeinen während körperlicher Betätigung. Schwere Kopfschmerzen	Prodromi wie Schwindel, Aphasie usw.; oftmals Besserung zwischen den Attacken. Unabhängig von körperlicher Aktivität	Beginn gewöhnlich innerhalb von Sekunden oder Minuten. Keine Kopfschmerzen. Gewöhnlich keine Prodromi. Unabhängig von körperlicher Aktivität	plötzlicher Beginn mit starken Kopfschmerzen, die unabhängig von körperlicher Aktivität auftreten	Plötzlicher „Schlaganfall" bei jungen Patienten. Keine Kopfschmerzen. Unabhängig von körperlicher Aktivität
Verlauf	es kommt zu einer Hemiparese und anderen Ausfallserscheinungen innerhalb von Minuten bis zu einer Stunde	allmähliche Progredienz über Minuten bis Stunden. Zuweilen rasche Besserung	rasche Besserung kann vorkommen	unterschiedlich: oft Verschlechterung innerhalb der ersten Tage nach Beginn der Symptomatik	kritischste Periode gewöhnlich im Frühstadium
Vorgeschichte	Diagnose wird wahrscheinlich bei Vorhandensein anderer hämorrhagischer Manifestationen (akute Leukämie, aplastische Anämie, thrombopenische Purpura und Leberzirrhose)	Arteriosklerose der Koronargefäße, der peripheren Gefäße, der Aorta. Bei Diabetes mellitus, Xanthomatose	Embolien in anderen Organen wie Milz, Niere, Lunge, Extremitäten, Intestinum und in mehreren Hirnregionen	wiederholt vorkommende Nackensteifigkeit, Kopfschmerzen, rezidivierende Subarachnoidalblutung	rezidivierende Subarachnoidalblutungen; fokale Anfälle
Sensorium	rascher Übergang ins Koma	Bewußtsein bleibt erhalten	Bewußtsein bleibt erhalten	Bewußtseinsstörung unterschiedlicher Dauer	Bewußtseinsstörung unterschiedlicher Dauer
Neurologische Untersuchung	neurologische Herdzeichen oder spezielle Arterien-Syndrome; Nackensteifigkeit	neurologische Herdzeichen oder spezielle Arterien-Syndrome	neurologische Herdzeichen oder spezielle Arterien-Syndrome	neurologische Herdzeichen fehlen oft; Nackensteifigkeit; positive Kernig- und Brudzinski-Zeichen	neurologische Herdzeichen; Gefäßgeräusche über dem Schädel
Spezielle Befunde	Hypertensive Retinopathie, Myokardhypertrophie und andere Zeichen einer hypertonen zerebrovaskulären Erkrankung können vorhanden sein	Anzeichen einer arteriosklerotischen kardiovaskulären Erkrankung sind häufig vorhanden	kardiale Arrhythmien oder Myokardinfarkt (Emboliequelle oftmals im Herz)	Blutungen unter dem Glaskörper	gelegentlich retinale Angiome
Blutdruck	arterieller Hochdruck	häufig arterieller Hochdruck	meist normal	häufig arterieller Hochdruck	meist normal
Liquor	bei Ventrikeleinbruch blutig	klar	klar	massiv blutig	massiv blutig bei Ruptur

Tabelle 25-1. (Fortsetzung)

	Intrazerebrale Blutung	Ischämischer Insult	Hirnembolie	Subarachnoidalblutung	Gefäßmißbildung und intrakranielle Blutung
Schädelröntgenaufnahme	Verlagerung der Epiphyse zur Gegenseite	Verkalkung des Karotidensiphons; manchmal Verlagerung der Epiphyse zur Gegenseite	keine oder nur geringe Verlagerung der Epiphyse	teilweise Verkalkung der Aneurysmawände ist manchmal zu beobachten	charakteristische Verkalkungen können vorhanden sein
Angiographie	Blutungszone sichtbar als avaskuläres Gebiet, umgeben von gedehnten und verlagerten Arterien und Venen	arterieller Gefäßverschluß oder Stenose	Verschluß von Ästen des Circulus Willisii (A. carotis interna usw.)	Typische Aneurysmabildung meist im Bereich des Circulus Willisii (A. carotis interna, A. cerebri media, A. cerebri anterior usw.)	charakteristische Mißbildungen von Hirnvenen und -arterien
Hirnszintigraphie	vermehrte Anreicherung in der betroffenen Hirnregion. Am deutlichsten nach 2-3 Wochen, danach geringere oder keine Anreicherung			normal	Anreicherung im Gebiet der arteriovenösen Mißbildung
Echoenzephalographie	Verlagerung der Mittellinie zur Gegenseite, wenn die Läsion (z. B. durch Ödem oder Blutung) raumfordernd wirkt				

Außerdem werden durch Rheomakrodex-Infusionen die Fließeigenschaften des Blutes verbessert. Zu Beginn gibt man 500 ml und danach 500-1000 ml/die. Eine Katheterisierung ist oftmals erforderlich. Im übrigen wird eine intrakranielle Drucksteigerung und ein Hirnödem durch Dexamethason (Fortecortin) und bei weiterer Zunahme der Symptomatik durch hypertone Lösungen bekämpft. Bei Hypertonie wird eine blutdrucksenkende Therapie eingeleitet. Die Blutdrucksenkung sollte aber nicht zu rasch erfolgen. Patienten mit lange bestehender Hypertonie brauchen einen höheren Erhaltungsdruck.

Bei kardialen Ursachen wird die Herzinsuffizienz oder die Rhythmusstörung durch Herzglykoside bzw. Antiarrhythmika beseitigt.

In der letzten Zeit hat sich bei thromboembolischen Ursachen die Gabe von Acetylsalicylsäure (Colfarit) zu Hemmung der Thrombozytenaggregation bewährt, besonders bei Patienten, die für eine Antikoagulantientherapie nicht in Frage kommen.

Beim Beginn einer Antikoagulantientherapie sind die Kontraindikationen dafür sorgfältig abzuwägen. Indiziert sind Antikoagulantien bei hochgradigen Arterienstenosen, die nicht sofort operiert werden oder überhaupt nicht operativ angegangen werden können. Zu den Kontraindikationen gehören Blutungen im Gastrointestinaltrakt, Urogenitaltrakt, hämorrhagische Diathesen usw.

Gefäßoperationen — am häufigsten an der Bifurkation der A. carotis — sind indiziert bei einseitiger Karotisstenose, bei doppelseitiger Karotisstenose und bei einseitigem Verschluß mit Stenose der Gegenseite, sofern nur ischämische Attacken vorliegen.

Hirnblutungen verlaufen oft letal. Wenn die Blutung groß ist und als intrakranielle Masse wirkt, kann eine operative Ausräumung des Hämatoms indiziert sein, besonders wenn deutliche Hirndruckzeichen auftreten. Allerdings ist eine Operation nur bei jüngeren Patienten und bei supratentoriellen Blutungen sinnvoll.

Die *Prognose* ist im frühen Stadium des Insults schwer zu beurteilen und sollte daher vorsichtig gestellt werden. Restsymptome (Hemiparese usw.) bleiben im allgemeinen zurück. Die Rehabilitation durch Physiotherapie sollte bei Patienten mit Paresen bald beginnen und alle Möglichkeiten ausschöpfen. Der Restzustand nach einem Infarkt wird durch die Lokalisation, die Größe des Infarktgebietes und durch den allgemeinen Gesundheitszustand des Patienten bestimmt. Je länger eine Besserung und Rückbildung der Symptome auf sich warten läßt, um so schlechter ist im allgemeinen die Prognose. Bei Hirnembolien hängt die Prognose zum Großteil von den auslösenden Ursachen und etwaigen Embolien in anderen Organen ab. Bei intrazerebralen Blutungen ist die Prognose schlecht, besonders bei fixierter Hypertonie und fortgeschrittener Arteriosklerose. Ventrikeleinbrüche oder Hirnstammblutungen haben einen infausten Verlauf.

Wenn der Patient die akute Attacke überlebt, so ist die Prognose quod vitam gut. Mit aktiver Rehabilitation können viele Patienten wieder gehfähig werden und für sich selbst sorgen. Durch aktives Training kommt es meist zu einer merklichen Rückbildung der Symptome. Bei Patienten mit schwerem psychoorganischem Syndrom und sensorischer Aphasie ist die Prognose für die Rehabilitation jedoch ungünstig.

Gefäßsyndrome

Charakteristische Herdzeichen treten beim Verschluß bestimmter Gefäße auf und erlauben daher eine topische Diagnose. Diese Gefäßsyndrome werden im folgenden näher beschrieben:

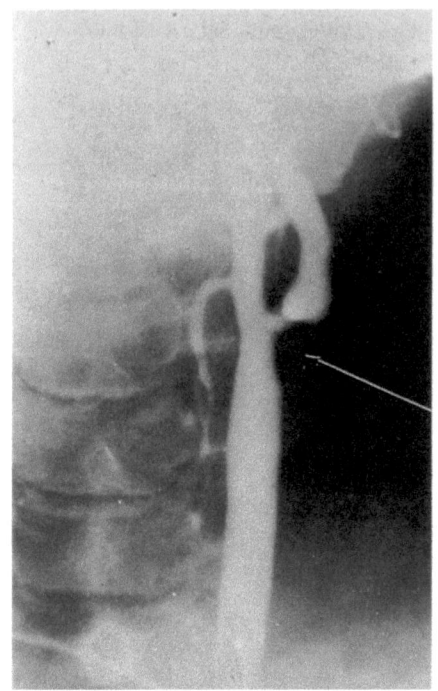

Abb. 25-5. *Karotisangiogramm mit Stenose der A. carotis communis und A. carotis interna im Bereich der Bifurkation*

Aortenbogensyndrom
(Pulseless disease, Takayasu-Syndrom)

Diese sehr seltene Krankheit ist auf eine progrediente Stenose der aus dem Aortenbogen entspringenden Hauptarterien zurückzuführen. Der Radialispuls ist abgeschwächt und schließlich aufgehoben. An den Armen lassen sich keine Blutdruckwerte mehr bestimmen. Der Blutdruck an den Beinen ist stark erhöht. Die Hirnversorgung übernimmt ein Kollateralkreislauf ausgehend vom Thoraxbereich. Es kommt dabei häufig zu zerebralen Insulten mit Gesichtsfeldausfällen, Paresen, Sensibilitätsstörungen und Aphasien. Die Ursache der Krankheit ist unbekannt, in den meisten Fällen liegen entzündliche Veränderungen zugrunde.

A. carotis communis und A. carotis interna

Prädilektionsstelle für Carotisstenosen sind die Bifurkation und der Carotissiphon. Ein Verschluß kann bei jungen Personen mit normal ausgebildetem Circulus Willisii asymptomatisch sein. Bei Patienten im mittleren oder fortgeschrittenen Alter mit Arteriosklerose reicht der Kollateralkreislauf oft nicht mehr aus.

Es kommt dann zu folgenden Symptomen:
(1) Vorübergehende ischämische Attacken mit kontralateraler Hemiparese zu Beginn und danach bestehenbleibende kontralaterale brachiofaziale Hemiparese; (2) kontralaterale Hemihypästhesie und Hypalgesie und (3) Aphasie, sofern die dominante Hemisphäre betroffen ist; (4) manchmal homonyme Hemianopsie für das kontralaterale Gesichtsfeld und homolaterale Amaurose (selten).

A. cerebri anterior

Diese Arterie versorgt die medialen Bereiche des Stirn- und Scheitellappens bis zum Sulcus parietooccipitalis und außerdem mantelkantennahe Teile des Frontal- und Parietallappens. Sie entspringt aus der A. carotis interna. Zu ihren

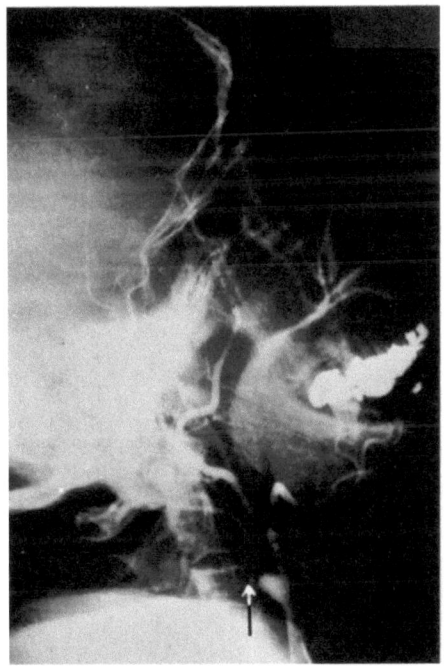

Abb. 25-6. *Thrombose der A. carotis interna.* Verschluß des ersten Abschnitts der A. carotis interna oberhalb der Bifurkation mit Füllung der A. carotis externa und deren Ästen im Karotisangiogramm

Ästen gehören: (1) A. frontopolaris zum vorderen und medialen Anteil des Frontallappens, (2) A. callosomarginalis zum hinteren medialen Anteil des Frontallappens, (3) A. pericallosa zum Corpus callosum und zum hinteren Anteil der medialen Oberfläche des Frontallappens und (4) A. recurrens Heubner, welche im Bereich der A. communicans anterior erscheint und den vorderen Bereich der Basalganglien und die benachbarte Capsula interna und externa versorgt.

Ein Verschluß des Hauptastes der A. cerebri anterior führt zu einer kontralateralen beinbetonten Hemiparese, zu leichten sensiblen Ausfällen im Bereich der kontralateralen unteren Extremität, zu psychischen Veränderungen mit Orientierungsstörungen, Bewußtseinseintrübung und Apathie.

Außerdem kann es zu Blaseninkontinenz, ideomotorischer Apraxie und Zwangsgreifen kommen.

A. cerebri media

Diese am häufigsten von Gefäßverschlüssen betroffene Arterie versorgt den größten Bereich der Konvexität der Hirnhemisphäre. Sie stellt den Hauptast der A. carotis interna dar und liegt zuerst tief in der Fissura Sylvii. Zu ihren

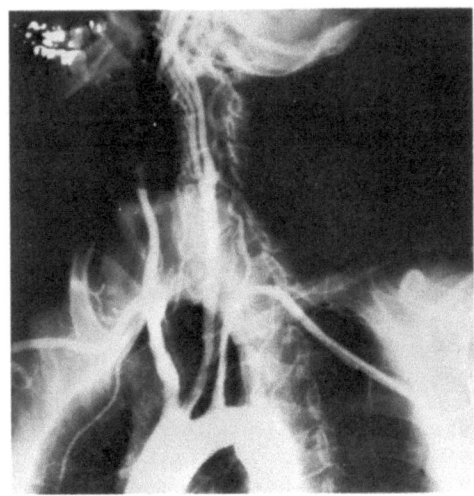

Abb. 25-7. *Angiogramm des Aortenbogens nach Katheterisierung der linken A. brachialis.* Normaler Aortenbogen und Arterien bei einem 65jährigen Mann mit transienten ischämischen zerebralen Attacken

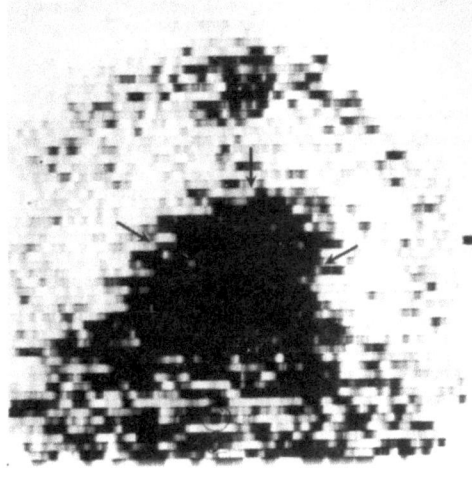

Abb. 25-8. *Hirnszintigramm (Dorsalansicht) mit bilateralen Infarkten der A. cerebri posterior bei einem 56jährigen Patienten mit akuter kortikaler Blindheit*

Ästen gehören: (1) perforierende Äste zu den Basalganglien, zur Capsula interna und zum Thalamus (A. lenticularis, A. lenticulostriata); (2) A. frontoparietalis ascendens zum lateroposterioren Anteil des Frontallappens und zum lateralen Anteil des Parietallappens; (3) A. parietalis posterior zum Parietallappen; (4) A. angularis zum hinteren Parietallappen und (5) A. temporalis posterior zum hinteren oberen Gebiet des Temporallappens. Ein Verschluß des Hauptastes der A. cerebri media führt zu Bewußtseinsstörungen, einer kontralateralen brachiofazialbetonten Hemiplegie, einer kontralateralen Hemihypästhesie, Hemihypalgesie, einer Hemianopsie für das zum Verschluß kontralaterale Gesichtsfeld und zu einer deutlichen motorischen und sensorischen Aphasie, wenn die dominante Hemisphäre betroffen ist. Außerdem kommen apraktische und agnostische Zeichen vor.

Ein Verschluß der perforierenden Äste führt zu einer kontralateralen Hemiparese.

Ein Verschluß der A. parietalis posterior, A. angularis und A. temporalis posterior führt zu einer kontralateralen Hemiparese, einer kontralateralen Astereognosie, einer kontralateralen homonymen Hemianopsie und zu einer sensorischen Aphasie, zu Agnosie, Apraxie und Alexie, wenn die dominante Hemisphäre betroffen ist.

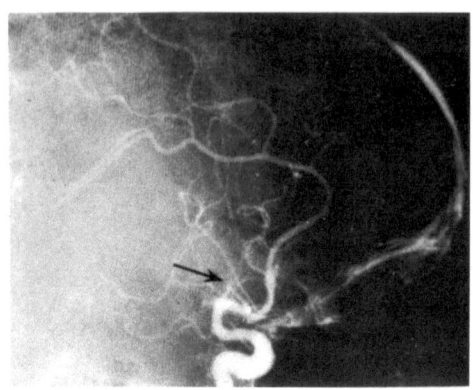

Abb. 25-10. *Thrombose der A. cerebri media.* Karotisangiogramm mit Füllung des Karotissiphons und der A. cerebri anterior sowie deren Äste. Die A. cerebri media stellt sich aufgrund eines Verschlusses an ihrem Abgang nicht dar

A. cerebri posterior

Diese Arterie versorgt den Okzipitallappen und den medialen und basalen Anteil des Temporallappens, Teile des Thalamus, Hypothalamus und des Balkens. Sie entspringt für gewöhnlich aus der A. basilaris, gelegentlich aus der A. carotis interna. Zu ihren Ästen gehören: (1) A. temporalis anterior zur basalen Fläche des Temporallappens; (2) A. temporalis posterior zur Unterfläche des Temporallappens; (3) A. occipitalis posterior zur unteren und posteromedialen Region des Okzipitallappens und zum hinteren Bereich des Corpus callosum; (4) A. calcarina zum pericalcarinen Cortex und (5) Kollateralarterien (Rami thalamogeniculates und thalamoperforatae) zu den Basalganglien und zum Mittelhirn.

Der Verschluß des Hauptastes der A. cerebri posterior führt zu kontralateraler homonymer Hemianopsie (Hauptsymptom), kontralateraler Hemiparese (für gewöhnlich vorübergehend), kontralateraler Hemihypästhesie und zu agnostischen, agraphischen und alektischen Störungen.

Weniger häufig verursacht der Verschluß durch Mitbeteiligung der perforierenden Äste zum Thalamus und zum Hirnstamm ipsilaterale Gliedmaßenataxie, kontralateralen Rigor, Tremor, choreiforme Bewegungen und Hemiballismus.

Ein Verschluß der A. occipitalis posterior kann zum Thalamussyndrom mit kontralateraler

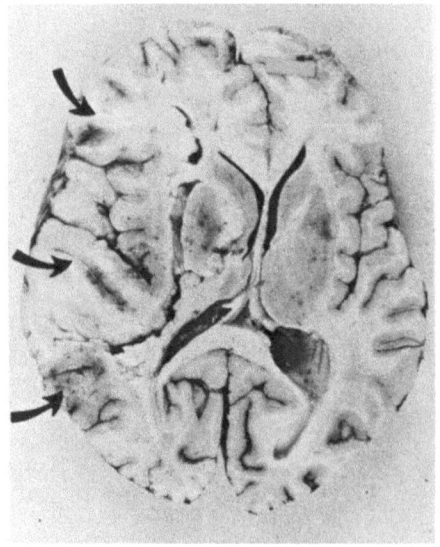

Abb. 25-9. *Thrombose der A. cerebri media.* Massive Infarzierung der rechten Hirnhemisphäre mit Verlagerung der Ventrikel zur Gegenseite und dadurch Vortäuschung einer intrazerebralen Raumforderung

Hemianalgesie (Schmerz und Temperatur) und kontralateraler spontaner Dysästhesie und Schmerzen führen.

Ein Verschluß der A. calcarina führt zu kontralateraler homonymer Hemianopsie mit Makulaaussparung (von A. cerebri media versorgt) und zu visueller Agnosie, wenn die dominante Seite betroffen ist.

Das retrolentikuläre-Kapsel-Syndrom besteht aus Hemiparese, Hemihypalgesie, Hemihypästhesie und Hemianopsie aufgrund eines Astverschlusses der A. cerebri posterior, welche den hinteren Anteil der Capsula interna versorgt.

Seltenere Symptome sind konjugierte Augenabweichungen, Parinaud-Syndrom mit vertikaler Blickparese und Weber-Syndrom mit ipsilateraler Okulomotoriusparese und kontralateraler Hemiparese (S. 30).

A. cerebelli inferior posterior

Diese Arterie versorgt die hintere untere Region des Kleinhirns und die lateralen Anteile der Medulla. Sie entspringt aus der A. vertebralis proximal von der Vereinigung zur A. basilaris. Ihre Äste sind: (1) ein medialer Ast zum dorsalen unteren Anteil des Kleinhirns und (2) ein lateraler Ast zum dorsalen hinteren Anteil des Kleinhirns und dem lateralen Anteil der Medulla.

Ein Verschluß des Hauptastes der A. cerebelli inferior posterior führt zu einem Wallenberg-Syndrom mit einer homolateralen Sensibilitätsstörung im Gesicht vorwiegend für Schmerz und Temperatur, zu einem homolateralen Horner-Syndrom, homolateraler Ataxie und kontralateraler dissoziierter Empfindungsstörung der Extremitäten. Eine homolaterale Schwäche der Stimmbänder oder der Zunge kann ebenfalls vorkommen.

A. cerebelli superior

Diese Arterie versorgt die obere Fläche des Kleinhirns und sendet einige Äste zur Pons und zum Mittelhirn. Sie entspringt aus dem distalen Teil der A. basilaris. Ein Verschluß führt zu ipsilateraler zerebellärer Ataxie und kontralateralen dissoziierten Empfindungsstörungen, kontralateraler Facialisparese und selten zu Gaumensegelmyoklonien.

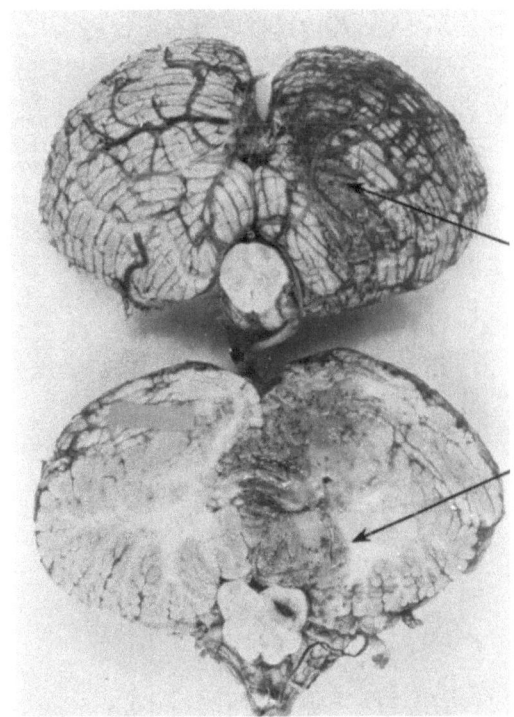

Abb. 25-11. *Hämorrhagischer Infarkt im Verteilungsgebiet der rechten A. cerebelli inferior posterior (Wallenberg-Syndrom)*

A. basilaris

Diese Arterie versorgt den Hirnstamm und das Mittelhirn über kurze paramediane und kreisförmige Äste (Aa. circumferentes breves et longae). Dem Hirnstamminfarkt gehen ischämische Attacken vom Typ der vertebrobasilären Insuffizienz mit Drehschwindelattacken, Doppelbildern, flüchtigen Paresen und Sensibilitätsstörungen voraus. Ein kompletter Verschluß des Hauptastes der A. basilaris kann oft durch einen Kollateralkreislauf kompensiert werden. Wenn dieser Kollateralkreislauf nicht zustandekommt, stellt sich ein ausgedehnter Hirnstamminfarkt mit Verwirrtheit, Koma, Augenmuskellähmungen, schlaffer Tetraparese, kompletter Anästhesie, Stecknadelpupillen und Hyperpyrexie ein.

A. spinalis anterior

Ein Verschluß dieses Gefäßes führt zu einem charakteristischen klinischen Bild und zu einer

Tabelle 25.2. Befunde und Symptome bei verschiedenen Lokalisationen von Aneurysmen und Gefäßanomalien

	Vor der Ruptur			Ruptur-häufigkeit	Nach der Ruptur in den Subarachnoidalraum									
	asymp-tomatisch	Kopf-schmerzen	Okulomotorius-lähmung		Hirnnervenbeteiligung							Koma	Hemi-parese	Krampf-anfälle
					II	III	IV	V	VI	VII	VIII			
Supratentorielle Gefäßanomalien	+ᵃ	+	0	+	0	0	0	0	0	0	0	++	++	+
Aneurysma der A. carotis interna														
Infraklinoidal	0	0	++++	+	+	+++++	+++	+	+++	0	0	+	0	0
Karotis-Sinus-cavernosus-Fistel	0	+	+ᵇ	0										
Supraklinoidal	++	++	++	+++	+	++	+	0	0	0	0	+	+	+
Aneurysma der A. cerebri anterior und der A. communicans anterior	++	++	0	+++	+	0	0	0	0	0	0	+++	+	+
Aneurysma der A. cerebri media	+	+	0	+++	0	0	0	0	0	0	0	++	++	+
Aneurysma der A. communicans post. und der A. cerebri posterior	+	+++	+	+++	0	++	+	+	+	0	0	+	+	+
Aneurysma der A. vertebralis und der A. basilaris	++	+	0	+++	0	0	0	0	0	+	+	+++	+	0

ᵃ Häufig Krampfanfälle
ᵇ Pulsierender Exophthalmus, Gefäßgeräusche und zuweilen Augenmuskellähmungen
Häufigkeitsverteilung: 0 = 0,5%; + = 5,1–35%; ++ = 35,1–65%; +++ = 65,1–95%; ++++ = 95,1–100%
Nach Walker: Neurology 6:88, 1956

Erweichung des Rückenmarks (Myelomalazie). Zu den Symptomen gehören eine plötzliche Paraparese entsprechend der Höhe der spinalen Erweichung, Störungen der Blasen-Mastdarmfunktion und sensible Störungen (besonders dissoziierte Empfindungsstörungen mit aufgehobener Schmerz- und Temperaturempfindung bei erhaltener Berührungsempfindung) (s. auch S. 73 Spinalis-anterior-Syndrom).

Intrakranielle Aneurysmen

Aneurysmatische Erweiterungen der Blutgefäße sind Folge von Arteriosklerose, kongenitalen Anomalien oder Embolien. Intrakranielle Aneurysmen variieren von Stecknadelkopfgröße bis zu Orangengröße und einzelne Aneurysmen schwanken in ihrer Größe zu verschiedenen Zeiten. Größere Aneurysmen führen zur Arrodierung von Schädelknochen oder der Sella turcica und zu Druckerscheinungen auf benachbartes Hirngewebe und Hirnnerven. Die häufigste Lokalisation ist an den Arterien der Hirnbasis, im Bereich der A. carotis interna oder der A. cerebri media. Meist treten sie einzeln auf, kommen jedoch gelegentlich auch multipel vor. Zu einer Ruptur kann es oft schon in jüngeren Jahren oder im mittleren Lebensalter kommen.

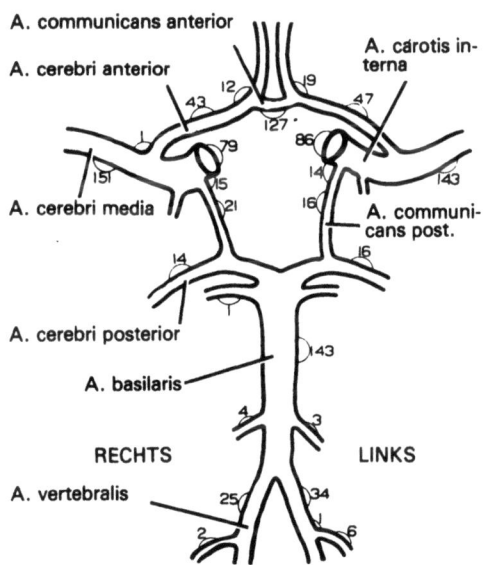

Abb. 25-12. *Häufigste Lokalisation intrakranieller Aneurysmen in 1023 Fällen.* (Nach McDonald u. Korb: Arch. Neurol. Psychiat. 42:298, 1939)

Pathologie

Man unterscheidet fusiforme, sackförmige, mykotische und traumatische Aneurysmen. Fusiforme Aneurysmen sind streckenweise Erweiterungen an den Endbezirken der A. carotis interna als Folge von diffusen arteriosklerotischen Veränderungen. Miliare sackförmige Aneurysmen kommen häufig nahe den Gefäßbifurkationen im Circulus Willisii vor und sind mit einer kongenitalen fehlerhaften Anlage der Media der Gefäßwände kombiniert. Ein mykotisches Aneurysma, ausgelöst durch eine Arteriitis oder durch abakterielle Embolie, wird ziemlich selten beobachtet. Größere Aneurysmen sind partiell oder manchmal komplett thrombosiert. Gelegentlich neigen sie zu Verkalkung.

Klinische Symptome

Vor der Ruptur machen Aneurysmen entweder keine Beschwerden oder können Nachbarschaftssymptome je nach ihrer Lokalisation verursachen. Belastungskopfschmerzen und Beteili-

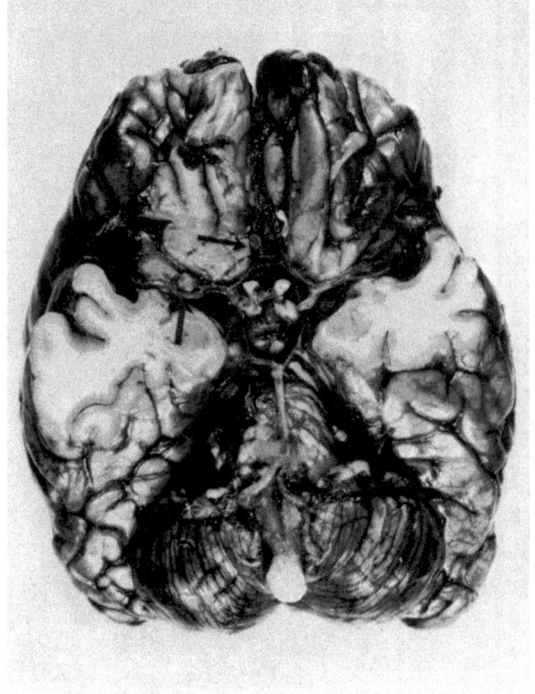

Abb. 25-13. *Multiple Aneurysmen (im Bereich der rechten A. cerebri media und A. cerebri anterior) bei einer Frau mit Aortenisthmusstenose*

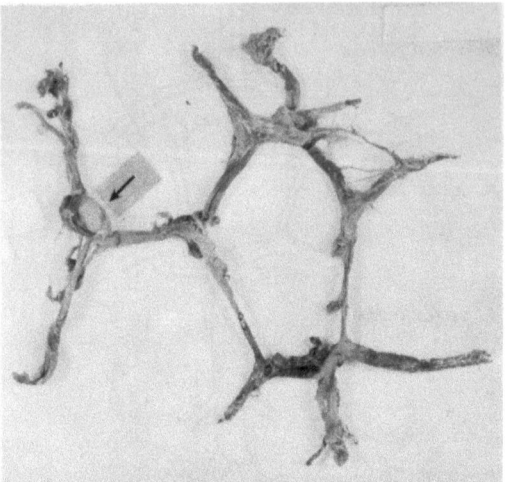

Abb. 25-14. *Aneurysma der A. cerebri media rechts, das zur Ruptur und zu einer intrazerebralen Blutung führte*

gung der Hirnnerven II, III, V sind häufig anzutreffen. Manchmal hört man bei Auskultation mit dem Stethoskop über der betreffenden Stelle ein Gefäßgeräusch.
Nach der Ruptur dringt Blut mit großem Druck in den Subarachnoidalraum ein. Es kommt zur *Subarachnoidalblutung* oder seltener zu zerebralen Einbruchsblutungen.
Die Symptome setzen plötzlich und dramatisch ein mit heftigen Kopfschmerzen, Übelkeit, Erbrechen, Meningismus. In sehr vielen Fällen kommt es zu einer mehr oder minder starken Bewußtseinseintrübung. Daneben sind oft Hirnnervensymptome mit vegetativen Begleiterscheinungen (Temperaturanstieg, Kreislaufunregelmäßigkeiten) zu beobachten.

Diagnose

Die Blutung in den Subarachnoidalraum wird durch Liquoruntersuchung nachgewiesen. Die

Tabelle 25 3. Einteilung und Ursachen zerebrovaskulärer Erkrankungen[a]

I. *Hirninfarkt* (weißer, roter (hämorrhagischer) Infarkt und Mischformen)
  A. Wanderkrankungen und Abscheidungsthromben
  B. Hirnembolie
   1. Kardiale Ursache
      a) Vorhofflimmern und andere Rhythmusstörungen (bei rheumatischen, arteriosklerotischen, hypertonen, kongenitalen Herzerkrankungen)
      b) Myokardinfarkt mit Wandthromben
      c) akute und subakute bakterielle Endokarditis
      d) Herzerkrankung ohne Rhythmusstörung oder Wandthromben
      e) Komplikationen chirurgischer Eingriffe am Herzen
      f) abakterielle thrombotische (marantische) Endokarderkrankung
      g) paradoxe Embolie bei angeborenem Herzfehler
   2. Nicht kardiale Ursache
      a) Thromboembolie bei Arteriosklerose von Aorta und Karotiden
      b) Thromboembolie aus Hirnarterien
      c) Thromboembolie aus Lungenvenen
      d) Fettembolie
      e) Geschwulstembolie
      f) Luftembolie
      g) Komplikationen gefäßchirurgischer Eingriffe an Thorax und Hals
      h) unbekannte Ursache
  C. Andere Ursachen für einen Herzinfarkt
   1. Hirnvenenthrombose
   2. Hypotonie
   3. Arteriographiekomplikationen
   4. Arteriitis (s. IV.)
   5. Hämatologische Störungen (Polyzythämie, Sichelzellanämie, thrombotische Thrombopenie usw.)
   6. Aneurysma dissecans der Aorta
   7. Verletzung der Karotis
   8. Anoxie
   9. Radioaktive oder Röntgenstrahlen
   10. Hernienbildung im Bereich des Tentorium, Foramen magnum und der Falx
  D. Hirninfarkte unbekannter Ätiologie

[a] Aus Neurology 8:405-408, 1958

Diagnose 349

Tabelle 25-3 (Fortsetzung)

II. *Transitorische ischämische Attacken ohne Infarkt* (TIA)
   A. Rezidivierende fokale zerebrale ischämische Attacken (früher nannte man sie angiospastische Insulte)
   B. Hypotonie („einfache Ohnmacht", akuter Blutverlust, Adam-Stokes-Syndrom, Schock nach Trauma und Operation, überempfindlicher Karotissinus, schwere orthostatische Hypotonie)
      1. mit neurologischen Herdzeichen
      2. mit Synkope
   C. Migräne

III. *Intrakranielle Blutung* (einschließlich intrazerebraler, subarachnoidaler, ventrikulärer, selten subduraler Blutung)
   A. Hypertone intrazerebrale Blutung
   B. Rupturiertes sackförmiges Aneurysma (falls nicht rupturiert, s. IV. A)
   C. Angiom (falls nicht rupturiert, s. IV. B)
   D. Trauma
   E. Hämatologische Störungen (Leukämie, aplastische Anämie, thrombopenische Purpura, Lebererkrankung, Komplikation bei Antikoagulantientherapie usw.)
   F. Unbekannte Ursache (normaler Blutdruck und kein Angiom)
   G. Blutung in primäre und sekundäre Hirntumoren
   H. Septische Embolie, mykotisches Aneurysma
   I. Hämorrhagischer Infarkt, arteriell oder venös (s. I. und VII.)
   J. Hirnstammblutung
   K. Hypertone Enzephalopathie
   L. idiopathische Purpura cerebri
   M. entzündliche Erkrankungen von Arterien und Venen (s. VI., VII.)

IV. *Gefäßmißbildungen und Entwicklungsanomalien*
   A. Aneurysmen — sackförmige, fusiforme, globuläre, diffuse (falls rupturiert, s. III. B)
   B. Angiome (einschließlich der familiären Teleangiektasie, Angiomatosis encephalotrigeminalis (Sturge-Weber-Syndrom), retino-pontinen Hämangiome) (falls rupturiert, s. III.C)
   C. Gefäßanomalien (Fehlen, Hypoplasie, einschließlich der Variationen des Circulus Willisii)

V. *Entzündliche Erkrankungen der Arterien*
   A. Infektionen
      1. Meningovaskuläre Syphilis
      2. Septische Embolie
      3. Arteriitis bei eitriger und tuberkulöser Meningitis
      4. seltene Formen (Typhus, Schistosomiasis mansoni, Malaria, Trichinose usw.)
   B. Erkrankungen unbekannter Ursache
      1. Lupus erythematodes
      2. Rheumatische Arthritis
      3. Periarteriitis nodosa (nekrotisierende und granulomatöse Form)
      4. Arteriitis temporalis
      5. Idiopathische Arteriitis der Aorta und ihrer Hauptäste

VI. *Andere Gefäßerkrankungen*
   A. Arteriosklerose
   B. Hypertone Arteriosklerose und Arteriolosklerose
   C. Hyalinose der Arterien und Arteriolen
   D. Verkalkung der Gefäße
   E. Kapillarsklerose usw.

VII. *Hypertone Enzephalopathie*
   A. Maligner Hochdruck (essentiell, chronische Nierenerkrankung, Phäochromozytom usw.)
   B. Akute Glomerulonephritis
   C. Eklampsie

VIII. *Hirnvenen- und Sinusthrombosen*
   A. Otitis media, Mastoiditis, Sinusitis, Osteomyelitis, Infektionen im Gesicht und an der Kopfhaut
   B. Meningitis und subdurales Empyem
   C. Marasmus
   D. Post partum
   E. Postoperativ
   F. Bluterkrankungen (Polyzythämie, Sichelzellanämie)
   G. Herzinsuffizienz

IX. *Schlaganfälle unbekannter Ursache*

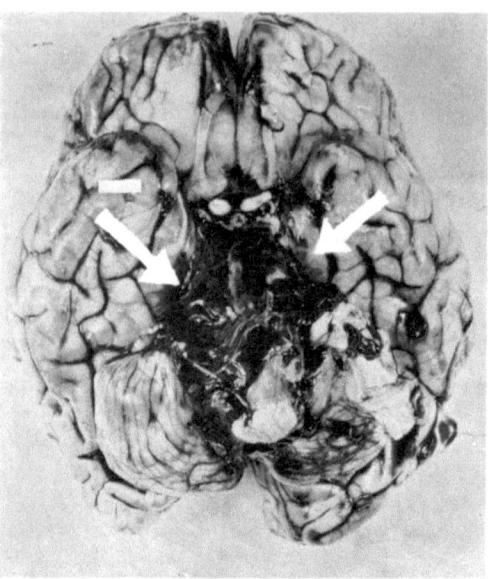

Abb. 25-15. *Schwere Subarachnoidalblutung nach intrazerebraler Blutung*

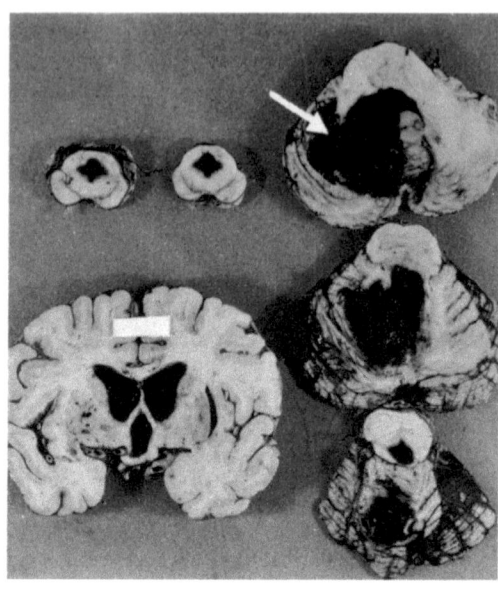

Abb. 25-17. *Kleinhirnblutung mit Ventrikeleinbruch*

Lokaldiagnose erfolgt durch Carotis- oder Vertebralisangiographie.

Therapie und Prognose

Wegen der hohen Mortalität bei spontanen Subarachnoidalblutungen und der hohen Rezidivblutungsgefahr sind intrakranielle Aneurysmen schwerwiegende pathologische Erscheinungen. Die Frage, ob eine Operation indiziert ist,

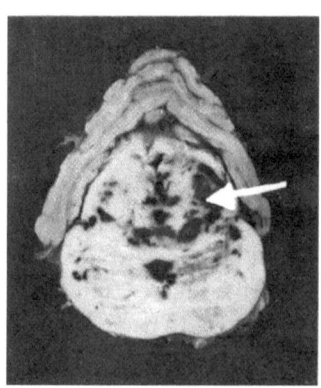

Abb. 25-16. *Brückenblutung*

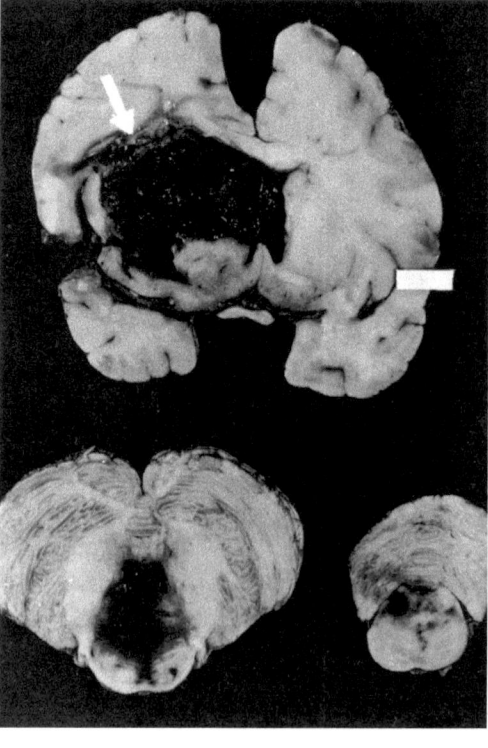

Abb. 25-18. *Hirnblutung mit Ventrikeleinbruch und Blutung im Ponsbereich*

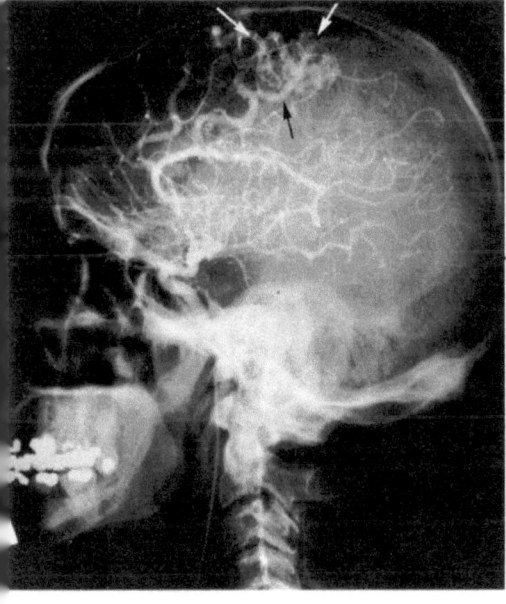
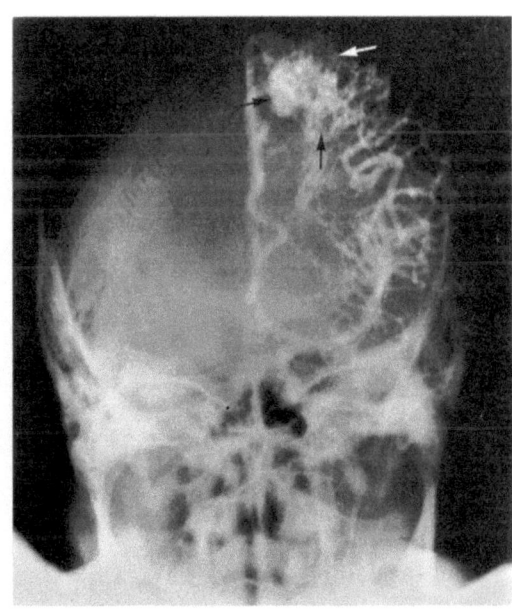

Abb. 25–19. *Darstellung einer arteriovenösen Mißbildung im linken Frontallappen. Arterielle Phase des Karotisangiogramms in seitlicher und posteroanteriorer Projektion*

hängt von vielen Faktoren ab, u. a. der Lokalisation des Aneurysmas, dem Gesundheitszustand und Alter des Patienten, von Risikofaktoren, dem Geschick und der Erfahrung der Chirurgen und der Einstellung einer bestimmten Therapieform gegenüber. Verschiedene chirurgische Methoden, z. B. Klippung des Aneurysmas besonders bei gestielten Aneurysmen, Umscheidung des Aneurysmas durch Muskel usw., werden erfolgreich angewendet.

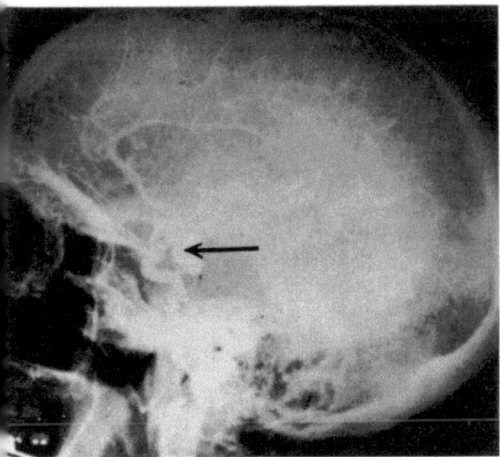
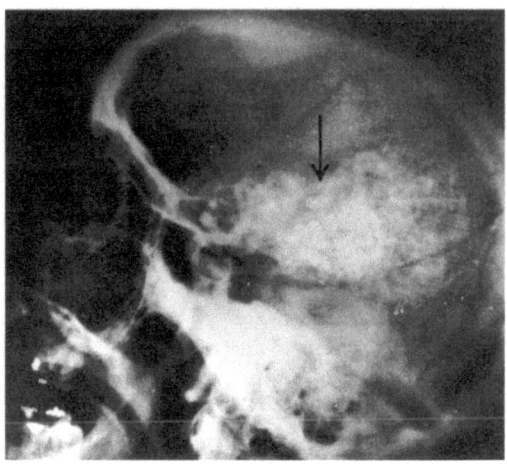

Abb. 25–20. *Darstellung eines Aneurysmas der A. communicans posterior im Karotisangiogramm*

Abb. 25–21. *Arteriovenöses Aneurysma (Mißbildung der A. und V. cerebri media)*

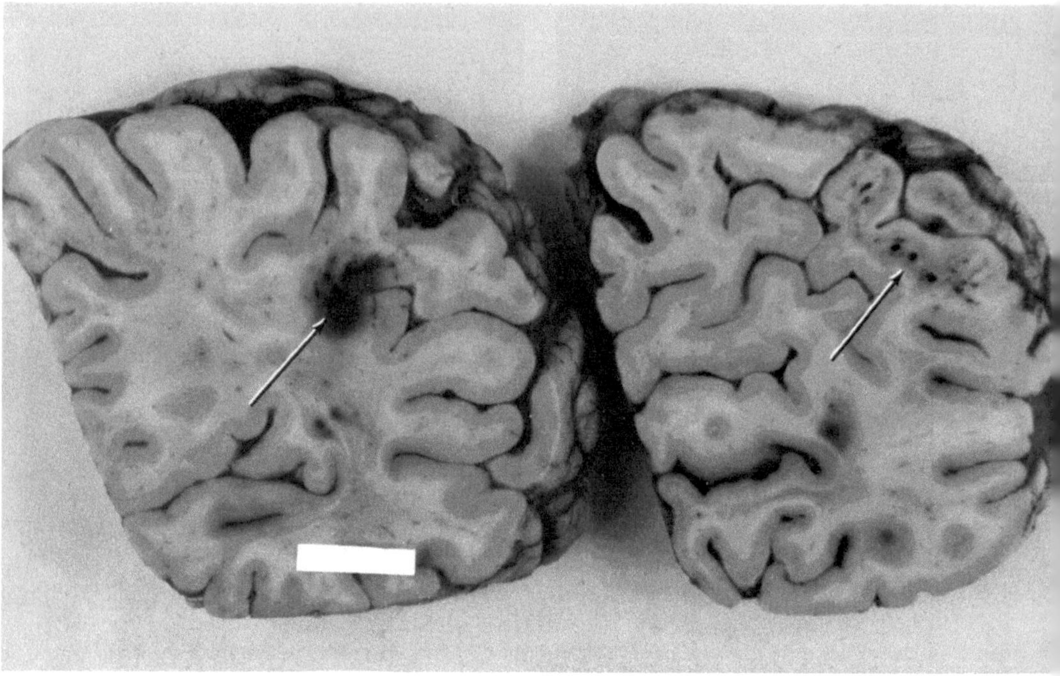

Abb. 25-22. *Arteriovenöse Mißbildung im Okzipitallappen bei einem 77 jährigen Mann*

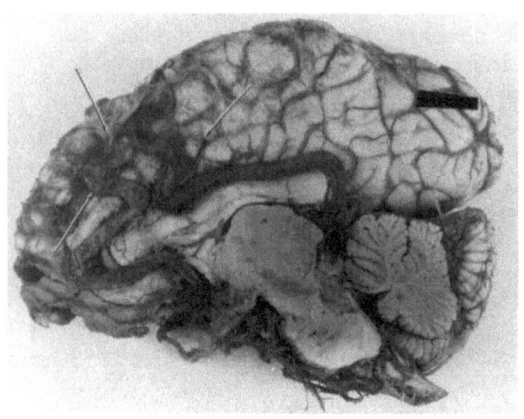

Abb. 25-23. *Arteriovenöse Malformation im Bereich des rechten Frontallappens mit stark erweiterter A. cerebri anterior und ableitenden Venen (Sagittalschnitt)*

In jüngster Zeit wurden Methoden entwickelt, wobei Aneurysmen künstlich embolisiert werden und dadurch eine Ruptur verhindert wird. Als konservative Therapie wird strikte Bettruhe verordnet. Wichtig ist die Schmerzlinderung und bei unruhigen Patienten die Sedierung.

Außerdem gibt man in jüngster Zeit antifibrinolytische Substanzen (Epsilon-amino-capronsäure), um die Gefahr der Rezidivblutung zu vermindern, die besonders in den ersten zwei Wochen sehr hoch ist.

Periarteriitis nodosa

Diese wichtige entzündliche Gefäßerkrankung ist auf S. 425 näher beschrieben.

Kapitel 26
Infektiös-entzündliche Erkrankungen des Zentralnervensystems

Eitrige Meningitis

Die Unterscheidung der verschiedenen Formen von Leptomeningitis wird aufgrund der jeweiligen Erreger getroffen. Zu den häufigsten Erregern gehören Meningokokken, Pneumokokken, Streptokokken und Haemophilus influenzae. Weniger häufig kommen Staphylokokken- und Gonokokken-Infektionen vor. Meningokokken (Neisseria meningitidis sind in etwa 40% aller Fälle die Ursache einer eitrigen Meningitis.

Pathogenese und Pathologie

Die Infektion des Subarachnoidalraumes erfolgt durch hämatogene Erregerausbreitung, z. B. bei bakterieller Endokarditis, Pneumonie, urologischen oder gynäkologischen Infekten. Seltener kommt es zu einer fortgeleiteten Meningitis von eitrigen Prozessen der Umgebung, z. B. Nasennebenhöhlen oder Otitis media.
Bei der Punktion findet sich ein trüber Liquor mit zahlreichen polymorphkernigen Leukozyten und Überreste von abgebautem Hirngewebe. Histologisch sind degenerative neuronale Veränderungen, perivaskuläre Leukozytenansammlungen und Schwellung von benachbartem Gewebe häufig zu finden.

Symptome

Zu Beginn treten häufig starke Kopfschmerzen, deutliche Nackensteifigkeit, Nackenschmerzen, stark erhöhte Temperatur und Bewußtseinstrübung mit Stupor oder Koma auf. Des weiteren kommen Übelkeit, Erbrechen, Lichtempfindlichkeit und Krampfanfälle häufig dazu. Hirnnervenausfälle mit Doppelbildern, Tinnitus und Stauungspapille sind bekannte Symptome der eitrigen Meningitis. Neben der Nackensteifigkeit findet man bei der Untersuchung eine steife Wirbelsäule mit paravertebralem Hartspann und positive Dehnungszeichen wie ein positives Kernigsches und Brudzinskisches Zeichen. Petechiale Hautblutungen und Arthritis sind häufig zu beobachten.
Ein positives *Brudzinski-Zeichen* liegt vor, wenn passive Beugung des Kopfes auf die Brust zu einer Beugung von beiden Beinen in der Hüfte und im Knie führt. Das *Kernig-Zeichen* ist positiv, wenn beim liegenden Patienten eine passive Beugung in der Hüfte nicht mit gestreckten Beinen durchgeführt werden kann.

Diagnose
(Tabelle 15-1)

Blutkulturen, nasopharyngeale Abstriche und Liquorkulturen führen gewöhnlich zu einem Erregernachweis. Vorausgehende Infektionen oder gleichzeitig auftretende Infektionskrankheiten, wie z. B. Otitis media, führen oftmals schon zu einer Diagnose. Nach Meningitisfällen in der

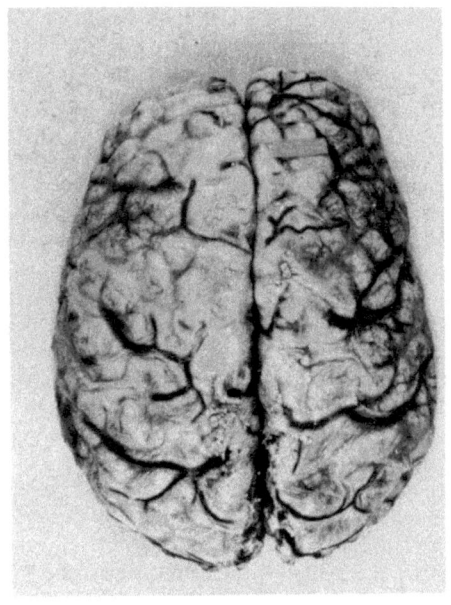

Abb. 26-1. *Pneumokokkenmeningitis*. Dickes grünliches Exsudat im Subarachnoidalraum, welches die Hirnkonvexität bedeckt

Umgebung des Patienten sollte sorgfältig gefragt werden.
Bei Neugeborenen, die einen kranken Eindruck machen und nicht gedeihen, sollte man stets an eine bakterielle Meningitis denken. Die Krankheitssymptome sind vielfältig und nicht spezifisch, besonders bei Frühgeburten. Es kommt zu Anorexie, Erbrechen, Lethargie, Reizbarkeit, Ikterus, Atembeschwerden, Durchfällen, vorgewölbten Fontanellen, Krampfanfällen, Nackensteifigkeit, Fieber, eitrigen Hauterkrankungen und Nabelentzündungen.
Bei Infektionskrankheiten wie Pneumonie, Gastroenteritis usw. besteht die Gefahr einer sekundären Meningitis.

Therapie

Die Bestimmung der Resistenz gegenüber verschiedenen Chemotherapeutika ist notwendig, jedoch sollte mit dem Beginn der Therapie nicht abgewartet werden bis das Ergebnis bekannt ist. Bei der Soforttherapie sollten Antibiotika eingesetzt werden, die gegen grampositive und gramnegative Keime wirken.
Dazu ist gelegentlich eine Kombination von zwei oder mehreren Chemotherapeutika angezeigt.

A. Meningokokkenmeningitis
1. Penicillin G. 20 Millionen IE Penicillin i. v. Tag mindestens sechs Tage lang oder 8–12 g Ampicillin i. v./Tag jeweils in Intervallen von sechs Stunden.
2. Chloramphenicol. 2–4 g Tag können sieben Tage lang bei Patienten mit Penicillinallergie verwendet werden; bei den übrigen Patienten ist diese Therapie, da sie nur bakteriostatisch wirkt, und auch aufgrund der Nebenwirkungen, nicht vertretbar.
3. Zusätzlich können vor allem Gentamycin (80 mg i. m. alle 8 Stunden; Nierenkontrolle!), Tetracyclin, Erythromycin oder Sulfonamide gegeben werden.

B. Pneumokokken-, Streptokokken- und Staphylokokkenmeningitis
Pneumokokken- und Streptokokkenmeningitis werden mit Penicillininfusionen 1–2 Millionen IE alle 2 Stunden behandelt. Staphylokokkenmeningitis wird ähnlich therapiert, sofern die Staphylokokkenkeime empfindlich gegenüber Penicillin G sind; ansonsten mit Natriummethicillin, täglich 10–12 g i. v. Diese Therapie sollte zwei bis vier Wochen lang fortgesetzt werden. Bei energischer Therapie, wobei manchmal hohe Dosen von Antibiotika verwendet werden müssen, kann die Mortalität stark herabgesetzt werden. Die schlechteste Prognose ergibt sich für Patienten mit Staphylokokkenmeningitis.
Die Infektionsquelle muß notfalls chirurgisch ausgeschaltet werden besonders bei rezidivierenden oder persistierenden Pneumokokkenmeningitiden.

C. Haemophilus-influenzae-Meningitis
Die Therapie der Wahl besteht in Ampicillininfusionen (Erwachsene 10–20 g täglich, Kinder 300–400 mg/kg/24 Std). Gute Ergebnisse werden ebenso mit Streptomycin i. m. oder Sulfadiazin i. v. erzielt.
Tetracycline werden ebenfalls mit Erfolg angewendet. Bei Kindern ohne antibiotische Behandlung liegt die Mortalität über 90%. Bei Kindern mit Influenzameningitis wird häufig eine subdurale Flüssigkeitsansammlung beobachtet, die einhergeht mit anhaltendem Erbrechen, vorgewölbten Fontanellen, Krampfanfällen und gleichbleibend hohem Fieber. Eine rasche Besserung wird durch Fontanellenpunktion erzielt.

D. Zusätzliche therapeutische Maßnahmen
Zusätzliche therapeutische Maßnahmen wie Sondenernährung, Dauerinfusionen und Blasenkatheter sind bei Bedarf angezeigt. Strenge Bettruhe sollte mehrere Wochen eingehalten werden. Subdurale Flüssigkeitsansammlungen sind häufige Komplikationen einer eitrigen Meningitis. Krampfanfälle, Reizbarkeit, Fieber, Lethargie und Koma können dabei vorkommen. Subdurale Punktionen und Entnahme von 15–30 ml Flüssigkeit sollten bei Kindern mit offenen Fontanellen bei Bedarf öfter vorgenommen werden, bis der Subduralraum keine Flüssigkeit mehr enthält.

Prognose

Seit Einführung der Chemotherapie ist die Prognose bei den eitrigen Meningitiden relativ gut.

Hirnabszess

Lokale Eiterungen kommen im Gehirn ebenso wie in anderen Körperregionen vor. Im Anschluß an eine eitrige Entzündung kommt es entweder zu einer fortschreitenden eitrigen Enzephalitis oder zur Ausbildung einer Abszeßkapsel.

Diagnose

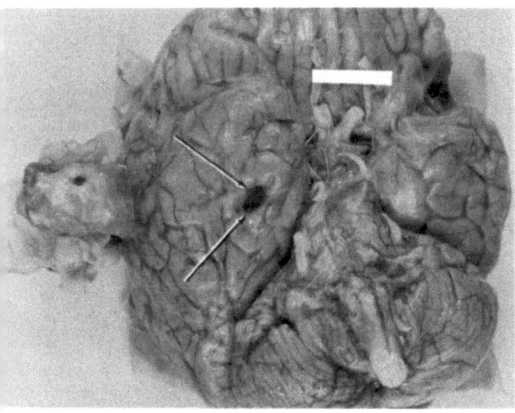

Abb. 26-2. *Abszess im rechten Temporallappen*

Die Größe des Abszesses ist verschieden, die kleinsten sind nur mikroskopisch sichtbar, die größten breiten sich fast in der gesamten Hemisphäre aus.
Hirnabszesse werden gewöhnlich durch Staphylokokken oder Pneumokokken verursacht, als Erreger kommen jedoch alle eitererregenden Bakterien in Frage. Häufig handelt es sich um eine gemischt anaerobe Keimflora. Als Eintrittspforte für die Erreger ist eine direkte Fortleitung im Anschluß an Otitis media, Mastoiditis, Sinusitis und infizierte Kopftraumen zu nennen. Seltener kommt eine hämatogene Ausbreitung bei Lungenentzündungen oder allgemeinen Bakteriämien vor.

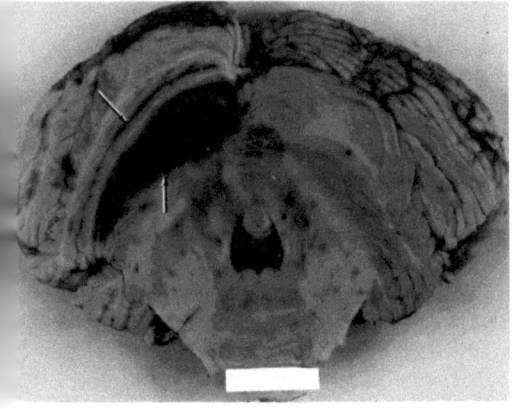

Abb. 26-3. *Multiple petechiale Blutungen sowie eine Blutung im Bereich des rechten Kleinhirns bei einem 62jährigen Mann mit subakuter bakterieller Endokarditis*

Pathologie

Um das zentrale nekrotische Gebiet und die eitrige Einschmelzung bildet sich eine Abszeßmembran aus. Im Zentrum findet sich eingeschmolzenes Gewebe und Leukozyten. Die Ausbildung der Kapsel dauert oftmals mehrere Wochen. Sie hat drei Schichten: (1) eine innere Schicht mit kollagenen Fasern, die an die Eiterhöhle grenzt; (2) eine dickere Mittelschicht mit zahlreichen Kapillaren und Fibroblasten; (3) eine äußere Schicht mit Blutgefäßen und zahlreichen Phagozyten.
Fortgeleitete Abszesse von Mittelohr- und Mastoideiterungen sind gewöhnlich im Temporallappen oder im Cerebellum lokalisiert. Im Frontallappen sind am häufigsten fortgeleitete Hirnabszesse bei Nasennebenhöhleninfektionen anzutreffen. Nach Bakteriämien bilden sich oft multiple Hirnabszesse. Metastatische Abszesse treten häufig im Anschluß an Bronchiektasen oder Endokarditis auf.

Symptome

In der Anamnese finden sich gewöhnlich Infektionen wie Otitis media, Mastoiditis, Sinusitis, Bronchiektasen oder Pneumonien. Als Herdzeichen treten Gesichtsfeldausfälle, motorische oder sensible Störungen, Aphasie oder Hirnnervenausfälle auf, ähnlich wie man sie bei anderen raumfordernden Prozessen findet.
Wenn der Prozeß zu Verdrängung und Raumforderung führt, treten Hirndruckzeichen wie Stauungspapille, Kopfschmerzen, langsamer Puls und niedrige Atemfrequenz auf. Bei der Untersuchung ist meist ein leichter Meningismus zu finden, außerdem positive Dehnungszeichen. Somnolenz und psychische Verlangsamung sind häufig. Die Temperatur ist leicht erhöht und steigt nur selten über 39 C, sofern Komplikationen wie eine Begleitmeningitis fehlen.

Diagnose

Hirnabszesse können leicht mit Hirntumoren, Meningitiden oder Enzephalitiden verwechselt werden, und es erfordert oft den Einsatz der gesamten diagnostischen Möglichkeiten, den Nachweis zu erbringen und die Lokalisation festzustellen. Die Abgrenzung von Hirntumoren ist oft schwierig. Die allgemeinen Entzündungszeichen (Leukozytose, Senkungsbeschleunigung) können fehlen. Im Liquor ist die Zellzahl nicht erhöht, wenn der Abszeß abgekapselt ist. Die

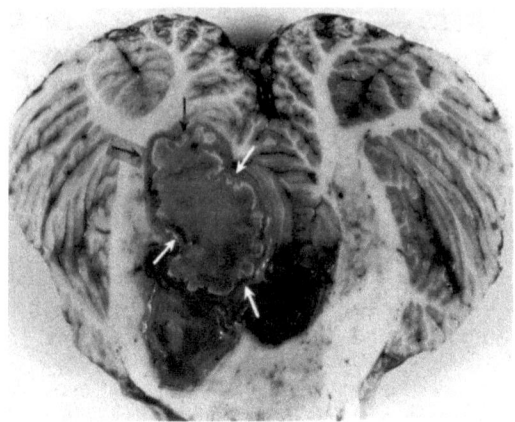

Abb. 26-4. *Kleinhirnabszeß*

Abgrenzung einer eitrigen Meningitis ist oft durch positive Kulturen im Liquor möglich. Eine akute fulminante Leptomeningitis ist aufgrund des klinischen Bildes leicht von einem Hirnabszeß zu unterscheiden.

Neben diesen orientierenden klinischen Hinweisen sind immer radiologische Methoden wie Angiographie oder Computer-Tomographie und in seltenen Fällen Luftventrikulographie, Pneumenzephalographie, notwendig, um die Diagnose und Lokalisation eines Abszesses zweifelsfrei zu bestimmen. Im EEG findet sich meist ein Deltaherd, in der Hirnszintigraphie vermehrte Speicherung und in der Echoenzephalographie typische Reflexionen.

Therapie

Die Therapie besteht in einer operativen Drainage des Eiters. Die Operation kann in bestimmten Fällen zurückgestellt werden bis sich eine feste Abszeßkapsel gebildet hat. Wenn sich der Abszeß gut abgekapselt hat und wenn es möglich ist, wird eine Exstirpation in toto durchgeführt oder zuerst der Eiter drainiert und die Abszeßhöhle mit antibiotischen Lösungen gespült. In einem späteren Eingriff wird dann die Abszeßkapsel entfernt. Wichtig ist die Behandlung der Infektionsursache (z.B. chronische Mastoiditis), die gleichzeitig mit der neurochirurgischen Abszeßbehandlung durchgeführt wird.

Prognose

Die antibiotische Therapie hat zu einer deutlichen Verbesserung der ungünstigen Prognose bei Hirnabszessen geführt. Dennoch liegt die Letalität immer noch hoch. Die Bildung von Hirnabszessen, wie sie z. B. bei Schwerkranken mit pyogenen Eiterungen an anderer Stelle früher häufig auftraten, können mit Hilfe von Antibiotika verhindert werden. Unbehandelt haben Hirnabszesse meist einen letalen Verlauf.

Weniger häufige eitrige Infektionen

Subduralabszesse

Subduralabszesse sind eine ziemlich seltene Form der intrakraniellen Infektion und entstehen häufig durch direkte Weiterleitung aus dem Mittelohr, den Nasennebenhöhlen oder den Meningen sowie als Komplikation bei Schädelfrakturen und bei allgemeiner Sepsis. Pyogene Bakterien, insbesondere Staphylokokken, sind die häufigsten Erreger. Wenn Subduralabszesse unbehandelt bleiben, ist die Letalität sehr hoch. Bei rascher Entleerung des Eiters und bei gleichzeitiger Chemotherapie ist eine Heilung möglich.

Spinale Epiduralabszesse

Spinale Infektionen im Epiduralraum sind charakterisiert durch hohes Fieber, Kopfschmerzen, heftige Rückenschmerzen und Paraparese oder komplette Paraplegie. Die häufigste Ursache ist eine hämatogene Ausbreitung ausgehend von

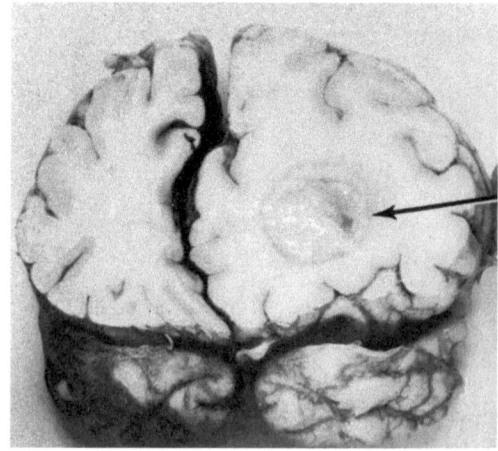

Abb. 26-5. *Abszeß im linken Frontallappen bei einer 63jährigen Frau mit Osteomyelitis im Bereich des Schädels*

entfernten Infektionsherden. Der häufigste Erreger ist der Staphylokokkus aureus, obwohl auch andere pyogene Bakterien in Frage kommen. Der mittlere Thorakalbereich ist die häufigste Lokalisation und der Eiter sammelt sich an der Dorsalseite des Rückenmarks.

Die Symptome entwickeln sich abrupt: Es kommt zu starken Schmerzen im Rücken oder den unteren Extremitäten, gefolgt von Nackensteifigkeit, Kopfschmerzen, allgemeinem Krankheitsgefühl und Fieber. Paresen der unteren Extremitäten können sich zu jeder Zeit entwickeln. Eine schlaffe Parese entsteht sekundär aufgrund einer spinalen Zirkulationsstörung. Die Behandlung besteht in einer raschen operativen Drainage durch Laminektomie unter Anwendung von geeigneten Antibiotika. Eine Verzögerung der operativen Drainage kann zu dauernder Lähmung führen.

Thrombophlebitis des Sinus transversus
(Septische Sinusthrombose)

Diese Krankheit wird heutzutage viel seltener beobachtet, seit Antibiotika eine breite Anwendung gefunden haben. Sie tritt besonders bei Kleinkindern und Kindern im Gefolge einer Otitis media oder Mastoiditis mit hämolytischen Streptokokken auf. Zum klassischen klinischen Bild gehören Fieber, Kopfschmerzen, Erbrechen, Übelkeit, Schwellung über dem Mastoidgebiet und Stauung der lokalen oberflächlichen Venen. Bei schweren Fällen kommt es zu Stauungspapillen, Vorwölbung der Fontanellen, Auseinanderweichen der Suturen bei Kindern, Schläfrigkeit, Koma und Krampfanfällen. Chemotherapie und chirurgische Eingriffe sind indiziert, mit Entfernung des infizierten Knochens, Freilegung und Drainage des Sinus bei gleichzeitiger Ligation der V. jugularis.

Bei normalen Personen ist es notwendig, beide Jugularvenen zu komprimieren, um eine Stauung der Netzhautvenen auszulösen. Bei unilateraler Sinusthrombose kommt es schon bei Kompression auf der gesunden Seite zu einer Stauung der Netzhautvenen (Crowesches Zeichen).

Thrombophlebitis des Sinus cavernosus

Eine Thrombophlebitis des Sinus cavernosus wird häufig sekundär im Anschluß an eine Eiterung im Bereich der Orbita, der Nasennebenhöhlen oder im oberen Gesichtsbereich beobachtet und verbreitet sich über den gesamten Sinus cavernosus auch zur Gegenseite. Der Beginn ist meist plötzlich mit Fieber, Protrusio bulbi, Ödem und Chemosis der Konjunktiven und des Augenlids, Doppelbildern und Stauungspapillen. Diese Erkrankung spricht im allgemeinen gut auf antibiotische Behandlung an.

Die meisten Infektionen werden durch den Staphylokokkus aureus verursacht. Bei anderen Fällen sind der Staphylokokkus albus, Streptokokken, Pneumokokken oder Proteusbakterien verantwortlich. Penicillin G und synthetische Penicilline sollten Anwendung finden bis Resistenzuntersuchungen durchgeführt sind. Gleichzeitige Therapie mit Kortikoiden kann notwendig werden, wenn die Hypophysenfunktion ebenfalls in Mitleidenschaft gezogen ist.

Thrombophlebitis des Sinus sagittalis

Eine Thrombophlebitis des Sinus sagittalis superior führt zu Fieber, allgemeiner Hinfälligkeit, erhöhtem intrakraniellem Druck, Ödembildung an der Stirn und an der vorderen Kopfschwarte und Stauung im Bereich der oberflächlichen Kopfvenen. Es kann zur Ausbreitung in das lokale Abflußgebiet der Hirnnerven kommen mit Krampfanfällen, Hemiplegie, Aphasie und Hemianopsie.

Blande Sinusthrombosen treten besonders bei Kindern mit Dehydratation und Marasmus sowie bei Schwangerschaft auf. Bei der septischen Verlaufsform sind Antibiotika indiziert. Nichtseptische oder blande Sinusthrombosen können bei schweren auszehrenden Erkrankungen vorkommen. Die Behandlung zielt auf eine Verminderung des intrakraniellen Drucks und umfaßt die Anwendung von hypertonen Lösungen oder parenterale Steroidgaben, wie z. B. Dexamethason.

Lymphozytäre Meningitis

Eine Vielzahl von Erregern führt zu einer lymphozytären Meningitis, die akut oder mehr chronisch verlaufen kann. Die Beschwerden beginnen mit Kopfschmerzen, Nackensteifigkeit und Fieber. Neben den meningitischen Symptomen kommen oft auch Herdsymptome vor, wenn eine Enzephalitis hinzukommt. Im Liquor findet sich eine lymphozytäre Pleozytose und eine mäßige Eiweißerhöhung. Liquorzucker und Chloride sind normal. Bei der akuten Verlaufsform bilden sich die

oft schweren Symptome rasch zurück. Als häufigste Ursache kommen in Frage:
1. Neurotrope Viren, wie die Erreger der Poliomyelitis, andere Enteroviren, das Virus der lymphozytären Choriomeningitis und der Zekkenenzephalitis.
2. Andere Viren, wie z. B. die Erreger von Mumps, Herpes simplex, Herpes zoster, infektiöser Mononukleose, Katzenkrankheit, atypischer Pneumonie, infektiöser Hepatitis, Windpocken und Masern.
3. Spirochäten, wie z. B. Treponema pallidum und Leptospiren.
4. Bakterienprodukte wie bei latenten Hirnabszessen oder behandelten bakteriellen Meningitiden.
5. Fremdkörper im Liquor, Kontrastmittel, Isotopen usw.

Die Diagnose hängt von der Isolierung des schädigenden Agens, dem Anstieg der spezifischen Antikörper, epidemiologischen Daten und von den Liquorbefunden ab.

Bei Virusentzündungen werden Glukokortikoide gegeben und die Liquornormalisierung kontrolliert.

Toxoplasmose

Die Toxoplasmose wird durch Toxoplasma gondii, ein weitverbreitetes Protozoon, verursacht. Die Krankheit wird von Katzen, Hunden aber auch durch Genuß von rohem Fleisch auf den Menschen übertragen. Die Protozoen finden sich in Zellen des RES, in Parenchymzellen und in Exsudaten. Sie vermehren sich in diesen Zellen und führen zur Bildung von sog. Pseudozysten. Man unterscheidet die konnatale und die erworbene Toxoplasmose.

Die *konnatale Form* tritt dann auf, wenn die Mutter kurz vor oder während der Schwangerschaft eine Toxoplasmose erwirbt und dadurch auch der Fetus infiziert wird. Dabei treten Mißbildungen und Erkrankungen hauptsächlich des ZNS und der Augen auf: Hydrozephalus, multiple intrazerebrale Verkalkungen, Mikrophthalmus, Katarakt, Iridozyklitis und Chorioretinitis. Es kommt zu epileptischem Anfällen, Paresen, zerebellären Symptomen und geistigen Entwicklungsstörungen.

Die *erworbene Toxoplasmose* beim Erwachsenen verläuft meist symptomlos. In den übrigen Fällen kommt es neben einer Pneumonie häufig zu einer Meningoenzephalitis. Man unterscheidet eine chronische und eine akute Form, die unter einem makulopapulösen Hautexanthem, Pneumonie, Befall innerer Organe und schweren neurologischen Ausfällen meist rasch zum Tode führt. Toxoplasmen können nur in einzelnen Fällen im Knochenmarksausstrich oder im Liquor nachgewiesen werden. Serologische Reaktionen wie der Sabin-Feldmann-Test (nur Titer über 1:512 können verwertet werden) oder die KBR nach Westphal bestätigen die Diagnose, wenn die Titerwerte ansteigen. Durch intrazerebrale oder intraperitoneale Inokulation von Blut oder Liquor auf Versuchstiere lassen sich in wenigen Fällen Toxoplasmen nachweisen.

Akute Infektionen werden mit Pyrimethamin (Daraprim) und Sulfonamiden behandelt. Unter dieser Therapie werden wiederholt die serologischen Untersuchungen durchgeführt.

Neurosyphilis

Eine Infektion des Zentralnervensystems durch Treponema pallidum kann in einem frühen oder späteren Stadium im Verlauf der Syphilis erfolgen. Patienten mit geringen Symptomen in der Frühphase entwickeln unbehandelt häufiger eine Tabes dorsalis und eine progressive Paralyse.

Die klinischen Symptome einer Treponema-pallidum-Infektion des Zentralnervensystems hängen vom Ausmaß der Parenchymbeteiligung, des Befalls der Blutgefäße und der Meningen ab. Obwohl das Zentralnervensystem in den ersten Wochen oder Monaten der Primärinfektion von Treponema pallidum befallen wird, treten die klinischen Symptome oftmals erst nach Jahren auf. Auf der Grundlage der klinischen und pathologischen Befunde kann die ZNS-Syphilis in die (1) *nicht parenchymatöse oder interstitielle Neurosyphilis* (luische Meningitis, vaskuläre Neurosyphilis) und die (2) *parenchymatöse Neurosyphilis* (progressive Paralyse, Tabes dorsalis) eingeteilt werden. Überschneidungen dieser beiden Typen können vorkommen.

Asymptomatische Formen von Neurosyphilis mit positiven Liquorbefunden und fehlenden klinischen Zeichen kommen in den ersten beiden Jahren nach der Infektion vor. Die Prognose ist bei adäquater Behandlung gut. Zuweilen kommt es auch zur Spontanheilung. Ohne Behandlung besteht jedoch die Gefahr des Übergangs in eine Spätlues.

Akute luische Meningitis

Die akute luische Meningitis ist häufig die früheste Form der Lues cerebrospinalis und fällt in das frühe Sekundärstadium (frühluische Meningitis). Die Beteiligung der Meningen kann diffus sein oder eine herdmäßige Verteilung aufzeigen. Die Inkubationszeit schwankt zwischen wenigen Monaten und mehreren Jahren, ist jedoch gewöhnlich kürzer als ein Jahr.

Bei der pathologischen Untersuchung ist die Pia mäßig verdickt und es finden sich lymphozytäre perivaskuläre Infiltrate.

Bei schweren voll entwickelten Fällen finden sich die klassischen Zeichen einer akuten Meningitis wie Kopfschmerzen, Stupor, Krampfanfälle, Fieber, außerdem Meningismus, Hirnnervenausfälle und ein positives Kernigsches und Brudzinskisches Zeichen.

Die Differentialdiagnose ist nur durch den Erregernachweis aus dem Liquor und die stark positiven Serum- und Liquor-Reaktionen auf Syphilis (Wassermann-Reaktion, Lipoid-Antikörper-Reaktionen, Pallida-Komplementbindungsreaktion, Nelson-Test) möglich. Im Liquor beträgt die lymphozytäre Pleozytose bis zu 1000/3 Zellen bei mäßig erhöhtem Eiweiß.

Die Behandlung der Wahl ist Penicillin, 15–20 Millionen IE i.m. über einen Zeitraum von zwei bis drei Wochen in einer Tages-Einzeldosis von 1 Mill. IE. Der Krankheitsverlauf wird in der überwiegenden Mehrzahl der Fälle durch die rasche Anwendung von Penicillin günstig beeinflußt.

Vaskuläre Neurosyphilis

Die vaskuläre Form der Lues cerebrospinalis führt zu einer Arteriitis mit den daraus resultierenden Herdsymptomen infolge von arteriellen Thrombosen und Enzephalomalazie. Die Treponemen lösen eine Gefäßwandentzündung mit Intimaproliferation, zellulärer Infiltration der Adventitia und der Media und Aufspalten der Elastika aus, die als *Heubnersche Endarteriitis* bezeichnet wird. Eine basalbetonte Meningitis oder Meningoenzephalitis ist meist gleichzeitig anzutreffen.

Im frühen Stadium der vaskulären Neurosyphilis werden nur wenige Symptome beobachtet. Später treten Kopfschmerzen, Krampfanfälle und Persönlichkeitsveränderungen auf. Außerdem kommt es zu rezidivierenden Insulten mit verschiedener Lokalisation. Differentialdiagnostisch muß bei wechselnden Insulten im mittleren Lebensalter neben anderen Gefäßkrankheiten (z. B. Morbus Buerger) auch eine vaskuläre Form der Neurolues erwogen werden.

Progressive Paralyse

Die progressive Paralyse ist wegen der häufigeren Behandlung im Frühstadium selten geworden. Sie tritt viele Jahre nach der Primärinfektion auf und ist daher eine Krankheit des vierten und fünften Lebensjahrzehnts.

Die Frontallappen werden bevorzugt befallen. Dabei kommt es zur Atrophie der Hirnwindungen, einer Ausweitung der Sulci und einer Verplumpung des Ventrikelsystems. Es kommt zu einem Umbau der normalen Cortexstruktur durch Degeneration und Untergang von Ganglienzellen mit einer Zunahme von interstitiellen Gliaelementen und von Blutgefäßen. Außerdem ist eine fleckförmige Markscheidendegeneration festzustellen. Die Leptomeningen über den atrophischen Arealen sind opak, verdickt und mit dem darunterliegenden Cortex verklebt.

Psychische Symptome spiegeln meist die Frontallappenbeteiligung wider. Anfangs tritt ein neurasthenisches Vorstadium mit uncharakteristischen Allgemeinsymptomen (körperliche und geistige Leistungsschwäche, Stimmungsschwankungen usw.) auf. Später kommt es zu zunehmendem „Absinken des Persönlichkeitsniveaus", zu Demenz, Halluzinationen, Wahnvorstellungen, Kritikschwäche oder Apathie. Entsprechend den psychopathologischen Symptomen unterscheidet man eine expansive Form mit Größenideen, eine demente Form und eine paranoide Form.

Bei der progressiven Paralyse zeigen sich artikulatorische Sprachstörungen mit Silbenstolpern, Areflexie an den Beinen, eine charakteristische motorische Unruhe im Gesicht beim Sprechen („mimisches Wetterleuchten") und Pupillenstörungen (Argyll-Robertson-Pupille). Außerdem fallen häufig ein Fingertremor, Lippen- und Zungentremor, Ataxie, ein positives Babinski-Zeichen und gesteigerte Muskeleigenreflexe auf. Die luesspezifischen Serum- und Liquorreaktionen sind positiv. Im Liquor findet sich eine mäßige Zellerhöhung auf etwa 100/3 Zellen. Es handelt sich dabei um Lymphozyten und einzelne Plasmazellen. Das Liquoreiweiß ist erhöht mit starker γ-Globulinvermehrung und Albuminver-

minderung. Die Mastixkurve zeigt eine tiefe Linkszacke.
Als Therapie wird Penicillin, 20–30 Millionen IE i. m. während drei bis vier Wochen in einer Tagesdosis von 1 Mill. IE appliziert. Wegen der Herxheimer-Reaktion darf diese Therapie nur unter besonderen Vorsichtsmaßnahmen durchgeführt werden. Ohne Behandlung kommt es innerhalb weniger Jahre zum Tode. Durch die Verwendung von Antibiotika kommt der Prozeß zum Stillstand oder der progrediente Verlauf erfolgt langsamer.

Tabes dorsalis

Diese einst sehr häufige Spätfolge der Lues ist aufgrund der Antibiotikabehandlung heute sehr selten geworden. Die Primärläsion und die leichten Frühsymptome werden vom Patienten häufig nicht bemerkt. Viele Jahre nach dem Primäraffekt (bis zu 25 Jahre später) setzen dann tabische Symptome ein.
Die Pathophysiologie der Tabes dorsalis beruht auf einer Entzündung der Hinterwurzeln an ihrem Durchtritt durch die Dura und an den Eintrittszonen in das Rückenmark, mit sekundärer Degeneration der aufsteigenden Hinterstränge. Der Prozeß beginnt meist an den Lumbalwurzeln. Makroskopisch erscheint das Rückenmark atrophisch und die Hinterwurzeln sind meist dünner als normal. Mikroskopisch ist eine Degeneration und Rarefizierung der Hinterwurzelfasern im lumbosakralen Bereich, eine zelluläre Infiltration der Hinterwurzelganglien und eine Degeneration der Hinterstränge zu sehen.

Klinische Befunde

Die Hinterwurzel- und Hinterstrangschädigung führt zu radikulären Symptomen wie z. B. lanzinierende Extremitätenschmerzen oder gürtelförmige Parästhesien und Hypästhesien sowie zu periodischen schweren abdominellen Schmerzattacken, die als tabische Krisen bekannt sind. Charakterisch sind eine Kältehyperpathie, eine verzögerte Schmerzleitung und eine Mamillenanästhesie.
Lagesinn- und Vibrationsempfindungsstörung, daraus resultierende Ataxie und ein positives Romberg-Zeichen sind das Ergebnis der Hinterstrangdegeneration. Zum Krankheitsbild gehören eine Hypotonie der Skeletmuskulatur (infolge der unterbrochenen Tonusreflexbögen) mit sekundären Gelenkschäden (Genu recurvatum) und aufgehobene oder verminderte Muskeleigenreflexe. Zu den Hinterstrangsymptomen kommen Hirnnervenstörungen, insbesonders entrundete, lichtstarre Pupillen (Argyll-Robertson) und die tabische Optikusatrophie. Infolge der Sakralwurzelbeteiligung treten Blasendysfunktionen, Mastdarmstörungen und Sexualstörungen auf. Als trophische Störungen sind schmerzlose tiefe Ulzerationen an der Fußsohle (mal perforant du pied) zu deuten.
Folgende klassische Zeichen, die auf eine Tabes dorsalis hinweisen, wurden von den Klinikern beschrieben: Das Abadie-Zeichen, aufgehobene Schmerzempfindung bei Quetschung der Achillessehne; das Biernackie-Zeichen, aufgehobener Tiefendruckschmerz bei Druck auf den N. ulnaris am Ellenbogen; das Westphalsche Zeichen, aufgehobener Patellarsehnenreflex, ist charakteristisch für Tabes, kommt jedoch auch bei allen Läsionen des N. femoralis vor; das Rombergsche Zeichen, Standunsicherheit und Fallneigung bei geschlossenen Augen; es ist durch die aufgehobenen propriozeptiven Afferenzen von den Beinen zu erklären.

Diagnose

Die luesspezifischen serologischen Tests im Blut und im Liquor sind positiv. Im Liquor finden sich eine mäßige Zellerhöhung und geringe Eiweißvermehrung bei normalen Albuminen. Im Unterschied zur progressiven Paralyse sind die γ-Globuline meist nur mäßig erhöht.

Behandlung und Prognose

Die Behandlung mit Antibiotika ist fast immer wirksam. Penicillin in Dosen von 15–20 Millionen IE i. m. über einen Zeitraum von zwei bis drei Wochen in einer Tagesdosis von 1 Mill. IE führt zu einem Stillstand der Erkrankung und zu einer Normalisierung der Liquorbefunde. Die blitzartig einschießenden Schmerzen und tabischen Krisen, die Hinterstrangataxie, Blasenstörungen und Charcotgelenke bessern sich jedoch nicht. Diphenylhydantoin (Zentropil) oder Carbamazepin (Tegretal) können bei der Behandlung der Schmerzen gute Dienste leisten. Zuweilen bringen Neuroleptika Erleichterung. In jüngster Zeit hat man Erfolge mit transkutaner elektrischer Reizung oder mit elektrischer Hinterstrangreizung (dorsal column stimulation, DCS) beschrieben.

Therapie

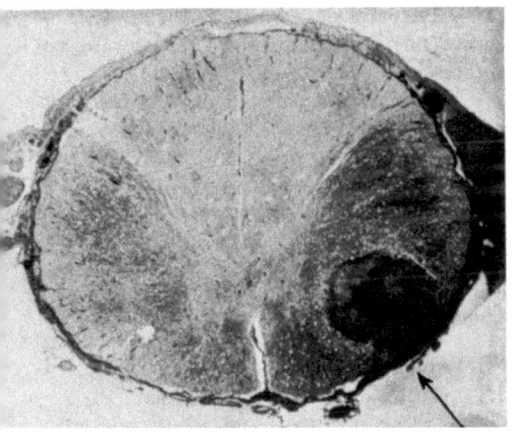

Abb. 26-6. *Tuberkulom im Vorderseitenstrangbereich des Rückenmarks.* Der Tumor führte zu Schmerz- und Temperaturunempfindlichkeit in der kontralateralen Körperhälfte unterhalb der Läsionsstelle. (Dieser gezeigte Fall regte Spiller dazu an, die Chordotomie als chirurgischen Eingriff zur Schmerzbekämpfung einzuführen). (Aus Cadwalader: Diseases of the Spinal Cord. Williams u. Wilkins, 1932)

Als ultima ratio kann eine Chordotomie notwendig werden. Wenn eine Tabes dorsalis unbehandelt bleibt, kommt es zu schweren Ausfällen.

Tuberkulöse Meningitis

Die tuberkulöse Meningitis unterscheidet sich von den meisten anderen Meningitiden durch ihren protrahierten Verlauf, die höhere Mortalität und die geringeren Liquorveränderungen. Sie kommt häufig im Kindesalter vor, jedoch auch bei Erwachsenen und ist auf hämatogene Ausbreitung von einem Tuberkuloseherd zurückzuführen. Am häufigsten finden sich die spezifischen Herde in den peritrachealen, peribronchialen oder mesenterischen Lymphknoten, den Lungen oder anderen Organen.

Pathologie

Die Entzündung befällt vor allem die basalen Zisternen und die Meningen an der Hirnbasis. An diesen Stellen bildet sich ein dickes, zähes Exsudat, das zu Verklebungen und dadurch zu Liquorzirkulationsstörungen führt. Gefäßveränderungen bringen ischämische Schädigungen mit sich. Mikroskopisch sind im Gehirn gelegentlich Miliartuberkel mit Granulationsgewebe und zentraler Verkäsung zu beobachten.

Der Beginn ist meist schleichend mit Lustlosigkeit, Reizbarkeit, Appetitverlust und leichtem Fieber.
Während des weiteren Krankheitsverlaufes treten Kopfschmerzen, Erbrechen, Meningismus, positives Kernigsches und Brudzinskisches Zeichen, äußere Augenmuskellähmungen und Krampfanfälle hinzu. Bei Kleinkindern sind eine Vorwölbung der Fontanellen und charakteristische schrille „meningeale" Schreie häufig zu beobachten. Danach kommt es zu Opisthotonus, Stauungspapillen, Paresen und Koma.

Diagnose

Der Liquor ist häufig klar, opak oder flockig, bildet bei längerem Stehen spinnennetzförmige Ausfälle und steht unter erhöhtem Druck. Im mikroskopischen Ausstrich, in der Kultur und im Tierversuch können Tuberkelbazillen nachgewiesen werden. Außerdem findet sich im Liquor eine Pleozytose (bis etwa 500/3 Zellen) und mäßige Erhöhung des Gesamteiweißes. Glukose und Chloride sind im Liquor deutlich vermindert. Die Mastixkurve zeigt im typischen Fall eine Rechtszacke.
Nach tuberkulösen Herden sollte durch Lungenaufnahmen und Hauttests gefahndet werden.
Intrakranielle Tuberkulome, die gelegentlich vorkommen, sind charakterisiert durch progredienten Verlauf mit Herdzeichen und erhöhtem intrakraniellen Druck. Sie lassen daher zuerst an einen intrakraniellen Tumor denken.
Die tuberkulöse Meningitis muß differentialdiagnostisch bei Fieber ungeklärter Ursache besonders bei Kindern im Alter von ein bis zwei Jahren in Erwägung gezogen werden. Eine Verwechslung mit Virusinfektionen des ZNS kann vorkommen, besonders wenn enzephalitische Symptome überwiegen. Eine sorgfältige Liquoruntersuchung mit Anlegen von Kulturen und Tierversuchen vor Beginn der Therapie führt zum Erregernachweis. Differentialdiagnostisch kommt auch eine Meningoenzephalitis bei M. Boeck in Frage, bei der die Tuberkulinreaktion negativ und der Kveim-Test positiv ausfällt. Die Diagnose kann durch Haut- oder Lymphknotenbiopsie gestellt werden.

Therapie

Es wird eine Kombinationstherapie mit Streptomycin (1 g i.m./die zwei Wochen lang, dann

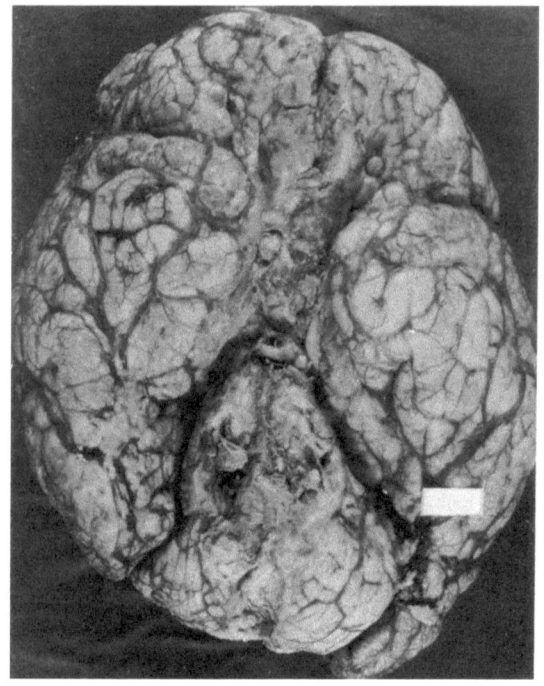

Abb. 26-7. *Tuberkulöse Meningitis (Hirnbasis)*

plegie, geistige Retardierung und Krampfanfälle) zurück oder es kommt zum Übergang in eine chronische Meningealtuberkulose.
Wiederholte Lumbalpunktionen sind notwendig, um den Krankheitsverlauf abzuschätzen. Ein unverändert abnormes EEG deutet auf eine schlechte Prognose, selbst wenn keine Krampfanfälle auftreten. Häufig kommt es zur Verlegung der basalen Zisternen mit Entwicklung eines Hydrozephalus, wodurch ein Shunt notwendig wird.

Pilzmeningitis

Das klinische Bild der Pilzmeningitis kann dem der tuberkulösen Meningitis ähneln. Der Beginn der neurologischen Symptome ist schleichend mit Kopfschmerzen, Schwindel und meningealen Zeichen. Gelegentlich stehen Herdsymptome oder psychische Veränderungen im Vordergrund. Die Diagnose erfolgt durch den Pilznachweis im Liquor. Als Erreger kommen Cryptococcus neoformans (Torula), Coccidioides, Saccharomyces, Blastomyces und Actinomyces in Fra-

zweimal wöchentlich zwei bis drei Monate lang). Isoniazid INH (10 mg/kg die: bis zu einer Höchstdosis von 300 mg die), Rifampicin (600 mg/die) und Myambutol (15 mg kg die 18-24 Monate lang) durchgeführt. Kortikosteroide (60 mg Prednison/die) werden verabreicht, bis eine Besserung erfolgt, danach wird die Dosierung schrittweise verringert.
Eine regelmäßige HNO-ärztliche Kontrolle ist unter dieser Therapie wegen der ototoxischen Eigenschaften von Streptomycin durchzuführen. Bei Ethambutol (Myambutaol) können in seltenen Fällen Sehstörungen (verminderte Sehschärfe, Optikusneuritis oder Retinopathie) auftreten. Unter der Behandlung sollte der Visus in regelmäßigen Abständen kontrolliert werden. Um eine INH-bedingte Polyneuropathie zu verhindern, gibt man gleichzeitig 50 mg Pyridoxin die. Bei unbehandelten Fällen kann es innerhalb von drei Wochen zum Tode kommen. Bei frühzeitiger langdauernder Behandlung ist eine Vollremission möglich. Die Therapie muß begonnen werden, wenn der Verdacht auf eine tuberkulöse Meningitis besteht, noch bevor der Erreger nachgewiesen ist, ansonsten bleiben schwere Restsymptome (Taubheit, Blindheit, Paresen, Hemi-

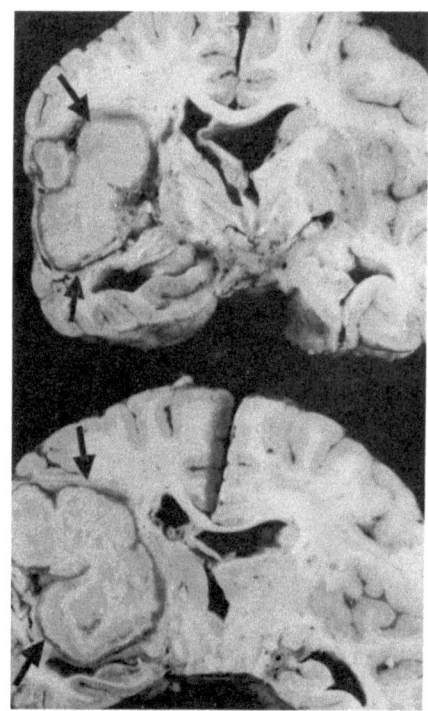

Abb. 26-8. *Tuberkulom im Gehirn eines $3^{1}/_{2}$ Monate alten Kindes*

ge. Die Liquorveränderungen bei Pilzmeningitis entsprechen denen bei tuberkulöser Meningitis: Der Liquordruck ist erhöht, mit leichter bis mäßiger Pleozytose, erhöhtem Gesamteiweiß, erniedrigter Glukose- und Chloridkonzentration.
Obwohl es keine spezifische Therapie für Pilzmeningitis gibt, wurde Amphotericin B (Fungizone) erfolgreich eingesetzt, besonders wenn die Therapie vor dem Auftreten von schweren ZNS-Beteiligungen durch Kryptokokken und Blastomyces begonnen wird.

Epidemische Enzephalitis
(von Economo-Krankheit, Encephalitis lethargica)

Die Encephalitis lethargica kam in epidemischer Form zwischen 1916 und 1926 vor und ist heutzutage sehr selten. Als Ursache wird ein Virus vermutet, das dem Grippevirus nahesteht, da die Grippe-Pandemie von 1919 auf 1920 gleichzeitig oder im Anschluß an viele Fälle der Encephalitis lethargica auftrat. Ein sicherer Nachweis dafür wurde jedoch nicht erbracht.
Es kommt zu schweren akuten Nervenzellläsionen, zu perivaskulären Rundzelleninfiltraten, Gliaproliferationen und Schwellung. Die Läsionen sind besonders stark in der grauen Substanz um den Aquaedukt und in der Nachbarschaft der Hirnnerven, der Substantia nigra, des Nucleus ventromedialis thalami und des Corpus geniculatum mediale.
Der Beginn kann plötzlich oder schleichend sein. Zu Beginn treten Kopfschmerzen, Tinnitus, allgemeines Krankheitsgefühl und leichtes Fieber wie bei Infektionen des oberen Respirationstraktes auf. Nach etwa zwei Wochen kommt es zu Doppelbildern, Schlaf-Wach-Störungen und zu extrapyramidal-motorischen Symptomen.
Nach offensichtlicher Heilung kommt es — oft erst nach Jahren — bei einem Großteil der Patienten zu einem postenzephalitischen Parkinson-Syndrom. Schwere Verhaltensstörungen mit Aggressivität und sexuellen Abweichungen, besonders bei Kindern, sind weitere Folgeerscheinungen.
Diese Persönlichkeitsveränderungen machen häufig eine Anstaltseinweisung erforderlich. Ferner wurden Epilepsie, Narkolepsie sowie Fett- und Wasserstoffwechselstörungen beobachtet.

Virus-Enzephalitiden

Die meisten Enzephalitiden werden durch Viren verursacht. Als Symptome treten allgemeines Krankheitsgefühl, Kopfschmerzen, Fieber, Nackensteifigkeit, Übelkeit, Erbrechen, Anfälle, Sopor oder Koma auf.
Eine gleichzeitige Rückenmarksbeteiligung kann zuweilen im Vordergrund stehen und die Enzephalitis überdecken.
Der Erregernachweis bei einer Enzephalitis gelingt oft erst nach einigen Wochen oder in vielen Fällen überhaupt nicht. Der Liquor zeigt oft Normalwerte, in den übrigen Fällen ist die Zellzahl und das Gesamteiweiß leicht erhöht. Die Virusisolierung aus dem Blut oder Liquor muß frühzeitig versucht werden, wenn sie Erfolg haben soll. Wo die Virusisolierung nicht gelingt gibt der Titerverlauf von Neutralisationstests im Serum und im Liquor wertvolle Hinweise über die vorliegende Virusinfektion. Ein Titeranstieg

Tabelle 26-1. Beispiele für Virusinfektionen des Zentralnervensystems

DNS-Viren	
Herpesviren	Herpes-simplex-Virus, Varizellen-Zoster-Virus, Zytomegalievirus
Papovaviren	Progressive multifokale Leukoenzephalopathie (PML)
Pockenviren	Vakziniavirus
RNS-Viren	
Arboviren	St.-Louis-Enzephalitis-Virus, Virus der equinen Enzephalomyelitis, Virus der Japanischen B-Enzephalitis, California-Enzephalitis
Ortho-Myxoviren	Influenza
Paramyxoviren	Masern (SSPE), Mumps
Rhabdoviren	Rabies
Arenaviren	Lymphozytäre Choriomeningitis
Togaviren	Rubella
Picornaviren	Poliovirus, Coxsackieviren, Echo-Viren

Tabelle 26–2. Arbovirus-Enzephalitiden (Arthropod borne = durch Arthropoden übertragen)[a]

	Geographische Verteilung	Überträger; Reservoir	Bemerkungen
California-Enzephalitis	im gesamten Gebiet der USA	Moskitos; kleine Säugetiere	hauptsächlich bei Kindern
Östliche equine Enzephalitis	in den östlichen Teilen von Nord-, Süd- und Mittelamerika	Moskitos; Vögel, kleine Nagetiere	häufig bei Pferden
St.-Louis-Enzephalitis	in den westlichen und zentralen Teilen der USA	Moskitos; Vögel (einschließlich Haustiere)	
Venezuela-Enzephalitis	Südamerika	Moskitos	in den USA selten
Westliche equine Enzephalitis	im Bereich der gesamten westliche Hemisphäre	Moskitos; Vögel	kommt häufig bei Pferden vor; besonders gefährdet sind kleine Kinder
Zentraleuropäische Enzephalitis	Zentraleuropa	Zecken	meist gute Prognose

[a] Aus Krupp, M.A., Chatton, M.J. (editors): Current Diagnosis and Treatment 1976. Lange, 1976

bei klinisch progredientem Verlauf oder bei Abklingen der Symptome wird als Nachweis gerechnet.

Arbovirus-Enzephalitis
(s. Tabelle 26–2)

Die häufigsten Erreger einer Enzephalitis sind Arboviren (arthropod-borne viruses). Zu dieser Gruppe gehört die St. Louis-Enzephalitis, die Pferde-Enzephalitis, die California-Enzephalitis, die Encephalitis-japonica-B und die in Europa wichtige Zeckenenzephalitis. Die Erreger werden durch Zecken, Milben oder Mücken übertragen. Bei der St. Louis-Enzephalitis kann das sog. SLE-Virus, das auf Mäuse übertragbar ist und durch Rekonvaleszentensera neutralisiert wird, aus dem Liquor isoliert werden. Die Diagnose wird durch Virusisolierung aus Hirngewebe oder durch die Bildung von spezifischen neutralisierenden Antikörpern gestellt.
Zwei Arten von Pferde-Enzephalomyelitiden (equine encephalomyelitis), die östliche und die westliche, kommen hauptsächlich in den USA vor und werden durch die spezifischen immunologischen Reaktionen nachgewiesen. Epidemien dieser Pferde-Enzephalitiden kommen besonders im Sommer vor. Die Mortalität liegt bei 5–20 % und Patienten, die diese Krankheit überlebt haben, zeigen oft eine dauernde Hirnschädigung. Immunantikörper können im Serum von infizierten Patienten nachgewiesen werden.

In Europa sind nur die *Frühjahr-Sommer-Enzephalitis (FSME-Virus)* oder auch Zeckenenzephalitis genannt von Bedeutung. Die Infektion erfolgt durch Zeckenbiß in den Monaten Mai bis August. Die Inkubationszeit beträgt 1–3 Wochen. Die Krankheit verläuft — wie bei Virusinfektionen üblich — zweigipflig. Anfangs tritt an der Infektionsstelle ein Erythema migrans auf. Später kommen enzephalitische oder meningitische Symptome hinzu. In einzelnen Fällen ist eine Radikulomyelomeningeoenzephalitis zu beobachten. Die Zellzahl im Liquor ist fast immer deutlich erhöht.
California-Enzephalitis und die Encephalitis-japonica-B spielen in unseren Breiten keine Rolle.

Parainfektiöse Enzephalitiden

Eine Enzephalitis kann als Komplikation einer allgemeinen Viruserkrankung auftreten, z. B. bei Masern, Windpocken und Mumps. Eine Enzephalitis tritt in ganz seltenen Fällen bei Pockenimpfung auf. Ebenso kann es bei Herpes simplex, infektiöser Mononukleose, Typhus, Herpes zoster, Rabies, Trichinose, Malaria und Schistosomiasis zu schweren Enzephalitiden kommen. Die Therapie mit ACTH, Kortikosteroiden und in letzter Zeit versuchsweise mit Virostatika (Symmetrel) kann ZNS-Folgen oder einen letalen Ausgang nicht immer verhindern. Wichtig sind konservative Maßnahmen und Intensivpflege. Eine antikonvulsive Therapie ist angezeigt.

Zytomegalie

Es handelt sich dabei um eine meist latent verlaufende Virusinfektion bei Kindern. Klinisch apparente Infektionen treten bei Neugeborenen nach intrauteriner Übertragung auf und äußern sich in Ikterus, Anämie, Thrombozytopenie, Blutungen, Hepatosplenomegalie, Chorioretinitis, Enzephalitis und Mikrozephalie mit Porenzephalie. Typische Zytomegalie-Zellen können im Urin oder den Speicheldrüsen bei klinisch manifesten und latenten Formen isoliert werden. Das Zytomegalievirus läßt sich relativ einfach aus Urin und verschiedenen Geweben bei erkrankten Personen isolieren. In den Epithelzellen des Urinsediments finden sich die charakteristischen großen Einschlußkörper. Eine spezifische Therapie ist unbekannt und die klinisch manifeste Form führt meist zum Tode.
Infektionen mit dem Zytomegalievirus kommen auch bei Patienten mit immunsuppressiver Therapie und in seltenen Fällen nach zahlreichen Bluttransfusionen vor.

Lymphozytäre Choriomeningitis

Diese Erkrankung ähnelt häufig einer leichten Grippeattacke und das auslösende Virus befällt außer dem ZNS und den Meningen auch andere Gewebe. Das von Mäusen übertragene Virus wird leicht aus Liquor und Blut isoliert und die klinische Diagnose durch Komplementbindungs- und Neutralisationstests bestätigt. Im Liquorbefund treten zahlreiche Lymphozyten auf, es zeigt sich jedoch keine Veränderung in der Glukose- und Chloridkonzentration. Meist ist der Verlauf blande.

Einschlußkörperenzephalitis
(Subakute sklerosierende Panenzephalitis, SSPE)

Diese subakute Enzephalitis bei Kindern und Heranwachsenden ist charakterisiert durch progrediente Demenz, Koordinationsstörungen, Ataxie, myoklonische Zuckungen und andere Herdzeichen. Es werden besonders Kinder unter 12 Jahren davon betroffen. Der Beginn ist schleichend; im weiteren Verlauf werden mehrere Stadien unterschieden. Im Liquor findet sich eine Ig G-Erhöhung. Das EEG zeigt ausgeprägte pathologische Zeichen mit 2–4/sec Wellen und Spike-Komplexen.

Intranukleäre und intrazytoplasmatische Einschlußkörper werden in den Neuronen und gelegentlich in der Oligodendroglia des Gehirns gefunden. Die Krankheit beginnt mit Verminderung der geistigen Leistungsfähigkeit, zunehmender Apathie und gnostischen Störungen. Dann kommt es zu unwillkürlichen rhythmischen Bewegungen, die in Intervallen von 5–10 sec auftreten, schließlich zu akinetischem Mutismus und zum Tode. Der Krankheitsverlauf erstreckt sich meist über zwei Jahre, obwohl auch Verläufe von acht Jahren beschrieben wurden. Als Ursache wird eine Infektion mit einem masernähnlichen Virus (slow virus) angenommen. Masernantikörper im Liquor und erhöhte Masernantikörpertiter im Serum sind fast immer anzutreffen.

Coxsackievirus-Infektionen

Eine meningeale Beteiligung äußert sich durch akutes oder subakutes Fieber, Kopfschmerzen, Krankheitsgefühl, Übelkeit, abdominelle Schmerzen und Nackensteifigkeit. Normalerweise treten keine sensiblen oder motorischen Störungen oder Reflexänderungen auf. Lähmungen wie bei der akuten Poliomyelitis kommen gelegentlich vor. Die Krankheit bildet sich selbst zurück und ist harmlos. Herpangina und epidemische Pleurodynie können durch die Coxsackie-Gruppe B verursacht werden (Bornholmsche Krankheit). Die Diagnose kann durch Virusisolierung aus dem Stuhl oder aus Rachenabstrichen gestellt werden sowie durch einen Anstieg der spezifischen neutralisierenden Antikörper im Serum.
Unter den Enteroviren, welche den menschlichen Intestinaltrakt befallen, unterscheidet man zur Zeit über 60 immunologisch verschiedene Arten. 29 Coxsackievirus-Typen (23 der Gruppe A und 6 der Gruppe B), 28 Echovirus-Typen und 3 Poliovirus-Typen gehören zu dieser Gruppe, die zu ZNS-Beteiligung führen können. Vom klinischen Standpunkt aus ist die Erkrankung durch Enteroviren nicht zu unterscheiden von einer Enzephalitis durch andere Viren, wie z. B. Mumps oder Herpes simplex.

Herpes-simplex-Meningoenzephalitis

Schwere asymmetrische nekrotisierende Entzündungen, die überwiegend im limbischen System lokalisiert sind, führen zu Verhaltensstörungen,

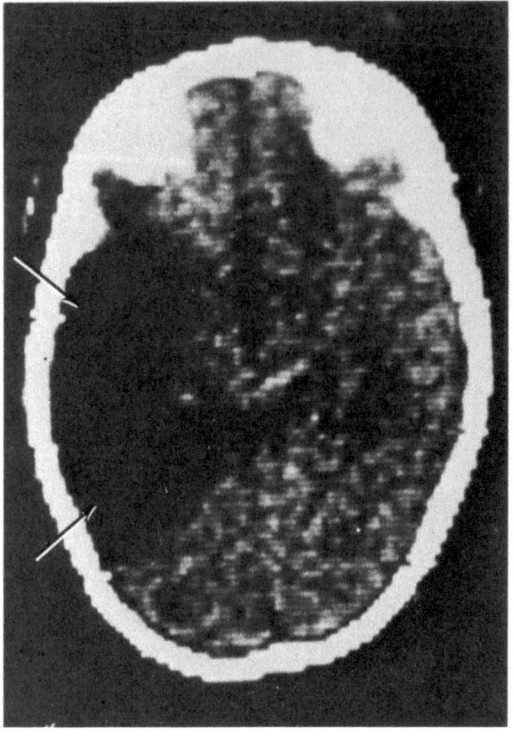

Abb. 26–9. *Herpes-simplex-Enzephalitis.* Computer-Tomogramm (EMI) eines 7 Monate alten Kindes mit zystenartiger Struktur im linken Temporallappen

empfindlich gegenüber Temperaturänderungen und Luftzug. Die Patienten werden unruhig, Perioden von Wutausbrüchen können mit ruhigen Intervallen abwechseln. Der Versuch zu trinken verursacht schmerzhafte Schlundspasmen, so daß der Patient das Trinken verweigert (Hydrophobie). Es kommt zu starkem Speichelfluß. Die Erregbarkeit wird schließlich so stark, daß Krampfanfälle durch Sinnesreize ausgelöst werden. Schließlich tritt der Tod durch Herz- und Atemversagen oder durch allgemeine Lähmung innerhalb von 2–3 Tagen ein. Die Symptome erklären sich aus dem bevorzugten Befall des limbischen Systems.

Sobald Symptome auftreten, hat eine Therapie keine Aussicht auf Erfolg mehr. Prophylaktisch erfolgt eine Immunisierung mit Tollwutimpfstoff (1 ml/die subkutan für 14 Tage), wenn die Diagnose Tollwut beim attackierenden Tier gesichert wurde oder zumindest der Verdacht auf Rabies besteht.

Gedächtnisstörungen, Desorientiertheit, olfaktorischen und gustatorischen Halluzinationen und neurologischen Herdzeichen, wie z. B. Hemiparese, Hemianopsie, Aphasie, Adversiv- und Jackson-Anfällen. Die Krankheit schreitet rasch voran und führt bald zum Tode. Charakteristische Kerneinschlüsse kommen in den befallenen Neuronen des Gehirns vor. Die Therapie mit intravenös verabreichtem Idoxuridin oder Cytarabin ist noch im Stadium der Erprobung.

Rabies (Tollwut)

Tollwut ist eine akute Virusenzephalomyelitis mit charakteristischen Einschlußkörperchen (Negri-Körperchen) in den Neuronen. Die Krankheit wird durch infizierten Speichel von tollwütigen Tieren übertragen. Die Inkubationszeit beim Menschen beträgt 10 Tage bis 2 Jahre. Es treten zuerst Schmerzen, danach ein Kribbelgefühl an der Bißstelle auf. Die Haut wird über-

Poliomyelitis anterior acuta
(Heine-Medin)

Diese auch als spinale Kinderlähmung bezeichnete, weitverbreitete Erkrankung kann sporadisch oder epidemisch auftreten. Es gibt drei immunologisch differenzierbare Virusstämme, welche sich auf Mäuse und Affen übertragen lassen und bei denen relativ spezifische pathologische und immunologische Reaktionen auftreten.

Die Ansteckung erfolgt durch Schmierinfektion. Die Viren vermehren sich in den Schleimhäuten des Rachens und des Magendarmtraktes. Nach etwa einer Woche treten die Viren im Stadium der frühen Virämie ins Blut über. Nach einer ziemlich langen Latenzzeit dringen die Viren ins Nervensystem ein. Die Erkrankung tritt am häufigsten während des Sommers und der warmen Jahreszeit auf, besonders wenn zahlreiche Fliegen zugegen sind. In den meisten Fällen wird die Infektion klinisch nicht manifest.

Pathologie

Die Läsionen finden sich bevorzugt in der grauen Substanz. Veränderungen, die von leichter bis zu schwerer Degeneration reichen, werden besonders in den Vorderhornzellen des Rückenmarks angetroffen. Die Intumescentia lumbalis und cervicalis des Rückenmarks sind am meisten betrof-

fen. Die Mikroglia ist in frühen Stadien vermehrt.
Später nehmen die übrigen Gliaelemente an der Narbenbildung teil. Es kommt zur Rundzellinfiltration der spinalen Hinterwurzelganglien, zur Verdickung der Pia und Arachnoidea, zu Blutungen in die Leptomeninx sowie in das Rückkenmarksparenchym.

Klinische Symptome

A. *Prodromalstadium.* Im Prodromalstadium wird die Krankheit mit anderen leichten Infektionen verwechselt. Es ist nicht möglich, in einer Gruppe von erkrankten Patienten bei einer Epidemie diejenigen Fälle vorherzusehen, die schwere bleibende Lähmungen entwickeln und diejenigen, welche keine ernstlichen Ausfälle bekommen werden. Während des Prodromalstadiums kommt es zu Gliederschmerzen, katarrhalischen Erscheinungen, Diarrhoe, abdominellen Mißempfindungen, Kopfschmerzen und leichtem Fieber. Im Liquor findet sich in diesem Stadium eine geringe Zellzahlerhöhung (meist polymorphnukleäre Leukozyten).

B. *Paralytisches Stadium.* Bald darauf kann es zur paralytischen Phase kommen, die mit hohem Fieber von 39° C einhergeht. Meist kommt es 1–3 Tage nach Auftreten der schweren Allgemeinsymptome zu einem Fieberabfall und zum Auftreten von motorischen Lähmungen. Ebenso zeigen sich bald Nackensteifigkeit, Schmerzen und ein positives Kernig-Zeichen. In der akuten Phase treten Muskelschmerzen auf und schmerzhafte Kontraktionen, die durch Bewegungen oder Kälteexposition ausgelöst werden.
Eine Harnretention ist im frühen Stadium häufig, bildet sich jedoch bald zurück. Wenn Muskellähmungen auftreten, können sie schwer und generalisiert sein und die Funktion kehrt nur langsam in den darauffolgenden Wochen wieder.

C. *Rückbildungsstadium.* Im allgemeinen erfolgt die Rückbildung der meisten Paresen in den ersten Monaten, obwohl dieses Stadium oftmals länger als zwei Jahre dauern kann. Danach ist mit bleibenden Ausfällen zu rechnen.

Differentialdiagnose

Die Diagnose der akuten Poliomyelitis anterior kann im frühen Stadium der Erkrankung nicht gestellt werden. Differentialdiagnostisch kommen hauptsächlich Meningitiden in Betracht, die durch genaue Liquoruntersuchungen, Ausstrichpräparate und Kulturen abgegrenzt werden können. Daneben kommt eine Diphtherie in Frage, welche durch Nasenrachenabstriche und Kulturen nachgewiesen wird, oder ein Guillain-Barré-Syndrom, welches meist sensible Ausfälle von symmetrischer Verteilung und eine charakteristische „dissociation albuminocytologique" im Liquor aufweist. Andere Virusinfektionen des Nervensystems können durch Virusisolierung und immunologische Untersuchungen abgegrenzt werden.
Die *Landry-Paralyse* ist klinisch durch eine rasch aufsteigende Lähmung der Extremitäten- und Rumpfmuskulatur, die häufig rasch zum Tode führt, gekennzeichnet. Es handelt sich dabei in einigen Fällen um eine fulminante Form der akuten Poliomyelitis, zumeist liegen ihr jedoch andere Ursachen (Polyneuropathie, Myelitis) zugrunde. Wegen des raschen Verlaufs sind die pathologisch nachweisbaren Veränderungen minimal oder fehlen vollständig.
Das *Guillain-Barré-Syndrom* kann für Wochen oder Monate anhalten, die vollständige Rückbildung ist jedoch fast die Regel. Die Erscheinungen dieses Syndroms sind: (1) Motorische Störungen: Progrediente Schwäche oder Lähmung, die in den unteren Extremitäten beginnt und dann über die Rumpfmuskulatur zu den oberen Extremitäten und schließlich zu den von den Hirnnerven versorgten Muskeln fortschreitet. Die Sehnenreflexe sind aufgehoben, die Fremdreflexe jedoch erhalten. (2) Sensible Störungen wie Parästhesien und deutliche Druckempfindlichkeit der betroffenen Muskeln. Die Oberflächensensibilität ist nur wenig davon betroffen. (3) „Dissociation albuminocytologique": Eine deutliche Erhöhung der Albumine im Liquor bei fehlender Erhöhung der Zellzahl ist ein konstanter Befund.

Prophylaxe

Die beste Prophylaxe gegen die Poliomyelitis erfolgt durch Schluckimpfung (Sabin). Der Erfolg dieser Maßnahme dokumentiert sich in der rapiden Abnahme der Erkrankungen in den letzten Jahren. Bei der intramuskulären Impfung (Salk) werden zwei Injektionen von je 1 ml im Abstand von einem Monat durchgeführt und nach sieben Monaten und später nach einem Jahr wiederholt. Bei der Schluckimpfung nach Sabin werden drei Dosen des dreifach-Impfstoffes im Intervall von sechs bis acht Wochen empfohlen sowie eine Wiederholung mit einer Dosis nach einem Jahr.

Therapie und Prognose

Der Patient muß isoliert werden. In der akuten Phase ist Bettruhe und Lagerung auf einer festen Unterlage mit Unterstützung der Füße angezeigt. Die Therapie beschränkt sich in dieser Phase auf konservativ-pflegerische Maßnahmen. Sobald sich die schmerzhaften Kontraktionen der Muskeln zurückgebildet haben, sollte eine krankengymnastische Übungsbehandlung intensiv durchgeführt werden. Während der akuten Phase kann ein Atemgerät lebensrettend sein, wenn es zur Lähmung der Atemmuskulatur kommt. Deshalb sollte der Patient sorgfältig überwacht werden und, sobald Zeichen einer Atemstörung auftreten, künstlich beatmet werden. Orthopädische Maßnahmen sind notwendig, um eine Überdehnung oder Verletzung der paretischen Muskeln zu verhindern.

Die Schwere der Verlaufsform schwankt bei verschiedenen Epidemien und an verschiedenen Orten. Bei einem einzelnen Patienten kann das Ausmaß der Wiederherstellung in der akuten Phase nicht vorausgesagt werden. Das frühzeitige Wiederauftreten einer Muskelfunktion ist im allgemeinen ein gutes prognostisches Zeichen für diesen Muskel.

Chorea minor (Sydenham)

Die Chorea minor (Sydenham) kommt besonders bei Kindern vor und ist charakterisiert durch unwillkürliche, ungeordnete Bewegungen, Koordinationsstörungen bei den Willkürbewegungen, leichte Muskelschwäche und gelegentlich durch psychische Störungen. Sie tritt in zeitlichem Zusammenhang mit dem rheumatischen Fieber (Myokarditis, Endokarditis) auf und wird als zerebrale Manifestation der rheumatischen Erkrankung angesehen.

Klinische Symptome

Mädchen erkranken häufiger als Jungen. Anfangs werden die Kinder reizbar, ruhelos und schlaflos. Eltern und Freunde berichten, daß die Kinder nicht stillsitzen können. Die Hyperkinesen werden als Grimassieren gedeutet. Die Kinder werden in ihren Bewegungen ungeschickt und stolpern häufig. Unwillkürliche und unregelmäßige Bewegungen sind das hervorstechende Symptom dieser Erkrankung. Choreatische Bewegungen — besonders der Extremitäten — sind abrupt, schleudernd, kurz, schnell und ruckartig. Die Sprechmuskulatur und die Rumpfmuskeln können ebenso davon betroffen werden. Die Willkürbewegungen werden durch diese plötzlichen unwillkürlichen Bewegungen überlagert. Die betroffenen Extremitäten sind schwächer und zeigen eine deutliche Hypotonie.

Bei Erwachsenen tritt die Krankheit fast ausschließlich bei Schwangeren als Schwangerschaftschorea auf.

Diagnose

Der Antistreptolysintiter (AST) ist stark erhöht, die Senkungsgeschwindigkeit ist beschleunigt. Die Krankheitsdauer der Chorea minor ist meist kurz. Sie dauert in ihrer maximalen Ausprägung 2–3 Wochen, dann bilden sich die Symptome zurück und verschwinden innerhalb von einigen Monaten. Rezidive können vorkommen. Die Chorea minor muß von Tics und Gewohnheitszuckungen unterschieden werden, welche durch stereotype Gesichtsgrimassen, Blinzeln usw. gekennzeichnet sind. Bei Tics finden sich keine Muskelschwäche oder Zeichen eines rheumatischen Fiebers.

Therapie

Die Kinder haben Bettruhe einzuhalten. Sedativa wie Phenobarbital, Tranquilizer oder Phenothiazine (Haloperidol) werden mit gutem Erfolg zur Dämpfung der Hyperkinesen eingesetzt. Die Behandlung mit ACTH oder Kortikosteroiden kann den Krankheitsverlauf abkürzen oder die rheumatischen Symptome unterdrücken.

Bakterielle Neurotoxine

Die Toxine, die durch einige pathogene Bakterien erzeugt werden, haben eine deutliche Affinität zum ZNS und verursachen charakteristische Ausfälle.

Botulismus

Die Vergiftung, die auf das Toxin von Clostridium botulinum in kontaminierten Speisen zurückzuführen ist, führt zu einer Muskelschwäche der quergestreiften und der glatten Muskulatur. Clostridium botulinum, ein grampositives anaerobes Bakterium, hat hitzeresistente Sporen, die während der Konservenabfüllung in Speisen gelangen können. Dort vermehren sie sich, produzieren Gas und verursachen einen ranzigen Geschmack und Geruch. 12–48 Std nach Einnahme des Toxins treten Symptome einer akuten Bulbärparalyse auf. Konvergenzschwierigkeiten, Ptose und Lähmung der äußeren und inneren Augenmuskeln mit Pupillenerweiterung und Schluckschwierigkeiten sowie Dysarthrie sind typisch. Danach kommt es zu Paresen der Schultergürtelmuskulatur und zu Atemstörungen. Das Sensorium bleibt klar, bis schließlich im Terminalstadium Krampfanfälle auftreten und sich ein Koma entwickelt.

Die Therapie sollte früh durch intravenöse Antitoxingaben (20 000–40 000 E 2–3mal täglich) erfolgen. Gastrointestinale Spülungen, Abführen, künstliche Beatmung und andere stützende Maßnahmen sind ebenso notwendig.

Diphtherie

Die frühesten neurologischen Komplikationen einer Diphtherie treten in der zweiten oder dritten Woche nach der Infektion auf. Die Lähmung des weichen Gaumens und der Laryngopharyngealmuskulatur sowie der kaudalen Hirnnerven wird auf die lokale Wirkung des Diphtherietoxins zurückgeführt. Dadurch entsteht die charakteristische nasale Sprache, Flüssigkeitsregurgitation durch die Nase und Schluckschwierigkeiten. Verschwommenes Sehen entwickelt sich aufgrund einer gestörten Akkomodation. Ungefähr zwei bis drei Wochen später treten die Symptome einer generalisierten Polyneuritis auf mit motorischer Schwäche, peripher-sensiblen Störungen und Druckempfindlichkeit der Muskeln und Nerven.

Symptomatische Behandlung und Rehabilitationsmaßnahmen sind erforderlich. Als wichtigste therapeutische Maßnahme wird so früh wie möglich Diphtherieantitoxin (Diphtherieserum) i.m. verabreicht. Dabei wird die gesamte Serumdosis (10 000–50 000 Antitoxin-Einheiten) auf einmal gegeben. Zusätzlich wird Penicillin oder Erythromycin gegeben, auf das die Diphtheriebakterien empfindlich reagieren. Alleinige Verabreichung von Antibiotika ist jedoch als falsch zu betrachten, da sie gegen bereits gebildetes Toxin unwirksam sind.

Tetanus

Durch Wundinfektion mit Clostridium tetani, einem anaeroben Sporenbildner, dessen Toxin lokale oder generalisierte Muskelspasmen auslöst, kommt es zum Krankheitsbild des Tetanus. Bei der lokalen Form sind die Muskelkrämpfe und -kontraktionen auf die betroffene Extremität beschränkt.

Bei der generalisierten Form kommt es frühzeitig zu Trismus, danach zu Nackensteifigkeit, Reizbarkeit und Unruhe mit Starre der Rückenmuskulatur und Opisthotonus. Ein Rigor der Gesichtsmuskulatur (risus sardonicus), rezidivierende tonische Muskelkrämpfe und generalisierte Krampfanfälle können spontan vorkommen oder werden durch äußere Reize ausgelöst. Dysphagie, Zyanose, Atemstörungen und Asphyxie treten ebenfalls auf. Der Patient ist — mit Ausnahme während der Krampfanfälle — bei vollem Bewußtsein.

Eine rasche und intensive Therapie mit Tetanusantitoxin, Tetanusimmunglobulin, Wundexzision, Sedativa und gegebenenfalls Muskelrelaxantien, künstliche Beatmung und eine ständige intensive Pflege sind für die Behandlung unabdingbar. Wenn das Krampfstadium überlebt wird, ist die Prognose auf vollständige Heilung sehr gut.

Epidemische Neuromyasthenie
(Benigne myalgische Enzephalomyelopathie)

Dabei treten epidemisch Müdigkeit, Kopfschmerzen, starke Muskelschmerzen, leichte passagere Paresen, psychische Störungen und objektive Zeichen einer diffusen ZNS-Schädigung auf, für die nach allgemeiner Auffassung Viren verantwortlich sind. Es werden hauptsächlich Frauen mittleren Alters oder Jugendliche betroffen.

Slow-virus-Infektionen des ZNS

Slow-virus-Infektionen unterscheiden sich von anderen Viruserkrankungen dadurch, daß sich das Virus kontinuierlich vermehrt und zu progredienten Störungen führt, entweder ohne eine Antikörperreaktion auszulösen oder trotz dieser Antikörperreaktion. Die Inkubationszeit kann 5 Jahre und länger betragen. Bekannte Beispiele einer Übertragung von einer Slow-virus-Infek-

Tabelle 26-3. Slow-virus-Infektionen[a]

Erkrankung	Virus	Wirt	Inkubationszeit	Art der Erkrankung
Erkrankungen beim Menschen				
Kuru	<220nm (wahrscheinlich <100 nm)	Mensch (Schimpansen, Affen)	Monate bis Jahre	spongiöse Enzephalopathie
Creutzfeldt-Jakob (C-J)	?	Mensch (Schimpansen, Affen)	Monate bis Jahre	spongiöse Enzephalopathie
Subakute sklerosierende Panenzephalitis (SSPE)	Variante des Masernvirus	Mensch	2–20 Jahre	chronisch sklerosierende Panenzephalitis
Progressive multifokale Leukoenzephalopathie (PML)	Papovavirus	Mensch	?	Demyelinisierung im ZNS
Erkrankungen bei Tieren				
Scrapie	35 nm	Schafe (Ziegen, Mäuse)	Monate bis Jahre	spongiöse Enzephalopathie
Übertragbare Enzephalopathie bei Nerzen (TME)	35 nm	Nerze (andere Tiere)	Monate	spongiöse Enzephalopathie
Visna	70–100 nm (Oncornavirus-ähnlich)	Schafe	Monate bis Jahre	Demyelinisierung im ZNS
Aleuten-Krankheit bei Nerzen	25 nm	Nerze	Monate	Immunerkrankung
Lymphozytäre Choriomeningitis (LCM)	50-150 nm	Mäuse (gelegentlich Mensch)	Monate (bei Mäusen)	Immunerkrankung (bei kongenital oder neonatal infizierten Mäusen)

[a] Aus Jawetz, E., Melnick, J.L., Adelberg, E.A.: Review of Medical Microbiology, 11th ed. Lange, 1974

tion auf das Nervensystem ist „Scrapie" bei Schafen in England und Schottland und „Rida" bei Schafen in Island.
Ähnlichkeiten in bezug auf Epidemiologie sowie klinische und histopathologische Befunde zwischen „Scrapie" bei Schafen, der auf Ziegen übertragenen Form und einer Erkrankung beim Menschen, bekannt als Kuru, wurden schon seit längerem betont. Kuru ist eine geographisch lokalisierte Erkrankung bei isoliert lebenden melanesischen Volksstämmen. Sie verläuft rasch progredient und führt in den meisten Fällen innerhalb von einem Jahr zum Tod.
Drei neurologische Erkrankungen beim Menschen wurden als Slow-virus-Infektion nachgewiesen: Creutzfeld-Jakob-Erkrankung, Kuru und die subakute sklerosierende Panenzephalitis (SSPE). Eine Virusätiologie wird bei manchen anderen chronischen Nervenerkrankungen ebenfalls vermutet.

Hirnmaterial von Patienten mit Creutzfeld-Jakob- oder Kuru-Erkrankungen kann ähnliche Erkrankungen bei Schimpansen auslösen, wenn homogenisiertes Hirngewebe injiziert wird. Die erkrankten Schimpansen können die Krankheit später auf andere Schimpansen nach einer Inkubationszeit von Monaten bis Jahren übertragen. Damit ist die Übertragbarkeit gesichert.
Kuru ist charakterisiert durch eine progrediente Ataxie, Tremor, Dysarthrie und emotionale Labilität. Die Häufigkeit ist größer bei Frauen und kann auf kannibalistische Kulthandlungen der Eingeborenen von Neu-Guinea zurückgeführt werden, wobei das Gehirn Verstorbener verzehrt wird.
Die Creutzfeld-Jakob-Erkrankung ist gekennzeichnet durch eine langsam progrediente Demenz, myoklone Faszikulationen, Ataxie und Somnolenz. Der Beginn ist schleichend und führt innerhalb weniger Monate bis Jahre zum Tode.

Progressive multifokale Leukoenzephalopathie

Diese seltene Erkrankung tritt spät im Verlauf von chronischen Prozessen, wie z. B. Lymphosarkom, Leukosen, Karzinomatose oder Miliartuberkulose, auf. Rasch progrediente Herdstörungen oder Allgemeinsymptome sind festzustellen. Dazu gehören: Demenz, verminderte Sehschärfe, Hemianopsie, Ataxie, Schwindel, Nystagmus und choreatische Bewegungen. Der Liquor ist meist unauffällig. Pneumenzephalographie, Angiographie und Schädelleeraufnahmen sind normal. Im EEG finden sich generalisierte langsame Wellen. Pathologisch-anatomisch zeigen sich multifokale demyelinisierte Herde verschiedener Größe im gesamten Gehirn, besonders im Hirnstamm und im Kleinhirn, während das Rückenmark meist intakt ist. Die Ursache ist unbekannt, eine verminderte Infektionsresistenz scheint jedoch eine Rolle zu spielen, da diese Krankheit bei immunologischer Abwehrschwäche auftritt. Bei einigen Patienten wurde das Papovavirus aus dem Gehirn isoliert.

Kapitel 27
Traumatische Schädigungen des Zentralnervensystems

Schädel-Hirn-Trauma

Notfalldiagnostik

Jeder Patient mit schweren Schädel-Hirn-Verletzungen, die zu Bewußtlosigkeit führen, und jeder bewußtlose Patient, der ein Hirntrauma erlitten haben könnte, sollte nach der Erstversorgung sorgfältig neurologisch untersucht werden. Besonderes Augenmerk ist darauf zu richten, ob Herdzeichen oder progrediente neurologische Ausfälle vorliegen.
Im folgenden sind die wichtigsten Punkte aufgeführt, auf die zu achten ist.

A. Bewußtsein. Die Tiefe und die Dauer einer Bewußtlosigkeit ist für gewöhnlich ein Anhalt für das Ausmaß der Traumatisierung. Nach Tönnies und Loew werden Hirnschädigungen je nach Dauer der Bewußtlosigkeit in drei Grade eingeteilt: erster Grad: Bewußtlosigkeit bis 5 min; zweiter Grad: bis 30 min; dritter Grad: länger als 30 min.

Bei einer fortschreitenden intrakraniellen Blutung kommt es nach einem „freien Intervall" zu einer erneuten Bewußtseinseintrübung. Der Patient wird zusehends benommen, somnolent und schließlich komatös.

Während der ersten 24–48 Std kann es daher notwendig sein, den Patienten stündlich aufzuwecken, um das Ausmaß der Orientierung und seine Antworten auf äußere Reize abzuschätzen.

Beachte: Ein Patient sollte nicht nach Hause entlassen werden, wenn nicht sichergestellt ist, daß eine verantwortungsbewußte Person ihn auch nachts beobachtet und Hilfe herbeiholt, wenn er nicht vollständig erweckbar ist.

B. Allgemeinsymptome. Temperatur, Puls, Atmung und Blutdruck müssen bei schweren Schädel-Hirn-Traumen regelmäßig in kurzen Intervallen gemessen werden.

C. Lähmungen. Beim soporösen oder bewußtlosen Patienten können Lähmungen nur durch sorgfältige Untersuchungen nachgewiesen werden. So sind spontane und schmerzreflektorisch ausgelöste Bewegungen auf der gelähmten Seite schwächer. Gelähmte Gliedmaßen liegen auf der Unterlage infolge Tonusverlust breiter auf. Wichtig für die Beurteilung sind Reflexdifferenzen.

D. Augensymptome. Es muß darauf geachtet werden, ob die Pupillen seitengleich sind und auf Licht reagieren. Eine starre, dilatierte Pupille zeigt oftmals eine ipsilaterale Epidural- oder Subduralblutung oder eine ipsilaterale Hirnschädigung an. Bei der ophthalmoskopischen Untersuchung finden sich dann nach einiger Zeit aufgrund des erhöhten intrakraniellen Drucks eine Stauungspapille oder Netzhautblutungen.

Auf keinen Fall darf bei diesen Patienten zum leichteren Augenspiegeln ein Mydriatikum getropft werden, weil dadurch die Pupillenreaktion im weiteren Verlauf nicht mehr prüfbar ist. Auf Bulbusstellung, etwaige Augendeviationen und optokinetischen Nystagmus wird ebenfalls geachtet.

E. Krampfanfälle. Krampfanfälle können bald nach einem Kopftrauma auftreten. Fokale Anfälle lassen auf eine Reizung der kontralateralen Hirnhemisphäre schließen, wie sie bei Hirnkontusion und Lazeration mit folgenden epiduralen, subduralen oder intrakraniellen Blutungen vorkommt.

F. Meningismus. Bei Nackensteifigkeit muß an eine traumatische Subarachnoidalblutung aber auch an eine Halswirbelsäulenverletzung gedacht werden. Durch Röntgenuntersuchung und Liquorbefund ist die Diagnose möglich.

G. Blutungen aus dem Ohr. Blutungen aus dem Ohr finden sich bei Schädelbasisfrakturen mit Beteiligung der Felsenbeinpyramide, können jedoch auch durch eine traumatische Ruptur des Trommelfells oder Zerreißung der Schleimhaut ohne Trommelfellperforation auftreten. Subkutane Blutungen über dem Mastoidgebiet (Battle-

Contusio

sches Zeichen) deuten auf eine Schädelbasisfraktur hin.
Man unterscheidet gedeckte und offene Schädel-Hirn-Traumen. Infektionsgefahr, Therapie und Prognose ist bei beiden Formen unterschiedlich. Unterscheidungskriterium ist, ob die Dura durch die Verletzung eröffnet wurde oder nicht.

Gedecktes Schädel-Hirn-Trauma

Nach klassischer Auffassung, die auf Paré und Petit zurückgeht, werden eine Hirnerschütterung (Commotio) und eine Hirnverletzung (Contusio) unterschieden.

Commotio

Bei der *Commotio* kommt es nach dieser Lehrmeinung zu einer gleichmäßigen Hirnfunktionsstörung ohne nachweisbare histologisch-anatomische Schädigung. Eine Commotio liegt deshalb vor, wenn außer dem Leitsymptom Bewußtlosigkeit und initialen vegetativen Begleiterscheinungen keine neurologischen Herdsymptome auftreten. Die Dauer der Bewußtlosigkeit reicht von Sekunden bis zu wenigen Stunden. Oft schließt sich daran ein Dämmerzustand an, dessen Dauer auch ungefähr der anterograden Amnesie entspricht. Außerdem findet sich häufig eine retrograde Amnesie. Als vegetative Symptome treten Erbrechen, Schwindel und Kopfschmerzen auf. Charakteristisch sind postkommotionelle Beschwerden wie Kopfschmerzen, Leistungsschwäche, Alkoholunverträglichkeit, Kreislaufregulationsstörungen. Diese Störungen bilden sich mehr oder minder rasch zurück. Die Therapie bei Commotio cerebri besteht heute nicht mehr darin, den Patienten ans Bett zu fesseln. In vielen Fällen ist überhaupt keine Bettruhe erforderlich.

Contusio

Eine *Contusio cerebri* liegt vor, wenn eine längere posttraumatische Bewußtseinsstörung besteht (mehr als 6 Std) und wenn neurologische Herdsymptome auftreten, die auf morphologisch faßbare Hirnsubstanzschäden zurückzuführen sind. Im EEG ist der Grundrhythmus verlangsamt und ein Herdbefund zeigt die Substanzschädigung an. Die Symptome einer Contusio bilden sich meist langsamer zurück als bei einer Commotio. Oft tritt dabei eine posttraumatische Psychose mit delirantem Zustandsbild und ein Korsakow-Syndrom auf. Die Einweisung auf eine geschlossene Station kann dadurch erforderlich werden.
Die Substanzschädigung des Gehirns bei einer Contusio entsteht durch Stoß und Gegenstoß. Dadurch werden die coup- und contre coup-Rindenprellungsherde, ferner Hirnstammläsionen und Gefäßschädigungen hervorgerufen. Als sekundäre Reaktion tritt ein traumatisches Hirnödem auf, welches zu Zirkulationsstörungen führt. Dadurch kommt es zu einer weiteren Verstärkung des Hirnödems und zu einem Circulus vitiosus. Aufgrund der so entstandenen Hirnläsionen können bei der Contusio Dauerschäden zurückbleiben, z. B. eine traumatische Epilepsie, neurologische Herdsymptome oder auch psychische Störungen (Verflachung der Persönlichkeit, allgemeine Leistungsschwäche und Demenz).
Kontusionsherde sind am häufigsten an der Basis des hinteren Frontallappens und im benachbarten Temporallappen lokalisiert. Bei gleichzeitigen Subarachnoidalblutungen oder intrazerebralen Blutungen ist der Liquor blutig.
Da flüchtige neurologische Herdzeichen nicht immer eine Hirnsubstanzschädigung beweisen und da andererseits auch beim Kommotionssyndrom häufig Hirnläsionen vorliegen, wird heute der Schweregrad eines Schädel-Hirn-Traumas nach der Dauer der Bewußtlosigkeit und der Dauer der Symptomrückbildung beurteilt.
Als *gedeckte Hirnschädigung ersten Grades* gelten die Fälle, bei denen sich die Ausfälle bis zum vierten Tag zurückgebildet haben. Die Bewußtseinsstörung ist dabei meist kurz, höchstens eine Stunde. Dieser Schweregrad entspricht ungefähr der Commotio cerebri.
Eine *Schädigung zweiten Grades* liegt vor, wenn die Ausfälle innerhalb von 30 Tagen abklingen. Die posttraumatische Bewußtlosigkeit dauert bei diesen Patienten meist länger als eine Stunde. Störungen der geistigen Leistungsfähigkeit und andere Beschwerden bleiben länger erhalten.
Bei tagelanger Bewußtlosigkeit und dauernden subjektiven Beschwerden spricht man von einer *Hirnschädigung dritten Grades*.
Wochenlange Bewußtlosigkeit und schwere bleibende Substanzschäden liegen bei einem *Trauma vierten Grades* vor. Die Patienten bleiben dabei meist so behindert, daß eine Wiedereingliederung ins Erwerbsleben nicht möglich ist (Einteilung nach Tönnies und Loew).

Offene Hirnverletzungen

Bei stumpfer oder scharfer Gewalteinwirkung kommt es zu penetrierenden Verletzungen der Kopfweichteile, des Schädels und der Dura mit Hirnverletzungen verschiedenen Ausmaßes. Das klinische Bild ist abhängig vom Ausmaß der Hirnzerstörung und der Art der Gewalteinwirkung. Häufige Ursachen von offenen Schädel-Hirn-Traumen sind Schußverletzungen und Aufschlagverletzungen bei Verkehrsunfällen. Bei umschriebenen penetrierenden Verletzungen kann das Bewußtsein erhalten sein. Aus der offenen Wunde fließt Liquor und blutvermischtes, zerstörtes Hirngewebe ab. Der Tod tritt ein durch Läsion lebenswichtiger Zentren, durch raumfordernde Blutung größerer Gefäße oder durch das sekundäre Hirnödem.

Die Therapie besteht in einer operativen Versorgung mit Beseitigung von Fremdkörpern, imprimierten Knochenteilen, nekrotischem Hirngewebe und Ausräumen von intrakraniellen Hämatomen. Die Dura wird verschlossen, besonders sorgfältig auch im Bereich von eröffneten Nasennebenhöhlen. Bei multiplen Splitterverletzungen ist die Fremdkörperentfernung nicht möglich.

Als Komplikationen treten bei offenen Hirnverletzungen eine Meningitis und Hirnabszesse auf (Frühabszesse oder Spätabszesse).

Diagnostische Maßnahmen

A. Röntgenaufnahmen. Auf Schädelaufnahmen sind verschiedene Frakturen zu unterscheiden. Glatte Frakturen mit schmalen Fissurlinien kommen am häufigsten vor und bedürfen keiner Behandlung. Berstungsfrakturen entstehen durch Kompression und führen zu sternförmigen Frakturlinien. Impressionsfrakturen gehen häufig mit Durazerreißung einher. Die Imprimate müssen operativ gehoben werden. Schädelbasisfrakturen gehen häufig mit Schädigung der Hirnnerven oder Gefäße einher. In der vorderen Schädelgrube können dabei Verbindungen mit den Nasennebenhöhlen entstehen, bei Fraktur des Felsenbeins kommt es zur Schädigung des Innenohrs. Schädelbasisfrakturen sind oftmals auf den Röntgenbildern nur schwer zu diagnostizieren. Für Schädelbasisfrakturen sprechen ein Brillenhämatom, Blutungen aus Ohr und Nase, Hirnnervenausfälle, Liquorrhoe und ein pulsierender Exophthalmus.

B. EEG-Ableitung. Wichtig sind EEG-Ableitungen zur Klärung der Frage, ob Herdstörungen vorliegen und damit zur Differentialdiagnose Commotio-Contusio. Bei einer Commotio lassen sich Veränderungen höchstens in den ersten 30 min nach dem Unfall feststellen. Außerdem ist eine objektive Verlaufsbeurteilung durch das EEG möglich. Bei raumfordernden intrakraniellen Blutungen kommt es zu einer Kurvenabflachung.

C. Echoenzephalographie. Mittelechoverschiebungen durch Ödembildung und intrakranielle Blutungen sowie Hämatomechos können mit dieser Methode nachgewiesen werden.

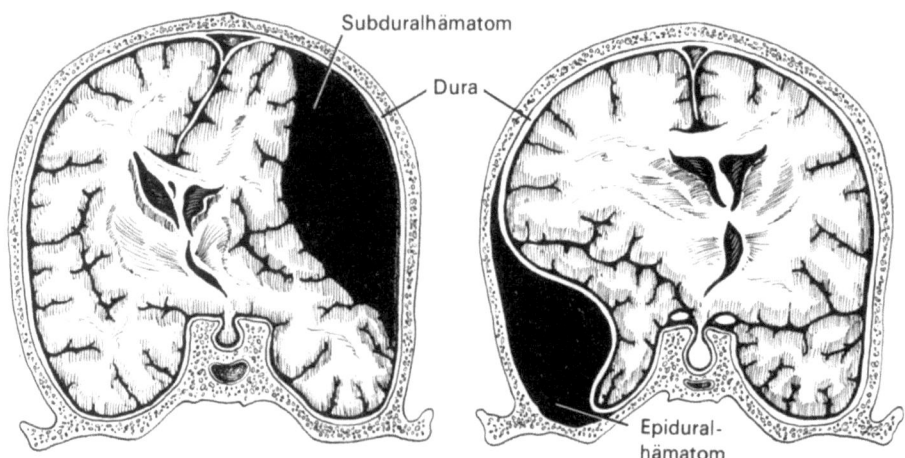

Abb. 27-1. *Subduralhämatom.* (Aus: Hospital Medicine 1:9, Oct. 1965)

Abb. 27-2. *Epiduralhämatom.* (Aus: Hospital Medicine 1:9, Oct. 1965)

Komplikationen und Restbeschwerden

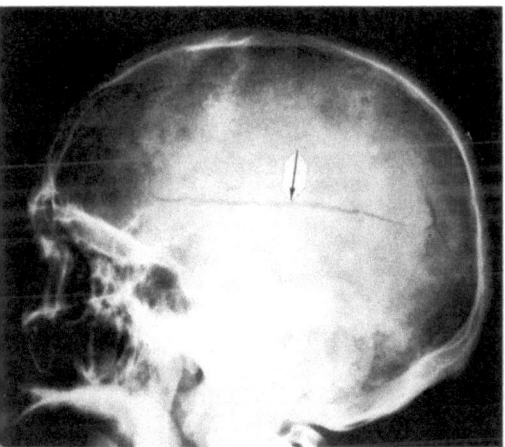

Abb. 27-3. *Röntgenaufnahme des Schädels mit deutlich sichtbarer Frakturlinie*

D. *Liquoruntersuchung.* Bei traumatischen Subarachnoidalblutungen ist der Liquor blutig, bei Subduralblutungen häufig xanthochrom.

E. *Angiographie.* Nachweis von Sub- und Epiduralhämatomen und von intrazerebralen Blutungen.

F. *Computer-Tomographie.* Nachweis von intrakraniellen Blutungen, Hirnsubstanzdefekten, Ödemzonen, Ventrikelerweiterung.

G. *Psychometrie.* Nach Abklingen der akuten Phase zur Quantifizierung der hirnorganischen Ausfälle.

Komplikationen und Restbeschwerden

Komplikationen eines Schädeltraumas sind Gefäßverletzungen (Blutungen, Thrombose, Aneurysmabildung), Infektionen (Meningitis, Abszesse, Osteomyelitis), Rhinorrhoe, Otorrhoe, Pneumatozele, leptomeningeale Zysten, Hirnnervenverletzungen und fokale Hirnläsionen. Als Restsymptome bleiben häufig Krampfanfälle, Psychosen und ein posttraumatisches organisches Psychosyndrom zurück.

1. *Subarachnoidalblutung.* Eine Subarachnoidalblutung findet sich häufig bei Hirnverletzungen und besonders bei Patienten, die länger als eine Stunde bewußtlos waren. Die klinischen Symptome und Untersuchungsbefunde sind bei der traumatischen und bei der spontanen Subarachnoidalblutung (s. S. 348) ähnlich. Schmerzhafte Nackensteifigkeit und frisch blutiger Liquor sind die häufigsten Befunde.

2. *Subduralhämatom.* Blutungen in den Subduralraum zwischen Dura mater und Arachnoidea können nach relativ geringfügigen Kopftraumen auftreten. Dieser Raum ist normalerweise mit geringen Mengen von lympheähnlicher Flüssigkeit gefüllt. Die Blutung kann sich in diesem Raum über die gesamte Hemisphäre ausbreiten. Es handelt sich meist um venöse Blutungen aus den Brückenvenen. Man unterscheidet akute und chronische Subduralhämatome. Akute Subduralhämatome führen zu einer Bewußtseinsstörung, oftmals nach einem freien Intervall. Dabei kommt es zur ipsilateralen Pupillenerweiterung. Chronische Subduralhämatome können sich oftmals in einem Zeitraum von Wochen oder Monaten entwickeln. Das Hämatom nimmt an Größe zu und bildet eine derbe Kapsel. Bewußtseinstrübung, Persönlichkeitsveränderungen und Kopfschmerzen sind die Leitsymptome. Stauungszeichen oder neurologische Ausfälle müssen nicht immer vorhanden sein. Röntgenuntersuchungen zeigen eine Verlagerung der verkalkten Epiphyse zur Gegenseite. Im Angiogramm wird eine Abdrängung der kalottennahen Gefäße gesehen. Die Therapie besteht in einer

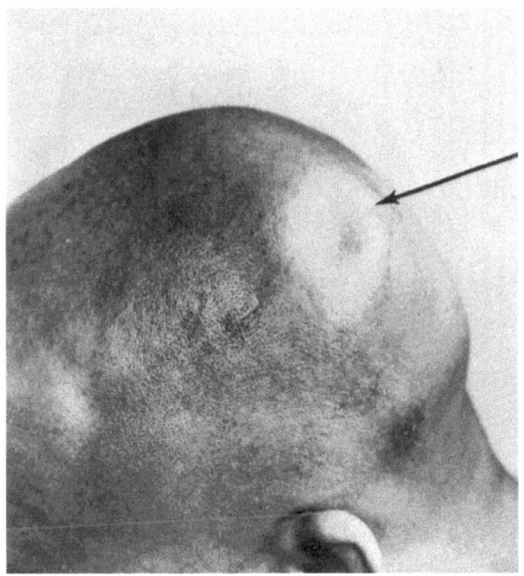

Abb. 27-4. *Impressionsfraktur im linken parietookzipitalen Bereich*

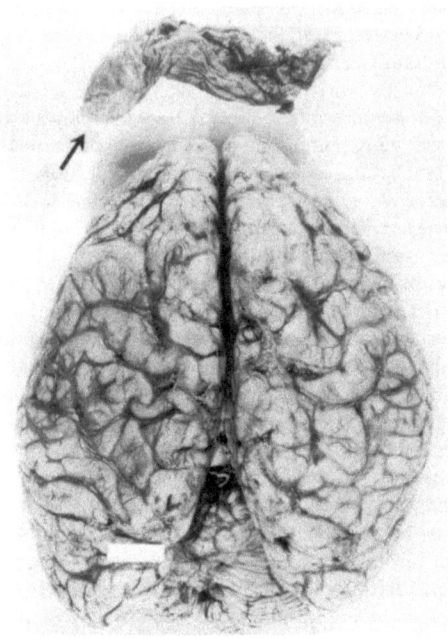

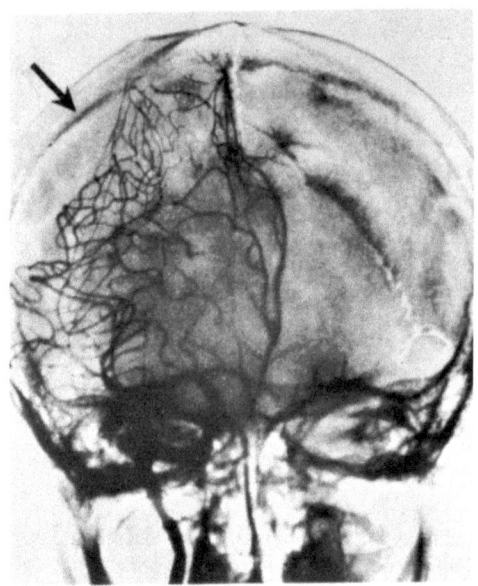

Abb. 27-5. *Chronisches Subduralhämatom links.* Oben: Hirnhäute mit Blutungsresten

Abb. 27-7. *Karotisangiogramm mit Abdrängung der Hirngefäße durch ein Subduralhämatom (avaskulärer Bezirk).* (Aus Zehnder, M.: Die subduralen Hämatome. Zbl. Neurochir. 3:339, 1937, J. A. Barth Verlag, Leipzig)

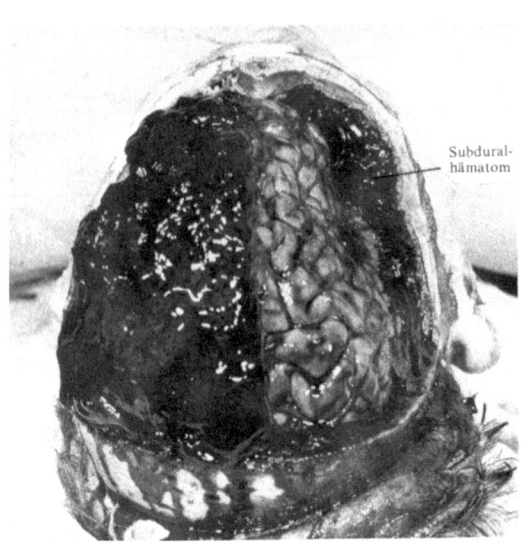

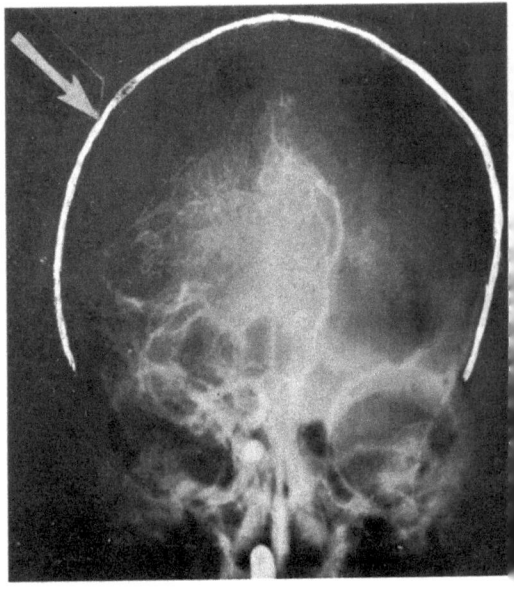

Abb. 27-6. *Chronisches Subduralhämatom rechts.* Dura und Hämatom wurden teilweise auf die linke Hemisphäre geklappt

Abb. 27-8. *Subduralhämatom.* Avaskuläre Region durch Subduralhämatom im Karotisangiogramm

raschen Operation mit Ausräumung des Hämatoms.
Die Abgrenzung zwischen epiduralem und subduralem Hämatom ist aufgrund klinischer und auch röntgenologischer Befunde häufig nicht möglich.
Oft entwickelt sich bei der sog. Pachymeningeosis haemorrhagica interna ohne erkennbares Trauma ein chronisches Subduralhämatom. Dabei bildet sich im inneren Durablatt ein Granulationsgewebe, in dem es leicht zu Blutungen kommt.

3. Epiduralhämatom. Epidurale Hämatome treten klassischerweise nach traumatischer Zerreißung der A. meningea media auf und führen zu einer Blutansammlung zwischen Schädelknochen und Dura. Ein waches Intervall zwischen posttraumatischer Bewußtlosigkeit und Wiedereintrübung, welches mehrere Stunden dauern kann, ist typisch. Während dieser Zeit entwickeln sich zunehmende Hirndruckzeichen. Sie werden durch eine fortschreitende Raumforderung im Epiduralraum aus der Blutungsquelle (A. und V. meningea media) verursacht und führen zu einer Compressio cerebri.
Eine Fraktur, welche im Röntgenbild die Gefäßfurche der A. meningea media kreuzt, sollte an ein möglicherweise bestehendes Epiduralhämatom denken lassen. In der Echoenzephalographie findet sich eine Mittellinienverlagerung, in der Angiographie eine Abdrängung der Mediagefäße von der Schädelkalotte. Wenn möglich kann eine Computer-Tomographie ebenfalls die Diagnose sichern. Sind diese neurologischen Zusatzuntersuchungen nicht möglich, so muß bei Verdacht auf ein Epiduralhämatom unverzüglich ein Bohrloch angelegt werden. Das erste Probebohrloch wird nach dem Krönlein-Schema fingerbreit vor dem äußeren Gehörgang und oberhalb des Os zygomaticum angelegt. Das Hämatom wird ausgeräumt und das blutende Gefäß unterbunden.

4. Intrazerebrale Blutung. Große intrazerebrale Blutungen können zu einer Raumforderung werden. Häufiger kommen jedoch multiple kleine intrazerebrale Blutungen nahe dem Kontusionsgebiet vor. Die Prognose und Therapie hängt von der Ausdehnung und Lokalisation der Blutung ab.

5. Liquorfistel. Zu einer Rhinorrhoe (Ablaufen von Liquor durch die Nase) kommt es nach Frakturen des Os frontale mit Zerreißung der Dura mater und der Arachnoidea.

Bei aufrechter Haltung. Pressen und Husten fließt der Liquor verstärkt ab. Der Ersatz der verlorenen Liquormenge durch Luft, welche über denselben Weg in den Schädel eindringt, kann zu einer Pneumatozele oder einem Pneumatozephalus führen. Eine Otoliquorrhoe (Abfluß von Liquor durch das Ohr) ist meist von schwerwiegender prognostischer Bedeutung, da sie bei Verletzungen auftritt, die lebenswichtige Gebiete der Hirnbasis betreffen.
Enzephalitis, Meningitis und Hirnabszess sind potentielle Gefahren in beiden Fällen und können durch frühzeitige Verwendung von prophylaktischer antibiotischer Therapie verhindert werden. Ein operativer Duraverschluß ist anzustreben, um den weiteren Abfluß zu stoppen und die mögliche Infektionspforte zu schließen.
Liquorrhoe wird durch Nachweis von Zucker in der abfließenden Flüssigkeit diagnostiziert oder durch Farbstoffe und Isotopen, die intrathekal injiziert und dann in der abtropfenden Flüssigkeit nachgewiesen werden.

6. Hirnnervenausfälle. Verletzungen der Hirnnerven werden besonders bei Schädelbasisverletzungen beobachtet. Die häufigsten Hirnnervenläsionen betreffen den N. olfactorius (Anosmie), N. facialis (Lähmung), N. acusticus (Tinnitus und Taubheit) und den N. opticus (Atrophie, Amaurose). Eine Operation ist fast nie indiziert.

7. Posttraumatisches Psychosyndrom. Ein posttraumatisches Psychosyndrom ist um so häufiger je schwerer das Schädel-Hirn-Trauma war. Es kommt dabei zu Kopfschmerzen, leichter Ermüdbarkeit, Gedächtnisstörungen und Konzentrationsstörungen. Persönlichkeitsveränderungen mit Triebstörungen und Antriebsveränderungen sind nicht selten. Orthostatische Belastung, Sonnenbestrahlung, Hitzeeinwirkung, Anstrengung und Alkoholabusus können die Symptome verschlechtern.
Bei der pathologischen Untersuchung kann das Gehirn normal aussehen oder eine schwere kortikale Atrophie und Ventrikelerweiterung aufweisen.

8. Posttraumatische Epilepsie. Im allgemeinen gilt, daß das Auftreten von Anfällen um so wahrscheinlicher ist, je schwerer die Verletzung und je länger die Bewußtlosigkeit war. Offene Schädel-Hirn-Traumen prädisponieren besonders häufig zu einer traumatischen Epilepsie. Das Intervall zwischen Trauma und erstem Anfall schwankt beträchtlich zwischen Minuten und Jahren. Bei antikonvulsiver Therapie ist die Prognose gut.

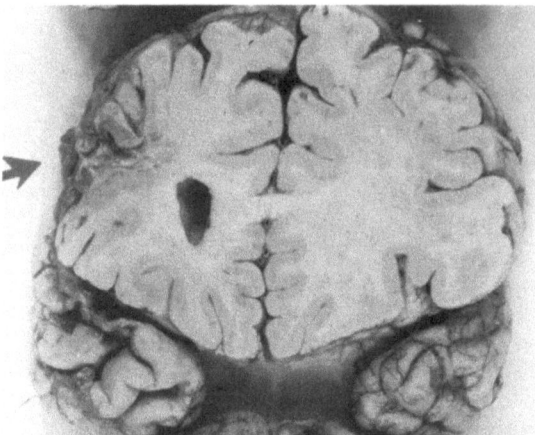

Abb. 27-9. *Posttraumatische Epilepsie.* Narbe im Hirngewebe 15 Jahre nach einer Schädelfraktur

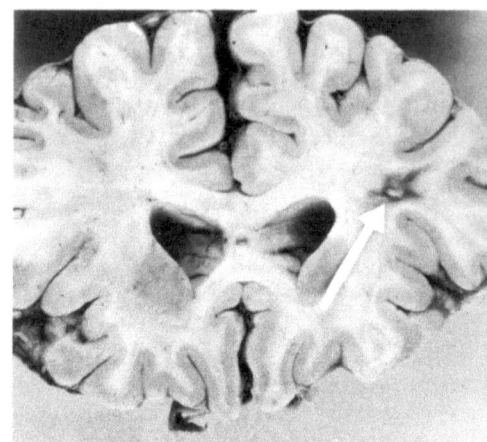

Abb. 27-10. *Knochensplitter im Hirngewebe nach einer alten Impressionsfraktur des Schädels*

9. *Carotis-Sinus-cavernosus-Fistel.* Bei Schädelbasisfrakturen mit Verletzung der A. carotis interna bei ihrem Verlauf durch den Sinus cavernosus bildet sich ein arteriovenöser Shunt. Es kommt dabei zu einem zischenden pulssynchronen Gefäßgeräusch und zu einem pulsierenden Exophthalmus. Durch die venöse Abflußstörung aus dem Orbitalbereich wird die Chemosis der Konjunktiven, die Augeninnendruckerhöhung und die eingeschränkte Bulbusbeweglichkeit verursacht. Durch das große Shuntvolumen kommt es manchmal zu einer Linksherzbelastung und einer Mangeldurchblutung der ipsilateralen Hemisphäre.
Die operativen Maßnahmen, die — bei ausreichendem Kollateralkreislauf von der kontralateralen A. carotis — durchgeführt werden, sind intra- oder extrakranielle Unterbindung der A. carotis interna, künstliche Embolisierung oder Verschluß mit dem Fogarty-Katheter.

Therapie

A. *Notfallmaßnahmen bei Schädel-Hirn-Trauma*
1. Blutstillung und Behandlung des Schocks durch Infusionen.
2. Freihalten der Atemwege durch richtige Lagerung, Absaugen, bei Bedarf Intubation und künstliche Beatmung. Der Patient sollte auf die Seite gelagert werden, wobei der Kopf zur Seite gedreht wird, um den Abfluß von Sekreten aus dem Mund zu erleichtern und um ein Zurückfallen der Zunge und damit Blockierung des Pharynx zu verhindern. Bei Bedarf sollte Sauerstoff zugeführt werden.

B. *Allgemeine Maßnahmen*
1. Während der akuten Phase kann es posttraumatisch zu Unruhe kommen, wodurch spezielle pflegerische Maßnahmen und medikamentöse Sedierung erforderlich werden. Die Gabe von Morphin sollte wegen seiner atemdepressiven Wirkung vermieden werden. Katheterisierung einer vollen Blase kann die Unruhe mildern.

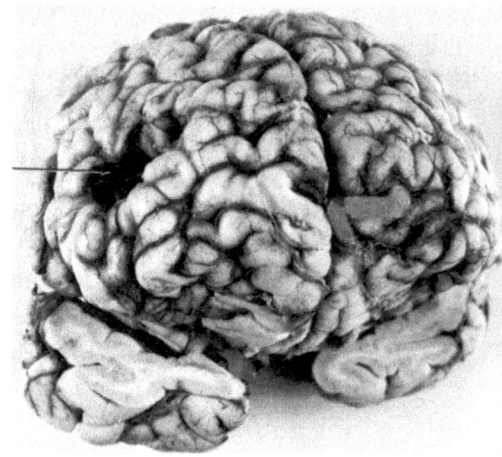

Abb. 27-11. *Posttraumatische Hirnatrophie.* Der Pfeil zeigt auf die Atrophiezone im rechten Frontallappen nach einer Schädelfraktur

2. Eine antibiotische Behandlung ist indiziert bei einer offenen Hirnverletzung, bei einer Blutung oder Liquorrhoe aus Nase oder Ohren.
3. Das posttraumatische Hirnödem ist durch Dexamethason und andere entwässernde Maßnahmen (Lasix, hypertone Lösungen) zu beeinflussen.

Verlauf und Prognose

Bei einer Hirnverletzung ersten Grades sind keine Spätfolgen zu erwarten. Patienten mit Verletzungen zweiten Grades klagen noch einige Zeit über Kopfschmerzen, Leistungsschwäche usw. Nach einer kurzen Zeit der Schonung können sie jedoch wieder ihrer alten Tätigkeit nachgehen, was bei Patienten mit Verletzungen dritten Grades manchmal nicht möglich ist. Bei ihnen muß durch eine Umschulung und andere Maßnahmen eine soziale Rehabilitation erreicht werden. Patienten mit Schädel-Hirn-Trauma vierten Grades sind meist nicht mehr ins Erwerbsleben einzugliedern.
Bei Subdural- und Epiduralhämatomen kommt es auf eine rasche chirurgische Ausräumung an, um Spätfolgen zu vermeiden.
Für die gutachterliche Beurteilung ist es wichtig, echte Spätfolgen von rentenneurotischen Beschwerden zu unterscheiden.

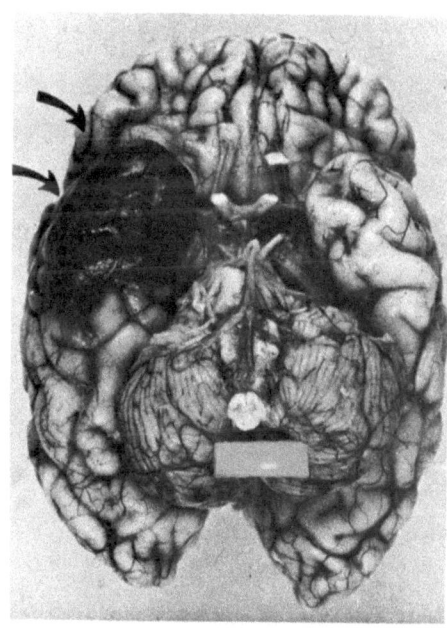

Abb. 27-12. *Geburtstrauma.* Hämatom im rechten vorderen Schläfenlappen, das klinisch zu einem Status epilepticus bei einem Neugeborenen führte

Geburtstraumen

Schon durch die normale, besonders jedoch durch längere Wehentätigkeit kann es zu einer Vielzahl von Geburtsschädigungen kommen. Subduralblutungen und Durazerreißungen sind ziemlich häufig. Durch Zangenanwendung oder andere geburtshilfliche Maßnahmen können Impressionsfrakturen mit Schädigung der darunterliegenden Hirnsubstanz auftreten. Kinder, welche in den ersten Lebensmonaten sterben, haben manchmal kortikale Zerreißungen und intrazerebrale Blutungen.
Blutiger Liquor, wie er zuweilen bei normalen Neugeborenen gefunden wird, ist auf leichte Subarachnoidalblutung durch Zerreißung der oberflächlichen Hirnvenen zurückzuführen. Bei Neugeborenen, die am Geburtstrauma starben, wurden massive Subarachnoidalblutungen in Verbindung mit hämorrhagischen Schädigungen des Hirnparenchyms, intraventrikuläre Blutungen, hämorrhagische Infarkte oder eine direkte Traumatisierung des Gehirns beobachtet. Es werden jedoch auch leichtere Subarachnoidalblutungen und petechiale Blutungen gesehen, die wahrscheinlich durch Geburtsasphyxie zustande kommen.

Rückenmarksverletzungen

Commotio des Rückenmarks

Bei einer spinalen Commotio kommt es im Anschluß an das Trauma zu einem vorübergehenden Funktionsverlust des Rückenmarks und dadurch zu Lähmungen, Sensibilitätsstörungen und Sphincterparesen. Die anschließende Wiederherstellung der Rückenmarksfunktionen erfolgt innerhalb von Stunden bis Tagen. Die Symptome treten aufgrund reversibler Veränderungen im Rückenmark auf, wozu Ödem, petechiale Blutungen und veränderte Rückenmarkszirkulation zählen. Die Prognose hinsichtlich einer bleibenden Störung läßt sich erst nach einiger Zeit stellen.

Contusio des Rückenmarks

Zu einer spinalen Contusio kommt es nach Frakturen oder Dislokationen der Wirbelsäule mit Quetschung, Ödembildung und leichten Pia- bzw. Arachnoidalblutungen. Anfangs sind schwere Ausfälle — meist ein Querschnittsyndrom — festzustellen, die sich oftmals bessern. Die endgültige Prognose kann jedoch erst nach einer längeren Beobachtungszeit gestellt werden. Im akuten Stadium einer Rückenmarkskontusion wird blutiger Liquor punktiert. Die Symptome hängen von der Höhe und der Querschnittsausdehnung der Läsion ab.

Compressio des Rückenmarks

Eine Rückenmarkskompression wird durch Einengung des Wirbelkanals bei Wirbelluxationen, Luxationsfrakturen, Knochenabsprengungen, bei Prolapsen und bei spinalen Epiduralhämatomen verursacht. Dabei kommt es meist zum totalen Querschnittsyndrom, zum Teil kompliziert durch spinale Zirkulationsstörungen. Der Liquor ist bei Traumen in der akuten Phase blutig. Später wird er xanthochrom und kann bei partiellem oder komplettem Stop des Subarachnoidalraums einen stark erhöhten Eiweißgehalt aufweisen. Eine rasche operative Beseitigung der Kompression ist notwendig, um Spätschäden zu vermeiden. Dabei kommt es auf Stunden an. In vielen Fällen kommt es dennoch wegen der Parenchymschäden zu schweren dauernden Ausfällen. Die neuronalen Elemente werden durch Glia und fibrotische Narben ersetzt, und starke meningeale Verklebungen sind meist das Endergebnis.

Diagnostische und therapeutische Maßnahmen bei traumatischen Querschnittsläsionen

Die Höhendiagnose ist durch die bei der neurologischen Untersuchung feststellbare segmentale Grenze einfach zu stellen, ebenso zeigen Röntgenbilder der Wirbelsäule die Lokalisation des Traumas. Mit Hilfe des Queckenstedt-Versuchs läßt sich eine Liquorpassagebehinderung im Subarachnoidalraum, und damit eine Kompression feststellen, die mit Hilfe der Myelographie weiter geklärt werden kann.
Bei akuten Querschnittsverletzungen mit Anzeichen einer Kompression folgt dann eine rasche operative Exploration mit Laminektomie. Bei älteren Verletzungen oder vollständiger Markdurchtrennung ist eine Operation nicht mehr sinnvoll.
Die Querschnittspatienten müssen regelmäßig umgelagert werden, um einen Dekubitus zu verhindern. Daneben ist die Prophylaxe von Harnwegsinfektionen, die häufig ernste Komplikationen darstellen, ein wichtiger Teil der Pflege Querschnittsgelähmter. Wiederholte Katheterisierung, Antibiotikatherapie und reichhaltige Flüssigkeitszufuhr sind dazu notwendig. Weitere wichtige Maßnahmen sind Atemübungen und krankengymnastische Behandlung.

Bandscheibenprotrusion und Bandscheibenprolaps

Durch degenerative Vorgänge schrumpft der Nucleus pulposus der Bandscheiben und führt dadurch zu einer Überanspruchung des Anulus fibrosus mit nachfolgender Lockerung und Rißbildung in diesem Faserring. Dadurch kann es zu einer Vorwölbung des Gallertkerns in den Wir-

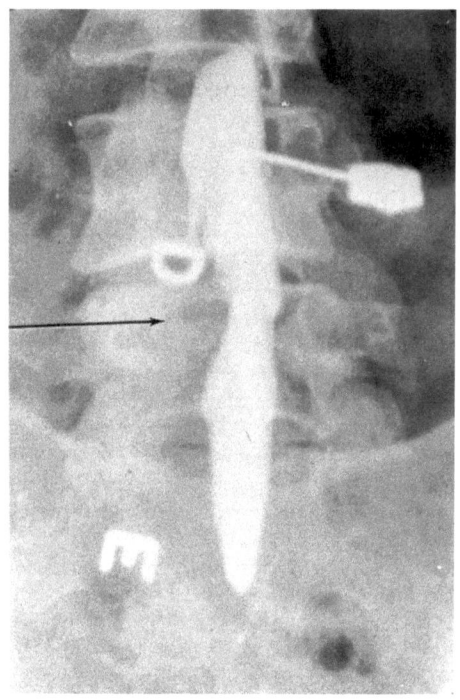

Abb. 27-13. *Lumbaler Bandscheibenvorfall* (Pantopaque-Myelographie)

belkanal (Protrusio) oder nach Zerreißung des Faserrings zu einem Vorfall (Prolaps) kommen. Gewalteinwirkung und Traumen können zu einer plötzlichen Verschlimmerung des Leidens führen.
Die lumbosakralen Zwischenwirbelscheiben (L5-S1 oder L4-L5) sind am häufigsten betroffen und verursachen Lumbago und Ischiasbeschwerden. Bandscheibenprotrusionen kommen gelegentlich auch in der Zervikalregion vor und führen dann zu den typischen radikulären Beschwerden. Im Thorakalbereich sind Bandscheibenerkrankungen sehr selten.

Klinisches Bild

A. *Symptome.* Die Symptome hängen von der Lokalisation und Größe der Bandscheibenprotrusion oder des Prolapses ab. Charakteristisch sind radikuläre Schmerzen, segmentale Sensibilitätsstörungen, Paresen der von diesem Segment innervierten Muskeln und Abschwächung der Eigenreflexe, deren Reflexbogen in diesem Segment läuft.
Eine Wurzelkompression durch einen lateralen Bandscheibenvorfall kann eine einzelne Nervenwurzel betreffen. Häufig kommt es jedoch zu einer Kompression von mehreren Wurzeln (z. B. Cauda equina-Syndrom bei Nukleusprotrusion L5-S1). Größere, besonders mediale Bandscheibenvorwölbungen können das Rückenmark selbst komprimieren und dadurch Symptome hervorrufen, die an einen spinalen Tumor denken lassen.
1. *Lumbosakrale Bandscheibe.* In der überwiegenden Mehrzahl (über 90%) kommt es zu einem Bandscheibenvorfall im Bereich von L4-L5 oder L5-S1. Symptome sind: Steilstellung der Wirbelsäule, Schonhaltung zur gegenüberliegenden Seite, Bewegungseinschränkung der Lendenwirbelsäule, positiver Lasègue, schmerzhafte Druckpunkte des N. ischiadicus, leichte Schwäche der Fuß- und Zehenheber, Sensibilitätsstörungen am Fuß und am Bein mit segmentaler Verteilung (L5 oder S1), abgeschwächter oder aufgehobener ASR, ausstrahlende Schmerzen entlang des Verlaufs des N. ischiadicus in die Wade oder die Knöchel bei Husten, Niesen oder Pressen, sowie paravertebraler Hartspann. Bezüglich der segmentalen Hautinnervation siehe Abb. 11-4 und 11-5.
2. *Zervikale Bandscheibenvorfälle* (5-10% der Bandscheibenerkrankungen): Zervikale Bandscheiben werden am häufigsten zwischen C5-C6 und C6-C7 angetroffen. Dabei kommt es zu Parästhesien und Schmerzen in den oberen Extremitäten (Hände, Unterarme und Oberarme) im Bereich der betroffenen Zervikalwurzel (C6 oder C7), leichter Schwäche und Atrophie des Biceps oder Triceps mit Abschwächung des BSR oder TSR. Die Beweglichkeit der Halswirbelsäule ist eingeschränkt mit Verstärkung der radikulären Schmerzen durch Halsbewegung, Niesen, Pressen und Husten. Symptome der langen Bahnen (positiver Babinski, Reflexsteigerung, sensorische oder motorische Ausfälle in tieferen Regionen usw.) deuten auf eine Kompression des Rückenmarks durch die Bandscheibe hin.

B. *Laborbefunde.* Das Liquorgesamteiweiß ist oftmals erhöht, ein partieller oder kompletter Liquorstop wird besonders bei zervikalen Bandscheiben gefunden.

C. *Röntgenbefunde.* Wirbelsäulenbilder zeigen eine Steilstellung, eine Skoliose, Verschmälerung der Intervertebralräume, Osteochondrose und Spondylarthrose. Am leichtesten kann ein Prolaps oder eine Protrusion anhand der Myelographie durch die charakteristische Kontrastmittelaussparung und Wurzeltaschenabbruch nachgewiesen werden.
Im EMG finden sich in den betreffenden Segmenten Denervierungspotentiale. Einfacher ist die elektrische Untersuchung, die eine partielle — selten eine komplette — Entartungsreaktion erbringt.

Therapie

A. *Allgemeine Maßnahmen*
1. *Lumbosakraler Bandscheibenvorfall.* Außer wenn schwerwiegende Ausfälle vorliegen, sollte ein konservativer Behandlungsversuch durchgeführt werden. Dabei werden in der akuten Phase Bettruhe, Wärmepackungen, die am Rücken appliziert werden, Analgetika und eine harte Unterlage unter der Matratze verordnet. Eine Kisten- oder Stufenlagerung der unteren Extremitäten ist häufig wohltuend. Körperliche Anstrengungen — besonders Rumpfdrehung und Bükken — sollten anfangs gemieden werden, um das Wiederauftreten der Beschwerden zu vermeiden. Es ist wichtig, den Patienten darüber zu instruieren, wie er am besten Gewichte hebt (mit gebeugten Knien), Lasten trägt (eng am Körper) und wie er sich am besten bückt.
2. *Zervikale Bandscheiben.* Bei akuten Schmerzattacken infolge einer zervikalen Bandscheiben-

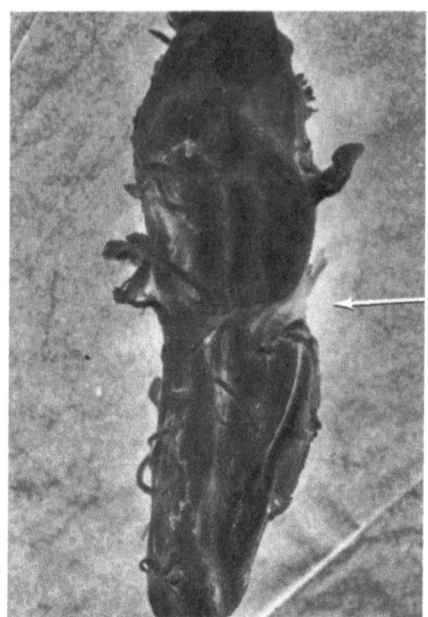

Abb. 27-14. *Kompression des zervikalen Rückenmarks bei einem 57jährigen Mann mit zervikalem Bandscheibenprolaps*

protrusion sind Bettruhe, das Tragen einer Halskrawatte und Analgetika indiziert. Bei leichteren Schmerzattacken wird außerdem eine Extensionsbehandlung empfohlen. Lokale Wärmeapplikation, Diathermie und krankengymnastische Behandlung können eine vorübergehende Linderung bewirken.

B. *Operative Maßnahmen*. Wenn die Schmerzen auf konservative Maßnahmen nicht ansprechen, wenn größere Ausfälle vorhanden sind oder die Rezidive sich häufen, ist eine Operation angezeigt.

Lumbalgie

Kreuzschmerzen können bei einer Vielzahl von Ursachen auftreten und stellen daher diagnostische Probleme, die nur durch gründliche Untersuchung eines solchen Patienten aufgeklärt werden. Dabei sind oft gar nicht so viele Labor-, Röntgen- und andere Untersuchungen nötig, wenn eine detaillierte Anamnese und ein ausführlicher körperlicher Befund erhoben wird.
Inspektion und Palpation des schmerzhaften Gebietes ist sehr wichtig. Da Schmerzen, die von Spinalwurzeln oder Nerven ausgehen, meist in die Peripherie projiziert werden, ist das gesamte Versorgungsgebiet zu explorieren. Auf Verdickungen und schmerzhafte Stellen ist zu achten, die peripheren Nerven sollten palpiert werden.
Rektale und vaginale Untersuchungen sollten ebenfalls vorgenommen werden. Muskelverkrampfungen und Klopfschmerzhaftigkeit können auf radikuläre Reizzustände hinweisen, besonders wenn gleichzeitig eine Einschränkung der Wirbelsäulenbeweglichkeit vorliegt.
Der Bewegungsumfang von Gelenken und die Bewegungsabhängigkeit der Schmerzen sollten bestimmt werden. Die Extremitätendurchblutung muß geprüft werden, ebenso sollte nach aneurysmatischen Erweiterungen gesucht werden.
Das *Lasègue-Zeichen* (s. Abb. 5-19) ist auf jeden Fall zu prüfen. Dabei wird das entspannte, gestreckte Bein vorsichtig von der Bettunterlage hochgehoben. Die Schmerzlokalisation und der Winkel, bei dem dieser Schmerz auftritt, wird notiert. Solche Dehnungsschmerzen und Bewegungseinschränkungen kommen bei Wurzelbeteiligungen vor, besonders bei Bandscheibenvorfällen im lumbosakralen Bereich.
Das „F-ab-er-e"-Zeichen *(Patrick-Zeichen)* wird geprüft. Dabei liegt der Patient am Rücken und die Ferse wird passiv auf das Knie der Gegenseite gesetzt. Danach wird das Knie der untersuchten Seite soweit wie möglich nach lateral und unten gedrückt. Der Test ist positiv, wenn die Bewegung schmerzhaft eingeschränkt ist, wie z. B. bei Hüftgelenkserkrankungen. Bei Ischias fällt es negativ aus. „F-ab-er-e" ist eine Gedächtnisstütze: „F" für Flexion, „ab" für Abduktion, „er" für external rotation (Außenrotation), „e" für Extension der Hüfte (Abb. 5-18).
Das *Kernig-Zeichen* wird am liegenden Patienten ausgeführt. Der Untersucher beugt die Hüfte und streckt dann das Knie so weit wie möglich, ohne daß Schmerzen ausgelöst werden. Ein positives Kernig-Zeichen liegt vor, wenn durch Kontraktion der Kniebeuger die Streckung eingeschränkt ist und über Schmerzen geklagt wird. Die klinische Bedeutung ist ähnlich wie beim positiven Lasègue.
Ein lumbaler paravertebraler Hartspann wird häufig bei umschriebener Wurzelreizung beobachtet.
Eine passive Beugung des Kopfes, wobei das Kinn auf die Brust gedrückt wird, führt zu einer Dehnung des Rückenmarks und der Spinalwurzeln im Spinalkanal. Ein heftiger Schmerz läßt

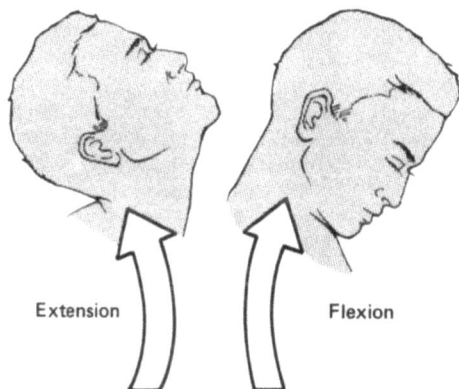

Abb. 27-15. *Mechanismus des Schleudertraumas*

u. a. auf eine Erkrankung der Spinalwurzeln schließen.

Verspannungen des M. psoas deuten auf Erkrankungen der lumbalen Wirbelsäule oder der benachbarten Strukturen hin. Diese schmerzhaften Kontrakturen des M. psoas werden untersucht, indem der Patient auf dem Bauch liegt und das Becken mit einer Hand fest gegen das Untersuchungsbett gepreßt wird. Mit der anderen Hand wird das Bein am Knöchel gehalten und nach oben in vertikale Position gezogen, wobei das Knie im rechten Winkel gebeugt ist. Die Hüfte wird passiv überstreckt, indem der Knöchel nach oben gezogen wird. Einschränkungen sind durch unwillkürliche Psoaskontraktionen bedingt.

Eine Einschränkung der passiven Lumbalflexion und dadurch entstehende Schmerzen, die häufig bei Erkrankungen der lumbalen oder lumbosakralen Gelenke vorkommen, wird geprüft, indem bei Rückenlage der Oberschenkel maximal passiv gebeugt wird.

Whiplash-Verletzung
(Peitschenschlagverletzung)

Beim Schleudertrauma (whiplash injury) kommt es durch die plötzliche und unerwartete Hyperextension und Flexion der Halswirbelsäule zu einer Bänderzerrung oder -zerreißung. Dieses Peitschenschlagphänomen tritt häufig bei Auffahrunfällen im Straßenverkehr auf. Es kommt zu Nackenschmerzen, Kopfschmerzen und Nackensteifigkeit. Die Schmerzen können durch Bewegungen verstärkt werden und sind bei vollkommener Ruhe am geringsten. Übelkeit, Erbrechen und ausstrahlende Schmerzen mit Taubheit in den oberen Extremitäten kommen gelegentlich vor. Die Aufhebung einer normalen Beweglichkeit im Halsbereich ist am auffallendsten. Eine Beugung nach vorn wird nur langsam und vorsichtig durchgeführt. Bei Palpation findet man Muskelverkrampfungen im Halsbereich. Im Röntgenbild der Halswirbelsäule zeigt sich eine Steilstellung. Funktionsaufnahmen lassen erkennen, ob Bänderzerreißungen vorliegen. Die Behandlung umfaßt Analgetika, Sedativa, Bettruhe, Wärmeapplikationen und Massage. Eine Extensionsbehandlung kann besonders in den frühen Phasen nützlich und notwendig sein. Das Tragen von Halskrawatten ist für mehrere Wochen erforderlich.

Kapitel 28
Tumoren des Zentralnervensystems

Intrakranielle Tumoren

Einteilung

Während primäre Hirntumoren fast nie zu Metastasen außerhalb des ZNS führen, finden sich intrakraniell jedoch häufig Metastasen von anderen Primärtumoren. Wegen der fast fehlenden Metastasierung nach extrazerebral wird die Malignität von intrakraniellen Tumoren anders bewertet als bei den übrigen Karzinomen oder Sarkomen. Als bösartig gelten Tumoren, die rasch wachsen, dadurch zu starken Hirndruckzeichen führen und auch nach ausgedehnten Operationen rezidivieren. Die Malignität wird heutzutage nach Kernohan in vier verschiedene Grade unterteilt.

Eine übliche Einteilung intrakranieller Tumoren (nach Zülch) unterscheidet Mißbildungstumoren, mesodermale, ektodermale, neuroepitheliale Tumoren und andere Raumforderungen (Metastasen, Parasiten u. a.).

Mißbildungstumoren

Dermoide sind häufig zystisch, enthalten schuppig verkästes Material, Haare usw. und sind vorzugsweise an Nahtstellen lokalisiert. Die Tumorhöhle ist meist von Epithel ausgekleidet.

Teratome sind ontogenetische Tumoren, die hauptsächlich bei Jugendlichen vorkommen und eine Vielzahl von Strukturen enthalten (Knochen, Muskel-, Fett- und Nervengewebe). Sie weisen häufig Verkalkungen auf und sind dadurch im Röntgenbild sichtbar. Meistens liegen sie im Mittellinienbereich.

Epidermoide, auch als Cholesteatome oder wegen der höckrigen Oberfläche als Perl-Tumoren bezeichnet, bestehen aus Ansammlungen von kristallinem Cholesterin in einer Kapsel von Plattenepithel. Durch ihr langsames Wachstum führen sie erst spät zu Herdsymptomen, besonders zu Hirnnervenausfällen.

Mesodermale Tumoren

Meningeome

Die wichtigsten mesodermalen Hirngeschwülste sind die Meningeome, von denen man aufgrund ihrer Histologie verschiedene Typen unterscheidet, und zwar endotheliomatöse, fibromatöse und psammomatöse Meningeome (UICC-Klassifizierung)[1]. Sie sitzen vorzugsweise parasagittal im Falx- und Olfaktoriusgebiet sowie im Keilbeinflügel-, Sella-, Kleinhirnbrückenwinkel- und Konvexitätsbereich. Charakteristischerweise sind die Meningeome von einer Kapsel umgeben und können daher leicht vom Nervengewebe abpräpariert werden. Histologisch werden kalzifizierte Corpora psammoma und wirbelförmige Zellanordnungen häufig angetroffen. Mitosen sind sehr selten.

Meningeome wachsen sehr langsam und führen daher lange Zeit zu keinen oder nur geringen Symptomen. Typisch ist die doppelte Gefäßversorgung der Meningeome durch die A. carotis externa und A. carotis interna, die sich neben einer deutlichen Tumoranfärbung in der Angiographie darstellt. Im Röntgenbild des Schädels deuten oft Verkalkungen, verbreiterte Gefäßfurchen oder Hyperostosen auf ein Meningeom hin. Die meisten Meningeome sind wegen ihrer extrazerebralen Lokalisation operabel. Bei Radikalexstirpation ist die weitere Prognose sehr gut.

Symptome der wichtigsten Meningeome

Parasagittale Meningeome. Bei Sitz im vorderen Sinusdrittel hauptsächlich Wesensveränderungen, im mittleren Sinusdrittel fokale Anfälle und Hemiparesen sowie Sensibilitätsstörung der unteren Extremitäten mit Blasenstörungen.

---
[1] Union International Contre le Cancer

Konvexitätsmeningeome. Bei parietalem Sitz fokale Anfälle, kontralaterale Hemiparesen und Hemihypästhesien, sowie — bei Befall der dominanten Hemisphäre — aphasische Störungen.
Olfaktoriusmeningeome. Riechstörungen, psychische Veränderungen, Optikusbeteiligung (s. Foster-Kennedy-Syndrom S. 89).
Keilbeinmeningeome. Man unterscheidet laterale und mediale. Bei beiden kann es zur Optikusatrophie, zur Schädigung der zur Orbita ziehenden Hirnnerven und zu einer homolateralen Protrusio bulbi, sowie zu einer zusätzlich im Röntgenbild sichtbaren Vorwölbung der Fossa temporalis kommen.
Tuberkulum-sellae-Meningeome. Sehstörungen und unspezifische Gesichtsfeldausfälle, die auch zu einer meist wenig typischen bitemporalen Hemianopsie führen können, und endokrine Störungen treten dabei auf.

Chordome

Chordome sind seltene Tumoren, die zu einem Großteil aus mukoider Grundsubstanz bestehen, mit dazwischen liegenden Strängen von stark vakuolisierten großen Zellen. Sie entstehen aus Resten der primitiven Chorda dorsalis und finden sich am Dorsum sellae und am Clivus. Klinisch treten sie durch Hirnnervenausfälle und pontine Symptome in Erscheinung.

Neuroepitheliale Tumoren
Gliome

Das *Glioblastoma multiforme* ist ein schnell wachsender Hirntumor, welcher am häufigsten bei Patienten mittleren Alters auftritt und von einer Seite ausgehend über das Kommissurensystem in beide Hirnhemisphären infiltrierend einwachsen kann (Schmetterlingsgliom). Der Tumor zeigt makroskopisch sichtbare hämorrhagische gelbe, grünliche oder braune Areale („multiform"). Mikroskopisch handelt es sich um einen zellreichen Tumor mit zahlreichen Mitosen, Riesenzellen und Spongioblasten. Nekrotisierte Areale mit Pseudopalisadenbildung der Zellen um den Nekroseherd sind charakteristisch. Innerhalb des Tumorgewebes bilden sich pathologische Gefäße mit lakunenartigen Erweiterungen, die angiographisch sichtbar sind. Häufig kommt es zu einer plötzlichen Verschlechterung durch Tumorblutung. Allgemeinsymptome (Bewußtseinstrübung, Apathie) aufgrund der intrakraniellen Druckerhöhung dominieren gegenüber Herdsymptomen. Das Glioblastoma multiforme gehört zu den bösartigsten Hirntumoren. Die Überlebenszeit beträgt bei optimaler Therapie ungefähr ein Jahr nach Auftreten erster Symptome.

Astrozytome kommen hauptsächlich im Frontal- und Parietallappen von Erwachsenen (25–50 Jahre) vor. Sie wachsen langsam infiltrierend, bilden oft Zysten und haben eine glasig-elastische Konsistenz mit dunkel gefärbten Zellkernen und spärlichem Zytoplasma. Sie sind für gewöhnlich relativ zellarm. Man unterscheidet fibrilläre und protoplasmatische Astrozytome. Der Verlauf ist langsam progredient. Meist kommt es anfangs zu Anfällen mit anderen Begleiterscheinungen, je nach Lokalisation. Die Therapie besteht in einer operativen Entfernung, die fast nur bei zerebellärem Befall radikal möglich ist. Die Bestrahlungsbehandlung ist umstritten. Die Überlebenszeit beträgt im Durchschnitt etwa sechs Jahre, kann aber abhängig von der Lokalisation länger sein.

Oligodendrogliome sind langsam wachsende Tumoren, die besonders frontoparietal oder basal im Erwachsenenalter auftreten und zu Verkalkungen führen. Sie sind von fester Konsistenz und bestehen aus Zellen mit stark angefärbten Zellkernen mit blassem Protoplasma (fried egg cells). Mitosen sind selten. Als erstes Symptom treten Anfälle oder andere Herdzeichen (Aphasie, Uncinatuskrisen usw.) auf. Die Therapie besteht in einer operativen Entfernung, die kaum radikal möglich ist. Oligodendrogliome sind strahlenrefraktär. Die durchschnittliche Überlebenszeit beträgt etwa fünf Jahre mit großer Streubreite, ähnlich der der Astrozytome.

Spongioblastome sind langsam wachsende Tumoren besonders des Kindesalters, die hier hauptsächlich im Bereich des Chiasma opticum und im Ponsbereich vorkommen, wo sie zu einer Auftreibung führen. Sie bestehen aus spindelförmigen Zellen der Spongioblastenreihe, welche strang- oder wirbelförmig angeordnet sind und großkalibrige Fortsätze haben. Der Begriff Spongioblastom des Kleinhirns wird synonym mit Kleinhirnastrozytom verwendet. Die durchschnittliche Überlebenszeit von Patienten mit Spongioblastomen im Hirnstamm beträgt etwa ein Jahr.

Medulloblastome

Medulloblastome sind rasch wachsende Tumoren des Kleinhirnwurms, die hauptsächlich bei Kindern vorkommen. Sie können über den Liquor zu — auf den intraduralen Raum begrenzten — Metastasen an den Oberflächen des übrigen ZNS und im Subarachnoidalraum führen. Makroskopisch sind sie rötlich gefärbt und haben eine weiche Konsistenz. Sie bestehen aus vielen dichtgepackten Zellen mit ovalen Kernen und zahlreichen Mitosen. Pseudorosettenbildung, bei der die Zellkerne sich in Kreisen oder Halbkreisen formieren, sind pathognomonisch. Medulloblastome gehören zu den häufigsten Tumoren des Kindesalters. Die Symptome beginnen akut mit Kopfschmerzen, als Ausdruck des Hirndrucks oder der Hirnstammeinklemmung aufgrund der Liquorabflußbehinderung aus den Ventrikeln. Unter den Herdsymptomen dominieren zerebelläre Ausfälle in Form einer beinbetonten Ataxie. Eine Totalexstirpation des Tumors ist bisher nicht möglich. Es wird eine Nachbestrahlung durchgeführt. Trotzdem beträgt auch dann die durchschnittliche Lebenszeit nur 15 Monate mit erheblicher zeitlicher Streuung (längerer Verlauf bei älteren Kindern oder Erwachsenen).

Paragliome

Ependymome kommen hauptsächlich bei Kindern vor. Sie neigen zur Verkalkung und gehen von der Ventrikelwand aus. Sie sind am häufigsten im vierten Ventrikel lokalisiert und bestehen aus ependymalen Zellen oder jüngeren Ependymoblasten. Biologisch verhalten sie sich uneinheitlich: Es gibt langsam und schneller wachsende Formen (Grad II bzw. III).
Pseudorosettenbildung, bei der die Zellen um einen freien Raum oder ein Blutgefäß angeordnet sind, kommen häufig vor und Blepharoplasten (kleine runde oder stabförmige zytoplasmatische Einschlüsse) können histologisch nachgewiesen werden. Die Hirndrucksymptome dominieren. Das Ependymom ist das einzige gliomatöse Gewächs außer dem Kleinhirnastrozytom, das öfters radikal operativ entfernt werden kann. Die Radikalität ist abhängig von der biologischen Dignität.
Neurinome. Unter den Neurinomen kommt das sogenannte Akustikusneurinom im Kleinhirnbrückenwinkelgebiet bei weitem am häufigsten vor. Es entwickelt sich aus Zellen der Schwannschen Scheide. In wenigen Fällen treten sie mit multiplen Neurinomen in anderen Körpergebieten auf (M. Recklinghausen). Akustikusneurinome kommen hauptsächlich im mittleren Lebensalter vor und führen zu Hirnnervensymptomen wie Hörstörung, Labyrinthausfall, bei Mitbeteiligung des N. trigeminus zu Sensibilitätsstörung im Gesicht und bei Facialisbeteiligung zu einer peripheren Facialisparese. Durch zunehmenden Druck auf den Hirnstamm und das Kleinhirn kommt es zu Stand-, Gang- und Zeigeataxie, Pyramidenzeichen und schließlich zu Hirndruckzeichen mit Stauungspapillen und Erbrechen. Bei der kalorischen Prüfung findet sich eine Unter- oder Unerregbarkeit des Labyrinths. Das Liquoreiweiß ist immer deutlich erhöht. In den Röntgenaufnahmen nach Stenvers läßt sich eine Erweiterung des Meatus acusticus internus erkennen.
Die Therapie besteht in einer operativen Entfernung, die oft aufgrund der Lage des Tumor technisch sehr schwierig ist. Da es sich um einen gutartigen Tumor handelt, ist bei Totalentfernung die weitere Prognose sehr gut.

Ektodermale Tumoren

Hypophysenadenome

Hypophysenadenome wachsen zunächst intrasellär, führen dann zu einer ballonförmigen Erweiterung der Sella und schließlich zu Druckläsionen am darüberliegenden Chiasma opticum.
Chromophobe Adenome sind häufiger als eosinophile oder basophile Adenome und treten ausschließlich bei Erwachsenen auf. Sie führen zu Erosion und Exkavation der Sella turcica und sind auf dem Röntgenbild als Ballonierung der Sella turcia zu erkennen. An klinischen Erscheinungen steht die Kompression des Chiasma opticum und des Hypothalamus im Vordergrund. Der Tumor besteht aus gleichmäßig erscheinenden polygonalen Zellen, die in Reihen entlang von Bindegewebssträngen oder in Zellgrüppchen angeordnet sind. Das leicht eosinophile Zytoplasma enthält keine Granula, welche bei chromophilen Zellen angetroffen werden. Chromophobe Adenome führen außer zu Visusstörungen zu Sexualstörungen (Amenorrhoe bzw. Impotenz). Außerdem sind Zeichen einer allgemeinen Hypophysenvorderlappeninsuffizienz festzustellen (Schilddrüsen-, Nebennierenrindenfunktion). Durch Druck auf das Chiasma kommt es schließlich zu einer bitemporalen Hemianopsie.
Eosinophile Adenome führen zu einer Überfunktion des Hypophysenvorderlappens. Durch ver-

mehrte Bildung von Somatotropin kommt es zur Akromegalie bzw. beim Jugendlichen zu einem Hochwuchs. Daneben findet sich oft ein insulinresistenter Diabetes mellitus. Sehstörungen treten seltener ein, weil das eosinophile Adenom hauptsächlich intrasellär wächst.
Eosinophile Tumoren führen auch viel seltener zu einer Sellaballonierung und zu einer Selladestruktion. Die Zellen sind weniger gleichförmig und auch nicht so regelmäßig angeordnet. Das gibt dem Tumor das Bild einer losen Zellanhäufung. Das Zytoplasma enthält eosinophile Granula. Es findet sich weniger Bindegewebe und Vaskularisation als im chromophoben Adenom.
Das *basophile Adenom* ist meist so klein, daß es keine raumfordernde Wirkung erzeugt: es drückt in der Regel weder auf den N. opticus noch auf andere basale Hirnnerven und führt auch zu keiner Sellaveränderung. Basophile Adenome werden beim Cushing-Syndrom gefunden.
Nach neueren endokrinologischen und elektronenoptischen Befunden ist heute eine Einteilung in chromophobe, eosinophile und basophile Adenome umstritten.
Die *Therapie* der Hypophysenadenome erfolgt durch operative Entfernung. Dabei können verschiedene Zugänge gewählt werden: ein transseptaler Zugang (durch die Nase) und ein frontotemporaler nach basaler Trepanation.

Kraniopharyngeome

Kraniopharyngeome (Erdheim-Tumoren) kommen bei Kindern aber auch bei Erwachsenen vor und entstehen aus embryonalem Gewebe der Rathkeschen Tasche. Sie sind oft zystisch verändert. Stippchenförmige Verkalkungen oberhalb der Sella turcica sind ein typischer Befund im Röntgenbild. Die Tumormassen und Zysten werden häufig sehr groß und komprimieren die Foramina interventricularia (Monroi). Danach kommt es zum Verschlußhydrozephalus beider Seitenventrikel. Kraniopharyngeome enthalten geschichtetes Plattenepithel oder synzytiale Zellmassen. Die Symptome sind Hirndruckzeichen, Sehstörungen und endokrine Ausfälle. Wegen der Beziehungen des Tumors zum Zwischenhirn und zur Hypophyse ist eine radikale Entfernung auch mikrochirurgisch schwierig. Gelegentlich wird man sich auf die Punktion der Zyste und die beidseitige Drainageoperation des Verschlußhydrozephalus beschränken müssen.

Metastasen

Metastasen treten meist bei Karzinomen, Sarkomen oder Melanomen, Hypernephromen und retinalen Tumoren auf. Die häufigsten Metastasen im Gehirn stammen von Bronchialkarzinomen. Andere häufig ins Gehirn metastasierende Tumoren sind das Mammakarzinom, das Schilddrüsenkarzinom und Karzinome des Gastrointestinaltraktes.

Vaskuläre Tumoren

Angiome

Angiome kommen häufig gleichzeitig mit vaskulären Malformationen in anderen Körperteilen vor. Dabei sind oft Gefäßgeräusche auskultierbar und ein erhöhter Blutfluß ist doppler-sonographisch feststellbar, wenn ein arteriovenöser Shunt vorliegt.

Hämangioblastome

Hämangioblastome (von Hippel-Lindau) kommen in den Kleinhirnhemisphären oder im kaudalen Hirnstamm vor, treten gleichzeitig mit Angiomen der Retina und anderer Organe auf und bilden große Zysten (s. S. 328). Der Tumor selbst ist meist ein kleiner Gefäßknoten in der Wand der Zystenhöhle, der aus vielen Kapillaren und extrem vakuolisiertem Zellgewebe besteht. Retikulinfärbungen zeigen viele Retikulumfasern um die Kapillaren. Die Zyste führt durch Liquorzirkulationsstörung zu einem Hydrozephalus. Die dadurch bedingten allgemeinen Hirndruckzeichen stehen im Vordergrund, kombiniert mit zerebellären oder pontomedullären Lokalzeichen.

Sonstige Tumoren

Entzündliche Tumoren wie Tuberkulome, Syphilome, Gummen und Parasiten (Zystizerken, Echinokokken) finden sich in dieser Gruppe.

Klinische Befunde

A. Allgemeinsymptome. Hirntumoren führen häufig schon in frühen Stadien durch Verdrängung

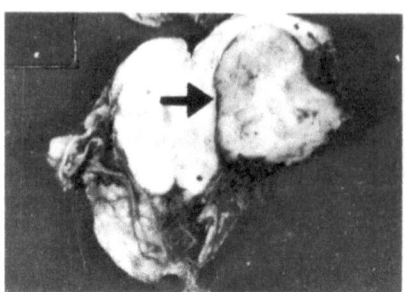

Abb. 28-1. *Kompression des Hirnstamms durch ein Akustikusneurinom*

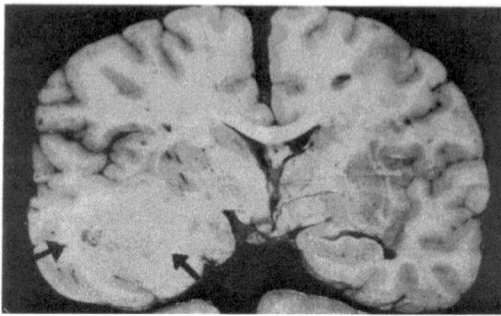

Abb. 28-3. *Astrozytom im linken Temporallappen*

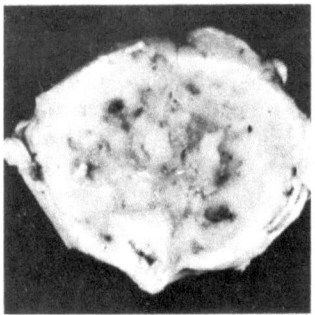

Abb. 28-2. *Glioblastoma multiforme im Bereich des Hirnstamms*

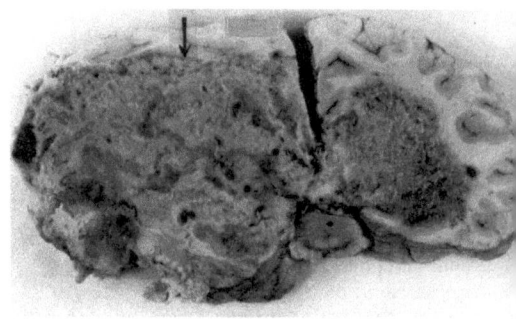

Abb. 28-4. *Glioblastoma multiforme* bei einer 65jährigen Frau mit massiver Infiltration beider Hemisphären und des Corpus callosum

von Hirngewebe oder durch Blockierung der Liquorzirkulation zu mechanisch ausgelösten Symptomen. Kopfschmerzen, die sich durch Pressen oder körperliche Anstrengung verstärken, gehören zu den Frühsymptomen. Dagegen können Maßnahmen, welche den intrakraniellen Liquordruck erniedrigen (aufrechte Körperhaltung, Hyperventilation), zu einer Erleichterung der Kopfschmerzen führen. Ein weiterer wichtiger Hinweis auf Hirntumoren sind Übelkeit und Erbrechen, die unabhängig von der Nahrungsaufnahme auftreten. Wesensveränderungen, Bewußtseinstrübung, Lethargie und leichte Ermüdbarkeit sind zwar Zeichen fortgeschrittenen Hirndrucks, können aber die ersten Symptome sein, die den Angehörigen auffallen. Bei ca. 50% der supratentoriellen Tumoren und 70–80% der infratentoriellen Tumoren kommt es zu Stauungspapillen.

B. *Herdzeichen.* Durch progrediente Gewebszerstörungen oder Funktionsstörungen kommt es zu Herdzeichen, die eine Lokalisation in Großhirn, Hirnstamm, Kleinhirn usw. aufgrund der klinischen Symptome ermöglichen. Tumoren, die den Frontallappen betreffen, führen zu Gedächtnisstörungen, veränderter Urteilskraft, Reizbarkeit, emotionaler Labilität und flacher Euphorie. Eine Anosmie findet sich bei frontobasalen Tumoren. Bei linksseitigen Tumoren (dominante Hemisphäre) ist eine Aphasie zu erwarten. Sensible und motorische Störungen deuten auf Parietallappentumoren hin, bei denen ebenfalls motorische oder sensible Jackson-Anfälle, kontralaterale Hemiparesen mit Reflexsteigerung und positivem Babinski sowie gnostische Störungen vorkommen.

Psychomotorische Anfälle und Automatismen sind typisch für Temporallappenprozesse. Wenn die dominante Seite betroffen ist, ist eine sensorische Aphasie zu erwarten. Eine kontralaterale homonyme Gesichtsfeldeinschränkung besonders im oberen Quadranten ist ebenfalls bei temporalen Tumoren festzustellen.

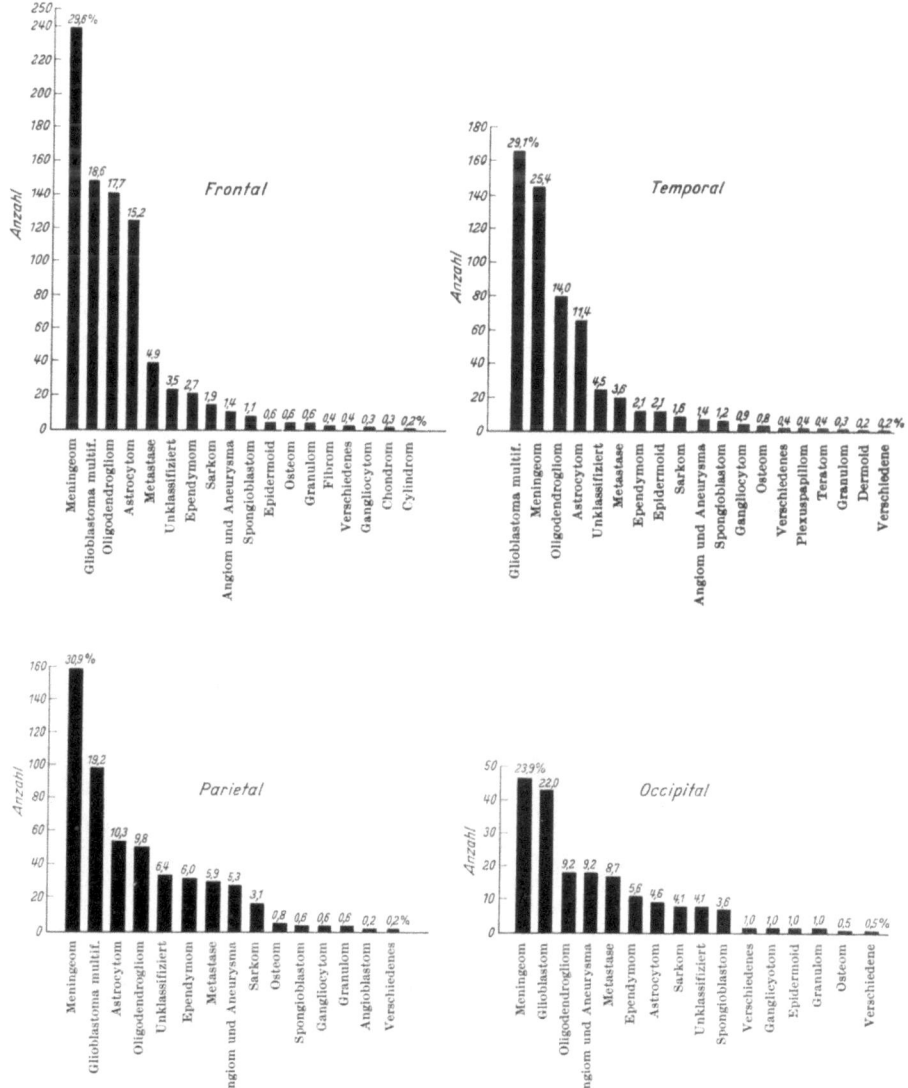

Abb. 28-5. *Häufigkeit der wichtigsten Arten von Hirntumoren in den verschiedenen Hirnregionen.* (Aus Zülch, K. J., Christensen, E.: Handbuch der Neurochirurgie, Bd. 3. Springer-Verlag, 1956)

Kleinhirntumoren sind gekennzeichnet durch Gleichgewichtsstörungen, Störungen der Koordination und frühzeitige intrakranielle Druckerhöhung, mit hier besonders häufiger Stauungspapille infolge von Verschlußhydrozephalus. Bei Hirnstammbeteiligung ist bei entsprechender Lokalisation mit Hirnnervenausfällen und Störungen von Seiten der langen Bahnen zu rechnen.

Diagnostik

Röntgenaufnahmen des Schädels können eine Verschiebung der Epiphysenverkalkung, lokale Erosionen, Verkalkungen oder Auswalzung der Sella turcica aufzeigen. Bei einer langzeitigen (mindestens 6 Monate) Erhöhung des intrakraniellen Drucks ist eine verstärkte Zeichnung der Impressiones digitatae am Röntgenbild nachzu-

Abb. 28-6.

Abb. 28-9.

Abb. 28-7.

Abb. 28-10.

Abb. 28-8.

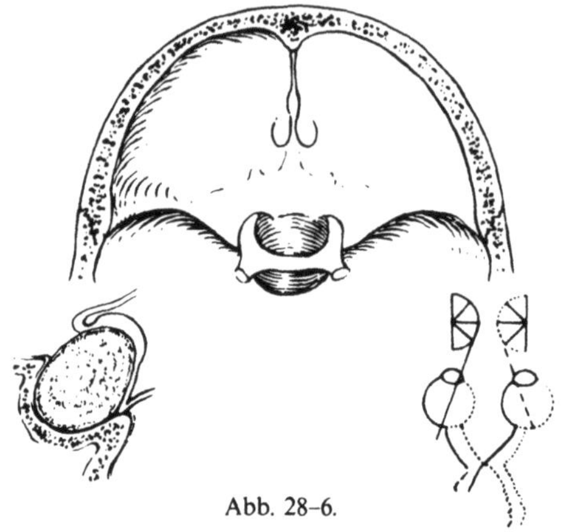

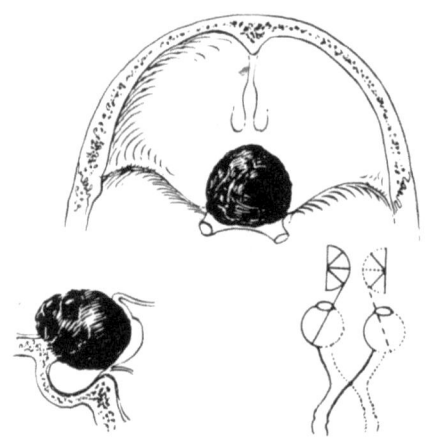

Abb. 28-6. *Chromophobes Hypophysenadenom.* Visusstörungen, Optikusatrophie und bitemporale Hemianopsie; endokrine Störungen und Erweiterung der Sella turcica

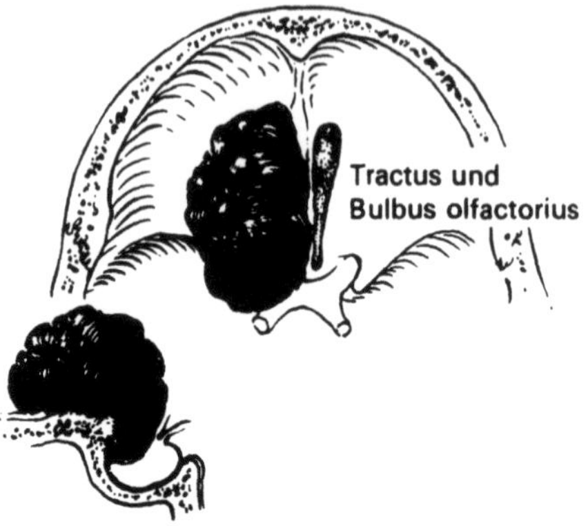

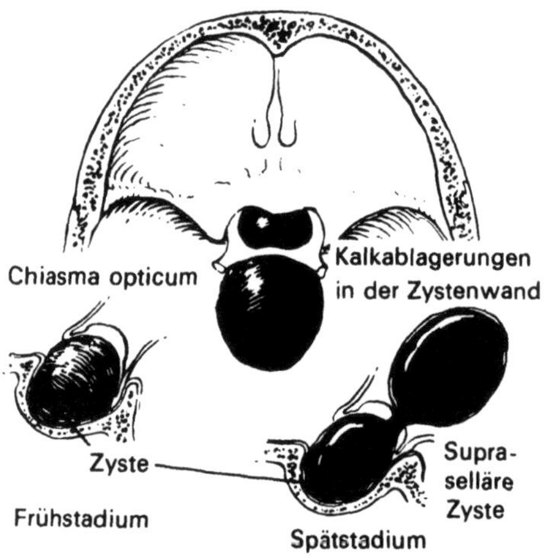

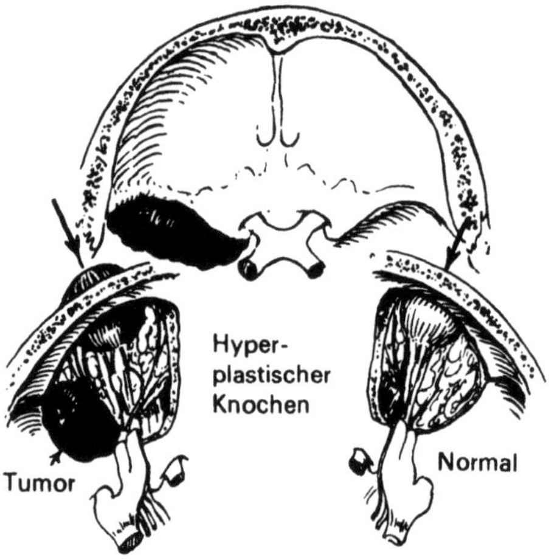

Abb. 28-7. *Kraniopharyngeom. Frühstadium.* Sehstörungen, Optikusatrophie, bitemporale Gesichtsfeldausfälle, endokrine Störungen (Hypopituitarismus), supraselläre Verkalkung (80%) bei Kindern und Jugendlichen. *Spätstadium:* Kopfschmerzen, Übelkeit und Erbrechen, Stauungspapille

Abb. 28-8. *Tuberkulum-sellae-Meningeom.* Sehstörungen, Optikusatrophie und bitemporale Hemianopsie, jedoch keine endokrinen Störungen und keine Erweiterung der Sella turcica, bei Personen im mittleren Lebensalter

Abb. 28-9. *Meningeom der Olfaktoriusrinne.* Ipsilaterale Anosmie und Optikusatrophie; kontralaterale Stauungspapille

Abb. 28-10. *Keilbeinflügelmeningeom. Frühstadium:* Unilateraler Exophthalmus, langsam progredient (Monate — Jahre). Verdichtung im Röntgenbild: retroorbital, ipsilateral

Diagnostik

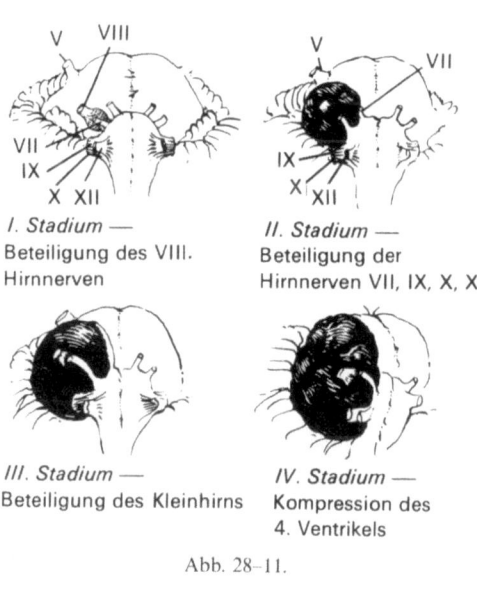

Abb. 28-11.

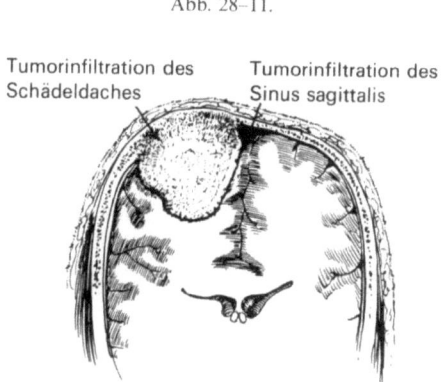

Abb. 28-12.

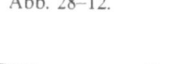

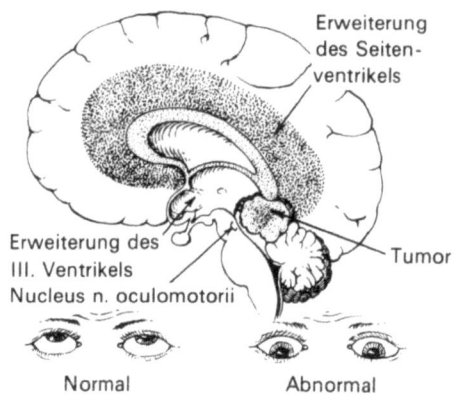

Abb. 28-13.

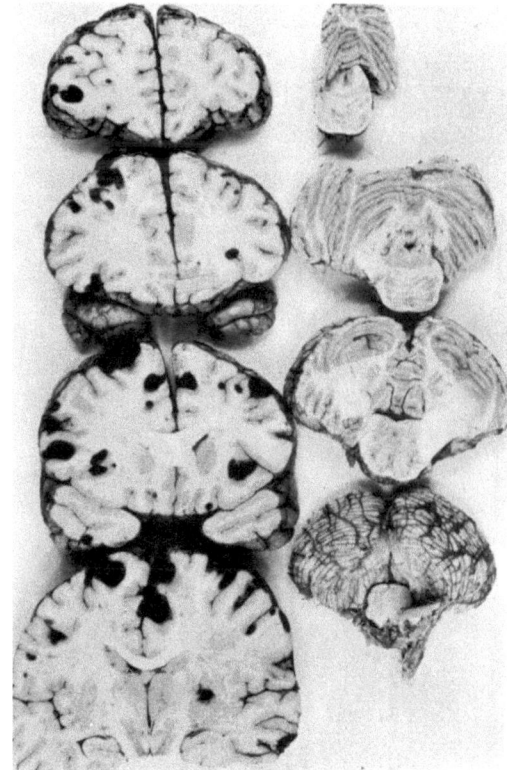

Abb. 28-14.

Abb. 28-11. *Akustikusneurinom. I. Stadium:* Tinnitus, später Taubheit und Gleichgewichtsstörungen. *II. Stadium:* Schwäche der Gesichtsmuskulatur, Gesichtsschmerzen, Dysarthrie, Schluckstörungen. *III. Stadium:* Ataxie und Koordinationsstörungen. *IV. Stadium:* Ventrikelkompression. Intrakranieller Druckanstieg

Abb. 28-12. *Parasagittales Meningeom*, Hirnfunktionsstörungen je nach Lokalisation. Lokale Hyperplasie und Gefäßneubildung in den darüberliegenden Knochen

Abb. 28-13. *Pinealom.* Symptome einer intrakraniellen Druckerhöhung mit symmetrischer Ventrikelerweiterung. Anomale Pupillenreaktionen und vertikale Blickparese

Abb. 28-14. *Hirnmetastase eines Melanoms bei einer 43jährigen Frau*

(Abb. 28-6 bis Abb. 28-13 aus: Classic Syndromes of Brain Tumor Annual Clinical Conference of the Chicago Medical Society, 1953)

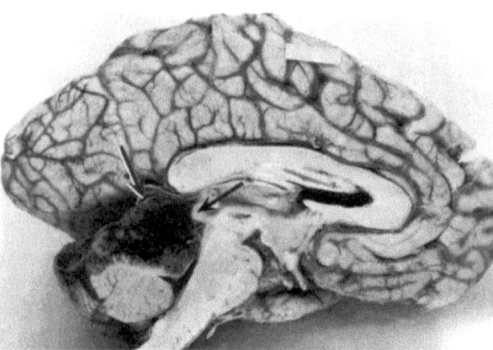

Abb. 28-15. *Kompression des Vermis durch einen Hodgkin-Tumor bei einem 65jährigen Mann*

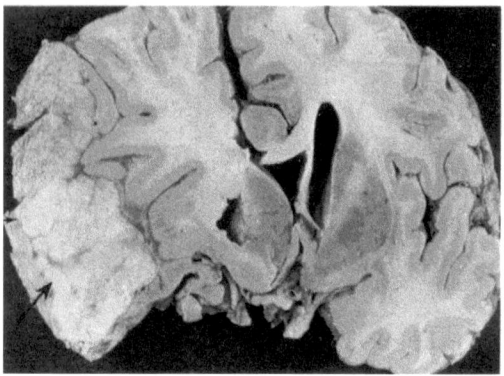

Abb. 28-16. *Meningeom in der rechten Hemisphäre bei einem 80jährigen Mann*

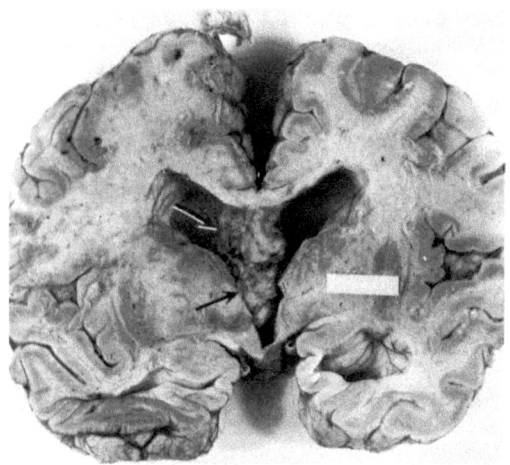

Abb. 28-17. *Glioblastoma multiforme im Bereich des Septum pellucidum bei einer 73jährigen Frau*

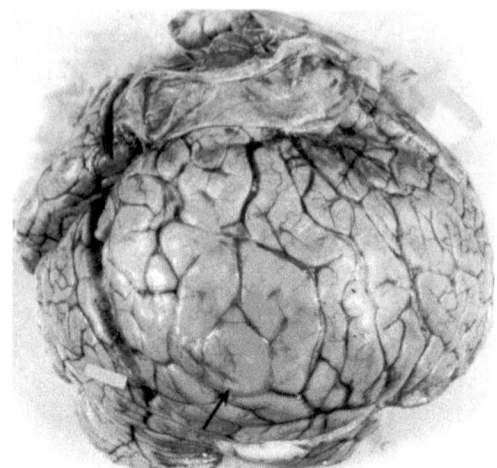

Abb. 28-18. *Glioblastoma multiforme im rechten Parietookzipitallappen mit Verbreiterung und Abflachung der Gyri*

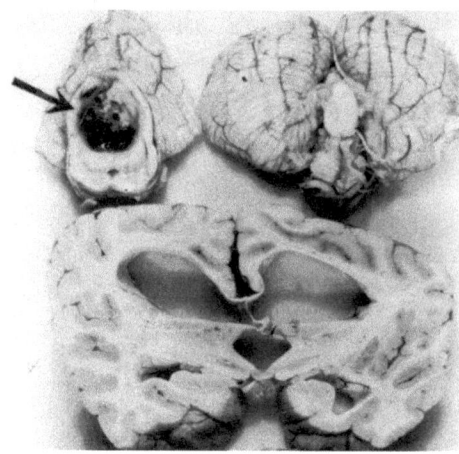

Abb. 28-19. *Ependymom mit Verschluß des Aquaeductus cerebri und Verschlußhydrozephalus*

weisen. Bei Kindern (gelegentlich auch bei Erwachsenen) kommt es zu pathologischen Nahtsprengungen.

Durch *Luftventrikulographie* können Obstruktionen, Deformierungen, Erweiterungen, Verschiebung und andere Veränderungen des Ventrikelsystems durch intrakranielle Neoplasmen nachgewiesen werden. Luftenzephalographie (Einbringen von Luft in den lumbalen Subarachnoidalraum) und Lumbalpunktion sind bei intrakranieller Druckerhöhung kontraindiziert.

Diagnostik

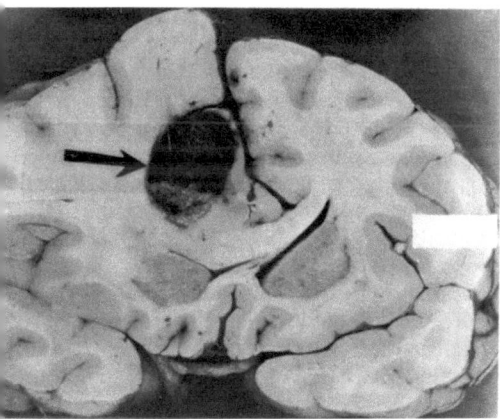

Abb. 28-20. *Karzinommetastase fronto-parasagittal rechts bei einer 40jährigen Frau*

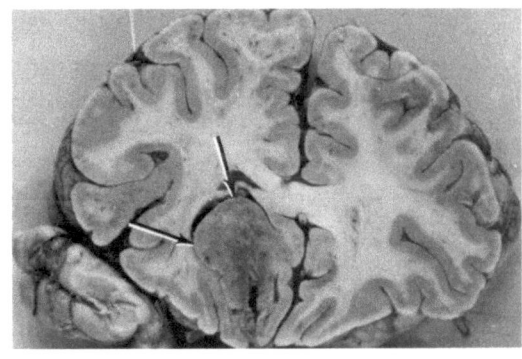

Abb. 28-22. *Chromophobes Adenom mit suprasellärem Wachstum, das bis in den rechten Frontallappen reicht*

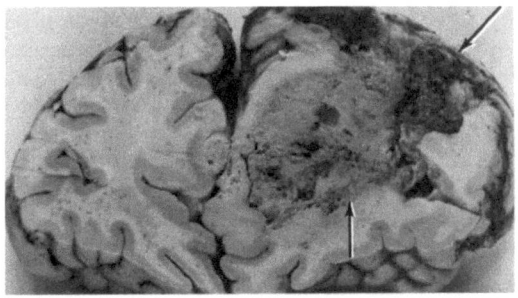

Abb. 28-23. *Glioblastoma multiforme im Bereich des linken Frontallappens*

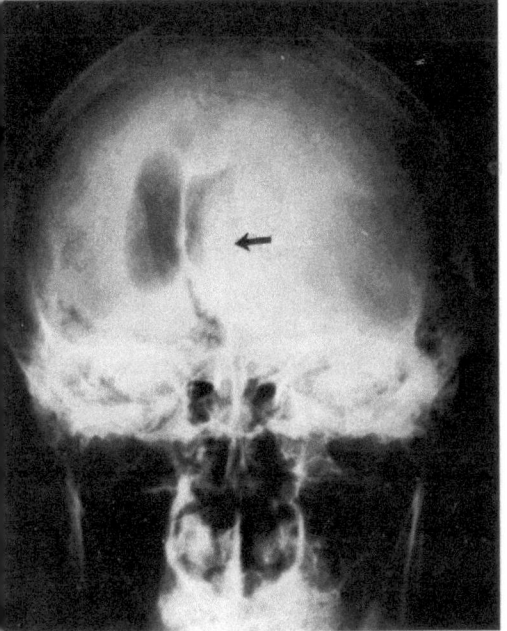

Abb. 28-21. *Ventrikulogramm eines Tumors links parietotemporal mit Verlagerung des Seitenventrikels und des III. Ventrikels nach rechts*

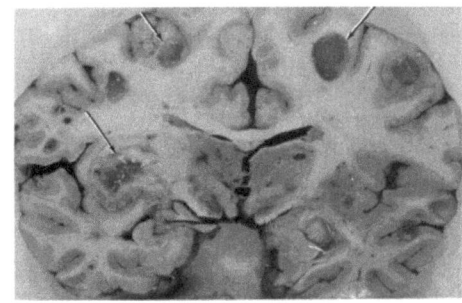

Abb. 28-24. *Multiple Hirnmetastasen bei Lungenkarzinom*

Arteriographie erlaubt meist einen direkten oder indirekten Tumornachweis. Bei der Serienangiographie färben sich Glioblastome in der arteriellen und kapillären Phase an und zeigen arteriovenöse Kurzschlüsse. Astrozytome oder Oligodendrogliome können auch bei großer Ausdehnung wegen der infiltrativen Ausbreitung und Ödemneigung lange Zeit angiographisch kaum erkennbar sein.

Meningeome erreichen ihre beste Anfärbung am Ende der venösen Phase (Angiographie s. S. 283). Das *EEG* zeigt häufig herdförmige Veränderungen in Form eines Deltafokus oder krampfpotentialverdächtige Ableitungen. Besonders infraten-

torielle Prozesse können sich im EEG stumm verhalten (EEG s. S. 255).
Bei der *Lumbalpunktion* (Vorsicht!) wird häufig ein erhöhter Liquordruck (über 200 mm H$_2$O) gemessen. Das Gesamteiweiß ist bei Prozessen, die in Nähe der Liquorräume liegen, deutlich erhöht.
Gesichtsfelduntersuchungen erlauben eine lokalisatorische Differenzierung von Schäden im Bereich des N. opticus, des Chiasma, des Tractus opticus oder der Radiatio optica (Abb. 4–6).
In *radioaktiven Isotopenuntersuchungen* (Gamma-Enzephalographie, Hirnszintigraphie) stellen sich zelluläre Tumoren, Karzinommetastasen, Sarkome und Tumorrezidive als lokale Anreicherung dar.
Die *Computer-Tomographie* (EMI-Scan, CAT, SIRETOM) ist eine weitere zuverlässige neurodiagnostische Methode, um intrazerebrale Raumforderungen festzustellen (s. Kap. 19). Sie muß durch andere Methoden, insbesondere die Angiographie, ergänzt werden.
Die *Ultraschallenzephalographie* ist als einfacher Screening-Test von Bedeutung, um Mittellinienverschiebungen festzustellen. Eine Verschiebung des Mittelechos kann durch Tumorverdrängung, intrazerebrale oder subdurale Hämatome usw. verursacht werden. Im elektronischen Sector-Scan können intrazerebrale Massen durch Tumorreflexionen näher lokalisiert werden.
Gefrierschnittuntersuchungen werden häufig für die rasche histopathologische Auswertung während der Operation oder bei post-mortem-Untersuchungen verwendet. Wenn geeignete Methoden verwendet werden, können Zellkerne, metachromatische Substanzen, Achsenzylinder, Myelinscheiden, Gliafasern, Mikroglia, Oligodendroglia und Fettgewebe nachgewiesen werden.
Paraffinschnitte werden für Routinearbeiten in den meisten Labors verwendet und sind für Dünnschnitte sehr geeignet, um größere Gewebsblöcke oder weiches, zerfallendes Material zu untersuchen. Die wichtigsten Methoden sind (1) Übersichtsfärbungen wie Hämatoxylin und Eosin, Kresylviolett, van Gieson, Masson-Trichrom und Mallory-Phospho-Wolframsäure-Hämatoxylin; (2) Glia-Methoden (Holzer, Mallory); (3) Myelinscheidenfärbung (Weil, Heidenhain); (4) Axone (Bodian) und (5) Bindegewebe (Perdrau, Foot, Masson, van Gieson).
Celloidinschnitte sind bei der Präparation von großen Gewebsstücken und bei Serien- und Intervallschnitten von Nutzen. Die natürliche Struktur des Gewebes bleibt bei dieser Methode am besten erhalten, und es können verschiedene Färbungen bei aufeinanderfolgenden Schnitten appliziert werden. Der gute Kontrast bei solchen Präparaten erleichtert die Beurteilung; z. B. können Schnitte aus Celloidin-präpariertem Gewebe nach der Nissl-Methode zur Darstellung von Nervenzellen gefärbt werden, mit der Weilschen Methode zur Myelinscheidenfärbung, mit der Holzner-Methode zur Gliadarstellung und der van Gieson-Methode zur Bindegewebsdarstellung.

Therapie und Prognose

Über die operativen Möglichkeiten, die Strahlensensibilität und die Prognose wurde im Zusammenhang mit den einzelnen Tumorarten berichtet. Es ist zu beachten, daß auch relativ gutartige, langsam wachsende Tumoren bei besonderer Lokalisation (Hirnstammgebiet) inoperabel und daher klinisch infaust sein können.
Allgemeine Maßnahmen zur Verminderung des kollateralen Hirnödems sind parenteral applizierte Kortikosteroide, z. B. Dexamethason (Fortecortin) 10 mg i. v. im Abstand von 6 Std. Hyper-

Tabelle 28–1. Tumoren des Zentralnervensystems bei Kindern.[a]

Zelltyp	Häufigkeit	Supratentoriell	Hintere Schädelgrube
Medulloblastome	30%	...	Kleinhirn (Mittellinie)
Astrozytome	30%	gelegentlich	Kleinhirnhemisphäre
Ependymome	10%	selten	vierter Ventrikel
Gliome im Bereich der Pons	10%	...	Pons
Kraniopharyngeome	4%	suprasellär	...
Dermoide und Teratome	3%	selten	selten
Andere Gliome	8%	ungewöhnlich	ungewöhnlich

[a] Aus Dunphy, J.E., Way, L.W. (editors): Current Surgical Diagnosis and Treatment, 2nd ed. Lange, 1975

tone Lösungen (z. B. Mannit) sollten nur in akuten Fällen verwendet werden.
Bei inoperablen Tumoren wird palliativ zur Hirndrucksenkung eine Torkildsen-Drainage oder ein Ventil nach Spitz-Holter angelegt.
Zur Bestrahlung wird die Telekobaltmethode bei strahlensensiblen Tumoren angewendet. Die Verwendung von neuen Methoden wie Protonenbestrahlung der Tumoren oder Erhöhung der Strahlenempfindlichkeit durch Infusion von Antimetaboliten haben in manchen Untersuchungen vielversprechende Erfolge gezeigt. Diese Methoden sind jedoch für die Mehrzahl der Patienten noch nicht anwendbar.
Die Chemotherapie von Hirntumoren wird in zahlreichen Zentren untersucht. Obwohl jedoch zahlreiche chemotherapeutisch wirksame Mittel versucht wurden, sind die Erfolge bescheiden. Ein neuer Stoff, der in letzter Zeit häufig Anwendung findet, ist Bis-chloräthyl-nitrosurea (BCNU, Carmustine).

Pseudotumor cerebri
(Benigne intrakranielle Druckerhöhung)

Pseudotumor cerebri ist ein Syndrom, das durch erhöhten intrakraniellen Druck mit Kopfschmerzen und Stauungspapillen charakterisiert ist, und sonst zu keinen anderen neurologischen Ausfällen führt. Pneumenzephalogramm, Angiographie und Liquorbefunde sind normal. Endokrine Störungen, andere internistische Erkrankungen oder die Therapie mit verschiedenen Medikamenten können zu diesem Syndrom führen. Die Prognose ist meist gut, obwohl eine vollständige Rückbildung Monate oder Jahre dauert. Das Problem des „Pseudotumor cerebri" ist die frühzeitige Abgrenzung gegenüber langsam wachsenden Tumoren, z. B. Meningeomen und Gliomen. Hier gewinnt als diagnostisches Hilfsmittel die Computertomographie zunehmende Bedeutung.

Spinale Tumoren

Einteilung

Je nach Lokalisation innerhalb des Spinalkanals werden Neoplasmen als extradural (außerhalb der Dura mater) oder intradural (innerhalb der Dura mater) unterschieden. Intradurale Tumoren können entweder extramedullär (außerhalb des Rückenmarks) oder intramedullär (innerhalb des Rückenmarks) liegen.

Extradurale Tumoren

Diese Tumoren gehen von der Wirbelsäule, dem epiduralen Gewebe und den paravertebralen Strukturen aus und dringen in den Spinalkanal vor. Es handelt sich hauptsächlich um Metastasen von Karzinomen (Mamma, Lunge, Prostata, Schilddrüse) oder von Sarkomen.
Wie im Großhirn treten auch hier Mißbildungsgeschwülste wie Epidermoide, Dermoide und Teratome auf, besonders im lumbosakralen Bereich bei gleichzeitiger Spina bifida occulta.
An eine Lymphogranulomatose (M. Hodgkin), Plasmozytom oder leukämische Infiltrate ist bei extraduralen Tumoren ebenfalls zu denken.

Intradurale Tumoren

Extramedulläre Tumoren

Diese Geschwülste sind meist gutartig und haben ihren Ursprung vom Pia-Arachnoidalgewebe und der Umhüllung der Nervenwurzeln. *Neurinome* sind besonders häufig im thorakalen und zervikalen Bereich und können als Teil einer generalisierten Neurofibromatose vorkommen. Sie besitzen eine Kapsel, sind gut abgegrenzt und entstehen aus der Umhüllung der Hinterwurzeln. Mikroskopisch ähneln sie intrakraniellen Neurinomen. Die spinalen Neurinome wachsen oft durch ein Foramen intervertebrale nach außen und werden dann wegen ihrer Form als Sanduhrgeschwülste bezeichnet. *Meningeome* treten meist einzeln auf. Sie sind von einer Kapsel umgeben und kommen doppelt so häufig wie Neurinome vor. Neurinome und Meningeome entwickeln sich langsam und führen oft erst bei einer beträchtlichen Größe zur Querschnittssymptomatik.

Intramedulläre Tumoren

Ependymome sind die häufigsten intramedullären Tumoren. Daneben kommen intramedulläre Spongioblastome vor. Das Wachstum dieser Tu-

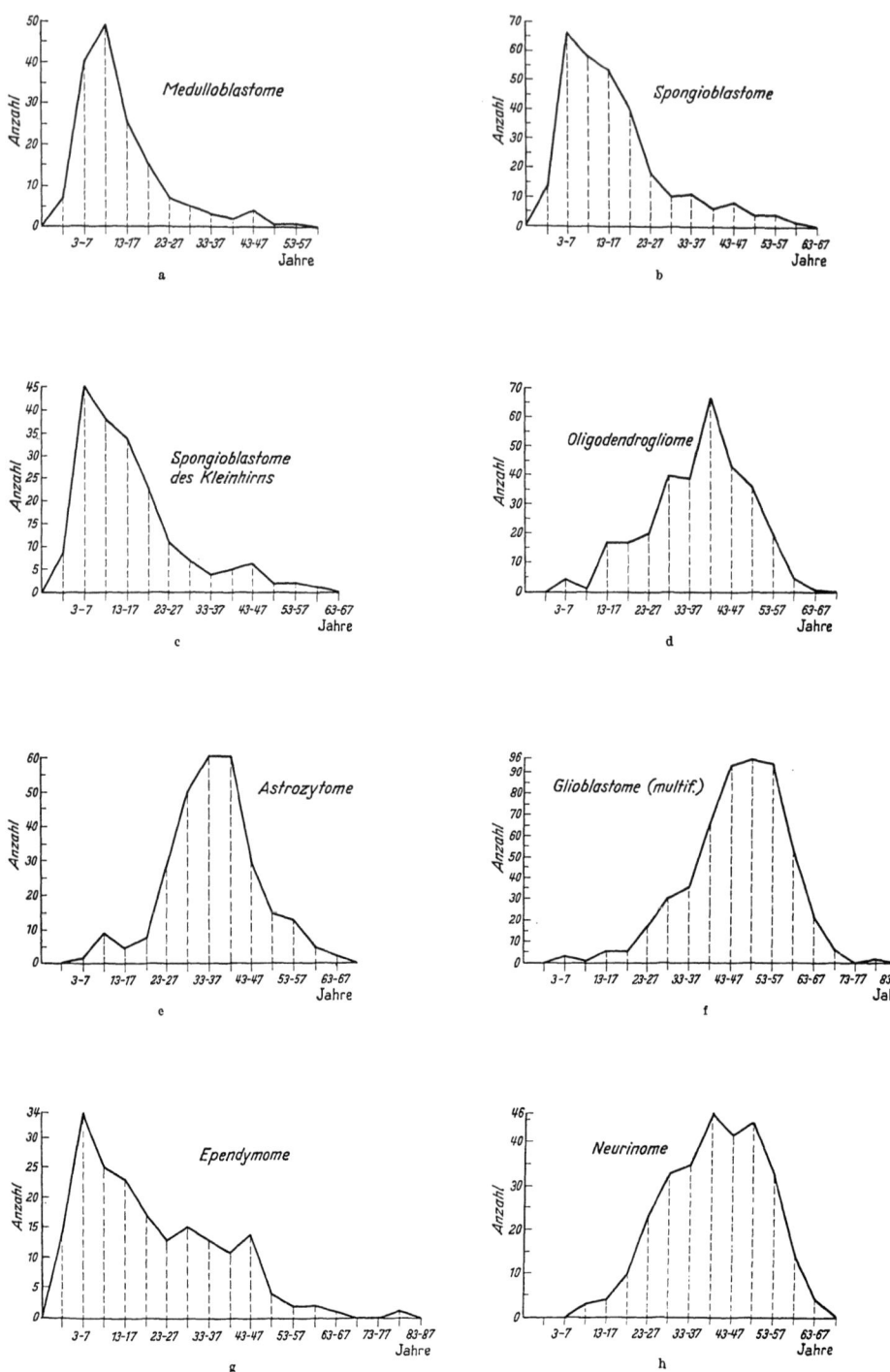

Abb. 28–25. *Alterskurven der wichtigsten Hirntumorarten.* (Aus Zülch, K.J., Christensen, E.: Handbuch der Neurochirurgie, Bd. 3. Springer-Verlag, 1956)

Diagnostik

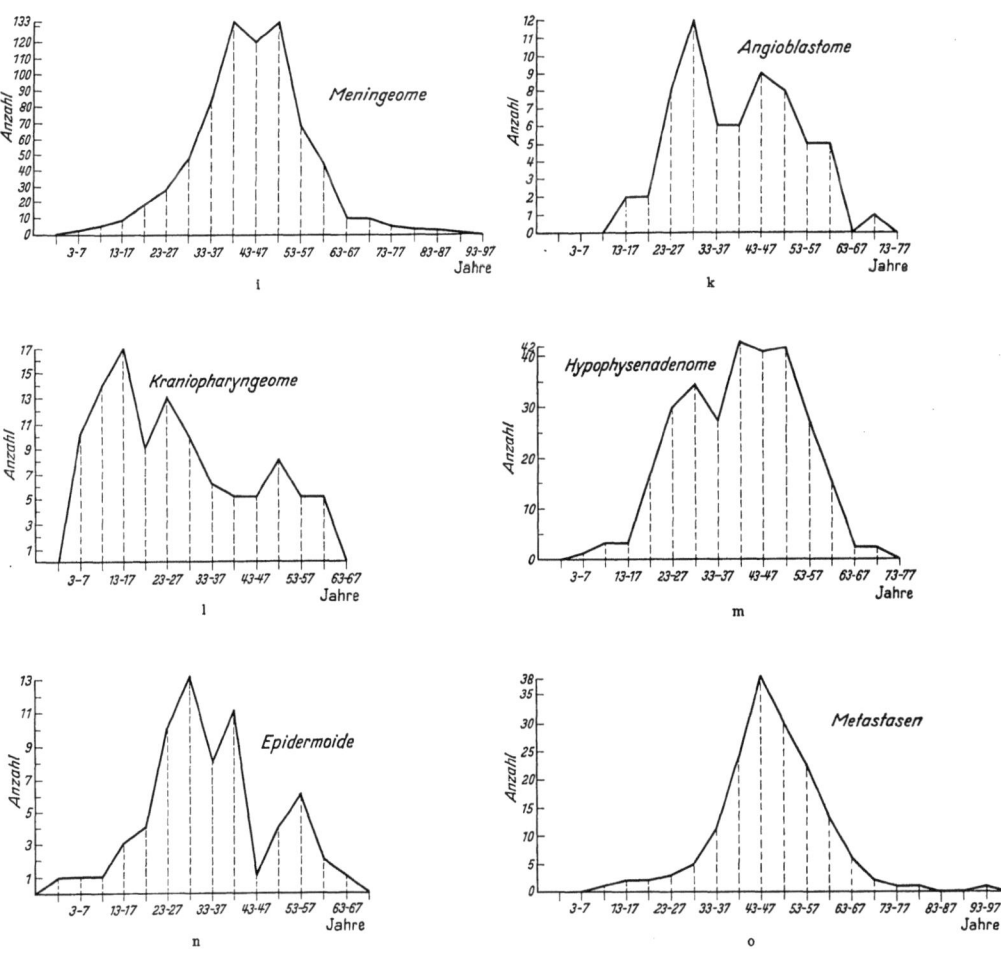

moren erstreckt sich stiftförmig nach kaudal oder kranial (Stiftgliome). Hämangiome und Lipome sind seltener.

Klinische Befunde

Die Lokalisation und Ausdehnung des Tumors führt zu typischen Beschwerden und Ausfällen. Wurzelsymptome sind radikuläre Schmerzen und Parästhesien, welche durch Anstrengung, Husten, Pressen verstärkt werden, sowie segmentzugehörige Paresen und Muskelatrophien bei Beteiligung der Vorderwurzeln oder des Vorderhornbereich.
Symptome, die durch eine Kompression des Rückenmarks verursacht werden, führen zu einer Paraplegie, sensiblem Querschnitt, Blasen-Mastdarmstörungen und zu spinalen Automatismen. Frühzeitige Sensibilitätsstörungen kommen bei intramedullären Tumoren vor, die Perianalregion ist jedoch häufig bis in die Spätstadien ausgespart.

Diagnostik

Röntgenbilder der Wirbelsäule zeigen Knochendestruktionen, Tumorverkalkungen, Erweiterungen des Spinalkanals, Erweiterung der Foramina intervertebralia und Verbreiterung der Bogenwurzelabstände. Kyphosen können in Höhe des Tumors besonders bei Kindern vorkommen.
Bei der *Lumbalpunktion* findet sich ein partieller oder kompletter Stop im Vertebralkanal (Quek-

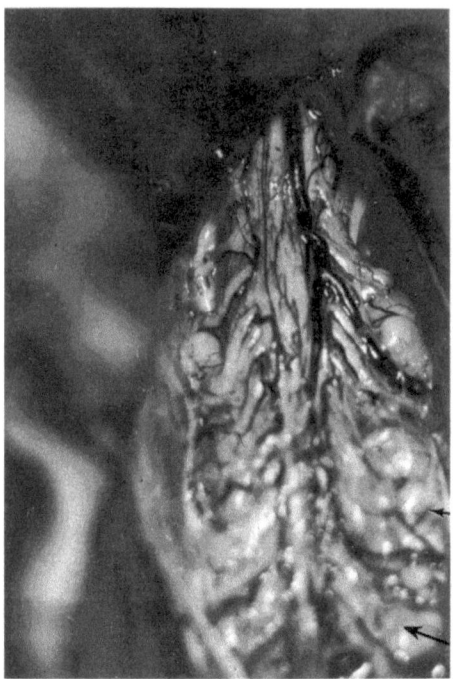

Abb. 28-26. *Neurinom im unteren Zervikalbereich bei einem 51jährigen Mann mit Neurofibromatose*

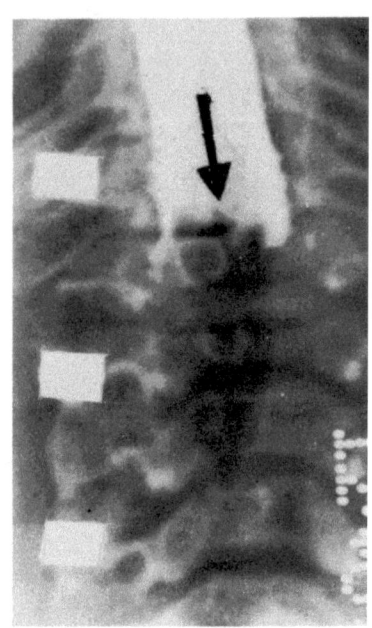

Abb. 28-28. *Pantopaque-Myelogramm mit Stop der Kontrastmittelsäule aufgrund eines intraspinalen Tumors*

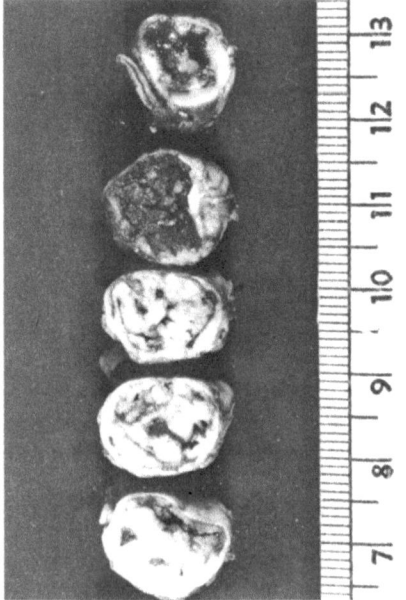

Abb. 28-27. *Rückenmarksependymom mit massiver intraspinaler Blutung*

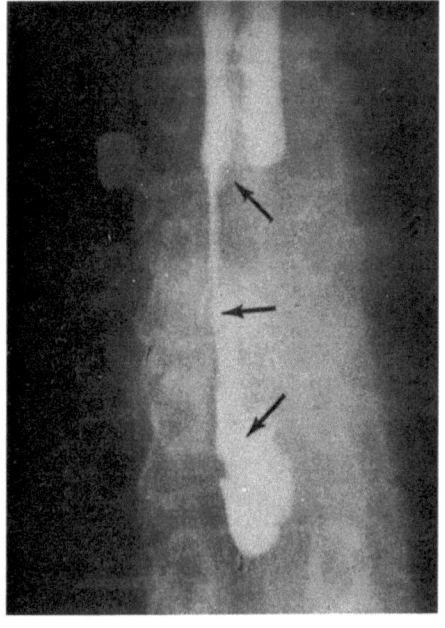

Abb. 28-29. *Rückenmarkstumor.* Myelogramm mit Umriß eines Ependymomrezidivs

kenstedtsches Zeichen). Das Gesamteiweiß im Liquor ist meist deutlich erhöht, zeitweise in solchem Ausmaß, daß die Flüssigkeit gelblich ist und gerinnt.

Durch Myelographie ist der beste Tumornachweis möglich. Ölige Kontrastmittel werden oberhalb oder unterhalb der vermuteten Tumorlokalisation injiziert und der Tumor dann bei Durchleuchtung oder im Röntgenbild aufgrund des Kontrastmittelstops oder von Aussparungen dargestellt. Neuerdings ist auch die Anwendung wasserlöslicher Kontrastmittel im Thorakal- und Lumbalbereich möglich geworden.

Durch die Ossovenographie werden spinale Venen dargestellt. Dadurch sind ebenfalls Rückschlüsse auf einen spinalen Tumor möglich, die Treffsicherheit ist allerdings nicht so hoch wie bei der Myelographie.

Therapie und Prognose

Die Therapie besteht in der operativen Entfernung des Tumors und bei Malignität in einer Nachbestrahlung. Im allgemeinen können Tumoren der intraduralen, extramedullären Gruppe z. B. Neurinome und Meningeome durch mikrochirurgische Operation zuverlässig total entfernt werden. Intramedulläre Tumoren haben eine viel ungünstigere Prognose. Manchmal ist jedoch eine gewisse Besserung nach operativer Entfernung und nachfolgender Bestrahlungstherapie zu erreichen.

Gefäßversorgung von Tumor und Zentralorgan, erschwerter Zugang und andere Faktoren können auch bei sog. unproblematischen extramedullären Tumoren erhebliche Schwierigkeiten bei der Radikalentfernung machen. Man sollte sich hüten, präoperativ das Risiko zu bagatellisieren.

Kapitel 29
Degenerative Erkrankungen des Zentralnervensystems

Senile und präsenile Abbauprozesse

Senile Demenz

Die senile Demenz ist ein diffus atrophisierender Prozeß, der ungefähr ab dem 70. Lebensjahr einsetzt und zu psychopathologischen Veränderungen führt. Pathologisch-anatomisch findet man ein kleines Gehirn mit atrophisch verschmälertem Cortex und vergröberten Gyri und Sulci. Die Ventrikel sind erweitert, die Basalganglien geschrumpft und zeigen auf dem Schnittbild mit dem freien Auge sichtbare zystische Erweiterungen. Im Mikroskop stellen sich folgende Veränderungen dar: Nervenzellatrophie, vermehrte gelbe Pigmenteinlagerung, Veränderung der Neurofibrillen und in den unteren kortikalen Schichten auch senile argentophile Plaques.

Die psychischen Veränderungen sind oft tiefgreifend. Am beeindruckendsten sind die mnestischen Störungen. Dabei ist insbesondere das Neugedächtnis eingeschränkt, während alte Gedächtnisinhalte zunächst noch gut reproduziert werden können. Die Patienten sind oft desorientiert und füllen ihre Lücken mit Konfabulationen. Urteilsfähigkeit, Vorstellungsvermögen, Konzentrationsfähigkeit und Aufmerksamkeit sind stark gemindert. Zuweilen kommt es zu deliranten, agitierten oder auch depressiven Zuständen. Die Patienten finden oft nicht mehr nach Hause, können einfache Verrichtungen im Haushalt nicht mehr ausführen und müssen deshalb ständig beaufsichtigt werden.

Neurologisch sind oft der für Parkinsonpatienten typische Gang, Haltung und Gesichtsausdruck festzustellen.

Präsenile Demenz

Alzheimer-Krankheit

Diese Krankheit ist gekennzeichnet durch eine fortschreitende Demenz, die zwischen dem 40. und 60. Lebensjahr beginnt und auf einer allgemeinen Atrophie des Cortex beruht. Histologisch finden sich Plaques und vor allem zahlreiche Alzheimer-Fibrillen. Nach einer kurzen Initialphase mit Leistungsschwäche, Kopfschmerzen, depressiven Verstimmungen usw. stellen sich bald Merkfähigkeitsstörungen, Desorientiertheit und eine psychomotorische Unruhe ein. Die Patienten werden schließlich aphasisch, haben Schreib- und Rechenstörungen sowie gnostische Schwierigkeiten. Die äußere Fassade ist relativ gut erhalten.

Für das Auftreten spielt nach neueren Ergebnissen eine familiäre Disposition eine wichtige Rolle. Eine schwere Demenz wird meist innerhalb von wenigen Jahren (2–6 Jahre) erreicht. Schließlich werden die Patienten durch die fortschreitende Dezerebrierung bettlägrig und kommen durch interkurrente Infekte ad exitum. Eine Therapie ist nicht bekannt.

Pick-Krankheit

Bei der Pick-Krankheit ist die Atrophie auf den Stirn- und Schläfenlappen beschränkt: das un-

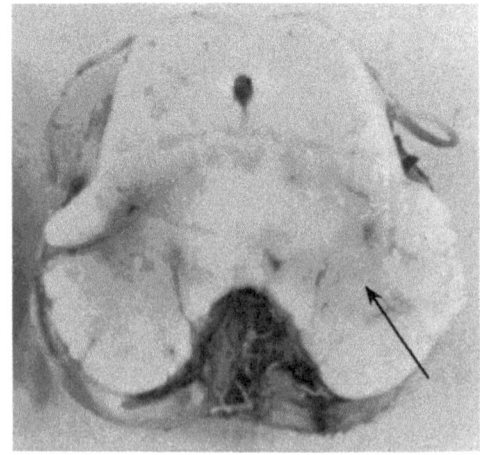

Abb. 29-1. Mittelhirn einer 45jährigen Parkinson-Patientin mit Depigmentierung der Substantia nigra

terscheidet sie von der diffusen Atrophie der Alzheimer-Erkrankung. Bei der Pickschen Atrophie, die präsenil beginnt, ist die Degeneration der betroffenen Cortexareale so stark, daß von den Gyri nur noch schmale Falten übrigbleiben (Nußrelief). Als Frühsymptome treten wieder Leistungsschwäche auf. Dann kommt es zu typischen Wesensveränderungen mit sozialen Entgleisungen, Verlust moralischer Wertvorstellungen, Witzelsucht und Enthemmung. Die formale Intelligenz und Orientierung bleibt lange erhalten. Bei der Untersuchung stellt man Zwangsgreifen und Teile eines Klüver-Bucy-Syndroms fest.

Degenerative Krankheiten des extrapyramidalen Systems

Parkinson-Syndrom (Paralysis agitans)

Diese Erkrankung wurde erstmals von James Parkinson beschrieben und ist durch Akinese, Rigor und Tremor gekennzeichnet. Das Parkinson-Syndrom tritt am häufigsten bei Personen zwischen dem 50. und 60. Lebensjahr auf. Es kommt selten als hereditäre Systematrophie vor, kann aber auch als Folgeerkrankung der epidemischen Enzephalitis oder aufgrund einer zerebralen Arteriosklerose, Kohlenmonoxyd- oder Manganvergiftung oder einer Therapie mit Neuroleptika auftreten. Die auslösende Ursache bleibt oftmals unbekannt.

Pathophysiologisch kommt es durch Degeneration von Zellen in der Substantia nigra und zum Teil auch im Striatum und Pallidum zu einer Verminderung des Dopamingehaltes in diesen Bezirken und sekundär zu einem Fortfall von hemmenden Einflüssen.

Klinik

Die Krankheit verläuft langsam progredient. Die Akinese äußert sich in einer Verarmung der Mimik, Sparsamkeit von Bewegungen, fehlenden Mitbewegungen beim Gehen, leiser Sprache und Mikrographie. In späteren Stadien sind die Patienten dann kaum mehr in der Lage, Bewegungen zu initiieren. Sie können sich nicht mehr ankleiden oder im Bett umdrehen. Der erhöhte Ruhetonus der Muskulatur, Rigor, setzt passiven Bewegungen einen „wächsernen" Widerstand entgegen. Dabei ist das sog. „Zahnradphänomen" festzustellen. Der Ruhetremor hat eine Frequenz von 4–7/sec. Er entsteht durch Antagonisteninnervation und ist oft an Händen („Pillendrehen") und Kopf betont. Bei Willkürbewegungen nimmt er ab. Emotionale Belastung kann den Tremor verstärken.

Parkinson-Patienten haben eine typische nach vorn geneigte Haltung. Der Gang ist kleinschrittig mit angewinkelten Armen und kann nicht plötzlich abgestoppt werden. Der Nasopalpebralreflex ist unerschöpflich (Kap. 12).

Die drei Hauptsymptome des Parkinson-Syndroms können verschieden stark ausgeprägt sein. Es gibt Fälle, die nur eine „Minus-Symptomatik" (Akinese) aufweisen und solche mit vorwiegender „Plus-Symptomatik" (Tremor).

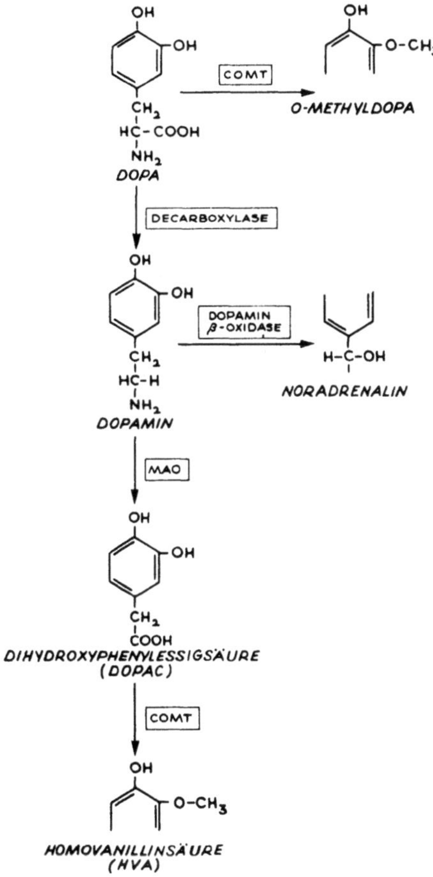

Abb. 29–2. *Metabolismus von Dopa und Dopamin.* (Aus Meyers, F. H., Jawetz, E., Goldfien, A.: Review of Medical Pharmacology, 4th ed. Lange, 1974)

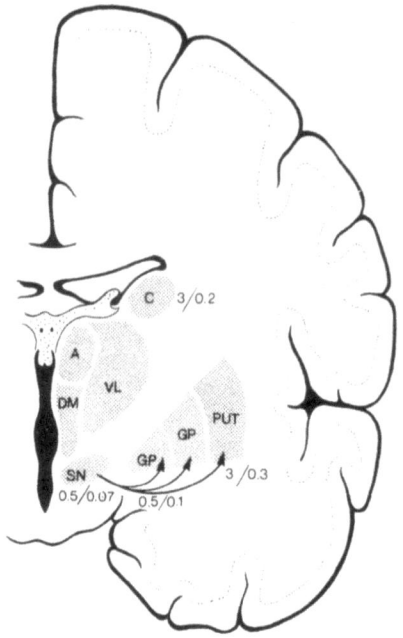

Abb. 29-3. *Lokalisation der chemischen Störung beim Parkinson-Syndrom.* Die Pfeile geben die Dopaminhaltigen Neurone an, deren Zellkörper in der Substantia nigra (SN) liegen und deren Axone direkt zum Nucleus lentiformis (bestehend aus Putamen PUT und Globus pallidus GP) ziehen. Die Verbindung zum Nucleus caudatus (C) erfolgt über Schaltstationen. Die Zahlen beziehen sich auf einzelne repräsentative Dopaminkonzentrationen (µg/g Gewebe) in Gehirnen von Normalen (höhere Werte) und Parkinson-Patienten. A Nucleus anterior des Thalamus; DM Nucleus dorsomedialis des Thalamus; VL Nucleus ventrolateralis des Thalamus. (Nach Meyers, F. H. et al.: Review of Medical Pharmacology, 4th ed. Lange, 1974)

Behandlung und Prognose

L-Dopa ist heute das wirksamste Mittel, um Akinese und Rigor zu bessern. Auf den Ruhetremor hat es kaum einen Einfluß. Die Dosis wird langsam auf 2-3 g/die erhöht. Nebenwirkungen wie Nausea, Erbrechen, orthostatische Hypotonie, Herzrhythmusstörungen und choreiforme Bewegungen zwingen manchmal dazu, die Dosis zu vermindern. Gleichzeitige Gabe von Deanol vermindert oft die choreatische Bewegungsunruhe und erlaubt, die L-Dopa-Dosis beizubehalten. Kombinationspräparate von Decarboxylasehemmern und L-Dopa (Madopar, Nacom) ermöglichen die gleiche therapeutische Wirksamkeit bei beträchtlich niedrigeren L-Dopa-Dosen. Bei L-Dopa-Behandlung kann es manchmal zu paranoid psychotischen Episoden kommen, die eine Reduzierung der Dosis erforderlich machen.

Zusätzlich zur L-Dopa-Therapie wird eine anticholinergische Behandlung mit Akineton oder Artane durchgeführt, wodurch besonders der Rigor beeinflußt wird. Der Tremor soll durch Sormodren gebessert werden.

Bei therapieresistenten Formen wird auch heute noch eine stereotaktische Operation durchgeführt. Dabei lassen sich Tremor und Rigor durch Koagulation in der Zona incerta des Subthalamus (s. S. 21) bessern.

Krankengymnastische Therapie ist bei allen Parkinson-Patienten erforderlich. Sie besteht in aktiven Bewegungsübungen und passivem Durchbewegen. Die Patienten müssen angewiesen werden, täglich ihre meistbetroffenen Muskeln zu trainieren. Eine psychologische Führung bei den meist depressiv verstimmten Patienten sollte die positiven Aspekte der Krankheit betonen:

1. Symptomatische Besserung mit Medikamenten ist möglich.
2. Es kommt (meist) zu keiner Einschränkung von geistigen Funktionen.
3. Die Krankheitssymptome nehmen nur langsam über Jahre hinweg zu.

Der Verlauf erstreckt sich über viele Jahre. Im Endstadium sind die Patienten oftmals vollständig bettlägrig; es kommt zu Kontrakturen und schließlich infolge von Infekten zum Exitus.

Chorea Huntington (Chorea major)

Die Chorea Huntington ist eine dominant vererbte Erkrankung der Basalganglien und des Cortex. Sie beginnt im Alter von 25-50 Jahren mit psychischen Veränderungen: Die Patienten werden dysphorisch verstimmt, reizbar, haltlos (Choreophrenie) und schließlich dement. Die choreatischen Bewegungen sind gröber und weniger blitzartig als bei der Chorea minor (Sydenham). Neben den Extremitätenhyperkinesen wird auch die Gesichts- und Zungenmuskulatur betroffen. Im fortgeschrittenen Stadium treten athetotische Bewegungen auf, der Muskeltonus nimmt zu und es kommt zu Bewegungsunfähigkeit.

Die Erkrankung verläuft chronisch progredient und führt gewöhnlich innerhalb von 15 Jahren zum Tode.

Die Therapie ist symptomatisch. Zur Behandlung der Bewegungsunruhe werden oft hohe

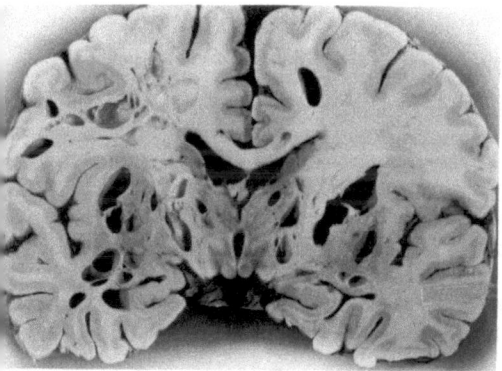

Abb. 29-4. *„Schweizer-Käse-Gehirn"*. Gewöhnlich aufgrund postmortaler Veränderungen durch aerobe gasbildende Bakterien

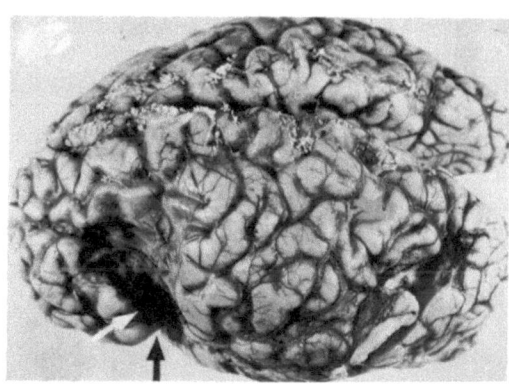

Abb. 29–6. *Zerebrale Arteriosklerose mit kortikaler Atrophie links*

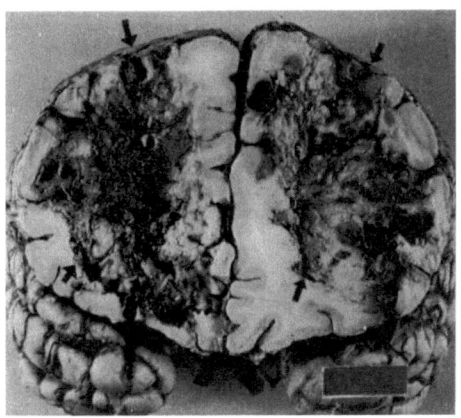

Abb. 29–5. *Zystische Degeneration nach bilateraler frontaler Leukotomie*

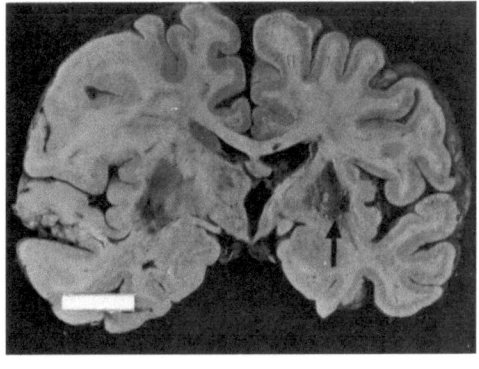

Abb. 29–7. *Status lacunaris mit vorwiegender Beteiligung des Nucleus caudatus und des Nucleus lentiformis*

Dosen von Neuroleptika verwendet. Den Patienten ist abzuraten, Kinder zu bekommen.

Morbus Wilson
(Hepatolentikuläre Degeneration)

Diese familiäre Erkrankung, die auf einer rezessiv-autosomal erblichen Kupferstoffwechselstörung beruht, führt zu einer Kupferablagerung in den Basalganglien, der Leber und der Kornea und geht mit Leberzirrhose einher. In den meisten Fällen ist der sog. Kayser-Fleischer-Ring am Übergang der Sklera zur Kornea als grünlich-brauner Pigmentring am besten bei der Spaltlampenuntersuchung zu sehen. Veränderungen im Kleinhirn, im zerebralen Cortex und in anderen Teilen des Nervensystems sind oftmals in geringerem Ausmaß vorhanden. Im Urin ist eine erhöhte Kupfer- und Aminosäurenausscheidung festzustellen. Die Normalwerte für die Kupferausscheidung liegen bei etwa 50 μg im 24-Std-Urin. Werte über 100 μg sind pathologisch. Der Coeruloplasmingehalt des Blutes ist herabgesetzt.

Die Krankheit beginnt im Alter von 11 bis etwa 25 Jahren. Im Vordergrund stehen die Symptome einer Lebererkrankung (Ikterus, Aszites) oder Symptome der Schädigung des Zentralnervensystems. Dabei sind Tremor und Rigor die häufigsten Frühsymptome. Der Tremor gleicht häufig einem Flügelschlagen („flapping tremor"), nimmt bei Willkürinnervation zu und ist hauptsächlich auf die oberen Extremitäten beschränkt. Neben diesem flapping tremor kommt es zu Sprachstörungen und Wesensveränderungen.

Die *Therapie* der Wilson-Krankheit zielt auf eine vermehrte Kupferausscheidung. Sie wird heute durch D-Penicillamin (Metalcaptase), einen Chelatbildner, erreicht. Durch Dauerbehandlung kommt es häufig zu Nebenwirkungen wie Exanthemen, Leukopenie, Geschmacksstörungen, Thrombozytopenie, die eine kurzfristige Unterbrechung der Therapie erfordern. Vitamin B6 sollte gleichzeitig mit Penicillamin gegeben werden. Außerdem ist eine kupferarme Diät indiziert.

Die Wilson-Krankheit beginnt schleichend und verläuft langsam progredient. Teilremissionen und Exazerbationen kommen häufig vor, meistens jedoch führt die Krankheit unbehandelt innerhalb von zehn Jahren zum Tode.

Krankheiten mit Degenerationen der Pyramidenbahn

Spastische Spinalparalyse

Diese seltene meist dominant vererbte Krankheit führt zu einer Degeneration der Pyramidenzellen im Gyrus praecentralis und der Pyramidenbahn. Sie beginnt in den ersten Lebensjahren, oft auch erst im Erwachsenenalter, mit einer Paraspastik der Beine. Der spastische Gang wird durch den Adduktorenspasmus scherenförmig, wobei die Knie aneinander reiben. Die Arme sind erst spät von der Spastik betroffen. Die Krankheit schreitet langsam progredient voran, bis die Patienten nach 15–20 Jahren bettlägrig werden. Zerebelläre oder sensible Symptome treten nicht auf. Die starke Spastik läßt sich durch Lioresal vermindern.

Spinale Muskelatrophien

Die verschiedenen Formen der progressiven spinalen Muskelatrophie, bei denen die spinalen Motoneurone degenerieren, sind im Kapitel 34 näher beschrieben. Die vier Typen (Duchenne-Aran, Vulpian-Bernhardt, Kugelberg-Welander und Werdnig-Hoffmann) unterscheiden sich hinsichtlich ihrer Lokalisation, ihrem Manifestationsalter und ihrem Verlauf.

Amyotrophische Lateralsklerose (ALS)
(Myatropische Lateralsklerose)

Bei dieser häufigen Systemerkrankung sind neurogene Muskelatrophien (wie bei der spinalen Muskelatrophie) und Degeneration der Pyramidenbahn (wie bei der spastischen Spinalparalyse) kombiniert. Die ALS ist eine Erkrankung des höheren oder mittleren Erwachsenenalters. Es treten spastische und atrophische Lähmungen auf, wobei die spastische oder atrophische Symptomatik so im Vordergrund stehen kann, daß man mehrere Verlaufstypen unterscheidet: z. B. einen spastischen Typ, bei dem es erst spät zu Myatrophien kommt; einen brachialatrophischen Typ, bei dem frühzeitig Atrophien der kleinen Handmuskeln auftreten und einen bulbären Typ.

Im EMG zeigen sich neurogene Schädigungszeichen (Fibrillieren, Faszikulieren und Riesenpotentiale). Sensible Störungen treten nicht auf. Die Krankheit verläuft meist rasch progredient und führt in wenigen Jahren zum Tode.

Spino-ponto-zerebelläre Atrophien

Friedreich-Ataxie

Die Friedreich-Ataxie ist eine rezessiv erbliche Erkrankung, die durch degenerative Veränderungen der Kleinhirnrinde, der Hinterstränge und der spinozerebellären Bahnen charakterisiert ist. Die klinischen Symptome beginnen im ersten oder zweiten Lebensjahrzehnt mit Ataxie, aufgehobenen Eigenreflexen, vermindertem Muskeltonus, Störungen der Propriozeption und Berührungsempfindlichkeit der unteren Extremitäten. Skoliose und Hohlfußbildung (Friedreich-Fuß) sind häufig. Intentionstremor, Nystagmus, zerebelläre Sprachstörungen und verschiedene Muskelatrophien gehören zum vollentwickelten Krankheitsbild.

Olivozerebelläre und olivopontozerebelläre Atrophie

Diese Gruppe degenerativer Erkrankungen mit Beginn im mittleren Lebensalter ist charakterisiert durch eine fortschreitende zerebelläre Ataxie mit Degeneration des Kleinhirns, der Oliven und in einigen Fällen der Pons.

Bei der olivo-ponto-zerebellären Degeneration (Thomas-Déjérine) finden sich Degenerationen in der Olive, den Brückenkernen und im neozerebellären Cortex. Neben zerebellären Symptomen kommen extrapyramidale Störungen im Sinne eines Parkinson-Syndroms und psychische Störungen dazu. Der Verlauf ist rasch progredient.

Die zerebelläre Heredoataxie (Nonne-Pierre Marie) führt neben den charakteristischen zerebellären Symptomen zu Optikusatrophie, Okulomotorius- und anderen Hirnnervenstörungen, zu Spastik und Demenz. Der Verlauf erstreckt sich über viele Jahre.

Spätatrophie der Kleinhirnrinde
(Atrophie cérébelleuse tardive à prédominance corticale, Marie-Foix-Alajouanine)

Diese Erkrankung beginnt zwischen dem 50. und 60. Lebensjahr mit beinbetonter Ataxie. Die Krankheit verläuft langsam progredient und erstreckt sich über Jahrzehnte. Nystagmus, Sprachstörungen treten nicht oder erst spät auf. Zu Beginn sind Schwierigkeiten beim Gehen festzustellen. Der Gang wird bald breitbeinig-ataktisch. Charakteristisch ist das rasche Vorwärts-Rückwärts-Schwanken im Romberg-Versuch. Im Spätstadium sind auch die oberen Extremitäten mitbeteiligt. Die häufigste Ursache ist chronischer Alkoholismus. Die Kleinhirnrindendegenerationen sind hauptsächlich im vorderen Vermis und im angrenzenden Bereich des Lobus anterior lokalisiert.

Myatrophische Heredoataxie
(Roussy-Levy-Syndrom, Dystasia areflexiva hereditaria)

Diese Erkrankung wird häufig als Variante der Friedreichschen Ataxie angesehen, bei der die Muskelatrophie im Vordergrund steht. Die dominant erbliche Krankheit beginnt während der Kindheit und führt zu Gleichgewichtsstörungen beim Gehen und Stehen, zu Aufhebung der Patellarsehnen- und Achillessehnenreflexe und distal betonten Atrophien der unteren Extremitäten. Manchmal sind auch die Hände davon betroffen. Die Krankheit schreitet langsam voran und scheint in einem großen Prozentsatz der Fälle zum Stillstand zu kommen, bevor schwere Paresen auftreten.

Ataxie-Teleangiektasie
(Louis-Bar-Syndrom)

Es handelt sich um eine familiäre Erkrankung, die durch den Beginn in der frühen Kindheit, durch progrediente zerebelläre Ataxie, okulokutane Teleangiektasien und schwere sinupulmonale Infektionen gekennzeichnet ist. Eine okuläre Dyspraxie, Choreoathetose, Hyporeflexie, verwaschene Sprache und Nystagmus wurden beobachtet. Das lymphatische System ist weitgehend aplastisch und die Immunglobuline vermindert. Insbesondere wurde ein Mangel des β_2 A-Globulins beobachtet.

Andere degenerative Krankheiten

Progressive subkortikale Enzephalopathie
(Binswanger)

Diese seltene Erkrankung ist charakterisiert durch schwerpunktmäßige Demyelinisierung in der subkortikalen Substanz bei Arteriosklerose. Der Beginn der Erkrankung liegt zwischen dem 40. und 50. Lebensjahr und der Verlauf ist über die darauffolgenden ein bis zwei Jahre progredient, wobei Krampfanfälle und fokale neurologische Zeichen auftreten. Die Diagnose wird erst bei Sektion gestellt.

Hereditäre Optikusatrophie (Leber)

Diese familiäre Optikusatrophie beginnt in der Jugend und führt zum Verlust des zentralen Sehens mit relativ normalem peripherem Gesichtsfeld. Sie kommt häufig bei Männern vor, wird jedoch nur durch Frauen weitervererbt. Die Erkrankung ist für gewöhnlich rasch progredient und erreicht ihr Maximum innerhalb weniger Wochen.
Nur selten kommt es dabei zu einer kompletten Blindheit.

Status marmoratus (Vogt-Krankheit)

Dabei kommt es meist schon in der frühen Kindheit, manchmal jedoch erst später, zu Athetose (Athétose double), Dystonie, Rigor der Muskeln und Dysarthrie. Eine geistige Behinrung wird ebenfalls häufig beobachtet. Das marmorartige Aussehen (Status marmoratus) der Basalganglien, hauptsächlich des Nucleus caudatus und des Nucleus lentiformis, ist auf frühkindlich erworbene Schäden (Asphyxie, Kernikterus) zurückzuführen. Im weiteren Verlauf kommt es dann zu einem überschießenden Wachstum der Glia und abnormer Myelinisierung.

Status dysmyelinatus

Diese Erkrankung ist charakterisiert durch das Auftreten von athetoiden Bewegungen im ersten Lebensjahr, welche zunehmend durch Rigor überlagert werden und schließlich im zweiten Lebensjahrzehnt zum Tode führen. Es findet sich eine Schrumpfung des Nucleus caudatus, Globus pallidus und des Nucleus subthalamicus mit fehlender Entwicklung von Myelinscheiden in den betreffenden Regionen.

Hallervorden-Spatz-Krankheit
(Pigmentdegeneration des Globus pallidus)

Eine seltene Erkrankung der Basalganglien mit Ablagerung von eisenhaltigem Pigment (grün, blau oder braun) in den Ganglienzellen und im interstitiellen Gewebe. Sie beginnt um das 10. Lebensjahr mit allmählich zunehmender choreoathetotischer Bewegungsunruhe und führt unter zunehmender Spastik der Extremitäten, Klumpfußdeformierung, Dysarthrie und progredienter Demenz zum Tode, der innerhalb von 20 Jahren eintritt.

Normal pressure hydrocephalus
(Hydrocephalus occultus)

Beim „normal pressure hydrocephalus" kommt es zu einer progredienten Demenz gleichzeitig mit psychomotorischer Verlangsamung, unsicherem Gang und Blasenstörung. Der Liquordruck ist normal. Im Pneumenzephalogramm zeigt sich ein stark erweitertes Ventrikelsystem mit fehlender Luftfüllung des Subarachnoidalraums und der basalen Zisternen.
Die Angiographie zeigt eine ausgestreckte und angehobene A. cerebri anterior. In der Rhisa-Szintigraphie (radioaktiv markiertes Serumhumanalbumin, wird in den lumbalen Liquorraum eingebracht) verteilt sich die radioaktive Sub-

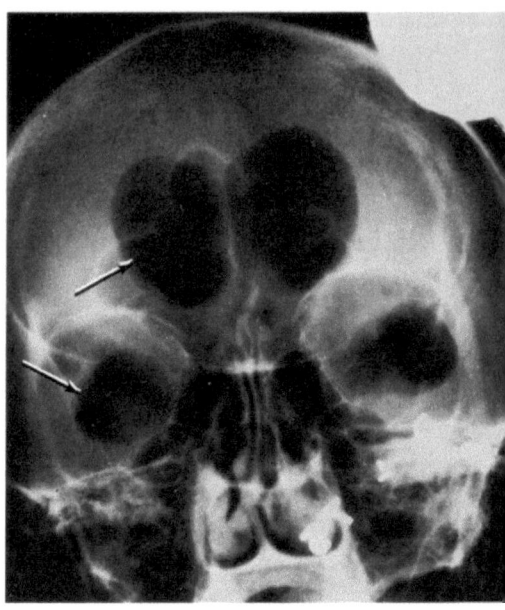

Abb. 29-8. „Normal pressure hydrocephalus". Im Pneumenzephalogramm erweiterte Seitenventrikel und fehlende Luftansammlung über der Konvexität

stanz nicht über den Großhirnhemisphären. Man kann einen Passagestop in Höhe der basalen Zisternen feststellen.
Die Ursache liegt in einer Blockade des Subarachnoidalraums um den Hirnstamm infolge verschiedener Prozesse. Die radioaktive Substanz dringt in die Ventrikel ein und zeigt so den umgekehrten Liquorfluß.
Ein Ventrikel-Shunt und führt in einigen Fällen zu einer Besserung der Symptome.

Dystonia musculorum deformans
(Torsionsspasmus)

Die charakteristischen Bewegungen der familiären Dystonia musculorum deformans betreffen hauptsächlich die Muskeln des Rumpfes und die gürtelnahe Muskulatur. Die Bewegungen ähneln denen bei Athetose, dauern jedoch länger. Pathologische Veränderungen in Form von degenerativen Zellveränderungen finden sich in den Basalganglien, im zerebralen Cortex und in den Olivenkernen. Der Beginn ist schleichend und der Krankheitsverlauf langsam progredient. Weitere Symptome sind Gangstörungen, Verdrehung des Pelvis, Dysarthrie, Grimassieren und Torticollis.

Torticollis spasmodicus

Der Kopf wird bei dieser Erkrankung krampfartig zu einer Seite gedreht und zur anderen geneigt. Die Willkürbewegung in Gegenrichtung ist erschwert, kann jedoch durch passiven Gegendruck überwunden werden. Der am häufigsten betroffene Muskel ist der M. sternocleidomastoideus. Die Bewegungen können in die Gesichtsmuskeln und Armmuskeln beider Seiten ausstrahlen; sie werden durch emotionale Erregung verschlimmert. Die medikamentöse und psychotherapeutische Behandlung hat sich als unzufriedenstellend erwiesen. Bestimmte Griffe, z. B. Berühren des Kinns, bringen eine Abschwächung der Drehbewegungen. Operative Maßnahmen wie Durchtrennung des N. accessorius oder der Vorder- und Hinterwurzelanteile der ersten drei Zervikalsegmente, bringen meist nur vorübergehend Erleichterung. Am häufigsten werden heute stereotaktische Eingriffe im Subthalamus durchgeführt.

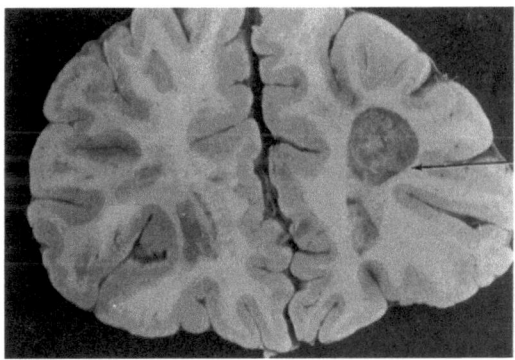

Abb. 29-9. *Demyelinisierungsherd in der weißen Substanz des Frontallappens bei einem 54jährigen Mann mit multipler Sklerose*

Demyelinisierende Erkrankungen

Zu sekundären Entmarkungen im ZNS kommt es häufig nach vaskulären Läsionen, Infektionen, Ernährungsstörungen oder anderen Erkrankungen. Neben diesen sekundären Formen gibt es jedoch auch primär demyelinisierende Erkrankungen, deren Ursache unbekannt ist und die in zwei große Gruppen eingeteilt werden können: (1) Multiple Sklerose und (2) diffuse Sklerose.

Multiple Sklerose

(Encephalomyelitis disseminata)

Die multiple Sklerose ist für gewöhnlich eine chronische, langsam progrediente neurologische Erkrankung, die im frühen Erwachsenenalter beginnt und durch unregelmäßige Exazerbationen und Remissionen gekennzeichnet ist. Sie ist eine der häufigsten Nervenerkrankungen und führt zu herdförmigen Entmarkungen im ZNS. Die Ursachen sind nicht bekannt. Diskutiert wurden Infektionen, Intoxikationen, Ernährungsstörungen, Thrombophlebitiden und vieles mehr. Nach aktuelleren Vorstellungen ist eine Slow-Virus-Erkrankung (S. 369) oder eine Autoimmunkrankheit anzunehmen. Die Erkrankungshäufigkeit ist in nördlichen Breiten, in Nordamerika und in Europa sehr viel größer als südlich des Äquators oder in Japan.

Pathologie

Makroskopisch finden sich multiple unregelmäßige Degenerationsherde in der weißen Substanz. Die Läsionen variieren von Stecknadelkopfgröße bis zu Pfenniggröße. Sie haben eine glasig-graue Farbe. Mikroskopisch findet sich in diesen Gebieten eine Demyelinisierung der Axonscheiden. Später zerfallen auch die Axone. Durch Gliaproliferation kommt es dann zu einer Glianarbenbildung, d.h. zu einer herdförmigen Sklerose.

Klinische Befunde

Erste Symptome sind Parästhesien, Paresen, Sehstörungen, zerebelläre Zeichen oder Nystagmus. Über das Auftreten und den weiteren Verlauf von Symptomen sind zunächst keine Voraussagen möglich. Meist kommt es jedoch zu einem schubweisen Verlauf. Die Symptome bilden sich anfangs nach Tagen bis Monaten zurück. Die Schwere der bleibenden Ausfälle und die Behinderung nehmen mit der Zeit zu. Die Patienten werden letztlich kachektisch und versterben oftmals an schweren Infektionen. Eine Beteiligung der Medulla oblongata oder der hypothalamischen Gebiete führt zu einem raschen Tod.

Die multiple Sklerose befällt hauptsächlich Patienten im Alter von 20–40 Jahren. Nur sehr selten liegt der Beginn vor dem 12. oder nach dem 50. Lebensjahr. Schon frühzeitig ist oftmals das visuelle System betroffen; Sehstörungen, Doppelbilder sind die Folge. Ein plötzlicher Beginn mit Zentralskotom, schwerer Visusstörung und oftmals Bulbusschmerzen infolge einer *Retrobulbärneuritis* ist häufig eine Frühmanifestation. Eine Retrobulbärneuritis ist aber nur in etwa der Hälfte der Fälle Frühsymptom einer späteren multiplen Sklerose.

In fortgeschrittenen Stadien findet man Zeichen von multiplen Herden im Rückenmark und im Gehirn, wie z. B. Nystagmus, verwaschene Sprache, Intentionstremor, spastische Paresen, Hypästhesien, Blasenstörungen und Optikusatrophien. Psychisch läßt sich bei einem Teil der Patienten in den Frühphasen der Erkrankung ein pseudoneurasthenisches Syndrom feststellen. Nicht selten sind die Patienten jedoch auch euphorisch gestimmt.

Diagnose

Die Diagnose wird aufgrund der charakteristischen Anamnese mit Auftreten und Remission von Symptomen, die auf multiple Läsionen hindeuten, gestellt. Gelegentlich ist die multiple Sklerose auf ein einziges Areal beschränkt. Bei den heutigen neurodiagnostischen Möglichkeiten ist eine Verwechslung mit einem Hirntumor kaum mehr möglich. Im Liquor findet sich eine Mastix-Links-Zacke, die jedoch auch fehlen kann. Die γ-Globuline und IgG sind häufig erhöht. Oft ist eine leichte lymphozytäre Pleozytose mit Plasmazellen festzustellen (bis 100/3 Zellen). Röntgenaufnahmen des Schädels und der Wirbelsäule, EEG-Ableitungen, Angiographie, Pneumenzephalographie, Myelographie oder Computer-Tomographie können in manchen Fällen notwendig sein, um Neoplasmen, Nukleusprotrusionen oder andere Erkrankungen auszuschließen. Eine gute Methode, um Herde im visuellen System nachzuweisen, ist die Ableitung visuell evozierter Potentiale (VEPs). Die Latenzen sind verlängert, die Potentiale aufgesplittert, dies häufig auch bei Patienten ohne Sehstörungen in der Anamnese.

Therapie und Prognose

Physikalische Therapie, Bettruhe während eines Schubes und pflegerische Maßnahmen sind von besonderer Bedeutung. Besondere Aufmerksamkeit muß darauf gerichtet werden, daß sich bei chronischen Fällen kein Dekubitus entwickelt, daß Infektionen der Atemwege und urologische Infektionen adäquat behandelt werden. Ausreichender Schlaf und Erholungspausen am Nachmittag bringen bei den meisten Patienten eine gewisse Linderung.

Die verschiedensten — oft abstrusen — Behandlungsmethoden wurden ohne gesicherten Erfolg angewendet.

Am häufigsten wird heute mit ACTH (Synacthen) während des akuten Schubes behandelt. In vielen Fällen sieht man darunter rasche Remissionen. Die Behandlung mit Immunsuppressiva wird noch nicht lange genug angewendet, um ihre Wirksamkeit beurteilen zu können.

Rehabilitative Maßnahmen, physikalische Therapie und psychologische Führung sind indiziert, um den Patienten zu ermutigen, sein Leben mit seiner Behinderung zu führen und das Beste aus seinen verbliebenen Fähigkeiten zu machen.

Die multiple Sklerose ist eine chronische Erkrankung. Wegen der progredienten Natur kommt es meistens zu einer chronischen Invalidisierung je länger der Patient die Krankheit überlebt. Interkurrente Infektionen der Atemwege und der ableitenden Harnwege sind sehr häufig. Obwohl die Aussichten auf eine Heilung ungünstig sind, kommt es manchmal zu langen, ruhigen Intervallen ohne Exazerbationen. Der Krankheitsverlauf ist vielfältig und nicht vorhersehbar. In fast allen Fällen kommt es zur Rückbildung der Initialsymptome. Mit jedem erneuten Auftreten der Symptome vermindert sich jedoch die Chance der Remission.

Remissionen können mehrere Monate bis zu mehreren Jahren dauern. Nur schwere Verlaufsformen führen innerhalb von 10 Jahren zum Tode. Verläufe von mehr als 25 Jahren sind nicht selten. In größeren Untersuchungsreihen betrug die durchschnittliche Überlebenszeit nach Beginn der ersten Symptome etwa 27 Jahre. Die Verlaufsdynamik der Erkrankung läßt sich erst nach etwa 5jährigem Verlauf abschätzen.

Neuromyelitis optica
(Devic- oder Allbutt-Erb-Erkrankung)

Dieses klinische Syndrom ist charakterisiert durch das akute Auftreten einer Optikusneuritis und einer Querschnittsmyelitis. Es ist wahrscheinlich eine Variante oder eine akute Form der multiplen Sklerose oder der Schilderschen Erkrankung. Demyelinisierende Läsionen werden im N. opticus, im Gehirn und im Rückenmark beobachtet. Die Neuromyelitis optica führt durch aufsteigende Querschnittsmyelitis entweder schnell zum Tode oder bessert sich, ohne daß neue Symptome auftreten.

Akute Enzephalomyelitis

Dieses Syndrom ist charakterisiert durch den akuten Beginn der neurologischen Symptome als Folge einer Demyelinisierung im ZNS. Die Veränderungen im Nervensystem sind akuter und schwerer als für eine multiple Sklerose üblich und die Krankheit führt zu keinen weiteren Exazerbationen. Einige dieser Fälle sind vielleicht auf eine postinfektiöse Enzephalomyelitis zurückzuführen. Der Verlauf ist rasch und führt häufig zum Tode. Schwere Restdefekte bleiben zurück, wenn die Patienten überleben. Die Liquorveränderungen entsprechen denen bei multipler Sklerose. Eine lymphozytäre Pleozytose (75/3–750/3 Zellen) kommt gewöhnlich vor.

Schilder-Krankheit
(Entzündliche diffuse Sklerose)

Die Schilder-Krankheit, die zu einem rasch progredienten Markscheidenzerfall in den Hirnhemisphären führt, geht nach initialen Kopfschmerzen mit Krampfanfällen, Visusverlust, geistigem Abbau und motorisch-sensiblen Störungen einher. Die Demyelinisierung beginnt im Kindes- oder Jugendalter. Der Tod erfolgt innerhalb von drei Jahren nach Beginn. In den Endstadien kommt es zu einer kompletten Demenz, Tetraparese und Dezerebrierungsstarre. Die Ätiologie ist unbekannt.

Diffuse Sklerose

Der Begriff diffuse Sklerose wurde benutzt, um eine Anzahl von klinischen oder pathologischen Störungen zu bezeichnen, welche zu ausgedehnten diffusen Demyelinisierungen in der weißen Substanz der Hirnhemisphären führen. Sie kommen hauptsächlich in der Kindheit vor und haben einen progredienten Verlauf.

Bei den Leukodystrophien dagegen besteht ein Defekt in der Myelinbildung aufgrund einer familiär vorkommenden, genetisch determinierten Stoffwechselstörung. Die Symptome beginnen meist in der Kindheit. Aufgrund biochemischer, morphologischer und auch klinischer Kriterien werden im wesentlichen folgende Formen der Leukodystrophie unterschieden:

Metachromatische Leukodystrophie
(Scholz oder Greenfield)

Diese Form der diffusen Sklerose betrifft fast nur Kinder. Sie verläuft langsam progredient mit zunehmender spastischer Tetraparese, Koordinationsstörungen, bulbären Zeichen und Demenz. Dazu kommen eine Optikusatrophie und Zeichen einer peripheren Nervenschädigung mit Areflexie. Metachromatisches Material wird im Nervensystem und in den Nieren abgelagert, wo es durch Biopsie nachgewiesen wird. Dieses metachromatische Material, bei dem es sich um Zerebrosid-Sulfatide handelt, kann auch im zentrifugierten Urinsediment nachgewiesen werden und färbt sich bei Zugabe von Toluidinblau mit einer goldbraunen metachromatischen Farbe. Es ist in organischen Lösungen unlöslich.
Die Nervenleitungsgeschwindigkeit ist erheblich vermindert. Für die Diagnostik liefern Nervenbiopsien (z. B. N. suralis) den entscheidenden Befund. Die vermehrte Ablagerung von Zerebrosid-Sulfatiden in den Neuronen im Mittelhirn, der Medulla und im Rückenmark sowie in anderen Organen (Niere und Leber) ist auf einen Mangel des Enzyms Arylsulfatase A zurückzuführen, der in neueren Untersuchungen nachgewiesen wurde.

Leukodystrophie Typ Krabbe

Diese sog. Globoidzelleukodystrophie beginnt schon in den ersten Lebensmonaten und führt zu Entwicklungsstörungen, Schreiattacken, Krämpfen und nach kurzem Verlauf zum Tode. Die Liquoreiweißwerte sind stark erhöht. Die Markscheiden der peripheren Nerven bleiben im Unterschied zur metachromatischen Leukodystrophie weitgehend erhalten. Die Diagnose kann durch Hirnpunktion gestellt werden, die die typischen Globoidzellen zeigt. Die Krankheit wird durch einen genetisch bedingten Enzymdefekt (Galaktozerebrosid-β-galaktosidase) verursacht. Vielleicht handelt es sich um eine Stoffwechselstörung der Glyzerophosphatide.

Pelizaeus-Merzbacher-Krankheit

Die peripheren Markscheiden bleiben dabei intakt, es handelt sich um eine isolierte Störung der Oligodendrozyten und dadurch der Markscheidenbildung im ZNS. Die ursächliche Stoffwechselstörung konnte noch nicht festgestellt werden.

Spongiöse Leukodystrophie

Dabei wird ein Typ Canavan, der zu spongiöser Hohlraumbildung und zu einer Kopfumfangvergrößerung führt, von einem Typ Alexander, bei dem histologisch Hyalinkörper festzustellen sind, unterschieden.

Kapitel 30
Metabolische und toxische Störungen des Zentralnervensystems

Neurologische Störungen hämatologischer Krankheiten

Funikuläre Myelopathie

Bei der funikulären Myelopathie kommt es zu einem fortschreitenden Markscheidenzerfall der Hinter- und Seitenstränge des Rückenmarks. Die herdförmigen Degenerationen betreffen auch die Oligodendroglia. Sie vergrößern sich und bilden durch Konfluieren sog. Lückenfelder. Der Erkrankung liegt ein Vitamin-B12-Mangel zugrunde. Sie tritt deshalb bei der perniziösen Anämie auf oder als symptomatische Form bei Ernährungsstörungen, Achylie und anderen gastrointestinalen Erkrankungen.

Die neurologischen Symptome treten manchmal auf, ohne daß die hämatologischen Zeichen der perniziösen Anämie festzustellen sind. Ebenso können bei perniziöser Anämie auch die neurologischen Störungen fehlen.

Pathologie

Die funikuläre Myelose reicht für gewöhnlich nur bis zum oberen Halsmark. Hinter- und Seitenstränge des Rückenmarks unterliegen am stärksten den pathologischen Veränderungen. Dadurch werden neben den Hinterstrangbahnen auch die spinozerebellären Bahnen und die Pyramidenbahn betroffen.

Degenerierte, demyelinisierte Areale führen zu einer „spongiösen" Veränderung im Mikroskop. In diesen herdförmigen Arealen mit zahlreichen Vakuolen findet sich nur wenig Gliagewebe und geringe Narbenbildung. Eine Degeneration der weißen Hirnsubstanz tritt nur sehr selten auf.

Klinisches Bild

Der Beginn ist charakterisiert durch Kribbelparästhesien, Taubheitsgefühl und Dysästhesien, die zuerst in den Zehen und Füßen und später in den Fingern auftreten. Später kommen bei einem insgesamt subakutem Verlauf Störungen des Vibrationsempfindens, des Lagesinns, Paresen der unteren Extremitäten (besonders in den distalen Bereichen) mit abgeschwächten oder aufgehobenen Patellarsehnen- und Achillessehnenreflexen sowie ataktische und paraspastische Zeichen hinzu. Psychotische Symptome wie Halluzinationen, Dämmerzustände, Gedächtnisstörungen und Wesensveränderungen sind bei schweren Verläufen nicht selten.

Die Symptome können den anatomischen Strukturen folgendermaßen zugeordnet werden:

— Ein Befall der Hinterstränge äußert sich in einer Störung des Lagesinns der Extremitäten, einem positiven Romberg-Test, einem ataktisch-breitbeinigen Gang, Verlust der Zwei-Punkt-Diskrimination und Aufhebung der Vibrationsempfindung.

— Befall der Seitenstränge äußert sich in einer Schwäche der Willkürmuskulatur, gesteigerten Muskeleigenreflexen, Spastik der Extremitäten und einem positiven Babinski.

Diagnose

An eine funikuläre Myelose muß bei einer unklaren neurologischen Symptomatik gedacht werden, wenn gleichzeitig eine perniziöse Anämie oder eine andere hyperchrome Anämie besteht. Folgende Untersuchungen sind indiziert:

1. Magensaftanalyse auf freie HCl, sofern notwendig mit Histaminstimulation.
2. Knochenmark- und Differentialblutbilduntersuchungen.
3. Stuhluntersuchungen auf Wurmeier und Parasiten.
4. Schilling-Test.
5. Vitamin-B12-Serumspiegelbestimmung.

Mit dem Schilling-Test wird eine gestörte Vitamin-B12-Resorption und damit die Ursache der funikulären Myelopathie diagnostiziert. Er ist von besonderer Bedeutung, wenn verdächtige neurologische Symptome auftreten, ohne daß eine Anämie vorliegt. Außerdem ist der Schilling-Test für die Differentialdiagnose der perniziösen

Anämie gegenüber der Megaloblastenanämie infolge von Folsäuremangel wichtig.
Bei der körperlichen Untersuchung findet man eine Rötung und Atrophie der Zungenschleimhaut und Zungenbrennen.

Therapie und Prognose

Vitamin B12 wird parenteral verabreicht. Die Initialdosis beträgt 100 µg i.m. täglich für zwei bis drei Wochen. Nach ein paar Tagen tritt die Retikulozytenkrise auf. Die Erhaltungsdosis beträgt mindestens 100 µg/Monat. Es besteht heute keine Notwendigkeit mehr, mit HCl, Leberextrakten, speziellen Diäten oder Folsäure zu behandeln. Folsäure als einziges Medikament ist sogar kontraindiziert, da es darunter zu weiterem Fortschreiten der funikulären Myelopathie kommt. Die ZNS-Symptome sind reversibel, sofern sie noch nicht lange bestehen. Dauerschäden bleiben meist zurück, wenn die Ausfälle schon länger als sechs Monate andauern.
Der progrediente Verlauf der funikulären Myelopathie kommt unter adäquater Therapie der perniziösen Anämie zum Stillstand. Bei manifester perniziöser Anämie muß der Patient einem Neurologen vorgestellt werden, um diskrete Zeichen einer funikulären Myelopathie nicht zu übersehen.

Neurologische Komplikationen anderer Bluterkrankungen

Polycythaemia vera (M. Osler-Vaquez)

Bei dieser Erkrankung ist die Blutviskosität durch die Vermehrung der zellulären Elemente erhöht. Minderdurchblutung und Thrombosen von intrakraniellen Gefäßen, die insultartig auftreten, sind die Folge. Vorübergehende Paresen, Schwindel, Tinnitus und Visusstörungen sowie Parästhesien werden häufig gefunden. Meist sind multiple kleine Erweichungsherde vorhanden.
Interessant ist, daß sich bei zerebellären Hämangiomen oft eine sekundäre Polyzythämie findet, deren Mechanismus ungeklärt ist.

Leukämie

In einem Viertel der Fälle kommt es zu zerebralen Störungen, und zwar hauptsächlich in Form von Massenblutungen, petechialen Blutungen und ischämischen Infarkten (durch leukämische Infiltrate in Hirngefäße). Fleckförmige leptomeningeale Blutungen und dadurch entstehende meningeale Reizzustände sind zu beobachten. Unter den Hirnnervenstörungen sind Läsionen des N. facialis oder des N. opticus angeblich am häufigsten.

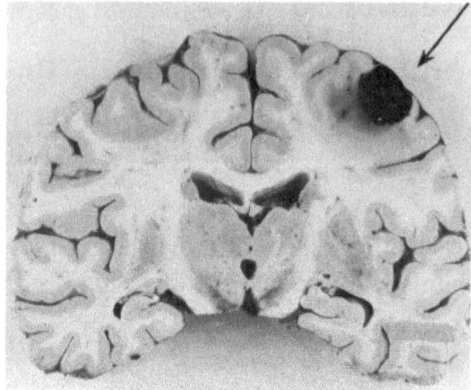

Abb. 30-1. *Blutungen im Bereich der Hirnhemisphäre bei einem 60jährigen Mann mit myeloischer Leukämie*

Kernikterus

Bei der fetalen Erythroblastose infolge einer Rhesusfaktorinkompatibilität der Eltern entwickelt sich postnatal ein schwerer Ikterus mit Pigmentablagerung besonders in den Basalganglien. Als neurologische Symptome treten Trinkschwäche, Opisthotonus, Tonuserhöhung der Muskulatur und schließlich Atemstörungen auf. Die Letalität ist hoch. Wird die akute Phase überlebt, kommt es zu einer Choreoathetose und geistiger Retardierung.

Hämorrhagische Diathese

Eine Vielzahl von neurologischen Symptomen, die auf Massenblutungen, Purpurablutungen und Gefäßschädigungen zurückzuführen sind, werden bei diesen Gerinnungsstörungen beobachtet. Gesetzmäßigkeiten oder bestimmte Regeln lassen sich hinsichtlich der klinischen Symptome nicht aufstellen.

Lymphogranulomatose (M. Hodgkin)

M. Hodgkin und andere Lymphome führen durch intrazerebrale, meningeale oder periphere Infiltrate zuweilen zu erheblichen neurologischen Komplikationen. Rückenmarkskompressionen durch epidurale Raumforderung, Hirnnervenausfälle, periphere Nervenschädigungen, meningo-enzephalitische Syndrome und Krampfanfälle wurden dabei beschrieben.

Störungen des Lipidstoffwechsels

Bei einigen Lipidstoffwechselstörungen, die im folgenden aufgeführt sind, finden sich ZNS-Veränderungen. Die Erkrankungen sind rezessiv vererblich und beruhen auf Enzymdefekten.

Amaurotische Idiotie nach Tay-Sachs

(Zerebromakuläre Degeneration)

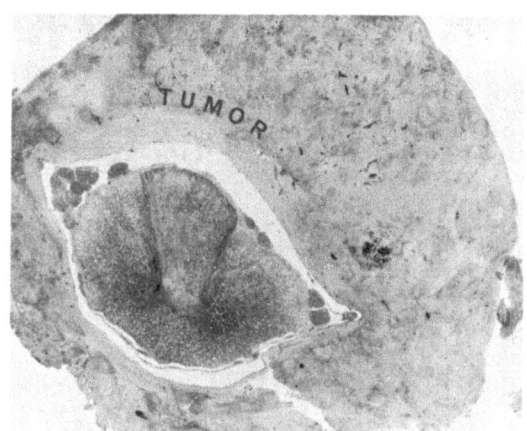

Abb. 30–2. *Epiduraler Tumor bei M. Hodgkin mit Kompression des thorakalen Rückenmarks*

Diese bei Juden vorkommende familiäre Krankheit ist durch einen raschen Visusverlust, Überempfindlichkeit besonders auf akustische Reize, geistigen Verfall und Lähmungen gekennzeichnet und führt in kurzer Zeit zum Tode. Der Beginn liegt in den ersten sechs Lebensmonaten. Charakteristisch ist die Optikusatrophie und Makuladegeneration (kirschroter Fleck im Zentrum der degenerierten Netzhaut).
Ursache der Erkrankung ist ein Defekt der Hexoseaminidase A (oder A und B) im Gehirn und anderen Geweben, der zu einer Speicherung von GM_2-Gangliosiden im Gehirn führt.

Niemann-Pick-Krankheit

Der Beginn dieser familiären Krankheit liegt gewöhnlich im Kleinkindesalter. Sie ist charakterisiert durch Leber- und Milzvergrößerung, bräunliche Hautverfärbung, fortschreitende Blindheit und geistigen Verfall. Die Krankheit wird auf eine Störung im Phospholipidmetabolismus zurückgeführt, besonders des Sphingomyelins. Sie entwickelt sich rasch und führt innerhalb von zwei Jahren unter Tetraspastik und Dezerebrierungssymptomen zum Tod. Das Enzym, welches Sphingomyelin hydrolysiert, die Sphingomyelinase, ist bei diesen Patienten auch in den Lymphozyten deutlich erniedrigt.

Hand-Schüler-Christian-Krankheit

Für diese Krankheit, welche wahrscheinlich auf einem Defekt im Cholesterinstoffwechsel beruht, sind Defekte in den Deckknochen, Exophthalmus und Diabetes insipidus charakteristisch. Der Beginn liegt in der frühen Kindheit. Multiple kleine Hautplaques lassen an eine seborrhoische Dermatitis denken. Lymphadenopathie, Hepatosplenomegalie, Anämie und eine Erkrankung des retikuloendothelialen Systems mit Hyperplasie der Lipoidzellen und Proliferation der Histiozyten ermöglichen die Diagnose. Für den Neurologen von Bedeutung sind die typischen Defekte im Röntgenbild des Schädels und der Deckknochen. Der Krankheitsverlauf ist chronisch und relativ benigne. Röntgentherapie von einzelnen lokalen Läsionen kann zu einer Besserung führen.

Gaucher-Krankheit

Bei dieser chronischen Krankheit werden Glukozerebroside in den retikuloendothelialen Zellen von Leber und Milz gespeichert. Ein Defekt der β-Glukosidase wurde bei den juvenilen Fällen gefunden. Die Krankheit manifestiert sich durch Lustlosigkeit, Apathie und führt zu Opisthotonus und Enthirnungsstarre. Der Beginn liegt zwischen dem 6. und 12. Monat. Der Krankheitsverlauf variiert sehr stark. Bei Kindern kommt es durch rasche Progredienz zu einem frühen Tod. Es gibt jedoch auch einen chronischen Verlauf.
Neben allgemein pflegerischen Maßnahmen wird dabei eine Splenektomie wegen der Milzvergrößerung durchgeführt.

Tabelle 30–1. Lipidstoffwechselstörungen mit bekannten Enzymdefekten

Erkrankung	Symptome	Gespeicherte Substanz	Enzymdefekt
Morbus Gaucher	Spleno- und Hepatomegalie, Läsionen der langen Röhrenknochen u. des Beckens, geistige Retardierung beim infantilen Typ	GLUCOCEREBROSID	Glucocerebrosid-β-glucosidase
Niemann-Picksche Krankheit	Spleno- u. Hepatomegalie, geistige Retardierung, kirschroter Fleck der Macula in 30% der Fälle	SPHINGOMYELIN	Sphingomyelinase
Krabbesche Krankheit (Globoidzell-Leukodystrophie)	geistige Retardierung, Myelindegeneration, Globoidzellen in der weißen Substanz	GALACTOCEREBROSID	Galactocerebrosid-β-galactosidase
Metachromatische Leukodystrophie	geistige Retardierung, psychische Störungen bei der Erwachsenenform, Nervenfärben sich gelb-braun mit Kresylviolett	SULFATID	Sulfatidase
Ceramid-Laktosidlipidose	langsam progrediente Hirnschädigung, Spleno- und Hepatomegalie	CERAMIDLACTOSID	Ceramid-lactosid-β-galactosidase
Fabrysche Krankheit	kleine multiple Hämangiome, Niereninsuffizienz, Schmerzen in den unteren Extremitäten	CERAMIDTRIHEXOSID	Ceramid-trihexosid-α-galactosidase
Tay-Sachssche Krankheit	geistige Retardierung, kirschroter Fleck der Macula, Blindheit, Muskelschwäche	GANGLIOSID GM$_2$	Hexosaminidase A
Tay-Sachs-Variante	wie Tay-Sachssche Krankheit, jedoch rascherer Verlauf	GLOBOSID (UND GANGLIOSID GM$_2$)	Hexosaminidase A und B
Generalisierte Gangliosidose	geistige Retardierung, Hepatomegalie, Skeletdeformitäten, kirschroter Fleck der Macula in über 50% der Fälle	GANGLIOSID GM$_1$	β-Galactosidase
Fucocidose	zerebrale Degeneration, Extremitätenspastik, Hautverdickung	H-ISOANTIGEN	α-Fucosidase

Störung der Plasmalipide nach Bigler

Körperliche und geistige Entwicklungsstörungen mit Hepatosplenomegalie sind bei dieser seltenen hereditären Lipidstoffwechselstörung festzustellen, bei der die Phospholipide und Triglyzeride im Plasma erhöht sind.
Die Therapie ist symptomatisch.

Bassen-Kornzweig-Syndrom

Bei dieser seltenen neuromuskulären Krankheit kommt es zu Ataxie, Störungen der Propriozeption, Areflexie, Paresen, Pyramidenzeichen, peripherer sensibler Polyneuropathie, Augenmuskelstörungen und Pigmentdegeneration der Netzhaut. Es handelt sich um eine A-β-Lipoproteinämie. Die enterale Fettresorption ist gestört, dadurch erklären sich die niedrigen Serumwerte für die Gesamtlipide, Triglyzeride, Cholesterin und Phospholipide. Die Erythrozyten haben eine Stechapfelform.

Tangier-Krankheit
(Familiäre An-α-Lipoproteinämie)

Die Kinder leiden an rezidivierender Polyneuropathie und haben stark vergrößerte, durch Cholesterinspeicherung orangefarbene Tonsillen, Hepatosplenomegalie, Hornhautinfiltration und Lymphadenopathie. Im Blut finden sich niedrige Cholesterinspiegel bei normalen oder erhöhten Triglyzeriden und deutlich vermindertem α-Lipoprotein.
Die sensiblen Ausfälle betreffen die unteren Extremitäten. Es kommt zu progredienten distalen, dann proximalen Paresen. Die Knochenmarksbiopsie oder auch die Rektumbiopsie zeigen die typischen Schaumzellen.

Fabry-Krankheit (Diffuse Angiokeratose)

Diese nur bei Männern auftretende Krankheit wird durch einen Defekt der Zeramidtrihexosid-α-galaktosidase verursacht. Sie ist gekennzeichnet durch multiple hyperkeratotische Hautpapeln (Angiokeratosen) in der unteren Körperhälfte. Fieber, abdominelle Schmerzen, Gliederschmerzen, Gelenkbeteiligung und Korneadystrophie können ebenfalls auftreten. Es kommt zu zunehmender Demenz, Anfällen und motorischen Störungen. Die Lebenserwartung liegt bei 50–60 Jahren.

Störungen des Aminosäurenstoffwechsels

Phenylketonurie

Phenylketonurie ist eine autosomal rezessiv vererbte Krankheit, die auf einen Mangel an Phenylalaninhydroxylase zurückzuführen ist und zu einer Anreicherung von Phenylalanin und seiner Abbauprodukte im Urin, Blut und in den Geweben führt. Die Krankheit führt zu einer Hirnschädigung und dadurch zu Schwachsinn und motorischen Störungen wie Ataxie, Tonuserhöhung usw. Da durch den gleichen Defekt die Melaninbildung gestört ist, sind die Kinder blondhaarig, blauäugig und hellhäutig, Phenylpyruvat wird im Urin durch die Ferrichloridprobe nachgewiesen. Dabei werden 5–8 Tropfen einer 10%igen $FeCl_3$-Lösung zu 1–2 cm^3 Urin gegeben, der sich bei Vorhandensein von Phenylbrenztraubensäure grün verfärbt.
Die Serumphenylalaninwerte sind erhöht. Heute wird bei Neugeborenen routinemäßig der Guthrie-Test durchgeführt, mit dem Phenylalanin im Serum bestimmt wird.
Durch phenylalaninarme Diät, die konsequent ab der ersten Woche für viele Jahre durchgeführt wird, kann die zerebrale Schädigung verhindert werden.

Ahornsirupkrankheit

Diese autosomal rezessiv erbliche Krankheit beginnt in den ersten Lebenswochen. Das klinische Bild ist durch einen rasch progredienten Verlauf mit Atemstörungen, generalisierten Krampfanfällen und schließlich Dezerebrierungsstarre charakterisiert. Der Tod tritt in den meisten Fällen vor Vollendung des zweiten Lebensjahres ein. Eine polymere Form der α-Hydroxybuttersäure ist wahrscheinlich verantwortlich für den typischen Ahornsirupgeruch des Urins.
Die Krankheit beruht auf einer Störung der oxydativen Dekarboxylierung der verzweigtkettigen Aminosäuren Leucin, Isoleucin und Valin. Während die Aminosäurenausscheidung im Urin

Tabelle 30-2. Angeborene Stoffwechseldefekte: Störungen im Aminosäurenstoffwechsel[a]

	Erhöhte Aminosäuren oder organische Säuren im Blut	Erhöhte Aminosäuren oder organische Säuren im Urin	Defekt	Klinisches Bild und Behandlung
Schwefelhaltige Aminosäuren				
Cystathioninurie	...	Cysthationin	Mangel des Abbauenzyms für Cystathionin, Mangel an Homoserindehydratase	Schwachsinn; angeborene Mißbildungen; Taubheit, Ohrenanomalien und Sensibilitätsstörungen. Bei einem Typ stark erhöhter Phenylalaningehalt, bei einem anderen Thrombozytopenie und Nierensteine. Behandlung mit hohen Dosen von Pyridoxin (Vitamin B6)
Homocystinurie	Methionin	Homocystin, Homolanthionin	Cystathionin-Synthetase-Mangel. 50% sind Pyridoxinabhängig. Folsäuremangel kann vorliegen	Schwachsinn, spastische Paraplegie, gelegentlich Krampfanfälle, Katarakt, Linsenektopie, blondes, schütteres Haar; grobfleckige Rötung im Bereich der Wangen, Thromboembolien, Knochenveränderungen. Die Therapie besteht in einer Einschränkung der Methioninzufuhr bei gleichzeitiger Zufuhr von Cystein oder hochdosierten Pyridoxingaben
Cystinurie	...	Cystin, Lysin, Arginin, Ornithin	Enzymdefekt der Niere, Störung der tubulären Rückresorption; Resorptionsstörung im Darm	Nierensteine mit ihren Komplikationen; Behandlung mit Penicillamin, reichliche Flüssigkeitszufuhr, methioninarme Kost und Harnalkalisierung. Nierentransplantation bei schwerem Nierenversagen
Methionin-Malabsorption	...	α-Hydroxybuttersäure (auch im Stuhl)	mangelnde Resorption von Methionin, Leucin, Isoleucin im Darm; wie bei Oasthouse-Krankheit	Krampfanfälle, Diarrhoe, Hyperventilation, Schwachsinn; Geruch wie bei Oasthouse-Krankheit
β-Mercaptolactat-cysteindisulfidurie	...	β-Mercaptolactat-cysteindisulfid	unbekannt	schwere Intelligenzdefekte; Tonuserhöhung der unteren Extremitäten; persistierender Saugreflex
Sulfit-Oxydase-Mangel	...	S-Sulfo-cystein; ebenso Sulfit und Thiosulfat	Sulfit-Oxydase-Mangel	Spastische Quadriplegie; Blindheit; Linsenschlottern
Harnstoffzyklus				
Argininsuccinazidurie	...	Argininsuccinsäure, Citrullin	Argininsuccinat-Lyase-Mangel	Schwachsinn, Ataxie, Krampfanfälle, schütteres Haar, rauhe Haut, Koma (durch Ammoniakintoxikation). Behandlung mit eiweißarmer Kost

Tabelle 30–2 (Fortsetzung)

	Erhöhte Aminosäuren oder organische Säuren im Blut	Erhöhte Aminosäuren oder organische Säuren im Urin	Defekt	Klinisches Bild und Behandlung
Ornithin-Transcarbamylase-Mangel (Hyperammonämie)	...	Generalisierte Aminoazidurie	Ornithin-Transcarbamylase-Mangel	Erbrechen, Unruhe, Ataxie, Koma (durch Ammoniakintoxikation). Behandlung mit eiweißarmer Kost
Citrullinurie	Citrullin, Methionin	Citrullin, Alanin, Asparaginsäure, Glycin, Glutaminsäure, Histidin, N-acetyl-citrullin	Argininsuccinat-Synthetase-Mangel	Schwachsinn; schweres Erbrechen und Koma (durch Ammoniakintoxikation). Behandlung mit eiweißarmer Kost
Carbamylphosphat-Synthetase-Mangel	Glycin; auch Ammoniak	Glycin	Carbamylphosphat-Synthetase-Mangel	Schweres Erbrechen, Hypotonie, Lethargie und Dehydratation im Kindesalter. Spricht auf eiweißarme Kost an
Hyperornithinämie	Ornithin, Lysin, Ammoniak	Homocitrullin	unbekannt	Reizbarkeit, Gedeihstörungen, Intentionstremor und Myoklonien

Tryptophanstoffwechsel

Kongenitale Tryptophanurie	Tryptophan nach oraler Aufnahme	Tryptophan	möglicherweise Tryptophan-Oxygenase-Mangel	Schwachsinn, Photodermatose, rauhe hyperpigmentierte Haut, konjunktivale Teleangiektasien. Behandlung mit Nikotinsäure
Hartnup-Krankheit	...	Alanin, Serin, Glutamin, Valin, Leucin, Isoleucin, Phenylalanin, Tyrosin, Tryptophan, Histidin; basische Aminosäuren	Störung der Tryptophanresorption im Darm und in den Nierentubuli	Intelligenzdefekte in einigen Fällen, pellagraähnliche Symptome, Ataxie und andere Kleinhirnzeichen. Behandlung mit Nikotinsäure und eiweißarmer Kost
Indolylacroyl-Glycin-Ausscheidung	...	Indolylacroyl-Glycin	wahrscheinlich Malabsorption	Schwachsinn
Hyperserotoninämie	Serotonin	...	unbekannt	Episodenhaftes Flushing
Kynureninase-Mangel	...	Kynurenin, Hydroxykynurenin; Xanthurensäure	Kynureninase-Mangel	kindliche Spasmen. Spricht schnell oder langsam auf Vitamin B6 an

Iminosäurenstoffwechsel

Hyperprolinämie Typ A	Prolin	Prolin, Hydroxyprolin, Glycin	Prolinoxydase-Mangel	familiäre Nephritis, Taubheit, Nierenhypoplasie, Epilepsie, EEG-Veränderungen
Typ B	Prolin	Nicht berichtet	Δ'-Pyrrolin-S-carboxylsäure-Dehydrogenase	Krämpfe, Koma, Schwachsinn
Hydroxyprolinämie	Hydroxyprolin	Hydroxyprolin, 1-Methyl-histidin	Hydroxyprolin-Oxydase-Mangel	Schwachsinn, mäßige Hämaturie und Pyurie
Joseph-Syndrom	...	Prolin, Hydroxyprolin, Iminodipeptidurie		Krämpfe, erhöhtes Liquoreiweiß, Schwachsinn

Tabelle 30–2 (Fortsetzung)

	Erhöhte Aminosäuren oder organische Säuren im Blut	Erhöhte Aminosäuren oder organische Säuren im Urin	Defekt	Klinisches Bild und Behandlung
Iminopeptidurie	...	Imino-C-terminale Peptide	unbekannt	Schwachsinn, Splenomegalie; Exophthalmus, Facies-Anomalien
Histidinstoffwechsel				
Histidinämie	Histidin	Histidin, Alanin, Threonin	Histidinammoniak-Lyase	verwaschene, unartikulierte Sprache; zuweilen Schwachsinn. Histidinarme Diät wurde versucht; Erfolg fraglich
Formiminoglutaminazidurie (FIGLU) Typ A	...	FIGLU nach Histidinzufuhr	Formiminotransferase-Mangel	körperlicher und geistiger Entwicklungsrückstand, rundes Gesicht, Adipositas, Hypersegmentierung polymorphkerniger Leukozyten
Typ B	...	FIGLU vor und nach Histidinzufuhr	Defekt im Folsäuretransport (?)	Ataxie, megaloblastische Anämie, geistige Retardierung, Krämpfe
Imidazol-aminoazidurie bei amaurotischer Idiotie	...	Anserin, Carnosin; auch Histidin und 1-Methylhistidin	unbekannt	Retardierung, Adipositas, Inaktivität, Blindheit; später Tonuserhöhung der Muskulatur und Dezerebrierungsstarre
Zyklohydrolase-Mangel	Folsäure	keine exzessive FIGLU	Zyklohydrolase	Grand-mal-Krampfanfälle, Myoklonien
Phenylalanin- und Tyrosinstoffwechsel				
Phenylketonurie	Phenylalanin	Phenylalanin, o-Hydroxyphenyl-essigsäure, Phenylbrenztraubensäure	Phenylalaninhydroxylase-Mangel	gewöhnlich (jedoch nicht immer) schwere Intelligenzdefekte. Krämpfe, Hautekzeme, hellhäutig, blond. Behandlung mit phenylalaninarmer Diät
Hyperphenylalaninämie	Phenylalanin	...	nicht genau bekannt; bisweilen Phenylalanintransaminase	normale Entwicklung möglich, je nach Typ. Behandlung bei einem Serumphenylalaninspiegel > 20 mg/100 ml
Tyrosinose (mehrere klinische Typen)	Phenylalanin, Tyrosin	dem Alter entsprechend normal	vorübergehender p-Hydroxyphenylbrenztraubensäureoxydase-Mangel	allgemeine Gedeihstörungen, Krämpfe. Zuweilen Ansprechen auf phenylalaninarme Diät
Stoffwechsel der verzweigtkettigen Aminosäuren				
Verzweigtkettige Ketoazidurie	Isoleucin, Valin, Leucin, Alloisoleucin	Leucin, Isoleucin, Valin	verzweigtkettige Ketosäurendecarboxylase, Partielle und intermittierende Formen wurden beschrieben	Ernährungsschwierigkeiten nach der Geburt, Anorexie, Krämpfe und andere ZNS-Zeichen. Leichte, intermittierende und thiaminabhängige Formen wurden beobachtet
Hypervalinämie	Valin	Valin	nicht bekannt	Gedeihstörungen, Erbrechen, Nystagmus

Tabelle 30–2 (Fortsetzung)

	Erhöhte Aminosäuren oder organische Säuren im Blut	Erhöhte Aminosäuren oder organische Säuren im Urin	Defekt	Klinisches Bild und Behandlung
Isovalerianazidämie	Isovaleriansäure, besonders nach Valinzufuhr	Isovaleriansäure, Isovalerylglycin	Isovaleriandehydrogenase	geistige und motorische Entwicklungsstörungen. Spezieller Geruch von Schweiß und Urin
Hydroxylysinurie	Hydroxylysin (leicht erhöht)	Hydroxylysin und N-Azetylhydroxylysin erhöht	Abbaudefekt von Hydroxylysin	geistige und körperliche Entwicklungsstörungen
β-Hydroxyisovalerianazidämie	keine Anomalitäten	β-Hydroxyisovaleriansäure, β-Methylcrotonylglycin	β-Methylcrotonylcarboxylase-Mangel	Progressive Hypotonie und Muskelatrophie. Möglicherweise Biotinabhängig
Methylhydroxybuttersäureausscheidung im Urin	...	α-Methyl-β-hydroxybuttersäure, α-Methylazetoazetat	β-Hydroxyacyldehydrogenase	schwere intermittierende metabolische Azidose, Makrozephalie, Retardierung
Methylmalonsäureausscheidung im Urin	Methylmalonsäure	Glycin, Lycin, Methylmalonsäure	Methylmalonyl-Co A-isomerase. Möglicherweise auch Defekt im B12-Stoffwechsel	akute Attacken mit Erbrechen und Azidose. Gedeihstörung. B12-Therapie sollte versucht werden (anfänglich 500 µg/die i.m.)
Propionyl-Co A-carboxylase-Mangel Typ A	Propionsäure	Propionsäure	Propionyl-Co A-carboxylase	schwere Azidose im Säuglingsalter
Typ B	Glycin ++; auch Serin, Alanin, Glutaminsäure	Glycin	Propionyl-Co A-carboxylase	Erbrechen im Säuglingsalter, Ketose, Neutropenie, Thrombozytopenie, Osteoporose
Stoffwechsel basischer Aminosäuren				
Argininurie	...	Arginin	unbekannt	Krämpfe, Hepatomegalie, brüchiges Haar
Hyperlysinämie	Lysin, auch Ammoniak	Lysin, N-Acetyllysin, Homoarginin	Lysinacylase, Lysindehydrogenase oder Lysinketoglutaratreductase	Krämpfe und Koma in Abhängigkeit von der Proteinzufuhr
Saccharopinurie	Lysin	Saccharopin, Lysin, Histidin, Homocitrullin	Saccharopinspaltendes Enzym	Minderwuchs, Retardierung
Hyperdibasische Aminoazidurie	Lysin, Arginin, Ornithin, Homocitrullin	basische Aminosäuren normal oder erniedrigt	Transportstörung im Bereich der Nieren und des Darmes	geistige und körperliche Entwicklungsstörungen, Gedeihstörung
Verschiedenes				
Aspartylglucosaminurie	...	Aspartylglucosamin	unbekannt	grobe Gesichtszüge, Retardierung
Hyperglycinämie	Glycin, Serin, Alanin, Glutaminsäure	Glycin, Valin, Leucin; Taurin, Serin kann erniedrigt sein	Glycin-Formyl-FH4-transferase-Mangel	Erbrechen mit schwerer Dehydratation, Azidose, Ketose, interkurrente Infekte, geistige und körperliche Entwicklungsstörungen

Tabelle 30–2 (Fortsetzung)

	Erhöhte Aminosäuren oder organische Säuren im Blut	Erhöhte Aminosäuren oder organische Säuren im Urin	Defekt	Klinisches Bild und Behandlung
Glutaminazidurie	Glutaminsäure	alle stickstoffhaltigen Aminosäuren sind leicht erhöht	unbekannt	spärliches, borstiges unpigmentiertes Haar, geistige Retardierung, Gedeihstörung, andere angeborene Mißbildungen
Glutaminsäureerhöhung im Liquor	Prolin; vielleicht auch Glutaminsäure, Leucin	alle stickstoffhaltigen Aminosäuren sind leicht erhöht	unbekannt	Hypertonie, Hyperreflexie, Gedeihstörung, Schwachsinn
Sarcosinämie	Sarcosin (Methylglycin)	Sarcosin (Methylglycin)	Sarcosinoxydase-Mangel	Hypotonie, manchmal geistige und körperliche Entwicklungsstörungen. Muskelkontrakturen
Hyperalaninämie Typ A	Alanin, Milchsäure, Brenztraubensäure	Alanin, Pyruvat, Laktat	Pyruvatdecarboxylase	schwere Azidose, Entwicklungsstörung, Krämpfe, Behandlung mit Thiamin (5 mg/die i.m.)
Typ B	...	...	Pyruvatcarboxylase	Schwachsinn
β-Aminoisobuttersäureausscheidung im Urin	...	BAIB	physiologische Varianten	keine
β-Alaninämie	β-Alanin	β-Alanin, BAIB, Taurin, GABA	wahrscheinlich β-Alanin-α-ketoglutarat-Transaminase	Lethargie, Somnolenz, Hypotonie, Hyporeflexie, Grand-mal-Anfälle
Infantile Ketoazidose	Ketone	Lysin, Glycin, Phenylalanin, Ketone	Muskelpyruvatkinase	schwere Ketose bei Eiweißzufuhr
Glutathionurie	Glutathion	Glutathion	Serum-γ-glutamyltranspeptidase-Mangel	mäßige geistige Retardierung

[a] Aus Kempe, C., Silver, H.K., O'Brien, D. (editors): Current Pediatric Diagnosis and Treatment, 3rd ed Lange, 1974

bei Geburt normal sein kann, treten schon nach wenigen Tagen erhöhte Leucin-, Isoleucin- und Valinausscheidungen auf. Pathologisch-anatomisch findet sich durch die toxische Wirkung eine Störung der Myelinbildung in der weißen Substanz mit herdförmigen spongiösen Veränderungen, gleichzeitiger Astrozytenproliferation und Abnahme der Oligodendroglia.

Hartnup-Krankheit

Dieser seltene genetische Defekt im intestinalen und renalen Transportmechanismus für Trypto-phan führt zu einer zerebellären Ataxie, Schwachsinn, Aminoazidurie, Photodermatose und erhöhter Ausscheidung von Indol- und Indikanverbindungen. Die Behandlung besteht in erhöhter Flüssigkeitszufuhr, um die Bildung von Nierensteinen zu verhindern. Proteinarme Diät und die Gabe von Niacinamid haben keinen sicheren Erfolg.

Leucinüberempfindlichkeit (Cochrane)

Es handelt sich um eine genetische Störung, bei der aufgrund von Leucinüberempfindlichkeit nach

Eiweißzufuhr hypoglykämische Zustände auftreten. Dabei kommt es zu vegetativen Erscheinungen und zu Krampfanfällen. Eine spezifische Therapie ist nicht bekannt.

Cystathioninurie

Bei dieser seltenen Erkrankung des Aminosäurenstoffwechsels kommt es zu einer Erhöhung der Cystathioninkonzentration im Gehirn und im Plasma und dadurch zu Intelligenzdefekten. Als Therapie wurden Vitamin-B6-Injektionen versucht.

Citrullinämie

Stark erhöhte Konzentrationen von Citrullin im Blut, Liquor und Urin sind typisch für diese Erkrankung, bei der es zu geistiger Retardierung, Ataxie, Krämpfen und Rindenatrophie kommt.

Hyperprolinämie

Taubheit, Krampfanfälle, Schwachsinn und kongenitale renale Hypoplasie treten bei dieser seltenen Krankheit auf, die durch einen Defekt der Prolinoxydase verursacht wird. Dabei werden erhöhte Spiegel von Prolin (8–10 mg/100 ml), eine charakteristische Aminoazidurie (Prolin, Hydroxyprolin und Glycin) und Hämaturie gesehen.

Hydroxyprolinämie

Dabei kommt es ebenfalls zu Schwachsinn und abnormer Urinausscheidung von Erythrozyten und Leukozyten. Die Blut- und Urinwerte von Hydroxyprolin sind erhöht. Eine hydroxyprolinarme Diät hat keinen Einfluß auf den Plasmahydroxyprolinspiegel.

Hyperglycinämie

Attackenweise treten dabei Erbrechen, metabolische Azidose und schließlich Koma auf. Die Krankheit beginnt schon beim Neugeborenen und führt oft zum Tode. Bei den Überlebenden kommt es zu körperlicher und geistiger Retardierung, zu schubweiser Neutropenie und Thrombozytopenie. Im Blut sind erhöhte Glycinspiegel nachzuweisen.
Es gibt auch Hyperglycinurie durch renale Ursachen ohne eine Stoffwechselstörung des Glycins.
Eine Einschränkung der Proteinzufuhr reduziert die Häufigkeit und Schwere der akuten Episoden.

Homocystinurie

Ein Mangel an Cystathionin-Synthetase in der Leber ist die Ursache der Erkrankung, die bei Kindern auftritt und durch Intelligenzdefekte und Linsendislokation, schütteres blondes Haar und Genu valgum gekennzeichnet ist. Die Plasmawerte für Homocystin und Methionin sind erhöht. Aufgrund der vermehrten Urinausscheidung von Homocystin ist der Nitroprussid-Test im Urin positiv. Die Patienten leiden oft an einem Mangel an Cystein. Hohe Dosen von Pyridoxin (Vit. B6) führen in manchen Fällen zu einer Besserung.

Okulo-zerebro-renales Syndrom
(Lowe-Syndrom)

Diese kongenitale Erbkrankheit mit unbekannter Ursache geht mit Defekten im Nervensystem, den Augen und den Nieren einher. Schwachsinn, hypotone Muskulatur, Katarakt, Glaukom, metabolische Azidose, Proteinurie und eine allgemeine Hyperaminazidurie sind dabei festzustellen. Die betroffenen Kinder sehen sich alle verblüffend ähnlich.

Protein-Kalorien-Malnutrition

(Proteinmangel = Kwashiorkor; Kalorienmangel = Marasmus) Protein- und Kalorienmangel im frühen Lebensalter, besonders innerhalb der ersten sechs Lebensmonate, führt zu Entwicklungsstörungen und zu bleibenden geistigen Behinderungen. Unzureichende Zufuhr besonders der essentiellen Aminosäuren ist dafür verantwortlich. Die Sprachentwicklung ist meist stärker betroffen als die motorische Entwicklung. Apathie, Reizbarkeit, Müdigkeit, Lernschwierigkeiten, Schwäche, Hypotonie, abgeschwächte Sehnenreflexe und grobschlägiger Tremor werden dabei beobachtet. Die Krankheit tritt vor allem in Ländern mit niedrigem Lebensstandard auf.

Störungen im Kohlenhydratstoffwechsel

Galaktosämie

Diese rezessiv vererbliche Erkrankung manifestiert sich bald nach der Geburt durch Gedeihstörungen, Erbrechen, Diarrhoe, Ikterus, geistigen Entwicklungsrückstand, Katarakt, Hepatomegalie, erhöhte Galaktosespiegel im Blut und im Urin. Die Ursache ist ein Mangel an Galaktose-1-phosphaturidyl-transferase, die für die Umwandlung von Galaktose in Glukose notwendig ist.
Die Behandlung besteht in einer galaktose- und laktosefreien Ernährung während der ersten drei Lebensjahre. Wenn diese Diät vor dem vierten Monat begonnen wird, können klinische Erscheinungen vermieden werden.
Besonders gefährlich ist für diese Kinder die laktosereiche Muttermilch.

Glykogenspeicherkrankheiten
(*Glykogenosen*)

Eine Anzahl von kongenitalen Erkrankungen, die zu einer anormalen Ablagerung von Glykogen führen, wird durch spezielle Enzymdefekte verursacht. Zehn klinische Typen werden unterschieden: (1) die hepatorenale Form (von Gierke); (2) die generalisierte Glykogenose (Pompe); (3) Dextrinose (Forbes); (4) Amylopektinose (Andersen); (5) Muskelphosphorylase-Typ (McArdle, s. auch S. 459); (6) Leberphosphorylase-Typ (Hers); (7) Phosphoglukomutase-Typ; (8) Phosphofruktokinase-Typ; (9) Phosphorylase-Typ und (10) Glykogensynthetase-Typ. Die hepatorenale Form (von Gierke) ist die häufigste Erkrankung dieser Gruppe.

Hepatorenale Form (von Gierke)

Diese Erkrankung tritt im frühen Lebensalter auf und äußert sich in leichter Ermüdbarkeit, Hepatomegalie, Hypoglykämie und Ketose mit dadurch bedingtem Schock und Krampfanfällen. Die Serumglukose steigt im Adrenalin-Test nicht an. Exzessive Glykogenablagerungen in Leber und Niere sind durch einen Mangel des Enzyms Glukose-6-phosphatase verursacht, welches für den Abbau von Glykogen zu Glukose benötigt wird. Die Behandlung hat den Ausgleich der Hypoglykämie durch häufige Nahrungszufuhr zum Ziel. Der Tod tritt meist in der frühen Kindheit ein. Wenn die Patienten überleben, bessern sich die Symptome mit zunehmendem Alter.

Gargoylismus
(von Pfaundler-Hurler-Krankheit)

Diese seltene, zu den Mukopolysaccharidosen zählende Erkrankung wird gewöhnlich in den frühen Lebensmonaten manifest. Das Kind ähnelt in seiner äußeren Gestalt einem achondroplastischen Zwerg. Geistige und körperliche Entwicklungsstörungen, Debilität, Hepatosplenomegalie und Optikusatrophie kommen vor. Außerdem ist das Syndrom durch Minderwuchs, Infantilismus, grobe Gesichtszüge, eine große Zunge, einen unförmigen Körper mit Kyphose, Korneatrübung und eine charakteristische Skeletdystrophie gekennzeichnet. Die von Pfaundler-Hurler-Krankheit ist auf einen gestörten Metabolismus bestimmter Mukopolysaccharide zurückzuführen. Chondroitinsulfat und Heparitinsulfat werden im Überschuß gebildet, im ZNS und in anderen Organen gespeichert und in großen Mengen im Urin ausgeschieden. Variationen dieses Syndroms werden als Sanfilippo-, Morquio- und Ullrich-Scheie-Typ bezeichnet.
Der Begriff Gargoylismus leitet sich von den grotesken Gestalten der Wasserspeier („gargoyle") an gotischen Kathedralen her.

Morquio-Syndrom

Dies ist eine autosomal vererbliche Form der Knochendystrophie aufgrund einer Störung im Mukopolysaccharidstoffwechsel. Die Patienten leiden an Zwergwuchs, Kyphose, schweren Knochenveränderungen, die zu fehlerhafter Gelenkfunktion führen. Die Intelligenz ist in der Regel normal. Der Krankheitsbeginn liegt häufig im ersten Lebensjahr.

Neuroendokrinologische Krankheiten

Hypophysensyndrome
Hypophysenvorderlappeninsuffizienz
(Simmonds-Krankheit)

Eine vollkommene Zerstörung des Hypophysenvorderlappens durch Trauma, Blutung, Tumor usw. führt zur akuten oder chronischen Hypophy-

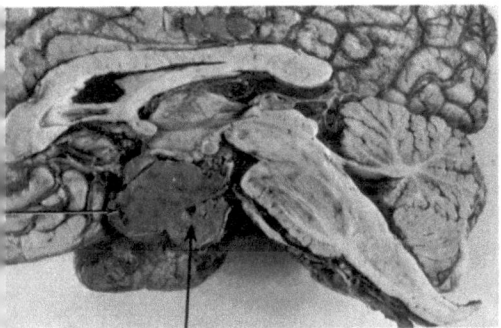

Abb. 30–3. *Chromophobes Hypophysenadenom bei einer 48jährigen Frau*

senvorderlappeninsuffizienz. Es kommt dabei zu schwerer Asthenie, Abmagerung, eingeschränktem Metabolismus, niedriger Körpertemperatur, Hypogonadismus, sekundärer Amenorrhoe, niedrigem Blutdruck und zuweilen zu psychotischen Symptomen. Beim Hypophysenvorderlappenausfall werden die Patienten — besonders wenn das Myxödem im Vordergrund steht — komatös. In schweren Fällen kann es zum Tode kommen. Bei Tumoren ist auf Gesichtsfeldeinschränkungen zu achten, die durch Druck auf das Chiasma opticum bedingt sind.

Im Anschluß an eine Geburt kann es bei Patientinnen durch Nekrose plötzlich zu einer Hypophysenvorderlappeninsuffizienz kommen (Sheehan-Syndrom).

Die Therapie besteht bei Tumoren in einer Operation und — wie bei allen übrigen Prozessen — in einer hormonellen Substitutionstherapie.

Diabetes insipidus

Dieses klinische Syndrom bei Hypophysenhinterlappenschädigung ist durch exzessive Urinausscheidung (bis 20 l) und ebenso große Polydipsie gekennzeichnet. Es ist Folge eines Mangels an antidiuretischem Hormon (ADH), häufig in Verbindung mit einer Läsion des Hypothalamus.

Dystrophia adiposogenitalis
(Fröhlich-Syndrom)

Das Fröhlich-Syndrom kommt hauptsächlich bei Jungen vor. Die Adipositas, die verzögerte Entwicklung der sekundären Geschlechtsmerkmale und der Minderwuchs sind durch Tumoren der suprasellären Region verursacht.

Akromegalie
(s. eosinophiles Adenom S. 386)

Hauptsächlich bei eosinophilen Adenomen der Hypophyse wird eine Größenzunahme der Akren angetroffen. Die allmähliche und progrediente Vergrößerung der Hände, Füße, des Kopfes und des Unterkiefers fällt in den frühen Stadien oft nicht auf. Erst durch einen Vergleich mit früheren Photographien erkennt man die vergröberten Gesichtszüge und die vermehrte Behaarung im Gesicht. Es kommt zu sekundärer Amenorrhoe und Libidoverlust. Die gleiche Erkrankung führt im Kindesalter vor Schluß der Epiphysenfugen zu einer allgemeinen Zunahme des Längenwachstums, besonders der langen Röhrenknochen (Gigantismus).

Nebennierensyndrome

Addison-Krankheit

Eine chronische Insuffizienz der Nebennierenrinde äußert sich in Schwäche, Ermüdbarkeit, Hyperpigmentation, Hypotonie, Übelkeit, Erbrechen, Diarrhoe, Reizbarkeit und periodischer Hypoglykämie. Während der Addison-Krisen — ausgelöst durch Stress, Überanstrengung oder Infektion — treten Bewußtseinstrübung und extreme Adynamie auf, die ein tetraplegisches Bild bieten kann. EEG-Veränderungen und Krampfanfälle sind nicht selten. Bei chronischer Nebennierenrinden-Insuffizienz stellen sich schließlich bleibende Hirnleistungsstörungen ein.

Primärer Aldosteronismus
(Conn-Syndrom)

Periodische Episoden mit schwerer Adynamie, intermittierender Tetanie, Krampi und Parästhesien sind für den Neurologen von Bedeutung. Diese und die übrigen internistischen Befunde (Hypertonie, Polyurie und Polydipsie) sind durch einen Tumor der Nebennierenrinde, welcher vermehrt Aldosteron sezerniert, bedingt.

Cushing-Syndrom

Ein Cushing-Syndrom kann durch verschiedene Ursachen zustande kommen: hypothalamisch-hypophysäre Funktionsstörungen, basophile Hypophysenvorderlappenadenome, Adenome oder Karzinome des Nebennierenmarks oder exogene Ursachen.

Symptome sind dabei Adipositas, Hypertrichose, purpurfarbene Striae am Bauch, Hypertonie, Polyzythämie, Hyperglykämie, Amenorrhoe, Impotenz, Osteomalazie, Akrozyanose. Für den Neurologen sind Adynamie und psychotische Symptome wie Depressionen, Agitiertheit und Halluzinationen von Bedeutung.

Waterhouse-Friderichsen-Syndrom

Dieses Syndrom tritt bei einer fulminanten septischen Form der Meningokokkenmeningitis hauptsächlich bei Kindern auf und ist durch hämorrhagische Infarzierung beider Nebennieren bedingt. Es äußert sich durch plötzlichen Kollaps, Pupura, schließlich durch Anfälle und Koma.

Phäochromozytom

Eine Überfunktion des Nebennierenmarks durch einen Tumor der chromaffinen Zellen kann zu einer dauernden Hypertonie oder zu krisenhaften Blutdrucksteigerungen führen. Periodische Attakken von Hypertonie mit Herzklopfen, präkordialen Schmerzen, Kopfschmerzen, Schwindel, Schwitzen und Angstgefühl können nach Druck auf das Abdomen im Bereich der Nebennieren oder durch intravenöse Injektion von Histamin ausgelöst werden. Durch zerebrale Blutungen, Herzversagen oder Lungenödem kann es zum Tode kommen. Durch ein Phäochromozytom kann sich eine hypertone Enzephalopathie entwickeln.

Schilddrüsensyndrome

Kretinismus

Kretinismus wird durch eine schwere Schilddrüseninsuffizienz im Kindesalter verursacht, die bei fehlender Behandlung zu einer körperlichen und geistigen Entwicklungsstörung führt.

Myxödem
(Hypothyreoidismus)

Ein Hypothyreoidismus im Erwachsenenalter führt zu einer ödematösen Quellung des Subkutangewebes, Schwäche, Lethargie, verminderter Schweißsekretion, Kälteempfindlichkeit und Zungenvergrößerung. Die Diagnose ist aufgrund der modernen Schilddrüsendiagnostik (siehe Lehrbücher der inneren Medizin) leicht zu stellen. Die Reflexe sind bei Patienten mit Myxödem verlangsamt. Häufig kommt es aufgrund der teigigen Gewebsquellung zu einer Nervenkompression im Karpaltunnel und dadurch zu den — für ein Karpaltunnelsyndrom — charakteristischen Schmerzen und Parästhesien. Die Erkrankung reagiert gut auf Substitution von Schilddrüsenhormonen.

Hyperthyreose

Die häufigsten neurologischen Symptome, die bei Hyperthyreose auftreten, sind Tremor der Hände, Exophthalmus, Verzögerung des Lidschlags (von Graefe-Zeichen), Konvergenzschwäche (Möbius-Zeichen), seltener Lidschlag (Stelwag-Zeichen), erweiterte Lidspalte (Dalrymplesches Zeichen) und Muskelschwäche. Eine *thyreotoxische Myopathie* kommt bei Männern mit Thyreotoxikose vor. Sie manifestiert sich durch Schwäche und Atrophie im Becken- und Schultergürtel und kann oberflächlich einer Myasthenia gravis ähneln. Eine *exophthalmische Ophthalmoplegie* (sehr selten) kann sich gleichzeitig oder unabhängig von einer Hyperthyreose entwickeln. Sie ist gekennzeichnet durch Exophthalmus und Paresen der äußeren Augenmuskeln. Daneben kommt es zu Lidschwellungen und Chemosis. Der endokrine Exophthalmus kann einseitig beginnen.

Andere neuroendokrinologische Krankheiten

Hypoparathyreoidismus

Die häufigste Ursache des Hypoparathyreoidismus ist die operative Entfernung oder Zerstörung der Nebenschilddrüse. Die Krankheit führt zu tetanischen Anfällen mit Karpopedal-Spasmen,

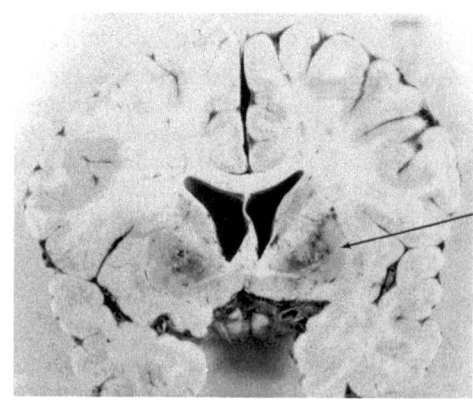

Abb. 30–4. *Bilaterale Verkalkung im Bereich der Basalganglien bei einem 60jährigen Mann mit Hypoparathyreoidismus.* (M. Fahr)

Stimmritzenkrampf, Fischmaulstellung, Kribbelparästhesien in den Extremitäten, seltener zu Krampfanfällen. Psychische Veränderungen wie Ängstlichkeit, Reizbarkeit, depressive Verstimmung sind häufig vorhanden. Es besteht eine Hypokalziämie, eine Hyperphosphatämie und eine Verminderung des Parathormons im Serum. Basalganglienverkalkungen und dadurch ausgelöste extrapyramidale Störungen werden als M. Fahr (Abb. 30-4) bezeichnet. Die Therapie beim tetanischen Anfall besteht in einer i.v.-Injektion von Calcium-Gluconat.
Die neuromuskuläre Übererregbarkeit bei verminderter Konzentration des ionisierten Serumkalziums wird durch folgende klinische Zeichen nachgewiesen:

A. Chvostek-Zeichen. Beklopfen des Fazialisstammes im Parotisbereich löst eine Zuckung der ipsilateralen Gesichtsmuskulatur aus (Übererregbarkeit des N. facialis).

B. Trousseau-Zeichen. Pfötchenstellung der Hand nach Kompression der A. brachialis für 1-5 min.

C. Erb-Zeichen. Die Schwelle einer galvanisch ausgelösten Kathodenöffnungszuckung liegt niedriger als 5 mA. Meist wird der Stamm des N. ulnaris oder des N. medianus gereizt.

D. Hoffmannsches-Tetaniezeichen. Durch elektrische oder mechanische Reizung z. B. des N. ulnaris wird eine tetanische Kontraktion der Handmuskeln ausgelöst.

E. Schlesinger-Zeichen. Wenn das im Knie gestreckte Bein in der Hüfte stark gebeugt wird, kommt es zu einem schmerzhaften Spasmus der Fuß- und Unterschenkelmuskeln.

Kollagenosen

Periarteriitis nodosa

Diese allergisch bedingte generalisierte Erkrankung der kleinen Arterien und Arteriolen befällt in etwa 30 % auch das Nervensystem. Am häufigsten werden die peripheren Nerven durch Schädigung der Vasa nervorum betroffen, die sich als distale Polyneuropathie mit heftigen Schmerzen, Kribbelparästhesien und sensiblen Störungen äußert. Werden Hirnarterien befallen, treten Kopfschmerzen, insultartige Herdsymptome und Krampfanfälle auf. Die Diagnose wird durch begleitende renale, gastrointestinale oder pulmonale Manifestationen und durch Laborwerte (Leukozytose, BSG-Beschleunigung) gestellt. Nur in etwa 25 % der Fälle sind Knötchen in der Haut zu beobachten.

Lupus erythematodes

Eine Mitbeteiligung des Nervensystems kann in späteren Stadien dieser Erkrankung auftreten und führt zu Thrombosen kleiner Gefäße oder zu multiplen petechialen Blutungen. Dadurch treten Krampfanfälle, psychische Symptome, Polyneuritis, Paresen und Hirnnervenschädigungen auf. Bei Laboruntersuchungen sind L.E.-Zellen and antinukleäre Faktoren positiv.

Dermatomyositis

Es handelt sich um eine generalisierte entzündliche Erkrankung der Haut und der Skeletmuskeln, deren Ursache unbekannt ist. Es kommt zu einem schmetterlingsförmigen Erythem unter den Augen, zu Muskelschmerzen, Schwäche und Areflexie. Die proximalen Anteile des Becken- und Schultergürtels und die Pharynxmuskeln sind am meisten betroffen. Die Diagnose wird durch myogene Schädigungszeichen im EMG, erhöhte Enzymwerte (SGOT, SGPT, CPK), vermehrte Kreatininausscheidung im Urin und durch Muskelbiopsie gestellt. Zur Therapie werden Kortikosteroide (z. B. 60-80 mg Prednison/die) gegeben. Auch bei den anderen Kollagenosen ist diese Behandlung indiziert.

Allergisch-hyperergische Störungen

Arteriitis temporalis (Riesenzellarteriitis)

Diese Erkrankung, die auch andere Externagefäße befallen kann, tritt hauptsächlich bei Frauen jenseits des sechsten Lebensjahrzehnts auf und ist durch heftige Kopfschmerzen mit Fieber, allgemeines Krankheitsgefühl und durch druckschmerzhafte geschlängelte Temporalarterien charakterisiert. Durch Thrombose der Netzhaut- oder Optikusgefäße kommt es häufig zu Blindheit. Wegen der drohenden Erblindung müssen frühzeitig hochdosiert Kortikosteroide gegeben werden.

Serum-Reaktionen

Prophylaktische Serumgaben (z. B. Schutzimpfungen gegen Typhus, Paratyphus, Scharlach usw.) führen gelegentlich zu neurologischen Symptomen. Etwa ein bis zwei Wochen nach der Seruminjektion treten bevorzugt im Gebiet der Zervikalwurzeln motorische Ausfälle auf (serogenetische Neuritis). Andere anaphylaktische Reaktionen können fehlen. Nur selten ist eine Polyradikulitis, Polyneuritis, Myelitis oder Enzephalomyelitis zu beobachten. Die überwiegende Mehrzahl heilt mit geringen oder keinerlei Restschäden aus.

Verschiedene metabolische Störungen

Amyloidose

Bei der primären angeborenen Amyloidose, die zu Amyloidablagerungen in Herz, Nieren, Zunge, Haut und Leber führt, kommt es zu einer Polyneuropathie. Die Diagnose wird durch Rektumschleimhaut- und Nervenbiopsie durch Nachweis von Amyloid gestellt.
Chronische Infektionen oder auszehrende Krankheiten können zu einer sekundären Amyloidose führen. Eine spezifische Therapie der primären Amyloidose ist nicht bekannt und der Tod tritt oft innerhalb weniger Jahre ein. Eine sekundäre Amyloidose kann durch frühe und energische Therapie der Grunderkrankung vermieden werden.

Porphyrie

Es werden heute verschiedene Formen von Porphyrien unterschieden, die durch Störungen im Porphyrinstoffwechsel verursacht werden und zur Ausscheidung von Porphyrinen im Urin führen. Die *akute intermittierende Porphyrie* ist die häufigste und für den Neurologen wichtigste Form. Sie wird autosomal dominant vererbt und ist wahrscheinlich auf einen Enzymdefekt zurückzuführen, der zu vermehrter Bildung und Ausscheidung von Porphobilinogen und δ-Aminolävulinsäure führt. Die neurologischen Symptome stehen meist im Vordergrund. Anfallsweise treten psychotische Zustände, fokale oder generalisierte Krampfanfälle, polyneuropathische Symptome und vegetative Erscheinungen auf. Kolikartige abdominelle Schmerzen lassen häufig an ein „akutes Abdomen" denken. Die akute porphyrische Krise wird durch bestimmte Medikamente ausgelöst (Schlafmittel, Analgetika, Psychopharmaka usw.).

Die akute intermittierende Porphyrie kommt am häufigsten bei Frauen vor. Die Beschwerden beginnen meist im dritten Lebensjahrzehnt.
Die Diagnose wird durch den Schwartz-Watson-Test im Urin gestellt. Die Vorstufen und Abbauprodukte des Porphyrins müssen bei positivem Test quantitativ bestimmt werden.
Die Letalität beträgt ungefähr 50%.

Reye-Syndrom
(Enzephalopathie mit Fettdegeneration der Eingeweide)

Die Ursache dieses Syndroms, das hauptsächlich bei Kleinkindern vorkommt, ist nicht bekannt. Virusinfektionen, toxische oder metabolische Faktoren wurden diskutiert. Zu Beginn wird es leicht mit anderen Erkrankungen verwechselt, die zum Koma führen (z. B. mit dem hepatischen Koma). In der Anamnese lassen sich ein vorausgegangener Infekt der Atemwege oder Windpocken feststellen. Es kommt dann zu Erbrechen, Apathie, Benommenheit und schließlich zum Koma mit erhöhten SGOT- und Ammoniak-Werten. Die Serumbilirubinwerte sind dabei normal. Im weiteren Verlauf treten Krampfanfälle und Dezerebrierungsstarre auf. Pathologisch-anatomisch läßt sich ein deutliches Hirnödem mit Einklemmungszeichen, Untergang von Neuronen und fettige Vakuolenbildung um die Blutgefäße feststellen. Die Leber ist diffus verfettet ohne entzündliche Veränderungen. Auch in den Nieren sind Fettgenerationen in den proximalen Tubuli festzustellen.
Die Therapie beschränkt sich darauf, das Hirnödem durch Dexamethason und hypertone Lösungen zu beeinflussen.

Portocavale Enzephalopathie

Durch Ausbildung eines portocavalen Kollateralkreislaufs bei chronischen Lebererkrankungen gelangen toxische Substanzen wie Ammoniak, Indol- und Phenolverbindungen unter Umgehung der Leber ins Gehirn. Verminderung der geistigen Leistungsfähigkeit, Verwirrtheit, delirante Zustände, Stupor, "flapping tremor" und extrapyramidale Bewegungsstörungen mit Rigor sind die Folge. Wenn die Entgiftungsfunktion der Leber vollständig ausfällt, entwickelt sich ein hepatisches Koma. Neben der Wirkung toxischer Substanzen spielt auch die Verminderung des oxydativen Hirnstoffwechsels eine wichtige Rolle.

Urämie

Akutes Nierenversagen oder eine dekompensierte chronische Niereninsuffizienz sind Ursache vielfältiger neurologischer Symptome. Die akute Urämie führt zu Verwirrtheit, agitierter Erregung, Apathie, Stupor oder auch zum Koma. Bei chronischem Verlauf stellen sich Muskelatrophien, Tremor, Faszikulieren, Myoklonien ebenso wie Nystagmus, Facialisparesen und Störungen der unteren Hirnnerven ein. Eine urämische Polyneuropathie mit stärkster Beteiligung der distalen Bezirke ist bei chronischer Niereninsuffizienz sehr häufig festzustellen. Viele Symptome lassen sich durch Hypoxie und Elektrolytstörungen erklären.

Die neurologischen Symptome wie Krampfanfälle, Enzephalopathie und akut-delirante Zustände, die bei Dialysebehandlung der Urämie auftreten, sind vielleicht auf die rasche Normalisierung des Blut-pH zurückzuführen.

Ostitis deformans (Paget)

Die neurologischen Komplikationen des Morbus Paget sind durch Druckwirkung auf das ZNS und die Nervenwurzeln durch überschießenden Knochenanbau am Schädel und an der Wirbelsäule zu erklären. Taubheit, Visusminderung und Kompressionszeichen des Rückenmarks treten dabei auf. Im Röntgenbild sieht man fleckförmige Verdichtungen und Aufhellungen. Eine sekundäre Platybasie kann sich in fortgeschrittenen Fällen entwickeln. Die alkalische Phosphatase im Serum ist stark erhöht.

Morgagni-Morel-Stewart-Syndrom

Dieses Syndrom besteht in einer Hyperostose der Tabula interna des Frontalknochens, Adipositas, Hirsutismus, Kopfschmerzen und psychischen Störungen. Es kommt bei älterer Frauen vor und ist hinsichtlich seiner Pathogenese wahrscheinlich zwischen Akromegalie und M. Cushing einzuordnen.

Vitamin-B-Mangelzustände

A. Thiamin (Vitamin B 1). Thiamin ist ein Coenzym für die Dekarboxylierung der α-Ketosäuren (Brenztraubensäure und α-Ketoglutarsäure) und ist daher für den normalen Kohlenhydratstoffwechsel von Bedeutung. Mangelzustände äußern sich in Tachykardie, Müdigkeit, Parästhesien und Reflexabschwächung. Bei schweren Verlaufsformen (Beriberi) kommen Polyneuritis, Paresen der unteren Extremitäten, seröse Absonderungen, subkutane Ödeme und Herzinsuffizienz, Diarrhoe und Erbrechen hinzu.

Die Behandlung erfolgt mit Thiaminchlorid 20–50 mg/die oral, i.v. oder i.m.

B. Niacin. Mangelzustände von Nikotinsäureamid führen zur Pellagra. Frühmanifestationen sind Hauterytheme und Rötung der Zunge. Bei schweren Mangelzuständen kommt es zu deutlichen Hautverdickungen nach Lichtexposition an exponierten Stellen, Diarrhoe, entzündlichen Veränderungen der Zunge, Stomatitis, depressiven und paranoiden Zuständen, geistiger Leistungsminderung, Rigor und insbesondere zu oralen Automatismen.

In Kombination mit therapeutischen Dosen von Thiamin, Riboflavin und Pyridoxin werden 50–500 mg Nikotinsäureamid/die oral, i.v. oder i.m. bis zur Rückbildung der Symptome gegeben.

C. Pyridoxin (Vitamin B 6). Pyridoxin ist als Coenzym bei der Transaminierung und Dekarboxylierung von Proteinen beteiligt. Schwere generalisierte Krampfanfälle kommen bei Neugeborenen und Kindern unter Pyridoxinmangel vor. Neuropathien und Krampfanfälle, die durch Hydrazide verursacht werden, können durch gleichzeitige Pyridoxingabe verhindert oder abgeschwächt werden.

Bei Mangelzuständen ist eine Verabreichung von 10–50 mg/die parenteral oder oral indiziert.

D. Vitamin B 12. Die neurologischen Komplikationen bei Vitamin-B 12-Mangelzuständen wurden in dem Abschnitt über funikuläre Myelose (S. 411) beschrieben.

Subakut-nekrotisierende Enzephalomyelopathie (Leigh-Krankheit)

Diese rasch progrediente Erkrankung tritt bei Kleinkindern in Form von Gedeihstörungen, muskulärer Hypotonie, Seh- und Hörstörungen auf. Gelegentlich kommt es zu Krampfanfällen. Die subakut-nekrotisierende Enzephalomyelopathie (SNEM) wird auf einen Mangel an Thiamintriphosphat im Nervensystem zurückgeführt. Man nimmt an, daß ein Inhibitor die Umwandlung von Thiaminpyrophosphat in Thiamintriphosphat blockiert. Im Urin findet sich eine Substanz, die die Thiamin-pyrophosphat-adenosintriphosphat-phosphoryltransaminase hemmt. In einzelnen Fällen ist der Verlauf etwas langsamer und der Tod tritt erst nach einigen Jahren ein.

Neurologische Komplikationen von Medikamenten und chemischen Intoxikationen

Schwermetalle

A. Arsen. Die Arsenvergiftung (Insektenmittel) führt zu Polyneuropathie, Hyperkeratosen an den Handflächen, bronzeartiger Pigmentation der Haut und selten zu Optikusneuritis. Die Therapie erfolgt mit Dimercaprol (BAL).

B. Blei. Bei chronischer Bleivergiftung kommt es zu einer Polyneuropathie, die hauptsächlich zu einer Parese der Hand- und Fingerextensoren sowie zu Parästhesien und strumpf- bzw. handschuhförmigen Sensibilitätsstörungen führt. Eine Bleienzephalopathie, charakterisiert durch Kopfschmerzen, akute exogene Psychosen und generalisierte oder fokale Anfälle mit nachfolgenden Lähmungen, wird bei akuten Intoxikationen besonders bei Kindern gesehen. In schweren Fällen kommt es zu Eintrübung, Koma und schließlich zum Tod.
Die Behandlung erfolgt mit chelatbildenden Stoffen (EDTA oder Penicillamin). Die Bleiausscheidung im Urin ist bei Intoxikationen höher als 0,15 mg/l.

C. Mangan. Eine Intoxikation mit manganreichem Staub, der über die Atemwege in den Körper eintritt, kann zu einem Parkinson-Syndrom führen.

D. Thallium. Schwere Thalliumintoxikationen mit Rattengiften äußern sich in Übelkeit, Erbrechen, kolikartigen Schmerzen und heftigen Beinschmerzen. Die Polyneuropathie führt zu ausgedehnten Hypästhesien und Paresen. Charakteristisch ist der Haarausfall. Eine akute schwere Vergiftung kann zu Blindheit, Delir und unter Krampfanfällen zum Tode führen.

E. Quecksilber. Eine Vergiftung mit organischen Quecksilberverbindungen führt zu neurologischen Erscheinungen, die man heute als Minamata-Krankheit bezeichnet. Der Name leitet sich von der Minamata-Bucht in Japan her, wo es zu Massenvergiftungen durch kontaminierte Fische und Muscheln gekommen war. Die Krankheit ist gekennzeichnet durch zerebelläre Ataxie, Sprachstörungen, Tremor, psychische Veränderungen, Salivation, Schwitzen und verschiedene extrapyramidale Störungen. Bei Feten traten schwerste Schädigungen auf. Die Therapie mit BAL und EDTA führte zu einer geringen klinischen Besserung.

Alkohol und Morphin

A. Äthylalkohol. Die akute Alkoholintoxikation führt zu Ataxie, Rauschzuständen mit Bewußtseinstrübung und letztlich zum Koma. Eine chronische Alkoholintoxikation kann zum Delirium tremens, Krampfanfällen, Polyneuropathie, Korsakow-Psychose, Kleinhirnatrophie, geistigem Abbau oder einer Wernicke-Polioenzephalopathie führen. Ein Koma tritt nach allgemeiner Auffassung bei einem Blutalkoholspiegel von 250 mg/100 ml auf.
Absetzen von Alkohol bei chronischem Alkoholismus verursacht Entzugserscheinungen wie Zittrigkeit, Nausea, Schwitzen, Halluzinationen und Delirium tremens. Die sekundären Schäden, die beim chronischen Alkoholismus gefunden werden (M. Wernicke, Korsakow-Syndrom, Polyneuropathie, Amblyopie und Pellagra), sind durch Mangelernährung der Alkoholiker mitverursacht. Distraneuringaben bei der Wernicke-Enzephalopathie bessern die Rückbildung der Ophthalmoplegie, der Ataxie und des Nystagmus. Auch beim Delirium tremens wird Distraneurin gegeben. Alkoholische Polyneuropathie und Amblyopie bessern sich bei Thiamingaben. Die psychischen Veränderungen beim M. Wernicke, die Amnesie bei der Korsakow-Psychose und die alkoholische Demenz sprechen nur wenig auf eine Thiamintherapie an.
Beim *Korsakow-Syndrom* kommt es zu hochgradiger Störung der Merkfähigkeit, besonders des Neugedächtnisses, zu Konfabulationen und zu zeitlicher und örtlicher Desorientiertheit. Die Patienten sind anfangs flach-euphorisch verstimmt. Das *Wernicke-Syndrom* ist durch Ophthalmoplegie, zerebelläre Ataxie, Nystagmus, Intentionstremor, Benommenheit und Bewußtseinstrübung gekennzeichnet. Optikusneuritis, Retinablutungen und Muskelschwäche können eben-

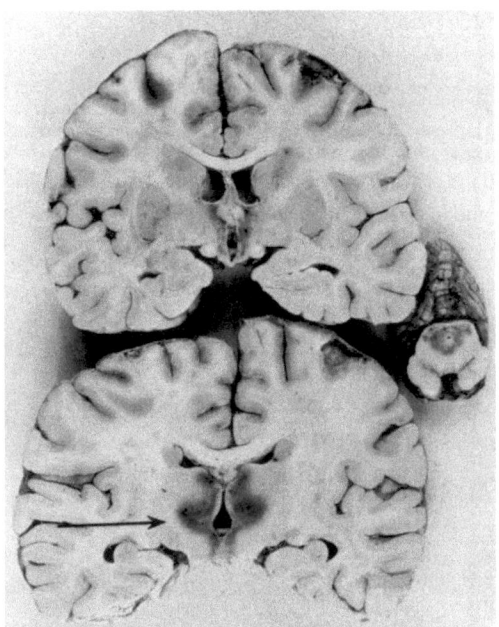

Abb. 30–5. *Wernicke-Enzephalopathie*, Periventrikuläre und periaquaeduktale Blutung, Pigmentierung und Nekrosen bei einem 44jährigen Alkoholiker

falls beobachtet werden. Ohne Behandlung führt die Krankheit rasch zum Tod.
Es wird mit hohen Dosen von Vitamin B1 behandelt.
Beim chronischen Alkoholismus findet sich fast immer ein feinschlägiger Tremor, der mit dem Quinquaud-Zeichen nachgewiesen wird. Wenn der Patient die Finger spreizt und die Fingerspitzen gegen die vertikal gehaltene Hand des Untersuchers preßt, fühlt man nach einigen Sekunden eine Serie von leichten Erschütterungen, wie wenn die Phalangen jedes Fingers aneinanderschlagen würden.

B. Methylalkohol. Bei einer akuten Methanolvergiftung entwickeln sich die Symptome mit einer Latenz von etwa 24 Std. Die wichtigsten Symptome sind: Bewußtseinsstörungen, Kopfschmerzen, Visusstörungen, kolikartige Leibschmerzen und Koma. Die Sehstörungen sind oft irreparabel. Dabei ist die Sehschärfe stark reduziert und es bestehen Zentralskotome sowie Einschränkung des peripheren Gesichtsfeldes.
Die einfachste Therapie besteht im Notfall darin, Äthylalkohol in größeren Mengen zuzuführen. Durch Substratkonkurrenz wird dadurch der Abbau des Methanols zu giftigen Verbindungen verzögert.

C. Morphin und andere Alkaloide. Eine akute Vergiftung manifestiert sich durch Stupor, Koma, Atemdepression, Stecknadelkopfpupillen, Zyanose und Schock. Der Tod erfogt durch Atemlähmung.
Sauerstoff, künstliche Beatmung und Nalorphin als Antidot werden bei der Therapie eingesetzt. Die erforderliche Dosis von Nalorphin beträgt 8 mg i.v. alle 20 min mit mehrfacher Wiederholung.

Kohlenmonoxyd

Eine akute, schwere Kohlenmonoxydvergiftung führt meist zum Koma, Krämpfen und zum Tod. Bei den Patienten, die überleben, entwickelt sich später ein Parkinson-Syndrom mit Hyperkinesen, seltener eine Hemiparese oder eine Aphasie.

Antikonvulsiva

A. Hydantoin. Diphenylhydantoin (Zentropil) verursacht bei Überdosierung Ataxie, Blickrichtungsnystagmus, Zahnfleischhypertrophie und Arzneimittelexantheme. Diese Symptome bilden sich nach Absetzen oder Reduzierung der Dosis wieder zurück. Im Tierversuch wurden Degenerationen der Purkinje-Zellen des Kleinhirns gefunden.

B. Barbiturate. In therapeutischen Dosen können Barbiturate zu Ataxie, verwaschener Sprache, Antriebsstörungen und Benommenheit führen. Diese Symptome verschwinden bei Reduzierung der Dosis oder Absetzen des Medikaments. Bei akuter Überdosierung mit Koma, Atemdepression, Zyanose, Areflexie und aufgehobenen Pupillenreaktionen ist eine rasche Intensivbehandlung vonnöten. Die chronische Barbituratvergiftung äußert sich in psychischen Veränderungen, Merkfähigkeitsstörungen, emotionaler Labilität, Nystagmus, Ataxie und Tremor.

C. Bromide. Chronischer Bromidabusus führt zu Antriebsstörungen, Ataxie, Schläfrigkeit, Desorientiertheit, deliranten Zuständen und Stupor. Chronische Bromidintoxikationen und Abhängigkeit sind sehr häufig.

Chemotherapeutika

A. Streptomycin. Nach hochdosierter und langdauernder Therapie mit Streptomycin und Gentamycin wird der N. vestibularis und der N. acusticus geschädigt, was zu Tinnitus, Schwindel, Ataxie und Hörstörungen führt.

B. Chinine. Wiederholte Verabreichung von Chinin in hohen Dosen kann zu Visusverlust (Chininamblyopie), Abblassungen der Papille oder Papillenödem führen.

C. Isoniazid (INH). Hochdosierte Medikation mit Isoniazid führt bei besonders empfindlichen Personen zu Polyneuropathie, Benommenheit, Kopfschmerzen, Hyperreflexie und zu Krampfanfällen. Gleichzeitige Gaben von Pyridoxin und Glutaminsäure mindern den toxischen Effekt.

Andere toxische Substanzen

Antihistaminika

Diphenhydramin (Benadryl), Tripelennamin (Pyribenzamin) und verwandte Verbindungen können in hoher Dosierung zu Benommenheit, Kopfschmerzen, Tremor, Nervosität, Erregung und Krampfanfällen führen.

Chlorierte Insektizide

Eine akute Vergiftung mit Chlorphenothan (DDT) und ähnlichen Verbindungen verursacht Übererregbarkeit, Tremor, Ataxie und Krämpfe.

Stimulierende Drogen

Strychnin wurde bei verschiedenen Analeptika verwendet und findet sich häufig in Rattengiften. Es führt zu stark erhöhter Reflexerregbarkeit des Rückenmarks. Bei akuten Intoxikationen treten tonische Muskelkrämpfe (besonders Streckkrämpfe der Extremitäten) von zunehmender Schwere und Frequenz auf. Bei höheren Dosen kommt es zum Tetanus der gesamten Skeletmuskulatur, zu Opisthotonus und aufgrund von Atemversagen zum Tod.

Die Analeptika Picrotoxin, Pentylentetrazol (Metrazol) und Nikethamid (Coramin) erregen das Rückenmark, die Medulla und die Hirnrinde. Die wichtigsten Intoxikationszeichen dieser Drogen sind Krämpfe.

Lathyrismus

Ein neurotoxischer Bestandteil der Bohne Lathyrus sativus ist verantwortlich für die selektive Pyramidenbahnschädigung, welche beim Lathyrismus vorkommt und zu spastischen Paresen führt.

Diese Erkrankung, welche in Indien endemisch ist und in Europa nur selten auftritt, wird durch eine Vielzahl von Nitrilverbindungen mit Zyanidradikalen verursacht, welche aus diesen Bohnen isoliert werden.

Schlangengifte

Schlangengifte haben — neben hämolytischen — erhebliche neurotoxische Eigenschaften. Die Opfer sterben im allgemeinen durch Lähmung der Atemmuskulatur, da die Schlangengifte einen curareartigen Effekt auf die Muskeln haben. Am Anfang stehen Schwäche, Augenmuskellähmungen und ataktische Zeichen, später kommen andere Ausfälle hinzu.

Halluzinogene

Halluzinoge sind Drogen, welche vorübergehende exogene Psychosen beim Menschen auslösen können. Zu dieser Gruppe, von denen die meisten einen Indolring besitzen, gehören Lysergsäurediäthylamid (LSD), Yohimbin, Harmin, Mescalin, Bufotenin, Cannabisderivate, Tryptamin und bestimmte Adrenalinabbauprodukte.

Verschiedene dieser Stoffe wurden in der Vergangenheit verwendet, um „Modellpsychosen" zu erzeugen. Dazu gehören folgende: (1) Mescalin, DMT (NN-Dimethyltryptamin) und DET (Diäthyltryptamin), Psilocybin, LSD und verwandte Derivate; (2) Atropin-Derivate; (3) Phencyclidin (Sernyl); (4) N-Allylnormorphin.

Bisher haben sich die Hoffnungen nicht bestätigt, durch Untersuchungen des Wirkungsmechanismus halluzinogener Drogen die biochemischen Mechanismen der endogenen Psychosen aufzuklären.

Elektrolyte

Elektrolytstörungen durch Erbrechen, Diarrhoe, renale Erkrankungen, Ernährungsstörungen usw. können das Sensorium betreffen und zu psychischen Veränderungen, Muskelschwäche und Krampfanfällen führen. Excessive Flüssigkeitsaufnahme löst durch die Wasserintoxikation Krämpfe aus.

Tabelle 30-3. Akute Intoxikationszeichen bei Drogenmißbrauch (Unterschiedliche Manifestation je nach Individuum, Reinheit der Drogen, Kombination, Dosierung, Art und Dauer der Einnahme)

	Halluzinogene[a]	Cannabis (Marihuana)[b]	Narkotika[c]	Sedativa-Hypnotika[d]	Stimulantien[e]
Körperliche Symptome					
Pupillen	erweitert, reagieren auf Licht	normal	stecknadelkopf-groß, starr	normal	erweitert, reagieren auf Licht
Konjunktiven		gerötet			
Haut	Rötung, Schwitzen, Gänsehaut		Rötung, Injektionsstellen		Schwitzen, Injektionsstellen
Mund		Geruch „verbrannter Blätter"	Gähnen	Gähnen	trocken
Atmung	verstärkt		herabgesetzt, Lungenödem	herabgesetzt	erhöht, flach
Puls	erhöht	erhöht	vermindert		erhöht
Blutdruck	erhöht	orthostatische Hypotonie	vermindert	vermindert	erhöht
Eigenreflexe	gesteigert			abgeschwächt	gesteigert
Sprache				verwaschen	
Koordination				schlecht, Ataxie	
Psychische Symptome					
Stimmung	Ekstase bis Panik	Euphorie	Euphorie, Benommenheit	Erregung → Somnolenz → Koma	Gespanntheit und Übererregbarkeit
Sensorium	oft klar		gewöhnlich eingetrübt	verwirrt	klar (in leichten Fällen); verwirrt (in schweren Fällen)
Wahrnehmungsvermögen	gestört	gestört			
Gedächnis		vorübergehend leicht beeinträchtigt		gestört	
Halluzinationen	verschieden ausgestaltet (häufig kaleidoskop-artig)	selten; verschieden ausgestaltet			
Verkennungen	variabel, dosisabhängig	paranoid, dosisabhängig			
Laborbefunde	Hyperglykämie (gelegentlich)		Drogennachweis im Urin	Drogennachweis im Blut und Urin	

[a] Halluzinogene: LSD, Mescalin, Psilocybin, Dimethyltryptamin
[b] Cannabis: Marihuana, Haschisch
[c] Narkotika: Opium, Heroin, Morphin, Methadon
[d] Sedativa-Hypnotika: Barbiturate, Chloralhydrat, Meprobamat, Glutethimid, Chlordiazepoxid, Diazepam
[e] Stimulantien: Amphetamin, Kokain

Ein Elektrolytkoma wird durch Hypernatriämie verursacht. Psychomotorische Unruhe, Verwirrtheit, Halluzinationen, Krämpfe und Koma stellen sich ein. Neben renalen Erkrankungen kommt es vor allem nach Hirntraumen, Hirnoperationen und Hirnblutungen zu einer zentral ausgelösten Hypernatriämie mit hyperosmolarem Koma. Pathologisch-anatomisch lassen sich bei letalem Ausgang degenerative Veränderungen (z. B. zentrale pontine Myelose) finden.

Flüssigkeit in Form von 5 %iger Dextrose sollte als Infusion zugeführt werden, sobald eine Hypernatriämie festgestellt wird.
Eine letal verlaufende Azidose kann nach Aufnahme von großen Dosen Ammoniumchlorid eintreten. Die gleichzeitige Hypokaliämie führt zu Muskellähmungen und zum Koma.
Magnesium und Kalzium können durch Malabsorption nach Resektion des Dünndarms oder bei Steatorrhoe absinken. Es kommt zu Verwirrtheit, Tetanie, Krämpfen, Hyperreflexie, Tremor und Myoklonie. Oral oder intravenös verabreichtes Magnesium oder Kalzium stellen eine wirksame Therapie dar.

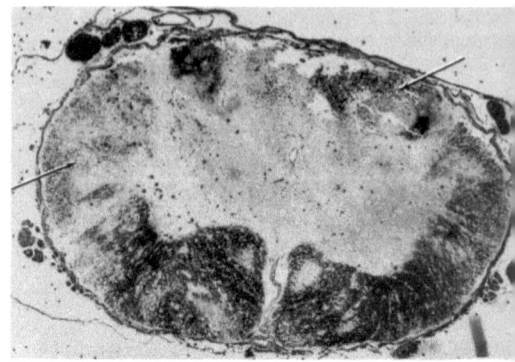

Abb. 30–6. *Subakute Bestrahlungsmyeolopathie.* Unteres Zervikalmark nach Bestrahlung eines mediastinalen Hodgkin-Tumors

Neuroleptika

Viele Neuroleptika — besonders die Phenothiazine — führen häufig zu reversiblen extrapyramidalmotorischen Nebenwirkungen, z. B. Akinese, Rigor, Dystonie und Akathisie.

Physikalische Schädigungen

Hitzeschäden

Als Folge übermäßig hoher Umgebungstemperatur können Hitzekrämpfe, Hitzeerschöpfung und Hitzschlag auftreten.
Hitzekrämpfe. Im Anschluß an delirante Zustände treten Krampfanfälle auf, die zum Teil durch Elektrolytstörung bedingt sind.
Hitzerschöpfung. Die schwere NaCl-Verarmung führt über ein vermindertes Plasmavolumen zu Kreislaufstörungen und geht mit Schwäche, Blässe, Schwitzen, Erbrechen, Muskelkrämpfen und synkopalen Anfällen einher. Intravenöse Kochsalzinfusionen führen zu einer raschen Besserung. Bei weniger schweren Fällen kann das Salzdefizit über orale Aufnahme ausgeglichen werden.
Hitzschlag. Bei diesem lebensbedrohlichen Wärmestau mit einer Letalität von etwa 50 % bricht die Wärmeregulation im Hypothalamus zusammen. Die Schweißdrüsentätigkeit ist aufgehoben, und die Körpertemperatur steigt dadurch bis über 41° C an. Die Haut ist heiß und trocken, die Atmung rasch. Nach Prodromen wie Schwächegefühl, Kopfschmerzen, Anorexie, Diarrhoe, Ataxie, Verwirrtheit und Polyurie kommt es zu Bewußtseinstrübung und Schnappatmung. Rasche Abkühlung durch Eintauchen in kaltes Wasser oder Bedecken mit kalten Tüchern usw. ist eine Sofortmaßnahme.

Strahlenschädigung

Im Anschluß an eine Bestrahlungstherapie im Rückenmarksbereich wegen Malignomen kommt es manchmal zu einer Bestrahlungsmyelopathie. Die Rückenmarksläsionen liegen in den strahlenexponierten Segmenten. Um spinale Kompressionen oder Metastasen als Ursache der Querschnittssymptomatik von einer Strahlmyelopathie abzugrenzen, sind neuroradiologisch-diagnostische Maßnahmen indiziert.
Man unterscheidet folgende Formen einer Bestrahlungsmyelopathie: (1) vorübergehende Strahlenmyelopathie; (2) Bestrahlungsamyotrophie; (3) Subakute Bestrahlungsmyelopathie und (4) chronische progrediente Bestrahlungsmyelopathie (s. Abb. 30–6).

Neuropathien

Polyneuropathie

Bei der Polyneuropathie handelt es sich um eine meist symmetrische Erkrankung der peripheren Nerven, die zu sensiblen, motorischen und vegetativen Störungen führt. Nur in den seltensten Fällen handelt es sich um entzündliche Prozesse, so daß der Begriff Polyneuritis nur selten zutrifft. Polyneuropathien werden durch verschiedene Noxen hervorgerufen.
Die häufigsten Ursachen sind: (1) exogen-toxische Störungen (z. B. durch Alkohol, Thallium, Arsen, Schwefelkohlenstoff, Blei, Thalidomid, INH und Sulfonamide); (2) Infektionen (z. B. Lepra, Typhus, Diphtherie, Botulismus, Syphilis, Tuberku-

lose, M. Boeck und Mumps); (3) metabolische Störungen (z. B. Diabetes mellitus, Urämie, Amyloidose, Schwangerschaft, Leberzirrhose, Porphyrie); (4) Ernährungsstörungen (z. B. Beriberi, andere Vitaminmangelzustände, Sprue, kachektische Zustände); (5) Kollagenosen (Periarteriitis nodosa) und (6) maligne Prozesse (paraneoplastische Polyneuropathie).

Zwei Haupttypen mit unterschiedlichem Pathomechanismus werden unterschieden: (1) Axonale Neuropathien mit dem sog. "dying back". Dazu gehören die toxischen, diätetisch verursachten, vaskulär bedingten und einige metabolische Neuropathien; (2) demyelinisierende Neuropathien (z. B. postinfektiöse, urämische und Guillain-Barré-Neuropathien. Bei Polyneuropathien mit Markscheidenzerfall ist die Nervenleitgeschwindigkeit frühzeitig herabgesetzt. Schreitet die Polyneuropathie weiter fort, so sind Axon und Markscheide fast immer gleichzeitig geschädigt.

Neben den angeführten Polyneuropathien gibt es auch hereditär bedingte Neuropathien (z. B. Charcot-Marie-Tooth-Syndrom, Déjérine-Sottas-Syndrom, Refsum-Erkrankung), auf die weiter unten näher eingegangen wird.

Klinik

Unabhängig von der speziellen Ätiologie zeigen die Polyneuropathien ein ziemlich gleichförmiges klinisches Bild. Die Symptome entwickeln sich nach einem uncharakteristischen Vorstadium meist langsam über einen Zeitraum von Wochen. Ausnahmen mit raschem Beginn sind Polyneuropathien bei Infektionen und die alkoholische Polyneuropathie. Die Patienten klagen über sensible Störungen, Parästhesien, brennende Mißempfindungen, Schwäche und Ermüdbarkeit. Die Schmerzen können wenig ausgeprägt, gelegentlich aber brennend scharf und quälend sein. Die motorischen Ausfälle betreffen vorwiegend die distalen Anteile der Extremitäten.

Fußheberparesen oder Schwäche in den Händen bei alltäglichen Verrichtungen fallen den Patienten am ehesten auf. Es handelt sich um schlaffe Lähmungen und Muskelatrophien. Spitzfußstellung und Steppergang sind zu beobachten. Die Sehnenreflexe sind abgeschwächt oder aufgehoben. Die Sensibilitätsstörungen mit Hypästhesie und Hypalgesie haben eine symmetrische strumpfförmige oder handschuhförmige Verteilung. Vibrations- und Lagesinnempfindungsstörungen kommen hinzu.

Trophische Veränderungen der Haut als Zeichen einer Mitbeteiligung der vegetativen Neurone manifestieren sich als glänzende rote Haut und Störungen der Schweißsekretion.

Bei der elektrischen Untersuchung und im EMG findet man Zeichen einer peripheren neurogenen Schädigung.

Im Liquor kommt es nur dann zu einer Eiweißvermehrung, wenn die Wurzeln mitbetroffen sind.

Therapie

Die Therapie ist für die Polyneuropathien unterschiedlicher Ätiologie verschieden. Sie zielt darauf ab, die toxische Schädigung auszuschalten und bei metabolisch bedingten Polyneuropathien die Stoffwechsellage zu normalisieren. Gleichzeitig wird eine kalorienreiche und vitaminreiche Diät verordnet. Vitamin-B-Komplex wird außerdem oral oder parenteral zugeführt. Im übrigen werden konservativ-pflegerische Maßnahmen getroffen, die Kontrakturen oder Verletzungen durch Überstreckung verhindern sollen. Bei Schmerzen werden Analgetika gegeben. Es ist auf eine frühzeitige Mobilisierung und krankengymnastische Übungsbehandlung zu drängen.

Wenn die Polyneuropathie ursächlich behandelt werden kann, kommt es mehr oder weniger rasch zu einer Rückbildung der Beschwerden. In den meisten Fällen dauert die Besserung jedoch 6–12 Monate. Die Sensibilitätsstörungen bessern sich früher als die motorischen Ausfälle.

Landry-Guillain-Barré-Syndrom

Bei diesem Syndrom, das durch die rasch aufsteigende Landry-Paralyse und die von Guillain und Barré beschriebene Polyradikulitis charakterisiert ist, kommt es etwa ein bis zwei Wochen nach einer leichten Infektion der oberen Atemwege oder des Gastrointestinaltrakts zu aufsteigenden Paresen der Beine und dann der Arme. Innerhalb weniger Tage können auch die Gesichtsmuskeln und die Hirnnerven betroffen werden. Dadurch treten Atemlähmungen, Schluckstörungen und eine Diplegia facialis auf. Die Patienten müssen intensiv überwacht werden, damit bei auftretenden Atemstörungen sofort eine künstliche Beatmung begonnen werden kann.

Sensibilitätsstörungen fehlen oft gänzlich. Die Muskeln und Nerven sind jedoch druckempfindlich. Die Ausfälle können innerhalb einer Woche ihr Maximum erreichen oder noch mehrere Wochen fortschreiten.

Bei letalem Verlauf tritt der Tod durch Atemversagen oder interkurrente Infekte ein. Bei günstige-

rem Verlauf kommt es innerhalb von einigen Wochen zu einer schrittweisen Besserung.
Im Liquor findet sich besonders nach ein bis zwei Wochen eine „dissociation albumino-cytologique" mit einer Erhöhung des Gesamteiweißes auf mehrere hundert mg % pro 100 ml bei niedrigen Zellzahlen. Hyperergische Reaktionen und Autoimmunprozesse, die zur Schädigung der peripheren Nerven führen, wurden diskutiert, um die Demyelinisierung und die häufige mononukleäre entzündliche Infiltration der peripheren Nerven und der Nervenwurzeln zu erklären.
Als Therapie wurden hochdosiert Kortikosteroide angewendet und darunter Besserungen beobachtet. Ihre Wirksamkeit wird jedoch von vielen Klinikern bezweifelt.

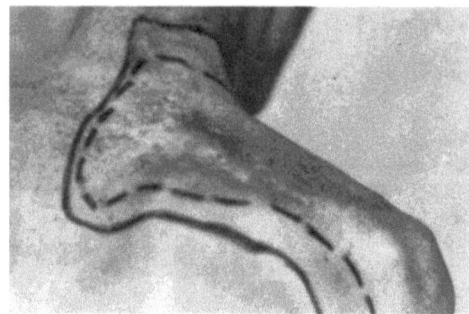

Abb. 30-7. *Umschriebene Aufhebung der Sensibilität nach Rhizotomie des unteren Zervikalmarks wegen postherpetischer Neuralgie bei einem Patienten mit M. Hodgkin.* (Durchgezogene Linie Schmerz; unterbrochene Linie Berührung)

Refsum-Syndrom
(Heredopathia atactica polyneuritiformis)

Es handelt sich beim Refsum-Syndrom um eine rezessive Erbkrankheit, die aufgrund eines Defektes im Lipoidstoffwechsel mit Neuropathie, Retinitis pigmentosa, Nachtblindheit, konzentrischen Gesichtsfeldeinschränkungen, zerebellärer Ataxie, chronischer Polyneuritis, fortschreitender Innenohrtaubheit und erhöhtem Liquoreiweiß einhergeht.
Eine streng fettarme Diät kann die Plasmaspiegel von Phytansäure erniedrigen und zu einer gewissen Wiederherstellung der Nervenfunktion führen.

Déjérine-Sottas-Syndrom
(Hypertrophische interstitielle Neuritis)

Es handelt sich dabei um eine seltene heredofamiliäre Krankheit, gekennzeichnet durch eine chronisch-progressive Polyneuropathie aufgrund einer bindegewebigen Degeneration des Endoneuriums oder der Schwannschen Scheide mit Degeneration der Myelinscheide und der Nervenfasern. Die verdickten peripheren Nerven können palpiert und häufig gesehen werden.

Neurale Muskelatrophie (Charcot-Marie-Tooth)

Diese seltene meist dominant vererbte Krankheit führt zur Degeneration der peripheren Nerven hauptsächlich der Beine (dying back), daneben aber auch zur Degeneration der spinalen Motoneurone und der sensiblen Spinalganglien. Die Beschwerden beginnen meist im Kindesalter. Es finden sich Hohlfüße, Atrophien der peronealen Muskulatur, die zum charakteristischen Bild der Storchenbeine mit Steppergang führen. Schon frühzeitig sind die ASR aufgehoben und Faszikulationen sichtbar. Vibrations- und Lageempfindung sind gemindert, eine strumpfförmige Hypästhesie und trophische Störungen treten auf. Seltener sind Hirnnervensymptome (z. B. Optikusatrophie und Nystagmus). Die Nervenleitungsgeschwindigkeit ist stark vermindert.

Polyneuropathien bei Plasmozytom und Makroglobulinämie
(M. Waldenström)

Bei diesen neoplastischen Dysproteinämien kommt es neben allgemeiner Erschöpfung, Gewichtsverlust und hämorrhagischer Diathese (mit normalen Blutgerinnungsfaktoren) zu schweren Polyneuropathien.

Mononeuritis

Eine Entzündung oder Degeneration kann auch einzelne Nerven betreffen. Man spricht dann von einer Mononeuritis. Ätiologische Faktoren sind dabei Traumen (Kontusion, Kompression oder Nervendehnung) oder chronische Intoxikationen, wodurch manchmal bevorzugt bestimmte Nerven befallen werden, sowie Infektionen, die lokale Schäden verursachen. Entzündungsreaktionen bei der Mononeuritis können als Perineuritis, interstitielle Neuritis (verdickte, gerötete Nervenstämme) oder parenchymatöse Neuritis (Schädigung von Myelinscheide, Achsenzylinder oder Neurilemm) auftreten. Von Mononeuritis multiplex wird gesprochen, wenn mehrere nicht benachbarte Nerven isoliert geschädigt sind.

Kapitel 31
Epilepsie

Epileptische Anfälle stellen plötzliche, episodische Änderungen der Hirnfunktion dar, die sich in motorischen, sensiblen, sensorischen, autonomen oder psychischen Symptomen äußern und mit gleichzeitigen pathologischen EEG-Veränderungen einhergehen.

Ätiologie
(s. Tabelle 31-1)

Für gewöhnlich unterscheidet man zwischen genuinen und symptomatischen Epilepsieformen. Von symptomatischer Epilepsie spricht man, wenn eine organische Hirnschädigung, die durch die neurologische Untersuchung und Zusatzmethoden gesichert ist, das Auftreten von Anfällen erklären kann. Während früher nur selten solche symptomatischen Epilepsien diagnostiziert werden konnten, ist mit der Entwicklung neuer diagnostischer Methoden ihr Anteil gestiegen. Schon daraus ist ersichtlich, daß die Einteilung in genuine und symptomatische Formen nur bedingt möglich ist, denn auch bei Hirnschädigungen muß oft noch eine anlagebedingte Krampfneigung hinzukommen, damit Anfälle auftreten.
Epileptische Anfälle können sich als Symptom bei nahezu allen organischen Hirnerkrankungen einstellen. Eine gründliche neurologische Diagnostik ist daher beim Auftreten von Anfällen erforderlich.
Häufige Ursachen der sog. symptomatischen Epilepsie sind frühkindliche Hirnschäden, Traumen, Enzephalitis, kongenitale Malformationen, Hirntumoren, Gefäßmißbildungen, Intoxikationen, hirnatrophische Prozesse und Stoffwechselstörungen (Urämie, Hypoglykämie, Hypokalziämie und Wasserintoxikation).
Selbst bei Ausschöpfen aller diagnostischen Möglichkeiten bleiben die Ursachen von Krampfanfällen bei vielen Patienten ungeklärt. Es handelt sich dabei um eine vererbte Krampfbereitschaft, deren Vererbungsmodus unbekannt ist.
Die Krampfbereitschaft erhöht sich durch Hyperventilation (Abatmung von CO_2), vermehrte Wasserretention, Alkoholgenuß, Ermüdung, Schlafmangel, emotionelle Belastungen und viele andere Faktoren.
Die Anfälle treten oftmals an den Schlaf-Wach-Rhythmus gekoppelt auf, z. B. Aufwach-grand mal, Schlaf-grand mal.

Pathologie

Da die Epilepsie ein Syndrom und keine spezifische Erkrankung darstellt, ist es nicht verwunderlich, daß in den Fällen von genuiner Epilepsie keine spezifischen pathologischen Gewebsveränderungen bei der histologischen Untersuchung zu finden sind, die die erhöhte Krampfbereitschaft erklären könnten.
Trotz zahlreicher biochemischer und neurophysiologischer Untersuchungen bei Patienten mit Krampfanfällen, bleibt die Pathophysiologie der epileptischen Anfälle noch weitgehend ungeklärt.

Pathophysiologie

Ein wesentlicher Faktor bei der Krampfentstehung ist die synchronisierte gesteigerte Entladungsaktivität großer Neuronenverbände und die fehlende Begrenzung dieser synchronen Entladungen durch Störung der Hemmechanismen.
Nähere Einzelheiten sind in Lehrbüchern der Neurophysiologie dargestellt.

Einteilung

Die übliche Einteilung stützt sich auf das klinische Bild, den EEG-Befund und anamnestische Daten.

A. Grand Mal. Dem Krampfanfall gehen häufig uncharakteristische Prodromi wie Reizbarkeit, Unruhe mit vegetativen Zeichen oder Abgeschlagenheit voraus. Der große generalisierte Krampfanfall wird dann in wenigen Fällen durch eine Aura eingeleitet. Die spezielle Form der Aura ist für die einzelnen Patienten gleichbleibend. Sie gibt

Tabelle 31-1. Ätiologische Faktoren epileptischer Anfälle[a]

Ätiologische Einteilung in Anlehnung an die Klassifizierung des National Institute of Neurological Dieaseses and Blindness:

Genetische Faktoren und Geburtsschäden:
1. Genetische Ursachen (idiopathisch)
2. Kongenitale Anomalien (einschließlich Chromosomenaberrationen)
3. Pränatale Faktoren (Infektionen, Drogen und Medikamente, Hypoxie usw.)
4. Perinatale Faktoren (Geburtstraumen, Geburtsasphyxie, perinatale Infektionen)
5. Ikterus neonatorum

Infektionen:
1. Meningitis: eitrige, tuberkulöse, Virusmeningitis, Parasiten- und Pilzmeningitis
2. Epidurale und subdurale Abszesse
3. Hirnabszess und Granulome: direkt fortgeleitet oder hämatogene Streuung
4. Virusenzephalitis
5. Enzephalitis anderer Genese (einschließlich Parasiten)
6. Fieber (Fieberkrämpfe)

Toxische Ursachen:
1. Anorganische Substanzen (z. B. Kohlenmonoxyd)
2. Metalle (z. B. Blei, Quecksilber)
3. Organische Substanzen: Alkohol u. a.
4. Drogen und Medikamente
5. Allergische Reaktionen: Einnahme von Fremdeiweiß, Impfung oder Injektion von Fremdeiweiß
6. Schwangerschaft
7. Andere Ursachen (z. B. Urämie)

Traumen oder physikalische Ursachen:
1. Akutes Schädel-Hirn-Trauma
2. Subdurale oder epidurale Hämatome
3. Posttraumatische meningozerebrale Narbenbildung
4. Hypoxie oder Hyperoxie

Zirkulationsstörungen:
1. Subarachnoidalblutung
2. Sinusthrombose
3. Enzephalomalazie aufgrund von Thrombose, Embolie, Hämorrhagie
4. Hypertensive Enzephalopathie
5. Arteriosklerose und arterielle Verschlußkrankheiten, intrakraniell und extrakraniell
6. Gefäßspasmen (z. B. Migräne)
7. Synkope
8. Blut (Anämie, hämorrhagische Diathese)

Metabolische und ernährungsbedingte Störungen:
1. Störungen im Elektrolyt- und Wasserhaushalt: Natrium, Kalzium, Hyperhydration oder Dehydration u. a.
2. Kohlenhydratstoffwechsel: Hypoglykämie, Diabetes mellitus, Glykogenspeicherkrankheiten
3. Eiweißstoffwechsel: Phenylketonurie, Porphyrie u. a.
4. Fettstoffwechsel: Lipidspeicherkrankheiten u. a.
5. Vitaminmangel: Pyridoxinmangel u. a.
6. Endokrine Störungen

Neoplasmen:
1. Primäre intrakranielle Tumoren
2. Metastasen
3. Lymphome und Leukämie
4. Vaskuläre Tumoren und Malformationen (z. B. arteriovenöse Mißbildungen, Sturge-Weber-Syndrom)

Heredofamiliäre und degenerative Erkrankungen:
1. Multiple Sklerose
2. Tuberöse Sklerose
3. Zerebelläre Degeneration mit Krampfanfällen
4. Andere Erkrankungen

Psychogene Ursachen

Ursache unbekannt

[a] Aus Robb, P.: Epilepsy. NINDB Monograph No. 1, US Department of Health, Education, and Welfare, USPHS Publication No. 1357, 1965

einen Hinweis darauf, von welcher Hirnregion die Krampfentladung ausgeht. So kommt es zu kurzdauernden optischen, akustischen, gustatorischen, olfaktorischen oder sensiblen Wahrnehmungen. Kurz darauf wird der Patient bewußtlos und fällt zu Boden, wobei es häufig zu Verletzungen kommt.
Während er fällt, stößt er mitunter einen Initialschrei aus. Es folgt die *tonische Krampfphase*, während der der Patient bis zu 1 min steif daliegt mit Opisthotonus und Streckstarre der Extremitäten. Danach schließt sich die *klonische Phase* mit heftigen rhythmischen, synchronen Muskelzuckungen an. Während der tonischen Phase ist der Patient apnoisch und zyanotisch. Blasen- und Mastdarmkontrolle sind häufig aufgehoben. Dadurch kommt es zum Einnässen oder seltener zum Einkoten. Ein Zungenbiß ist häufig festzustellen. An den Krampfanfall schließt sich ein kurzdauernder oder mehrstündiger Schlaf, mitunter auch Verwirrtheit an. Für die gesamte Zeit besteht eine Amnesie.

B. *Petit Mal*. Die folgenden drei Anfallsformen faßt man als petit-mal-Trias zusammen.
1. *Absencen* treten vorwiegend bei Kindern im Schulalter auf. Dabei blicken die Patienten für kurze Augenblicke starr ins Leere und halten im Sprechen oder sonstigen Tätigkeiten inne. Motorische Zeichen treten dabei kaum auf und die Patienten fallen nicht zu Boden. Der vorübergehende Bewußtseinsverlust geht fließend in die ablaufende Aktivität über und ist so maskiert, daß er oft weder den Patienten noch seinen Mitmenschen auffält und nur bei der EEG-Ableitung festgestellt wird. Im EEG finden sich während dieser Absencen 3/sec-Spike-wave-Komplexe, die abrupt beginnen und auch plötzlich wieder in die normale Grundaktivität übergehen.
Manchmal werden während der Absencen die Augen nach oben gedreht, oder es kommt zu leichten Adversivbewegungen oder Myoklonien an den Armen.
Bei der *Pyknolepsie*, die hauptsächlich Mädchen betrifft, können bis zu 100 Absencen am Tag auftreten. Die Prognose ist bei entsprechender Behandlung günstig. Bei einem Großteil der Patienten kommt es zum vollständigen Verschwinden der Absencen. Auch ohne Therapie nimmt die Häufigkeit der Absencen nach der Pubertät ab.
2. *Myoklonisch-astatische Anfälle*. Es kommt anfallsweise zu myoklonischen Zuckungen und zu einer Störung der Haltungskontrolle, die sich in verschiedenen Formen äußert. Oft ist nur die Kopfhaltung betroffen, dann sinkt der Körper plötzlich nach vorne. Wenn die Rumpf- und Beinmuskulatur mitbetroffen ist, stürzen die Patienten zu Boden und können sofort wieder aufstehen. Im Anfall zeigt das EEG ein generalisiertes Spike-wave-Variantmuster mit irregulären oder langsamen Spike-wave-Mustern. Meist treten diese ziemlich therapieresistenten Anfälle schon im Kleinkindesalter auf und sind häufig auf organische Hirnschädigungen zurückzuführen.
3. *Blitz-Nick- und Salaam-Krämpfe* (Propulsivpetit-mal). BNS-Krämpfe treten schon im ersten Lebensjahr auf und sind durch rasche Beugebewegungen von Kopf und Oberkörper sowie abrupte Beugung der Beine gekennzeichnet. Diese Anfälle dauern nur kurz, können aber alle paar Minuten auftreten. Im EEG findet sich eine Hypsarrhythmie.
Myoklonische Anfälle (Impulsiv-petit-mal; myoklonisches petit mal): Dabei treten plötzliche Zuckungen in den Armen, seltener in den Beinen auf. Die Finger werden abrupt gestreckt und die Arme gelegentlich hoch geworfen. Eine Bewußtseinstrübung tritt dabei nicht auf. Die Myoklonien kommen gehäuft nach dem Aufwachen vor. Im EEG zeigt sich ein synchrones Poly-spike-wave-Muster, das sich durch Flackerlicht provozieren läßt. Myoklonische Anfälle treten am häufigsten im postpubertären Alter als genetisch bedingte Erkrankung auf. Meist stellen sich nach einigen Jahren Grand-mal-Anfälle vom Aufwachtyp ein.
Progressive Myoklonusepilepsie (Unverricht-Lundborg). Es handelt sich dabei um eine familiäre Anfallskrankheit, die zu generalisierten Krampfanfällen, Myoklonien und progredienter Demenz führt. Die Myoklonien werden immer heftiger und es treten Pyramidenbahnläsionen und Kleinhirnstörungen hinzu, bis der Tod eintritt. Die Krankheit ist durch eine Glykogenstoffwechselstörung verursacht. Histologisch findet man in den Neuronen sog. Lafora-Einschlußkörperchen, die als Mukopolysaccharid-Speicherungen identifiziert wurden.

C. *Psychomotorische Anfälle*. Psychomotorische Anfälle beginnen mit einer Aura, während der epigastrische, olfaktorische oder gustatorische Empfindungen auftreten oder die Umwelt und der eigene Körper verändert wahrgenommen werden ("dreamy state"). Während des Anfalls sind Bewegungsautomatismen zu beobachten wie Schmatzen, Lecken, nestelnde, wischende Bewegungen, Drehungen des Kopfes usw. Aber auch komplexere Handlungsabläufe wie Weglaufen, Hantieren

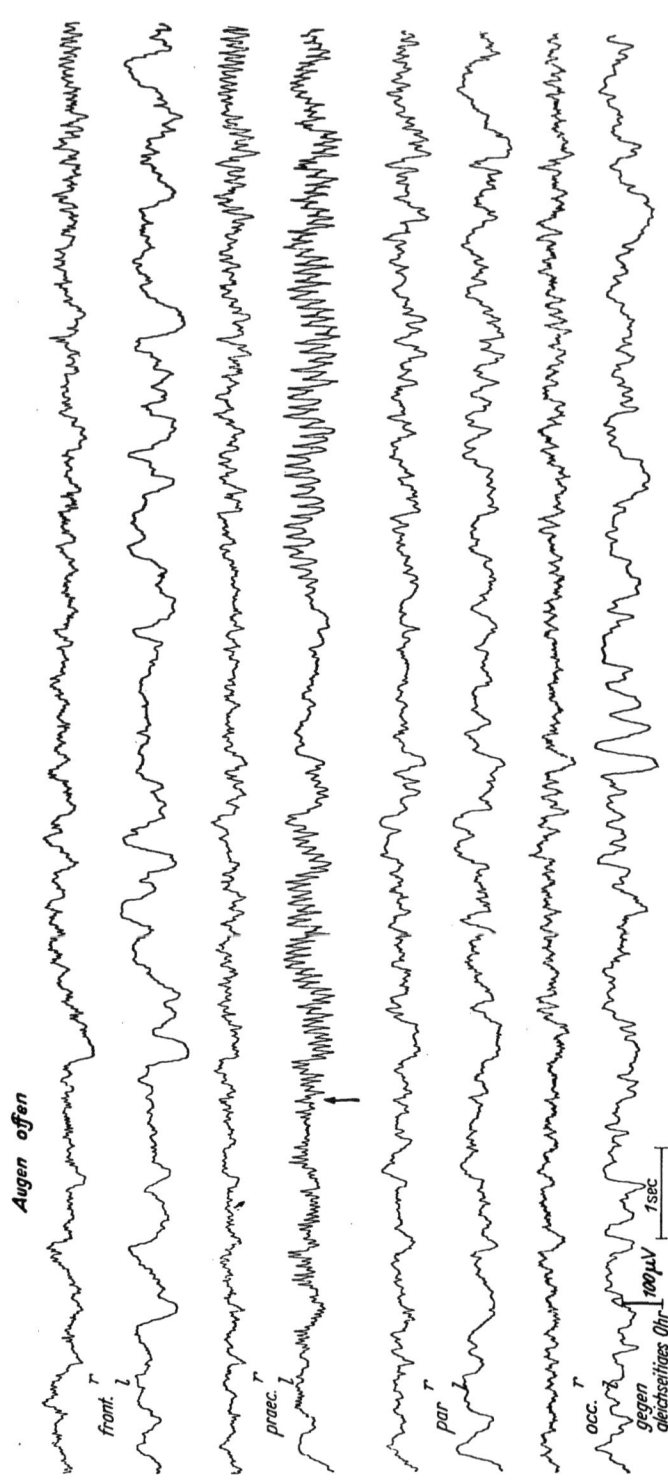

Abb. 31-1. *Jackson-Anfall rechte Hand bei traumatischer Residualepilepsie*. Der Anfall beginnt präzentral links mit β-Krampfspitzen von 20–25 sec. Nach 3½ sec treten 15 sec-Wellen auf. Damit beginnen Zuckungen der rechten Hand ↑. Die 15/sec-Wellen verlangsamen sich auf 12/sec und brechen für 2sec ab. Dann treten große 9–10/sec-Entladungen auf. Nach weiteren 3 sec Ausbreitung nach präzentral rechts, kurz darauf auch nach parietal und frontal rechts. Erst im späteren Verlauf kommt es auch zu einer Ausbreitung auf die übrigen Regionen der linken Hemisphäre. Schwere Allgemeinveränderung und Herdveränderungen über der linken Hemisphäre. δ-Focus frontal links. (17jähriger Mann. Stumpfes Schädeltrauma mit 3 Jahren. Anfälle seit dem 4. Lebensjahr. Mehrere Status epileptici und Dämmerzustände. Seit 8 Wochen gehäufte Jackson-Anfälle rechter Arm mit Kopf- und Augendeviation nach rechts.) (Nach Jung, R.: Neurophysiologische Untersuchungsmethoden. In: Handbuch der inneren Medizin. 4. Aufl. Bd. V/Neurologie Teil I, S. 1206–1420. Springer-Verlag, 1953)

mit herumstehenden Gegenständen oder inkohärente Sprachäußerungen gehören zum Bild eines psychomotorischen Anfalls. Wegen dieser Verhaltensauffälligkeit spricht man auch von Dämmerattacken.

Psychomotorische Anfälle beruhen auf Krampfentladungen im Temporallappen, der aufgrund seiner anatomischen Beziehungen für traumatische Schädigungen besonders prädisponiert ist. Geburtstraumen, Hirnödeme usw. führen über Drosselung der Blutzufuhr am Tentoriumschlitz zu hypoxischen Schäden im Hippokampusgebiet. Im EEG sind während des Anfalls generalisierte steile Wellen in einer Frequenz von 3–6/sec abzuleiten. Im Intervall finden sich im Temporalbereich oft fokale Dysrhythmien oder vereinzelt steile Wellen. Bei Patienten mit normalem Wach-EEG kann im Schlaf-EEG oft ein temporaler Herdbefund nachgewiesen werden.

D. Jackson-Anfälle. Eine lokale Reizung bestimmter Hirnrindenareale führt zu fokalen Anfällen. Wenn der motorische Cortex betroffen ist, kommt es — meist in der Peripherie beginnend — zu klonischen Zuckungen, die sich auf der einen Körperhälfte ausbreiten. Durch die enge Nachbarschaft der sensiblen Rindenareale greifen die Krampfentladungen oft auf diese Gebiete über und führen gleichzeitig zu Parästhesien oder Taubheitsgefühl (sensomotorische Jackson-Anfälle). Das Bewußtsein ist dabei erhalten. Jackson-Anfälle sind stets symptomatischen Epilepsieformen zuzurechnen. Die Ursachen sind häufig Tumoren, Angiome, hirnatrophische Prozesse und Restzustände nach Entzündungen.

E. Status epilepticus. Beim grand-mal-Status häufen sich die großen Anfälle serienförmig ohne daß die Patienten zwischen den Anfällen wieder das Bewußtsein erlangen. Wenn der Status nicht durch energische Maßnahmen durchbrochen wird, kommt es zur Hyperthermie, zum Hirnödem und in etwa 10% zum Tode. Ein epileptischer Status kann auch bei der Pyknolepsie und bei myoklonisch-astatischen Anfällen auftreten.

F. Epilepsia partialis continua (Kojevnikoff). Fokale Anfälle, die statusartig in einem bestimmten Körperteil auftreten und kontinuierlich über lange Zeiträume weiterbestehen, werden als Epilepsia partialis continua bezeichnet. Das Bewußtsein ist dabei erhalten.

G. Reflexepilepsie. Durch taktile, akustische oder visuelle Reize können bei manchen Patienten fokale oder generalisierte Krampfanfälle mit den entsprechenden EEG-Veränderungen ausgelöst werden.

H. Fieberkrämpfe. Fieberkrämpfe — besonders während des Temperaturanstiegs — werden bei Kindern häufig gesehen, ohne daß sie immer ein Anzeichen für eine Epilepsie darstellen. Allerdings ist ein Fieberkrampf in etwa 10% der Fälle die Erstmanifestation einer genuinen Epilepsie. Eine familiäre Häufung von Fieberkrämpfen ist festzustellen.

Diagnose

Für die Diagnose einer Epilepsie ist eine ausführliche Anamnese mit Fremdanamnese besonders wichtig, da der Arzt nur in den seltensten Fällen einen Anfall selbst beobachten kann. Bei der Anamneseerhebung ist auf folgende Punkte näher einzugehen:
— Frühere Krankheiten (Meningitis, Enzephalitis, Traumen, Geburtskomplikationen);
— Anfallsablauf (Aura, Prodromi, Art der motorischen Phänomene, Zungenbiß, Harnabgang, Bewußtseinsverlust, Dauer und postiktale Veränderungen);
— Anfallshäufigkeit, tageszeitliche Bindungen, Provokationsmethoden, familiäres Vorkommen von Anfallskrankheiten.
Die neurologische Untersuchung zeigt bei Anfallspatienten oftmals keinen pathologischen Befund.
Die wichtigste Untersuchungsmethode für die Diagnose einer Epilepsie ist das EEG. Im Anfallsintervall finden sich jedoch auch dabei meist keine pathologischen Veränderungen. Mit Hilfe von Provokationsmethoden (Hyperventilation, Schlaf, Flackerlichtreizung) versucht man die Krampfneigung sichtbar zu machen.
Besonders wenn die Anfälle erstmals nach dem 25. Lebensjahr auftreten, ist eine genaue Untersuchung mit Röntgenaufnahmen des Schädels, Liquorkontrolle, Angiographie und Computer-Tomographie indiziert.
Bei manchen Anfallsarten stehen die psychischen Veränderungen und Verhaltensauffälligkeiten so im Vordergrund, daß oft gar nicht an eine Epilepsie gedacht wird. Das ist besonders bei psychomotorischen Anfällen und bei Absencen der Fall. Kinder mit Absencen bemerken ihre Anfälle selbst nicht und die Umgebung deutet die „Abwesenheit" für Tagträume.

Komplikationen

Durch Sturz während des Anfalls kann es zu Knochenfrakturen kommen, durch den tonischen Krampf selten zu Wirbelkompressionen. Während eines grand-mal-Anfalls entstehen außerdem hypoxämische Schädigungen des Gehirns besonders im Temporallappen. Dadurch sind wahrscheinlich auch persistierende psychische Störungen zu erklären, die zuweilen als Klebrigkeit, Umständlichkeit und Verlangsamung beschrieben werden.

Therapie

Bei symptomatischen Epilepsien wird die Ursache der Anfälle therapeutisch angegangen (z. B. Operation eines Hirntumors oder Angioms, internistische Behandlung bei Stoffwechselentgleisungen, Alkoholentzugsbehandlung usw.). Wenn eine derartige kausale Therapie nicht möglich ist, muß eine antikonvulsive Dauertherapie durchgeführt werden.

Das Ziel der Langzeittherapie ist es, eine vollständige Anfallsfreiheit zu erreichen. In vielen Fällen wird dieses Ziel jedoch trotz konsequenter Therapie nicht erreicht, es kommt jedoch zu einer Verminderung der Anfallshäufigkeit. Die Patienten müssen eindrücklich darauf hingewiesen werden, daß es sich um eine Dauertherapie handelt. Am besten ist es, wenn eine verantwortungsbewußte Person aus der häuslichen Umgebung die regelmäßige Medikamenteneinnahme kontrolliert. Um den Therapieerfolg abschätzen zu können, sollen die Patienten einen Anfallskalender führen. Sind die Anfälle jedoch drei bis fünf Jahre lang ausgeblieben, so kann die Dosierung langsam reduziert werden.

Der Patient muß über seine Erkrankung und deren Konsequenzen aufgeklärt werden. Anfallskranke sollten keine Beschäftigungen ausüben, bei denen sie sich oder andere gefährden können.

Hinsichtlich der Fahrerlaubnis hat die deutsche Sektion der internationalen Liga gegen Epilepsie zusammengefaßt folgende Richtlinien ausgearbeitet: Patienten mit manifesten großen oder kleinen Anfällen sind nicht fahrtauglich. Die Patienten sind darüber aufzuklären. Wenn eine anfallfreie Zeit von drei Jahren vorliegt und die Patienten verantwortungsbewußt eine etwaige antikonvulsive Therapie weiter durchführen, ist eine Fahrtauglichkeit gegeben. Das gilt nicht für Taxifahrer, Omnibusfahrer usw. Eine regelmäßige ärztliche Untersuchung ist notwendig.

Umschulungsmaßnahmen sollten frühzeitig durchgeführt werden, damit es nicht zu einer unnötigen Invalidisierung kommt.

Es ist wichtig, die Patienten zu körperlicher Aktivität zu ermuntern, um eine optimale körperliche Verfassung zu gewährleisten. Überanstrengungen sollten jedoch vermieden werden, ebenso ist jeder Alkoholgenuß zu unterlassen. Ein Epileptikerpaß sollte jederzeit mitgeführt werden.

Während eines grand-mal-Anfalls sind vor allem Maßnahmen zu treffen, daß sich der Patient nicht verletzt: weiche Lagerung, Zungenkeil oder Geldbörse zwischen die Zähne. Eine i.v.-Injektion von einer Ampulle Phenytoin oder Valium ist — sofern nicht ein Status epilepticus vorliegt — bei einem einzelnen Anfall nicht unbedingt erforderlich.

Im folgenden wird die antikonvulsive Therapie der wichtigsten Anfallsarten beschrieben.

A. Antikonvulsive Therapie der grand-mal-Anfälle

1. Phenytoin (Zentropil). Phenytoin ist das Mittel der Wahl. Die durchschnittliche Dosis beträgt 0,3 g/die, d. h. 3 × 1 Tbl. Der therapeutische Serumspiegel liegt bei etwa 10–20 µg/ml. Nebenwirkungen sind Gang-, Stand- und Zeigeataxie, Blickrichtungsnystagmus oder verwaschene Sprache. Diese Nebenwirkungen bilden sich bei Dosisreduktion wieder zurück. Allergische Reaktionen können auftreten. Langzeitnebenwirkungen sind Gingivahyperplasie und gelegentlich Hypertrichose. Unter Zentropilmedikation wird ungefähr die Hälfte der Patienten anfallsfrei.

2. Phenobarbital (Luminal). Wenn trotz Phenytoinbehandlung noch Anfälle auftreten, sollte zusätzlich einschleichend Phenobarbital gegeben werden. Der therapeutische Spiegel liegt bei 15 µg/ml. Manche Kliniker ziehen es vor, die antikonvulsive Therapie bei grand mal mit Phenobarbital zu beginnen und erst dann Phenytoin hinzuzugeben, wenn keine Anfallsfreiheit erreicht wird. In vielen Fällen sind Kombinationen von zwei Präparaten wirksamer als ein einzelnes Medikament.

3. Mephenytoin (Mesantoin). Falls es durch Zentropil zu starker Zahnfleischhypertrophie kommt und man sich gezwungen sieht, das Mittel abzusetzen, kann dafür Mephenytoin in gleicher Dosierung gegeben werden. Das Medikament ist meist wirksam, wenn petit-mal- und grand-mal-Anfälle zusammen vorkommen. Die Umstellung sollte durch schrittweise Substituierung erfolgen. Kombinationen von Mephenytoin und Phenytoin sind oft wirksamer als die einzelnen Mittel. Mephenytoin hat stärker sedierende Wirkungen und die hämotoxischen Nebenwirkungen sind ausgeprägter als bei Phenytoin.

4. *Andere Mittel.* Bei grand-mal-Epilepsien, die auf die genannten Mittel nicht gut ansprechen, sollte Primidon (Mylepsin) versucht werden. Die Dosierung beträgt 3–6mal 0,25 g. Die Therapie muß wegen der anfänglichen Unverträglichkeitserscheinungen (Übelkeit, Erbrechen, Schwindel) einschleichend begonnen werden. Der therapeutische Serumspiegel liegt bei etwa 5 µg/ml.

Außerdem können bei therapieresistenten grand-mal-Epilepsien in seltenen Fällen Bromide, Tegretal oder Ergenyl herangezogen werden.

Beachte: Niemals sollte ein antikonvulsives Medikament plötzlich abgesetzt werden, da es dann zu erhöhter Krampfbereitschaft kommt.

B. *Antikonvulsive Therapie von petit-mal-Anfällen.* Bei sehr leichten, selten auftretenden petit-mal-Anfällen kann sich die Behandlung auf Phenobarbital beschränken. Für mäßige und schwere petit-mal-Anfälle sind Sukzinimide (Ethosuximid = Suxinutin) und Oxazolidine (Tridione) gut wirksam. Die Therapie sollte mit Sukzinimiden wegen ihrer geringeren Toxizität begonnen werden. Bei einer Behandlung mit Tridione kann es zu einer plötzlichen Knochenmarksdepression kommen. *Beachte:* Bei der Verwendung von Tridione sollte in den ersten Monaten ein- oder zweimal pro Woche ein komplettes Differentialblutbild gemacht werden und danach in monatlichen Abständen. Die therapeutischen Spiegel liegen für Ethosuximid bei 40 µg/ml.

Ethosuximid ist das Mittel der Wahl bei pyknoleptischen Absencen. Auch bei myoklonisch-astatischen Anfällen bringt es oft eine Besserung.

In jüngster Zeit ist ein vielversprechendes Mittel zur Behandlung von Pyknolepsien unter dem Namen Rivotril (Clonazepam) auf den Markt gekommen.

Wenn bei kleinen Anfällen seltener auch grand-mal-Anfälle vorkommen, können diese durch Tridione sogar provoziert werden. Es ist deshalb notwendig, gleichzeitig Mylepsin oder Phenobarbital zu verschreiben oder in geeigneten Fällen auf Tridione zu verzichten.

Das Oxazolidinderivat Paramethadion (Paradione) ist angeblich weniger toxisch als Trimethadion (Tridione). Es ist bei kleinen Anfällen fast ebenso wirksam und kann mit gutem Erfolg herangezogen werden, wenn andere Therapien fehlschlagen.

Es sollten die gleichen Vorsichtsmaßnahmen wir für Tridione getroffen werden.

Phensuximid, Phenobarbital, Methsuximid, Acetolamid oder Mephobarbital können ebenfalls mit Erfolg in der Therapie eingesetzt werden.

C. *Therapie des Status epilepticus.* In vielen klinischen Zentren wird als Mittel der Wahl beim grand-mal-Status Diazepam (Valium) i.v. appliziert. Eine *langsame* i.v. Injektion von 5–10 mg Diazepam (mindestens 1 min für 5 mg, Kontrolle mit der Armbanduhr!) kann den Status meist innerhalb kurzer Zeit unterbrechen und im Bedarfsfall 2–4 Std später nochmals erfolgen. Hypotone Reaktionen und Atemdepression können gelegentlich als Komplikationen auftreten. Möglichkeiten zur künstlichen Beatmung und zur Intensivpflege sollten bei i.v. Applikation von Diazepam oder anderen antikonvulsiven Medikamenten zur Verfügung stehen.

In letzter Zeit wurde über gute Erfolge mit Rivotril (Clonazepam) beim Status epilepticus berichtet. Dabei muß 1 Ampulle (1 mg Wirkstoff) mit 1 ml H_2O für die parenterale Applikation verdünnt werden.

Alternativ kann auch Luminal (Phenobarbital) bis zu 2 Ampullen unverdünnt langsam i.v. gegeben werden.

Die antikonvulsive Therapie sollte unverzüglich in hohen Dosen erfolgen, da sich sonst in späteren Stadien der Status nur noch schwer bekämpfen läßt. Wenn alle anderen Maßnahmen fehlschlagen, kann eine Vollnarkose erforderlich werden. Zusätzliche Maßnahmen sind Bekämpfung der Hyperthermie durch kalte Wickel und fiebersenkende Mittel sowie Therapie des Hirnödems.

D. *Therapie der psychomotorischen Anfälle:* Phenytoin (Zentropil) — allein oder in Kombination mit Phenobarbital (Luminal) — ist das Mittel der Wahl. Außerdem haben Primidon (Mylepsin) oder Carbamazepin (Tegretal) oft guten Erfolg.

E. *Therapie von Jackson-Anfällen.* Dabei werden Phenytoin (Zentropil) oder Primidon (Mylepsin) gegeben.

F. *Therapie der BNS-Krämpfe.* Die Behandlung ist schwierig und die Anfälle sind meistens therapieresistent. ACTH ist bei dieser Anfallsform die Therapie der Wahl. Zuweilen nützt eine Kombination mit Benzodiazepinen (z. B. Valium).

Narkolepsie

Narkolepsie ist ein klinisches Syndrom, welches durch vorübergehende Anfälle von nicht kontrollierbarem Einschlafen und durch affektiven Tonusverlust der Muskulatur (Kataplexie) gekennzeichnet ist. Der Schlaf dauert von wenigen Sekunden bis zu mehreren Stunden. Die Patienten sind dabei erweckbar. Oftmals leiden sie auch an Wachanfällen, d. h. an einer Unfähigkeit sich nach dem Aufwachen zu bewegen, obwohl sie vollständig wach sind. Auch lebhafte Träume und Halluzinationen während des Einschlafens (hypnagoge Halluzinationen) sind dafür charakteristisch. Das imperative Einschlafbedürfnis kann mehrmals täglich vorkommen, oftmals provoziert durch monotone Tätigkeiten, aber auch plötzlich ohne Vorwarnung.

Kataplektische Attacken mit Tonusverlust der Muskulatur bei akuter emotionaler Reizung, besonders bei Überraschung, gehen ohne Bewußtseinsverlust einher. Die Patienten stürzen dabei zu Boden, können jedoch sofort wieder aufstehen. Im EEG findet man frühe REM-Phasen ohne Durchlaufen der vorhergehenden Schlafphasen. Das Kleine-Levin-Syndrom führt zu periodischen tagelangen Schlafzuständen mit Hyperphagie und Bulimie (Heißhunger). Es tritt für gewöhnlich bei jungen Männern auf und geht mit einer Amnesie für diese Perioden einher.

Therapie der Narkolepsie

Als Therapie werden stimulierende Medikamente gegeben, die das imperative Schlafbedürfnis unterbinden. Es ist zu beachten, daß diese Mittel Abhängigkeit erzeugen können.
Amphetaminsulfat (Benzedrin). Die Durchschnittsdosis beträgt 10–20 mg 3mal täglich. Bei einzelnen Patienten können jedoch höhere Dosen erforderlich werden. Die optimale Dosierung wird ermittelt, indem man mit 10 mg am Morgen beginnt und die Dosierung schrittweise erhöht, bis die Beschwerden gebessert werden.
Methylphenidat (Ritalin). Es wird in Dosierungen von 5–10 mg 3–4mal täglich angewendet und falls erforderlich auch in höherer Dosierung.

Prognose

Man unterscheidet eine idiopathische Narkolepsie und eine symptomatische Form nach Enzephalitiden. Bei der idiopathischen Form, die hauptsächlich bei Jugendlichen und im frühen Erwachsenenalter auftritt, wird die Anfallsfrequenz nach einigen Jahren geringer und schließlich hören die Attacken ganz auf. Die Attacken von unüberwindlichem Schlafbedürfnis werden durch die medikamentöse Behandlung erleichtert, die Kataplexie wird durch diese Therapie nur wenig beeinflußt.

Respiratorische Affektkrämpfe
(Breath-Holding-Attacks)

Diese Attacken, welche bei Kleinkindern auftreten und durch emotionale Ursachen z. B. Furcht, Schmerzen, Frustation oder Zorn ausgelöst werden, beginnen mit Weinen und Schreien. Danach wird der Atem angehalten, das Kind erstarrt, wird zyanotisch, starr und verliert das Bewußtsein. Die Episode dauert meistens nur kurz und die Erholung erfolgt rasch und ist komplett. In einigen Fällen wird die Starre durch eine Serie von myoklonen Zuckungen gefolgt, nach denen das Kind erschöpft einschläft. Diese Attacken sind harmlos und hören meistens im Alter von drei Jahren auf. Sie werden nicht den Epilepsien zugerechnet, sondern zu den Verhaltensstörungen gezählt.

Kapitel 32
Synkope und Koma

Synkope

Unter einer Synkope versteht man eine plötzliche Schwäche und Tonusverlust in der gesamten Muskulatur mit einer kurzen Bewußtlosigkeit. Ein Gefühl der Übelkeit, Schwäche und Schwindel gehen einer Synkope voraus. Die Patienten sehen blaß und fahl aus und zeigen Schweißausbrüche. Wenn sie sich sofort hinlegen, tritt meistens keine Bewußtlosigkeit ein.
Synkopale Attacken sind auf folgende pathophysiologische Mechanismen zurückzuführen: (1) peripher oder kardial bedingte verminderte Hirndurchblutung; (2) akute Stoffwechselstörungen und (3) psychosomatische Störungen.

Vasodepressor-Synkope (Vasovagale Synkope)

Es handelt sich dabei um die häufigste Form von Synkopen. Sie können durch Angst, Furcht, Schmerzen oder durch andere psychische Belastungen ausgelöst werden (z. B. Anblick von Blut) und treten fast nur bei stehenden oder sitzenden Patienten auf.
Anfangs kommt es zu einem Schwächegefühl, epigastrischem Unwohlsein, Schwitzen, Ruhelosigkeit, und Gähnen. Die Patienten sehen ängstlich aus und haben ein blasses, kaltes Gesicht mit schweißfeuchten Extremitäten. Nach einigen Minuten kommt es zum Schwindel, Schwarzwerden vor den Augen, plötzlichem Bewußtseinsverlust mit Muskeltonusverminderung und Zusammensacken. Die Synkope geht mit einem raschen Blutdruckabfall einher. Die Herzfrequenz ist entweder vermindert oder leicht erhöht. Wenn der systolische Blutdruck unter 75 mm Hg fällt, tritt Bewußtlosigkeit ein. Wird der Patient hingelegt, so bilden sich die Symptome rasch zurück. Bei schweren synkopalen Episoden können Symptome eines primären Schocks auftreten, d. h. länger anhaltende starke Blässe, schwacher Puls, flache Atmung und Tonusminderung der Muskulatur. EEG-Veränderungen kommen während des Bewußtseinsverlusts vor. Sie bestehen im Auftreten von langsamen Wellen von hoher Amplitude über allen Ableitpunkten.
Die Behandlung der einzelnen Episoden besteht darin, den Patienten in liegende Position mit Kopftieflagerung zu bringen, bis er sich wieder voll erholt hat. Wenn der Patient wieder aufsteht, sollte er herumgehen. Die auslösenden emotionalen Ursachen sollten möglichst gemieden werden. Roborierende Maßnahmen (Wechselbäder, Bürstenmassage und sportliche Betätigung) sind angezeigt.

Carotissinus-Synkope

Im Carotissinus sind Dehnungsrezeptoren lokalisiert, deren Reizung zu Blutdruckabfall und Pulsfrequenzabnahme führt. Besonders bei älteren Patienten kann die Empfindlichkeit so erhöht sein, daß schon leichter Druck von außen, z. B. beim Rasieren, Kopfdrehungen oder enge Hemdkragen, zu Schwindel oder Bewußtlosigkeit infolge von Blutdruckabfall und Pulsfrequenzabnahme führt. Fokale Anfälle können im Gefolge einer Synkope auftreten.

Therapie:

Der Patient muß über die auslösenden Ursachen aufgeklärt werden. Er muß lernen den ganzen Körper und nicht nur den Kopf zu drehen. Differentialdiagnostisch ist eine an dieser Stelle häufige Carotisstenose auszuschließen. Eine operative Denervierung des Carotissinus bringt manchmal gute Erfolge, ist aber nur selten wirklich notwendig. Medikamente wie Atropin und Ephedrin können bei starker Bradykardie und Hypotonie eingesetzt werden.

Orthostatische Hypotonie

Diese Art von Synkopen tritt bei Personen auf, deren vasomotorische Reflexe bei Aufrichten aus dem Liegen oder bei längerem Stillstehen insuffizient sind. Die Symptome sind ähnlich wie bei der vasovagalen Synkope, nämlich Schwächegefühl, Schweißausbruch, Schwarzwerden vor den Augen. Gleichzeitig kommt es zum Blutdruckabfall, sobald sich der Patient aufrichtet. Eine lange Rekonvaleszenzperiode und Bettlägrigkeit, Sympathektomie, periphere Venenstauung, vegetative Labilität und antihypertensiv wirksame Medikamente begünstigen die mangelhafte kardiovaskuläre Haltungsadaptation.

Beim seltenen *Shy-Drager-Syndrom* kommt es infolge einer Degeneration der präganglionären autonomen Neurone zu Sphincterstörungen, Impotenz, Pupillenstörungen, außerdem zu extrapyramidal-motorischen Symptomen (Tremor, Rigor) und zu einer schweren chronischen orthostatischen Hypotonie. Sobald die Patienten sich aufrichten, fällt der Blutdruck ohne kardiovaskuläre Kompensationszeichen ab, was durch die Störung im autonomen Nervensystem erklärt wird.

Therapie der orthostatischen Synkopen

Patienten mit orthostatischen Synkopen sollen morgens vor dem Aufstehen im Bett Beingymnastik treiben und einige Kniebeugen machen. Falls eine antihypertensive Therapie die Ursache ist, muß sie reduziert oder abgesetzt werden. Medikamentös wird mit Dihydergot retard behandelt. In schweren Fällen werden Mineralokortikoide angewendet.

Kardiale Synkopen

Synkopen treten häufig bei plötzlichen Herzfunktionsstörungen auf. Beim Adam-Stokes-Syndrom kommt es infolge eines Überleitungsblocks mit starker Bradykardie bzw. einer asystolischen Pause zur zerebralen Mangeldurchblutung. Im EKG sind Zeichen eines hochgradigen atrioventrikulären Blocks festzustellen (Abb. 32-1, S. 445). Im Stehen tritt bei Asystolie innerhalb von 4-8 sec Bewußtlosigkeit ein. Diese Synkopen variieren stark in ihrer Frequenz und können sowohl im Schlaf als auch im Wachzustand vorkommen. In den Intervallen zwischen den Episoden fühlt sich der Patient gesund. Bei länger dauernder Minderdurchblutung treten Krampfanfälle auf und bleibende Hirnschäden sind festzustellen.

In seltenen Fällen kann ein *reflektorischer Herzstillstand* zu einer Synkope führen. Auslösende Mechanismen sind neben der erwähnten Überempfindlichkeit des Carotissinus viszerovagale Reflexe, welche z. B. nach Dehnung und Schmerzen in den Baucheingeweiden auftreten oder okulovagale Reflexe (Druck auf den Augapfel). Synkopen treten häufig bei folgenden kardialen Störungen auf:
1. Koronar- und Myokardinsuffizienz.
2. Paroxysmale Tachykardien. Absinken des Herzminutenvolumens infolge mangelhafter diastolischer Füllung führt zur zerebralen Minderdurchblutung.
3. Aortenstenose. Typisch ist das Auftreten der Synkopen nach körperlicher Anstrengung.
4. Kongenitale Herzerkrankungen.

Hypoglykämie

Hypoglykämische Zustände unterschiedlicher Ursache führen häufig zu einem allgemeinen Schwächegefühl, zu Schweißausbruch und kurzer Ohnmacht.

Ischämische Attacken

Transiente ischämische Attacken (TIA) (s. S. 339) bei Patienten mit arteriosklerotischen Gefäßveränderungen führen ebenfalls zu Synkopen.

Miktionssynkopen

Diese Form der Synkopen, die bei Miktion auftreten, besonders wenn die Patienten nachts die Toilette aufsuchen, ist wahrscheinlich auf eine orthostatische Hypotonie zurückzuführen. Vasomotorische Reflexe bei Blasenentleerung können vielleicht beteiligt sein.

Hustensynkopen

Bei schweren Husten kommt es in sehr seltenen Fällen zu vorübergehender Ohnmacht, wahrscheinlich infolge der intrathorakalen Druckerhöhung und des verminderten venösen Rückstroms zum Herzen (Valsalva-Manöver).

Synkopen bei Hysterie

Synkopen treten auch als hysterische Reaktionsweise auf. Meist sind diese Attacken bizarr und dramatisch ausgestaltet. Puls, Blutdruck und Hautfarbe sind im Unterschied zu echten Synkopen unverändert. Bei psychiatrischer Exploration

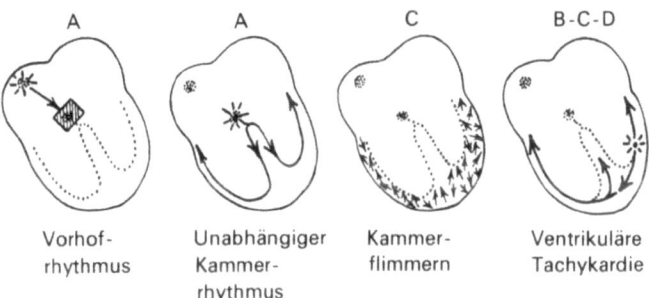

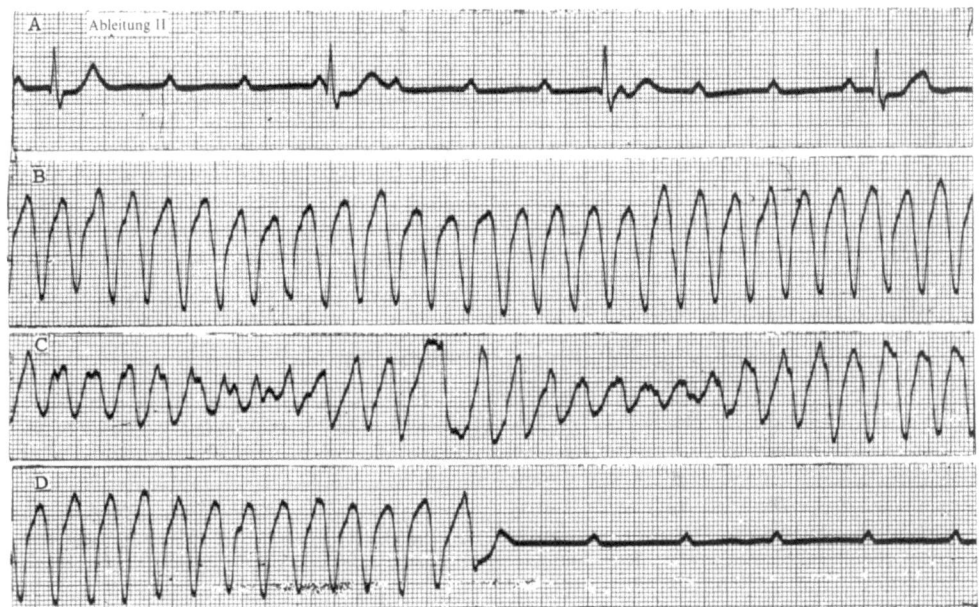

Abb. 32-1. *Adam-Stokes-Syndrom. Totaler Herzblock mit ventrikulärer Tachykardie, Kammerflimmern und ventrikulärer Asystolie. A: Totaler Block.* Vorhoffrequenz 92, Kammerfrequenz 25 sec. *B:* Ventrikuläre Tachykardie. Kammerfrequenz 200. Verbreiterte QRS-Komplexe, wellenförmiger Kurvenverlauf. *C:* Kammerflimmern mit Episoden von ventrikulärer Tachykardie. Während des Kammerflimmerns sind die QRS-Komplexe bizarr verformt und ihre Größe und Form variieren von Schlag zu Schlag. *D:* Ventrikuläre Tachykardie mit Übergang in ventrikuläre Asystolie. Vorhofaktivität wird deutlich. Der Patient verstarb kurz danach. Die obige Abbildung zeigt die arhythmischen Störungen, die beim Adam-Stokes-Syndrom auftreten. (Nach Goldman, M.J.: Principles of Clinical Electrocardiography, 9th ed. Lange, 1976)

sind deutliche Züge einer hysterischen Persönlichkeit festzustellen.

Menière-Syndrom

Das Menière-Syndrom ist durch rezidivierende, plötzlich auftretende Drehschwindelattacken gekennzeichnet, die mit Ohrdruck, Tinnitus und Hypakusis einhergehen. Es kommt zu Erbrechen und anderen vegetativen Symptomen. Die Krankheit tritt am häufigsten bei Männern im mittleren Alter auf. Die Ursache besteht nach neueren Erkenntnissen darin, daß fast immer der Ductus endolymphaticus obliteriert ist. Es kommt zu Resorptionsstörungen der Endolymphe mit Hydrops, Herniernbildung und schließlich Rißbildung des Endolymphschlauchs. Dadurch ergießt sich die kaliumreiche Endolymphe auf den N.

statoacusticus und führt zu Reiz- und schließlich zu Ausfallserscheinungen.
Die Attacken können von wenigen Minuten bis zu mehreren Stunden dauern. Die Häufigkeit der Attacke variiert beträchtlich, sogar beim selben Patienten. Innenohrschwerhörigkeit und Tinnitus bilden sich anfangs nach den Attacken weitgehend zurück und bleiben nach wiederholten Anfällen bestehen.
Bei 10–30 % der Fälle sind beide Ohren betroffen. Während des Anfalls ist ein deutlicher Spontannystagmus meist zum kranken Ohr festzustellen. Bei kalorischer Reizung ist das befallene Ohr untererregbar. Audiometrische Tests zeigen ein positives Recruitment, verminderte Sprachdiskrimination und eine Innenohrschwerhörigkeit im tiefen und mittleren Frequenzbereich (s. Kap. 22).

Therapie

Im Anfall gibt man Sedativa, wie z. B. Vomex A. Im Intervall können durchblutungsfördernde Medikamente versucht werden. Die häufig empfohlenen salzarme Diät oder Diuretika haben keine sichere Wirkung. Seit einiger Zeit versucht man die Endolymphproduktion zu drosseln. Dazu wird durch einen kleinen operativen Eingriff Gentamycin ins Mittelohr eingebracht. Durch das Foramen rotundum wird dieser ototoxische Stoff in die Endolymphe aufgenommen und schädigt die sezernierenden Zellen der Stria vascularis. Es wird nur soviel Gentamycin injiziert, bis erste akustische Schädigungszeichen auftreten. Bei Frühfällen von M. Menière sind die Erfolge bei dieser Methode bisher sehr gut.
Es scheint, daß man damit die Labyrinthausschaltungen, die sonst in schweren Fällen erforderlich wurden, umgehen kann.

Koma

Während der Bewußtseinsverlust bei einer Synkope plötzlich eintritt und nur kurz dauert, kommt es beim Koma meist über eine zunehmende Eintrübung zu einer langdauernden tiefen Bewußtlosigkeit. Leichtere Störungen des Bewußtseins sind *Somnolenz*, bei der der Patient erweckbar ist und *Sopor*. Dabei kann der Patient durch starke Reize z. B. Schmerzreize kurzzeitig geweckt werden, ohne jedoch voll ansprechbar zu sein.
Beim Koma zeigen die Patienten keine Reaktion auf schmerzhafte Reize mehr oder reagieren nur mit primitiven Abwehrbewegungen, wie z. B. Kornealreflex oder durch Zurückziehen der Extremitäten.
Ein Koma kann durch intra- oder extrakranielle Störungen ausgelöst sein. Im folgenden sind einige wichtige Ursachen aufgeführt:

A. Intrakranielle Ursachen. Kopfverletzungen, zerebrovaskuläre Insulte, ZNS-Infektionen, Tumoren, Krampfanfälle, degenerative Erkrankungen des ZNS, intrakranielle Druckerhöhung durch Liquorzirkulationsstörungen.

B. Extrakranielle Ursachen. Vaskulär (Schock oder extreme Hypotonie z. B. bei schweren Blutungen, Myokardinfarkten; metabolisch (diabetische Azidose, Hypoglykämie, Urämie, hepatisches Koma, Addison-Krise, Elektrolytstörungen); Intoxikationen (Alkohol, Barbiturate, Narkotika, Bromide, Analgetika, Psychopharmaka, Kohlenmonoxyd, Schwermetalle); verschiedene Ursachen (Hyperthermie, Hypothermie, anaphylaktische Reaktion, schwere allgemeine Infektionen).

Klinisches Bild

A. Anamnese. Bei bewußtlosen Patienten ist eine Fremdanamnese von Freunden, Verwandten und Personen der näheren Umgebung besonders wichtig, die auch telefonisch eingeholt werden muß, wenn keine Begleitperson dabei ist. Die Taschen sind zu kontrollieren, ob Diabetikerausweise, Epilepsieausweis oder andere Informationen vorhanden sind. Frühere körperliche, geistige oder psychische Erkrankungen, Traumata, Alkohol- und Drogenmißbrauch, eine bestehende Epilepsie, Hypertonie oder Stoffwechselerkrankungen müssen eruiert werden.

B. Körperliche Untersuchung Bewußtloser. Bei Einlieferung eines komatösen Patienten müssen zuallererst die vitalen Funktionen (Atmung, Herz-Kreislauffunktion) kontrolliert und etwa erforderliche Maßnahmen getroffen werden. Erst dann kann die weitere Diagnostik erfolgen. Verminderte Atemfrequenz läßt an Barbiturat- oder Morphinintoxikationen oder an eine hypothyreotische Krise denken. Rasche tiefe Atmung findet man bei diabetischem und urämischem Koma (Kussmaul-Atmung) sowie bei zentralen Läsionen.
Bei Hirndruck oder Hirnstammläsionen wird eine periodisch an- und abschwellende Atmung (Cheyne-Stokes) beobachtet. Bradykardie tritt beim

Herzblock oder als Hirndruckzeichen auf. Fieber kann Symptom eines Allgemeininfektes oder einer bakteriellen Meningitis sein.

Die Bewußtseinstrübung sollte nicht von vornherein als Trunkenheit abgetan werden, auch wenn der Patient nach Alkohol riecht.

Kopf und Körper sollten sorgfältig auf Verletzungen oder Injektionsspuren hin untersucht werden. Hautverfärbungen hinter dem Ohr sind oft Zeichen einer Schädelfraktur (Battle-Zeichen).

Bei der neurologischen Untersuchung von Bewußtlosen versucht man die Tiefe des Komas festzustellen. Die Reaktionen auf Anrufen, auf taktile Reize und auf Schmerzreize werden geprüft. Im tiefen Koma sind selbst grobe Abwehrbewegungen auf Schmerzreize aufgehoben. Fehlende Abwehrbewegungen sind jedoch auch auf Sensibilitätsstörungen oder Paresen zurückzuführen. Deshalb ist es wichtig, auf Spontanbewegungen zu achten und den Muskeltonus der Extremitäten zu prüfen. Eine paretische Extremität fällt schlaff und schwer herunter, wenn sie hochgehoben wird.

Bei einer Hemiparese liegen die gelähmten Extremitäten schlaff auf der Unterlage, auch in unbequemen Haltungen. Bei der Atmung wird die Backe der gelähmten Seite aufgeblasen („Tabakblasen"). Manchmal findet sich eine Augendeviation zur Gegenseite.

Eine Dezerebrierungsstarre oder die Anwesenheit von tonischen Nackenreflexen weisen auf eine Funktionsstörung im Hirnstammbereich hin.

Wichtig ist eine genaue neuroophthalmologische Untersuchung.

Pupillen. Eine einseitig erweiterte Pupille deutet auf eine ipsilaterale Raumforderung mit peripherer Schädigung des Oculomotorius oder aber auf eine Läsion im Okulomotoriuskerngebiet hin. Bei Mittelhirnläsionen kommt es zu einer Pupillenerweiterung auf 4-5 mm und zu einer Lichtstarre.

Pontine Läsionen führen zu einer Miosis und einer kaum feststellbaren Lichtreaktion. Typisch für die Opiatintoxikation sind Stecknadelpupillen. (Beachte: Bei bewußtseinsgetrübten Patienten darf kein Mydriatikum zum Augenspiegeln getropft werden, weil dadurch der weitere Verlauf nicht mehr zu beurteilen ist).

Gesichtsfeld. Hemianopsien werden geprüft, indem man die Aufmerksamkeit des Patienten durch visuelle Reize auf eine Seite zu lenken versucht und die Augenbewegungen beobachtet oder durch den Blinzelreflex auf visuelle Reize. Konstante Seitendifferenzen deuten darauf hin, daß der Patient in einer Gesichtsfeldhälfte nicht wahrnimmt oder daß Augenmotilitätsstörungen vorliegen. Durch die optokinetische Reaktion (mittels einer Handdrehtrommel ausgelöst) kann eine Hemianopsie genauer festgestellt werden.

Bulbusstellung. Bei frontalen Hemisphärenläsionen treten konjugierte Augendeviationen zur kontralateralen Seite der Hemiparese (d. h. zur Läsion hin) auf, bei pontinen Läsionen zur ipsilateralen Seite (d. h. vom Herd weg).

Augenmotilität. Spontane Pendelbewegungen finden sich oft bei tiefem Koma. Horizontale Blickparesen kommen bei Läsionen in der Brückenhaube, vertikale bei Läsionen im Mittelhirn vor. Durch passives Drehen und Vorwärtsbeugen des Kopfes wird das „Puppenkopfphänomen" ausgelöst, d. h. reflektorische Gegenbewegung der Bulbi. Diese Reaktion ist erhalten, wenn die vestibulookulären Bahnen im Hirnstamm intakt sind. Ist sie nach einer Seite nicht auslösbar, dann spricht das für eine Blickparese. Bei Augenmuskelparesen sind die Bulbusbewegungen auf beiden Seiten dissoziiert.

Bei Bewußtlosen wird außerdem geprüft, ob eine Nackensteifigkeit vorliegt (Kernig- oder Brudzinski-Zeichen). Diese Zeichen sind bei Meningitis, Raumforderungen, besonders der hinteren Schädelgrube, positiv. Bei intrakranieller Drucksteigerung findet sich eine Kopfzwangshaltung, die Nervenaustrittspunkte sind druckschmerzhaft.

Beim Augenspiegeln ist eine intrakranielle Druckerhöhung an einer Stauungspapille, Venenstauung und feinen streifenförmigen Blutungen am Fundus festzustellen.

Folgende Hirnstammreflexe geben Hinweise über den Ort der Läsion und die Tiefe des Komas: Kornealreflex, Würgreflex, kalorische Reaktion, ziliospinaler Reflex.

Die Muskeleigenreflexe sind beim tiefen Koma meist erloschen. Eine Seitendifferenz der Reflexe gleichzeitig mit verminderten Spontanbewegungen und Tonusdifferenz deutet auf eine Hemiparese hin.

C. Laboruntersuchungen. Der bewußtlose Patient sollte katheterisiert und der Urin auf Eiweiß, Blut, Glukose, Azeton und Urobilinogen untersucht werden. Hämoglobin, Leukozyten, Differentialblutbild, Hämatokrit, Blutzucker, Harnstoff und Kreatinin, Transaminasen und Elektrolyte sollten bei Bewußtlosen bestimmt werden. EKG-Ableitungen müssen zum Ausschluß einer kardialen Ursache durchgeführt werden. Eine

Lumbalpunktion ist bei allen komatösen Patienten indiziert, sofern keine Hirndruckzeichen als Kontraindikation vorliegen. Der Liquor wird auf frische Blutung, Xanthochromie, Eiweißgehalt und Zellzahl untersucht. Außerdem sind bei Verdacht auf eine Meningoenzephalitis Liquorkulturen auf Bakterien, Pilze, Viren, Tb-Bazillen anzulegen und der Glukose- und Chloridgehalt zu bestimmen.
Spezielle Untersuchungen sind häufig indiziert, so z. B. Blutkulturen bei fiebrigen Patienten, Urin- und Serumuntersuchungen auf Drogen und Medikamente.
Echoenzephalographie, Röntgenaufnahmen des Schädels, EEG, Angiographie, Computer-Tomographie oder Hirnszintigraphie sind wichtige Hilfsmittel bei der Diagnose eines Hirntumors und einer Subduralblutung. Bei Verdacht auf Metastasen sind speziellere Röntgenaufnahmen indiziert.

Apallisches Syndrom

Eine Dezerebration, d. h. die funktionelle Trennung von Pallium und Hirnstamm wird als apallisches Syndrom bezeichnet, ein Begriff, der von Kretschmar geprägt wurde. Dabei werden verschiedene Stadien durchlaufen. Zunächst stellt sich bei schweren Hirnkontusionen ein akutes Mittelhirnsyndrom ein mit Massenbewegungen und Streckkrämpfen besonders nach Reizen. Die Patienten sind tief bewußtlos. Die vitalen Funktionen (Atmung, Herz-Kreislauf, Temperaturregulation) sind ebenso wie die Pupillenreaktion und die Augenmotilität gestört.
Beim akuten Bulbärsyndrom infolge Einklemmung besteht ein tiefes Koma, Streckkrämpfe sind nicht mehr auszulösen, es kommt zu Atemstillstand, Kreislaufdekompensation und schließlich zum Null-Linien-EEG. In einigen Fällen kann sich — besonders bei Kindern — auch von diesem Stadium aus noch eine gute Besserung einstellen. Viele Patienten kommen innerhalb der ersten Tage nach Dezerebration ad exitum. Bei den anderen stellt sich dann das eigentliche apallische Syndrom ein, gekennzeichnet durch das Coma vigile mit erhaltenem Schlaf-Wach-Rhythmus, auslösbaren Haltungs- und Stellreflexen und Pyramidenbahnzeichen. Die Patienten liegen mit geöffneten Augen da, reagieren jedoch nicht auf Ansprechen oder Reize. Spontanbewegungen sind nicht festzustellen. Monatelange Verläufe ohne Rückbildung wurden beschrieben. Die günstigsten Verläufe mit teilweiser Rückbildung der Ausfälle sind bei Jugendlichen zu beobachten.
Der Hirntod wird heute durch Carotis- und Vertebralisangiographie festgestellt. Dabei liegt ein Abbruch des Kontrastmittels an der Schädelbasis vor, weil durch das Hirnödem die Hirndurchblutung vollständig abgedrosselt ist. Das EEG allein beweist den Hirntod nicht.

Therapie

Notmaßnahmen. Es ist das wichtigste unmittelbare Ziel, das Leben und die Vitalfunktionen aufrechtzuerhalten bis eine weitere Diagnose durchgeführt werden kann und eine geeignete Therapie begonnen werden kann.
1. Aufrechterhaltung einer ausreichenden Ventilation. Die Ursache von Atemstörungen (z. B. Obstruktion, Lungenerkrankung, zentrale Atemstörung, Gefäßkollaps usw.) muß rasch gefunden werden.
Atemwege freihalten. Der Patient wird auf die Seite gelegt oder auf den Bauch mit dem Gesicht zur Seite und nach hinten überstrecktem Kopf (niemals in Rückenlage oder mit gebeugtem Kopf). Wenn nötig sollte die Zunge nach vorne gezogen und in dieser Position fixiert werden, z. B. durch einen Güdel-Tubus. Schleim, Blut und Speichel ist aus Mund und Nase abzusaugen. Wenn keine Absaugvorrichtung vorhanden ist, kann man eine 20–50 ml Spritze verwenden. Eine Intubation sollte nur von Helfern durchgeführt werden, die darin Übung haben.
2. Schock. Wenn der Patient in einen Kreislaufschock kommt oder ein Schock droht, sind sofort geeignete Maßnahmen (Infusionen, Sauerstoffzufuhr, Sympathomimetika, Kortikoide usw.) einzuleiten (siehe Lehrbücher der Intensivmedizin).
Das weitere therapeutische Vorgehen richtet sich nach der zugrundeliegenden Ursache und ist daher unterschiedlich (z. B. diabetisches Koma und intrakranielle Druckerhöhung bei Hirntumoren).

Kapitel 33
Kopfschmerzen

Kopfschmerzen sind ein häufiges und unspezifisches Symptom, das durch verschiedene Ursachen ausgelöst wird, z. B. durch Kopfverletzungen, Migräne, Fieber, intrakranielle Gefäßprozesse, Zahnerkrankungen, Erkrankungen der Augen, Ohren, der Nase, durch intrakranielle Raumforderungen oder psychische Störungen.

Pathogenese

Das Hirnparenchym, die Plexus chorioidei und der größte Teil der Pia mater und der Arachnoidea sind schmerzunempfindlich. Schmerzrezeptoren und freie Nervenendigungen sind in der Dura, den Arterien und Venen der Hirnoberfläche und den Strukturen der Schädelkapsel lokalisiert. Die Afferenzen laufen über die Hirnnerven V, IX und X, den Sympathikus und die oberen Spinalnerven zu den Schmerzzentren.
Aufgrund der umfangreichen Untersuchungen von H.G.Wolff nimmt man folgende Pathomechanismen bei der Entstehung von intrakraniellen Kopfschmerzen an: (1) Dehnung und Zug an den Brückenvenen durch Verlagerung der größeren Venensinus. (2) Distension von Carotis-externa-Ästen, besonders der A. meningea media. (3) Dehnung der größeren Arterien an der Hirnbasis und deren Hauptäste. (4) Entzündung der schmerzempfindlichen Strukturen des Kopfes oder in der Nachbarschaft davon.
(5) Direkter Druck auf Hirn- und Zervikalnerven, die zahlreiche afferente Schmerzfasern aus dem Kopfgebiet erhalten.
Hinzuzufügen sind noch chemische Faktoren. Dabei spielen Kinine, Serotonin und Histamin eine größere Rolle.

Modifizierung durch physikalische Maßnahmen

Ein plötzlicher intrakranieller Druckanstieg, wie z. B. beim Husten, Niesen oder Pressen kann Kopfschmerzen verstärken, besonders bei intrakraniellen Raumforderungen oder Blutungen. Kopfschmerzen nach Lumbalpunktion verschlimmern sich im Stehen oder Sitzen, bessern sich jedoch, wenn der Kopf tief gelagert wird.
Durch manuelle Kompression der A. carotis communis oder der größeren Äste der A. carotis externa können Migränekopfschmerzen vermindert werden. Kopfschmerzen nach Schädeltraumata werden häufig durch abrupte Lageänderungen des Kopfes verschlimmert. Kopfschmerzen bei emotionalen Störungen können durch leichte lokale Massage der schmerzhaften Region oft vermindert werden. Nächtliche Kopfschmerzen vom Migränetyp sind häufig im Liegen heftiger und bessern sich im Stehen.

Einteilung der Kopfschmerzen

In der internationalen Literatur hat sich ein Diagnoseschema für die wichtigsten Kopfschmerzformen durchgesetzt, das 1962 erstmals publiziert wurde und 1969 von der World Federation of Neurology in einigen Punkten modifiziert wurde. Es ist im folgenden wiedergegeben:

I. Migräne. Ein familiäres Leiden, gekennzeichnet durch wiederholte Kopfschmerzanfälle von wechselnder Intensität, Häufigkeit und Dauer. Die Attacken sind meist einseitig und begleitet von Appetitlosigkeit, Nausea oder Erbrechen. In manchen Fällen gehen neurologische oder psychische Störungen voraus oder treten gleichzeitig auf.
Die genannten Begleiterscheinungen müssen nicht bei jedem Anfall oder jedem Patienten auftreten.
A. Zustandsbilder, deren Einordnung in die obige Definition allgemein anerkannt ist
1. Klassische Migräne. Dabei wird die Schmerzattacke eingeleitet oder begleitet von vorübergehenden fokalen neurologischen Symptomen wie Störungen des Visus, der Sensorik oder der Sprache.
2. Nichtklassische Migräne. Dabei fehlen solche scharf zu definierenden neurologischen Begleitsymptome. Es handelt sich um die häufigere Form der Migräne.

B. *Zustandsbilder, die vielleicht zur Kategorie der Migräne gehören*
1. *Cluster-Kopfschmerz.* Heftige unilaterale Schmerzen in der Region des Auges und über dem Kranium, üblicherweise begleitet von Rötung und Wärmegefühl (Flushing), Kongestion der Nase und Tränenfluß der gleichen Seite, die in ein bis mehrmals täglich sich wiederholenden Anfällen auftreten mit einer Dauer von 20–120 min. Schübe dieser Art dauern gewöhnlich Wochen oder Monate und sind unterbrochen von Remissionen über Monate bis Jahre. (Syn.: ziliare oder migränöse Neuralgie nach Harris, Horton-Histaminkopfschmerz).
2. *Faziale „Migräne".* Einseitige episodische Zustände von Gesichtsschmerz mit Begleitsymptomen entweder vom Typ der Migräne oder des Cluster-Kopfschmerz. (Syn.: „Lower-half"-Kopfschmerz).
3. *Ophthalmoplegische „Migräne".* Episodische migräneähnliche Attacken, verbunden mit objektiv erkennbarer Lähmung äußerer Augenmuskeln, meist solchen, die vom III. Hirnnerv versorgt werden, wobei die Lähmung den Schmerzzustand oft überdauert. Strukturelle Prozesse sind auszuschließen, bevor diese Diagnose gestellt werden darf.
4. *„Hemiplegische Migräne".* Ein seltenes Krankheitsbild, das einen dominanten Erbgang aufweisen kann, charakterisiert durch episodische Migräneanfälle, verbunden mit den Kopfschmerz überdauernden Halbseitenlähmungen.

II. Muskelkontraktionskopfschmerzen. Dabei handelt es sich um Schmerzen oder ein Druck- oder Spannungsgefühl, welches in Intensität, Frequenz und Dauer variiert und hauptsächlich subokzipital anzutreffen ist. Diese Beschwerden sind auf dauernde Anspannung der Skeletmuskeln bei fehlenden degenerativen Veränderungen zurückzuführen. Die Muskelkontraktion ist für gewöhnlich eine Reaktionsform bestimmter Personen auf psychische Belastung. Die vagen und unbefriedigenden Bezeichnungen Spannungskopfschmerz, psychogene oder nervöse Kopfschmerzen beziehen sich auf diese Gruppe.

III. Kombinierte Kopfschmerzen. Vaskuläre und Muskelkontraktionskopfschmerzen. Eine Kombination von vasomotorischen Kopfschmerzen vom Migränetyp mit Muskelkontraktionskopfschmerzen, die besonders während einer Attacke zusammenwirken.

IV. Kopfschmerzen bei vasomotorischen Reaktionen im Nasenbereich. Kopfschmerzen mit Mißempfindungen des Nasenraums (Rhinorrhoe, Druck oder Brennen, Verlegung der Nasengänge), wiederholt auftretend infolge einer Schwellung der nasalen und paranasalen Schleimhäute, die nicht auf Allergene, infektiöse Agentien oder anatomische Defekte zurückzuführen ist. Die Kopfschmerzen sind besonders im Stirnbereich lokalisiert und leicht bis mäßig in ihrer Intensität. Die Krankheit ist für gewöhnlich eine Reaktionsform bestimmter Personen auf psychische Belastungen. Dieses Krankheitsbild wird häufig als vasomotorische Rhinitis bezeichnet.

V. Kopfschmerzen bei Konversionsneurosen, hypochondrischen Neurosen oder anderen psychischen Erkrankungen. Kopfschmerzen, bei denen Konversionssymptome im Vordergrund stehen und periphere Schmerzmechanismen nicht beteiligt sind. Eng verwandt damit sind hypochondrische Reaktionen, bei denen die periphere Ursache minimal ist. Diese Syndrome wurden ebenfalls als psychogener Kopfschmerz bezeichnet.
Beachte: Die oben genannte Form stellt die größte Patientengruppe dar, bei der rezidivierende Kopfschmerzen im Vordergrund stehen und bei der die Kopfschmerzen zu starken Beschwerden führen.

VI. Vaskuläre Kopfschmerzen ohne Migränecharakter (meist mit allgemeiner Dilatation der Hirnarterien). (1) Allgemeininfektionen, besonders wenn sie mit Fieber einhergehen. (2) Verschiedene Störungen, wie z. B. ischämische Zustände, Kohlenmonoxydvergiftung, Nitritwirkung, Nitrat- und andere chemische Substanzen mit gefäßerweiternden Eigenschaften, Koffeinentzugsreaktionen, Kreislaufinsuffizienz im Gehirn und unter bestimmten Umständen postkommotionelle Reaktionen, postkonvulsive Zustände, Katersymptome, Fremdkörperreaktionen, Hypoglykämie, Hyperkapnie, akute Hochdruckreaktionen (abrupter Blutdruckanstieg z. B. bei Insulten oder beim Phäochromozytom) und gewisse Formen von essentiellem Hypertonus (z. B. mit morgendlichen Kopfschmerzen).

VII. Durch Zugwirkung bedingte Kopfschmerzen (Traction headache). Kopfschmerzen, die durch Zug an intrakraniellen Strukturen, hauptsächlich an Gefäßen, entstehen.
1. Primäre oder metastatische Tumoren der Meningen, der Gefäße oder des Gehirns.

2. Hämatome (epidurale, subdurale oder intrazerebrale).
3. Abszesse (epidurale, subdurale oder parenchymale).
4. Postpunktionelle Kopfschmerzen ("leakage"-headaches).
5. Pseudotumor cerebri und verschiedene Ursachen von Hirnschwellung.

VIII. Kopfschmerzen aufgrund von entzündlichen Prozessen. Kopfschmerzen, die auf Entzündungen von kraniellen Strukturen (sterile und infektiöse Entzündungen) beruhen.
1. Intrakranielle Prozesse: Infektiöse, chemische oder allergische Meningitis, Subarachnoidalblutung, postpneumenzephalographische Kopfschmerzen, Arteriitis und Phlebitis.
2. Extrakranielle Prozesse: z. B. Arteriitis.

IX.–XIII. Kopfschmerzen aufgrund von Erkrankungen der Orbita, Prozessen im Hals-Nasen-Ohrenbereich, der Kieferregion und anderen kraniellen Bereichen oder der Halsstrukturen.
IX. Ausstrahlende Kopfschmerzen aufgrund einer Reizung des Auges, z. B. Spannungsbelastung der Augenmuskeln, Verletzungen, Neoplasmen, Entzündungen oder intraokuläre Druckerhöhung.
X. Kopfschmerzen aufgrund von Reizzuständen im Ohrenbereich, z. B. bei Trauma, Neoplasmen oder Entzündungen.
XI. Kopfschmerzen aufgrund von Reizzuständen der Nasennebenhöhlen.
XII. Kopfschmerzen aufgrund von Reizzuständen der Zähne.
XIII. Kopfschmerzen aufgrund einer Erkrankung anderer Strukturen des Schädels und des Halses (Periost, Gelenke, Ligamente, Muskeln oder Zervikalwurzeln).

XIV. Neuritiden im Kopfbereich. Verursacht durch Trauma, Neoplasma oder Entzündungen.

XV. Hirnnervenneuralgien. Trigeminus- oder Glossopharyngeusneuralgie. Die Schmerzen sind lanzinierend, häufig in rascher Folge für mehrere Minuten oder länger. Sie beschränken sich auf einen Teil oder das gesamte Innervationsgebiet des betreffenden Nerven. Sie werden häufig durch äußere Reizung im Versorgungsgebiet ausgelöst. Die Trigeminusneuralgie muß insbesondere vom Cluster-Kopfschmerz unterschieden werden, mit dem sie leicht verwechselt werden kann.
Beachte: Sog. chronische posttraumatische Kopfschmerzen können durch verschiedene Mechanismen entstehen. Sie stellen sich aufgrund von anhaltenden Muskelkontraktionen, intermittierenden Gefäßerweiterungen oder seltener aufgrund von lokalen Weichteilverletzungen des Schädels oder des Nackens ein. Bei einigen Patienten sind die posttraumatischen Schmerzen Teil eines klinischen Syndroms, welches durch Konversionsreaktion oder hypochondrische Verhaltensweisen gekennzeichnet ist.

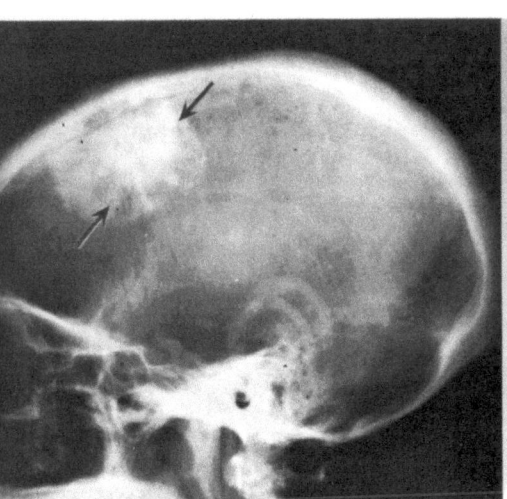
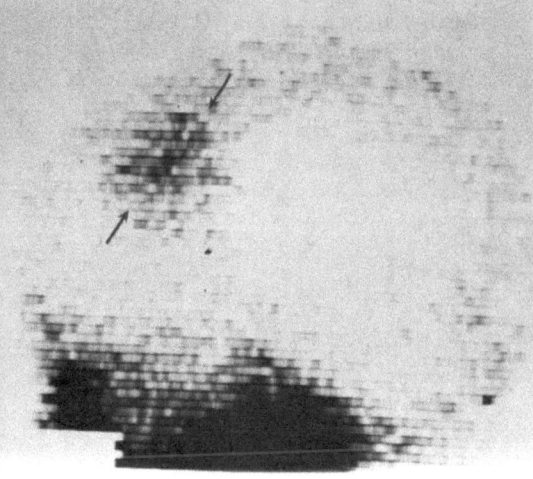

Abb. 33-1. *Parasagittales Meningeom links bei einer 34jährigen Frau mit Kopfschmerzen und Krampfanfällen.* Darstellung im Carotisangiogramm (A. carotis externa) und im seitlichen Hirnszintigramm

Kopfschmerzanamnese

Eine ausführliche Anamnese ist bei Kopfschmerzpatienten besonders wichtig. Auf folgende Punkte sollte eingegangen werden:
— *Lokalisation der Kopfschmerzen.* Halbseitig auftretende Kopfschmerzen (Hemikranie) kommen besonders bei Migräne vor. Im Nackenbereich bei psychogenen Spannungskopfschmerzen, bei Lumbalpunktion, bei degenerativen Veränderungen der Halswirbelsäule und bei der Okzipitalneuralgie. Bei Gesichtsnervenneuralgien strahlen die Schmerzen in das Versorgungsgebiet dieser Nerven aus. Schmerzen im Schläfenbereich kommen bei der Arteriitis temporalis vor.
— *Schmerzcharakter.* pulsierende Schmerzen bei Migräne.
— *Tageszeitliche Bindung.* Bei arteriosklerotischen Kopfschmerzen treten die Beschwerden schon nach dem Aufwachen auf. Migräne tritt häufiger morgens auf.
— *Dauer der Kopfschmerzattacken.*
— *Familiäre Belastung.* z. B. bei Migräne.
— *Auslösende Faktoren.* Stress, Husten, Pressen.
— *Augenerkrankungen* (Glaukom!); *HNO-Erkrankungen.*
— *Schmerzmittel.* Bei Phenazetinabusus kommt es zu diffusen Kopfschmerzen.
— *Zyklusabhängigkeit.* Bei Migräne treten die Attacken hauptsächlich in der prämenstruellen Phase auf.
— *Vorgeschichte.* Nehmen die Kopfschmerzen an Intensität zu (Tumoren!).
— *Begleiterscheinungen.* Tränenfluß, Flimmerskotom, vegetative Symptome wie Erbrechen, Blässe, Parästhesien.
— *Allgemeinerkrankungen.* Nierenerkrankungen, Hypertonie usw.

Migräne

Migräne ist eine häufige Erkrankung. Nach einigen Untersuchungen leiden etwa 8 % der Bevölkerung daran. Sie tritt bei Frauen etwas häufiger als bei Männern auf.
Sie ist charakterisiert durch periodisch auftretende paroxysmale Kopfschmerzattacken, die mit vegetativen Störungen oder neurologischen Symptomen einhergehen.
Bei der *ophthalmischen Migräne* werden die Kopfschmerzen durch Sehstörungen eingeleitet. Diese visuelle Aura dauert bis zu einer halben

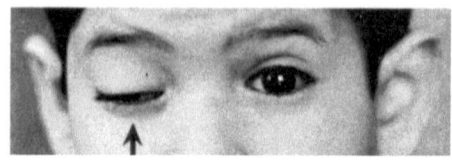

Abb. 33–2. *Ophthalmoplegische Migräne.* Schwere rezidivierende Okulomotoriusparese mit Migränekopfschmerzen bei einem Kind. Carotisangiogramm normal. Neostigmin (Prostigmin)- und Edrophonium (Tensilon)-Tests auf Myasthenia gravis negativ

Stunde, dann beginnen heftige meist halbseitige Kopfschmerzen, die zuerst drückenden, später pulsierenden Charakter haben. Übelkeit, Erbrechen, Lichtscheu können hinzukommen. Meist ist der Patient blaß, die Schläfenarterien pulsieren verstärkt und es findet sich eine Venenstauung im Schläfenbereich. Die Migräneanfälle treten oft schon morgens auf. Ihnen gehen psychische Prodrome wie Gereiztheit, Überempfindlichkeit gegenüber äußeren Reizen voraus.
Bei der *einfachen Migräne* ist der Anfallsverlauf ähnlich, nur treten dabei keine Sehstörungen auf.
Unter *Migraine accompagnée* versteht man Migränekopfschmerzattacken, die mit neurologischen Reiz- oder Ausfallserscheinungen einhergehen. Es handelt sich dabei meist um Parästhesien in einer Körperhälfte (Gesicht, Arm, seltener im Bein). Ebenso können leichte aphasische Störungen auftreten, die sich rasch zurückbilden, oder auch Paresen einer Körperhälfte. Die Migraine accompagnée führt oft zu vorübergehenden fokalen EEG-Veränderungen.

Ophthalmoplegische Migräne

Dabei kommt es zu Migräneanfällen und gleichzeitig zu Augenmuskellähmungen, meist Okulomotoriusparesen, die sich nach dem Anfall in den nächsten Tagen wieder zurückbilden. Die Diagnose darf erst gestellt werden, wenn andere Ursachen wie Aneurysmen, Tumoren usw. sicher ausgeschlossen wurden. Bei längerem Verlauf bilden sich die Augenmuskelparesen nicht mehr vollständig zurück.

Pathogenese

Zu Beginn eines Migräneanfalls tritt eine Vasokonstriktion der Hirngefäße, der extrakraniellen Arterien und der Meningealgefäße ein. Dadurch kommt es zu den ischämischen Reizerscheinungen, wie z. B. Flimmerskotome und Hautblässe. In

dieser Phase treten noch keine Kopfschmerzen auf. Danach kommt es zu einer Erschlaffung und daraus resultierenden verstärkten pulsatorischen Dehnung der Gefäße, insbesondere von Ästen der A. carotis externa. Die erhöhte Pulsationsamplitude führt zu heftigen pulsierenden Kopfschmerzen. Bei Kompression dieser Gefäße werden die Beschwerden verringert. In einer dritten Phase, die sich nur bei schweren Fällen anschließt, kommt es zu Ödembildung der Gefäßwand und dadurch zu langdauerndem Druckschmerz über den Gefäßen.
Als Pathogenese der ophthalmoplegischen Migräne ist eine Schwellung der A. carotis interna innerhalb des Sinus cavernosus und daraus entstehende Druckwirkung auf die benachbarten Augenmuskelnerven angenommen worden.
Neurochemische Theorien der Auslösung von Migräneattacken werden diskutiert. Gesicherte Ergebnisse, besonders über die Wirkung von Neurokininen, liegen noch nicht vor. Für die Bedeutung des Serotonins spricht die Wirksamkeit von Serotoninantagonisten (Methysergid).

Persönlichkeit des Migränepatienten. Angeblich besitzen Migränepatienten eine typische Persönlichkeitsstruktur, die durch folgende Eigenschaften charakterisiert wird: innerlich unsicher, nach außen hin aggressiv, perfektionistisch und kleinlich, ehrgeizig und intolerant, mit oft wenig affektivem Kontakt zur Umwelt. Wie bei allen solchen Einteilungen und Charakterisierungen ist auch bei dieser Skepsis angebracht.

Therapie

Prophylaktische Migränetherapie. Methysergid (Deseril retard) wird in der prophylaktischen Therapie bei Migräne erfolgreich eingesetzt. Die tägliche Durchschnittsdosis beträgt nach langsamem Einschleichen zwei Tabletten (3 mg/Tablette). Die Medikamente sollten mit den Mahlzeiten eingenommen werden und dürfen nicht abrupt abgesetzt werden. Methysergid ist während der Schwangerschaft, bei peripheren Gefäßerkrankungen und bei schwerer Arteriosklerose kontraindiziert. Eine Retroperitonealfibrose wurde in verschiedenen Fällen nach länger dauernder Methysergidtherapie beschrieben. Deshalb darf sich die Therapie höchstens auf sechs Monate erstrecken und erst nach einer Pause von mehreren Wochen wieder begonnen werden.
In der letzten Zeit wurde Pizotifen (Sandomigran) in die Migränetherapie eingeführt. Es ist ein Antagonist für zahlreiche biogene Amine und ist besser verträglich als Methysergid.

Medikamentöse Behandlung der akuten Attacke: (1) Ergotamintartrat (Gynergen) und Dihydergot (DHE). Die i.m. Injektion von 0,25–0,5 mg Gynergen führt innerhalb einer halben Stunde zu einer Erleichterung der Kopfschmerzen und sollte so früh wie möglich im Anfall gegeben werden. Eine i.v. Injektion ist wegen der Kreislaufeffekte kontraindiziert. Orale oder sublinguale Verabreichung ist weniger wirksam. Außerdem kann bei Erbrechen oft nicht abgeschätzt werden, wieviel davon absorbiert wurde.
Ergotamin ist kontraindiziert bei Patienten mit Sepsis oder bei Allgemeininfektionen, bei peripheren Gefäßerkrankungen, arteriosklerotischer Herzerkrankung und bei schwangeren Frauen. Bei einigen Patienten kommt es zu Taubheitsgefühl und Kribbelparästhesien in den Extremitäten, außerdem zu Muskelschmerzen und Spannungsgefühl.
Dihydergotamin in einer Dosierung von 1 mg i.m. oder i.v. kann Ergotamintartrat ersetzen. Eine Wiederholungsdosis kann, falls erforderlich, nach einer Stunde gegeben werden.
Ergotamin mit Koffein (Cafergot) oder Atropin ist bei oraler Applikation oft wirksamer und erfordert eine geringere Gesamtdosis. Suppositorien sind vorzuziehen, wenn Übelkeit und Erbrechen eingesetzt haben.
Druck auf die A. carotis externa oder ihre Hauptäste kann in der frühen Phase der Attacke zur Schmerzrückbildung führen. 100%iger Sauerstoff, zugeführt über eine Nasendusche, kann zu einer Besserung der akuten Attacke führen.

Allgemeine Maßnahmen

Bis die Medikamente zu wirken beginnen, sollte der Patient ruhig in einem Stuhl sitzen. Nach Beendigung der Kopfschmerzen ist eine Bettruhe in einem ruhigen, abgedunkelten Raum ohne Flüssigkeitszufuhr oder Essen ratsam. Das führt zur Entspannung und ist notwendig, um eine nächste Attacke zu verhindern. Bohnenkaffee und roborierende Maßnahmen (Wechselbäder, körperliche Ertüchtigung) sind im Intervall angezeigt.

Cluster-Kopfschmerzen
(Histaminkopfschmerz, Bing-Horton-Syndrom)

Cluster-Kopfschmerzen, die hauptsächlich bei Männern auftreten, sind durch einen plötzlichen Beginn der schweren, streng einseitigen Kopfschmerzen gekennzeichnet. Die Attacken sind von kurzer Dauer und bilden sich rasch wieder zurück. Gleichzeitig kommt es auf der schmerzhaften Seite zur Rötung des Auges, Tränenbildung, Rhinorrhoe oder Schwellung der Nasenschleimhäute, Schwellung der temporalen Gefäße und zu einer allgemeinen Gefäßdilatation im Schmerzgebiet. Die Schmerzen gehen von der Orbitalregion aus und strahlen in die Schläfe, die Nase, den Oberkiefer und den Hals aus. Typische Attacken können durch geringe Menge von Histamindiphosphat oder Nitroglycerin ausgelöst werden. Die Attaken kommen am häufigsten während des Schlafes vor. Sie treten oft massiert (Clusters) auf, wobei die Remission und die Exazerbationen rasch hintereinander folgen. Dann wieder kann der Patient lange Zeit beschwerdefrei sein. Diese Art von Kopfschmerzen ist identisch oder wahrscheinlich eng verwandt mit der Erythroprosopalgie nach Bing, der Ziliarneuralgie nach Harris und der Petrosusneuralgie nach Gardner.

Die Diagnose kann durch einen positiven Histamintest gestellt werden: 0,35 mg einer konzentrierten Histamindiphosphatlösung (2,75 mg/ml) werden subkutan injiziert und lösen bei empfindlichen Personen die typischen Kopfschmerzen innerhalb von 20–40 min aus.

Methysergid, 2 mg 2–3mal täglich mit den Mahlzeiten eingenommen, ist sehr wirksam und das Mittel der Wahl. Eine Histamindesensibilisierung durch häufige subkutane Injektionen von ansteigenden Histamindiphosphatdosen wurde versucht, ist jedoch nicht wirksam. Die Therapie im akuten Anfall ist ähnlich wie bei der Migräne. Ergotaminderivate, Bettruhe, Sauerstoffinhalationen und kalte Kompressen können lindernd sein.

Spannungskopfschmerzen

Spannungskopfschmerzen sind die häufigsten von allen Kopfschmerzformen. Da emotionell gestörte Patienten jedoch auch Kopfschmerzen aufgrund anderer Ursachen haben können, ist eine genaue Anamnese und Untersuchung immer erforderlich.

Spannungskopfschmerzen werden häufig im Hinterkopf lokalisiert, oft jedoch auch diffus geschildert und folgen nicht dem Verteilungsgebiet von Hirnnerven oder peripheren Nervenwurzeln. Die Patienten beschreiben die Kopfschmerzen als dumpf, ziehend, drückend, brennend oder von vagem Charakter. Medikamente, einschließlich starker Analgetika, führen oftmals zu keiner Linderung. Am ehesten wirkt Valium durch seine sedierenden und muskelrelaxierenden Eigenschaften. Das gleichzeitige Auftreten der Schmerzen mit Angst, Sorgen und anderen emotionellen Belastungen ist für den Patienten nicht immer erkennbar.

Von den psychotherapeutischen Maßnahmen ist das autogene Training noch am ehesten zu empfehlen.

Kopfschmerzen bei meningealer Reizung

Kopfschmerzen bei meningealer Reizung sind sehr schwer, sprechen jedoch auf eine Analgetikatherapie gut an. Bei schwersten Schmerzen werden dabei auch Morphinderivate erforderlich. Die weitere spezifische Therapie hängt von der zugrundeliegenden Ursache ab.

Postpunktionelle Kopfschmerzen sind durch das Leck und das Versickern des Liquors durch die Punktionsstelle zu erklären. Die Patienten sollten mindestens einen Tag flach liegen. Danach kann man durch reichliche Flüssigkeitszufuhr und Analgetika (z. B. Commotional) Linderung schaffen.

Kopfschmerzen bei Hirnnervenneuralgien

Die Schmerzsyndrome wurden auf S. 102 (Trigeminusneuralgie) und S. 111 (Glossopharyngeusneuralgie) beschrieben.

Kapitel 34
Neuromuskuläre Erkrankungen

Zu den neuromuskulären Erkrankungen zählen nach einer internationalen Einteilung eine große Anzahl meist chronischer Erkrankungen, die durch Paresen, Muskelatrophien und zum Teil durch Strukturänderungen der Muskeln gekennzeichnet sind (World Federation of Neurology, Research Group on Neuromuscular Diseases: Classification of Neuromuscular Disorders, 1968[1]). Die großen Untergruppen in diesem Schema sind:

I Spinale Muskelatrophien und andere Funktionsstörungen der Vorderhornzellen
II Vorderwurzelstörungen
III Erkrankungen der peripheren Nerven
IV Störungen der neuromuskulären Übertragung
V Erkrankungen des Muskels
VI Einzelne Störungen in der suspraspinalen Tonusregulation, die neuromuskuläre Krankheitssymptome verursachen.

Da Erkrankungen der motorischen Nervenwurzeln und der peripheren Nerven (II und III) bereits in anderen Kapiteln (Kap. 30, 26 u. 27) behandelt wurden und die Untergruppe VI für die Klinik keine besondere Bedeutung hat, sollen in diesem Kapitel Spinale Muskelatrophien (I), Myopathien (V) und Störungen der neuromuskulären Übertragung (IV) näher dargestellt werden.

Diagnostisches Vorgehen

Bei der Diagnose neuromuskulärer Erkrankungen ist eine genaue Anamnese und körperliche Untersuchung besonders wichtig.
Man versucht festzustellen, seit wann Paresen bestehen. Der Patient soll hierzu über sein Spielverhalten als Kind, Schulsport, Militärdienst, Berufsausbildung, seine berufliche Tätigkeit und jetzige alltägliche Arbeiten berichten. Treppensteigen, Wanderungen, Wäscheaufhängen, ohne Unterstützung vom Sessel aufstehen, Kämmen usw. ist das noch möglich? Wie lang ist die Wegstrecke?

---

[1] J.N.Walton, Classification of neuromuscular disorders. J. Neurol. Sci. 1968, **6**, 165–177

Bestehen hauptsächlich bei Beginn einer Tätigkeit Schwierigkeiten? Kommt es im Laufe des Tages zu einer Verschlechterung? Wie war der bisherige Verlauf der Erkrankung (langsam, rasch progredient, Remissionen)? Was sind die Hauptbeschwerden (Schwäche, Schmerzen, Schluck-, Sprachstörungen, Atemstörungen)?
Bei der körperlichen Untersuchung wird ein möglichst genauer Muskelstatus schriftlich fixiert, um später den Verlauf verfolgen zu können. Dazu gehört, daß Muskelfunktionsprüfungen der wichtigsten Muskeln durchgeführt werden und Umfänge gemessen werden. Wenn möglich sollten quantitative vigorimetrische Messungen stattfinden und die Vitalkapazität gemessen werden (s. Kap. 9). Lokale Muskelatrophien müssen genau beschrieben, besser noch photographisch dokumentiert werden. Auf Tonusänderungen, Faszikulieren, Sprach-, Schluckstörungen, Augenmuskelstörungen, Druckempfindlichkeit der Muskulatur, Konsistenz der Muskulatur bei Palpation wird geachtet. Daneben wird ein ausführlicher neurologischer Status erhoben. Als Zusatzuntersuchungen werden häufig die elektrische Untersuchung, EMG-Ableitungen, Laboruntersuchungen auf Muskelfermente (GOT, GPT, LDH, Aldolase, CPK sowie Kreatin und Kreatininausscheidung im 24-Std-Urin), Liquoruntersuchungen und eine Muskelbiopsie erforderlich.

Spinale Muskelatrophien

Die progressiven nukleären Atrophien werden durch eine Schädigung des peripheren motorischen Neurons infolge progredienter degenerativer Prozesse verursacht. Da die Ursache fast immer unbekannt ist, erfolgt die klinische Einteilung nach dem Erkrankungsalter, der Vererblichkeit, dem Verteilungsmuster der Atrophien und dem Verlaufstempo.
Spinale Muskelatrophien sind gekennzeichnet durch eine neurogene Atrophie mit Denervierungszeichen im EMG und einer Entartungsreak-

tion bei elektrischer Prüfung, durch klinisch beobachtbares oder im EMG ableitbares Faszikulieren, außerdem durch Fibrillieren und Riesenpotentiale bei Nadelableitungen. Klinisch ist die geringe Parese bei starken Atrophien auffallend. Die Sensibilität ist ungestört, Pyramidenbahnsymptome gehören in der Regel nicht zum Bild der nukleären Atrophien. In der Muskelbiopsie lassen sich meist eindeutige Hinweise für eine chronisch progrediente nukleäre Atrophie feststellen.

In der oben erwähnten Einteilung der World Federation of Neurology werden eine große Anzahl von spinalen Muskelatrophien unterschieden. Im folgenden werden nur die wichtigsten Formen dieser spinalen progressiven Muskelatrophien beschrieben:

Infantile progressive spinale Muskelatrophie (Werdnig-Hoffmann)

Es handelt sich um eine autosomal rezessiv vererbliche Erkrankung, die sich meist innerhalb der ersten sechs Monate manifestiert und einen infausten Verlauf hat. Die Schwäche und die Atrophien treten zuerst an den proximalen Muskeln am Beckengürtel und den Oberschenkeln auf und breiten sich innerhalb von Wochen oder Monaten nach peripher aus. Der Tod tritt infolge von Aspirationspneumonien und durch komplizierende Bulbärparalyse ein. Die Generalisation der nukleären Atrophien kann aber auch später und langsamer auftreten (benigner spätinfantiler Typ). Bei Kindern mit Werdnig-Hoffmann-Erkrankung ist die Muskulatur hypoton, Faszikulationen sind auch im EMG beim frühinfantilen Verlauf nicht festzustellen.

Pseudomyopathische spinale Muskelatrophie (Wohlfahrt-Kugelberg-Welander)

Diese meist autosomal rezessiv vererbliche Erkrankung manifestiert sich zwischen dem 2. und 17. Lebensjahr und befällt zuerst die proximale Beinmuskulatur. Da sie dem pelveofemoralen Typ der Muskeldystrophie sehr ähnelt, wurde sie lange als Muskelerkrankung verkannt. Die Erkrankung verläuft sehr langsam progredient. Im EMG ist das typische Faszikulieren, die Interferenzlichtung, die Verbreiterung und Amplitudenzunahme der Aktionspotentiale charakteristisch und ermöglicht die Abgrenzung von einer Muskeldystrophie. In späteren Stadien kommt es zu einer Generalisation, so daß die Beckengürtelbetonung nicht mehr festzustellen ist.

Progressive Muskelatrophie Typ Aran-Duchenne

Es handelt sich um eine spinale Muskelatrophie des Erwachsenenalters, die fast nie familiär auftritt. Die Erkrankung manifestiert sich zwischen dem 20. und 50. Lebensjahr. Sie beginnt mit einer Atrophie der kleinen Handmuskeln. Faszikulieren läßt sich feststellen. Im Laufe von Jahren dehnen sich die Atrophien nach proximal aus und können später auch die Beine betreffen.

Differentialdiagnostisch kommen vor allem periphere Nervenläsionen (z. B. Karpaltunnelsyndrom, Ulnarisverletzung) in Frage. Außerdem müssen zervikale Wurzelschädigungen und der Beginn einer Syringomyelie bedacht werden.

Neurale Muskelatrophie Typ Vulpian-Bernhard

Die Atrophien sind hierbei humeroskapular betont und breiten sich nach distal aus.

Progressive Bulbärparalyse

Die progressive Bulbärparalyse tritt als Endstadium einer generalisierten nukleären Atrophie auf oder nach Ansicht vieler Kliniker als Sonderform der amyotrophen Lateralsklerose. Es kommt zur Atrophie und Parese der Zungenmuskulatur, des Gaumens, des Larynx und Pharynx und der Kaumuskulatur. Die Erkrankung beginnt zwischen dem 30. und 60. Lebensjahr und führt zum Untergang der motorischen Neurone der Hirnnerven, darin ganz ähnlich den progressiven spinalen Muskelatrophien. An der Zunge ist deutliches Faszikulieren zu beobachten. Schluck- und Sprachstörungen (bulbäre Sprache), die bis zur Anarthrie fortschreiten, stellen sich ein. Die Krankheit verläuft rasch progredient und führt unter Aspirationspneumonie oder Atemstörungen ad exitum. Differentialdiagnostisch kommt eine Pseudobulbärparalyse, eine Myasthenia gravis oder Tumoren an der Schädelbasis mit Hirnnervenlähmung in Frage.

Amyotrophe Lateralsklerose
Spastische Spinalparalysen

Diese Systemerkrankungen, die ebenfalls zu nukleären Atrophien führen, wurden auf S. 404 beschrieben.

Neurale Muskelatrophie (Charcot-Marie-Tooth)

Auch bei dieser Systemerkrankung finden sich neben anderen degenerativen Symptomen nukleäre Atrophien (s. S. 434).

Myopathien

Progressive Muskeldystrophien

Nach der von der World Federation of Neurology vorgeschlagenen Einteilung unterscheidet man folgende Muskeldystrophien:

a) *Pseudohypertrophe Formen:*
  1. Duchenne-Typ (aufsteigende bösartige, X-chromosomal rezessiv erbliche Form; auch Beckers aufsteigender Typ A).
  2. Becker-Typ (aufsteigende gutartige, X-chromosomal rezessiv erbliche Form; Becker-Typ B).
  3. Autosomal rezessive Form.
b) *Fazioskapulohumerale Form (Landouzy-Déjérine oder Beckers absteigender Typ)*
  1. autosomal dominant
  2. skapuloperoneale Form.
c) *Gliedmaßenform (Erb, Leyden und Möbius)*
  1. autosomal rezessiv
  2. sporadische Form.
d) *Distale Myopathie*
  1. autosomal dominante Form mit spätem Beginn (Welander)
  2. aufsteigende distale Variante (Barnes)
  3. atrophische distale Form (Milhorat).
e) *Okuläre Myopathie (Kiloh und Nevin)*
  1. mit heredofamiliärer Ataxie
  2. mit Pigmentdegeneration der Netzhaut.
f) *Okulopharyngeale Muskeldystrophie*

Bei den Muskeldystrophien handelt es sich um erbliche chronisch verlaufende Erkrankungen der Skeletmuskulatur. Die angegebene Unterteilung erfolgt aufgrund ihres Erbmodus, ihres Verteilungsmusters, des Verlaufs usw. Die Diagnose einer Muskeldystrophie stützt sich — abgesehen vom klinischen Bild — auf die Bestimmung der Serumenzyme (Aldolase, CPK, LDH, Transaminasen), das EMG, Kreatin und Kreatininausscheidung im Urin und auf die Muskelbiopsie. Histologisch findet sich eine Unregelmäßigkeit der Faserdicke; atrophische und hypertrophische Fasern mit zentralen Kernen kommen nebeneinander vor. In späteren Stadien ist ein scholliger Zerfall zu beobachten mit Fibrosierung und Fettinfiltration.

Im folgenden wird nur auf die wichtigsten klinischen Formen der Muskeldystrophien eingegangen.

Pseudohypertrophische Muskeldystrophien

a) 1. Duchenne-Typ. Diese Form beginnt in den ersten Lebensjahren, wird X-chromosomal rezessiv vererbt und befällt zuerst die Beckengürtelmuskulatur, später auch den Schultergürtel. Gnomenwaden und andere Pseudohypertrophien sind zu beobachten. Die Muskulatur wirkt durch Fettinfiltration sehr weich. Die Erkrankung tritt fast ausschließlich bei Jungen auf. Die ersten Symptome sind Ungeschicklichkeit beim Gehen und Fallneigung. Laufen und Treppensteigen werden zusehends schwieriger. Beim Aufstehen klettern die Kinder an sich selbst hoch (Gower-Zeichen) (Abb. 34-1). Eine rasche Progredienz führt zu Gehunfähigkeit innerhalb von 10 Jahren. Wenn man versucht, den Jungen in den Achselhöhlen hochzuheben, dann rutscht er aufgrund des lockeren Schultergürtels durch die Hände des Untersuchers. Eine Lordose mit Froschbauch entwickelt sich häufig aufgrund der Schwäche der Rumpfmuskeln. Im späteren Verlauf der Erkrankung ist die Schwäche so ausgeprägt, daß sich die Patienten nicht mehr bewegen und auch nicht mehr stehen können.

Muskelkontrakturen, sekundäre Skeletveränderungen und Atrophien werden zusehends stärker. Der Tod erfolgt meistens im zweiten Lebensjahr aufgrund von Ateminfekten, allgemeiner Auszehrung oder durch Herzversagen.

2. Becker-Typ B (aufsteigende gutartige Beckengürtelform). Im Unterschied zum Duchenne-Typ beginnt diese X-chromosomal rezessiv vererbte Erkrankung etwas später (zwischen dem 5. und 25. Lebensjahr) und verläuft langsamer, so daß oft ein normales Lebensalter erreicht werden kann. Die Paresen treten zuerst im Beckengürtel auf und

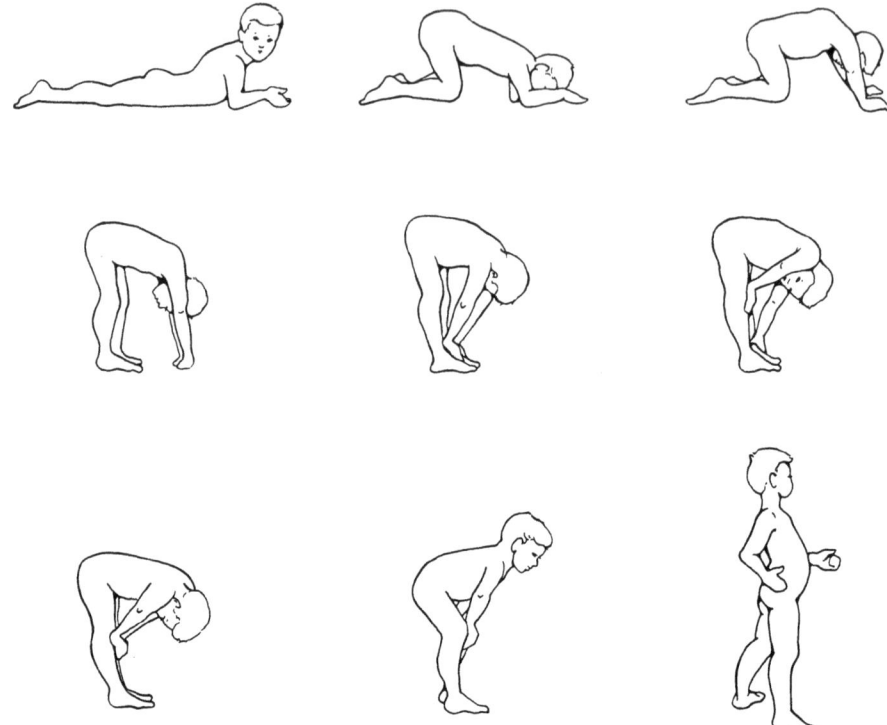

Abb. 34–1. *Patient mit Muskeldystrophie. Beim Aufrichten klettert der Patient an den eigenen Beinen empor (Gower-Manöver)*

führen zu Watschelgang. Eine kardiale Mitbeteiligung fehlt meist.

b) *Fazioskapulohumeraler Typ (Landouzy-Déjérine)*. Die Atrophie beginnt im frühen Lebensalter und betrifft die Muskulatur des Gesichts, des Schultergürtels und der Oberarme, während die Muskeln der Unterarme nicht befallen sind. Die Erkrankung tritt bei Jungen und bei Mädchen auf. Sie kann in der Kindheit, aber auch erst im späten Erwachsenenalter beginnen. Abortive Fälle kommen häufig vor. Die Krankheit wird für gewöhnlich autosomal dominant vererbt, gelegentlich mit Geschlechtsbindung. Zu Anfang sind die Gesichts- und Schultergürtelmuskeln betroffen und erst später die Beckengürtelmuskulatur. Muskuläre Pseudohypertrophie, Kontraktionen und Skeletdeformitäten sind selten zu beobachten. Beteiligung der Gesichtsmuskulatur mit herabhängenden Augenlidern führt zu einer sog. „facies myopathica".
Die schwachen Schultergürtelmuskeln führen zu einer Scapula alata. Auffallend sind die relativ kräftigen Unterarme im Verhältnis zum atrophischen Schultergürtel. Die Erkrankung schreitet langsam fort und es kommen lange Pausen vor, in denen keine weiteren Symptome auftreten. Die Patienten können meist ein normales Alter erreichen und ein einigermaßen normales Leben führen.

c) *Extremitäten-Typ (Erb)*. Diese Form der Muskeldystrophie führt zu einer Beteiligung der Schulter- und Beckengürtelmuskulatur. Die Gesichtsmuskulatur ist dabei nicht betroffen. Die Erkrankung tritt bei beiden Geschlechtern auf. Sie beginnt vorwiegend im zweiten oder dritten Lebensjahrzehnt, gelegentlich jedoch auch schon im ersten Lebensjahrzehnt oder erst im späteren Lebensalter, und wird autosomal rezessiv vererbt. Als erstes Symptom wird eine Schwäche des Schulter- oder des Beckengürtels beobachtet, die sich dann nach unterschiedlicher Zeit nach oben bzw. nach unten ausbreitet. Eine muskuläre Pseudohypertrophie wird nicht beobachtet. Der Schweregrad und die Progredienz sind unterschiedlich, es kommt jedoch in allen Fällen innerhalb von 20 Jahren zu einer schweren Behinderung mit Muskelkontrakturen und Skeletveränderungen.

d) Distale Myopathie (Welander). Es handelt sich dabei um eine gutartige Muskeldystrophie, die zuerst von Gowers beschrieben wurde und die ziemlich selten bei beiden Geschlechtern vorkommt. Die Krankheit beginnt an den kleinen Handmuskeln und den kleinen Fuß- und Unterschenkelmuskeln. Der Beginn liegt zwischen dem 40. und 60. Lebensjahr. Es handelt sich wahrscheinlich um eine autosomal dominante Erkrankung. Die meisten Fälle wurden von Welander in Schweden beschrieben.

e) Okuläre Myopathie. Eine Muskeldystrophie kann auch die äußeren Augenmuskeln betreffen und dadurch zur Ptosis, zu Doppelbildern und zu einer möglicherweise kompletten Ophthalmoplegia externa führen. Obwohl man früher annahm, daß die meisten dieser Patienten eine progressive nukleäre Ophthalmoplegie haben, zeigten Gewebsuntersuchungen der betroffenen Muskulatur in neueren Studien, daß einige dieser Fälle als Muskeldystrophien der äußeren Augenmuskeln aufzufassen waren. Bei einigen Fällen von okulärer Muskeldystrophie wurde gleichzeitig eine Schwäche der oberen Gesichtsmuskulatur, eine Dysphagie und eine Atrophie und Schwäche der Hals-, Rumpf- und Extremitätenmuskulatur beobachtet. In einzelnen Fällen ist die okuläre Myopathie mit einer hereditären Ataxie oder mit einer Pigmentdegeneration der Retina vergesellschaftet.

McArdle-Syndrom

Es handelt sich dabei um eine Myopathie, die durch Schwäche, Steifigkeit, Schmerzen und andauernde Kontrakturen der Skeletmuskeln bei leichter Beanspruchung gekennzeichnet ist, und die durch einen vererbten Defekt der Muskelphosphorylase verursacht wird. Dadurch kann Glykogen nicht zu Glukose im Muskel abgebaut werden. Bisweilen tritt nach Anstrengung eine Myoglobinurie auf. Die Myopathie macht sich in der roten Muskulatur weniger bemerkbar. Die Therapie besteht darin, die körperliche Betätigung einzuschränken. Einige Autoren berichten, daß Glukagon 3mal täglich i.m. verabreicht einen gewissen Effekt hatte.

Periodische Lähmungen

Es handelt sich dabei um seltene Erkrankungen, bei denen die Patienten durch periodische, akut auftretende schlaffe Lähmungen betroffen werden, die einige Minuten bis mehrere Stunden anhalten. Im Intervall sind diese Patienten völlig beschwerdefrei. Eine schwere Lähmung kann jedoch durch Lähmung der Atemmuskulatur zum Tode führen.

Man unterscheidet drei Formen der periodischen Lähmung:

1) die hypokaliämische familiäre periodische Lähmung;
2) die normokaliämische Form und
3) die hyperkaliämische periodische Lähmung oder Adynamia episodica hereditaria Gamstorp.

1. Hypokaliämische periodische Lähmung. Es handelt sich um die häufigste Form dieser Gruppe. Sie wird autosomal dominant vererbt und in den meisten Familien manifestiert sich die Erkrankung um das 20. Lebensjahr. Nach dem 35. Lebensjahr werden die periodischen Lähmungen seltener und bleiben besonders bei Frauen schließlich ganz aus.

Bei einer typischen Attacke wacht der Patient in den frühen Morgenstunden auf und kann sich nicht bewegen. Dieser Zustand dauert mehrere Stunden oder noch länger. Die Atemmuskulatur, die Hals-, Schlund- und Gesichtsmuskeln sind nur selten betroffen.

Auslösende Ursachen sind längere körperliche Ruhe nach starken körperlichen Anstrengungen oder vorausgegangenen kohlenhydratreichen Mahlzeiten.

Bei der Untersuchung findet sich eine schlaffe Parese mit aufgehobenen Reflexen und einer „Kadaverreaktion" bei der elektrischen Untersuchung. Während des Anfalls ist der Serumkaliumspiegel auf die Hälfte vermindert. Diese Verminderung beruht auf einer Kaliumaufnahme in die Muskelzellen. Während der Rückbildungsphase gelangt dagegen Kalium wieder aus den Zellen in das Interstitium. Da die Glykogensynthese mit einer Kaliumbindung einhergeht und Adrenalin Einfluß auf die Glykogensynthese hat, kann man den Mechanismus der auslösenden Faktoren über eine sekundäre Kaliumverschiebung erklären. Bei den betroffenen Patienten können Lähmungen nämlich auch durch Injektionen von hypertoner Glukose, Insulin, Desoxycorticosteron oder Adrenalin ausgelöst werden.

Es wurde angenommen, daß die intrazelluläre Kaliumaufnahme zu einer Hyperpolarisation der Muskelmembran im Anfall führt. Bei intrazellulären Mikroelektrodenableitungen fand sich jedoch keine Hyperpolarisation.
Histologisch ist eine Flüssigkeitszunahme in großen Vakuolen innerhalb des endoplasmatischen Retikulums der Muskelzelle festzustellen. Die Anreicherung von abnormen Glykogenabbauprodukten in diesen Vakuolen könnte zum Einströmen von Elektrolyten und Wasser in die Muskelzellen führen und dadurch vielleicht die Lähmungen auslösen.
Wenn die Diagnose sicher ist, erfolgt die Therapie mit Kaliumchlorid (5–10 g oral). Eine Kaliumtherapie im Intervall hat kaum eine prophylaktische Bedeutung, da es zu rasch ausgeschieden wird. Bei Atemlähmung ist oftmals eine i.v. Kaliumzufuhr notwendig. Die Dosis darf nicht höher als 20 mval/Std liegen und die Injektion muß *sehr langsam* erfolgen.
Patienten mit dieser Erkrankung sollten eine kohlenhydratarme Diät einhalten. Manche Kliniker glauben, durch Kaliumchloridgaben in Tabletten von 8–12 g 3mal täglich die Lähmungsattacken vermindern zu können. Ähnliches wird auch von Azetazolamid (Diamox) behauptet.
Bei adäquater Behandlung ist die Prognose sehr günstig. Der Tod kann in seltenen Fällen infolge von Atemlähmung auftreten.
2. Normokaliämische periodische Lähmung. Das klinische Bild gleicht dem der hypokaliämischen Lähmung. Die Kaliumwerte im Blut sind jedoch normal. KCl-Gaben können die periodischen Lähmungen sogar provozieren. Als Therapie gibt man große Mengen von NaCl.
3. Adynamia episodica hereditaria, zuerst beschrieben von Gamstorp (1956), ist eine Erkrankung, bei der die periodischen Lähmungen durch eine Erhöhung des Serumkaliumspiegels ausgelöst werden. Die Muskelschwäche kann bei diesen Patienten durch Verabreichung von Kaliumchlorid oder Ruhe nach körperlicher Anstrengung ausgelöst werden. Der Beginn liegt meist im ersten Lebensjahrzehnt. Leichte Parästhesien in den Extremitäten gehen den Attacken meist voraus. Körperliche Bewegung oder Nahrungsaufnahme zu Beginn des Anfalls kann die Lähmung verhindern. Die Lähmungen dauern bei dieser Form nur etwa 30 Minuten. Sie treten untertags und oft mehrmals täglich auf. Typisch für diese Form sind myotone Zeichen, die hauptsächlich in Kälte auftreten.

Als Therapie gibt man Kalziumglukonat i.v. falls erforderlich. Zur Prophylaxe wird Azetazolamid (Diamox) empfohlen.

Kongenitale Myopathien

Die „*central core disease*" ist eine kongenitale Myopathie mit Beginn wahrscheinlich vor Ablauf des ersten Lebensmonats. Der Befall der proximalen unteren Gliedmaßenmuskulatur mit Schwäche führt zu einer Verzögerung des Laufenlernens. Die Atrophien und Paresen nehmen nicht mehr zu, sobald die Patienten im Laufalter sind. Es kommt zu einer Hypotonie der Muskulatur, wobei die Muskeleigenreflexe normal sind und die Muskelatrophie nur wenig ausgeprägt ist. Die hauptsächlichen histologischen Veränderungen sind unterschiedliche Anfärbung der Fibrillen im Zentrum der Muskelfasern und in der Peripherie bei anatomischer und histochemischer Untersuchung. Häufig sieht man auch große Fasern mit zentralen Kernen. Die primäre biochemische Ursache, die zur „central core disease" führt, ist nicht sicher geklärt, jedoch wird ein Mangel an oxydativen Enzymen und an Phosphorylase diskutiert. Diese Erkrankung ist eine der zahlreichen Störungen, die in der Kindheit mit Hypotonie der Muskulatur einhergehen, so daß sie bei der Differentialdiagnose solcher Kinder ("floppy infant") in Betracht gezogen werden muß.
Nemaline Myopathie. Es handelt sich um eine kongenitale Muskelerkrankung, die bis zum Adoleszentenalter nicht progressiv zu verlaufen scheint. Die Diagnose wird aufgrund der Muskelbiopsie gestellt. Dabei finden sich zahlreiche faden- und stäbchenförmige Strukturen, die wahrscheinlich Tropomyosin B enthalten und von den Z-Banden ausgehen.
Die *Megakonium-Myopathie* ist gekennzeichnet durch Hypotonie und langsam progrediente proximale Paresen beim Kleinkind. Histologisch sind Riesenmitochondrien mit pathologischen Einschlüssen in den betroffenen Muskelzellen festzustellen.
Bei der *Pleokonium-Myopathie* findet sich eine auffallende Zunahme der Mitochondrien in den Muskelzellen. Sie ist eine kongenitale Erkrankung und geht mit proximaler Muskelschwäche und Atrophien einher. Episodische schlaffe Paresen und ausgeprägter Salzhunger wurden dabei beschrieben.
Die seltenere *myotubuläre Myopathie* führt zu mehr distal betonter progredienter Schwäche und

Atrophie der Extremitätenmuskulatur mit Reflexaufhebung, Ptosis und beidseitiger Gesichtslähmung. Das histologische Bild hat Ähnlichkeit mit embryonalen Muskelzellen mit Fortbestehen der zentralen Kerne und myotubulären Elementen.
Die *„Fingerprint-body"-Myopathie* bei Kleinkindern ist gekennzeichnet durch allgemeine Schwäche, Hypotonie, leichten Extremitätentremor, abgeschwächte Eigenreflexe und geistige Defekte.
Die *„Multicore"-Myopathie* bei Kleinkindern geht einher mit diffusen Muskelatrophien bei proximal betonten Paresen, Hypotonie und Hyporeflexie. In der Biopsie stellt man eine verminderte Mitochondrienanzahl mit oder ohne Sarkomerzerfall fest.
Die *kongenitale Muskeldystrophie* mit schwerer muskulärer Hypotonie bei der Geburt kommt als gutartige Form vor, bei der es zu einer allmählichen Besserung kommt, und als schwere Form mit rascher Progredienz. Es treten Muskelkontrakturen, Trink- und Schluckstörungen schon bei Geburt auf. In der Muskelbiopsie zeigt sich eine Hypertrophie und gleichzeitige Degeneration von Muskelfasern.

Polymyositis

Dazu gehört eine Gruppe von Erkrankungen, bei denen entzündliche Veränderungen und Degenerationen an der Skeletmuskulatur auftreten. Gleichzeitig wird über proximal betonte Paresen, die sich ausbreiten, und über Druckschmerzen geklagt. Etwa 50 % der Fälle treten im Rahmen einer Kollagenerkrankung (Dermatomyositis) oder bei malignen Tumoren auf. Frauen sind doppelt so häufig von dieser entzündlichen Muskelerkrankung betroffen. Obwohl sie in jedem Lebensalter auftreten kann, liegen 60 % der Fälle zwischen dem 30. und 60. Lebensjahr. Anfangs wird sie oft verkannt, da sie ganz unterschiedlich verlaufen kann. Bei der akuten Polymyositis dauert es Tage bis Wochen, bei anderen Formen Jahre, bis die volle Symptomatik ausgebildet ist. Bei den Laborwerten ist die BSG erhöht; GOT, CPK und Aldolase sind wie bei allen Erkrankungen mit raschem Muskelzelluntergang erhöht. In der Biopsie sind die entzündlichen Zeichen feststellbar, im EMG ein myopathisches Muster.
Die Behandlung erfolgt durch Kortikoide, in letzter Zeit gibt man Immunsuppressiva (z. B. Immurek) dazu.

Myoglobinurie

Myoglobin im Urin ist Hinweis auf eine akute schwere Schädigung der Muskelfasern. Es findet sich im Urin bei der paroxysmalen Myoglobinurie (Rhabdomyolysis), bei ausgedehnten Muskelverletzungen (Crush-Syndrom), nach extremen Muskelanstrengungen oder nach Aufnahme gewisser toxischer Stoffe (Schlangengifte, giftige Fische, bei der sog. Haff-Krankheit). Auch bei der McArdle-Erkrankung kann selten Myoglobinurie auftreten. Der Begriff paroxysmale paralytische Myoglobinurie wurde für eine Erkrankungsform vorgeschlagen, die durch körperliche Anstrengung ausgelöst wird, im jugendlichen Alter beginnt, familiär gehäuft auftritt und unter wiederholten Attacken zu Paresen und Atrophien führt. Eine sichere Identifizierung wird durch spektrophotometrische Untersuchungen des pathologischen Urins ermöglicht.

Myasthenia gravis

Es handelt sich dabei um eine Störung der neuromuskulären Übertragung, deren Ursache eine Autoimmunerkrankung ist. Die Häufigkeit beträgt ungefähr 1 pro 10000, wobei Frauen doppelt so häufig wie Männer erkranken. Der Beginn liegt meist um das 20. Lebensjahr und geht mit akuten Symptomen — oft nach einer fiebrigen Erkrankung — einher. In vielen Fällen stellen sich die Muskelschwächen auch schleichend ein. In etwa 10–20 % der Fälle findet sich gleichzeitig ein Thymustumor.
Symptome. Charakteristisch ist die rasche Ermüdbarkeit der Muskulatur und das belastungsabhängige Schwächegefühl. Die Kontraktionskraft nimmt bei wiederholter Anspannung zusehends ab und wird nach kurzer Ruhepause wieder besser. Die Muskelschwäche nimmt im Laufe des Tages durch die Belastung zu. Obwohl fast alle Muskeln des Körpers betroffen sein können, zeigt die Krankheit eine deutliche Affinität für Muskeln, die durch die Bulbärkerne innerviert werden (Gesichts-, Lippen-, Augen-, Zungen-, Rachen- und Halsmuskeln). Die Schwäche der äußeren Augenmuskeln führt zu Doppelbildern und Strabismus. Eine Ptosis der Augenlieder, Sprach- und Schluckstörungen treten im Laufe des Tages auf. Schwierigkeiten im Gebrauch der Zunge, eine hohe nasale Sprache und Ermüdung beim Kauen sind typisch.

An den Extremitäten findet sich eine Bevorzugung der proximalen Muskeln, die zuerst beim Kämmen oder Wäscheaufhängen bemerkt wird.
Die Kraftabnahme sollte möglichst quantitativ mittels eines Vigorimeters festgehalten werden, um den Effekt von weiter unten beschriebenen pharmakologischen Tests zu dokumentieren.
In schweren Fällen sind auch die Atemmuskeln betroffen. Die Eigenreflexe nehmen bei wiederholter Auslösung an Intensität ab. Sensibilitätsstörungen und Atrophien fehlen im klinischen Bild, während ziehende Schmerzen in den schwachen Muskeln keine Seltenheit sind.
Bei der elektrischen Untersuchung erhält man die sog. Jollysche myasthenische Reaktion, d. h. eine ungewöhnliche Kontraktionsabnahme bei repetitiver Reizung und eine deutliche Erholung, wenn eine Pause eingelegt wird.
Im fortgeschrittenen Stadium tritt diese Erholung der Muskelkraft nicht mehr ein. Außerdem breitet sich die Krankheit auf andere Muskelgruppen aus und führt schließlich zur Generalisierung. Der Patient kann sich kaum noch im Bett aufrichten und kommt durch Atemlähmung ad exitum.

Diagnose

A. Neostigmin (Prostigmin)-Test. Eine prompte Linderung der Symptome (nach 10–15 min und für etwa vier Stunden anhaltend) erfolgt nach einer subkutanen oder i.m. Injektion von 1,5 mg Neostigminmethylsulfat in den meisten Fällen. Atropinsulfat wird gleichzeitig verabfolgt, um die Nebenwirkungen (Herzrhythmusstörungen) zu mindern. Die Beobachtungen und Muskelprüfungen erfolgen etwa 30 min nach der Injektion. Bei Dysphagie kann die Wirksamkeit von Neostigmin auf dem Durchleuchtungsschirm deutlich beim Bariumbreischluck beobachtet werden.

B. Edrophonium (Tensilon)-Test. Edrophonium ist ein quarternäres Ammoniumsalz, welches einen direkten stimulierenden Effekt auf die neuromuskuläre Endplatte besitzt. Eine intravenöse Injektion von 10 mg Edrophonium kann die Schwäche innerhalb von 20–30 sec beseitigen. Eine intramuskuläre Injektion von 25–50 mg führt zu einer Besserung, die mehrere Stunden anhalten kann. Eine i.v. Injektion von 2–3 mg kann als Testdosis verwendet werden, um eine myasthenische Krise (die sich bessert) von einer Überdosierungsintoxikation (cholinerge Krise, keine Veränderung) bei myasthenischen Patienten unter Behandlung zu unterscheiden. Bei Verdacht auf eine cholinerge Krise darf wegen der Verschlechterung keine größere Dosis gegeben werden.

Therapie

A. Notfalltherapie. Plötzliche Schluckunfähigkeit oder Atemstörungen können zu jeder Zeit auftreten (myasthenische Krise). Der Patient sollte immer zwei Ampullen zu je 0,5 mg Neostigminmethylsulfat (Prostigmin) bei sich führen, das unmittelbar subkutan oder i.m. gegeben werden kann, wenn sich schwere Symptome entwickeln. Er sollte dann sofort zu einem Arzt gebracht werden. Wenn zusätzliches Neostigmin benötigt wird, sollte 1 mg parenteral 2–3mal in einer Stunde verabfolgt werden, bis eine adäquate Reaktion erreicht wird. Falls es trotz zunehmenden Dosen von Prostigmin zu einer progredienten gefährlichen Schwäche der Atemmuskulatur kommt, muß eine künstliche Beatmung und Tracheotomie erwogen werden. Ein Tracheotomiebesteck, Sauerstoffbeatmungsmöglichkeiten, ein Absaugapparat sowie ein Gerät zur künstlichen Beatmung sollten vorhanden sein. Nach Tracheotomie und unter künstlicher Beatmung sollte Neostigmin abgesetzt werden. Im übrigen gelten die üblichen Regeln der Intensivpflege. Nach einigen Tagen ist es meist möglich, die Zeit der künstlichen Beatmung zu reduzieren. Patienten, die die myasthenische Krise überleben, haben oft eine Remission, die in manchen Fällen mehrere Jahre dauert.

Cholinergische Krise. Leichte Nebenwirkungen der Anticholinesterase-Therapie sind bei den meisten Myasthenie-Patienten zu beobachten (z. B. Diarrhoe, Übelkeit). Ein wichtiger Indikator für eine drohende Überdosierung ist die Pupillengröße. Sie sollte bei normalem Tageslicht nicht kleiner als 2 mm im Durchmesser sein. Überdosierung führt zu einem Depolarisationsblock der Membran. Die Empfindlichkeit einzelner Muskeln auf Therapie ist unterschiedlich; bei einigen liegen schon Überdosierungserscheinungen vor, während andere noch nicht adäquat ansprechen. Um Atemversagen zu vermeiden, muß die Reaktion der Atemmuskeln bei der Dosierung berücksichtigt werden. Die Akuttherapie bei einer cholinergischen Krise besteht in Intubation, künstlicher Beatmung, Injektionen von Atropinsulfat i.v. (2 mg anfangs stündlich).

B. Allgemeinmaßnahmen. Der Patient sollte mit seiner Krankheit vertraut gemacht werden und zwar in für ihn verständlichen Worten. Guter Ernährungszustand und körperliche Fitness sind wichtig.

C. Spezifische Maßnahmen.

1. Neostigminbromid 4 × 15 mg oral/die und eine Dosiserhöhung (bis zu 180 mg/die) je nach Bedarf führen zu einer Besserung.
2. Pyridostigminbromid (Mestinon), ein Neostigminanalog, ist wirksamer in der Behandlung von bulbären Muskelschwächen. 0,6–1,5 g täglich sollten in gleichmäßigen Intervallen gegeben werden, um eine über den ganzen Tag verteilte Besserung zu erzielen. Langwirkende Tabletten (Mestinon retard) mit 180 mg/Tablette sind besonders nützlich für die Nacht.
3. Ambenoniumchlorid (Mytelase) kann doppelt so lang wie Neostigmin wirken und hat weniger Nebeneffekte. Die Therapie sollte mit 3 × 5 mg/die begonnen und eine Dosiserhöhung, je nach Bedarf, durchgeführt werden. Die Durchschnittsdosis beträgt 5–25 mg 4mal täglich.
4. Edrophoniumchlorid (Tensilon) führt zu einer kurzzeitigen Besserung der Myasthenie und ihrer Schwäche.
5. Ephedrinsulfat — 12 mg zu jeder Neostigmingabe — verstärkt häufig die Wirksamkeit von Neostigmin.
6. Nebenwirkung der Therapie mit Anticholinesterasemedikamenten (z. B. Magenkrämpfe, Erbrechen, Übelkeit) können durch gleichzeitige Gabe von Atropin oder atropinähnlichen Medikamenten abgeschwächt werden.

D. Röntgentherapie.
Patienten, die unbefriedigend auf eine orale Medikation ansprechen, wurden zusätzlich einer Röntgentherapie (3000 R) des Thymus — aufgeteilt auf 10–12 Sitzungen — unterzogen. Die therapeutische Wirksamkeit ist zweifelhaft.

E. Operative Maßnahmen.
Gute Ergebnisse wurden bei Thymektomie beobachtet. In einigen klinischen Zentren wird eine Thymektomie bei allen Patienten unter 60 Jahren durchgeführt, wenn sie durch die Myasthenia gravis schwer behindert sind, sich sonst aber in einem guten Gesundheitszustand befinden.

F. Thymom.
Bei Thymomen ist die Therapie der Wahl eine Thymektomie nach Vorbestrahlung mit 3000 R über dem Thymus über einen Zeitraum von 3–6 Wochen.

G. Kortikotropin und Kortikosteroid.
Ermutigende Ergebnisse wurden mit kurzzeitigen hochdosierten ACTH-Gaben und Langzeit-Kortikotropininjektionen sowie Langzeittherapie mit Prednison (100 mg jeden zweiten Tag oral) beschrieben. Langdauernde hochdosierte Prednisontherapie (jeden zweiten Tag) hat besonders bei älteren und männlichen Patienten ausgezeichnete Erfolge. Komplikationen dabei sind Hypertonie, Diabetes, Flüssigkeitsretention, Katarakt und Osteoporose.

Behandlung von neugeborenen Kindern myasthenischer Mütter. Unmittelbar nach der Geburt haben Kinder von Patientinnen mit Myasthenia gravis schwere myasthenische Symptome. Eine sofortige Therapie mit Neostigmin ist notwendig, um diese Kinder am Leben zu erhalten. Nach einigen Tagen klingen die Symptome ab und das Kind leidet später nicht mehr unter einer Myasthenie.

Prognose

Spontanremissionen kommen vor, ein rezidivierender Verlauf ist jedoch wahrscheinlicher. Die Schwangerschaft führt häufig zu einer Besserung, obwohl in dieser Zeit auch Exazerbationen auftreten können.

Myotonien

Kennzeichen der Myotonien ist eine nach Willkürkontraktion anhaltende Verkrampfung der Muskulatur. Sie wird geprüft, indem man den Patienten nach kräftigem Faustschluß auffordert, rasch die Faust zu öffnen. Beim myotoni-

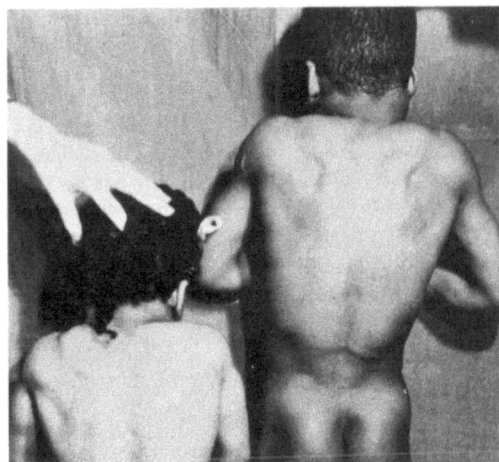

Abb. 34–2. *Myotonia congenita Thomsen.* Hypertrophie der Schultermuskulatur mit myotoner Reaktionsweise bei einem Geschwisterpaar

schen Syndrom ist diese Dekontraktion sehr langsam. Auch bei elektrischer Untersuchung mit galvanischem Strom hält die Kontraktion lange an und bei Beklopfen der Muskeln (am besten Thenar oder Zunge) ist eine langdauernde Kontraktion mit Eindellung an dieser Stelle zu beobachten. Im EMG findet man typische myotonische Schauer, die im Lautsprecher als „Sturzkampfbombergeräusche" bei Änderung der Nadelposition imponieren.
Die myotonische Reaktion beruht auf einer Funktionsstörung der Muskelfasern. Man unterscheidet drei hereditäre Formen einer Myotonie, nämlich die Myotonia congenita (Thomsen), die dystrophische Myotonie (Curschmann-Steinert) und die Paramyotonia congenita. Daneben kommen aber auch Begleitmyotonien bei Polymyositiden, bei spinaler Muskelatrophie oder bei anderen neuromuskulären Erkrankungen vor.

Myotonia congenita (Thomsen)

Die Myotonia congenita, eine seltene dominant vererbliche Erkrankung, ist durch eine mehr oder weniger generalisierte Myotonie gekennzeichnet und führt zu einer Steifigkeit der Muskulatur, die sich bei Kälte verstärkt und durch Bewegungen vorübergehend abnimmt. Thomsen beschrieb die Erkrankung, die bei einer Familie in fünf aufeinanderfolgenden Generationen auftrat. Es findet sich eine allgemeine Hypertrophie der Skeletmuskeln (Aktivitätshypertrophie). Obwohl es sich nicht um eine gefährliche Erkrankung handelt, führt die Steifigkeit oft zu starken Behinderungen der körperlichen Aktivität besonders bei Kälte. Typischerweise beginnt die Erkrankung bei der Geburt. Später im Alter nehmen die myotonischen Zeichen meist ab. Bei einer Sonderform der Erkrankung kommt es bei wiederholten Bewegungen nicht zu einer Erleichterung, sondern zu einer Erschwerung (paradoxe Myotonie), die dann von den Verkrampfungen bei der McArdleschen Erkrankungen abgegrenzt werden muß. Die ersten Symptome sind okulär und brachial betont. Chinin wurde in der Therapie der Myotonie erfolgreich angewendet.

Dystrophische Myotonie (Curschmann-Steinert)

Die dystrophische Myotonie ist eine seltene dominant vererbte Erkrankung des Erwachsenenalters, bei welcher eine Kombination von Myotonie und distaler Muskelatrophie vorliegt und eine Reihe anderer Symptome wie Kararakt, Hodenatrophie, Stirnglatze (bzw. Ovarialinsuffizienz, struppiges Haar) hinzukommen. Der Gesichtsausdruck (facies myopathica) ist charakteristisch und durch Atrophie der Gesichtsmuskeln und Ptosis bedingt. Fast immer findet sich eine Atrophie der Mm. sternocleidomastoidei. Die dysarthrische Sprachstörung ist auf die Myotonie der Zungenmuskulatur zurückzuführen. Die Paresen und Atrophien an den Extremitäten sind vorwiegend am Unterarm und Unterschenkel mit Betonung der Peronealgruppe lokalisiert.
Herzerkrankungen, Lungenfunktionsstörungen, Minderbegabung und fortschreitende Demenz sind häufig zu beobachten. Eine Verminderung der γ-Globuline im Serum wird aufgrund eines erhöhten Abbaus dieser Proteine bei der Myotonie häufig beobachtet (IgG oder $7S_\gamma$-Fraktion der Immunglobuline).
Die Krankheit verläuft progredient und führt zu schweren Behinderungen. Der Tod tritt im mittleren Lebensalter aufgrund von kardialen Störungen oder interkurrenten Infekten ein.

Paramyotonia congenita (Eulenburg)

Die *Paramyotonia congenita* ist eine seltene autosomal dominant erbliche Erkrankung, bei der die Myotonie fast nur in der Kälte auftritt und bei der unabhängig davon intermittierende schlaffe Paresen vorkommen. Dadurch unterscheidet sie sich von der Myotonia congenita. Es wird angenommen, daß die Paramyotonia congenita eng mit der familiären periodischen Lähmung verwandt ist.

„Stiff Man"-Syndrom

Es handelt sich dabei um eine Erkrankung unbekannter Ursache und Pathogenese, die durch schmerzhafte Spasmen und bretthartc Muskelkontraktionen der Extremitäten- und Rückenmuskeln gekennzeichnet ist. Jeder Versuch, die Extremitäten passiv zu bewegen, führt zu heftigsten schmerzhaften Spasmen. Der Gang ist steif wie bei einer Holzpuppe.
Diazepam (Valium) in einer Dosierung von 10–15 mg 4mal täglich kann bei diesen Patienten eine dramatische Verbesserung bringen.

Kongenitale

Generalisierte Myositis ossificans

Diese progressive familiäre Erkrankung beginnt im frühen Kindesalter und äußert sich zuerst in kongenitalen Anomalien der Finger oder Zehen. Das interstitielle Gewebe zeigt die frühesten fibrotischen Veränderungen. Die Muskeln sind zuerst verdickt und etwas verhärtet und werden dann allmählich in knochenharte meist schmerzlose Strukturen umgebildet. Manchmal treten jedoch Schmerzen auf. Die Atemmuskeln können dabei ebenfalls betroffen werden und verursachen dann eine fortschreitende Atembehinderung.

Kongenitale neuromuskuläre Erkrankungen

Kongenitale Muskeldefekte

Ziemlich häufig werden Anlagestörungen eines Muskels beobachtet. Manche Muskeln sind davon häufiger betroffen als andere. Dazu gehören der M. pectoralis major, M. trapezius, M. serratus anterior und der M. quadratus femoris. Der Defekt macht meist keine Beschwerden. Oft liegen noch andere Entwicklungsstörungen vor.

Kongenitale neuromuskuläre Erkrankungen mit lokaler oder umschriebener Schwäche

A. *Kongenitale Gesichtslähmung, Ophthalmoplegia externa und verwandte Anomalien.* Eine kongenitale Schwäche der Gesichtsmuskeln und des N. abducens wird als Moebius-Syndrom bezeichnet. Als Ursache wird eine Fehlanlage der Hirnnervenkerne angenommen.

B. *Kongenitale Ptosis.* Eine isolierte Schwäche des M. levator palpebrae kann unilateral oder bilateral vorhanden sein. Die betroffenen Personen haben dann den Kopf in den Nacken gebeugt und runzeln die Stirn, um die Ptose zu kompensieren. Es gibt auch ein kongenitales Horner-Syndrom mit leichter Ptosis, mangelhafter Irispigmentation und Miosis.

C. *Kongenitale Neuropathien und Radikulopathien.* Eine einseitige Gesichtsparese in Zusammenhang mit einem Geburtstrauma ist hier zu nennen. Die Prognose für die Rückbildung dieser und ähnlicher Hirnnervenlähmungen, die innerhalb des ersten Lebensjahres auftreten, ist sehr gut. Geburtstraumen durch Zug an den Extremitäten (Erb und Klumpke; s. S. 129) führen zu Verletzungen des Plexus brachialis oder auch der Spinalwurzeln.

Kongenitale neuromuskuläre Erkrankungen in Verbindung mit Kontrakturen und Gelenkveränderungen

A. *Kongenitaler Klumpfuß.* Dies ist eine der häufigsten Mißbildungen des Muskel- und Skeletsystems und ist an der Plantarflexion und Inversion des Fußes leicht zu erkennen. Es werden manchmal mehrere Mitglieder einer Familie — hauptsächlich Männer — davon betroffen. In einzelnen Fällen ist der Klumpfuß, häufiger ein Hohlfuß, Teil einer degenerativ-atrophischen Erkrankung (z. B. Friedreich, neurale Muskelatrophie). In den meisten Fällen können jedoch keine neurologisch auffälligen Befunde erhoben werden.

B. *Kongenitaler Schulterhochstand (Sprengel).* Die Scapula ist breiter und kürzer als gewöhnlich, sie ist rotiert und angehoben, so daß der untere Winkel näher an der Wirbelsäule liegt. Eine ausgedehnte Fibrosierung der oberen Trapeziuspartien und ein Defekt oder ein Ersatz der unteren Trapeziusanteile durch Fett und Bindegewebe werden dabei gefunden.

C. *Kongenitaler muskulärer Schiefhals (Torticollis).* Typischerweise findet sich eine Kontraktur des M. sternocleidomastoideus, wobei das Okziput nach derselben Seite gedreht ist und das Kinn nach oben und zur Gegenseite zeigt. Der Kopf ist nach lateral gebeugt. Der betroffene M. sternocleidomastoideus ist induriert und histologisch läßt sich eine ausgedehnte Fibrosierung innerhalb der Restfasern dieses Muskels feststellen. Die Ursache ist nicht bekannt. Es handelt sich jedoch um eine angeborene Störung. Durch physikalische Therapie, z. B. durch eine Halskrawatte, erreicht man in leichten Fällen eine Besserung. Chirurgische Maßnahmen sind oft erforderlich. In Betracht kommt die Tenotomie des narbigen Muskelstrangs und Fixation der korrigierten Kopfhaltung im Gipsverband für 5–6 Wochen.

D. *Deformierungen von verschiedenen Gelenken (Arthrogryposis multiplex congenita).* Es handelt sich um einen Zustand mit Gelenkkontrakturen und Gelenkdeformierungen mit Hypoplasie bestimmter Muskeln. Zurückgeführt wird das

Tabelle 34–1. Mögliche Ursachen des „floppy-infant"-Syndroms[a]

Krankheitszustände mit Paresen
Proximale spinale Muskelatrophien; neurogene Athrophien
1. Infantile spinale Muskelatrophie (Werdnig-Hoffmann)
2. Benigne Varianten (einschließlich Kugelberg-Welander)

Kongenitale Myopathien
1. Strukturmyopathien; Central core disease, Nemaline-Myopathie, myotubuläre Myopathie, Mitochondrienanomalien, Verschiedenes
2. Metabolische Myopathien; Glykogenosen

Andere neuromuskuläre Erkrankungen
1. Muskeldystrophie; Duchenne-Dystrophie mit frühem Beginn
2. Kongenitale Muskeldystrophie

Krankheitszustände ohne Paresen
Erkrankungen des Zentralnervensystems
1. Zerebrale Kinderlähmung, Athetose, Ataxie
2. Stoffwechselkrankheiten: Störungen des Aminosäuren- und des Mukopolysaccharidstoffwechsels, Lipoidosen
3. Down-Syndrom
4. Geburtstraumen, intrakranielle Blutung, Hypoxie, Hypotonie-Adipositas-Syndrom (Prader-Willi)

Bindegewebserkrankungen
1. Angeborene Bindegewebsschwäche
2. Marfan-Syndrom
3. Ehlers-Danlos-Syndrom
4. Osteogenesis imperfecta
5. Arachnodaktylie

Metabolische, ernährungsbedingte und endokrine Störungen
1. Hyperkalziämie, renale tubuläre Azidose, Rachitis, Zöliakie, Hypothyreoidismus

Akute Erkrankungen
1. Infektionen
2. Dehydratation

Verschiedenes: Kongenitale Herzfehler,
Benigne kongenitale Hypotonie; essentielle Hypotonie

[a] Aus Dubowitz, V.: The Floppy Infant. Spastics International Medical Publications. The Lavenham Press Ltd, Lavenham, Sulfolk, 1969

Krankheitsbild auf ein Ungleichgewicht der Muskeln schon beim Feten. Spinale Muskelatrophie und Muskeldystrophien wurden dafür verantwortlich gemacht. Bei neuraler Ursache sind die unteren Extremitäten für gewöhnlich abduziert, gebeugt und in den Hüften sowie in den Knien gestreckt und weisen an den Knöcheln eine Plantarflexion auf. Bei myopathischer Ursache sind meist die Hüften adduziert, die Knie und Füße gebeugt.
Gleichzeitige Anomalien wie Hemivertebrae, Fusion und Rippendeformitäten, Fehlen der unteren Extremitäten, Skoliose und Störungen im genitourologischen Bereich kommen dabei vor.

Kongenitale neuromuskuläre Erkrankungen mit nicht progressiver allgemeiner Schwäche und Hypotonie. Bei verschiedenen Erkrankungen ist eine kongenitale generalisierte Muskelhypotonie zu beobachten, z. B. bei der Amyotonia congenita, beim Down-Syndrom, Kretinismus, Arachnodaktylie, Turner-Syndrom usw. Einige ZNS-Erkrankungen gehen mit geistigen Defekten und allgemeiner Hypotonie einher, wobei die Muskelschwäche jedoch nicht zu den Hauptsymptomen gehört. Das Syndrom des „floppy infant", das schlaffe, hypotone Kind, ist meist eine schwierige diagnostische Aufgabe, weil sich so viele klinische Krankheitsbilder dahinter verstecken können.

Appendix

Die neurologische Untersuchung

Im folgenden sind stichwortartig einige wichtige Punkte für Anamneseerhebung und Untersuchung aufgeführt.

Anamnese. Beginn, Verlauf, Schwere und Art der aktuellen Beschwerden werden genau festgehalten. Manche Patienten kann man auch bitten, ihre Beschwerden selbst schriftlich wiederzugeben. Frühere Erkrankungen, Krankenhausaufenthalte, Verletzungen und Unfälle werden chronologisch aufgezeichnet. Familiäre Erkrankungen werden bei der ersten Befragung oft nicht angegeben. Erst bei genaueren Fragen („ist jemand in der Familie am Stock gegangen?"; „ist jemand häufiger umgefallen?") erhält man dann verwertbare Angaben über Anfälle, Systemerkrankungen usw. Eine Sozialanamnese ist wichtig, um sich auf den Patienten einstellen zu können und um die Schwere der Behinderung richtig einzuordnen (z. B. Unfähigkeit, die frühere Arbeit weiter auszuüben). Der schulische und berufliche Werdegang, die familiären Verhältnisse und die allgemeine soziale Situation werden kurz skizziert. Bei Frauen wird nach der Menarche, nach Regelstörungen, Schwangerschaften, Geburten und Aborten gefragt.

Wenn möglich sollte eine Fremdanamnese erhoben werden; in einigen Fällen ist sie unerläßlich, z. B. um organische Persönlichkeitsveränderungen zu eruieren.

Detaillierte Angaben sind erforderlich besonders bei:

1. Kopfschmerzen. Dauer, Auftreten, Lokalisation, Häufigkeit, Schweregrad, Verschlimmerung, gleichzeitig auftretende andere Symptome wie Kribbeln, Paresen, Virusstörungen, Provokationsmöglichkeiten, bisherige Therapie.

2. Anfälle und vorübergehender Bewußtseinsverlust. Erstmaliges Auftreten, Art des Anfalls, Häufigkeit, Dauer, tageszeitliche Bindung, Bewußtseinszustand während des Anfalls und nachher, Aura, gleichzeitig auftretende andere Symptome, Art und Wirksamkeit der bisherigen Behandlung.

3. Schmerzen. Auftreten, Verschlechterung, Lokalisation, Ausstrahlung, Häufigkeit, Bewegungsabhängigkeit, gleichzeitige andere Beschwerden und Ausfälle, Art und Wirksamkeit der bisherigen Behandlung.

4. Sehstörungen. Frühere ähnliche Störungen, Schleiersehen, Skotome, Doppelbilder, Gesichtsfeldänderungen, progrediente Ausfälle, Remission, gleichzeitige andere Störungen (Amenorrhoe, Paresen, Kribbelparästhesien).

5. Schwindel. Drehschwindel, Schwankschwindel, diffuser Schwindel, Unsicherheit, Erbrechen, Übelkeit, Lageabhängigkeit, Ohrgeräusche, Schwarzwerden vor den Augen, akutes oder langsames Auftreten, Dauer, bisherige Therapie.

Allgemeine körperliche Untersuchung

Eine allgemeine orientierende Untersuchung sollte in jedem Fall durchgeführt werden. Dazu gehören Herz-Kreislauffunktion (Blutdruck, Puls, Herzgröße, Herztöne, Durchblutung), Atmung (Auskultation, Vitalkapazität, Zyanose, Frequenz), Haut (Pigmentveränderungen, Spider-Nävi, Knötchen, atrophische Störungen, Ulzera, Ödeme, Lymphknoten), Skeletsystem (Klopfschmerzhaftigkeit, Beweglichkeit in den Gelenken, Deformitäten, Schädelasymmetrien). Die peripheren Gefäße (Karotiden, Femoralis) werden auf etwaige Stenosegeräusche auskultiert, ebenfalls der Schädel (arteriovenöse Fistelbildungen!), Abdomen (Leber, Milz, Niere).

Neurologischer Befund

Psychische und neuropsychologische Exploration. Wesensveränderungen und Störungen der geistigen Leistungsfähigkeit werden bei neurologisch erkrankten Patienten häufig angetroffen. Ihre richtige Beurteilung ist für Diagnostik und Therapie oft von Bedeutung.

Spezifische psychoorganische Veränderungen gibt es nicht, obgleich ein allgemeiner intellektueller Abbau bei zerebralen Erkrankungen am häufigsten auftritt. Der schleichende Beginn gewisser neurologischer Erkrankungen (z. B. Hirntumoren, multiple Sklerose, progressive Paralyse) mit Remissionen und Rezidiven führt gelegentlich dazu, diese Symptome als psychogene Störungen einzuordnen, um so mehr als im Frühstadium viele neurologischen Erkrankungen keine sicheren Ausfälle, pathologische Laborwerte oder auffällige Befunde in anderen diagnostischen Methoden ergeben. Medikamente können das Bild weiter verschleiern.

A. Allgemeine äußere Erscheinung und Verhalten. Sprache, Haltung, Gestik und Mimik, Zugewandtheit sind zu beachten. Die äußere Erscheinung (Kleidung, Frisur, Körperpflege, Gesichtsausdruck) lassen Rückschlüsse auf die Umgebung des Patienten zu. Sein Verhalten während der Exploration, wie z. B. Mitarbeit, geistige Flexibilität, Auffassungsvermögen, Gleichgültigkeit, Distanzlosigkeit, Gereiztheit, Klagsamkeit usw. müssen mit den Angaben seiner Verwandten über sein sonstiges und früheres Verhalten verglichen werden. Das Sprechverhalten wird hinsichtlich des Redeflusses und der Spontaneität, der Kohärenz und der inhaltlichen Bedeutung beobachtet. Ablenkbarkeit, Ideenflucht, Sprachblockierung, Neologismen und stereotype Redewendungen werden notiert und in wichtigen Fällen wörtlich niedergeschrieben.

B. Stimmungslage. Ängstlichkeit, Depression, Furcht, Mißtrauen, Reizbarkeit, Euphorie, Aggressivität, Affektarmut usw. sind vom Untersucher zu beurteilen und der Patient wird zu einer Selbsteinschätzung aufgefordert. Auf Suizidabsichten muß geachtet werden.

C. Sensorium. Bewußtseinslage (Benommenheit, Sopor, Koma usw.), zeitliche, örtliche und situative Orientiertheit und die Orientierung zur Person.

D. Intelligenzniveau. Wortschatz, Allgemeinwissen, Beurteilung von Sachverhalten usw. können während der Exploration abgeschätzt werden. Zusätzlich können intellektuelle Leistungstests mit Rechentest, Gedächtnis- und Konzentrationstests usw. durchgeführt werden. Schlechtes Abschneiden in diesen orientierenden Prüfungen bei anamnestisch deutlich höherem Intelligenzniveau können ein Hinweis auf eine organische Erkrankung sein. Abstraktionsfähigkeit, Symbolgebrauch usw. können durch folgende einfache Tests geprüft werden:

1. Gedächtnis. Daten und Details von jüngsten Ereignissen und von länger zurückliegenden Geschehnissen, z. B. Geburtsdatum, Hochzeitsdatum, Namen und Geburtstage der Kinder und von Verwandten, Details der letzten Tage usw.
2. Allgemeinwissen. (entsprechend dem Bildungsgrad des Patienten) — Bundeskanzler, Außenminister, Hauptstädte, Fußballgrößen, politische Ereignisse usw.
3. Ähnlichkeiten/Unterschiede. König — Präsident, Zwerg — Kind, Eisen — Silber.
4. Rechnen. von 100 jeweils 7 abziehen; Addition, Multiplikation und Division in steigendem Schwierigkeitsgrad.
5. Kurzzeitgedächtnis. Ziffern werden vorgesprochen und dann vorwärts und rückwärts wiederholt. (Normalerweise können sieben Ziffern vorwärts und fünf Ziffern rückwärts behalten werden).
6. Verständnis. Sprichwörter sollen erklärt werden, z. B. „ein Spatz in der Hand ist besser als eine Taube auf dem Dach". Der Patient soll Abschnitte aus der Zeitung vorlesen und dann den Sinn wiedergeben.
Es werden Kurzgeschichten erzählt und der Patient soll die Geschichte und den Sinn, der dahintersteckt, nacherzählen.

E. Denken. Inhaltliche Störungen wie Wahnideen, Phobien, Zwänge, andere Denkstörungen, Depersonalisierung, Beziehungsideen.

F. Wahrnehmung und Sinnestäuschung. Halluzinationen, Wahnwahrnehmungen, illusionäre Verkennungen.

G. Sprache. Verständnis der gesprochenen und der geschriebenen Sprache, Wortfindung, verbale und nicht verbale Ausdrucksmöglichkeiten. Fähigkeit, sprachliche Fehler zu erkennen. Spontansprache, Sprachautomatismen.

H. Krankheitseinsicht. Der Patient wird nach seiner Einstellung zu den Störungen gefragt.

Koordination, Gang, Gleichgewicht

A. Gang. Gangform (spastisch, ataktisch, paretisch usw.) mit Haltung, Mitbewegungen, Pulsionen, Festination, Umdrehen, Seiltänzergang. In besonderen Fällen sollte der Gang gefilmt werden, sonst genaue Beschreibung (s. S. 192). Unterberger-Tretversuch, Sterngang (Abweichung nach einer Seite?).

B. *Romberg-Test.* Der Patient steht mit geschlossenen Augen und dicht nebeneinandergestellten Füßen. Vermehrtes Schwanken tritt bei Patienten mit zerebellären oder vestibulären Störungen auf. Patienten mit Hinterstrangläsionen fallen meistens bei Augenschluß, obwohl sie mit offenen Augen gut stehen können.

C. *Finger-Nasen-Versuch (FNV).* Beim Finger-Nasen-Versuch zielt der Patient mit dem Zeigefinger auf die Nase. Beim *Finger-Finger-Versuch (FFV)* werden beide Zeigefinger vor der Brust zusammengebracht. Eine dabei sichtbare Dysmetrie und Ataxie kommen häufig bei zerebellären Störungen vor.

D. *Knie-Hacken-Versuch (KHV).* Dabei wird die Ferse auf das kontralaterale Knie gesetzt und entlang dem Schienbein nach unten geführt.

E. *Rasch alternierende Fingerbewegungen.* Die Finger werden rasch wie beim Klavierspielen bewegt oder es wird rasch mit den Fingern auf den Tisch getrommelt.

F. *Pronation/Supination des Unterarms.* Durch rasch alternierende Pronation/Supination des Unterarms wird ebenfalls — wie im vorhergehenden Versuch — die Diadochokinese geprüft.

G. *Rebound-Phänomen.* Unfähigkeit eine kräftige aktive Bewegung abzustoppen. Der Patient beugt den Ellbogen gegen den Widerstand des Untersuchers. Wenn der Untersucher plötzlich losläßt, kann bei positivem Rebound-Phänomen die Bewegung nicht abgebremst werden.

Sensibilität

Eine ausführliche Darstellung der Sensibilitätsprüfung und charakteristische Ausfälle finden sich in Kapitel 10.
Folgende Modalitäten werden geprüft:
A. Schmerz
B. Temperatur
C. Berührung
D. Vibration
E. Lagesinn
F. Empfindung passiver Bewegung
G. Stereognosis
H. Zwei-Punkt-Diskrimination

Ausfälle werden in ein Körperschema eingetragen.

Reflexe

Eine eingehende Beschreibung findet sich in Kapitel 12. Folgende Reflexe werden routinemäßig geprüft und mit 0 bis + + + + bewertet:

A. *Eigenreflexe:*
1. Biceps-Sehnenreflex (BSR)
2. Triceps-Sehnenreflex (TSR)
3. Radius-Periostreflex (RPR) (Eigenreflex!)
4. Achillessehnenreflex (ASR)
5. Knipsreflex
6. Trömner-Reflex
7. Adduktorenreflex
8. Masseterreflex

B. *Fremdreflexe*
1. Bauchhautreflex (BHR)
2. Cremasterreflex
3. Babinski-Zeichen
4. Analreflex
5. Oppenheim- und Gordon-Reflex

C. *Klonus*
Patellarklonus
Fußklonus

D. *Andere pathologische Zeichen*
Zwangsgreifen
Gegenhalten
Saug-Schnauzreflex
Palmomentalreflex
Nasopalpebralreflex

Motorik

Eine ausführliche Darstellung findet sich in Kapitel 9. Es werden folgende Untersuchungen durchgeführt:
Muskelfunktionsprüfungen mit Angabe der groben Kraft;
Atrophien oder Hypertrophien (Umfänge messen);
Muskeltonusveränderungen (Spastik, Rigor, Hypotonie usw.);
Hyperkinesen, Myoklonien, spinale Automatismen;
Armhalteversuche,
Beinhalteversuche (Barré, Mingazzini)
Zehenstand,
Fersenstand;
Laséguesches Zeichen,
Finger-Boden-Abstand.

Hirnnerven
(s. Kap. 4)

Die Untersuchungsmethoden sind für die einzelnen Hirnnerven in Kapitel 4 beschrieben. Deshalb finden sich hier nur stichwortartige Angaben.

I N. olfactorius (S. 87): verschiedene Geruchstoffe im Seitenvergleich; bei Anosmie auch Trigeminusreizstoffe.

II N. opticus (S. 91): Visus, Fundus (Stauungspapille, Blutungen, Gefäßstatus, Atrophie, Abblassung, Netzhautablösung), Pupillen, Pupillenreaktion auf Licht und Konvergenz, Gesichtsfeld.

{ III N. oculomotorius (S. 96)
IV N. trochlearis
VI N. abducens: Ptosis, Pupillen, Exophthalmus, Enophthalmus, Strabismus, Doppelbilder, Spontannystagmus, Blickrichtungsnystagmus, optokinetischer Nystagmus, Lagenystagmus, Lagerungsnystagmus, Blickparesen, Augenmuskelparesen.

V N. trigeminus (S. 100): Sensibilität, Kornealreflex, Kaumuskeln

VII N. facialis (S. 103): Gesichtsmuskulatur, Pfeifen, Zähnezeigen, Stirnrunzeln, Augenschluß. Zungensensibilität und Geschmack im vorderen Zungenbereich.

VIII N. statoacusticus (S. 106): Stimmgabel. Uhrticken, Fingerreiben, Weber-Test, Rinne-Test, vestibuläre Prüfung mit Drehreiz und kalorischer Spülung, ENG, Standunsicherheit (Meßplattform).

IX N. glossopharyngeus (S. 109): Geschmack im hinteren Zungendrittel, Sensibilität im Pharynx- und Gaumenbereich, Würgreflex.

X N. vagus (S. 112): Schlucken, Phonation, Gaumensegel, Kulissenphänomen, Stimmritze, okulokardialer Reflex.

XI N. accessorius (S. 115): M. sternocleidomastoideus, M. trapezius.

XII N. hypoglossus (S. 116): Zungenabweichen, Atrophie, Faszikulieren der Zunge.

Neurologische Untersuchung Neugeborener

Für gewöhnlich wird die neurologische Untersuchung Neugeborener ungefähr 30–60 Std nach der Geburt durchgeführt. Bei unklaren oder pathologischen Befunden ist eine wöchentliche Kontrolle zu empfehlen. Der Untersuchungsgang ist so einzurichten, daß das Kind anfangs nur wenig belästigt wird.

Allgemeiner Status

Das motorische Spontanverhalten wird in Rücken- und Bauchlage beobachtet. Bei normalen Neugeborenen sind die Gliedmaßen gebeugt, der Kopf kann zur Seite gewendet werden und strampelnde Bewegungen der Beine sind zu registrieren. Eine gestreckte Haltung der Gliedmaßen kommt bei intrakraniellen Blutungen, ein Opisthotonus bei Kernikterus und eine Asymmetrie der Arme und Armbewegungen bei Armplexuslähmungen vor. Geringe Spontanbewegungen lassen an eine hypoxische Schädigung oder an eine Plexusparese denken. Normale Säuglinge werden im Lauf der Untersuchung zusehends empfindlicher und fangen an zu schreien. Bei zerebralen Schädigungen dagegen (Hypoxie, Blutungen) reagiert das Neugeborene nur wenig auf diese Belästigung.

Hirnnerven

II N. opticus: Blinzeln auf Lichtreize; die ophthalmoskopische Untersuchung sollte am Ende erfolgen.

{ III N. oculomotorius
IV N. trochlearis
VI N. abducens: Größe, Form und Seitengleichheit der Pupillen, Lichtreaktion; Puppenaugenphänomen wird ausgelöst.

V N. trigeminus

VII N. facialis: Saugreflex bei Darbieten eines Saugers, Suchreflex (rooting reflex): bei Bestreichen einer Wange wird der Kopf in Reizrichtung gedreht und der Mund geöffnet.

VIII N. statoacusticus: Blinzelreflex oder Erschrecken bei lauten Tönen. Der Labyrinthreflex kann auf verschiedene Weise getestet werden: Lagerung auf den Bauch oder Lageänderung führt in jedem Fall zu einer erhobenen Kopfstellung im Raum. Wird das Kind vom Untersucher hochgehalten und dreht sich dabei der Untersucher um sich selbst, so wird der Kopf immer in Drehrichtung ausgerichtet.

IX N. glossopharyngeus
X N. vagus: Das Schlucken wird geprüft.

Motorik

A. Galant-Reflex (Rückgratreflex). Paravertebrales Entlangstreichen mit dem Finger am Rücken führt zu einer Kontraktion der ipsilateralen Rückenmuskeln und zu einer Rumpfbeugung mit Konkavität auf der Seite des Reizes.

Motorik

Tabelle I. Entwicklungsschema für das erste Lebensjahr[a]

Alter (Monate)	Haltung und Bewegung		Umgang mit Spielzeug (Rassel und Glocke)	Sprache und soziales Verhalten	
Geburt	Rückenlage: asymmetrische Haltung	Bauchlage: hebt den Kopf kurz hoch	Fixiert die Rassel, wenn sie sich in Blickrichtung befindet	schränkt seine Bewegungen ein, wenn es angesprochen wird	
1		Bauchlage: kann den Kopf etwas länger anheben	Folgt der Rassel kurz mit den Augen	erwidert Lächeln	
2			Hält die Rassel selbständig (nicht reflexmäßig), wenn sie ihm in die Hand gegeben wird		
3	Rückenlage: vorwiegend symmetrische Haltung	Bauchlage: hebt Kopf hoch; Brust wird abgehoben	Steckt Spielzeug in den Mund	Lacht laut	
4	Beim Hochziehen wird der Kopf aktiv mitgeführt				
5.	Dreht sich vom Rücken auf den Bauch		ergreift Spielzeug mit einer Hand	„Plappert" zum Spielzeug	
6	sitzt kurz, wenn es hingesetzt wird		Nimmt Spielzeug von einer Hand in die andere	Schlägt mit dem Spielzeug auf den Tisch	Konsonanten (da, da usw.) ahmt Laute nach
7	sitzt allein (ohne Stütze)	Fortbewegungsversuche in Bauchlage	kann mit beiden Händen mit Spielzeug umgehen		
8	kriecht (auf Händen und Knien)	zieht sich zum Stehen hoch	ergreift kleines Spielzeug mit Daumen und Zeigefinger	Papa-Mama	Macht „winke – winke"
9			Schlägt zwei Spielzeuge aneinander		
10	Läuft, wenn es an beiden Händen gehalten wird	Gehversuche im Laufgitter	Untersucht die Glocke, bewegt den Klöppel hin und her	streckt Spielzeug jemandem entgegen, ohne es loszulassen	
11	Läuft, wenn es an einer Hand gehalten wird		Findet verstecktes Spielzeug	Zwei „Wörter" außer Papa und Mama	Versteht die Aufforderung „gib es mir!" (Äußerung und Geste)

[a] Aus Silver, H.K., Kempech, Bruyn, H.B.: Handbook of Pediatrics, 11th ed. Lange, 1975

B. Muskeltonus. Palpation der Muskeln, passive Bewegungen im Ellbogen- und Kniegelenk.

C. Gliedmaßenbewegungen. Zurückziehen der Extremitäten nach passiven Bewegungen.

D. Beweglichkeit in den Gelenken. Hüfte, Knie, Schulter usw.

A. Greifreflex. Berührung der Handinnenfläche führt zu Beugung der Finger und Handschluß.

Tabelle II. Entwicklung vom ersten bis zum vierten Lebensjahr

Alter	Motorische Entwicklung	Umgehen mit Bleistift u. Papier	Spielen u. selbständiges Handeln	Sprechen
12 Monate	Läuft allein. Kriecht die Treppe hoch. Gibt Ball einen leichten Stoß in Richtung auf den Untersucher	Ahmt Kritzeln nach	Hat Spaß am „Reinstecken u. Rausholen". Zeigt ein Spielzeug vor. Baut einen Turm aus 2 Klötzen	3 bis 6 Wörter, meist Namen. Kauderwelsch
15 Monate	Kann treppensteigen, wenn es an einer Hand gehalten wird. Klettert auf einen Sessel.	Kritzelt spontan	Schmust mit einer Puppe oder einem Teddybär.	Benennt einige Objekte
18 Monate	Läuft schnell, rennt steifbeinig. Sitzt allein auf einem Kinderstuhl. Wirft einen Ball hoch. Kauert sich beim Spielen nieder.	Ahmt Strichbewegungen nach, die der Untersucher vormacht	Ißt allein (verschüttet dabei ein wenig). Baut einen Turm aus 3–4 Klötzen. Blättert Buchseiten um (2–3 auf einmal)	Versteht einfache Aufforderungen
21 Monate	Wirft Ball auf den Boden (wenn es vorgemacht wird). Steigt die Treppe hoch, wenn es sich am Geländer hält. Geht Treppe hinunter, wenn es an einer Hand gehalten wird. Geht Treppe allein hoch u. hinunter.		Baut einen Turm aus 5–6 Klötzen. Hantiert geschickt mit einer Tasse	Kombiniert spontan 2–3 Wörter
2 Jahre	Springt von einem niedrigen Objekt	Imitiert senkrechte Striche und Kreisbewegungen	Zieht ein einfaches Kleidungsstück an. Untersucht Schubladen, Schränke usw. Spielt mit anderen Kindern. Baut einen Turm aus 6–7 Klötzen. Blättert Buchseiten einzeln um. Kann beim Aufräumen helfen.	Beginnt Pronomina zu benutzen. Bildet Dreiwortsätze. Nennt sich selbst beim Namen. Verbalisiert gerade Erlebtes
2½ Jahre	Geht auf Zehenspitzen (wenn es vorgemacht wird)	Hält Bleistift zwischen den Fingern. Kopiert senkrechte u. waagrechte Striche.	Baut einen Turm aus 8 Klötzen	Sagt „ich". Nennt seinen vollen Namen
3 Jahre	Benutzt beide Beine abwechselnd beim Treppensteigen. Fährt Dreirad	Kopiert ein Kreuz, wenn es vorgemacht wird. Kopiert einen Kreis von einem Bild	Zieht sich die Schuhe an. Kennt ein paar Reime. Ißt allein (fast ohne zu verschütten). Versteht zu warten bis es „an der Reihe ist". Knöpft ein Kleidungsstück auf.	Gibt sein Geschlecht an. Bildet Plural. Nennt 6–8 Gegenstände in einem Bilderbuch. Versteht 2 Präpositionen. Wiederholt 3 Zahlen.
3½ Jahre	Steht kurz auf einem Bein		Wäscht Gesicht u. Hände. Spielt mit anderen Kindern (echte Kommunikation). Wäscht sich und putzt die Zähne.	Versteht 3 Präpositionen.
4 Jahre	Hüpft auf einem Bein	Kopiert ein Kreuz von einem Bild. Malt ein „Männchen"	Bindet sich die Schuhe. Spielt phantasievoll	Versteht 4 Präpositionen (auf, unter, hinter, neben)

Aus: Silver, H. K., Kempe, C. H., Bruyn, H. B.: Handbook of Pediatrics, 11th ed. Lange, 1975

B. Zugreflex (traction reflex). Wenn das Neugeborene aus dem Liegen zum Sitzen hochgezogen wird, kommt es zur Kontraktion der Schulter und des Nackens.

C. Schreitreflex. Wenn bei vertikaler Rumpfhaltung die Fußsohlen die Unterlage berühren und der Oberkörper leicht nach vorn geneigt wird, kommt es zu „Schreitbewegungen".

D. Magnetreflex. Bei Fingerdruck auf die Fußsohle und langsamem Zurückziehen des Fingers werden die Beine des Säuglings gestreckt.

E. Moro-Reflex (Umklammerungsreflex). Dieser Reflex läßt sich bei normalen Neugeborenen auslösen. Ein schnelles Senken von Kopf und Oberkörper aus Rückenlage oder auch plötzliche laute Geräusche führen zu einer schnellen Spreizbewegung der Arme mit Spreizen der Finger und danach zu einer Beugung und Adduktion der Arme (Umklammerungsbewegung).

F. Andere Reflexe. Die Eigenreflexe sind beim gesunden Neugeborenen in den ersten Wochen nicht immer sicher auslösbar. Das Babinski-Zeichen ist positiv. Andere Reflexe sind in Lehrbüchern der Kinderneurologie ausführlich beschrieben.

Sensibilität

Die Sensibilität wird geprüft, indem man leichte Schmerzreize appliziert. Bei normaler Sensibilität (und Motorik) werden alle Extremitäten bei dieser Reizung zurückgezogen.

Literatur

Klinische Neurologie

Alpers, B. J., Mancall, E. L.: Clinical Neurology, 6th Ed. Davis 1971
Baker, A. B.: Clinical Neurology, 3rd Ed. Hoeber 1971
Bannister, R.: Brain's Clinical Neurology, 4th Ed. Oxford Univ. Press 1973
Bodechtel, G.: Differentialdiagnose neurologischer Krankheitsbilder, 3. Aufl. Stuttgart: Thieme 1974
Broser, F.: Topische und klinische Diagnostik neurologischer Krankheiten. München: Urban & Schwarzenberg 1975
Brown, J. W.: Aphasie, Apraxie und Agnosie. Stuttgart: Gustav Fischer 1975
DeJong, R. N.: Neurologic Examination, 3rd Ed. Hoeber 1967
Denny-Brown, D.: Handbook of Neurological Examination and Case Recording, 2nd Ed. Harvard Univ. Press 1957
Elliott, F. A.: Clinical Neurology, 2nd Ed. Saunders 1971
Faust, C.: Die zerebralen Herdstörungen bei Hinterhauptsverletzungen und ihre Beurteilung. Stuttgart: Thieme 1955
Feiring, E. H. (Ed.): Brock's Injuries of the Brain and Spinal Cord & Their Coverings, 5th Ed. Springer 1974
Ford, R. D.: Diseases of the Nervous System in Infancy, Childhood and Adolescence, 5th Ed. Thomas 1966
Gardner, E.: Fundamentals of Neurology, 6th Ed. Saunders 1975
Gilroy, J., Meyer, J. S.: Medical Neurology, 2nd Ed. Macmillan 1975
Goldstein, K.: Language and Language Disturbances. Grune & Stratton 1948
Grinker, R. R., Sahs, A. L.: Neurology, 6th Ed. Thomas 1966
Haymaker, W.: Bing's Local Diagnosis in Neurologic Diseases, 15th Ed. Mosby 1969
Hallen, O.: Klinische Neurologie. Berlin-Heidelberg-New York: Springer 1973
Holmes, G.: Introduction to Clinical Neurology, 2nd Ed. Williams & Wilkins 1952
Holmes, L. B. et al.: Mental Retardation. Macmillan 1972
Janzen, R.: Elemente der Neurologie. Berlin-Heidelberg-New York: Springer 1969
Joppich, G., Schulte, F. J.: Neurologie des Neugeborenen. Berlin-Heidelberg-New York: Springer 1968
Kruse, R.: Epilepsie (Therapie-Indikation, Neue-Antiepleptika, Therapieresistenz). Stuttgart: Georg Thieme 1971
Lamm, S. S.: Pediatric Neurology. Appleton-Century-Crofts 1959
Laubenthal, F., Schliack, H.: Leitfaden der Neurologie. Stuttgart: Georg Thieme 1967
Matthes, A., Kruse, R. (Hrsg.): Neuropädiatrie. Stuttgart: Georg Thieme 1973
Matson, D. D.: Neurosurgery in Infancy and Childhood, 2nd Ed. Thomas 1969
Mayo Clinic: Clinical Examinations in Neurology, 3rd Ed. Saunders 1971
Menkes, J. H.: Textbook of Child Neurology. Lea & Febiger 1974
Merritt, H. H.: A Textbook of Neurology, 5th Ed. Lea & Febiger 1973
Monrad-Krohn, G. H., Refsum, S.: Clinical Examination of the Nervous System, 12th Ed. Hoeber 1964
Mumenthaler, M.: Neurologie, 4. Aufl. Stuttgart: Thieme 1973
Mumenthaler, M., Schliack, H.: Läsionen peripherer Nerven, 2. Aufl. Stuttgart: Thieme 1973
Neundörfer, B.: Differentialtypologie der Polyneuritiden und Polyneuropathien. Berlin-Heidelberg-New York: Springer 1973
Penfield, W., Jasper, H.: Epilepsy and Functional Anatomy of the Human Brain. Little, Brown 1954
Pernkopf, E.: Atlas der topographischen und angewandten Anatomie des Menschen, Bd. 1. München: Urban & Schwarzenberg 1963
Poeck, K.: Neurologie, 4. Aufl. Berlin-Heidelberg-New York: Springer 1976
Schaltenbrand, G.: Allgemeine Neurologie. Stuttgart: Georg Thieme 1969
Smith, B.: Principles of Clinical Neurology. Year Book 1965
Spillane, J. D.: An Atlas of Clinical Neurology. Oxford Univ. Press 1968
Swaiman, K. F., Wright, F. S.: The Practice of Pediatric Neurology. Mosby 1975
Walshe, F. M. R.: Diseases of the Nervous System, 11th Ed. Williams & Wilkins 1970
Walton, J. N.: Essentials of Neurology, 3rd Ed. Lippincott 1971
Wartenberg, R.: Diagnostic Tests in Neurology. Year Book 1953
Wechsler, I. S.: Clinical Neurology, 9th Ed. Saunders 1963

Weisenberg, T. H., McBride, K. E.: Aphasia. Oxford: Univ. Press 1935
Wieck, H. H.: Neurologie und Psychiatrie in der Praxis. Stuttgart: Schattauer 1974
Williams, S. D.: Modern Trends in Neurology. Series 6. Appleton-Century-Crofts 1975
Youmans, J. R.: Neurological Surgery. Saunders 1972

Neuroanatomie

Arey, L. B.: Developmental Anatomy, 7th Ed. Saunders 1965
Bailey, P., von Bonin, G.: The Isocortex of Man. Univ. of Illinois Press 1951
Bossy, J.: Atlas of Neuroanatomy and Special Sense Organs. Saunders 1970
Brodal, A.: Neurological Anatomy in Relation to Clinical Medicine, 2nd Ed. Oxford: Univ. Press 1969
Clara, M.: Das Nervensystem des Menschen, 2. Aufl. Leipzig: Johannes Ambrosius Barth 1953
Crosby, E., Humphrey, T., Lauer, E.: Correlative Anatomy of the Nervous System. Macmillan 1962
Curtis, B. A., Jacobson, S., Marcus, E. M.: An Introduction to the Neurosciences. Saunders 1972
Elliott, H. C.: Textbook of Neuroanatomy, 2nd Ed. Lippincott 1969
Everett, N. B.: Functional Neuroanatomy, 6th Ed. Lea & Febiger 1971
Hansen, K., Schliack, H.: Segmentale Innervation. Stuttgart: Thieme 1962
Haymaker, W., Woodhall, B.: Peripheral Nerve Injuries, 2nd Ed. Saunders 1953
House, E. L., Pansky, B.: A Functional Approach to Neuroanatomy, 2nd Ed. McGraw-Hill 1967
Krieg, W. J. S.: Functional Neuroanatomy, 3rd Ed. McGraw-Hill 1966
Krieg, W. J. S.: Brain Mechanisms in Diachrome, 2nd Ed. Brain Books 1957
Larsell, O., Jansen, J.: The Comparative Anatomy and Histology of the Cerebellum. Univ. of Minnesota Press 1972
Mettler, F. A.: Neuroanatomy, 2nd Ed. Mosby 1948
Netter, F. H.: The Ciba Collection of Medical Illustrations. Vol. 1: Nervous System. Ciba 1953
Noback, C. A.: The Human Nervous System, 2nd Ed. McGraw-Hill 1975
Papez, J. W.: Comparative Neurology. Hafner 1961
Peele, T. L.: The Neuroanatomic Basis for Clinical Neurology, 2nd Ed. McGraw-Hill 1961
Ranson, S. W., Clark, S. L.: The Anatomy of the Nervous System, 10th Ed. Saunders 1959
Rasmussen, A. T.: The Principal Nervous Pathways, 4th Ed. Macmillan 1952
Rohen, J. W.: Funktionelle Anatomie des Nervensystems. Stuttgart: Schattauer 1971
Sarnat, H. B., Netsky, M. G.: Evolution of the Nervous System. Oxford: Univ. Press 1974
Sidmann, M., Sidmann, R. L.: Neuroanatomie (programmiert). Berlin-Heidelberg-New York: Springer 1971
Truex, R. C., Carpenter, M. B.: Human Neuroanatomy, 6th Ed. Williams & Wilkins 1969
White, J. C., Smithwick, R. H., Simeone, F. A.: The Autonomic Nervous System, 3rd Ed. Macmillan 1952

Neuroradiologie

Davidoff, L. M., Dyke, C.: The Normal Encephalogram. 3rd Ed. Lea & Febiger 1951
Davidoff, L. M., Epstein, B. S.: The Abnormal Pneumoencephalogram, 2nd Ed. Lea & Febiger 1955
Davidoff, L. M., Jacobson, H. G., Zimmermann, H. M.: Neuroradiology Workshop. Vols. I and II. Grune & Stratton 1961, 1963
Decker, K., Shehadi, W. H.: Clinical Neuroradiology. McGraw-Hill 1966
Di Chiro, G.: An Atlas of Detailed Normal Pneumoencephalographic Anatomy. Thomas 1961
Du Boulay, G. H.: Principles of X-ray Diagnosis of the Skull. Butterworth 1965
Epstein, B. S.: Pneumoencephalography and Cerebral Angiography. Year Book 1966
Epstein, B. S., Davidoff, L. M.: An Atlas of Skull Roentgenograms. Lea & Febiger 1953
Krayenbühl, H., Yasargil, M. G.: Cerebral Angiography, 2nd Ed. Lippincott 1968
Krayenbühl, H., Yarsargil, M. G.: Die vaskulären Erkrankungen im Gebiet der Arteria vertebralis und Arteria basilaris. Stuttgart: Thieme 1957
Leeds, N. E., Taveras, J. M.: Dynamic Factors in Diagnosis of Supratentorial Brain Tumors by Cerebral Angiography. Saunders 1969
Newton, T. H., Potts, D. G.: Radiology of the Skull and Brain. Mosby 1974
Raimondi, A. J.: Pediatric Neuroradiology. Saunders 1972
Robertson, E. G.: Pneumoencephalography, 2nd Ed. Thomas 1967
Salamon, G., Huang, Y. P.: Radiologic Anatomy of the Brain. Berlin-Heidelberg-New York: Springer 1976
Shapiro, R.: Myelography, 2nd Ed. Year Book 1968
Taveras, J. M., Wood, E. H.: Diagnostic Neuroradiology. Williams & Wilkins 1964
Wilson, M. C.: The Anatomical Foundation of Neuroradiology of the Brain, 2nd Ed. Little, Brown 1972

Neuropathologie

Adams, R. D., Denny-Brown, D., Pearson, C. M.: Diseases of Muscle, 2nd Ed. Hoeber 1962
Adams, R. D., Sidman, R. L.: Introduction to Neuropathology. McGraw-Hill 1968
Bailey, P.: Intracranial Tumors, 2nd Ed. Thomas 1948
Bailey, P., Cushing, H.: A Classification of Tumors of the Glioma Group. Lippincott 1926

Biggart, J. H.: Pathology of the Nervous System, 3rd Ed. Williams & Wilkins 1961
Blackwood, W., Dodds, T. C., Sommerville, J. C.: Atlas of Neuropathology, 2nd Ed. Williams & Wilkins 1965
Courville, C. B.: Pathology of the Central Nervous System, 3rd Ed. San Lucas 1950
Crome, L., Stern, J.: The Pathology of Mental Retardation. Little, Brown 1967
Dubowitz, V., Brooke, M.: Muscle Biopsy. Saunders 1974
Gänshirt, H.: Der Hirnkreislauf. Stuttgart: Thieme 1972
Greenfield, J. G.: Neuropathology, 2nd Ed. Williams & Wilkins 1963
Herrschaft, H.: Die regionale Gehirndurchblutung. Berlin-Heidelberg-New York: Springer 1975
Heyck, H., Laudahn, G.: Die progressiv-dystrophischen Myopathien. Berlin-Heidelberg-New York: Springer 1969
Innes, J. R. M., Saunders, L. Z.: Comparative Neuropathology. Academic Press 1962
Jawetz, E., Melnick, J. L., Adelberg, E. A.: Medizinische Mikrobiologie. Berlin-Heidelberg-New York: Springer 1968
Lichtenstein, B.: Neuropathology. Saunders 1949
Malamud, N., Hirano, A.: Atlas of Neuropathology, 2nd Ed. Univ. of California Press 1974
Merritt, H. H., Fremont-Smith, F.: The Cerebrospinal Fluid. Saunders 1937
Minckler, J.: Pathology of the Nervous System. McGraw-Hill 1972
Peters, G.: Klinische Neuropathologie, 2. Aufl. Stuttgart: Georg Thieme 1970
Russell, D. S., Rubinstein, L. J.: Pathology of Tumours of the Nervous System, 2nd Ed. Williams & Wilkins 1963
Slager, U. T.: Basic Neuropathology. Williams & Wilkins 1970
Smith, J. F.: Pediatric Neuropathology. McGraw-Hill 1974
Tedeschi, C. G.: Neuropathology: Method & Diagnosis. Little, Brown 1970
Walton, J. N.: Disorders of Voluntary Muscle, 2nd Ed. Little, Brown 1969
Weil, A.: Textbook of Neuropathology, 2nd Ed. Grune & Stratton 1945
Zacks, S. I.: Atlas of Neuropathology. Harper 1971
Zimmermann, H., Netsky, M., Davidoff, L. M.: Atlas of Tumors of the Nervous System. Lea & Febiger 1956
Zülch, K.: Brain Tumors, 2nd Ed. Springer 1965
Zülch, K. J.: Atlas of Gross Neurosurgical Pathology. Springer 1974

Neurophysiologie

Bard, P.: Medical Physiology, 11th Ed. Mosby 1961
Brazier, M. A. B.: The Electrical Activity of the Nervous System, 3rd Ed. Macmillan 1968
Bucy, P. C.: The Precentral Motor Cortex. Univ. of Illinois Press 1949
Campbell, H. J.: Correlative Physiology of the Nervous System. Academic Press 1965
Eccles, J. C.: The Physiology of Nerve Cells. John Hopkins Univ. Press 1957
Eccles, J. C.: The Physiology of Synapses. Academic Press 1964
Eccles, J. C.: The Understanding of the Brain. McGraw-Hill 1973
Eliasson, S. G. & others: Neurological Pathophysiology. Oxford Univ. Press 1974
Eyzaguirre, C.: Physiology of the Nervous System, 2nd Ed. Year Book 1975
Fulton, J. F.: Physiology of the Nervous System, 3rd Ed. Oxford Univ. Press 1949
Fulton, J. F.: Textbook of Physiology, 17th Ed. Oxford Univ. Press 1955
Ganong, W. F.: Medizinische Physiologie, 2. Aufl. Berlin-Heidelberg-New York: Springer 1972
Gauer, O. H., Kramer, K., Jung, R.: Physiologie des Menschen, Band 10—14. München: Urban & Schwarzenberg 1977
Goodgold, J., Eberstein, A.: Electrodiagnosis of Neuromuscular Diseases: Williams & Wilkins 1972
Grant, R.: Muscular Afferents and Motor Control. Interscience 1966
Jasper, H. H., Ward, A. A., Pope, A.: Basic Mechanisms of the Epilepsies. Little, Brown 1969
Jung, R.: Allgemeine Neurophysiologie. In: Handbuch der Inneren Medizin, 4. Aufl., S. 1—181. Berlin-Göttingen-Heidelberg: Springer 1953
Jung, R.: Neurophysiologische Untersuchungsmethoden. In: Handbuch der Inneren Medizin, Bd. V/1. 4. Aufl., S. 1206—1420. Berlin-Göttingen-Heidelberg: Springer 1953
Lenman, J. A. R., Ritchie, A. E.: Clinical Electromyography. Lippincott 1970
Luria, A. R.: Higher Cortical Functions in Man. Basic Books 1966
Magoun, H. W.: Handbook of Physiology. Section I: Neurophysiology. Williams & Wilkins 1959
Ochs, S.: Elements of Neurophysiology. Wiley 1965
Ruch, T. et al.: Neurophysiology, 3rd Ed. Saunders 1972
Schaltenbrand, G., Woolsey, C. N.: Cerebral Localization and Organization. Univ. of Wisconsin Press 1964
Schmidt, R. F. (Hrsg.): Grundriß der Sinnesphysiologie. Berlin-Heidelberg-New York: Springer 1973
Sherrington, C.: The Integrative Action of the Nervous System. Yale Univ. Press 1947

Neuroophthalmologie

Adler, F. H.: Physiology of the Eye, 5th Ed. Mosby 1970
Ashworth, B.: Clinical Neuro-ophthalmology. Lippincott 1973

Bender, M.: The Oculomotor System. Hoeber 1964
Cogan, D. G.: Neurology of the Ocular Muscles, 2nd Ed. Thomas 1956
Cogan, D. G.: Neurology of the Visual System. Thomas 1968
Duke-Elder, S., Wybar, K. C.: System of Ophthalmology. Vol. 2: The Anatomy of the Visual System. Mosby 1961
Harrington, D. O.: The Visual Fields, 3rd Ed. Mosby 1971
Kestenbaum, A.: Clinical Methods of Neuro-ophthalmologic Examination, 2nd Ed. Grune & Stratton 1961
Sachsenweger, R.: Neuroophthalmologie. Stuttgart: Georg Thieme 1975
Vaughan, D., Asbury, T.: General Ophthalmology, 7th Ed. Lange 1974
Walsh, F. B., Hoyt, W. F.: Clinical Neuro-ophthalmology, 3rd Ed. Williams & Wilkins 1969

Elektroenzephalographie

Bennett, D. B., et al.: An Atlas of Electroencephalography in Coma and Cerebral Death. Raven Press 1975
Cohn, R.: Clinical Electroencephalography. McGraw-Hill 1949
Christian, W.: Klinische Elektroenzephalographie, 2. Aufl. Stuttgart: Thieme 1975
Fois, A.: The Electroencephalogram of the Normal Child. Thomas 1961
Fois, A.: Clinical Electroencephalography in Epilepsy & Related Conditions in Children. Thomas 1963
Gastaut, H. et al.: The Physiopathogenesis of the Epilepsies. Thomas 1969
Gibbs, F. A., Gibbs, E. L.: Atlas of Electroencephalography. Vol. 1, 1950; Vol. 2, 1952; Vol. 3, 1964. Addison-Wesley
Gibbs, F. A., Gibbs, E. L.: Medical Electroencephalography. Addison-Wesley 1967
Hill, D., Parr, G.: Electroencephalography, 2nd Ed. Macmillan 1963
Jung, R.: Neurophysiologische Untersuchungsmethoden. In: Bergmann, G. V., Frey, W., Schwiegk, H. (Hrsg.): Handbuch der Inneren Medizin, Bd. V/1 u. 3, 4. Aufl. Berlin-Göttingen-Heidelberg: Springer 1953
Kellaway, P., Petersen, I.: Automation of Clinical Electroencephalography. Raven Press 1975
Kellaway, P., Petersen, I.: Clinical Electroencephalography of Children. Little, Brown 1968
Kellaway, P., Petersen, I.: Neurologic and Electroencephalographic Correlative Studies in Infancy Grune & Stratton 1964
Kiloh, L. G. et al.: Clinical Electroencephalography, 3rd Ed. Butterworth 1972
Kooi, K. A.: Fundamentals of Electroencephalography. Harper 1971
Kugler, J.: Electroencephalography in Hospital and General Consulting Practice. Elsevier 1964
Neundörfer, B.: EEG-Fibel. Stuttgart: Gustav Fischer 1975
Schwab, R. S.: Electroencephalography in Clinical Practice. Saunders 1951

Neurochemie

Adams, C. W. M.: Neurohistochemistry. Elsevier 1965
Cohen, M.: Biochemistry of Neural Disease. Harper 1975
Cummings, J. N., Kremer, M.: Biochemical Aspects of Neurological Disorders. 3rd series. Davis 1968
Davison, A. N., Dobbing, J.: Applied Neurochemistry. Davis 1969
Folch-Pi, J.: Chemical Pathology of the Nervous System. Pergamon Press 1961
Harlow, H. F., Woolsey, C. N.: Biological and Biochemical Bases of Behavior. Univ. of Wisconsin Press 1958
Harper, H. A.: Review of Physiological Chemistry, 15th Ed. Lange 1975
Himwich, H.: Brain Metabolism and Cerebral Disorders, 2nd Ed. Williams & Wilkins 1958
Himwich, W. (Ed.): Biochemistry of the Developing Brain. Dekker 1974
Kety, S., Elkes, J.: Regional Neurochemistry. Pergamon Press 1961
Lajtha, A.: Handbook of Neurochemistry. Plenum Press 1972
Martin, L., Ganong, W. F.: Neuroendocrinology. Academic Press 1966
McIlwain, H.: Biochemistry and the Central Nervous System, 3rd Ed. Little, Brown 1966
Quastel, J. H., Quastel, D. M. J.: The Chemistry of Brain Metabolism in Health and Disease. Thomas 1961
Richter, D.: Neurochemical Aspects of Neurological Disorders. Davis 1965
Scharrer, E., Scharrer, B.: Neuroendocrinology. Columbia Univ. Press 1963
Schmidt, R. M.: Der Liquor cerebrospinalis. Berlin: VEB Volk und Gesundheit 1966
Tower, D.: Neurochemistry of Epilepsy. Thomas 1960
Triggle, D. J.: Chemical Aspects of the Autonomic Nervous System. Academic Press 1965
Waelsch, H.: Biochemistry of the Developing Nervous System. Academic Press 1955

Neuropharmakologie

Cooper, J. R., Bloom, F. E., Roth, R. H.: The Biochemical Basis of Neuropharmacology, 2nd Ed. Oxford Univ. Press 1974

Dreisbach, R. H.: Handbook of Poisoning: Diagnosis & Treatment, 8th Ed. Lange 1974

Goodman, L. S., Gilman, A.: The Pharmacological Basis of Therapeutics, 5th Ed. Macmillan 1975

Grollman, A., Grollman, E. F.: Pharmacology and Therapeutics, 7th Ed. Lea & Febiger 1970

Iversen, L. L.: Handbook of Psychopharmacology. Plenum Press 1975

Mercier, J.: Anticonvulsant Drugs. Pergamon Press 1973

Meyers, F. H., Jawetz, E., Goldfien, A.: Review of Medical Pharmacology, 5th Ed. Lange 1976

Schildkraut, J. J.: Neuropsychopharmacology and the Affective Disorders. Little, Brown 1970

Synder, S. H.: Perspectives in Neuropharmacology. Oxford Univ. Press 1970

Turner, P. H.: Clinical Aspects of Autonomic Pharmacology. Lippincott 1969

Woodbury, D. M. et al.: Pharmacology of Antiepileptic Drugs. Raven Press 1971

Schlüssel zum Gegenstandskatalog (GK 3) „Neurologie"

des Instituts für medizinische und pharmazeutische Prüfungsfragen, Mainz
(Ausgabe Oktober 1974, 1. Auflage, S. 285—292 u. 300—317)

Die links stehenden Dezimalziffern beziehen sich auf den Gegenstandskatalog, ebenso die in der rechten Spalte befindlichen Überschriften. Die in der rechten Spalte stehenden Seitenzahlen beziehen sich auf die Textstelle, in der die betreffenden Abschnitte des Gegenstandskatalogs behandelt werden.

I. Symptomatologie und Syndromlehre

A. Neurologische Syndrome

1	Motorische und sensible Syndrome des peripheren Nervensystems und des Rückenmarks	4.6	235
		4.7	236, 238
		4.8	238
		4.9	11, 400
		4.10	11
		4.11	11
		4.12	448
1.1	267, 268		
1.2	260, 261, 267, 268	5	Anfallsyndrome
1.3	83, 122, 123, 133—140, 147—153	5.1	435, 437
1.4	432, 433	5.2	437
1.5	171, 172, 209, 215, 217, 218	5.3	439
1.6	122, 123, 215, 216	5.4	435, 436
1.7	129—131	5.5	439
1.8	182, 183	5.6	437
1.9	71, 72, 192, 212, 214—216, 219	5.7	437
1.10	215	5.8	437
		5.9	439
2	Motorische und sensible Syndrome des Gehirns	5.10	438, 439
		5.11	438, 439
		5.12	437, 439
		5.13	439, 441
2.1	14, 184	5.14	442
2.2	17, 18, 189, 190	5.15	442
2.3	191		
2.4	34, 37, 183	6	Neuro-ophthalmologische Syndrome
2.5	37		91—94, 97—99, 102, 104—106
2.6	184		
2.7	29, 30	7	Schwindel und neuro-otologische Syndrome
		7.1	309, 310
3	Rückenmarkssyndrome	7.2	309
3.1	77	7.3	306
3.2	77, 380	7.4	304, 305
3.3	66, 67, 72, 154, 381		
3.4	380	8	Kopfschmerz- und meningeale Syndrome
3.5	395, 397	8.1	452
3.6	219	8.2	449—451
		8.3	340, 451
4	Hemisphärensyndrom (mit Aphasie und anderen neuropsychologischen Syndromen)	8.4	353, 451, 454
		9	Syndrome der intrakraniellen Drucksteigerung
4.1	10, 11		
4.2	7—12		
4.3	234	9.1	387, 388
4.4	234	9.2	389, 392
4.5	234	9.3	388

10	Vertebragene Syndrome
10.1	121, 122, 379, 380
10.2	143, 380, 381
10.3	380
10.4	219, 332, 397
10.5	380, 381

11	Gefäßsyndrome des Gehirns und des Rückenmarks
11.1	335
11.2	49, 50, 334, 335
11.3	343
11.4	343, 344
11.5	342
11.6	344
11.7	342, 343
11.8	344, 345
11.9	345
11.10	37, 345
11.11	73, 345, 347
11.12	50, 51, 436
11.13	336—338
11.14	346—348

12	Liquorsyndrome
12.1	248
12.2	250
12.3	250
12.4	250
12.5	248, 249
12.6	250
12.7	248, 249

II. Spezielle Nervenheilkunde

A. Krankheiten und Schäden des Nervensystems

20	Oligophrenie, frühkindlicher Hirnschaden und Demenz im Kindesalter
20.1	325
20.2	325, 326
20.3	326, 327, 414
20.4	328
20.5	415
20.6	325
20.7	358
20.8	324, 325
20.9	412, 421, 435
20.10	326
20.11	326
20.12	324, 325
20.13	326
20.14	312, 314
20.15	311, 312
20.16	324
20.17	324, 325
20.18	324, 325
20.19	324

21	Fehlbildungen und Fehlbildungskrankheiten
21.1	329
21.2	470
21.3	317, 318
21.4	317, 321, 323
21.5	317, 318, 320, 321
21.6	331, 332
21.7	329, 330
21.8	325

22	Raumfordernde intrakranielle und intraspinale Prozesse
22.1	387, 388
22.2	107, 108, 389
22.3	385
22.4	386
22.5	386, 387
22.6	384, 385
22.7	384, 387
22.8	388
22.9	388
22.10	395, 397—399
22.11	255, 283—285, 287, 288

23	Degenerative Prozesse des Gehirns, des Rückenmarks und des peripheren Nervensystems
23.1	400
23.2	400, 401
23.3	401
23.4	401
23.5	400
23.6	400
23.7	400
23.7	400
23.8	400
23.9	17, 63
23.10	187—189
23.11	401
23.12	401
23.13	363, 401
23.14	402
23.15	189
23.16	402
23.17	402, 403

Schlüssel zum Gegenstandskatalog

23.18	402	26.18	338
23.19	404, 405	26.19	338
23.20	404	26.20	338, 343, 344
23.21	404	26.21	341
23.22	455, 456	26.22	359
23.23	456	26.23	347
23.24	434	26.24	347
		26.25	348
		26.26	340, 341, 349, 351, 352
		26.27	357
		26.28	276, 278, 281—283

24 Traumatische und andere physikalische Schäden des Nervensystems

24.1	374, 375
24.2	377
24.3	377
24.4	373
24.5	373
24.6	373
24.7	374
24.8	373
24.9	375, 377
24.10	83, 129, 130, 133, 147

27 Infektionen und andere entzündliche Prozesse des Nervensystems mit Einschluß der Entmarkungskrankheiten

27.1	432, 433
27.2	433
27.3	433, 434
27.4	433
27.5	432, 433
27.6	363—365
27.7	369
27.8	366
27.9	366—368
27.10	367
27.11	368
27.12	408, 409
27.13	365, 370
27.14	409
27.15	366
27.16	366
27.17	366
27.18	357, 364
27.19	364
27.20	353
27.21	353, 354
27.22	361
27.23	361
27.24	361
27.25	361, 362
27.26	357
27.27	357, 358
27.28	364—366
27.29	353, 363
27.30	359
27.31	353
27.32	435, 436
27.33	359
27.34	359
27.35	359, 360
27.36	360
27.37	359
27.38	359
27.39	359

25 Hirnorganische Anfallsleiden

25.1	435, 437
25.2	435, 436
25.3	439, 441
25.4	436
25.5	437, 439
25.6	379, 435
25.7	435
25.8	435
25.9	440, 441
25.10	440
25.11	440

26 Gefäßkrankheiten des zentralen Nervensystems

26.1	334, 336
26.2	336
26.3	336, 338
26.4	338
26.5	336—338
26.6	339, 341, 342
26.7	342
26.8	334—336
26.9	290, 345
26.10	336
26.11	336
26.12	336
26.13	336
26.14	337
26.15	338
26.16	336, 337
26.17	339

27.40	407	29.8	412
27.41	407, 408	29.9	412, 413
27.42	408	29.10	189, 403, 404
27.43	407, 408	29.11	433
		29.12	426
28	**Exogene Intoxikationen des Nervensystems**	29.13	426
28.1	428	29.14	428, 429, 432
28.2	428	29.15	446, 447
28.3	428		
28.4	430	**30**	**Muskelkrankheiten**
28.5	429, 430	30.1	457
28.6	429	30.2	457
28.7	429	30.3	457, 458
28.8	430	30.4	457
28.9	429	30.5	457
28.10	429	30.6	457, 458
28.11	449	30.7	458
		30.8	458
		30.9	464
29	**Begleit- und Folgeerkrankungen des Nervensystems bei metabolischen, endokrinen, avitaminotischen, hämatologischen und neoplastischen Krankheiten**	30.10	461
		30.11	461, 462
		30.12	462
		30.13	268, 462, 463
29.1	432, 433	30.14	462
29.2	426	30.15	423, 424
29.3	427—429	30.16	459
29.4	219, 411	30.17	461
29.5	411	30.18	461
29.6	411	30.19	461
29.7	411	30.20	461

Sachverzeichnis

Die *kursiv* gesetzten Seitenzahlen weisen auf die für das jeweilige Stichwort wichtigste Textstelle hin

Abadie-Zeichen 360
Abasie 193
Abducensparese 98
Absencen 437
Accessoriusläsionen 116
Acetylcholin 168
Adam-Stokes-Anfall 444
Addison-Krankheit 423
Adiadochokinese 191
Adie-Syndrom 93
Adipositas dolorosa (Dercum-Krankheit) 171
Adler-Scheie-Test 93
adrenerges System 165
Adversivanfälle 8
Adson-Manöver 332
Adynamia episodica hereditaria (Gamstorp) 459, 460
Affektkrämpfe, respiratorische 442
Affenhand, bei Medianusläsion 138
Agnosie 238
Agraphie 11
Ahornsirup-Krankheit 415
Akalkulie 11
Akinese 186
akinetischer Mutismus 29
Akkommodation 97, 99
Akromegalie 387, 423
Akroparästhesie 170
Aktin 173
Aktionsmyoklonien 190
Aktionspotential (AP) 82
Alcockscher Kanal 154
α-Blocker 168
α-Rezeptoren 165
Allocortex 7
Alveus 6
Alzheimer-Krankheit 400
Amaurose 93
Amaurotische Idiotie (Tay-Sachs) 413
Amblyopie 93
Aminosäurenstoffwechselstörungen 327
Amyloidose 426
Amyotrophische Lateralsklerose (ALS) 404
Amytal-Aphasie-Test 236
Analreflex 163, 230
Aneurysma 347
Angiome 387
Angiographie 276
angioneurotisches Ödem 171
Anisokorie 295

Anosmie 10
Anosognosie 238
Ansa lenticularis 14, 22
—, n. hypoglossi 117, 125
Anton-Syndrom 239
anulospirale Endigung 179
Aortenbogensyndrom 342
Apallisches Syndrom 448
Aphasie, amnestische 235
—, Leitungsaphasie 234
—, motorische 10, 234
—, sensorische 11, 234
Apraxie 11
—, gliedkinetische 238
—, ideatorische 236
—, ideomotorische 238
—, konstruktive 238
Aquaeductus cerebri (Sylvii) 48
Arachnoidea 66
Aran-Duchenne, Muskelatrophie 456
ARAS (aktivierendes retikuläres aszendierendes System) 39
Arbovirus-Enzephalitis 364
Archicerebellum 40, 43
Area piriformis 5
Argyll-Robertson-Pupille 93, 96, 97, 359, 360
Arnold-Chiari-Mißbildung 323, 330
Arousal-Reaktion 20
arrest reaction 11
Arteria angularis 281
A. basilaris 282
A. callosomarginalis 281
A. cerebelli inferior anterior 282
cerebelli inferior posterior 36, 281
Aa. cerebelli superiores 282
A. cerebri anterior 281
— media 281
— posterior 282
A. chorioidea anterior 48, 281
— posterior 48
A. communicans posterior 281
A. frontoparietalis 281
A. frontopolaris 281
A. lenticulostriata 184, 338
A. ophthalmica 281
A. parietalis posterior 281
A. spinalis anterior 72
Aa. spinales posteriores 73
A. supratrochlearis 289
A. temporalis posterior 281
Arteriitis temporalis 425
Arteriosklerose, zerebrale 334f.

Arthrogryposis multiplex congenita 465
Assoziationsfasern 6
Assoziationsfelder 10f.
Astasie 193
Astrozytome 385
Ataxie 191
Ataxie-Teleangiektasie 405
Atemzentrum 38
Athetose 18, 189
Athétose double 190
ATP (Adenosintriphosphat) 179
Atrophie cérébelleuse tardive 405
Audiometrie 302
Auerbachscher Plexus 157
Augenbewegungen 296
autonomes Nervensystem, Pharmakologie 165
—, Störungen 169f.
autonome Repräsentation im Cortex 165
Autotopagnosie 215, 238
Avellis-Syndrom 114, 116, 119
Ayala-Index 247

Babinski-Nageotte-Syndrom 119
Babinski-Zeichen 182, 231
Baillargerscher Streifen 7
Balken 2
Ballismus 18
Ballonsella 270
Bandscheibenprolaps 380
Basalganglien 12f.
Bassen-Kornzweig-Syndrom 415
Battlesches Zeichen 372
Bauchhautreflexe 230
Beevorsches Zeichen 141
Békésy-Test 303
Bell-Magendiesche Regel 75, 121
Bender-Gestalt-Test 312
Benedikt-Syndrom 30, 99
Beriberi 427
Berührungsempfindung 211
β-Blocker 168
β-Efferenzen 185
β-Rezeptoren 165
Betzsche Pyramidenzellen 8
Bicepsreflex 227
Biernackie-Zeichen 360
Bikelesches Zeichen 128
Bimastoidlinie (Fischgold-Metzger) 269
Bing-Horton-Syndrom 453
Bing-Test 109
Blasenfunktion 161
Blasenfunktionsprüfung 291

Blasenfunktionsstörungen, hypotone 162, 294
—, spastische (hypertone) 162, 293
Blaseninnervation 161
Blickparesen, konjugierte 98
Blickrichtungsnystagmus 307
Blitz-Nick-Salaam-Krämpfe (BNS) 437
Blut-Hirn-Schranke 59
Bogengänge 305
Bonnier-Syndrom 101, 111, 120
Bornholmsche Krankheit 365
Botulismus 368
Brachium pontis 32
Brachyzephalus 329
Brechzentrum 37
Brodmann-Areale 7, 13
Brown-Séquard-Syndrom 219
Brudzinski-Zeichen 353
Brückenkerne 32
Bulbärparalyse, progressive 456
Bulbocavernosus-Reflex 230
Bulbus olfactorius 5

Canalis centralis 66
Capsula externa 14
— interna 14, 184
Carotis-Sinus-cavernosus-Fistel 378
Carotissinus-Reflex 230
Carotissinus-Synkope 443
Cauda equina 66, 72
Central core disease 460
centre median (Nucleus centromedianus) 18, 21
„Cerebellar fit" (Jackson) 191
Cestan-Chenais-Syndrom 120
Chamberlainsche Linie 269
Charcot-Gelenke 242
Charcot-Marie-Tooth-Erkrankung 434
Charcot-Wilbrand-Syndrom 238
Cholesteatome 384
Cholinerges System 167
Cholinesterasehemmer 168
Chorda tympani 103, 160
Chordome 385
Chorea 18
— Huntington 189, 402
— minor (Sydenham) 189, 368
Choriomeningitis, lymphozytäre 365
Chromosomenaberrationen 316
Chronaxie 266
Chvostek – Zeichen 425
Cingulum 6
Circulus Willisii 50
Citrullinämie 421
Cella media 273
Clarksche Säule 70, 71
Claustrum 14
Cluster-Kopfschmerz 450, 453
Coccygodynie 154
Cocksackievirus-Infektionen 365
Cogan-Syndrom 108
Collet-Syndrom 116, 120
Colliculi inferiores 27

— superiores 27
Commissura anterior 6
— fornicis 6
— habenularum 23
— posterior 23
Commotio 373
Computer-Tomographie 285f.
Confluens sinuum 51
Conn-Syndrom 423
Conus medullaris 67
Contusio 373
Cornealreflex 229
Corpora mammilaria 24
— quadrigemina 27
Corpus amygdaloideum 10, 14
— callosum 2, 6, 12
— geniculatum laterale 18, 20
— geniculatium mediale 10, 18, 107
Corpus pineale 23
— striatum 12, 14
— trapezoideum 32, 107
Cortex, mikroskopische Struktur 7
—, primär-motorischer 8
—, primär-sensibler 9
—, primär-visueller 10
—, sensomotorischer 9
Costen-Syndrom 108
Crampussyndrom 268
Cremasterreflex 230
Creutzfeldt-Jakob-Erkrankung 370
crossed leg palsy 151
Crowesches Zeichen 357
Crus fornicis 6
Culmen 40
Cuneus 4
Curschmann-Steinert (Dystrophia myotonica) 116
Cushing-Syndrom 387, 423
Cystathioninurie 421

Dämmerattacken 11
Dalrymplesches Zeichen 424
Dandy-Walker-Syndrom 323
Debilität 325
Defäkation 162
Dehnungsreflex, tonischer 76
Déjérine-Roussy-Syndrom 20
Déjérine-Sottas-Syndrom 434
Demenz, senile 400
Denervierungssensibilisierung 169
Dercum-Krankheit 171
Dermatomyositis 425
Dermoide 384
Déviation conjugée 98, 298
Dezerebrierungsstarre 37
Diabetes insipidus 27, 423
Diaphanie 323
Dienzephalon 18f.
Diphtherie 369
Diplegie 183
Dissociation albuminocytologique 367
dissoziierte Sensibilitätsstörung 215
Dopamin 63

Doppelbilder 297
—, Untersuchungsmethoden 99
Doppler-Sonographie 288f.
Down-Syndrom 328
Duane-Retraktionssyndrom 99
Duchenne-Muskeldystrophie 457
Dura mater 66
Dysarthrie 191
Dysmetrie 191
Dysphagie 114
Dysraphische Störungen 317
Dystonia musculorum deformans 406
Dystrophia adiposogenitalis (Fröhlich-Syndrom) 423
— myotonica (Curschmann-Steinert) 116

Eaton-Lambert-Syndrom 268
Echoenzephalographie 287
von Economo-Areale 7, 13
Edinger-Westphal-Kern 96, 159
Eigenreflexe 76, 227
Einschlußkörperenzephalitis 365
Ejakulation 163
elektrische Reizung, myasthenische Reaktion 268
—, myotonische Reaktion 268
—, tetanische Reaktion 268
Elektrodiagnostische Untersuchung 123, 263f.
Elektroenzephalographie (EEG) 251f.
EEG, Allgemeinveränderung 254
—, Herdbefund 254
EEG-Veränderungen, Enzephalitiden 255
—, Epilepsie 255
—, Hirnabszesse 255
—, Hirntumoren 255
—, Intoxikationen 257
—, Meningitiden 255
—, Schädelhirntrauma 256
—, zerebrovaskulärer Insult 257
Elektrolytstörungen 430
Elektromyographie (EMG) 258f.
EMG, Einstichaktivität 259
—, Faszikulationspotentiale 260
—, Fibrillationspotentiale 259
—, Interferenzmuster 259
—, Myopathien 261
—, Neuropathie 261
—, Riesenpotentiale 261
—, Spontanaktivität 259
—, Übergangsmuster 259
—, Vorderhornprozesse 261
Elektronystagmographie (ENG) 307
Elektroretinographie (ERG) 300
Embryologie des Gehirns 63f.
Entartungsreaktion (EAR) 182, 263
Encephalitis epidemica (lethargica) 363
Endplatte, motorische 177
Endplattenpotential 177
Enzephalitiden 363f.
Enzephalomalazie 337

Sachverzeichnis

Enzephalomyelitis, akute 409
— disseminata 407
Enzephalopathie, hypertensive 336
—, portocavale 426
—, progressive subkortikale (Binswanger) 405
Encephalomyelopathie, subakutnekrotisierende (SNEM) 427
Ependymome 386
Epidermoide 384
Epiduralabszesse, spinale 356
Epiduralhämatom 377
Epiduralraum 66
epikritische Sensibilität 209
Epilepsie 435f.
Epilepsien, Therapie 440
Epiphyse 23
Epithalamus 22
EPSP (exzitatorisches postsynaptisches Potential) 74
Erbsche Muskeldystrophie 458
Erb-Duchenne-Plexuslähmung 129
Erb-Zeichen 425
Erdheim-Tumoren 387
Erektion 163
Erythromelalgie 170
Extinktion 215
extrafusale Fasern 179
extrapyramidales System 17
extrapyramidalmotorische Störungen 185f.
extrapyramidales System 185

F-ab-er-e-Zeichen 382
Fabry-Krankheit 415
Facialisläsionen 104f.
Fallhand 135
Falx cerebri 2
Farbenblindheit 94
Farbverdünnungsmethoden 52
Fasciculus cuneatus (Burdach) 72
— frontotemporalis (arcuatus) 6
— gracilis (Goll) 71
— interfascicularis (Schultzesches Komma) 71
— lenticularis 14, 22
— longitudinalis inferior 6
— longitudinalis dorsalis (Schützsches Bündel) 27
— longitudinalis medialis 28, 32, 97, 107, 306
— longitudinalis superior 6
Fasciculus uncinatus 6
Fasciculi corticothalamici 6
— proprii 70, 72
— thalamocorticales 6
Festinationsgang 191
Fibrae arcuatae internae 36
— pontis transversale profundae 32
— pontis transversale superficiales 32
Fieberkrämpfe 439
Filum terminale 66
Fimbia hippocampi 6
Fingeragnosie 11

Fissura longitudinalis cerebri 2
Fixationsnystagmus, kongenitaler 307
"flower-spray"-Endigung 179
Fluoreszenzangiographie 58
Foramen interventriculare (Monroi) 47, 48
— Luschkae 49
— Magendii 49
Forelsche Felder 22
Formatio reticularis 40
—, Medulla 36
—, Mittelhirn 29
—, Rückenmark 68
Fornix 6
Foster-Kennedy-Syndrom 89, 92
Foville-Syndrom 34, 99, 105
Fremdreflexe 77, 229
Frey-Syndrom (Syndrom des N. auriculotemporalis) 101
Friedreich-Ataxie 404
Froin-Syndrom 250
Frontallappen 2, 7, 11
Funikuläre Myelopathie 219, 411
Funiculus cuneatus 34
— gracilis 34

GABA (γ-Aminobuttersäure) 63, 75
Galaktosämie 422
γ-Efferenzen 179
γ-Motoneurone 179
Ganglia cervicalia 155
Ganglienblocker 168
Ganglion ciliare 96, 159
— coeliacum 155
— geniculatum 103
— mesentericum inferius 156
— mesentericum superius 155
— oticum 103, 160
— pterygopalatinum 103, 159
— spinale 72
— stellatum 155
— submandibulare 103, 160
— vestibulare (Scarpae) 106
Gangstörungen 192
Gargoylismus (Pfaundler-Hurler) 422
Gaucher-Krankheit 413
Geburtstraumen 379
Gefäßstenosen 289
Gefäßsyndrome, A. basilaris 345
— A. carotis interna 342
—, A. cerebelli inferior posterior 345
—, A. cerebelli superior 345
—, A. cerebri anterior 342
—, A. cerebri media 343
—, A. cerebri posterior 344
—, A. spinalis anterior 345
Gennarische Streifen 7
Gerstmann-Syndrom 239
Gesichtsfeldausfälle 10, 94, 92
Gesichtshemiatrophie, progressive (Romberg-Krankheit) 171
Gesichtsspasmus (Spasmus facialis) 106

Gilles-de-la-Tourette-Syndrom 190
Glycogenspeicherkrankheiten 422
Glioblastoma multiforme 385
Gliome 283, 385
Globus pallidus 14
Glossopharyngeusläsionen 111
Glossopharyngeusneuralgie 111
Golgi-Sehnenorgane 76, 179
Goodenough-Mann-Zeichen-Test (MZT) 313
Gower-Zeichen 457
Gradenigo-Syndrom 99
Grand Mal 435
Gratioletsche Sehstrahlung 20
Großhirnhemisphären 2
Großhirnrinde 7
Guddensches Bündel 26
Guillain-Barré-Syndrom 250, 367, 433
Guthrie-Test 327
Gyri breves 5
Gyrus angularis 3, 11
— dentatus 5
— cinguli 3, 11
— frontalis inferior 2
— frontalis medius 2
— frontalis superior 2
— lingualis 4
— longus 5
— occipitotemporalis 4
— parahippocampalis 4
— paraterminalis (subcallocus) 5
— postcentralis 3
— rectus 3
— supramarginalis 3
— temporalis inferior 4
— temporalis medius 4
— temporalis superior 4
Gyri temporales transversi 4

Hämangioblastome (von Hippel-Lindau) 387
Hämosiderin 61
Haff-Krankheit 461
Hallervorden-Spatz-Krankheit 406
Halsreflex, tonischer 39
Halsrippensyndrom 332
Haltungsreflexe 38f.
Haltungsregulation 310
Hamburg-Wechsler-Intelligenztest (HAWIE) 311
Hand-Schüler-Christian-Krankheit 413
Harnblaseninnervation 161
Hartnup-Krankheit 420
Haubenkreuzung, dorsale (Decussatio tegmenti dorsalis Meynert) 28, 70
—, ventrale (Decussatio tegmenti ventralis Forel) 28
Headsche Zonen 141, 215
Heldsche Kreuzung 107
Hemeralopie 94
Hemianopsie, bitemporale 27, 94
—, homonyme 94

Hemiballismus 190
Hemiparese 183
Hemiplegia alternans 183
— alternans hypoglossi 118, *120*
Hemisphären 2
Hepatolenticuläre Degeneration 403
Heringsche Körper 27
Herpes-simplex-Enzephalitis 366
Herpes zoster 141, 218, 242
Heschlsche Querwindung 4, 10
Heubnersche Endarteriitis 359
Hinterhauptslappen 4
Hinterhorn 68
Hinterstrang (Funiculus posterior) 66, *71*
Hinterwurzel 72, 121
von-Hippel-Lindau-Erkrankung 328
Hippocampus 5
Hirnabszeß 354
Hirnembolie 338
Hirnentwicklung 64
Hirnkreislauf *49f.*
—, Untersuchungsmethoden 52
Hirnnervenkerne 87
Hirnschenkel 27
Hirnstoffwechsel *61f.*
Hirnszintigraphie *284f.*
Hirnvenen *50f.*, 282
Hirschsprungsche Erkrankung 169
Hitzeschäden 432
Hoffmannsches Zeichen 153
Hoffmannsches-Tetaniezeichen 425
Homocystinurie 421
Höhlengrau, zentrales 29
Hörprüfungen *301f.*
Hörrinde 10
Hörstörungen 304
Holmes-Adie-Syndrom 93
Horner-Syndrom 131, 169
Howship-Romberg-Syndrom 145
Hunt-Neuralgie 101, 105
Hydroxyprolinämie 421
Hydrozephalus 321
Hyperglycinämie 421
Hyperkinesen 17, 185
hyperkinetisch-hypotones Syndrom 187
Hyperprolinämie 421
Hyperthyreose 424
Hypoglossusläsionen *117f.*
hypokinetisch-hypertones Syndrom 187
Hypoparathyreoidismus 424
Hypophysenadenome 386
Hypophysensyndrome 422f.
Hypothalamus *24f.*
Hypothalamuskerne 24
Hypothalamus, Physiologie 27
Hypotonie 185, 191
Hypsarrhythmie 255

Idiotie 326
Imbezilität 326

Impotenz 163
Impression, basiläre 332
Indusium griseum 5
Infundibulum 24
Insula (Reilii) 2, 4
Insult, zerebrovaskulärer 336
Intelligenzquotient (IQ) 312
Interkostalnerven 140
Intoxikationen, Äthylalkohol 428
—, Analeptika 430
—, Antihistaminika 430
—, Antikonvulsiva 429
—, Chemotherapeutika 430
—, Halluzinogene 430
—, Lathyrismus 430
—, Methylalkohol 429
—, Morphin 429
—, Schlangengifte 430
—, Schwermetalle 428
intrafusale Fasern 179
IPSP (inhibitorisches postsynaptisches Potential) 74
Ischämische Attacken, transiente (TIA) 338
Ischiadicusläsionen *147*
Isocortex 7

Jackson-Syndrom 8, 116, 118, *119*, 439
Jendrassikscher Handgriff 228

Kalorische Prüfung 109, 308
Kapselsyndrom (Syndrom der Capsula interna) 14
Karotisangiographie 281
Karpaltunnelsyndrom *138*, 262
Kataplexie 442
Katecholamine 63
Kaudale Hirnnervenläsionen *119*
Kausalgie 123, 171, 217, 242
Kayser-Fleischer-Ring 403
Kernig-Zeichen 353
Kernikterus 412
Kleine-Levin-Syndrom 442
Kleinhirn *40f.*
—, Anatomie 190
Kleinhirnbrückenwinkel-Syndrom 34
Kleinhirnerkrankungen 191
Kleinhirnrindenatrophie (Marie-Foix-Alajouanine) 405
Kleist-Hakenzeichen 233
Kletterfasern 43
Klinefelter-Syndrom 317
Klippel-Feil-Syndrom 329
Klonus, Fußklonus, Patellarklonus 231
Klüver-Bucy-Syndrom 11
Klumpfuß 465
Körnerzellen 43
Körnerschicht 7
Kojevnikoff-Anfälle (Epilepsia partialis continua) 439
Koma 446
Kommissurenfasern 6
Konvergenzparese 97, 297
Konvexitätssyndrom, frontales 11

Koordinationsstörungen *190*
Kopfschmerzen *449f.*
Korbzellen 41
Kornealreflex 103
Korsakow-Syndrom 99, 373, 428
Krallenhand, bei Ulnarisläsionen 139
Kraniopharyngeome 387
Kraniostenose 329
Krausesche Endkolben 209, 211
Kreatinphosphat 179
Krönlein-Schema 377
Krokodilstränen 105
Kuru 370

Labyrinthläsion 309
Labyrinthreflexe 39
Lafora-Einschlußkörpchen 437
Lamina granularis externa 7
— granularis interna 7
  multiformis 7
— pyramidalis externa 7
— pyramidalis interna 7
— zonalis 7
Landouzy-Déjérine, Muskeldystrophie 458
Landry-Paralyse 367
Lasèguesches Zeichen 149, 382
Laurence-Moon-Biedl-Syndrom 327
Lautstärkeabnahmetest 303
L-Dopa 402
Leigh-Krankheit 427
Lemniscus lateralis 28
— medialis 28, 32, 107
Lermoyez-Syndrom 108
Leucinüberempfindlichkeit (Cochrane) 420
Leukämie 412
Leukodystrophie, metachromatische (Scholz) 409
—, spongiöse 410
— Typ Krabbe 409
Leukoenzephalopathie, progressive multifokale 371
Leukotomie 11, 20
Limbisches System 12
Lindau-Tumoren 191, 283
Lingula 40
Lipochrom 61
Lipodystrophie 171
Liquor, Normalwerte 245
Liquorfistel 377
Lissauerscher Trakt 100
Littensches Zwerchfellphänomen 127
Lobulus ansiformis 40
— centralis 40
— paracentralis 3
— parietalis inferior 3
— parietalis superior 3
Lobulus simplex 40
Lobus anterior 40
— flocculonodularis 40
— frontalis 2
— occipitalis 4
— paracentralis 163

— parietalis 3
— posterior 40
— temporalis 4
Louis-Bar-Syndrom 405
Lues 358
Lumbalnerven 141
Lumbalpunktion 247
Lupus erythematodes 425
Lymphogranulomatose (M. Hodgkin) 412
Lysholmsche Linie 274

Macewensches Zeichen 323
Macula 10
Magendiesche Schielstellung 191
Mantelkantensyndrom 161, 162
MAO (Monoaminoxydase) 63
Marcus-Gunn-Phänomen 105
Marin-Amat-Zeichen 105
Massenblutung 337
Massenreflexe 77, 188, 230
Masseterreflex 103, 227
McArdle-Syndrom 459
Medial forebrain bundle 12, 25
Medianusläsionen 135, 138
Medulla oblongata 34 f.
Medulla oblonga – Läsionen 36 f.
Medulloblastome 385
Megakonium – Myopathie 460
Meissnerscher Plexus 157
Meißnersche Rezeptoren 209, 211
Menière-Syndrom 445
Meningeome 283, 384 f.
Meningitis, eitrige 353
—, lymphozytäre 357
—, tuberkulöse 361
Meningomyelozele 320
Meningozele 320
Merkelsche Rezeptoren 209, 211
Mesenzephalon 27 f.
Meyersche Schleife 91
Migräne 449, 452
Miktion, Mechanismus 161
Miktions-Zysto-Urethrographie 162
Millard-Gubler-Syndrom 34, 99, 105
Milroy-Krankheit (hereditäres Trophödem) 171
Minamata-Krankheit 428
Minnesota Multiphasic Personality Inventory (MMPI) 313
Mittelhirn 27 f.
Mittelhirnläsionen 29
Möbius-Syndrom 106, 465
Möbius-Zeichen 424
Molekularschicht 7
Monakowsche Kreuzung 107
Mongolismus 328
Mononeuritis 434
Monoparese 183
Moosfasern 43
Morbus Fahr 425
— Little 324
— Waldenström 434
— Wilson 189, 403

Morgagni-Morel-Steward-Syndrom 427
Morquio-Syndrom 422
Morvan-Syndrom 171
Motoneuron 77, 182
motorische Hirnrinde 8
multiple Sklerose 219, 407
muskarinartige Wirkung 168
Muskelatrophie, bei Nervenläsion 123
Muskelkontraktion, isometrische 176
Muskelkontraktion, isotone 176
Muskel, Aufbau 173
—, Bestandteile 173
—, Stoffwechsel 178
Muskeldystrophien, progressive 457
Muskelfunktionsprüfung 195 f.
Muskel, glatte 174
—, rote 174
—, weiße 174
Muskelrezeptoren 179
Muskelspindel 76, 179
Muskeltonus 185
M. detrusor 161
M. sphincter externus 161
M. sphincter internus 161
Myasthenia gravis 262, 461
Myatrophische Heredoataxie 405
Myelinisierung 65
Myelographie 283
Myoglobin 173
Myoglobinurie 461
Myoklonien 190
Myoklonisch-astatische Anfälle 437
Myoklonische Anfälle 437
Myosin 173
Myositis ossificans 465
Myotonie 261
Myotonien 463 f.
Myotonia congenita (Thomsen) 464
Myotonie, dystrophische (Curschmann-Steinert) 464
Myxödem 424

Nackensteifigkeit 127
Naffziger-Syndrom 332
Narkolepsie 442
Nebennierensyndrome 423
Negri-Körperchen 366
Nemaline-Myopathie 460
Neocerebellum 40, 46
Nervenbiopsie (N. suralis) 151
Nervenfasern, Einteilung 121
Nervenleitung, Physiologie 82
Nervenleitungsgeschwindigkeit (NLG) 261
N. abducens, Anatomie 84, 96
N. accessorius, Anatomie 85, 115 f.
—, Läsionen 116
N. articularis recurrens 150
— auricularis magnus 125
N. axillaris 127, 133
N. coccygeus-Neuralgie 154

N. cochlearis 106
—, Untersuchungsmethoden 109
N. cutaneus antebrachii medialis 132
— brachii medialis 132
— femoris lateralis 142, 143
— femoris posterior 146, 147
N. cutaneus peroneus profundus 151
— surae lateralis 150
— surae medialis 150
N. dorsalis penis 154
— scapulae 128, 132
N. facialis, Anatomie 84, 103 f.
—, Untersuchungsmethoden 106
N. femoralis 142, 143
N. genitofemoralis 142, 143
N. glossopharyngeus, Anatomie 85, 109 f.
N. gluteus inferior 146, 147
— superior 146, 147
N. hypogastricus 142
N. hypoglossus, Anatomie 87, 116 f.
—, Läsionen 117
—, Untersuchungsmethoden 118
N. iliohypogastricus 143
N. ilioinguinalis 142, 143
N. ischiadicus 154, 147
N. laryngeus superior 114
N. lingualis 160
N. mandibularis 100
N. maxillaris 100
N. medianus 127, 135
—, Läsionen 135
N. musculocutaneus 127, 132
N. obturatorius 142, 143, 145
N. occipitalis minor 125
N. oculomotorius, Anatomie 84, 96
N. olfactorius, Anatomie 84, 87 f.
—, Läsionen 89
N. ophthalmicus 100
N. opticus, Anatomie 84, 91 f.
—, Läsionen 91
N. peroneus communis 145, 147, 149
— profundus 150
— superficialis 150
N. phrenicus, Läsion 127
N. plantaris lateralis 151, 152
— medialis 151
N. pudendus 154
N. radialis 127, 133
—, Läsionen 133
N. recurrens 114
N. saphenus 143
N. splanchnicus minor 156
N. subclavius 128
N. subscapularis 128
N. suprascapularis 128, 132
N. thoracicus longus 128, 132
N. thoracodorsalis 128, 132
N. tibialis 147, 151
N. transversus colli 125
N. trigeminus, Anatomie 84, 100 f.
—, Untersuchungsmethoden 103
N. trochlearis, Anatomie 84, 96

N. ulnaris 127, 138
N. vagus 157
—, Anatomie 85, *112*
—, Läsionen 114
N. vestibularis 106
—, Untersuchungsmethoden 109
N. vestibulocochlearis, Anatomie 85, *106f.*
Nn. anococcygei 154
Nn. cardiaci superiores 155
Nn. clunium inferiores 146
— superiores 141
Nn. labiales posteriores 154
Nn. pelvici 157
Nn. perineales 154
Nn. rectales inferiores 154
Nn. splanchnici 155
Nn. scrotales posteriores 154
Nn. supraclaviculares 125
Nn. thoracici ventrales 132
Neostriatum 187
Neurale Muskelatrophie (Charcot-Marie-Tooth) 434
Neuralgie 217
Neuralrohr 64
Neurochemie, zelluläre *60f.*
Neuromuskuläre Übertragung 177
— Übertragungszeit 177
Neuromyasthenie, epidemische 369
Neuromyelitis optica (Devic) 408
Neurinome 386
Neurofibromatose (v. Recklinghausen) 329
Neuron, Bau 80
Neurosyphilis *358*
Niedensche Lesetafeln 94
Niemann-Pick-Krankheit 413
nikotinartige Wirkung 168
Niesreflexe 103, 229
Nissl-Schollen 82
Noradrenalin 63, 165
Normal pressure hydrocephalus 406
Nothnagel-Syndrom *99*
nuclear bag fibres 185
— chain fibres 185
Nuclei anteriores thalami 18
Nuclei habenulae 23
Nuclei tuberales 24
Nucleus ambiguus 35
— caudatus 12, 63
— cochlearis dorsalis und ventralis 36
— cuneatus 36
— dentatus 40
— dorsalis (Clarksche Säule) 70
— dorsalis n. vagi 35
— emboliformis 41
— fastigii 41
— globosus 40
— gracilis 36
— intermediolateralis 155
— interpositus 41
— lentiformis 14
— motorius u. trigemini 32

— n. abducentis 32
— n. facialis 32
— n. hypoglossi 35
— olivaris 36
— olivaris accessorius dorsalis 36
— olivaris accessorius medialis 36
— paraventricularis 24
— ruber 21, 28, 29
— salivatorius inferior 36
— salivatorius superior 36
— sensorius principalis n. trigemini 32
— subthalamicus (Corpus Luysi) 21
— supraopticus 24
— tractus solitarii 36, 117
— spinalis n. trigemini 32
— vestibularis inferior (Roller) 32, 107
— lateralis (Deiters) 32, 107
— medialis (Schwalbe) 32, 107
— superior (Bechterew) 32, 107
Nystagmus 98f., 108, 191, 306f.

Oblongata-Syndrom, dorsolaterales siehe Wallenberg-Syndrom
okulogyre Krisen 189
Okulomotoriusparese 97
Okulo-zerebro-renales Syndrom (Lowe-Syndrom) 421
Okklusion 75
Okzipitallappen 4, 8
Okzipitalneuralgie 127
Oligodendrogliome 385
Oligophrenie 325
Olive 36
Olivocerebelläre Atrophien 404
Operculum frontale 5
— parietale 5
— temporale 5
Ophthalmodynamometrie 58, 299
Ophthalmoplegie, chronisch progressive (Graefe) 98
Ophthalmoplegia externa 97
— interna 97
Ophthalmoplegie, internukläre 98, 108
Ophthalmoskopie 295
Optikusatrophie, hereditäre (Leber) 405
Optokinetischer Nystagmus 308
Orbitalsyndrom 11
Orgasmus 163
Ossovenographie 399
Ostitis deformans (Paget) 427
Otolithen 305

Pachymeningeosis haemorrhagica interna 377
Paläocerebellum 40, *46*
Paläostriatum 187
Panenzephalitis, subakut-sklerosierende (SSPE) 365, 370
Papez-circuit 27
Parästhesie 215

Paralyse, progressive 359
Paramyotonia congenita (Eulenburg) 464
Paraparese 183
Parasympathicus 156, 164
Paresen, periphere *182*
—, zentrale *182*
Parietallappen 3, 8, 11
Parinaud-Syndrom *30*, 99
Parkinson-Syndrom 17, 189, 401
Patellarsehnenreflex 228
Patricks F-ab-er-e Zeichen 149, 382
Pendunculi cerebri 27
Pendunculus cerebellaris inferior 35, *43*
— cerebellaris medius 32, *43*
— cerebellaris superior 28, *43*
Pelizaeus-Merzbacher-Krankheit 410
Pellagra 427
Periarteriitis nodosa 425
Perimetrie 94, 298
Periodische Lähmungen 459
peripherer Nerv, Aufbau 83
periphere Nervenläsionen 83, *122*
Pflügersche Zuckungsregel 263
Phäochromozytom 424
Phantomschmerz 218
Phenylketonurie 415
Phrenicusläsion *127*
Phrenicus-Neuralgie 127
Phytansäure 434
Pia mater 66
Picksche Atrophie 11, *400*
Pigmentdegeneration des Globus pallidus 406
Pillendreher-Phänomen 189
Piloarrektion 244
Pinealom 30
Pilzmeningitis 362
Plasmalipidstörung nach Bigler 415
"plate endings" 186
Platybasie 332
Platysma-Zeichen 233
Pleokonium-Myopathie 460
Plexus brachialis, Anatomie *127f.*
—, Läsionen *128*
Plexus cardiacus 159
— cervicalis *125*
— cervicalis, Läsionen *127*
— chorioidens 48, 49
— coccygeus *153*
— coeliacus 159
— hypogastricus 159
Plexuslähmung, mittlere 131
—, obere (Erb-Duchenne) 129
—, untere (Déjérine-Klumpke) 130
Plexus lumbalis *142f.*
—, lumbalis, Läsionen 143
Plexus pudendalis *153*
— pulmonalis 159
— sacralis *145*
— sacralis, Läsionen *147*, 151
Pneumencephalographie 271

Sachverzeichnis

Poliomyelitis 366
Polycythaemia vera (M. Osler-
 Vaquez) 412
Polymyositis 461
Polyneuropathie 432
Pons 301f.
Ponsläsionen 34
Porenzephalie 325
Porphyrie 426
Porteus-Labyrinth-Test 313
postganglionäre Zellen 155
Praecuneus 3
präganglionäre Fasern 155
präsynaptische Hemmung 74
Priapismus 163
Pringle-Bourneville-Syndrom 328
Prismentest 99
Projektionsfasern 6
Pronatorreflex 227
Pronator-teres-Syndrom 138, 262
Propulsion 191
protopathische Sensibilität 209
Pseudobulbärparalyse 339
Pseudotumor cerebri 395
Psychometrie 311f.
Psychomotorische Anfälle 437
Pudenz-Heyer-Ventil 324
Pulvinar 18
Pupillenreaktionen 96, 97, 230, 295
Pupillotonie 93
Purkinje-Zellen 41, 43
Putamen 14, 63
Pyknolepsie 437
Pyramidenbahn 14, 27, 70, 71
Pyramidenkreuzung (Decussatio pyramidum) 35
Pyramidenzellschicht, äußere 7
Pyramidenzellschicht, innere 7

Quadrantenhemianopsie 94
Queckenstedt-Versuch 247
Quincke-Ödem 171

Rabies 366
Rademecker-Komplexe 256
Radialisläsionen 133f.
Radiato acustica 6, 10
— optica 6
— thalami 18
Radius-Periost-Reflex 227
Raeder-Syndrom (paratrigeminales
 Syndrom) 101
Rami communicantes 121, 155
Ramsay-Hunt-Syndrom 105
Ranvierscher Schnürring 80
Rautengrube 48
Raymond-Cestan-Syndrom 34
Raynaud-Krankheit 170
Rebound-Phänomen (Holmes) 191
Recruitment 303
Recurrensparese 114
referred pain 215
Reflexblase 162
Reflexbogen, spinaler 75, 227

Reflexe, Akkommodationsreflex 230
—, Analreflex 230
—, Babinski-Zeichen 231
—, Babinski-Pronationszeichen 232
—, Bauchhautreflexe 230
—, Bechterew-Zeichen 232
—, Blasenreflexe 230
—, Bulbocavernosusreflex 230
—, Carotis-Sinus-Reflex 230
—, Chaddock-Zeichen 231
—, Cremasterreflex 230
—, Glutealreflex 230
—, Gonda-Reflex 231
—, Gordon-Zeichen 231, 232
—, Hirschberg-Zeichen 231
—, Interscapularreflex 229
—, Knips-Reflex (Hoffmann-
 Zeichen) 232
—, Lichtreflex 230
—, Massenreflexe 230
—, Mendel-Bechterew-Zeichen 231
—, Nasopalpebralreflex 233
—, okulokardialer 230
—, Oppenheim-Zeichen 231
—, Palmomentalreflex 233
—, pathologische 231
—, Plantarreflex 230
—, Pupillenreflexe 230
—, Rossolimo-Reflex 231
—, Schaefer-Zeichen 231
—, Schnauzreflex 233
—, Stransky-Reflex 231
—, Strümpell-Zeichen 232
—, Sudomotorreflexe 243
—, Trömner-Reflex 232
—, Uvularreflex 229
— ziliospinaler Reflex 230
Refraktärzeit 83, 177
Refsum-Syndrom 434
Reichert-Syndrom 111
Reithosenanästhesie 163
Renshaw-Hemmung 76
restless-leg-Syndrom 218
Retentio alvi 163
Retrobulbärneuritis 91
Reye-Syndrom 426
Rhinenzephalon 5, 12
Riechhirn 5, 12
Riechzentrum, primäres 10
Rigor 185
RIHSA-Test 285
Rilay-Day-Syndrom (familiäre
 Dysautonomie) 172
Rindenblindheit 10, 94
Rinne-Test 109, 302
Risus sardonicus 369
Röntgendiagnostik, Schädel 269
—, Wirbelsäule 283
Romberg-Krankheit 171
Romberg-Versuch 310
Rorschach-Test 313
Rosenthal-Melkersson-Syndrom 106
Rosenthalsche Vene 282

Roussy-Levy-Syndrom 405
Rucksacklähmung 132
Rückenmark, Anatomie 66f.
—, Blutversorgung 72
—, Entwicklung 65
—, Physiologie 73f.
Rückenmarksnerven 121f.
Rückenmarksverletzungen 379f.
Ruffini Körperchen 209, 211
Ruhepotential 82
Russellsches Hakenbündel 41, 43, 45

Sabin-Feldmann-Test 358
Sakralnerven 145
Saltatorische Erregungsleitung 83
Sarkomere 176
Scalenus-anterior-Syndrom 128
Schädel-Hirn-Trauma 372
Scheitellappen 3
Scherengang 191
Schiefhals, muskulärer 465
Schilddrüsensyndrome 424
Schilder-Krankheit 409
Schläfenlappen 4
Schlesinger-Zeichen 425
Schleudertrauma 383
Schmerzempfindung 211, 214
Schmidt-Syndrom 116, 119
Schwartz-Watson-Test 426
Schulterhochstand, kongenitaler 465
Schwabach-Test 302
Scheißekretion 242
Schweißteste, Minor-Test 244
—, Ninhydrin-Test 244
Schwindel 108
Screening-Test auf Stoffwechsel-
 störungen 327
Sector-Scan 288
Sehschärfe 94, 295
Seitenstrang, (Funiculus lateralis) 66, 70
Seitenventrikel 47
sensible Hirnrinde 9
sensomotorische Rinde, sekundäre 11
—, supplementäre 11
Septum pellucidum 6
Serogenetische Neuritis 426
Serotonin 63
Sexualfunktionen 163
sham rage 27
Sheehan-Syndrom 423
Shy-Drager-Syndrom 444
Sicard-Syndrom 120
Singultus 127
Simmonds-Krankheit 422
Sinus cavernosus 51
— petrosus inferior 51
— petrosus superior 51
— rectus 51, 282
— sagittalis inferior 51, 282
— sagittalis superior 50, 51, 282
— transversus 51, 282
Sinusthrombosen 357

SISI (short increment sensitivity test)-Test 303
Skalenussyndrom 332
skandierende Sprache 191
Skaphozephalus 329
"skew deviation" (Magendie) 191
Sklerodermie 171
Skotome 93
Slow-Virus-Infektionen 369
Sluder-Neuralgie 101
Snellen-Testtafeln 94, 295
Söldersche Linien 101
Spannungskopfschmerzen 454
Spasmen 189
Spastik 185
Spina-bifida 162, 317
Spinale Automatismen 188
— Muskelatrophien 455
Spinaler Schock 74
Spinalis-anterior-Syndrom 73, 347
Spinalnerven 72
—, Anatomie 121
Spinalparalyse, spastische 404
Spinalwurzeln 72
Spitz-Holter-Ventil 324
Splenium corporis callosi 2
Spongioblastome 385
Sprachaudiometrie 303
Spritzenlähmung 147
Stabilometrie 310
Stanford-Binet-Intelligenztest 312
Status epilepticus 439
— marmoratus (Vogt) 405
Stauungspapille 92, 295
Stellatumblockade 164
Stellreflexe 39
Stepper-Gang 151, 191
Stereoagnosie 11, 215, 238
Stiff-man-Syndrom 464
Strahlenschädigung 432
Streckreflex 185
Stria longitudinalis lateralis 5
— longitudinalis medialis 5
Stria olfactoria lateralis 5
— olfactoria medialis 5
Stria terminalis 18, 26
Stickoxydulmethode 52
Sturge-Weber-Syndrom 327
Subclavian-steel-Syndrom 290
Subduralabszeß 356
Subduralraum 66
Suboccipitalpunktion 249
Substantia gelatinosa (Rolandi) 68
— nigra 17, 21, 28
— perforata anterior 5
Subthalamus 21
Sulci orbitales 3
Sulcus calcarinus 2
— centralis (Rolandi) 2
— cinguli 2
— circularis 2, 4
— frontalis inferior 2
— frontalis superior 2
— hippocampi 4
— intraparietalis 3
— lateralis cerebri (Sylvii) 2

— occipitalis transversus 4
— olfactorius 3
— parietooccipitalis 2
— postcentralis 3
— praecentralis 2
— temporalis inferior 4
— temporalis superior 4
Sulcus-ulnaris-Syndrom 262
Summation 75
Supinatorlogen-Syndrom 135
Sympathicus, Physiologie 163
Sympathisches Nervensystem 155
Synaptische Übertragung 73
Synkopen 443
Syringomyelie 219, 241, 331

T-System (transversales Tubulussystem) 176
Tabes dorsalis 219, 242, 360
Takayasu-Syndrom 342
Tangier-Krankheit 415
Tapia-Syndrom 118, 119
Tarsaltunnelsyndrom 153, 262
Taschenmesserphänomen 185
Tay-Sachs, amaurotische Idiotie 92
Tegmentum 28
Tela chorioidea 49
Temporallappen 4, 8, 11
Teratome 384
Tetanus 177, 369
Tetraparese 183
Thalamus 18
Thalamuskerne 18, 19
Thalamusschmerz 214
Thalamus-Syndrom (Déjérine-Roussy) 20, 219
Thematischer Apperzeptionstest (TAT) 314
Thorakalnerven 140f.
Tibialis-posterior-Reflex 228
Tics 190
tonotope Projektion 10
Torkildsen-Drainage 324
Torsionsdystonien 18, 187, 190
Torsionsspasmus 406
Torticollis 116, 190
— spasmodicus 407
Toxoplasmose 358
Tractus corticobulbaris 6, 97
— corticorubralis 6
— corticospinalis 6, 32, 70, 182
— fastigiobulbaris (Russellsches Hakenbündel) 41, 43
— frontopontinus (Arnolds Brückenbahn) 6, 32, 27
— mamillotegmentalis (Guddensches Bündel) 26
— mamillothalamicus (Vicq d'Azur) 18, 26
— occipitotemporalis (Türcksche Brückenbahn) 32
— olfactorius 5, 89
— olivospinalis (Helwegsches Bündel) 71
— reticulospinalis 70
— retroflexus Meynert 23, 27

— rubrospinalis (Monakowsches Bündel) 28, 71
— spinalis n. trigemini 36
— spinocerebellaris posterior (Flechsig) 36, 43, 70, 71
— spinocerebellaris ventralis (Gower) 32, 43, 71
— spinoolivaris 70
— spinotectalis 28, 71
— spinothalamicus 28, 70, 71
— supraoptico-hypophyseos 24
— tectobulbaris 28
— tectospinalis 28, 70, 96
— temporopontinus 6, 28
— vestibulospinalis 70
Tränensekretion 165
"trail endings" 186
Tremor 186, 188
—, essentieller 189
—, "flapping-tremor" 189
—, beim Parkinson-Syndrom 189
—, physiologischer 189
—, zerebellärer 189
Tricepsreflex 227
Trigeminusläsionen 101
Trigeminusneuralgie 102
Trigonum 273
— habenula 23
— olfactorium 5, 10
Trismus 103
Trisomie 316
Trochlearisparese 98
trophische Störungen 123
Trophodermatoneurosen 170
Trousseau-Zeichen 425
Truncus lumbosacralis 142, 143
Tuber cinereum 24
Tuberöse Hirnsklerose 328
Tumoren, ektodermale 386
—, mesodermale 384
—, Metastasen 387
—, Mißbildungstumoren 384
—, neuroepitheliale 385
—, spinale 395
—, Therapie und Prognose 394
Turner-Syndrom 317
Turrizephalus 329
Twiningscher Punkt 274

Ulnarisläsionen 139
Uncinatus-Anfälle 10
Uncus 4
Unverricht-Lundborg progressive Myoklonusepilepsie 437
Urämie 427

Vagusläsionen 112, 114
Vail-Syndrom 160
Vater-Pacinische Körperchen 209, 211
Velum medullare superius und inferius 48
Vena anastomotica inferior (Labbé) 51
— superior (Trolard) 50
Vena basilis (Rosenthal) 51
— cerebri interna 51, 282
— cerebri magna (Galen) 51, 282

Sachverzeichnis

Venae emissariae 51
Ventrikel 47f.
Vermis 40
Vernet-Syndrom (Foramen-
 jugulare-Syndrom) 111, 116,
 120
Vertebralisangiographie 281
Vestibulocochlearisläsionen 107f.
Vestibularisprüfungen 304f.
Villaret-Syndrom 116, 120
Virusenzephalitis 363
Visus 295
visuell evozierte Potentiale (VEPs)
 300
Vitamin-B-Mangelzustände 427
Vorderhorn 67
Vorderstrang (Funiculus anterior)
 66, 70

Vorderwurzel 72, 121
Vulpian-Bernhard,
 Muskelatrophie 456

Wärmeregulationsstörungen 27
Wallenberg-Syndrom 37, 114, 120,
 345
Waterhouse-Friderichsen-Syndrom
 424
Weber-Syndrom 30, 99, 109, 302
Weir-Mitchell-Erkrankung 170
Welandersche Myopathie 459
Werdnig-Hoffmann, Spinale
 Muskelatropie 456
Wernicke-Aphasie 11
Wernicke-Polioenzephalopathie
 99, 428

Westphalsches Zeichen 228, 360
Wiplash-Verletzung 383
Wohlfahrt-Kugelberg-Welander,
 spinale Muskelatrophie 456
Wrisbergscher Nerv 103
Würgereflex 229

Zahnradphänomen 185
Zephalozelen 320
Zervikalnerven 123f.
—, Läsionen 125f.
Zisternographie 285
Zona incerta 22, 402
Zystometrie 162, 291f.
Zytomegalie 365
Zwangsgreifen 233

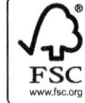

MIX
Papier aus verantwortungsvollen Quellen
Paper from responsible sources
FSC® C105338

If you have any concerns about our products,
you can contact us on
ProductSafety@springernature.com

In case Publisher is established outside the EU,
the EU authorized representative is:
**Springer Nature Customer Service Center GmbH
Europaplatz 3, 69115 Heidelberg, Germany**

Printed by Libri Plureos GmbH
in Hamburg, Germany